药品现场检查风险控制与应用指南

麻银林 贺学锋 冯岗 谢世斌 杨新天 黄蕊 著

陕西新华出版
陕西科学技术出版社
Shaanxi Science and Technology Press
西安

图书在版编目（CIP）数据

药品现场检查风险控制与应用指南／麻银林等著
. -- 西安：陕西科学技术出版社，2025.3.
ISBN 978-7-5369-8956-6

Ⅰ．R954

中国国家版本馆 CIP 数据核字第 20242PS751 号

药品现场检查风险控制与应用指南

YAOPIN XIANCHANG JIANCHA FENGXIAN KONGZHI YU YINGYONG ZHINAN

麻银林　贺学锋　冯　岗　谢世斌　杨新天　黄　蕊　著

责任编辑	高　曼
封面设计	曾　珂
出 版 者	陕西科学技术出版社
	西安市曲江新区登高路 1388 号陕西新华出版传媒产业大厦 B 座
	电话（029）81205187　传真（029）81205155　邮编 710061
	http://www.snstp.com
发 行 者	陕西科学技术出版社
	电话（029）81205180　81205178
印　　刷	陕西隆昌印刷有限公司
规　　格	880mm×1230mm　　16 开
印　　张	36.75
字　　数	1070 千字
版　　次	2025 年 3 月第 1 版
	2025 年 3 月第 1 次印刷
书　　号	ISBN 978-7-5369-8956-6
定　　价	198.00 元

版权所有　翻印必究

作者简介

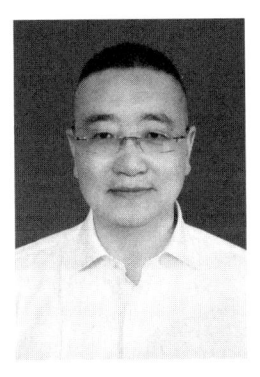

麻银林，毕业于甘肃中医药大学中药学专业，理学学士，法学研究生学历，高级工程师（高级药品检查员）。主持或参与制定《碳离子治疗系统现场检查技术规范》等多项地方标准，以主要完成人参加《重离子治疗系统检查要点研究》《甘肃省中药配方颗粒生产现场检查要点研究》等多项市厅级课题研究，先后在国内核心期刊发表《人凝血酶原复合物提取及其合并血浆制备血液制品的质量风险分析》《低 pH 病毒灭活容器的验证与讨论》等论文多篇。

麻银林

贺学锋，毕业于兰州大学药学专业，副主任药师。《甘肃省中药配方颗粒生产现场检查要点研究》项目负责人，以主要完成人参加《甘肃大宗道地中药材产地加工（趁鲜切制）技术规程研究》《甘肃省原料血浆质量安全风险因素分析与防控》等多项省级、市厅级课题研究；先后发表《甘南野生小叶黑柴胡产量与品质形成分析》等论文多篇。

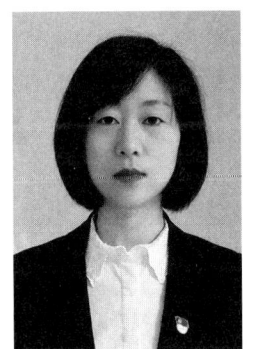

贺学锋

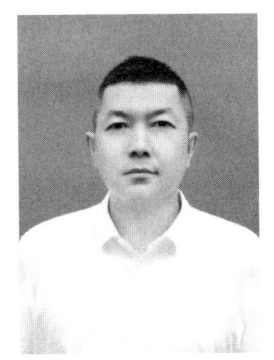

冯岗，毕业于甘肃农业大学食品科学专业，硕士，高级工程师，国家级 GCP 检查员。作为第二完成人完成省级重点人才项目 1 项，发表论文多篇。

冯岗

谢世斌,毕业于吉林大学药学专业,工程师。参加甘肃省中藏药材(白平子)标准制定、关节止痛胶囊的毒性研究及药效学观察等项目课题。其中,关节止痛胶囊的毒性研究及药效学观察项目于2016年获甘肃省药学发展奖三等奖。先后发表《过程方法在药品监管质量管理体系中的应用》等论文多篇。

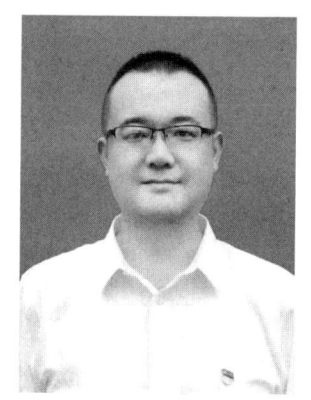

谢世斌

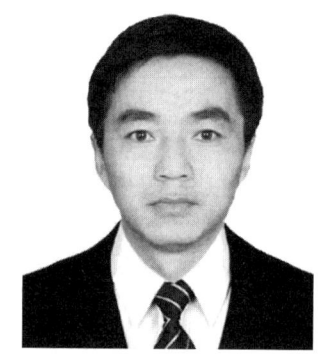

杨新天

杨新天,毕业于兰州大学临床医学专业,临床助理医师,中级工程师(中级药品检查员)。作为主要人完成《智慧药品生产管理信息系统软件》,发表《国家食品药品安全监管的问题及对策建议》《药品检验过程中质量控制的意义及策略》《单采血浆站实验室质量管理"升级"》等论文多篇。

黄蕊,毕业于甘肃中医药大学中西医临床医学专业,主管中药师。先后参与《甘肃省原料血浆质量安全风险因素分析与防控》《医院制剂佛香胶囊质量标准提升和控制方法研究》《甘肃产盘叶金银花的HPLC指纹图谱与体外抗菌作用谱效关系研究》等多项市厅级课题研究。

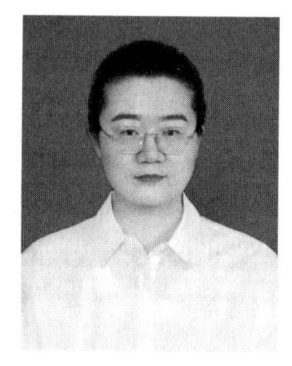

黄蕊

前言 PREFACE

本书是以编者所在多个科研团队在甘肃省药品（包括医疗器械）生产经营企业现场检查与监管科学研究中，围绕药品生产经营全过程风险控制点，探索关键质量控制点和关联检查要求，参照《药品生产质量管理规范（2010年修订）》（以下简称"GMP"）、《药物临床试验质量管理规范》（以下简称"GCP"）、《药品经营质量管理规范》（以下简称"GSP"）和ICH指南及CDE对药品生产（部分涵盖注册和变更）的要求，以GMP、GCP和GSP为基本框架，结合"人机料法环测"和"购存销运"等环节重点项解读和分析，本着风险管控原则，以条款解读、风险策略、缺陷分析、问题讨论的结构和大量现场检查数据及实战经验为血肉灵魂，重点对出现频次高的条款和生产经营环节的高风险条款进行详细分析，从而指导药品生产经营企业在持续符合法规前提下合法合规生产和经营，也为职业化专业化药品检查员队伍快速进入角色、依法履职提供参考。

参与本书编写的人员来自甘肃省药品监督管理局审核查验中心和陕西省药品和疫苗检查中心，都属于职业化专业化药品检查员，具有丰富的现场检查经验和理论功底；同时，参编人员分别在"甘肃省中药配方颗粒生产现场检查要点研究"（项目编号：2022GSMPA0055）、"基于申请加入药品检查合作组织（PIC/S）背景下甘肃省药品检查机构质量管理体系建设研究"（项目编号：2023GSMPA016）及"重离子治疗系统检查要点研究"（项目编号：SSCJG－ZH－B202202）等项目中担任主要完成人，得到了所在项目的大力支持，在大家的共同努力下，本书得以顺利完成。本书共四个部分，其中麻银林负责完成第一部分第一章至第七章（共计约20万字）；贺学锋负责完成第一部分第八章至第十三章、附录一（共计约20万字）；杨新天负责完成第一部分附录二、附录三（共计约16万字）；冯岗负责第二部分（共计约12万字）；黄蕊负责完成第三部分（共计约16万字）；谢世斌负责完成第四部分（共计约12万字）。

由于每位编者的笔调不尽一致，且时间和经验有限，书中难免存在一些不足，衷心希望同道们给予批评指正。另外，在本书编写过程中，得到了陕西省药品和疫苗检查中心李婵、石丽、李丹、李杰、张桐溪、张维娜、宋琳、杜鑫、屈佩、姜艳玲、徐远涛、路文涛、魏引平及甘肃省药品监督管理局审核查验中心马克银、山琳、孔丽亚、勾鹏天、张平、张宗宝、陈国东、杨梅春、段志宏、徐杰、唐建明、柴烨、梁艳、韩耀强、裴绍中、魏美洁、魏琪芳等同仁的大力支持，在此对他们的付出表示感谢！

编者
2024年5月

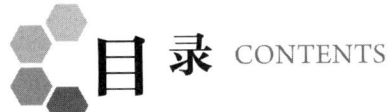

第一部分　GMP 框架下的药品生产检查风险策略与条款解读

第一章	总则	3
第二章	质量管理	8
第三章	机构与人员	18
第四章	厂房与设施	37
第五章	设备	59
第六章	物料与产品	84
第七章	确认与验证	107
第八章	文件管理	121
第九章	生产管理	139
第十章	质量控制与质量保证	162
第十一章	委托生产与委托检验	198
第十二章	产品发运与召回	211
第十三章	自检	218
附录一	中药配方颗粒生产检查要点	221
附录二	GMP 附录无菌制剂生产检查风险策略与条款解读	235
附录三	药品（医疗器械）生产现场检查要点	273

第二部分　药物临床试验检查要点

| 药物临床试验机构监督检查要点——机构部分（A） | 335 |
| 药物临床试验机构监督检查要点——专业部分（B） | 375 |

第三部分　药品经营（批发）环节检查要点

第一章	总则	407
第二章	质量管理体系	410
第三章	组织机构与质量管理职责	415
第四章	人员与培训	420
第五章	质量管理体系文件	427
第六章	设施与设备	433
第七章	校准与验证	448
第八章	计算机系统	456

第九章	采购	461
第十章	收货与验收	468
第十一章	储存与养护	476
第十二章	销售	485
第十三章	出库	488
第十四章	运输与配送	493
第十五章	售后管理	499

第四部分　药品生产企业化验室管理与注意事项

| 第一章 | 药品质控实验室日常管理 | 505 |
| 第二章 | 药品质控实验室常用仪器及方法问题解析 | 545 |

第一部分
GMP 框架下的药品生产检查风险策略与条款解读

第一章

总 则

本章总共包括四个条款，是药品 GMP 的总原则，是对药品生产要求高度概括了的纲领与核心。从总体上阐述了其法律依据、实施目的、适用范围和管理目标，旨在最大限度地降低药品生产过程中污染、交叉污染以及混淆和差错等风险，确保持续稳定地生产出符合预定用途和注册要求的药品。特别提出"诚实守信"原则是实施 GMP 的基础和前提原则。与 1998 年修订的药品 GMP 相比，2010 版 GMP 增加了药品质量管理体系（QMS）及最终的控制目标。质量管理体系是指"在质量方面指挥和控制组织的管理体系"，通常包括制定质量方针、目标以及质量策划、质量控制、质量保证和质量改进等活动。实现质量管理的方针目标，有效地开展各项质量管理活动，必须建立相应的管理体系。药品质量管理体系涵盖了产品的整个生命周期，包括药品研发、技术转移、工业生产和产品终止全过程的管理理念。药品质量管理体系（PQS）要素包括工艺性能和产品质量监控系统、CAPA、变更管理系统、工艺性能和产品质量管理回顾四个方面。《药品生产质量管理规范》作为药品质量体系一个重要环节，诚信自觉地执行 GMP 是达到最终控制目标的最低要求。

在执行新修订药品 GMP 过程中，企业应逐步摆脱制度规定与实际执行"两张皮"状态，自觉地将药品 GMP 的管理理念融入实际生产质量管理中。检查组在现场检查过程中应以产品注册工艺（批件）及生产工艺为主线，通过对生产现场、检验现场、物料仓储等的检查，考察企业硬件设施与软件规定的适应性，通过趋势分析（公用系统、产品质量回顾）、变更控制、CAPA，确认和验证企业质量体系的有效性，评估企业风险管理及持续改进的能力，综合评估企业质量管理体系。现场检查过程实际上是评估企业是否对生产过程存在的风险进行有效控制达到风险接受标准，企业是否仍然存在未被发现或未采取控制措施的过程，检查组应从企业整体或系统的角度考虑缺陷对产品的安全性、有效性、持续稳定性、过程可控性方面已造成的影响或存在的潜在风险。药品 GMP 检查可以容忍企业存在缺陷，但不能容忍企业蓄意造假行为。

第一条 为规范药品生产质量管理，根据《中华人民共和国药品管理法》《中华人民共和国药品管理法实施条例》，制定本规范。

· **条款解读**

本条明确了制定本规范的法律依据为《中华人民共和国药品管理法》和《中华人民共和国药品管理法实施条例》，体现了本规范的法律地位。同时，说明了制定本规范的目的。

《中华人民共和国药品管理法》第四十三条"从事药品生产活动，应当遵守药品生产质量管理规范，建立健全药品生产质量管理体系，保证药品生产全过程持续符合法定要求"，由此可见，"持续符合 GMP 要求"是法规所要求的，也是监管部门对药品生产企业进行现场检查的依据之一。

第二条 企业应当建立药品质量管理体系。该体系应当涵盖影响药品质量的所有因素，包括确保药品质量符合预定用途的有组织、有计划的全部活动。

- **条款解读**

本条款强调企业要建立覆盖整个药品生命周期所有可能影响药品质量因素的管理体系，在此基础上实施GMP。药品生命周期是指药品从研发、技术转移、商业生产、销售、使用直至退市所经历的所有阶段。只有每个阶段的质量都得到可靠的保证，整个药品的质量才有保证。影响药品质量的因素包括人、机、料、法、环、测六大因素。药品生产过程中可能发生的污染、交叉污染、混淆、差错，均与六大因素有密切关系，影响药品成品质量的外因包括温度、湿度、光照、空气、昆虫、微生物、储存期限等。这就要求药品生产企业制定的质量管理体系要对药品储存、销售、发运等环节提出明确的质量保证规定。强调质量管理体系适用于产品生命周期中的任何阶段，强调产品质量首先是设计出来的，其次才是生产出来的，将质量管理从制造阶段进一步提前到设计阶段，应保持工业生产中药品质量属性始终与临床试验样品相一致（例如产品的关键质量属性在产品研发阶段就已经确定，那么达到关键质量属性所必备的关键工艺属性与原辅料性质、生产批量及设备性能紧密相关，所以注册批产前的工艺验证工作是产品工业生产的技术基础，所以也有说产品是验证出来的）。企业应建立并维护一种受控状态以保证产品质量。企业通过监控工艺性能（PAT）、监控产品质量（APR）、变更控制系统、纠正措施和预防措施（CAPA）系统保持产品质量始终处于受控状态。上述四项内容构成药品质量体系的四个基本要素。

- **风险策略**

1. 检查企业是否建立了药品质量管理体系，体系文件目录是否齐全，是否涵盖药品从研发、技术转移、生产、销售、使用和退市的整个生命周期，该体系是否涵盖了影响药品质量的所有因素，体系能否有效运行，是否有逻辑混乱不便执行的问题。

2. 检查企业是否制定了能够保证质量管理体系正常运行的纲领性文件，如质量方针、质量目标和质量手册等，这是企业质量管理的纲领文件，反映企业文化与质量的融合。

3. 检查企业是否制定了保证质量管理体系正常运行的管理文件及岗位操作规程，以确保各环节、各部门都能始终围绕企业的药品质量管理体系开展药品生产、储运和管理等。

- **典型缺陷及分析**

典型缺陷：一般常见的有企业制定了较为完善的质量管理文件，但对销售运输、售后及退换货召回等管理规定和要求不够细致，不具备可操作性，没有参照《药品经营质量管理规范》（以下简称GSP）进行细化规范；同时，也缺乏对药品研发、中试及药品技术转移等方面的规定要求。

缺陷分析：药品的运输、售后、退货、召回等各个环节，都会对药品质量产生重大影响。目前，大家更多关注药品生产环节的质量保证，往往忽视运输、售后、退货、召回对药品质量的潜在风险。造成上述缺陷的主要原因是对建立质量管理体系内容要涵盖药品"全生命周期"的理解不到位，将质量管理体系局限于药品生产环节，在企业内部，只要出现"质量"二字，就认为是质量部门的事，缺乏整体质量意识和思维。

◎**问题讨论：** "人机料法环测"的质量管理分析，以及现场管理的五个目标。

QCDSM：质量（Quality）、成本（Costing）、交期（Deadline）、安全（Safety）、士气（Morale）。

产品质量：全面产品质量包括产品的性能、寿命、可靠性、安全性、价格、交货日期、服务等在一定条件下的最佳组合。

工作质量：为保证达到产品质量标准所做的管理工作，对企业来说其中包括了组织工作、技术工作以及思想政治工作等全部工作质量；对产品来说包括了研制、开发、设计、采购、制造、检验、销售、售后服务等一系列的工作质量。

工序质量：产品是将原材料用一定的生产工具，按照一定的生产程序，在一定环境中制造出来的，也就是我们所说的生产制造工序。

产品质量、工作质量、工序质量三者的关系：工作质量保证了工序质量，工序质量保证了产品质量，产品质量是全面质量管理的综合反映。

产品质量波动的原因：

（1）人（Man）：操作者对质量的认识、技术熟练程度、身体状况等。

（2）机器（Machine）：机器设备、工器具的精度和维护保养状况等。

（3）材料（Material）：材料的成分、物理性能和化学性能等。

（4）方法（Method）：这里包括加工工艺、工装选择、操作规程等。

（5）测量（Measurement）：测量时采取的方法是否标准、正确。

（6）环境（Environment）：工作地的温度、湿度、照明和清洁条件等。

5M1E，指的是人（Man）、机器（Machine）、物料（Material）、方法（Method）、环境（Environment）、测量（Measurement），简称人、机、料、法、环、测。人、机、料、法、环、测是现场管理六大要素，是全面质量管理理论（TQM/TQC）中六个影响产品质量的主要因素的简称。

人（Man），是5M1E的中心。如果把5M1E比作行驶的汽车，汽车的四只轮子是"机""料""法""环"，汽车的仪表是"测"，驾驶员这个"人"的要素才是主要的，没有了驾驶员这辆车也就只能原地不动了。人起主导作用的工序产生的缺陷，可控地造成操作误差的主要原因有：质量意识差；操作时粗心大意；不遵守操作规程；操作技能低、技术不熟练，以及由于工作简单重复而产生厌烦情绪等。控制措施：加强"质量第一、用户第一、下道工序是用户"的质量意识教育，建立健全质量责任制；编写明确详细的操作流程，加强专业培训，颁发上岗证；加强检验工作，适当增加检验的频次；通过工种间的人员调整、工作经验丰富化等方法，如多能工，消除操作人员的厌烦情绪；广泛开展TQM活动，促进自我提高和自我改进能力。

机（Machine），设备是否正常运作，工具的好坏都是影响生产进度、产品质量的又一要素。好的设备能提高生产效率，提高产品质量。设备起主导作用的工序产生的缺陷，可控的造成操作误差的主要原因有：未定期及时点检、保养和维护造成的设备故障引发缺陷；缺乏首件检查，造成批量缺陷；工人工作的疏忽造成的缺陷。控制措施：加强设备维护和保养，定期检测机器设备的关键精度和性能项目，并建立设备关键部位日点检制度，对工序质量控制点的设备进行重点控制；采用首件检验，核实定位或定量装置的调整量；尽可能配置定位数据的自动显示和自动记录装置，减少对工人调整工作可靠性的依赖。

料（Material），物料，指半成品、配件、原料等用料。现在工业产品的生产都分工细化，一般都有几种几十种配件或部件是几个部门同时运作。当某一部件未完成时，整个产品都不能组装，造成装配工序停工待料。不论在哪一个部门，工作的结果都会影响到其他部门的生产运作。物料产生的缺陷，可控的造成影响的主要原因有：原材料来料不良；供应商质量不稳定；原材料进场前缺乏必要的检验和判定。控制措施：在原材料采购合同中明确规定质量要求；加强原材料的进厂检验和厂内自制零部件的工序和成品检验；合理选择供应商（包括"外协厂"）；搞好协作厂间的协作关系，督促、帮助供应商做好质量控制和质量保证工作。

法（Method），方法、技术。指生产过程中所需遵循的规章制度，包括工艺指导书（工艺规程）、标准工序指引、生产图纸、生产计划表、产品作业标准、检验标准、各种操作规程等。它们在这里的作用是能及时准确地反映产品的生产和产品质量的要求。严格按照规程作业，是保证产品质量和生产进度的一个条件。方法包括工艺流程的安排、工艺之间的衔接、工序加工手段的选择（加工环境条件、工艺装备配置、工艺参数）和工序加工的指导文件（如工艺卡、操作规程、作业指导书、工序质量分析表等）。方法的影响有两个方面：一是加工方法、工艺参数和工艺装备等的正确性和合理性；二是贯彻、执行的严肃性。控制措施：严格首件检验，并保证定位中心准确，防止加工特性值数据分布中心偏离规格中心；培训，使操作人员熟悉定位装置的安装和调整方法，尽可能配置显示定位数据的装置；加强定型刀具或刃具的刃磨和管理，实行强制更换制度；积极推行控制图管理，以便及时采取措施调整；严肃工艺纪律，定期检查工艺制度；加强工具工装和计量器具管理，做好周期检查和计量器具的周期校准工作。

测（Measurement），计量器具和检测方法、技术。是指过程质量控制中为监控和保证产品质量而采用的计量器具、检测方法和技术。一般检测对过程质量的影响因素有以下几个方面：计量器具的选择，包括量程、计量精度等；定期的校准和调整；计量器具的校准规程和统一管理。控制措施：确定测量任务及所要求的准确度，选择合适准确度和精密度能力的测试设备。定期对计量器具进行确认、校准和调整。规定必要的校准规程，包括设备类型、编号、地点、校验周期、校验方法、验收方法、验收标准及问题应急措施。保存校准记录。发现测量和试验设备未处于校准状态时，立即评定以前的测量和试验结果的有效性，并记入有关文件。

环境（Environment），一般指生产现场的温度、湿度、噪声干扰、振动、照明、室内净化和现场污染程度等。在确保产品对环境条件的特殊要求外，还要做好现场"5S"：整理（SEIRI）、整顿（SEITON）、清扫（SEISO）、清洁（SEIKETSU）、素养（SHITSUKE），大力搞好文明生产，为持久地生产优质产品创造条件。

5M1E的精髓：是企业和工厂管理的基本要素，同时也是系统地分析问题产生根源的思路和方向。

第三条 本规范作为质量管理体系的一部分，是药品生产管理和质量控制的基本要求，旨在最大限度地降低药品生产过程中污染、交叉污染以及混淆、差错等风险，确保持续稳定地生产出符合预定用途和注册要求的药品。

·条款解读

GMP的灵魂和精髓就是"最大限度地降低药品生产过程中污染、交叉污染以及混淆、差错等风险，确保持续稳定地生产出符合预定用途和注册要求的药品"。深刻地领会和把握这个精髓，就可以有效地实施GMP。同时明确药品GMP只是药品质量管理体系中的一部分，是针对药品生产活动中的生产和质量管理提出的最基本要求，纠正了以往所认为的药品GMP就是药品质量管理体系的片面认识；阐明了制定和实施药品GMP的目的是"最大限度地降低药品在生产过程中可能会发生的污染、混淆和差错风险"，注意"最大限度降低"而不是杜绝这类风险的发生。药品应符合其特殊属性：安全、有效、可及，所以业内大家一致认为，药品是设计和生产出来的，而不是检验出来的；应最大限度地控制工艺的每一步骤，以便最终产品符合全部质量要求及涉及的规格标准，从而符合"预定用途和注册要求"。

药品GMP核心控制内容包括：

（1）生产工艺的实现：技术转移（从研发到中试再到商业化生产）、工艺规程（从草案到正式生产工艺规程的确立）、工艺验证、工艺完善等。

（2）生产管理的实现：厂房布局合理，公用系统与设施设备可靠稳定运行，物料供应与使用正确、可追溯等可持续质量管理体系的实现。

（3）质量控制结果的一致性和重复性，质量保证系统的适用性和有效性，质量管理体系的持续优化改进等。

· 风险策略

1. 通过检查质量体系文件或跟员工的谈话了解企业是否真正理解 GMP 的精髓，是否具有防止污染、交叉污染以及混淆、差错等风险的基本理念，是否具有有效防范风险的制度、硬件和技术举措。

2. 检查企业有无系统性缺陷，是否能保证持续稳定地生产出符合预定用途和注册要求的药品（检查组要调阅企业原始注册批件及其附件标准，检查是否跟现行版本一致，若有变更是否符合法规要求，批件历史沿革是否连贯并符合逻辑等）。

3. 检查企业有无频繁地发生不合格、退货或召回的情况，是否进行了追踪分析研判。

· 典型缺陷及分析

典型缺陷：企业员工有时候会在穿戴灭菌工作服过程中存在对眼镜的消毒执行不够、手消毒时间短、偶有灭菌工作服沾地等现象。

缺陷分析：企业在管理上没有严格执行或者执行不到位，或者质管部门的监督检查不到位，没有从思想意识上高度重视，没有意识到可能的风险。

第四条 企业应当严格执行本规范，坚持诚实守信，禁止任何虚假、欺骗行为。

· 条款解读

诚实守信是有效实施 GMP 的基础和前提。若发现一次造假或欺骗行为，就有理由怀疑所有行为的真实性，包括产品放行。诚信是企业生产经营活动的底线。GMP 容忍差错，不容忍欺骗。检查过程中关注设备性能是否满足生产工艺需要，如产能、温度控制、消毒灭菌等，如果不能满足，企业是如何进行操作的，生产记录与实际是否相符，可以通过纵向、横向检查衡量生产、检验、验证文件及记录是否具有逻辑关系，是否真实可靠。

· 风险策略

1. 可以通过观察、记录、比较等方式来判断企业提供的资料、数据及检查中的聊天、问询叙述的情况是否真实可信，有无弄虚作假行为。如果发现弄虚作假，应第一时间收集和固定相关证据。

2. 检查中应该区分工作疏漏和恶意作假两种不同性质的缺陷。

3. 还应考虑生产、检验等记录环节的未及时记录（操作结束后的补录）和随意编造记录行为（调阅企业的更改记录页与关于记录更改的文件规定，判断其是否一致，关键要看是否清晰保留更改前的原始数据）。

4. 要以客观、真实、负责的态度，严格区分更改记录数据和编造、篡改数据行为的不同。

· 典型缺陷及分析

典型缺陷：生产记录不在现场进行，而是由车间办公室编造或篡改生产记录关键数据、捏造检验记录（可通过查阅原始检验记录、调阅检验设备系统日志等方法来判断其行为的恶意性）。

缺陷分析：企业为了达到符合 GMP 条款要求的目的，不顾诚信原则，刻意编造或篡改数据，实质上已经严重违反了 GMP 要求，这是 GMP 所不可接受的。

虚假编造记录的行为属于高风险行为，应该严肃对待；但由于企业员工在工作中的疏漏或生产、检验记录因工作的连续性而未及时填写，应该区别对待。

第二章
质量管理

药品的四大属性，质量是核心。企业应建立药品质量管理体系，质量管理体系应涵盖影响药品质量的所有因素，主要阐述药品质量管理的控制目标、药品质量管理所应具备的管理职责和资源、药品GMP与质量保证质量控制的关系、质量风险管理的基本原则，提出基于质量风险的控制理念和实施要求。企业应制定质量方针和质量目标，确保所生产的药品符合预定用途和注册要求。应建立质量管理体系文件，确保质量管理体系的有效运行和持续改进。为实现质量目标和质量方针，质量管理体系文件应包含组织机构、管理职责、资源管理、生产运行、质量保证、质量控制、产品放行、发运与召回、风险管理等所有因素。质量管理体系文件应有效贯彻执行。

GMP规定企业必须建立质量管理部门，并且为了保证质量管理部门对产品质量和质量相关问题独立作出决定，企业应设立独立的质量管理部门，履行质量保证和质量控制的职责。根据企业的实际情况，质量管理部门可以分别设立质量保证部门和质量控制部门。质量管理部门应参与所有与质量有关的活动和事务。因此，企业在部门设置上，应保证质量管理部门运作的快速有效；质量管理部门在质量管理体系中独立履行职责，应按照法规的要求加以规定，质量管理部门人员的职责可以委托给具有相当资质的指定人员。除了负责GMP规定的职责外，质量管理部门的工作范围有时还扩展到注册、临床研究等领域。质量控制、GMP、质量保证、质量管理体系之间存在着包含和被包含的关系，即质量管理体系包含质量保证，质量保证包含GMP，GMP包含质量控制。质量控制（QC）是质量管理的一部分，强调的是质量要求，具体是指按照规定的方法和规程对原辅料、包装材料、中间品和成品进行取样、检验和复核，以保证这些物料和产品的成分、含量、纯度和其他性状符合已确定的质量标准。质量保证（QA）也是质量管理的一部分，强调的是为达到质量要求应提供的保证。质量保证是一个广义的概念，它涵盖影响产品质量的所有因素，是为确保药品符合其预定用途、并达到规定的质量要求所采取的所有措施的总和。

第一节 原 则

第五条 企业应当建立符合药品质量管理要求的质量目标，将药品注册的有关安全、有效和质量可控的所有要求，系统地贯彻到药品生产、控制及产品放行、贮存、发运的全过程中，确保所生产的药品符合预定用途和注册要求。

· 条款解读

强调企业应根据药品质量管理的要求，结合企业和产品特点，制定质量方针、质量目标，使各级组织、人员明确各自的质量职责。将药品注册的有关安全、有效和质量可控的所有要求，系统地贯彻到药品生产、控制及产品放行、贮存、发运的全过程中，从而确保所生产的药品符合预定用途和注册要求。

质量方针是由企业最高管理者正式发布的关于质量方面的宗旨和方向；质量目标是企业在质量方面所追求的目的。企业高层管理人员应确保在企业的相关职能和层次上建立相应的质量目标，质量目标应与质量方针保持一致。

· **风险策略**

1. 检查企业是否制定质量方针,并形成文件经企业高层管理者批准正式发布;检查质量方针能否被正确理解和贯彻。
2. 检查企业是否制定质量目标。检查企业的质量目标是否由企业最高管理者批准并发布,文件的分发范围是否辐射到从企业决策层到执行层的各个层面。
3. 检查企业制定的质量目标是否清晰明确,具有测量性。
4. 查看企业对质量目标的分解落实是否体现了对药品预定用途和注册要求的充分执行。

· **典型缺陷及分析**

典型缺陷:以文件形式形成的质量目标,发放范围仅在公司生产部门、质管部门和行政办公室,没有发放至所有与药品质量有关的部门或机构;质量目标文件内容用语多以诸如"确保生产经营规范性、合法性,确保质量安全有效,确保体系有效运行,提升公司质量信誉"等大话套话代替质量目标,缺少可度量、定性或定量的"干货"内容。

缺陷分析:质量目标应是可测量的,定性或定量的。该质量目标不具备可测量性,不符合质量目标的基本要求。

◎ **问题讨论: 法规中有对动态检查的明确规定吗?**

根据药品注册核查实施原则和程序管理规定,关于现场检查主要有以下条款:一般情况下动态检查是1~3个批次,检查指南并未规定具体的批次数量,但要求动态检查必须包括重点工序(比如制剂必须包括从称量配液到最终灯检包装,如果生产周期较长,可以与检查员沟通必看的工序,合理安排生产批次以数量确保检查员能看到所有需检查的内容),其次动态生产的批量必须是商业化规模。

第十三条【核查组织多样性】核查中心可根据注册核查的要求,结合品种特点、核查对象特点和注册风险等级等因素,采取多种模式和方法组织注册核查。核查中心可选择一个或多个核查对象、核查地点,采用实地核查或资料核查的方式,选择全部或部分核查要点,针对全部或部分重点工序动态生产或非动态条件,组织开展注册核查。

第十五条【核查总体要求】核查中心基于以下要求,开展注册核查:

(一)【真实性】申请人及研制机构和单位应当诚实守信,禁止任何虚假行为;申报资料与原始资料需真实、可靠、完整。

(二)【一致性】申请人用于评价药品安全性、有效性和质量可控性的申报资料内容和研究数据,应当与原始研究资料记载一致;相关生产和质量控制活动应与申报资料一致。

(三)【商业化生产条件】商业规模生产工艺验证和现场核查动态生产批次的生产,应当在拟定的商业化生产线上按照药品生产质量管理规范的要求组织生产。现场动态生产批次的批量,原则上应与商业规模生产工艺验证批量或拟定的商业化上市生产批量一致。

第二十五条【核查时间】核查中心在审评时限内,组织实施注册核查工作,确定核查时间,通知申请人和被核查单位接受现场核查。需要进行动态生产的,还应结合申请人动态生产安排确定生产现场核查时间。

对于动态检查,各省要求也不完全一致。一般做法都是在再注册批件中以备注方式做了规定。同时也需要根据实际的产品情况来判断,正常来说,简单制剂1批动态批次就够了,稍微复杂一点的会1批加另外的1批特定要看的步骤,更复杂的或者生物制品,应考虑3批。关键是跟产品风险有关(是否新药，是否无菌，工序是否复杂及给药途径等）。

总之，检查组是根据国家局或省局的检查方案执行，检查方案的制定是根据企业的实际和品种风险来考虑的。

第六条 企业高层管理人员应当确保实现既定的质量目标，不同层次的人员以及供应商、经销商应当共同参与并承担各自的责任。

- 条款解读

实现既定的质量目标，企业的高层管理者是关键，企业高层管理人员按照需要提供必需的资源保障和支持，包括人力资源保障、物质资源保障和规章制度保障以及必要的财力支持。质量目标应层层分解，各职能部门及各岗位应根据企业质量目标的总体要求制定相应的质量目标，包括供应商、经销商也必须承担相应的责任。企业高层管理者不能为实现既定质量目标提供足够的资源保障，适时解决工作中的矛盾和问题，实现质量目标将成空谈。这也是风险所在。

- 风险策略

1. 检查企业质量目标是否层层分解。企业各级相关部门和员工为确保质量目标的实现，是否对质量目标进行了分解，并形成文件，文件是否经过批准。

2. 制定的质量目标是否可测量。

3. 检查企业是否对质量目标完成情况进行定期监测，对结果进行评估，并根据情况采取相应的措施。

4. 检查企业是否与供应商、经销商签订质量保证协议，明确各自的质量责任。

- 典型缺陷及分析

典型缺陷：企业质量管理体系各级相关部门和员工未对质量目标进行分解或者有分解任务书无考核。

缺陷分析：企业应将质量目标分解到各个部门，各个部门应根据企业质量目标的要求，设计自己部门内部各岗位的考核指标，并定期考核企业质量目标、各部门质量目标及各岗位质量目标完成情况。

第七条 企业应当配备足够的、符合要求的人员、厂房、设施和设备，为实现质量目标提供必要的条件。

- 条款解读

为了保证质量管理体系的实施，并持续改进其有效性，企业应确定并提供充足、合适的资源，包括人力资源和基础设施。条款对人员、厂房、设施、设备的要求中，有两个关键词："足够"和"符合要求"；"足够"与"符合要求"均以能满足企业产品生产需要为判定标准。人力资源和必备的基础物质资源是实现质量目标的前提和基础，但不得因"足够"和"符合要求"就一味追求"高、大、上"，而忽视其适用性；人员的符合性，既要考虑专业学历、技术资格，更要考虑能否胜任中藏医药生产实际工作；坚持"事有人做，责有人担"的人员配备原则，既满足生产质量管理要求，又不浪费人力资源；厂房、设施、设备的空间、数量、性能要能满足生产品种的需要。

企业应提供为达到质量要求所需的基础设施，并确认其功能符合要求，维护其正常运行。具体包括：建筑物、工作场所和相关设施；过程设备（硬件和软件）；支持性服务（如运输、通信或信息系统）；工作环境（企业应满足为达到质量要求所需的工作条件，例如洁净度、温度、湿度、照明、噪声等）。

- **风险策略**

1. 检查企业各组织机构、各相关岗位人员配备是否存在一人多岗多职的情况，多岗多职人员是否有足够的精力和时间去履行不同岗位的工作职责，出现时间冲突时，有无应对措施。

2. 各层次相关人员的基础学历背景或技术要求是否符合相关规定或实际工作需要（注：人员要求在后面章节中有专述，但对从事中藏药生产的人员要求，应兼顾专业学历和实际工作经历、经验，不能忽视实际工作经验和能力）。

3. 检查企业的生产功能间、仓储场所是否与生产产能相匹配，现场是否存在功能间混用、严重不足情况，尤其是辅助功能间的设置是否齐全和满足实际生产需求。

4. 检查企业配备的生产设备、检验设备仪器是否能正常运行，是否能满足生产和检验需要。生产设备之间产能是否相匹配，是否存在不匹配情况。

- **典型缺陷及分析**

典型缺陷：随着企业产能的增加，企业厂房、车间功能间和仓储空间面积不能满足生产和贮存需要，车间的功能间被任意改变用途；人员配置偏少，一人多岗多职，严重影响岗位人员履职尽责；设施、设备的局部增减调整，影响药品生产线的整体协调性。

缺陷分析：厂房、设施、设备不足或随意变更，易增加生产过程中的污染、交叉污染、混淆等风险，企业在风险意识上认知不足，没有将变更的处理程序纳入质量体系管理。

第二节　质量保证

第八条　质量保证是质量管理体系的一部分。企业必须建立质量保证系统，同时建立完整的文件体系，以保证系统有效运行。

- **条款解读**

明确了质量管理体系和质量保证的关系。明确要求企业必须建立质量保证系统，以便为日常的质量保证工作提供组织保证。企业应以完整的文件形式明确规定质量保证系统的组成及运行，应涵盖验证、物料、生产、检验、放行、运输、售后及上市后研究、不良反应监测与报告等所有环节。

- **风险策略**

1. 查看企业是否以文件的形式建立质量保证系统；质量保证系统的组成及运行是否涵盖与产品质量有关的所有因素（验证、物料、生产、检验、放行、运输、售后及上市后研究、不良反应监测与报告等所有环节）。

2. 查看企业质量保证系统的文件体系内容是否完整、准确、清晰，是否与企业实际相符；企业的各项与质量相关的活动是否都能够有章可循、有制度（规程、规定）可依。

3. 通过对企业的现场检查，判定企业所建立的质量保证系统是否在企业各部门、各环节得到了有效运行。

- **典型缺陷及分析**

典型缺陷：新修订的《中华人民共和国药品管理法》在原来基础上作了较大修订，企业对涉及的内容没有引起重视，未及时修订体系文件相应内容。例如，对新修订的《中华人民共和国药品管理法》

第三章"药品上市许可持有人"的相关规定及《药品生产监督管理办法》对委托生产的相关规定，许多企业尚未进行与上述内容有关的修订，企业文件体系不完善；对新上岗人员未明确规定到岗、换岗的要求，特别是对洁净区关键岗位人员的新上岗或换岗未作出规定。

缺陷分析：文件体系应当全面，要具备管理、约束职能，对新职员进行培训上岗是一项很重要的工作，应当建立全面的管理文件，根据法律法规及时修订和更新相应内容，保证该项工作的有效进行。没有完整且有效运行的质量保证系统对所有与产品质量有关活动的把关，确保产品全生命周期符合药品注册要求和预定用途都将是一句空话。

◎问题讨论： 关于文件权限、 文件防删除的举措和要求。

分账户分配权限是最简单的方式，也没有什么成本，只要设置好要控制的电脑就好，但是仍然存在账户被别人盗取密码等风险。更安全但成本也更高的方法就是，将各个电脑直接与一个服务器相连，电脑里的数据会实时上传服务器备份。一般人员根本不可能接触到服务器去删除服务器上的东西。

再就是，装载LIMS等软件，花费不菲但是更省心；也可以使用数据管理软件，比起局域网控制更简便和安全。

关于数据防删除，以及防止数据被篡改，最常用的是权限管理、审计追踪，让没有权限的人无法操作，有权限的人操作之后留下的痕迹便于追溯。如果仪器没有权限管理的功能，只能通过文件要求和制定路径存储等方式，但一般会有风险。

第九条 质量保证系统应当确保：
（一）药品的设计与研发体现本规范的要求。
（二）生产管理和质量控制活动符合本规范的要求。
（三）管理职责明确。
（四）采购和使用的原辅料和包装材料正确无误。
（五）中间产品得到有效控制。
（六）确认、验证的实施。
（七）严格按照规程进行生产、检查、检验和复核。
（八）每批产品经质量受权人批准后方可放行。
（九）在贮存、发运和随后的各种操作过程中有保证药品质量的适当措施。
（十）按照自检操作规程，定期检查评估质量保证系统的有效性和适用性。

·条款解读

本条款是对第八条质量保证系统所涉内容要求的进一步明确与细化，对质量保证系统所涵盖的范围作了明确规定，包括产品整个生命周期中影响质量的所有因素，从药品研发开始，一直到生产、控制及产品放行、贮存、发运的全过程。这十条是GMP规定的最基本内容，企业可以根据自身所需，在此基础上根据各自不同的生产经营模式，补充完善各自不同的质量保证内容。

·风险策略

1. 查阅企业质量保证系统文件，了解其内容是否涵盖了本条所涉及的全部十项内容，可以通过文件清单对应检查。

2. 检查质量保证部门工作职责履行情况，可以通过检查培训、考核记录、现场询问等方式了解质量保证部门相关人员是否已经明白各自的工作职责。

3. 通过对企业质量保证体系中相关系统（如物料系统、公用工程保障系统、生产系统等）进行检查，综合评判企业质量保证系统的可行性和有效性。

4. 结合综合检查情况，综合评判企业各部门、各岗位职责是否明确、完善，有无交叉重叠和漏项，是否对日常质量保证工作进行了自检；是否根据自检及质量回顾、趋势分析结果，适时完善质量管理过程，并对发现的问题经风险评估采取纠正与预防措施，对纠正与预防措施的有效性进行评价。

· **典型缺陷及分析**

典型缺陷：质量保证体系未涵盖药品的设计、研发及上市后质量跟踪研究部分。

缺陷分析：尽管药品的设计与研发及上市后质量跟踪不是GMP检查的重点关注点，但药品的质量源于设计，如果药品的设计与研发及上市跟踪管理不被质量保证体系所覆盖，从质量角度来说，药品研发的管理将处于失控状态，上市后无质量跟踪，药品质量无从谈起。质量保证系统要保证的范围是产品的全生命周期，若有任何的缺失，均会造成产品质量风险，所以必须全面确保。

第十条　药品生产质量管理的基本要求：

（一）制定生产工艺，系统地回顾并证明其可持续稳定地生产出符合要求的产品。

（二）生产工艺及其重大变更均经过验证。

（三）配备所需的资源，至少包括：

  1. 具有适当的资质并经培训合格的人员；

  2. 足够的厂房和空间；

  3. 适用的设备和维修保障；

  4. 正确的原辅料、包装材料和标签；

  5. 经批准的工艺规程和操作规程；

  6. 适当的贮运条件。

（四）应当使用准确、易懂的语言制定操作规程。

（五）操作人员经过培训，能够按照操作规程正确操作。

（六）生产全过程应当有记录，偏差均经过调查并记录。

（七）批记录和发运记录应当能够追溯批产品的完整历史，并妥善保存，以便查阅。

（八）降低药品发运过程中的质量风险。

（九）建立药品召回系统，确保能够召回任何一批已发运销售的产品。

（十）调查导致药品投诉和质量缺陷的原因，并采取措施，防止类似质量缺陷再次发生。

· **条款解读**

本条款明确了药品生产质量管理的十项最基本要求，并逐项明确各项生产质量管理活动的基本操作原则。

· **风险策略**

1. 检查企业制定的工艺规程是否符合药品注册标准，是否为现行版本，现场是否执行现行版工艺规程。

2. 检查并核实企业是否配备足够具有法定资质并经培训合格的人员（能够按照操作规程正确操作的岗位人员）、与实际生产相适应的设施和设备、正确且符合法定要求的物料（使用的原辅料、包装材料是否正确，是否符合药用或法定要求），清晰准确、明确易懂的操作规程和适当的物料、半成品、成品贮存条件等 GMP 所必需的资源。

3. 检查企业关键设施、设备和生产工艺及其重大变更等是否经过确认或验证，生产、检验和发放全过程是否有记录，并妥善保存，以便追溯。

4. 检查企业是否建立偏差处理、投诉处理等系统，导致偏差或质量缺陷的根本原因是否被调查并制定有效的纠正预防措施。

5. 检查企业是否建立有效的药品召回系统，是否能召回任何一批已发放销售的产品。

药品生产质量管理中存在的风险点较多，要特别关注：人员培训效果考核，确保正确操作；设备处于良好状态，确保设备性能能满足生产工艺要求；正确使用物料，防止差错发生；严格执行工艺规程和操作规程，确保持续稳定生产出符合要求的产品；做好全过程的应有记录，确保批产品的完整历史和可追溯性；做好偏差和质量缺陷调查，持续改进，提升产品工艺水平。

· **典型缺陷及分析**

1. 典型缺陷：生产车间实际操作与工艺规程有一定差距。

缺陷分析：车间在生产中由于设备、人员操作习惯和磨合各种原因，养成的习惯偏离了最初的工艺规程，但企业没有及时予以研判纠正，没有按照变更管理进行分析处理。

2. 典型缺陷：企业建立的偏差管理台账显示，企业一年来未发生过偏差，但在现场检查时，发现数起偏差。

缺陷分析：出现偏差时，企业员工不能及时发现并记录。说明该企业偏差管理系统尚未真正建立，属于系统性缺失。

第三节　质量控制

第十一条　质量控制包括相应的组织机构、文件系统以及取样、检验等，确保物料或产品在放行前完成必要的检验，确认其质量符合要求。

· **条款解读**

本条款明确了质量控制的范围，包括组织机构、文件系统以及取样、检验等。提出质量控制的目的是确保物料或产品在放行前完成必要的检验，确认其质量符合要求。质量控制是药品生产质量管理规范的重要组成部分，是质量管理的主要职能和活动，质量控制的重点在产品，质量保证则着眼于整个质量体系，质量控制为质量保证提供法律依据和技术支持，没有质量控制谈不上质量保证。

· **风险策略**

1. 查看企业质量控制组织机构图是否合理，是否有足够的人员保证质量检验工作的完成。

2. 查看是否建立质量控制的文件系统，是否完整，是否包括管理制度、质量标准、操作规程和记录等。

3. 查看是否建立独立于生产部门的质量控制机构，是否明确各工作岗位相应职责及要求，如部门负责人应具有适当的资质和管理、实际操作经验。

4. 查看是否根据企业所需物料及产品建立相应的检验规程文件及记录。

5. 查看是否批准相关人员对物料、包装材料、中间产品、待包装产品和成品取样。

6. 查看是否对购入的设备、仪器、试剂、试液、标准物质、滴定液、培养基等进行供应商评审并按照内控标准进行必要的检验。

7. 是否对各种物料建立内控标准，并依据内控标准、检验操作规程进行检验、批准放行后使用。

第十二条 质量控制的基本要求：
（一）应当配备适当的设施、设备、仪器和经过培训的人员，有效、可靠地完成所有质量控制的相关活动。
（二）应当有批准的操作规程，用于原辅料、包装材料、中间产品、待包装产品和成品的取样、检查、检验以及产品的稳定性考察，必要时进行环境监测，以确保符合本规范的要求。
（三）由经授权的人员按照规定的方法对原辅料、包装材料、中间产品、待包装产品和成品取样。
（四）检验方法应当经过验证或确认。
（五）取样、检查、检验应当有记录，偏差应当经过调查并记录。
（六）物料、中间产品、待包装产品和成品必须按照质量标准进行检查和检验，并有记录。
（七）物料和最终包装的成品应当有足够的留样，以备必要的检查或检验；除最终包装容器过大的成品外，成品的留样包装应当与最终包装相同。

- **条款解读**

本条款明确了质量控制的基本内容主要包括上述七项。

- **风险策略**

1. 查看设施、设备、检验仪器一览表，确认是否与所生产产品相适应，能否满足检验要求。
2. 检查企业质量控制实验室平面布局图，确认实验室布局和环境是否满足检验所需的环境要求。
3. 查看人员一览表，是否有足够并经培训合格的人员从事检验工作。
4. 是否批准相关人员对物料、包装材料、中间产品、待包装产品和成品取样。
5. 是否对购入的仪器、设备进行安装、运行及性能确认；是否对购入的试剂、试液、标准物质、滴定液、培养基等进行供应商评估并按内控标准进行必要的检验；是否对原辅料、包装材料、中间产品、待包装产品和成品的检验标准及方法进行了必要的验证或确认。
6. 抽查产品的批生产记录，查看所涉及的物料、中间产品、成品检验所需的检验记录及仪器使用记录、设备使用记录、试剂配制记录、标准品或对照品的领用、使用记录等，是否具有可追溯性，是否存在逻辑关系。
7. 查看企业是否制定稳定性考察计划并实施。

结合批生产记录中涉及的某批物料、中间产品、成品检验相应的检验记录及仪器使用记录、设备使用记录、试剂配制记录、标准品或对照品领用、使用记录等，是否存在未按规定记录或者记录不符合逻辑关系，是否存在编造记录的行为。是否按照《中华人民共和国药典》（以下简称《中国药典》）附录《药品质量标准分析方法验证指导原则》要求对需要验证的分析方法进行验证工作。企业是否建立OOS管理规程，当检验结果超标时，是否按照规程规定进行调查处理，复验规定是否科学合理。

第四节 质量风险管理

第十三条 质量风险管理是在整个产品生命周期中采用前瞻或回顾的方式，对质量风险进行评估、控制、沟通、审核的系统过程。

- **条款解读**

本条款明确了质量风险管理的概念和所采取的方式，特别强调质量风险管理是一个系统管理。风险是危害发生的可能性和严重性的集合体。可能性是危害发生的概率，严重性是危害后果的严重程度。风险的三个要素包括可能性（P）、严重性（S）、可测性（D）。通常风险发生的严重性是一定的，那么通过增强风险可测性，降低风险发生可能性，达到降低风险的目的。质量风险管理（QRM）是通过掌握足够的知识、事实、数据后，前瞻性地推断未来可能发生的事件，通过风险控制，避免危害发生。在风险管理中，风险等级与危害等级、缺陷等级相对应，多个低级别的风险可导致危害增多或扩大，从而导致风险升级，缺陷升级。质量风险管理过程包括风险评估（风险识别、风险分析、风险评价）、风险控制（风险降低、风险接受）、风险审核及回顾，风险管理过程需要进行风险沟通。

· **风险策略**

1. 查看企业是否建立了质量风险管理程序，是否规定了质量风险管理的原则、流程、内容、工具和是否编写了风险评估报告等内容。

2. 查看企业质量风险管理的应用领域，是否对本规范要求的厂房选址、厂房、设备、设施多产品共用的可行性，设施、设备的关键部件的控制，药品整个工艺流程进行了风险管理；是否在供应商管理、变更控制、偏差调查处理、纠正与预防措施程序、产品年度质量回顾分析等方面运用风险管理手段进行了风险评估。

3. 查看企业质量风险管理实例，了解其是否具有质量风险管理理念和掌握风险管理方法。

第十四条 应当根据科学知识及经验对质量风险进行评估，以保证产品质量。

· **条款解读**

质量风险管理的识别、分析和评价很难获得精确的答案，本条款明确了质量风险评估的依据是科学知识及经验。因此应选用足够知识和经验，并具有较强判断力的人员，进行有效的风险评估。

· **风险策略**

1. 查看企业质量风险管理程序是否明确规定应选择具有不同相关专业背景的人员参与质量风险评估。

2. 查看质量风险管理实例，了解质量风险评估是由个别人完成的，还是由一个专业评估小组完成的。

· **典型缺陷及分析**

典型缺陷：企业全部质量风险评估是由质量部门负责风险管理的人员独自撰写完成的。

缺陷分析：企业对质量风险进行评估时，应基于科学知识和经验，并有相关领域（质量、研发、工程、临床医学、生产操作等）专业人员的共同参与，结论才能更合理。由一个人独自进行，将导致存在的风险不能被正确评估。

第十五条 质量风险管理过程所采用何种方法、措施、形式及是否形成文件应当与存在风险的级别相适应。

· **条款解读**

本条款说明，质量风险管理应根据风险的级别，采取相适应的管理方式。质量风险管理方法的应用，针对不同的风险所用的方法和文件可以有所不同，可以形成正式的风险评估报告，也可以在内部程序（如偏差处理、变更控制、供应商评估等）运行中进行评估。

· 风险策略

1. 查看企业质量风险管理规程是否明确风险级别，采用何种方法、措施、形式及是否形成文件要求。

2. 企业是否将风险管理理念运用到实际生产、质量管理过程中，如供应商管理、变更控制、偏差调查处理、纠正与预防措施等。

3. 抽查质量风险管理实例，查看是否形成风险评估报告。

· 典型缺陷及分析

典型缺陷：企业进行了包装工序质量风险评估，采取了包装生产前进行待包装产品确认的降低质量风险措施，降低了质量风险，但是未通过文件修订，将风险降低措施固化在文件中。

缺陷分析：企业进行了质量风险评估，采取了有效的降低质量风险的措施，应通过文件修订将采取的措施固化在文件中，并对操作员工进行文件培训，使风险降低措施得到有效执行。

◎ 问题讨论： 如何做好动态的污染控制策略更新与管控？ 文件框架如何设计？

自从欧盟提出 CCS 的概念，药物与医疗保健科学协会（PHSS）、注射剂协会（PDA）、欧洲法规符合性协会（ECA）、中国制药工程协会，都相继出具了相关的指南，可以参考。

不管是工厂级还是车间级，没有必要编制数百页的 CCS 文件，而是通过质量体系来控制，即利用一个总览，引用质量体系中各个模块。

CCS 按照附录的要求而言是针对整个工厂的，其文件体系应该就是原则性或管理性文件，以说明这件事的周期管理是什么，需要涵盖哪些方面；需要进行哪些步骤，每个步骤上可以采用哪些措施或输出，另外，应明确变更、偏差、验证、环控等所采用的质量管理工具与 CCS 输出风险之间的关联。

对于所谓工厂级和车间级，建议按照产品和生产工艺进行 CCS 的梳理和展开；一个产品可能有不同的设备厂房工艺步骤；可以考虑在一个产品的 CCS 评估中，分为不同工厂或生产线来评估。

对于物料、厂房、共用系统（通用的）可以单独进行文件评估和输出。

其他的在工艺生产线评估中涵盖，按照每个生产步骤详细展开（每一个操作步骤的梳理），重点是操作动作带来的污染风险；风险对应的现有程序措施或设计措施（可验证或校准或检查的）；然后是针对性输出流程管理要求，确认验证或校准要求、环境监测要求等（需要考虑风险点的编号规则和对应行动的编号规则；最好和对应生产步骤联系在一起）。

上述文件完成后，针对识别风险可以通过 FEMA 比较完整地输出，或就在上一步输出；风险点和对应行动表，使之成为一个汇总的表格；作为 CCS 风险点的输出，便于相应的变更、验证及日常检测中对照判断和应用。定期回顾后进行风险点汇总的更新。

可以先确定策略更新的频率，建立有效的监测系统，对车间的环境参数、排放浓度、废弃物处理等进行定期监测和评估；然后再进行定期的风险评估，评估潜在的环境影响和健康风险；定期进行内部审查和外部审核，确保车间的污染控制策略符合法规和标准的要求；最后定期组织相关人员培训，确保他们对企业污染控制策略的更新和管控要求有清晰的了解。

可以按照以下层次进行设计参考：总则和方针、策略和目标、操作程序和工作指导、监测和评估报告、培训和记录等。可以标明每个文件的版本号和生效日期，以便追踪文件的更新和变更。

第三章

机构与人员

制药企业应根据生产规模、产品品种、资源等因素建立质量管理体系，明确各级部门的管理职责并形成文件，确保实施和保持，并持续改进确保其有效性；企业管理层应根据药品的生产流程和质量管理要求，制定相应的职责和权限，确保生产、质量和管理活动能够生产出符合注册要求的产品；从事制药生产与质量管理的人员应具有相应权限和职责，明确管理的责任；应有书面的程序文件加以说明；所有人员都应该具备相应的资质和能力，并按照规范进行相应的培训，能对药品质量符合性进行控制。

第一节 原 则

第十六条 企业应当建立与药品生产相适应的管理机构，并有组织机构图。企业应当设立独立的质量管理部门，履行质量保证和质量控制的职责。质量管理部门可以分别设立质量保证部门和质量控制部门。

· **条款解读**

本条款强调企业应将各级管理机构的设置及相互关系以文件形式明确，并形成企业组织机构图和部门岗位设置图。强调设置单独的质量管理部门，以保证质量管理工作的独立性。质量管理工作的职责范畴涵盖质量保证和质量控制的全过程。

· **风险策略**

1. 查看企业组织机构图。

（1）查看企业文件是否明确了组织机构，查看组织机构图是否与企业现行机构设置一致；是否能体现企业各部门的设置、职责范围及各部门之间的关系。

（2）查看各个部门设置是否合理，与企业规模、经营管理方式、质量目标、职责分配、人员素质是否相适应，隶属关系是否明确。

（3）查看组织机构图中是否明确各部门名称，查看各部门负责人的任命文件。

（4）查看生产质量管理组织机构及功能设置，是否涵盖生产、质量、技术、物料仓储、运输、设施设备、销售及人员管理等内容，并有负责培训的职能部门及人员。

2. 查看质量管理部门的设置。

（1）查看质量管理部门是否独立设置并制定部门职责，关注是否有独立履行质量保证和质量控制的职责。

（2）查看质量管理部门是否能对与药品质量有关的其他部门按照《药品生产质量管理规范》进行监督和制约。

（3）查看质量管理部门各个具体岗位是否均有其相应的岗位职责，设置的职责是否与生产管理职责有交叉。可现场询问考察具体岗位人员的职责范围。

· 典型缺陷及分析

典型缺陷：组织机构图中人员与实际岗位人员不符。

缺陷分析：人员进行了调整，组织机构图应及时更新修改。

◎问题讨论：企业同时做药品和医疗器械，组织架构该怎样设置？同时做药品和医疗器械的，药品和医疗器械的组织架构和关键人员要分开吗？还是可以合并在一起？

一般药品和医疗器械的公司都是单独的两个分公司，如果不想形成两个分公司，共用一套人员，一般可以按照一个公司两个模块，但是生产和质量的具体工作人员应相对分开，体系也建议分开，对于其他辅助部门的人员可以通用，体系要求也应一致，对于质量管理负责人、质量受权人，可以是一个人，负责整个公司的运转，但负责器械的生产和质量人员是相对独立的人，药业生产质量应有人单独负责。

第十七条 质量管理部门应当参与所有与质量有关的活动，负责审核所有与本规范有关的文件。质量管理部门人员不得将职责委托给其他部门的人员。

· 条款解读

本条款规定企业应明确质量管理部门在组织机构和质量保证体系中的控制。质量管理部门应参与所有与质量有关的活动，并审核企业 GMP 系统文件，其工作职责具有专属性，在任何情况下，不得委托、授权给其他部门。

· 风险策略

1. 查看质量管理部门是否以文件的形式规定了职责。

2. 查看职责中是否规定了质量管理部门应参与所有与质量有关的事务，负责审核所有与本规范有关的文件。

3. 抽查部分相关文件，如设备管理文件、生产工艺规程、培训管理文件等，查看是否经过质量管理部门审核。

4. 查看质量管理部门人员的职责是否有委托给其他部门或人员的现象。

· 典型缺陷及分析

典型缺陷：将中间产品的取样、检验等职责交由生产部门负责。

缺陷分析：将中间产品的取样、检验等职责交由生产部门负责，质量管理部门对生产部门的取样和检验人员不能有效进行质量相关技术和管理的培训，质量管理部门不能有效监控取样和检验过程，容易造成取样代表性失真，检验结果的可靠性和准确性较差，进而影响后续的生产和检验，严重违背了本条款"质量管理部门人员不得将职责委托给其他部门的人员"的原则。

第十八条 企业应当配备足够数量并具有适当资质（含学历、培训和实践经验）的管理和操作人员，应当明确规定每个部门和每个岗位的职责。岗位职责不得遗漏，交叉的职责应当有明确规定。每个人所承担的职责不应当过多。所有人员应当明确并理解自己的职责，熟悉与其职责相关的要求，并接受必要的培训，包括上岗前培训和继续培训。

· 条款解读

本条款要求企业根据部门和岗位需求配备足够数量的管理和操作人员，以文件形式规定每个部门和岗位在组织内的职责、权限、相互关系及资质要求（包括教育、培训、技能、实践经验），规定部门、人员的职责应与其工作职能、工作量相适应。所有人员均应进行岗位职责的培训，确保能够明确理解职责，熟悉相关要求，具备相应的知识、技能和经验。

· 风险策略

1. 人员。

（1）检查企业管理人员、技术人员和操作人员一览表。重点查看岗位人员学历、培训、实践经验等资质方面的要求是否与岗位相适应。

（2）抽查相关人员档案、学历、职称等相关材料原件，查看是否与人员一览表内容一致并符合要求。

（3）查看管理人员、技术人员、操作人员数量是否满足生产和质量管理的实际需要。

2. 岗位职责。

（1）查看是否以文件形式制定了各部门及负责人、各岗位的岗位职责。

（2）各岗位职责是否能够涵盖本规范所要求的所有职责，各岗位职责之间是否有交叉。查公司各部门和各个岗位职责是否齐全、无遗漏。

（3）通过现场检查，考核各岗位人员是否理解本岗位职责，是否能够承担起岗位职责所要求的工作量，岗位人员是否承担过多职责。

3. 培训。

（1）查看培训档案，抽查部分人员是否进行了岗前培训和与本岗位工作要求相适应的继续教育。

（2）从事特殊岗位（如高风险操作区）操作的人员是否接受与特定操作有关的知识培训，实际工作能力是否与岗位需求相适应；记录是否及时、齐全、真实。

· 典型缺陷及分析

1. 典型缺陷：企业培训落实不到位，如个别人员存在代培训现象，培训效果不佳。

缺陷分析：培训是企业提高产品质量的管理手段，流于形式不利于企业整体水平的提高。

2. 典型缺陷：新招聘员工未进行上岗前培训，直接上岗操作。

缺陷分析：新招聘员工通过上岗前培训，对其所从事岗位的操作流程、注意事项、危险程度，以及可能遇到的问题及解决和预防方法等进行了解。未经上岗前培训，则不能熟悉与其职责相关的要求，容易造成操作差错，无法满足岗位的工作要求，增加产品质量风险的发生率。

3. 典型缺陷：生产管理、质量管理人员偏少。

缺陷分析：小型企业有一人多职现象，势必导致精力分散，疲于应付形式，以及做表面文章。

4. 典型缺陷：中药材等验收和检验人员经验不足，不能胜任所生产产品的需要。

缺陷分析：检验是物料放行和产品放行的依据之一。中药材性状和显微鉴别检验需要多年的经验积累。有经验的人员从事该工作，时常出现照抄标准现象，起不到检验效果，有可能导致不合格药品出厂。

第十九条 职责通常不得委托给他人。确需委托的，其职责可委托给具有相当资质的指定人员。

· 条款解读

本条款对有关工作职责的委托管理作出明确的规定，通常不得委托；确需委托的，可委托给具有相当资质的指定代理人。企业应以文件的形式对工作职责的委托进行管理，建立工作委托操作流程，确保员工工作的专属性，以保证同岗位的工作人员具备相应资质和委托工作质量的有效性。

・**风险策略**

1. 查看企业职责委托管理的文件或规程，是否明确了职责委托的要求，是否详细规定了委托范围、流程、协议、时限和受委托人的资质要求等。

2. 查看企业有无职责委托情况，已委托职责的实际履行情况和受委托人的资质是否符合委托管理文件或规程的要求，受委托人履行职责是否符合或超出委托的范围和时限。

3. 工作职能可以委托，但责任不能委托。

4. 质量管理部门职责不得委托其他部门。

・**典型缺陷及分析**

典型缺陷：企业质量受权人将部分权力转授权给车间质量员，该质量员虽接受过质量受权人培训，但尚未取得质量受权人培训证书。

缺陷分析：尽管该质量员接受过质量受权人的培训，但尚未取得质量受权人培训证书，视为不符合质量受权人的资质要求，违反本条款"职责可委托给具备相当资质的指定人员"的要求。

◎**问题讨论**：关于职责委托，按照药品GMP规定是质量管理部门的职责，但考虑污染的风险，QA最好不进入无菌操作区域进行监控。我公司为非最终灭菌的疫苗生产企业，现在实行QA委托车间进行无菌取样，QA进行监督取样，这样合理吗？日常环境监测的职责，需要生产操作人员协助完成，是不是不能将职责委托呢？

《药品生产质量管理规范》规定，质量管理部门人员不得将职责委托给其他部门的人员。取样是质量管理部门的职责，一般不得委托其他部门的人员完成。

质量管理部门人员进入无菌操作区域取样和监测环境，是常规无菌药品生产的一部分。为了降低污染风险，企业应对需要进入无菌操作区域的质量管理部门人员进行无菌更衣和无菌操作培训，使其能规范操作。

某些特殊产品生产过程中需要对人员数量等严格管控时，由质量管理部门授权生产部门或其他部门的人员予以协助取样的，需要对相关人员进行严格的培训考核及确认，并须对整个取样过程进行监控考核，取样的职责仍属于质量管理部门。

第二节　关键人员

第二十条　关键人员应当为企业的全职人员，至少应当包括企业负责人、生产管理负责人、质量管理负责人和质量受权人。

质量管理负责人和生产管理负责人不得互相兼任，质量管理负责人和质量受权人可以兼任。企业应当制定操作规程，确保质量受权人独立履行职责，不受企业负责人和其他人员的干扰。

・**条款解读**

本条款明确了企业的关键人员至少应当包括企业负责人、生产管理负责人、质量管理负责人和质量受权人，且应为企业的全职工作人员；明确了质量管理人员与生产管理人员不得相互兼任的原则。企业应当确保质量受权人行使权力、履行职责的独立性，企业负责人等管理层以及其他部门人员不得干扰质量受权人履行其职责。

・**风险策略**

1. 检查企业是否设置生产管理部门和质量管理部门，查阅企业生产管理和质量管理部门负责人的任命书，看是否互相兼任；质量管理部门是否独立设置；检查实际情况是否与组织机构图相符。

2. 检查生产管理负责人、质量管理负责人、质量授权人是否为本企业的全职人员，是否以书面的形式规定了企业负责人、生产管理负责人、质量管理负责人和质量受权人等关键人员的职责，是否在药监部门备案。

3. 查看质量受权人的职责，并结合现场抽查产品放行记录等情况，确认质量受权人是否能够独立履行产品放行职责。

4. 也可通过现场检查时生产管理负责人和质量管理负责人的话语权和在企业的权威来印证。

· **典型缺陷及分析**

1. 典型缺陷：产品检验发生偏差尚未处理完成，在企业负责人和销售负责人干预下将产品以合格品放行。

缺陷分析：当产品检验结果发生偏差，尚未完成处理时，往往因为该产品销售紧急等原因，质量受权人与企业负责人、销售负责人在产品放行方面不能达成共识，在企业负责人权利的压力下妥协，质量受权人无法独立履行职责，没有行使对产品的绝对否决权，很可能造成严重的质量风险，说明企业的质量管理体系不健全。

2. 典型缺陷：质量负责人对中药材、中药饮片等原料不符合法定性状标准要求的让步放行。

缺陷分析：质量负责人不能独立履行职责，造成不合格原料投入生产，对最终产品质量有潜在风险。

◎**问题讨论1**： 关于生产管理负责人、质量管理负责人、质量受权人的资质要求中"具有不少于×年从事药品生产和质量管理的工作经验"，质量受权人还要求"从事过药品生产过程控制和质量检验工作"，关键人员必须具有两个区域的工作经验吗？生产管理负责人也必须有质量管理工作经验吗？

按照药品GMP对关键人员的要求，生产管理负责人、质量管理负责人和质量受权人都在资质中提到了具有药品生产和质量管理的工作经验。在此不能狭义地理解"药品生产和质量管理"，无论从事生产、质量控制还是质量管理工作，都是从事药品生产和质量管理工作。对于生产管理负责人和质量管理负责人来讲，既要有从事药品生产和质量管理的实践经验，还要有管理经验；对于质量受权人来讲因为要履行产品放行责任，则更加强调了从事过药品生产过程控制和质量检验工作，以确保其能够正确地评估检验情况。从企业实际执行的效果来看，具有质量管理工作经验的人去从事生产管理工作，更能正确理解质量管理工作的重要性，更好地执行药品GMP中的各项要求，与质量管理部门的沟通和协调也更为顺畅。

◎**问题讨论2**： 公司企业负责人下设2位副总，其中一个副总负责生产部、质量部、工程部，另一副总负责研发部，前一个副总能认为是兼任质量和生产吗？在此基础上，质量负责人为质量部经理，生产负责人为生产部经理，是否就可以了？

《药品生产质量管理规范》规定，质量管理负责人和生产管理负责人不得互相兼任，更多的是考虑要保证质量管理部门独立履行其职责。该企业负责人授权该副总经理行使企业负责人对药品生产和质量管理的职责，该企业的质量负责人和生产负责人分别由质量部经理和生产部经理担任，并向企业负责人授权的副总经理汇报，他们之间互相独立，这样是可以的。

第二十一条 企业负责人是药品质量的主要责任人，全面负责企业日常管理。为确保企业实现质量目标并按照本规范要求生产药品,企业负责人应当负责提供必要的资源,合理计划、组织和协调,保证质量管理部门独立履行其职责。

·条款解读

本条款规定的企业负责人是指《药品生产许可证》上注明的企业负责人,企业负责人作为企业的最高管理者,是药品质量的主要责任人,其主要工作职责是完成质量目标、合理配备资源、维护质量管理部门的工作独立性等。强调企业负责人是药品质量的主要负责人,其工作主要职责是完成质量目标,配备适当资质的人员,合理地计划、组织与协调。企业负责人应当保证质量管理部门独立履行职责。

·风险策略

1. 查看企业负责人的职责文件,是否明确其在生产和质量管理中的职责。
2. 通过谈话了解企业负责人参与企业日常管理,是否有干扰和妨碍质量管理部门独立履行其职责的行为。
3. 查看企业负责人培训档案,确认是否有关于生产和质量管理方面的培训或考核记录。

·典型缺陷及分析

典型缺陷:企业负责人未接受关于质量管理方面的培训。

缺陷分析:企业负责人应接受关于生产和质量管理方面的培训,及时了解和掌握生产和质量管理方面的法规要求,未接受关于质量管理方面的培训,则不能合理地根据质量管理方面的要求,组织、协调质量管理与生产、销售的关系,甚至无法保证质量管理部门独立履行其职责。

第二十二条　生产管理负责人

(一) 资质:生产管理负责人应当至少具有药学或相关专业本科学历(或中级专业技术职称或执业药师资格),具有至少三年从事药品生产和质量管理的实践经验,其中至少有一年的药品生产管理经验,接受过与所生产产品相关的专业知识培训。

(二) 主要职责:

1. 确保药品按照批准的工艺规程生产、贮存,以保证药品质量;
2. 确保严格执行与生产操作相关的各种操作规程;
3. 确保批生产记录和批包装记录经过指定人员审核并送交质量管理部门;
4. 确保厂房和设备的维护保养,以保持其良好的运行状态;
5. 确保完成各种必要的验证工作;
6. 确保生产相关人员经过必要的上岗前培训和继续培训,并根据实际需要调整培训内容。

·条款解读

1. 本条款规定了生产管理负责人的资质和职责要求,以保证从事药品生产管理的人员具备必要的知识、教育背景和履行职责的能力。
2. 要求生产管理负责人至少具有本科学历。考虑到我国高等教育历史发展的原因和部分企业从事生产管理负责人的实际情况,增加了中级技术职称与执业药师资格,也可等同作为资质条件。
3. 根据 GMP 有关生产管理的工作范围,明确了生产管理负责人的 6 项主要职责,强调生产过程是保证药品质量的重要环节。

·风险策略

1. 查看生产管理部门负责人的资质,包括学历、职称、执业药师、各类培训证书等材料,重点关注生产管理负责人是否具有本科以上学历（中级职称或执业药师），所学专业是否与医药相关。

2. 查看人事档案是否详细记录生产管理负责人工作经历，确认其生产管理经验是否符合要求。

3. 查看生产管理负责人的培训档案，确认是否有关于生产管理方面的培训或考核记录。

4. 查看生产管理负责人岗位职责是否涵盖本条款规定的6项主要职责。

· 典型缺陷及分析

典型缺陷：车间的批生产记录和批包装记录未送交质量管理部门审核并保存，而保存在生产部门。

缺陷分析：本条款生产管理负责人的主要职责第三条规定，确保批生产记录和批包装记录经过指定人员审核并送交质量管理部门，批生产记录和批包装记录保存在生产部门，说明生产管理负责人未能履行该项职责。

第二十三条 质量管理负责人

（一）资质：质量管理负责人应当至少具有药学或相关专业本科学历（或中级专业技术职称或执业药师资格），具有至少五年从事药品生产和质量管理的实践经验，其中至少一年的药品质量管理经验，接受过与所生产产品相关的专业知识培训。

（二）主要职责：

1. 确保原辅料、包装材料、中间产品、待包装产品和成品符合经注册批准的要求和质量标准；

2. 确保在产品放行前完成对批记录的审核；

3. 确保完成所有必要的检验；

4. 批准质量标准、取样方法、检验方法和其他质量管理的操作规程；

5. 审核和批准所有与质量有关的变更；

6. 确保所有重大偏差和检验结果超标已经过调查并得到及时处理；

7. 批准并监督委托检验；

8. 监督厂房和设备的维护，以保持其良好的运行状态；

9. 确保完成各种必要的确认或验证工作，审核和批准确认或验证方案和报告；

10. 确保完成自检；

11. 评估和批准物料供应商；

12. 确保所有与产品质量有关的投诉已经过调查，并得到及时正确的处理；

13. 确保完成产品的持续稳定性考察计划，提供稳定性考察的数据；

14. 确保完成产品质量回顾分析；

15. 确保质量控制和质量保证人员都已经过必要的上岗前培训和继续培训，并根据实际需要调整培训内容。

· 条款解读

1. 本条款规定了质量管理负责人的资质和职责要求，以保证从事药品质量管理人员具备必要的知识、教育背景和履行职责的能力。

2. 规定了质量管理负责人至少具有本科学历。考虑到我国高等教育历史发展的原因和部分企业从事质量管理负责人的实际情况，增加了中级技术职称、执业药师资格也可等同作为符合要求的资质条件。

3. 根据GMP有关质量管理的工作范围，强调了质量管理在企业管理中的重要性，明确了质量管理负责人的主要职责有15项，主要承担质量保证与质量控制的工作职能。

4. 质量管理负责人与生产管理负责人不得相互兼职。

· **风险策略**

1. 查看质量管理负责人的资质，包括学历、职称、执业药师、各类培训证书等材料，重点关注质量负责人是否具有本科以上学历（中级职称或执业药师），所学专业是否与医药相关。

2. 查看人事档案是否详细记录质量管理负责人的工作经历，确认其质量管理经验是否符合要求。

3. 查看质量管理负责人的培训档案，确认是否有关于质量管理方面的培训或考核记录。

4. 查看质量管理负责人岗位职责是否涵盖本条款规定的15项主要职责。

· **典型缺陷及分析**

典型缺陷：某企业质量管理负责人大专毕业，没有中级职称和执业药师资格证书。资质不符合要求。

缺陷分析：本规范明确规定了质量管理负责人的资质条件，至少具有药学或相关专业本科学历（中级专业技术职称或执业药师资格），具有至少五年从事药品生产和质量管理的实践经验，其中至少一年的药品质量管理经验，接受过与所生产产品相关的专业知识培训。

第二十四条 生产管理负责人和质量管理负责人通常有下列共同的职责：

（一）审核和批准产品的工艺规程、操作规程等文件。

（二）监督厂区卫生状况。

（三）确保关键设备经过确认。

（四）确保完成生产工艺验证。

（五）确保企业所有相关人员都已经过必要的上岗前培训和继续培训，并根据实际需要调整培训内容。

（六）批准并监督委托生产。

（七）确定和监控物料和产品的贮存条件。

（八）保存记录。

（九）监督本规范执行状况。

（十）监控影响产品质量的因素。

· **条款解读**

1. 本条款将药品生产质量管理理念提升到全面质量管理的高度，是每一个相关部门的重要工作职责。

2. 强调生产与质量管理部门负责人应共同承担有关药品生产质量的主要职责，包括审文件、查设备、做验证、搞培训、抓执行等关键环节。

3. 生产与质量管理部门负责人应共同承担的职责在实际工作中体现在对关键文件的共同审核和批准，如工艺规程、批生产记录、培训计划、评估报告、验证计划与文件等生产质量文件。

· **风险策略**

1. 查看生产管理负责人和质量管理负责人岗位职责是否符合本条款的要求。

2. 查看岗位职责中对于共同职责是否明确了各自的权利和责任，关键文件的审核和批准是否有相应人员共同签字。

· **典型缺陷及分析**

典型缺陷：质量管理负责人没有有效履行监督厂区卫生状况的职责。

缺陷分析：某企业在卫生检查时没有质量管理部门人员参与，不符合本条款的规定。

第二十五条　质量受权人

（一）资质：质量受权人应当至少具有药学或相关专业本科学历（或中级专业技术职称或执业药师资格），具有至少五年从事药品生产和质量管理的实践经验，从事过药品生产过程控制和质量检验工作。

质量受权人应当具有必要的专业理论知识，并经过与产品放行有关的培训，方能独立履行其职责。

（二）主要职责：

1. 参与企业质量体系建立、内部自检、外部质量审计、验证以及药品不良反应报告、产品召回等质量管理活动；

2. 承担产品放行的职责，确保每批已放行产品的生产、检验均符合相关法规、药品注册要求和质量标准；

3. 在产品放行前，质量受权人必须按照上述第2项的要求出具产品放行审核记录，并纳入批记录。

· **条款解读**

本条款强调质量受权人为企业关键人员，对其资质、培训和工作职责进行了明确规定，主要负责最终产品放行；为保证质量受权人职责的实施，还规定了质量受权人应参与企业的药品质量管理工作，以保证其职责的有效实施，体现了其工作的独立性、权威性和专业性。

· **风险策略**

1. 查看质量受权人的资质，包括学历、职称、执业药师、各类培训证书等材料，重点关注质量受权人是否具有本科以上学历（中级专业技术职称或执业药师），从业年限是否符合要求，所学专业是否与医药相关。

2. 查验其培训证书、培训档案等相关材料，检查其是否具备生产过程控制和质量检验的专业知识，是否接受过与产品放行有关的培训，是否具备履行产品放行的能力。

3. 检查其岗位职责是否包括以上职责，质量受权人是否能真正做到独立行使职责。

4. 查看放行审核记录是否纳入批记录。

· **典型缺陷及分析**

典型缺陷：质量受权人未参与药品不良反应报告和调查。

缺陷分析：质量受权人是药品生产质量管理的关键人员，并承担产品放行的职责，对已放行并发生不良反应的产品负有直接责任，当药品发生不良反应尤其是严重不良反应时，质量受权人不参与报告和调查，没有完全履行其职责。

第三节　培　训

第二十六条　企业应当指定部门或专人负责培训管理工作，应当有经生产管理负责人或质量管理负责人审核或批准的培训方案或计划，培训记录应当予以保存。

· **条款解读**

1. 本条款对企业的培训管理提出了具体要求，强调专门部门或专人负责培训工作，将培训工作纳入公司的日常工作范畴，以保证培训的系统性和时效性。

2. 强调生产与质量管理负责人应承担员工培训的管理责任。

3. 企业应建立相关的培训管理操作程序，提供培训或采取其他措施使岗位人员能够胜任其工作，应定期培训，并有记录。

4. 培训方案与计划应根据岗位职责和员工实际需求而制定，包括培训的目的、内容、时间、评估、记录等。

·风险策略

1. 查看企业是否明确了负责培训工作的部门或人员，检查培训管理部门是否对企业的全体人员进行了《药品生产质量管理规范》的培训。

2. 检查是否有年度培训方案或计划，生产管理负责人或质量管理负责人是否参与了培训方案或计划的起草、审核和批准，培训计划内容必须具体，不能笼统概述。

3. 培训计划的制定是否具有针对性，是否结合企业的年度考核、产品质量回顾、岗位需求、未来发展规划等方面内容制定，力求通过培训的开展促进工作质量的不断改进、提升。

4. 培训内容重点应包括GMP相关知识、岗位操作理论、实践操作技能及安全知识等。

5. 检查企业全体人员是否均建立了个人培训档案，个人培训记录是否完整、真实，是否及时保存，且保存齐全。

·典型缺陷及分析

典型缺陷：培训记录保存不完整。

缺陷分析：培训记录保存不完整，无法对参加培训人员的培训效果进行有效评估。

第二十七条 与药品生产、质量有关的所有人员都应当经过培训，培训的内容应当与岗位的要求相适应。除进行本规范理论和实践的培训外，还应当有相关法规、相应岗位的职责、技能的培训，并定期评估培训的实际效果。

·条款解读

本条款包括以下几方面的内容：

1. 培训的全面性，即将原规范仅对从事生产操作、质量检验人员进行培训，扩充到所有与生产质量有关的人员都应当经过培训。

2. 培训的适应性，即培训内容与岗位要求相适应，不仅限于GMP规范，不同的岗位培训内容还应包括法规、岗位职责、技能等，不能以偏概全。

3. 培训的有效性，即对培训的实施效果，企业应当采取多种评价方式，定期作出评估。

4. 培训的持续性，即对不同岗位员工定期培训，达到对员工质量技能的不断提高。

·风险策略

1. 根据企业年度培训方案或计划、培训记录等，查看与药品生产、质量有关的人员是否均经过培训。查看培训内容是否完整、全面，是否包括药品生产管理的专业知识、生产技术、安全知识、法律法规、GMP相关知识、职业道德等内容。

2. 随机抽查生产及质量人员的培训档案，查看所有人员是否均经岗位培训后上岗，培训的内容是否与岗位的要求相适应。

3. 查看是否建立了培训考核制度，是否有考核试卷和记录，考核不合格者或因故未参加者是否进行了补充培训或追踪培训，并通过了考核。

4. 查看企业是否制定了对培训效果进行定期评估的制度，并按照规定定期对培训效果进行评估。可通过考核、询问现场检查中涉及的岗位操作人员、生产管理人员、质量管理人员，对企业培训效果作出客观评价。

5. 质量受权人通过质量受权人培训，取得上岗资格证书，并备案；质量转受权人也应取得质量受权人上岗资格证书。

- **典型缺陷及分析**

1. 典型缺陷：对于考核不合格的人员未进行追踪培训及考核。

缺陷分析：企业的每次培训均应对参加培训的人员进行考核，并有考核记录或考核试卷，以评价参加培训人员是否掌握培训的知识内容，对于考核不合格者应按培训管理规程对其进行追踪培训，并对追踪培训的效果进行考核。如对于考核不合格的人员未进行追踪培训及考核，应视为培训未达到预期的培训目的和效果。

2. 典型缺陷：个别企业对人员培训针对性较差。

缺陷分析：企业统一组织进行的 GMP 培训，有些岗位没有针对性培训。每个岗位必须有专门的培训并有记录。企业负责人、质量管理负责人、生产管理负责人应分别有专门的培训记录。

第二十八条 高风险操作区（如高活性、高毒性、传染性、高致敏性物料的生产区）的工作人员应当接受专门的培训。

- **条款解读**

本条款强调从事高风险操作人员必须经过专业培训，具备与风险相当的知识、技能和经验后上岗，体现了对人员健康安全的关注。明确了"三高一传"的高风险操作类型。专门的培训主要是指职业危害、个人职业安全防护、工作技能、应急处理等方面的知识培训。

- **风险策略**

1. 检查从事"三高一传"等高风险岗位的操作人员是否接受专业知识培训，是否能够做好劳动防护并防止可能发生的污染传播。

2. 检查培训记录、培训教材及考核记录的内容是否与岗位职责相符。

3. 根据培训档案的内容，现场询问从事"三高一传"等高风险岗位的操作人员对培训内容的掌握情况。

- **典型缺陷及分析**

典型缺陷：对从事高活性、高毒性、传染性、高致敏性物料等高风险岗位的操作人员进行的专业知识培训合并到其他培训中共同进行，且培训课时较短。

缺陷分析：企业应针对从事高活性、高毒性、传染性、高致敏性物料等高风险岗位的操作人员工作的特殊性，从职业危害、个人职业安全防护、工作技能、应急处理等方面进行高风险岗位专业知识的专题培训。若将专业培训合并到其他培训中共同进行，且培训课时较短，培训针对性较差，往往不能取得良好的培训效果，操作人员不能很好地掌握专业知识，可能无法做好劳动防护，并防止可能发生的污染传播。

第四节 人员卫生

第二十九条 所有人员都应当接受卫生要求的培训，企业应当建立人员卫生操作规程，最大限度地降低人员对药品生产造成污染的风险。

· **条款解读**

1. 本条款强调药品生产的最大污染源来自人体，良好的人员健康和卫生保证是防止产品受到人为污染的有效手段。

2. 为最大限度降低人员对生产造成污染的风险，企业应按照卫生要求培训所有人员，建立详细的人员卫生操作规程，定期进行健康体检，养成良好的卫生习惯。

· **风险策略**

1. 检查是否针对不同岗位建立相关的人员卫生操作规程，包括环境卫生、厂房卫生、工艺卫生、人员卫生等；检查各项卫生措施是否能有效防止污染和交叉污染。

2. 查看企业是否建立人员卫生方面的管理规程及操作规程，如卫生操作规程是否包括健康检查与身体不适主动报告制度、工作着装与防护要求、洗手更衣、卫生要求与洁净作业、工作区人员限制等内容。

3. 查看企业培训档案中是否建立卫生方面的培训方案或计划，培训的范围是否包含所有人员；直接接触药品的人员是否经过微生物知识的相关培训。

4. 重点抽查生产、质量管理人员是否接受过本岗位卫生要求的培训。

· **典型缺陷及分析**

1. 典型缺陷：企业年度培训方案或计划中未包含卫生方面的培训。

缺陷分析：企业年度培训方案或计划中未包含卫生方面的培训，容易导致员工（尤其是新员工、转岗员工）对本岗位的卫生要求了解不到位，进行岗位操作时，有可能因操作不符合所在岗位的卫生要求，从而使药品产生污染，对药品质量造成不利影响，不能确保持续稳定地生产出符合预定用途、符合质量标准的药品。

2. 典型缺陷：进入洁净区的维修人员未进行微生物知识培训。

缺陷分析：进入洁净区的所有人员（包括维修人员）必须进行微生物知识的培训，在生产时发生机械事故，维修人员违规操作会对洁净区或产品造成污染。

◎ **问题讨论：环境监控中手部微生物取样的要求是什么？**

根据 PDA TR.70《无菌生产设施的清洁消毒程序原理》，乙醇被归类为杀菌剂（灭菌剂的类型决定了所需的适当接触时长）。一般来说，在确认研究中接触时长或干燥时长，乙醇（70%异丙醇和70%变性乙醇）应超过120秒；或需要参考乙醇进行消毒剂效力验证中接触时长数据。同时监测用的培养基一般含有中和剂，可中和手部的抗菌物质（如乙醇）。因此在乙醇消毒不干的情况下监测，可能存在手部与乙醇接触时长不够、乙醇被培养基的中和剂中和等情况，大大降低乙醇的消毒效力。应优化洁净区定期手部消毒频次以及合理的手部采样要求。

首先，采用乙醇消毒进行手部采样这种做法是错误的，不能模拟实际的操作状态。其次，乙醇消毒的效力不是全面的，对霉菌和芽孢杆菌的效力较差。如果使用的是无菌酒精，有可能在使用过程中污染；如果是复配的，那本身就是有一定的微生物负载。其次，手部是否接触过污染源；再有，培养基的采集、转移和培养过程是否异常。

酒精是否可以杀灭检出的细菌，酒精消毒的前处理程序是否有相关规定并执行到位，如更衣、洗手及特殊操作后的处理等。

（1）人手本身就携带大量的细菌，酒精消毒只能全部杀灭。

（2）酒精配置需要使用水，水中涵盖大量的微生物，也存在细菌。

故药品生产过程需要佩戴无菌手套，消毒剂配置也需要进行除菌过滤。

乙醇的消毒作用本来就有限，乙醇只能杀灭一般的细菌，对霉菌、芽孢杆菌都没有效果。只用酒精擦手这种消毒方式本来就不可能做到完全杀菌。一般做消毒剂效力验证时，醇类对细菌的杀灭能力为使其下降3个对数级，对芽孢和霉菌几乎没有作用；所以如果手上菌负载太高，乙醇是降不下去的。一般乙醇用于高级别，菌类负载低时；低级别的，如物料通道，建议定期使用杀孢子剂。

第三十条 人员卫生操作规程应当包括与健康、卫生习惯及人员着装相关的内容。生产区和质量控制区的人员应当正确理解相关的人员卫生操作规程。企业应当采取措施确保人员卫生操作规程的执行。

- **条款解读**

1. 本条款明确员工卫生管理制度控制范围，包括与健康、卫生习惯及人员着装相关的内容，强调企业应采取有效措施，确保员工卫生制度的执行。

2. 从事药品生产的相关人员应定期进行药品洁净生产方面的培训，包括卫生知识、卫生操作规范等。

3. 企业应提供必要的设施、设备等工作条件，以保证人员卫生操作程序的有效执行。

- **风险策略**

1. 查看人员卫生操作规程中是否包括与健康、卫生习惯及人员着装相关的内容。

2. 查看不同洁净级别区域是否有相应的人员卫生操作规程，现场查看着装效果。

3. 现场询问生产区和质量控制区的工作人员是否正确理解本岗位的卫生操作规程。

4. 查看人员卫生操作规程的执行情况，包括培训、评估和实际操作。

- **典型缺陷及分析**

典型缺陷：现场查看生产区人员卫生操作规程的执行情况，实际操作不熟练或与操作规程要求不符。

缺陷分析：企业对生产人员卫生操作规程的培训不够，或培训效果不好，或由于企业日常生产管理中对生产区人员卫生操作未严格执行卫生操作规程，导致生产区人员不能完全掌握和理解卫生操作规程。

第三十一条 企业应当对人员健康进行管理，并建立健康档案。直接接触药品的生产人员上岗前应当接受健康检查，以后每年至少进行一次健康检查。

- **条款解读**

1. 本条款提出了企业应对员工的健康检查情况建立健康档案的原则要求。

2. 对直接接触药品的生产人员提出了具体的健康检查要求，体检项目至少包括皮肤病、传染病、视力与辨色力（必要时）等，体检结果应纳入健康档案。

3. 从事药品生产人员要保持良好健康状态，新员工上岗前必须接受健康检查，体检结果符合要求方可上岗；在岗员工应定期体检，体检的频次为至少一年一次。

·风险策略

1. 查看健康管理文件，包括主管健康体检工作的部门（或专人负责）、体检对象、体检项目、体检不合格人员的处理、体检造册登记等内容，并检查文件执行情况。

2. 文件是否明确规定直接接触药品人员上岗前必须接受体检，之后每年至少体检一次，初次体检后，是否根据工作需要及人员健康状况安排定期体检。

3. 查看是否建立人员健康档案，档案内容是否齐全、完整。

4. 体检内容是否有针对性，如灯检人员是否定期接受视力、辨色力等检查。

5. 抽查部分人员健康体检档案，抽查新员工体检表，查看是否是在体检合格后上岗。

·典型缺陷及分析

典型缺陷：新员工体检结果尚未确定是否合格，已上岗操作。

缺陷分析：尽管新员工已参加了体检，但是，体检结果尚不明确，在检出结果之前新员工就已上岗，一旦新员工被检查出患有传染病或身体条件不能满足所在岗位的需求等严重情况，可能对药品产生污染，对药品质量造成不利影响。

第三十二条 企业应当采取适当措施，避免体表有伤口、患有传染病或其他可能污染药品疾病的人员从事直接接触药品的生产。

·条款解读

本条款对直接接触药品生产工作人员提出限制性原则，对有可能患有污染药品的人员的健康管理提出明确要求。

·风险策略

1. 查看企业是否制定了符合本条款要求的相关管理规定。

2. 检查体检档案，查看体检不合格人员的处理情况，是否有病患者调离生产岗位及病愈者重返岗位的规定。

3. 了解是否建立员工身体不适主动报告制度，抽查报告实例，查看是否按规定处理。

·典型缺陷及分析

典型缺陷：企业未建立员工身体不适主动报告制度。

缺陷分析：企业未建立员工身体不适主动报告制度，容易导致员工突患疾病（如感冒、感染传染病、体表有伤口等）时，不能及时向上级领导汇报，而直接带病进入操作岗位，从而可能对药品产生污染，对药品质量造成不利影响。

第三十三条 参观人员和未经培训的人员不得进入生产区和质量控制区，特殊情况确需进入的，应当事先对个人卫生、更衣等事项进行指导。

·条款解读

本条款提出了生产区和质量控制区人员限制进入的原则，同时强调人员卫生是药品污染的主要来源，明确了特殊情况进入的相关要求。

- **风险策略**

1. 检查文件是否有限制参观人员和未经培训人员进入生产区和质量控制区的规定；对进入不同洁净级别的洁净室（区）的外来人员是否有批准、记录、监督、指导的规定。

2. 现场检查外来人员进出生产区和质量控制区的记录及批准手续是否齐全；检查员进入时，岗位人员是否按规定对个人卫生、更衣进行现场指导。

3. 检查各个生产区和质量控制区进入人员数量是否符合规定。

- **典型缺陷及分析**

典型缺陷：对于进入不同洁净级别的洁净室（区）的外来人员未针对个人卫生、更衣等要求进行现场指导。

缺陷分析：人是洁净区内最大的污染源，尤其是无菌产品关键生产区域，对于需要进入洁净区的所有人员（包括外来人员），必须进行必要的培训、指导，从而降低人员对生产环境和产品造成的影响。

第三十四条 任何进入生产区的人员均应当按照规定更衣。工作服的选材、式样及穿戴方式应当与所从事的工作和空气洁净度级别要求相适应。

- **条款解读**

1. 本条款对进入生产区人员更衣提出原则性要求，对工作服的样式、材质、穿戴方式等控制点提出具体的技术性要求。

2. 《无菌药品》附录第六章第二十四条条款另行规定了有关洁净级别工作服的材质、穿戴方式、更衣流程、工作服的清洗等相关要求。

- **风险策略**

1. 查看不同洁净级别区域相关更衣管理规定，是否有与洁净级别相适应的更衣流程图，并以文件形式规定穿戴操作规程。

2. 结合《无菌药品》附录第六章第二十四条的规定，查看不同洁净级别的工作服设计及实际穿着情况是否符合相关要求。

工作服及其质量应当与生产操作的要求及操作区的洁净度级别相适应，其式样和穿着方式应当能够满足保护产品和人员的要求。各洁净区的着装要求规定如下：

D级洁净区：应当将头发、胡须等相关部位遮盖。应当穿合适的工作服和鞋子或鞋套。应当采取适当措施，以避免带入洁净区外的污染物。

C级洁净区：应当将头发、胡须等相关部位遮盖，应当戴口罩。应当穿手腕处可收紧的连体服或衣裤分开的工作服，并穿适当的鞋子或鞋套。工作服应当不脱落纤维或微粒。

A/B级洁净区：应当用头罩将所有头发以及胡须等相关部位全部遮盖，头罩应当塞进衣领内，应当戴口罩以防散发飞沫，必要时戴防护目镜。应当戴经灭菌且无颗粒物（如滑石粉）散发的橡胶或塑料手套，穿经灭菌或消毒的脚套，裤腿应当塞进脚套内，袖口应当塞进手套内。工作服应为灭菌的连体工作服，不脱落纤维或微粒，并能滞留身体散发的微粒。

3. 查看工作服的管理文件，清洗周期的制定是否合理，不同级别洁净区的工作服是否分开清洗、整理，必要时消毒或灭菌，是否能有效防止混用。

4. 检查清洗、消毒或灭菌的记录，检查灭菌后的洁净工作服是否在规定的时间内使用。

5. 查看洁净工作服是否有专人保管，编号发放，并现场检查工作服发放记录。

6. 查看特殊品种、特殊要求工作服的清洗是否有必要的防污染措施。

· **典型缺陷及分析**

1. 典型缺陷：不同级别洁净区的工作服式样相同，无明显区别，且均在一起清洗、整理。

缺陷分析：不同级别洁净区的工作服式样相同，无明显区别，且均在一起清洗、整理，容易发生不同洁净区的工作服相互混淆，造成工作服混用，对洁净级别要求高的洁净区有造成污染的风险。

2. 典型缺陷：洁净服未进行编号管理，不能有效防止混淆。

缺陷分析：洁净服未印制编号，统一清洗后难以分辨不同岗位人员的服装，会导致领用错误。

第三十五条 进入洁净生产区的人员不得化妆和佩戴饰物。

· **条款解读**

按照员工个人卫生基本原则的要求，本条款明确规定进入洁净生产区的人员不得化妆和佩戴饰物。

· **风险策略**

1. 检查文件是否规定进入洁净生产区的人员不得化妆和佩戴饰物。
2. 现场检查进入洁净生产区的人员是否有化妆及佩戴手表、戒指、耳环等饰物的现象。

· **典型缺陷及分析**

典型缺陷：进入洁净生产区的人员，有化妆和佩戴饰物的现象。

缺陷分析：进入洁净生产区的人员，如果有人化妆或佩戴饰物，容易将洁净区外的污染物带入洁净区，存在污染洁净区和药品的风险。

第三十六条 生产区、仓储区应当禁止吸烟和饮食，禁止存放食品、饮料、香烟和个人用药品等非生产用物品。

· **条款解读**

本条款提出了对生产区、仓储区不良卫生行为的限制，明确规定了生产区和仓储区不应出现非生产用物品。

· **风险策略**

1. 检查相应的卫生管理文件是否符合本规范。
2. 查看生产区、仓储区，是否有存放食品、饮料、香烟、化妆品、个人用药品和花盆等非生产用物品的现象。

· **典型缺陷及分析**

典型缺陷：仓储区的办公桌内或冰箱内，存放食物、饮料等。

缺陷分析：违反本条款的规定，将非生产用物品带入仓储区，食物或饮料若发生变质，被工作人员携带可能对药品造成污染。

◎**问题讨论：** 口服固体制剂生产洁净区内可以设置休息室饮水吗？ 休息室属于辅助区，按 GMP 要求生产区和辅助区属于不同区域； 如果在洁净生产区内选择一个单独的房间作为休息区，用于员工

的饮水，并考虑不对洁净区造成不良影响，是否合规？尤其在欧美 GMP 审核现场，是否可接受？

没有明确禁止饮水，主要应该考量饮水间设置是否会影响产品的生产及质量；可以在刚进入生产区的门口设置了一个饮水点，距离生产区和操作区较远，且有缓冲走廊（还要考虑 GMP 第六十八条：休息室的设置不应当对生产区、仓储区和质量控制区造成不良影响）。

具体的法规条款可参考以下，对于问题中洁净区、生产区不是很理解，具体是指设置的休息室是否能连通生产区，还是指生产区外围的一般区走廊设置一个休息室，如果是后者，是可以的，通常可在洁净生产区的外面设置休息室，但仅限于饮水，不允许带食物，因为食物会引发虫害管理的破防。而如果是在洁净生产区内设置休息室饮水，如果洁净区也需要环境监测，水通常会导致滴漏、水杯清洁、水杯进出洁净区等，徒劳增加产线管理的风险，另外因休息室而引发人员聚集，更容易使环测结果超标。

欧盟 GMP 2.19 生产区和贮存区，应当禁止饮食、饮水、咀嚼食物或吸烟，禁止存放食物、饮品、香烟或个人用药品。总之，杜绝在生产区内或药品质量可能受到不良影响的其他区域内的任何不卫生行为。

休息室和餐饮室应当与其他区域分开。

（1）"在洁净生产区内选择一个单独的房间作为休息区，用于员工的饮水"这个问题在无菌生产中是不可接受的，毕竟在 C 级及以上洁净级别的区域不允许有污染源出现，比如饮用水管道、未处理的物料。

（2）国内较大的口服普通固体制剂车间（200 人以上）有设饮水间的例子，毕竟人员因喝水进出洁净区会有诸多不便；在控制区域，设置单独区域，回风直排、使用带盖的容器还是可以接受的。

（3）像咖啡（气味）、食物等是不可以在生产区食用的，毕竟会滋生细菌、引起污染或引来不明生物，造成麻烦。

（4）对无菌区操作人员的素质要求较高，比如动作、卫生习惯、生理习惯在选择时都要考虑，人员适不适合无菌操作区不是培训能完全解决的，希望慎重。

不建议洁净区内设饮水间，不过更多药企将员工饮水休息室设置在一般区更衣的前厅等位置。

第三十七条 操作人员应当避免裸手直接接触药品、与药品直接接触的包装材料和设备表面。

·条款解读

本条款明确规定操作人员裸手不得与药品及与药品直接接触的包装材料和设备表面接触，防止药品被污染。

·风险策略

1. 查看管理文件是否明确规定操作人员应避免裸手直接接触药品及与药品直接接触的包装材料和设备表面。

2. 现场检查操作人员是否有裸手直接接触药品的现象，裸手操作是否可能与直接接触物料及产品的内包装材料和设备表面接触。

3. 无法避免裸手接触时，应在质量风险评估的基础上作出手部消毒的规定，必要时应检查现场是否有手部消毒设备。

·典型缺陷及分析

典型缺陷：在生产操作过程中，无法避免裸手接触时，未规定如何对手部进行消毒处理。

缺陷分析：人员意识不到位，管理机制不健全。

◎ **问题讨论：** GMP关于人员技术要求都有哪些？

人员卫生要求：对所有人员提出卫生要求，建立并保持良好的个人卫生和健康习惯，建立详细的卫生程序，该程序包括健康、卫生习惯和员工着装等。所有人员都应理解并严格遵守该程序。操作人员应避免直接与起始物料、内包材、中间体及半成品接触。任何人在任何时候如果出现明显的疾病或体表有伤口，可能会对产品质量产生影响，则不允许处理起始物料、包材、中间体及成品。

人员卫生培训：对所有人员进行卫生要求的培训和再培训，对新员工进行任职前的培训；针对某一区域工作的人员进行专门的培训，当卫生要求发生变化时及时培训。

人员更衣要求：任何进入生产区的人员均应按规定更衣。工作服的选材、式样及穿戴方式应与所从事的工作和空气洁净度等级要求相适应，并不得混用。用过的衣服，如果可以再次使用，应与洁净未使用的衣服分开保存，并规定使用期限。

人员行为规范：在洁净室工作的人员必须遵守洁净室的规则，在洁净区内人员进出次数应尽可能得少，同时在操作过程中应尽量减小动作幅度，避免不必要的走动或移动，以保持洁净区的气流、风量和风压等，保持洁净区的净化级别。

围绕产品防护，人员方面主要从以下几点考虑：

在厂房设施、设备设计选型及选择服装材质和样式时应考虑污染和交叉污染的问题，确保人员不污染药品、药品不污染人员。应建立控制区操作人员行为规范，并严格执行。

1. 人员卫生要求。

健康体检：按GMP要求直接从药人员每年至少进行一次健康体检，重点检查项目至少包括肝功能、X光透视、便常规、皮肤、视力和辨色力等；从事目视检查的人员视力和辨色力的检查周期建议不能超过6个月。任何患传染病、皮肤病者不得从事药品生产，任何有外部伤口的人员不得从事处理暴露的原辅料、中间体或散装成品的工作。招收新员工应遵循"先体检后进厂"的原则，建议体检项目包括查体（尤其皮肤、口、喉、耳、鼻）、肝功能、心肺功能、便常规、视力测试等，并记录病史（既往病史、家族遗传病史、过敏药物）。出入疫区人员要进行隔离检查，转岗人员及长期休假的人员在转岗和返岗前进行相应项目的体检。

个人卫生：不得留长指甲，不得使用指甲油，不得戴戒指、手表、手镯等饰物，不得化妆，仅能使用纯护理性的化妆品。

洗手：在下列情况之一时建议洗手：工作前、饭前与饭后、便后、吸烟后、喝茶后。洗手应使用洗手液和流动水。

2. 工作服材质、式样。

洁净工作服和口罩应具备透气、吸湿、少发尘（或菌）、少透尘（或菌）等性能，应能阻止皮肤屑、人体携带的微生物群、颗粒以及湿气（汗），并且尽可能地阻止它们的穿透。宜选用防尘去静电材质，常见的为涤纶长丝加导电纤维，棉质和混合纤维也可。式样为连体或分体（上衣和头罩相连），建议洁净工作服不设口袋、无横褶、带子、袖口、裤腰及脚口收拢。尺寸大小应宽松合身，边缘应封缝，接缝应内封；洁净工作服应定期清洗和更换，口服固体制剂的洁净工作服清洗周期应根据洁净工作服的使用情况确定。清洗后的工作服的贮存期限应根据包裹方式和贮存环境确定。多品种生产车间同时生产不同品种时应有额外的措施避免不同工序、不同产品之间交叉污染；帽子或头罩必须遮住全部毛发（常用的口罩由4~6层纱布制成）。戴口罩一定要全部遮住口、鼻，不能戴潮湿的口罩，不可正反两面使用，口罩应限定洗涤次数，也可采用一次性口罩，但应对其生产条件和包裹方式提出要求。

3. 人员行为规范。

穿着正确、移动正确、行动正确、工作正确。

进入控制区按更衣流程穿戴洁净工作服（包括口罩）；生产区不得存放个人物品；生产区严禁吃东西，包括饮料、饼干、口香糖等一切食品；生产区内禁止吸烟；洁净区工作人员应当尽量减少交谈，避免增加面罩的湿度，进而增加微生物穿透性；操作人员进出洁净区随时关门，在洁净区动作尽量要缓慢，避免剧烈运动、大声喧哗，以减少人的发尘量，保持洁净区的风速、风量、风型和风压；所有掉在地面上的物品均认为已被污染，应作废弃物处理；不触摸口罩、揉鼻子；走近在工作台旁的操作者时，应从后面靠近；避免裸手直接接触药品和设备容器内表面；手套应及时更换，避免戴破损的手套。最好采用一次性的医用手套，不能做到一次性使用时手套的材质及使用后的处理方式应同洁净工作服；禁止面对药品打喷嚏和咳嗽；任何情况下（包括去厕所后、饭后、喝水后、吸烟后）进入洁净区时均应按进入洁净室更衣程序进行洗手、消毒；当同一厂房内同时生产不同的品种时，禁止不同工序之间人员随意走动，需到其他工序时必须按规定采取防止交叉污染的措施；高致敏产品生产车间应采用特殊的防护服（关注到工作中的健康和安全），防护服穿在正常服装外，防护服应留在指定的区域不能放在其他地方。进入高致敏生产车间生产区域的人员在离开车间时应洗澡。

第四章

厂房与设施

本章的主要检查内容包括厂房的选址、设计、布局，厂房与设施的建造、维护管理，必要的通风、照明、温度、湿度和通风设施的设计、安装、运行与维护，厂房设施必要的防虫、防鼠等卫生装置的设置，生产区、仓储区与质量控制区等不同区域的基本功能。

企业应根据产品剂型的要求，设置相应的生产环境，最大限度地避免污染、交叉污染、混淆和人为差错的发生，将各种外界污染和不良影响减少到最低，为药品生产创造良好的生产条件。这里的生产环境应当着重分别把握企业周围环境和厂区内部及生产车间环境两个方面，使其均符合 GMP 的要求。

第一节　原　则

第三十八条　厂房的选址、设计、布局、建造、改造和维护必须符合药品生产要求，应当能够最大限度地避免污染、交叉污染、混淆和差错，便于清洁、操作和维护。

- **条款解读**

本条款为原则性条款，重申了坚持把最大限度地避免污染、交叉污染、混淆和差错作为厂房的选址、设计、布局、建造、改造和维护的总的指导原则。

交叉污染是指在生产区内由于人员往返、工具运输、物料传递、空气流动、设备清洗与消毒、岗位清场等途径，导致不同品种的药品成分互相干扰、混入而造成污染，或因人为、工器具、物料、空气等不恰当的流向，使洁净度低的区域污染物传入洁净度高的区域，所造成的污染。

- **风险策略**

1. 本条款要求把最大限度地避免污染、交叉污染、混淆和差错作为基本原则贯穿本章节检查工作的始终。

2. 在现场检查中应着重关注厂房厂区设计及厂房的周边环境；考察厂区总体布局是否符合本条款要求，厂房选址应当避免其周围环境的影响，厂房所处的周边环境应当远离污染源。

3. 厂房的设计、建造应当符合清洁、操作和维护的要求和保证。

- **典型缺陷及分析**

典型缺陷：功能间面积偏小，生产物料存放及人员操作空间不够，造成混淆、交叉污染的概率增大。

缺陷分析：厂房内各功能间的面积大小应与企业药品生产规模相适应，以确保正常生产。凡属厂房设施设计、建造方面非典型案例的都可以列在此条款下。

第三十九条　应当根据厂房及生产防护措施综合考虑选址，厂房所处的环境应当能够最大限度地降低物料或产品遭受污染的风险。

- **条款解读**

1. 应在大气含尘、含菌浓度低，无有害气体，自然环境好，对药品质量无有害因素，卫生条件较好的区域选址。

2. 应远离铁路、码头、机场、交通要道，以及散发大量粉尘和有害气体的工厂（如化工厂、染料厂、火电厂、垃圾处理场、屠宰厂等）、仓储、堆场等有严重空气污染、水质污染、振动和噪声干扰的区域。如不能远离严重空气污染区，则应位于其最大频率风向上风侧，或全年最小频率风向下风侧。

3. 药品生产厂房与市政交通干道之间的距离不宜小于 50 米。

4. 排水良好，应无洪水淹没危险。

5. 目前可预见的市政区域规划，不会使厂址环境产生不利于药品质量的影响。

6. 水、电、燃料、排污、物料供应和服务条件在目前和未来的发展中能够有效地得到保持和改善。

· 风险策略

1. 厂房厂区设计及厂房的周边环境应当远离污染源，企业应采取必要措施控制污染。

2. 企业在厂址选择时，应充分考虑周边环境可能带来的空气质量、振动、噪声等影响，并采取有效的技术手段避免对物料或产品造成影响。

3. 厂区周边环境图、厂区总平面布局图应当符合条款要求。

· 典型缺陷及分析

厂房的选址不当，周边环境（如上风源存在污染企业）可能会对车间产生潜在的污染。

第四十条 企业应当有整洁的生产环境；厂区的地面、路面及运输等不应当对药品的生产造成污染；生产、行政、生活和辅助区的总体布局应当合理，不得互相妨碍；厂区和厂房内的人、物流走向应当合理。

· 条款解读

1. 企业厂区内布局应合理，各个区域之间的相互影响降到最低，这对于建设后的洁净厂房能可靠、经济运行和确保产品质量至关重要。

2. 厂区内的主要污染风险来源是道路扬尘、飞扬尘土等，将导致空气中的含尘量增加，从而可能影响生产车间、化验室等空气净化系统的性能和净化效果。厂区所有"裸土"地面应进行绿化或硬化处理，应当做到"土不见天"。

3. 生产、行政、生活和辅助区的总体布局应合理，不得互相妨碍，厂房建筑布局应考虑风向的影响，动物房、锅炉房、产尘车间等潜在污染源应位于下风侧。

4. 危险品库应远离生产区，设于厂区安全位置，并有防冻、降温、防爆、消防设施；麻醉药品、剧毒药品应当设专用仓库，并有防盗、报警措施。

5. 动物实验室的设置、设施应符合国家颁布的有关规定。

6. 药品生产厂房周围不宜设排水明沟；停车场应远离药品生产厂房；生产废弃物的回收设备应当独立设置。

7. 对于洁净厂房内要求设置防微振的精密设备、仪器，或产品生产过程中要求防微振时，确定不会对设备、仪器的使用产生不良影响。

8. 兼有原料药和制剂生产的药厂，原料药生产区应位于制剂生产区全年最大频率风向的下风侧。

· 风险策略

1. 厂区人流、物流应分开，路线清晰，不得混淆；生产区、仓储区、质量控制区、辅助区布局应符合条款要求，布局合理。

2. 厂区垃圾集中存放，其中生产垃圾和生活垃圾应分类存放，便于区分。

3. 锅炉房、危险品库、实验动物房位置合理，便于管理，不易对生产造成污染。

· 典型缺陷及分析

1. 生产高活性产品的厂房排风口与其他产品生产设施的进风口距离过近，或未对排风采取适当的控制措施。

2. 厂区内道路硬化不够，有裸露的地面，不够平整。

第四十一条 应当对厂房进行适当维护，并确保维修活动不影响药品的质量。应当按照详细的书面操作规程对厂房进行清洁或必要的消毒。

· 条款解读

1. 本条款提出对厂房进行定期维护的管理要求，完善相应的厂房管理制度。

2. 厂房维护操作规程应当包括定期检查制度及整改措施，并进行跟踪确认的要求。

3. 在必要时，维修前进行风险评估，维修后进行评价，并采取适当措施避免维修活动对生产的影响。

· 风险策略

1. 设备保障部门应当建立厂房设施的日常检查流程，制定厂房设施完好标准，并按照流程规定执行各项检查及维护。

2. 企业应制定维修计划，并对厂房定期进行维修保养，确保厂房运行始终能够满足生产工艺要求。

3. 相关的维修行动应有维修记录，如若对生产造成影响则应有必要采取适当的风险评估措施。

· 典型缺陷及分析

1. 没有按维修计划对厂房进行维修和保养，不能提供相关记录。

2. 厂房设施的维护不及时，有破损现象，未能严格按照操作规程中的相关要求执行。

◎ 问题讨论1： 过氧化氢厂房熏蒸对高效过滤器有影响吗？

第一，看熏蒸的方式，是干式还是湿法熏蒸，干式的影响比较小。

第二，看频率。高效过滤器本身就是比较怕湿的，频繁熏蒸产生的液滴必然会破坏过滤器。从VHP对厂房消毒的工序来说，整个VHP过程主要是对空间表面、对过滤器直接作用的时间较短。一般来说，橡胶、彩钢板、PVC容易受VHP影响，过滤器较少见。过氧化氢（H_2O_2）熏蒸是一种常见的生物灭活方法，用于杀灭微生物、病毒和细菌，以确保环境洁净，特别是在医疗、制药和生物制造等领域。

然而，H_2O_2熏蒸可能对高效过滤器产生影响，具体影响因多种因素而异：

1. 材料耐受性：高效过滤器通常由不同类型的材料制成，如聚酯、聚碳酸酯或PTFE等。H_2O_2熏蒸可以引发化学反应或导致某些材料腐蚀或老化。因此，高效过滤器的材料选择对于其在H_2O_2环境下的耐受性至关重要。你需要确保所选材料可以耐受熏蒸条件。

2. 过滤器性能：H_2O_2熏蒸可能导致高效过滤器的性能下降。这可能包括过滤效率的降低、压降的增加以及过滤器的寿命缩短。因此，在H_2O_2熏蒸环境中使用的高效过滤器可能需要更频繁地更换或维护。

3. 验证和测试：在H_2O_2熏蒸环境中使用高效过滤器时，必须对其性能进行验证和测试，以确保它们仍然能够达到所需的过滤效率和净化标准。这可能需要进行适当的实验和分析来评估过滤器在H_2O_2熏蒸条件下的性能。

4. 操作条件：操作条件也会对高效过滤器产生影响。例如，熏蒸的温度、浓度和持续时间都可以影响过滤器的性能。因此，在使用 H_2O_2 熏蒸的过程中，需要仔细控制这些操作条件以最小化对高效过滤器的不良影响。

综上所述，H_2O_2 熏蒸可能对高效过滤器产生影响，但这些影响取决于多种因素，包括材料选择、操作条件和过滤器性能。在使用 H_2O_2 熏蒸时，应仔细评估和监测高效过滤器的性能，确保其在洁净环境中继续有效运行。如果可能的话，与高效过滤器的制造商进行交流，以获取更多关于特定产品的建议和指导。

◎ **问题讨论2：** 新建压缩空气系统，洁净压缩空气管道，是否要做酸洗钝化？还是仅对焊点用钝化膏钝化？还是仅吹扫，不做钝化？

建议先了解新建洁净压缩空气管道材质是否是不锈钢或镀锌钢之类，通常此类洁净压缩空气管路不需要进行酸洗钝化处理。这些材料本身已经具备良好的抗腐蚀性能，可以满足使用要求。

对于洁净压缩空气管路表面的焊点，建议使用钝化膏进行钝化处理。钝化膏可以形成一层保护性的钝化膜，防止焊点处的金属暴露在空气中，从而提高焊点的耐腐蚀性能。仅进行吹扫无法形成钝化膜，无法提供足够的防护作用，因此不推荐对管路的焊点仅进行吹扫而不做钝化处理。

空气管道在终端应该安装滤芯以确保气体不会造成污染，而且现在很多空压机出来的压缩空气都会经过干燥，不会把太多水分带入分配管道。因此只要对焊点做钝化就足够了。全部钝化代价大，而且钝化膏要清洗干净也不是很容易证明的事情。

第四十二条 厂房应当有适当的照明、温度、湿度和通风，确保生产和贮存的产品质量以及相关设备性能不会直接或间接地受到影响。

· **条款解读**

1. 本条款对厂房设施提出明确要求，要求其具有相应的生产环境条件，满足药品生产和贮存的要求，并保证生产设备及辅助生产设备运转正常。

2. 条款中相关的设备是指对照明、温度、湿度和通风有要求的设备，包括生产设备与必要的公用系统设备，如制水机/HVAC 机组等。

· **风险策略**

1. 企业应具备符合生产工艺和产品要求的照明、温度、湿度和通风设备，尤其应查看洁净厂房换气次数是否符合设计要求和技术标准。

2. 检查企业是否制定洁净室（区）温湿度控制的管理文件，并抽查温湿度记录确认是否符合规定；检查温湿度监控装置的安装位置是否恰当并具有代表性；检查是否有温湿度监控装置的使用、维护、校验的相关书面程序，并抽查相关的记录。

3. 有防爆要求的洁净车间，照明灯具和安装应符合国家安全规定，注意检查防爆灯具的设置、清洁和维护，防止对产品造成污染。

· **典型缺陷及分析**

1. 生产车间的温湿度设置不能满足生产工艺要求，如某产品需低湿控制，生产过程中湿度应控制到 30% 以下，但空调的调控能力未能达到，也未采取其他有效的除湿措施。

2. 新建厂房确认项目不全面，如未包含照度的检查。

第四十三条 厂房、设施的设计和安装应当能够有效防止昆虫或其他动物进入。应当采取必要的措施，避免所使用的灭鼠药、杀虫剂、烟熏剂等对设备、物料、产品造成污染。

·条款解读

厂房、设施在设计时需要考虑防止昆虫或其他动物进入的装置，同时强调避免使用化学方法进行灭鼠、灭虫，以防对产品带来污染风险。

·风险策略

1. 厂房仓储区和生产区应当具有防止昆虫和其他动物进入的设施及相应的文件规定，规定灭鼠、杀虫等设施使用方法和注意事项，严格按照文件要求进行操作，并记录在册。

2. 企业应对使用灭鼠药、杀虫剂、烟熏剂等对设备、物料、产品是否造成污染进行相应的风险评估及验证确认。

3. 查看管道进入厂房等穿墙部位是否密封。

·典型缺陷及分析

1. 仓储区、生产区门的密封性不严，存在爬行类昆虫进入的风险。

2. 一般生产区地漏无防护措施。

第四十四条 应当采取适当措施，防止未经批准人员的进入。生产、贮存和质量控制区不应当作为非本区工作人员的直接通道。

·条款解读

厂房在设计及设施、设备安装时，需要考虑防止未经批准人员进入的控制要求，防止污染、交叉污染和差错的发生。

·风险策略

1. 企业厂房设计图纸时，生产、贮存和质量控制区不应设有非本区工作人员的直接通道。

2. 企业应有对有关人员进入生产、贮存及质量控制区进行权限限制的管理规定。

3. 参观人员和未经培训的人员不得进入生产区和质量控制区，特殊情况确需进入的，应当事先对个人卫生、更衣等事项进行指导。

4. 检查企业采取的措施如门禁或中央监控系统是否有效，现场检查是否按规定执行。

·典型缺陷及分析

1. 企业管理文件未建立外来人员进入受控区域的书面程序，未明确规定外来人员进入受控区域的相关管理要求。

2. 厂房设计不合理，贮存物品区同时作为员工通道。

第四十五条 应当保存厂房、公用设施、固定管道建造或改造后的竣工图纸。

·条款解读

药品生产设施的竣工图必须归档保存，确保竣工图的信息与现场一致，以保证设施维护、设备验证、变更控制等工作有效实施。

·风险策略

1. 企业厂房、公用设施、固定管道建造或改造后的竣工图纸应可以追溯厂房变更改造过程，并了解企业的变更管理情况。

2. 企业应对图纸受控管理，应当严格按变更控制管理要求对图纸进行管理，确保图纸与实际布局的一致性。

3. 企业厂房、设施若有变更应当进行风险评估，充分评估改造对现有生产过程的影响。

·典型缺陷及分析

1. 未完整保留企业厂房、公用设施、固定管道建造或改造的相关图纸。
2. 现行图纸同车间布局不一致。
3. 图纸不受控，没有版本号，不能追踪修订历史。

第二节　生产区

第四十六条　为降低污染和交叉污染的风险，厂房、生产设施和设备应当根据所生产药品的特性、工艺流程及相应洁净度级别要求合理设计、布局和使用，并符合下列要求：

（一）应当综合考虑药品的特性、工艺和预定用途等因素，确定厂房、生产设施和设备多产品共用的可行性，并有相应评估报告。

（二）生产特殊性质的药品，如高致敏性药品（如青霉素类）或生物制品（如卡介苗或其他用活性微生物制备而成的药品），必须采用专用和独立的厂房、生产设施和设备。青霉素类药品产尘量大的操作区域应当保持相对负压，排至室外的废气应当经过净化处理并符合要求，排风口应当远离其他空气净化系统的进风口。

（三）生产β-内酰胺结构类药品、性激素类避孕药品必须使用专用设施（如独立的空气净化系统）和设备，并与其他药品生产区严格分开。

（四）生产某些激素类、细胞毒性类、高活性化学药品应当使用专用设施（如独立的空气净化系统）和设备；特殊情况下，如采取特别防护措施并经过必要的验证，上述药品制剂则可通过阶段性生产方式共用同一生产设施和设备。

（五）用于上述第（二）（三）（四）项的空气净化系统，其排风应当经过净化处理。

（六）药品生产厂房不得用于生产对药品质量有不利影响的非药用产品。

·条款解读

1. 在满足工艺的前提下，为了提高净化效果，节约能源，有洁净度要求的房间尽量符合以下要求：
（1）空气洁净度相同的房间或区域相对集中。
（2）空气洁净度高的房间面积合理布置。
（3）不同空气洁净度房间之间应当有防止污染的措施，如气锁或传递窗，气锁（闸）室或传递窗、风淋室的两侧门应当有不能同时打开的装置（措施）。

2. 企业需要增加对厂房、设施、设备多个产品公用的风险评估要求。评估报告内容包括公用设施和设备生产的产品的药理、毒理、适应证、处方成分的分析、设施与设备结构、清洁方法和残留水平等项目，以此来确定多产品共用设施与设备的可行性。同时，对于需独立设施或独立设备生产的产品类型重新进行划分。

3. 对于生产设施和设备的共用程度，根据药品所用的物料和产品特性，分为两个层次：

（1）专用和独立的厂房、设施和设备，与其他药品生产区域严格分开。

（2）应当使用专用的设施和设备，也可以采用阶段性生产或保护措施。

· 风险策略

1. 查看企业对厂房、设施、设备多产品共用的评估过程。查看评估报告，检查其是否对公用设施和设备，产品的药理、毒理、适应证、用药途径，处方成分的分析，设施与设备结构，清洁方法和残留水平等项目进行风险评估，以此确定多产品共用设施与设备的可行性。

2. 对于生产高敏性药品（如青霉素类药品）的生产企业：

（1）车间应当采用专用和独立厂房、生产设施和设备。

（2）观察排风口与其他空气净化系统进风口的距离、位置，查看污染风险。

（3）排至室外的废气应当经过净化处理并符合要求，并有净化处理的验证。

3. 如有非药品生产，应查看企业评估同一厂房生产的非药用产品对药品质量是否可能产生不利影响。

4. 普通品种剂型如与一般激素类、抗肿瘤品种共用生产线，应当考察其生产设备、工器具及空调系统的防护措施及其不产生妨碍的相关验证。

5. 空调净化系统送风、回风或排风段的过滤器，拆卸、清洗（如有）和存放均应通过有效措施避免对环境、人员和其他产品使用的空气净化过滤器造成污染。

6. 企业在人流物流设计时是否考虑了以下可能存在的风险：

（1）物料和产品特性对人体的伤害预防，包括：物料和产品的暴露等级和对人体的有害等级。

（2）人流、物流、容器流及废物流可能造成的交叉污染。

（3）产品的质量。

（4）生产设备的工艺水平。

· 典型缺陷及分析

1. 企业对厂房、设施、设备多产品共用的风险评估报告不充分。

2. 高致敏性药品生产厂房排风净化处理措施的有效性评估不充分。

◎ **问题讨论：除菌的空气过滤器能防止青霉素外泄吗？**

这个问题涉及空气过滤器和过滤压缩空气之类的气体过滤器。前者没有除菌的作用，后者有，但两者都对青霉素这类颗粒物有过滤作用。空气过滤器需要看是用哪个级别的，也需要做相应的验证，证明经过过滤的空气是能够满足要求的。

按照中国 GMP 第四章的要求，对于青霉素类药品需要专用厂房，同时应对排至室外的废气进行净化处理，高效过滤器对于青霉素颗粒具有过滤作用，是否能够完全过滤，需要进行相关的检测和验证，由于青霉素的高致敏性以及人群的特殊性，青霉素的残留限度在现有检测手段下检测不到，这一点在 FDA β-内酰胺药物交叉污染控制指南里有明确的规定，因此合适的检测方法至关重要，FDA 在现行指南中推荐的方法为抗生素沉降碟法（1977 年），通过这几年的 FDA 警告信分析，FDA 目前推荐的检测方法是 LC-MS（LOD 0.2ppb），在最新的 β-内酰胺药物交叉污染控制指南（2022.6 草案）中对此方法进行了索引，建议企业对该方法进行开发和检验。

第四十七条 生产区和贮存区应当有足够的空间，确保有序地存放设备、物料、中间产品、待包装产品和成品，避免不同产品或物料的混淆、交叉污染，避免生产或质量控制操作发生遗漏或差错。

· 条款解读

1. 条款强调生产区和贮存区的物料和产品要同时做到"有序存放"，强调风险的预防。
2. 生产区与贮存区的空间、放置地点需要根据生产实际进行计算和预留，应考虑以下几点：
（1）原辅材料：必需的接收和暂存间以及物料运输、存放空间。
（2）生产：设备、物料、中间产品、中转站、待包装品和包装。
（3）成品：必需的暂存间和成品运输、存放空间。
（4）不合格品：原辅材料、中间产品、成品。

· 风险策略

1. 关注企业的生产规模和流转情况。
2. 检查生产区和贮存区的物料和产品是否做到"有序存放"。
3. 进入有空气洁净度要求区域的原辅料、包装材料等是否有清洁措施。
4. 检查其生产操作区的面积是否能满足生产规模的要求，检查物料、中间产品、成品贮存区域的面积和空间是否与生产规模相适应。
5. 检查应重点关注：生产操作区、物料和产品中转站、物料缓冲间、物流走廊、模具间、容器具存放间等，其面积及空间是否与生产规模相适应。
6. 分别设置人员和物料进出生产区域的通道；极易造成污染的物料，必要时可设置专用出入口。
7. 输送人员和物料的电梯宜分开，电梯不宜设在洁净区内。必须设置时，电梯前应设置气闸室或其他确保洁净区空气洁净度的措施。
8. 人流不要求一定是单向流，但尽量减少与物流的交叉。
9. 是否有防止混淆、交叉污染、差错或遗漏的有效措施。

· 典型缺陷及分析

1. 生产区、贮存区标识不齐全。
2. 生产区、贮存区的空间与生产规模不匹配。
3. 车间中转站存放物料的容器没有明显的物料名称标识。
4. 车间在线生产过程中，加工过的物料与未加工物料放在同一垫板上，且容器无物料名称。

◎ **问题讨论：细胞毒车间，用于退出车间的雾淋室现在需要判断是否做验证？在验证分类中是直接影响系统还是非直接影响系统？判定的依据是什么？依据的哪个问题？**

建议根据下述 8 个问题开展评估，对至少一个问题的回答为肯定即表明该系统是一个直接影响系统，否则为非直接影响系统。

问题 1：该系统是否包含 CAs/CDEs 或执行功能，用于满足一个或多个包括 CPPs 在内的工艺需求（CQAs）？

问题 2：系统是否与产品或工艺流直接接触，这种接触是否有可能影响最终产品质量或对患者构成风险？

问题 3：该系统是否提供辅料或用于生产某一成分或溶剂（如 WFI），以及该物质的质量（是否符合规定的质量标准）是否会影响最终产品质量或对患者构成风险？

问题 4：系统是否用于清洁、消毒或灭菌，并且系统故障是否会导致清洁、消毒或灭菌的失败，从而给患者带来风险？

问题 5：系统是否为工艺提供一个合适的环境（如氮气保护、密封工艺、暴露灌装区域空气质量、温湿度等，并且这些参数为产品 CPP 的一部分时），且如果系统功能发生故障，是否会给患者带来风险？

问题 6：系统是否使用、生成、处理或存储用于产品放行或拒收的数据，关键工艺参数，或 21CFR Part 11 和 EU GMP Vol. 4，Annex 11 中相关的电子记录？

问题 7：该系统是否提供容器密封或产品保护？一旦失败，是否会给患者带来风险或导致产品质量下降？

问题 8：系统是否提供产品识别信息（如批号、有效期、防伪标志），且无须单独验证或者该系统是用于验证这些信息的？

如果这些风险因素中有任何一个是系统的固有组成部分，那么答案应该是肯定的。

第四十八条 应当根据药品品种、生产操作要求及外部环境状况等配置空调净化系统，使生产区有效通风，并有温度、湿度控制和空气净化过滤，保证药品的生产环境符合要求。

洁净区与非洁净区之间、不同级别洁净区之间的压差应当不低于 10Pa。必要时，相同洁净度级别的不同功能区域（操作间）之间也应当保持适当的压差梯度。口服液体和固体制剂、腔道用药（含直肠用药）、表皮外用药品等非无菌制剂生产的暴露工序区域及其直接接触药品的包装材料最终处理的暴露工序区域，应当参照"无菌药品"附录中 D 洁净区的要求设置，企业可根据产品的标准和特性对该区域采取适当的微生物监控措施。

- **条款解读**

1. 对洁净区域的温湿度环境，强调企业应根据实际工艺控制需要设置温湿度条件；对不同洁净级别之间的压差，进一步控制低洁净级别对高洁净级别区域的污染影响，考虑压差计的误差范围，由原 98 版 GMP 规范规定的"5Pa"修订为"10Pa"，以保证合理、可靠的压差，维持良好的洁净生产环境。

2. 洁净生产区的环境空气指标一般包括尘埃粒子数控制限度、微生物控制限度、新鲜空气量（空调系统新风量10%～30%）、风速或换气次数、气流组织、压差、温度、湿度、照度、噪声等。

3. 生产区域的洁净级别按照 ISO14644 标准划分原则，设置为 A、B、C、D 四个级别。其设置原则、划分原则、监测要求在附录二第三章"洁净度级别及监测"中均有系统介绍。

4. 对于口服固体制剂生产洁净空调系统，修订为参照 D 级区域标准设置相关净化空调系统，其 HVAC 系统设计需要考虑以下因素的控制：渗透、交叉污染控制、温度与相对湿度控制、粉尘控制、排出气体（废气）中的粉尘处理。

- **风险策略**

1. 结合空调净化系统运行及监控标准操作规程及平面布置图、洁净区换气次数（或风速）、温湿度监控标准，现场检查产品生产工序环境与要求是否一致。

（1）企业制定的洁净区压差梯度分布标准应当满足条款的要求；对于相同洁净级别区域，考虑不同操作间压差的要求，为防止交叉污染，其他功能区与称量、粉碎、制粒、压片等产尘量大的房间应保持适当的压差梯度和气流流向。

（2）口服液体和固体制剂、腔道用药（含直肠用药）、表皮外用药品等非无菌制剂生产的暴露工序区域，及其直接接触药品的包装材料最终处理的暴露工序区域的洁净级别应当符合要求；应有对环境微生物监控及控制的措施。

（3）原料药应考虑是否满足"原料药"附录的相关要求；非无菌原料药精制、干燥、粉碎、包装等生产操作的暴露环境应当按照 D 级洁净区的要求设置。

2. 检查现场空调净化机组、压差和温湿度监测记录，数据应当完整，并关注偏差的处理措施。

3. 检查洁净区定期监测的文件规定；检查监控记录，包括过滤器完好性检查、压差检查及过滤器更换的记录；监测数据超过限度时的处理措施及记录，对定期监测结果进行分析、评估的资料。

· 典型缺陷及分析

1. 生产车间的温湿度设置不能满足生产工艺要求，如某产品需低湿控制，生产过程中湿度应控制到 30% 以下，但空调的调控能力达不到。

2. 温湿度/压差记录出现超标情况时，未采取适当的处理措施，未按照偏差管理制度执行；温湿度记录与实际不符合。

3. 对产尘大的房间的气流流型未进行确认，不能充分证明该区域的粉尘不外泄。

◎ **问题讨论：洁净区环境监测是否可以由生产车间负责？为什么？**

可以，按照 GMP 要求，环境监测是质量控制的相关要求，环境监测的人员需要接受相关培训考核，包括微生物、无菌保证等，相关法规要求如下：（建议环境监测由车间人员进行，而环境监测的培养观察需要具备微生物的相关知识和资质，应由微生物实验室人员进行）

1. GMP

第十二条　质量控制的基本要求：

（1）应当配备适当的设施、设备、仪器和经过培训的人员，有效、可靠地完成所有质量控制的相关活动。

（2）应当有批准的操作规程，用于原辅料、包装材料、中间产品、待包装产品和成品的取样、检查、检验以及产品的稳定性考察，必要时进行环境监测，以确保符合本规范的要求。

2. EU GMP

质量控制是 GMP 的一部分，涉及取样、质量标准、检验，同样也涉及组织机构、文件记录和放行规程，以保证确实执行了必要的相关检验、被判定符合质量要求之前，物料不被放行供使用或产品不被放行供销售或供货。质量控制的基本要求是：有充足的设施设备、经过培训的人员及经过批准的操作规程，可以用于原辅料、包材、中间体、待包品与成品取样和检验，以及 GMP 要求的环境监测（适用时）。可见，法规并没有强制要求必须由质量人员进行测试。需要完成必要的培训和考核，确保可以满足程序的要求，并确保有效性。

3. 关于职责委托的问题

按照药品 GMP 的规定，这是质量管理部门的职责，但考虑污染的风险，QA 最好不进入无菌操作区域进行监控。质量部门人员进入无菌操作区域取样和监测环境，是常规无菌药品生产的一部分。为了降低污染风险，企业应对需要进入无菌操作区域的质量部门人员进行充分的无菌更衣和无菌操作培训，使其能规范操作。

某些特殊产品生产过程中需要对人员数量等严格管控时，由质量部门授权生产部门或其他部门的人员予以协助取样的，需要对相关人员进行严格的培训考核及确认，并须对整个取样过程进行监控考核，取样职责仍属于质量部门。

洁净区环境监测可以由有资质的人员进行，如 QA、QC、生产人员、公用工程人员等等。

人员的资质包括：熟悉设备的操作，了解洁净区的标准，记录的填写，数据整理及满足完整性的要求，以及发现问题按照流程处理及上报的能力。

洁净区环境监测的最终结果是需要 QA 人员确认的，即生产活动必须在环境合格的情况下才能进行。

一般来说，这些操作由质量部门负责，但是可以授权，授权的时候需要确保车间负责 EM 的可靠性，制定相应的程序授权和监控。

第四十九条 洁净区的内表面（墙壁、地面、天棚）应当平整光滑、无裂缝、接口严密、无颗粒物脱落，避免积尘，便于有效清洁，必要时应当进行消毒。

· 条款解读

1. 洁净区的室内装修应选用气密性良好且在温湿度变化作用下变形小的材料。
2. 洁净室墙壁和顶棚的表面应无裂缝、光洁、平整、不起灰、不落尘、耐腐蚀、耐冲击、易清洗，以减少灰尘集聚和便于清洁。
3. 洁净室地面应整体性好、平整、无缝隙、耐磨、耐腐蚀、耐冲击、不易积静电、易除尘清洗。
4. 洁净室的门窗造型宜简单、平整、不易积尘、易于清洗、密封性能良好。门窗不应采用易引起微生物繁殖的材料。门窗与洁净室内壁应平整，不应设门槛，不留窗台。洁净室门的宽度应当满足生产设备的安装、修理、更换的需要。

· 风险策略

1. 检查新建厂房洁净室（区）施工验收文件，有关材料材质应当符合规定，核对厂房施工、验收文件，每步验收均应有记录。
2. 车间洁净室（区）的气密性，包括窗户、天棚及进入室内的管道、风口、灯具与墙壁或天棚的连接部位的密封性应良好。
3. 车间洁净区的维护、清洁、消毒的管理规程及相关记录应完整。

· 典型缺陷及分析

1. 管道、管线穿顶棚及墙壁密封不严。
2. 洁净区的维护、清洁、消毒与文件规定不符。
3. 房间墙壁、顶棚、地面的选材不合适，积尘、不易清洁。

◎**问题讨论：审计时对于蜡状芽孢杆菌在 C 级区有检出提出疑问，想知道细菌的等级划分要求是如何规定的，是否有出处供参考？**

蜡状芽孢杆菌是一种条件致病菌，具有很高的生物被膜形成能力。生物被膜是细菌黏附在固体表面并被一种基质（包括胞外多糖）包裹在内的微生物聚集体。因此，检查员是想强调对于某些特殊微生物（致病菌、生物被膜不容易去除等）基于风险不同洁净级别检出要求，若检出应采取与风险相适应的措施。检查出来的细菌主要是关注洁净区不应该有的或者原来没有的而现在有了的这种情况带来的潜在风险，与细菌的分级没多大关系。

检查出蜡状芽孢杆菌，证明企业对检出菌是进行管控的，但是检查员认为是有风险的，想从细菌的安全性等级划分说明其检出的安全性。

第五十条 各种管道、照明设施、风口和其他公用设施的设计和安装，应当避免出现不易清洁的部位，应当尽可能在生产区外部对其进行维护。

· 条款解读

在原有的洁净区墙壁与设备、管路连接处装修要求的条款基础上，提出公用系统、设施的设计、安装和维护不得对药品生产环境造成不良影响的要求。

- **风险策略**

1. 应有对相关设施进行定期检查、维护的文件规定，并有定期检查、维护记录，确认相关的维护工作应尽可能在生产区外部进行。
2. 生产车间洁净室（区）内的各种管道、灯具、风口以及其他公用设施，不应存在不易清洁的部位。
3. 洁净区内的配电设备应不易积尘、便于擦拭，外壳不易锈蚀的小型暗装配电箱及插座箱，洁净区内不宜设置大型落地安装的配电设备。
4. 洁净区与外界保持联系的通信设备，应选用不易积尘、便于擦拭、易于消毒灭菌的洁净电话。

- **典型缺陷及分析**

1. 洁净区照明设施的选择不合适，易积尘、不易清洁。
2. 实际检查及维护记录与文件规定不符。

第五十一条 排水设施应当大小适宜，并安装防止倒灌的装置。应当尽可能避免明沟排水；不可避免时，明沟宜浅，以方便清洁和消毒。

- **条款解读**

1. 在洁净区内设置排水装置的基础上，进一步明确增加对排水装置的具体技术要求。
2. 空气洁净度 A/B 级医药洁净室内禁止设置水池和地漏，其他洁净室内设置水池和地漏时，要求地漏材质不易腐蚀，内表面光洁，易于清洁，有密封盖，并应耐消毒。
3. 生产设备或水池不应与地漏直接相连，地面排水管路应设隔离装置或水封，防止倒灌。
4. 排水管路或地漏的设计、布局和维护应能降低微生物污染，有空气阻断装置，能够防止污染气体从下水道进入洁净区。

- **风险策略**

1. 现场检查地漏、水池等排水设施的位置、区域、安装情况；水池、地漏是否有防止倒灌的装置，是否易清洁、耐腐蚀。
2. 检查是否使用明沟排水，如有，查看其深浅程度是否能够满足清洁和消毒的要求。
3. 空气洁净度 A 级、B 级的洁净室（区）内禁止设置排水沟、地漏。

- **典型缺陷及分析**

1. 地漏的设计加工为固定式，难以对地漏清洁、消毒。
2. 水槽及盖杯过小、水封过浅，无法形成水封。
3. 下水管过细，排污水时溢至周围地面。
4. 管道设计时直接与下水道相通。

第五十二条 制剂的原辅料称量通常应当在专门设计的称量室内进行。

- **条款解读**

1. 在对称量室设置要求的基础上，因称量操作实际处于暴露状态，强调称量室的专用、特定用途要求，以避免污染、交叉污染、混淆和差错的发生。

2. 鉴于称量操作的特殊性，物料处于暴露状态，故在设计时需考虑以下因素：

（1）交叉污染的控制。

（2）产品与操作人员之间的密封与隔离。

（3）各区域之间的隔离，如存储区、走廊、生产区。

（4）用于操作间室内清洁和设备清洗的设施。

（5）操作人员的更衣和设备清洗。

（6）所用辅助用具，如铲子、量筒等。

· **风险策略**

1. 企业应根据称量物料允许的暴露等级（即洁净级别），设置专门的称量设施，如层流罩、手套箱等；应有效控制粉尘扩散、交叉污染并保护操作人员。

2. 应有称量装置的书面规程：操作、清洁、维护并配有相关记录；查看称量用器具管理的书面规程及清洁记录、状态标识以及校验与量程的选型等。

3. 称量装置必要时应进行相关的确认，有相关确认文件。

· **典型缺陷及分析**

1. 称量室设计不合理，不能有效避免污染、交叉污染、混淆和差错。

2. 称量室除尘系统除尘效果达不到设计要求。

第五十三条 产尘操作间（如干燥物料或产品的取样、称量、混合、包装等操作间）应当保持相对负压或采取专门的措施，防止粉尘扩散、避免交叉污染并便于清洁。

· **条款解读**

1. 规范了防止粉尘扩散、避免交叉污染的方法。

2. 常见的专门措施一般采用单向气流保护、独立的除尘系统、专门的区域或房间等手段。

· **风险策略**

1. 车间内产尘操作间应设计为相对负压，进行有效监控以满足要求。如固体制剂生产过程中的物料称量、粉碎、制粒、压片等产尘大的操作间应保持相对负压。捕尘设施应当有有效地防止空气倒灌的装置。检查压差监控装置和监测数据，判断是否能够形成和保持合理的压差梯度。

2. 若无相对负压，则应采用其他有效的专门措施来控制粉尘扩散，如称量操作单元和独立的除尘系统等。

· **典型缺陷及分析**

1. 对产尘操作间的气流流型未进行确认或确认项目不充分，不能充分证明该区域的粉尘不外泄。

2. 车间内产尘操作间除尘设施除尘能力不足、方法不正确、除尘效果不好。

第五十四条 用于药品包装的厂房或区域应当合理设计和布局，以避免混淆或交叉污染。如同一区域内有数条包装线，应当有隔离措施。

· **条款解读**

对数条包装生产线共用一个区域提出防止混淆或交叉污染的管理要求。

· **风险策略**

包装操作包括内包装和外包装。

1. 包装操作区的布局设计应满足生产要求。

2. 如果同一区域内有数条包装线，要采取有效的隔离措施，建立有序的人流和物流，尽量减少交叉。

3. 模具存储环境应与产品生产洁净级别相适应。

· **典型缺陷及分析**

包装区域，不同的包装线之间未采取有效的物理隔离。

第五十五条 生产区应当有适度的照明，目视操作区域的照明应当满足操作要求。

· **条款解读**

1. 考虑规范的严谨性和科学性，在洁净区照度要求上，强调适度的照明要求。

2. 对于照度有特殊要求的目视操作区域，可以采取增设局部照明的方式，以满足操作者操作要求。

· **风险策略**

1. 有防爆要求的洁净车间，照明灯具和安装应当符合国家安全规定。

2. 生产区应有充足的照明，以便生产操作、清洗、设备维护保养等。对于有避光要求的产品，照明光源必须符合要求。

3. 生产区照明设施的照度检测数据要齐全，尤其注意对照度有特殊要求的生产及检测（如灯检）环节的检查。

· **典型缺陷及分析**

1. 生产区照度不够，如检查设备清洁状况，目视检查时需要移动光源。

2. 生产区中转间照度不够，不能看清批号等。

第五十六条 生产区内可设中间控制区域，但中间控制操作不得给药品带来质量风险。

· **条款解读**

1. 提出在生产区设置中间控制区域的基本原则。

2. 对于制剂生产的中间过程控制，一般在单独、专用的操作间进行；对于包装生产的中间过程控制，一般可采取在包装生产（线）区域设置过程控制台的方式。

· **风险策略**

车间中间控制区域不应对生产操作区域产生影响，更不能给药品带来质量风险；同时，生产操作也不能对中间控制操作产生影响。

· **典型缺陷及分析**

1. 制剂生产的中间控制操作未在单独的区域内进行；检测样品的管理无书面规程进行规定。

2. 原料药中间控制操作在生产区，原料药生产车间生产过程中产生振动，致检测用仪器不稳定，影响检验结果。

第三节　仓储区

第五十七条　仓储区应当有足够的空间，确保有序存放待验、合格、不合格、退货或召回的原辅料、包装材料、中间产品、待包装产品和成品等各类物料和产品。

· **条款解读**

1. "有序存放"要求物料存放应按品种、规格、制造（生产）批次分类存放。
2. 强调仓储区物料和产品应做到"有序存放"，能够有序转运和质量控制，防止混淆。

· **风险策略**

1. 查看企业是否有相关的管理制度，是否规定各类物料和产品的储存要求，是否有不合格、退货或召回物料和产品的控制要求。
2. 根据企业常年生产情况、在库物料及成品周转情况，查看仓储区空间是否能够满足企业各类物料和产品的储存需要。
3. 查看仓储区各类物料和产品是否按照品种、规格、生产批次、质量状态等有序存放；不合格、退货或召回区域是否与其他储存区域有效隔离；各类物料和产品的储存能够有效防止污染、交叉污染、混淆和差错。

· **典型缺陷及分析**

1. 仓储区空间较小，易导致存放待验、合格、不合格、退货或召回的物料和产品产生混淆和差错。
2. 不同批次或不同产品放在一个货位。
3. 物料无质量状态标识或标识不明显。
4. 不合格区、退货区无有效安全隔离措施。

第五十八条　仓储区的设计和建造应当确保良好的仓储条件，并有通风和照明设施。仓储区应当能够满足物料或产品的贮存条件（如温湿度、避光）和安全贮存的要求，并进行检查和监控。

· **条款解读**

进一步明确了对于仓储区仓储条件的要求，同时提出对温湿度进行定期监测的管理要求。

· **风险策略**

1. 仓储区平面布局图完整，监控的依据应基于物料和产品对环境条件的要求。
2. 现场考察储存条件：必须满足物料、产品的储存要求（如温度、湿度、光照）和安全贮存的要求。
3. 检查物料、产品储存管理文件，温、湿度控制要求。
4. 现场检查温、湿度计放置位置，温、湿度调控措施和照明、通风设施及特殊储存条件。
5. 现场检查温、湿度计监控点的选择，应有代表性并进行适当评估，如必要还需进行温、湿度分布试验。现场检查温湿度定期监测及调控记录，监控记录应连续可追踪。

· **典型缺陷及分析**

1. 温湿度监控点选择不具有代表性。

2. 温湿度监控记录中未明确标明接收标准。
3. 仓储区无物料或产品储存条件的相关要求。
4. 阴凉库面积偏小，与生产需求不相适应。
5. 毒性饮片库为玻璃门窗，不符合安全储存要求。

◎**问题讨论：** **仓库温度分布验证最差点变动后日常监控的温度探头需要变动吗？**

温湿度监控探头的放置位置应基于温度分布验证的最差点（最冷和最热，一般是两个点）进行变动，需要对数据进行分析，并根据差异大小进行评估，是否需要调整监控点的分布。

可以考虑机组运行情况、参数的设置、季节、外界温度、异数值的大小、极值的持续时间和探头的精度，及产品的耐受程度，同时，也需要考虑仓库日常运维过程的可执行性；综合考量下，决定是否需要调整由仓库内部的布局调整、贮存物品的存放方式、仓库空调设备的运行状况导致的温湿度探头监控点位置，建议每次验证前进行分析以确定最差点的位置。如果最差点位置发生变化，需要风险评估后相应地调整探头的位置，以确保监测能够覆盖温度变化的关键区域。

分析布点是否需要调整，应考虑空载和负载，夏季和冬季是否都发生相同趋势的变化；是否涉及人员操作（如仓库开关门时间）以及HVAC系统的问题，如果设施、设备、HVAC系统、操作都有变化的话，最差点有变动也是正常的。如果最差点发生变化，需要进行风险评估，确认需要进行温度分布再验证的，则需要再进行温湿度检测点的再确定。

第五十九条 高活性的物料或产品以及印刷包装材料应当贮存于安全的区域。

· **条款解读**

高活性的物料或产品、印刷包装材料的特殊管理要求，应强调对上述物品的安全防护，需增设防盗、防丢失的安全贮存要求。

· **风险策略**

企业生产区域高活性的物料或产品以及印刷包装材料的储存区域，应符合安全防护、防盗、防丢失的安全贮存的要求。

· **典型缺陷及分析**

高活性的物料、产品以及印刷包装材料的储存区域无有效的安全防护、防盗、防丢失的安全贮存措施。

第六十条 接收、发放和发运区域应当能够保护物料、产品免受外界天气（如雨、雪）的影响。接收区的布局和设施应当能够确保到货物料在进入仓储区前可对外包装进行必要的清洁。

· **条款解读**

考虑物料和产品的接收与发运操作，避免外来污染物对仓储区域的污染和保护物料、产品的需要，对接收、发运区域布局和装置提出专门的要求。

· **风险策略**

1. 仓储区应设置接收、发放和发运区域，并设置相应的保护措施，使物料、产品不受外界天气（如雨、雪）的影响。

2. 在一定的区域有条件能够使物料在进入仓储区前对其外包装进行必要的清洁。

· **典型缺陷及分析**

1. 接收、发放和发运区域不能有效地保证物料、产品不受外界天气（如雨、雪）的影响。
2. 外清区无适当的除尘用具。

第六十一条 如采用单独的隔离区域贮存待验物料，待验区应当有醒目的标识，且只限于经批准的人员出入。

不合格、退货或召回的物料或产品应当隔离存放。如果采用其他方法替代物理隔离，则该方法应当具有同等的安全性。

· **条款解读**

1. 为防止处于待验状态的物料、不合格、退货或召回产品在库混淆，应采取相应的控制措施，确保各类物料及产品的安全存放，防止发生混淆。增设物理隔离区域或制定隔离存放的控制要求。对于采取其他方法进行控制的情形，也提出了"同等安全性"的要求。
2. 替代方法可以采用货位物料质量状态控制、隔离网（绳）等方式，并以文件形式制定严格的操作规程。

· **风险策略**

1. 检查待验区、不合格品区、退货或召回产品区的标识是否醒目。
2. 查看防止待验状态物料、不合格品、退货或召回产品混淆的隔离措施的有效性。
3. 查看待验区人员出入是否有管理规定及执行情况。
4. 查看企业是否对不合格品、退货或召回的物料或产品进行隔离存放，如果企业采用其他方法替代物理隔离，应要求企业对该方法进行风险评估或验证，以证明该方法具有同等的安全性。

· **典型缺陷及分析**

1. 缺少对单独隔离区域贮存的待验物料的相关管理规定。
2. 待验区标识不醒目。
3. 对待验区、不合格品区、退货或召回产品区的隔离措施不符合要求，采用的其他可替代的方法不能表明其安全等同性。

第六十二条 通常应当有单独的物料取样区。取样区的空气洁净度级别应当与生产要求一致。如在其他区域或采用其他方式取样，应当能够防止污染或交叉污染。

· **条款解读**

1. 提出设置独立的取样区的要求，以便具有不同生产规模、生产设施的企业灵活设置。
2. 独立的物料取样间有助于防止物料在取样过程中发生的污染、交叉污染和差错等。
3. 取样区的空气洁净度级别应当与生产要求一致，是为了防止在取样过程中对物料造成污染。
4. 如果在生产和质量检验操作区域进行取样，需要专门的防止污染、交叉污染、差错等风险的相关操作规程及措施。

· **风险策略**

1. 检查取样区是否为单独设置的取样单元，该区域空气洁净度级别的设置是否与生产要求一致；

检查取样区的环境监测记录。

2. 查看取样区的位置、设施、条件是否便于操作；取样过程中是否存在对物料污染、交叉污染、混淆和差错的风险。

3. 查看取样区使用、清洁、维护等相关管理文件及相应的记录。

4. 如果在生产区或质量控制区进行取样，查看是否建立了书面的防止污染、交叉污染、混淆和差错的相关规定。

- **典型缺陷及分析**

1. 取样区的环境未进行充分、有效的确认，不能证明取样环境同生产环境的一致性。
2. 未建立相关的规程来保证取样过程中对物料不产生污染、交叉污染、混淆及差错。
3. 在生产区和质量控制区进行取样，未建立防止污染、交叉污染、混淆和差错的书面程序。

第四节 质量控制区

第六十三条 质量控制实验室通常应当与生产区分开。生物检定、微生物和放射性同位素的实验室还应当分开。

- **条款解读**

1. 细化了质量控制实验室设计方式，进一步明确了实验室各区域设置的基本原则。
2. 关于微生物限度检测、无菌检查、阳性检测等实验室的设置要求参照《中国药典》的相关规定。

- **风险策略**

1. 查看企业质量控制区与生产区是否分开。
2. 生物检定、微生物和放射性同位素的实验室是否分开。
3. 微生物限度检测、无菌检查、阳性检测等实验室的设置是否符合《中国药典》相关的规定。
4. 微生物检测室一般分为无菌检测室、微生物限度检测室、阳性对照室。
（1）微生物限度检测室：C级背景下的A级层流。
（2）阳性对照室：用于微生物鉴别、菌种传代等。企业可以根据生物安全等级使用生物安全柜，避免致病菌的扩散。企业也可使用层流柜，但必须是垂直流的。阳性对照室的回风应经过处理后直排。
（3）抗生素效价测定一般要求在避菌条件下进行，不溶性微粒测定应在层流操作台下完成。
5. 检查微生物实验室应注意：
（1）无菌室和微生物限度检测室不可共用更衣室及缓冲间，避免污染无菌室。
（2）无菌检查室应监测环境，同时做沉降菌检查；微生物实验室应定期做环境监控，检测悬浮粒子及沉降菌。
（3）检查企业是否做无菌室及层流柜的高效过滤器检漏试验，是否定期验证。
6. 无菌检查室与非无菌操作间共享人流通道时（不建议共用），有无相应的管理措施，如避免在同一时间内做不同性质的试验；对检品外表面进行取样，看消毒是否达到了预期的效果等。
7. 无菌检查室应按无菌操作区管理，至少应在C级背景下的局部A级超净台内进行实验操作，不得与生物检定、微生物限度检查、污染菌鉴别和阳性对照试验使用同一试验室。
8. 微生物限度试验、生物负荷检查可在同一室进行；孢子D值测定、污染菌鉴别和阳性对照试验可在同室进行但应使用不同的层流操作台；细菌内毒素检查不需要无菌操作条件。这些试验均应有书面规程，并有防止污染的措施。

- **典型缺陷及分析**

1. 生物检定、微生物和放射性同位素的实验室未分开设置。
2. 微生物限度试验、无菌检测、阳性检测等实验室的设置不符合《中国药典》的相关规定。
3. 阳性对照室排风未经过适当处理。

第六十四条 实验室的设计应当确保其适用于预定的用途，并能够避免混淆和交叉污染，应当有足够的区域用于样品处置、留样和稳定性考察样品的存放以及记录的保存。

- **条款解读**

1. 提出对实验室设计的目标，明确实验室最基本的功能需求项目。
2. 避免样品处置、留样和稳定性考察样品之间出现混淆和交叉污染的风险。

- **风险策略**

1. 查看实验室的布局设计是否合理，各分区之间和内部是否能够避免混淆和交叉污染。
2. 检查实验室布局图：实验室一般设有送检样品的接收/贮存区、试剂和标准品的接收/贮存区、清洁洗涤区、特殊作业区（如高温设备室）、稳定性实验室、理化分析室、仪器分析室、微生物检测室等。建议检查员参考干湿分开、冷热分开、天平集中、恒温恒湿集中的检验室区域布置原则。
3. 送检样品、实验室试剂、标准品（对照品）、培养基、菌种等的接收与贮存区域应具备良好的通风设施，普通化学试剂和毒性化学试剂应分开存放，对照品、基准试剂是否按规定存放，并有专人管理，使用及配制是否有记录；有温度、湿度储存要求的场所是否有温度、湿度调节设施，是否有温度、湿度记录。
4. 样品处置区、留样区、稳定性考察样品的存放及记录保存是否有足够空间。
5. 用于试管清洗的清洁洗涤区的设置是否靠近相关实验室，以便于清洗容器的送洗和取用；放置烘箱、马弗炉等高温设备的高温实验室是否远离试剂室及冷藏室，房间是否设置温感报警器，是否设置机械排风。
6. 留样观察室（包括加速、长期稳定性实验室）主要有常温留样观察室、阴凉留样观察室、冷冻（冷藏）留样观察室。
7. 分析实验区（包括化学分析、仪器分析）。

- **典型缺陷及分析**

1. 实验室的设计不能确保其适用于预定的用途，有可能造成检验过程中的混淆、污染和交叉污染。
2. 没有设计足够的区域用于样品处置、留样和稳定性考察。
3. 稳定性考察样品存放不符合温度、湿度的控制要求，尤其是长期考察样品；稳定性试验箱与公司的生产能力不匹配。

第六十五条 必要时，应当设置专门的仪器室，使灵敏度高的仪器免受静电、震动、潮湿或其他外界因素的干扰。

- **条款解读**

进一步明确了根据实验项目的实际需要，设置合理的工作环境的要求。

·**风险策略**

1. 仪器实验室的布局应与内部设施和仪器相适应，空间应满足仪器摆放和实验空间的需求，仪器分析实验室布置的原则是：干湿分开便于防潮、冷热分开便于节能、恒温集中便于管理、天平集中便于称量取样。

2. 检查有特殊要求（如环境温湿度、气流、震动、静电等）的检验仪器（如红外光谱仪、原子吸收光谱仪、电子天平等）的摆放和运行环境是否能够避免受到外界干扰，或者放置在设有相应控制措施的专门仪器室内。

3. 某些需要使用高纯度气体的仪器，应独立设置特殊气体存储间，并符合相关安全环保规定。

·**典型缺陷及分析**

1. 红外检测室未进行温湿度监测。
2. 天平室未安装适当的防震设施以保证天平的稳定性。
3. 溶出仪和水分测定仪同室放置。

第六十六条 处理生物样品或放射性样品等特殊物品的实验室应当符合国家的有关要求。

·**条款解读**

规范药品生产企业对生物或放射性等特殊物品的管理要求，强调实验室相关设施、装置应符合国家有关规定。

·**风险策略**

1. 处理生物样品等特殊样品的实验室应当符合《中国药典》三部中《生物制品生产检定用菌、毒种管理规程》的要求。

2. 处理生物样品的用水是否与生产工艺用水一致，是否对检验结果构成影响。

3. 放射性样品检验应符合相关要求。

·**典型缺陷及分析**

处理生物样品和放射性样品等特殊物品的实验室不符合《中国药典》三部中《生物制品生产检定用菌、毒种管理规程》的规定和放射性检验的相关要求。

第六十七条 实验动物房应当与其他区域严格分开，其设计、建造应当符合国家有关规定，并设有独立的空气处理设施以及动物的专用通道。

·**条款解读**

在对实验动物房设计和建设要求的基础上，提出设置独立空气处理设施及动物的专用通道的要求。

·**风险策略**

1. 检查企业实验动物房布局，实验动物房是否与其他区域严格分开。
2. 检查实验设施是否符合国家有关规定的证明文件，实验动物是否符合国家有关规定的证明文件。
3. 如有委托检验项目，检查受托方的实验设施及实验动物是否符合国家有关规定的证明文件；检查委托协议书、委托检验监控管理文件。
4. 检查检验或委托检验原始记录和检验报告。

- 典型缺陷及分析

1. 实验动物房未取得相关的资质认证，或资质认证证书到期。
2. 实验动物无资质证明，或使用历史不可追溯。

第五节　辅助区

第六十八条　休息室的设置不应当对生产区、仓储区和质量控制区造成不良影响。

- 条款解读

对药品生产企业员工休息场所的设置提出了基本的原则要求，休息室的设置不能对生产区、仓储区和质量控制区造成污染和交叉污染。

- 风险策略

1. 检查企业生产区、仓储区和质量控制区平面布局图，休息室设置是否会造成污染。
2. 现场查看休息室的位置及环境，是否有可能对生产区、仓储区和质量控制区造成不良影响。

- 典型缺陷及分析

生产区、仓储区或质量控制区的饮水间设在操作区内，影响操作，不符合要求。

第六十九条　更衣室和盥洗室应当方便人员进出，并与使用人数相适应。盥洗室不得与生产区和仓储区直接相通。

- 条款解读

规范有关更衣室、浴室及厕所设置要求的条款，进一步明确更衣室和盥洗室设置的基本原则和适应性要求。

- 风险策略

1. 查看企业生产区、仓储区平面布局图，盥洗室与生产区和仓储区是否直接相通，其设置是否能够方便人员进出。
2. 现场查看与生产区和仓储区是否直接相通，人员进出是否方便，其面积与人员数量是否相适应。
3. 查看盥洗室是否保持干净、通风、无积水，根据实际情况可以考虑设置缓冲和排风。
4. 了解车间生产人员，盥洗室面积是否与人员数量相适应。

- 典型缺陷及分析

1. 更衣设施、盥洗设施面积与进入生产区域人员数量不相适应。
2. 更衣室、盥洗室通风不良。

第七十条　维修间应当尽可能远离生产区。存放在洁净区内的维修用备件和工具，应当放置在专门的房间或工具柜中。

- 条款解读

1. 考虑药品生产企业生产设备维修操作的需要，规范其设置的基本原则。

2. 维修用备件与工具应存放在专门的房间或工具柜中,且避免与模具存放于同一房间,从而增加交叉污染的风险。

- **风险策略**

1. 维修操作易产生污染物,应尽量远离生产区。
2. 查看维修工器具进入生产区及洁净区的管理流程,现场检查维修设备及工具放置是否有专门的房间和工具柜,查看标识及清洁情况。
3. 检查生产维修工具与生产模具是否同室或同柜存放。
4. 洁净区维修工器具的选用、保管应当符合相关要求。

- **典型缺陷及分析**

1. 洁净区内的维修用备件和工具无标识、未放置在专门的房间或工具柜中。
2. 维修用备件和工具的选材、保管、使用不符合药品生产管理要求。

第五章

设 备

药品 GMP 的目的及基本要求是最大限度地降低药品生产过程中污染、交叉污染以及混淆、差错等风险,确保持续稳定地生产出符合预定用途和注册要求的药品。设备在设计、安装、维护、使用和清洁的过程中也应基于以上原则来进行管理。企业应建立完善的设备管理系统,根据药品生产中不同产品剂型的要求和规模,选择和使用合理的生产设备,配备必要的工艺控制及设备的清洗、消毒、灭菌等功能,并通过完整的验证流程保证设备的性能满足预期要求。在使用中通过必要的校准、清洁和维护手段,保证设备的有效运行,并通过生产过程控制、预防维修、校验、再验证等方式保持持续验证状态。设备的清洁是防止污染与交叉污染的一个重要手段,应强调清洁方法的有效性和可重现性。

第一节 原 则

第七十一条 设备的设计、选型、安装、改造和维护必须符合预定用途,应当尽可能降低产生污染、交叉污染、混淆和差错的风险,便于操作、清洁、维护,以及必要时进行的消毒或灭菌。

・条款解读

1. 应由熟悉产品工艺人员和设备使用人员起草一份综合各方意见的用户需求文件。设备项目负责人依据用户需求进行设备的调研、选型,并转化成符合相关设备技术规范语言的技术要求,其中对关键技术指标作详细、明确的描述,并用于设备设计、制造、安装、调试、验收的合同技术文件。

2. 在相关设备设计、选型和安装要求的基础上,根据基本原则重新进行组织,系统阐述设备管理的目的。

3. 设备的选型和设计应当满足生产规模及生产工艺的要求;用于制剂生产的配料、混合、灭菌的主要生产设备和用于精制、干燥、包装的设备,其容量应当与生产的批量相适应。

・风险策略

1. 设备保障部应制定设备的设计、选型、安装、改造和维护等方面的管理规程,同时包括工艺设备和公用系统。

2. 企业设备的设计和选型,应当根据自身条件(选址面积、厂房结构、生产能力、设备、硬件设施系统等)、环境、用途、使用目的、标准要求等提出用户需求(URS)。设备供应商依据客户的 URS 进行设备设计(或确认自己已经完成设计的设备能符合需方的要求),完成 DQ 后,再进行设备的制造。

3. 设备安装应考虑不同剂型、不同产品以及特定的工艺要求,并兼顾实际生产操作符合 GMP 规范的要求。

4. 现场检查时应关注以下几点:

(1)设备材质是否易生锈、发霉、产生脱落物,设备内表面是否光滑平整,便于清洁,不得吸附和污染药品。

(2) 设备是否安装在适当位置,是否遮挡回风口,是否便于设备生产操作、清洗、消毒及灭菌、维护,需清洗和灭菌的零部件是否易于拆装。根据生产工艺要求,查看设备是否具备必要的密闭性、空气过滤设施等。

(3) 查看设备文件有关设备清洗、消毒或灭菌的方法及周期,不能移动的设备是否有在线清洗的设施。

(4) 查看生产设备是否在生产工艺规定的参数范围内运行。

·典型缺陷及分析

1. 在称量室、粉碎室等产尘量大的区域内,所配备的除尘设施,不能有效降低交叉污染的风险。
2. 设备安装位置靠近排风口,对气流流型造成了影响,同时增加了污染的风险。

◎问题讨论1: **无菌粉针分装机选型有哪些考量?**

注射用无菌粉末俗称粉针,是一种常见的重要剂型,由于其活性分子在水溶液环境中不稳定,不能生产为即用液体注射剂,而以西林瓶盛装的粉体制剂形式上市,例如常见的β-内酰胺类抗生素。对于非最终灭菌的无菌粉末注射剂,根据生产工艺要求,主要采用真空冷冻干燥和直接无菌分装。

相比真空冷冻干燥,无菌分装需要更少的能源和更少的无菌生产基础设施,但粉末性状的多样性,又带来很多生产工艺上的复杂要求。无菌粉末分装的设备根据分装原理主要分为两种:

1. 螺杆分装(Augers dosing)。螺杆分装原理是利用螺杆间歇旋转,根据计量要求,通过控制螺杆的转速,将药物粉末定量分装到西林瓶内。其工作过程大致是:无菌粉末装入料斗中,分装头中的螺杆转动,螺杆将内部的粉末药物沿轴线方向传送到分装机构出口,然后落入分装头下方的西林瓶中。

2. 气流分装(Vacuum-Pressure dosing)。气流分装原理是利用真空吸取定量容积的粉末药物,再通过洁净压缩空气的压力将其再吹入西林瓶内。其分装过程大致是:从料斗抽吸粉末至分装盘的"定体积"分装空腔内,并在分装盘旋转过程中通过真空保持。然后,分装盘旋转180°至其下部的分装工位,再通过无菌空气将粉末吹进西林瓶中。

(1) 选型考量。

粉末是一种复杂的物料,总体上看,其由三种不同成分组成:颗粒形式的固体、颗粒表面或其结构内的水以及颗粒之间的气体。而不同的组合形式,产生了不同的复合混合物,导致所呈现的粉末可以弹性和塑性变形,像液体一样流动,也可以像气体一样被压缩。因此,针对不同粉末的流动性和物料特性,以及所需的分装量,综合判断哪种分装原理更适合与之相匹配。总体而言,两种分装形式都是市场上很成熟的技术,在设备设计优良的前提下,均可达到较高的分装精度。

但由于两种分装形式的机械原理不同,二者在机械性能上会有些区别。例如,依靠分料腔实现快速体积定量的气流分装,相比螺杆分装更容易实现相对高速的分装,因此市场上400瓶/分钟左右的粉体灌装设备大多采用气流分装。然而螺杆分装结构相比气流分装的分装盘结构,更容易实现在线清洁和灭菌(CIP、SIP),这对于高活性产品或配合C+A隔离器配置的设备更加友好。

无论哪种分装形式,与无菌液体灌装设备相同,如今无菌粉体分装设备的IPC技术也很成熟,对于很多设备厂商,都可提供配合100%在线称重的设备,同时设备也可以具有高速分装能力。IPC技术的引入,既保证了产品质量的可控性,同时配合分装调节,还可以减少粉体的浪费。

(2) 其他考量。

粉末分装与液体灌装有很大不同,为何没有一家供应商在无菌粉体分装设备上应用黑色模具?而这个简单的答案,说明了行业技术的现实,因此相比液体灌装设备,需要一些对于分装设备设计的"特殊"考量。

如果采用B+A的环境设计，即使在分装工位有除尘装置，其隔离措施也建议使用封闭屏障系统CRABS。而对于含高活性API的粉末药物，建议考量有更优漏率标准的CRABS。

无菌工艺要求A级连续粒子监测，因此无菌粉末分装设备在风险评估确定点位上，应安装环境监测设备（不可变微粒和微生物）。然而如果评估认定生产操作时的粉尘量对颗粒计数器可能产生失效或损坏的影响，则分装工位应在"模拟"操作阶段验证，确保工艺条件（压力差、风速矢量）不变的情况下，验证环境粒子的可控。

◎问题讨论2：隔离器技术对细胞与基因治疗行业降低污染风险有哪些优势？

细胞与基因治疗行业的污染风险主要来自环境、材料和操作员。隔离器技术可以有效降低这些污染风险，确保细胞与基因治疗产品的质量和安全。

首先考虑如何降低污染的风险，使用无菌环境和封闭系统，如隔离器，表面消毒措施，过氧化氢蒸气消毒或者喷洒及擦拭，设计在封闭系统中所有物料的无菌传递。

隔离器系统优势：隔离器技术具有完全分离的特点，可以消除操作员暴露的风险，节省空间，降低能源消耗，减少操作员的时间，并得到法规和指南的支持。

隔离器系统的优点包括：

（1）完全分离：隔离器系统可以完全隔离操作员和操作环境，消除操作员暴露的风险。

（2）节省空间：隔离器系统可以放置在A级/B级洁净室外，节省空间。

（3）降低能源消耗：隔离器系统可以降低能源消耗，降低维护A级/B级环境的成本。

（4）减少操作员时间：隔离器系统可以减少操作员的时间，例如更衣等。

（5）法规支持：隔离器系统得到了法规和指南的支持，例如FDA指南、欧盟GMP附录1等。

传递活性物质的方法：手工传递消毒，过氧化氢蒸气，RTP桶。

手动传递消毒的优点包括：

（1）快速：手动传递消毒比汽化过氧化氢快。

（2）风险较低：手动传递消毒活性物质氧化损伤的风险较小。

手动传递消毒的缺点包括：

（1）操作员失误风险：手动传递消毒操作员失误会给隔离器带来更高的污染风险。

（2）传感器损坏风险：手动传递消毒隔离器内的过氧化氢传感器有损坏的风险，使用IPA时需要覆盖。

（3）材料传输限制：手动传递消毒物料只能通过传递设备或RTP桶传输到隔离器中。

过氧化氢蒸气注入测试可以帮助确定可能渗透到关键样品中的过氧化氢浓度，确保关键样品中的过氧化氢浓度在可接受的范围内。

过氧化氢蒸气注入测试通过将过氧化氢蒸气注入隔离器，对隔离器进行消毒，从而提供保证。具体操作步骤如下：

（1）将隔离器中的物料和设备移出，确保隔离器内部清洁、干燥。

（2）将过氧化氢蒸气发生器连接到隔离器上，并打开蒸气发生器。

（3）将过氧化氢蒸气注入隔离器，保持一定的时间，以确保隔离器内部得到充分的消毒。

（4）关闭蒸气发生器，等待隔离器内部的蒸气自然消散。

（5）打开隔离器，检查隔离器内部是否达到消毒要求。

过氧化氢技术的优势：

(1) 消毒循环时间短。

(2) 经过验证的对所有暴露表面达到6个对数级生物负载下降，用嗜热脂肪芽孢杆菌确认结果。

(3) 与敏感材料和产品兼容。

(4) 降解成氧气和水，无须额外擦拭。

(5) 广谱杀菌。

隔离器技术可以应用于细胞与基因治疗行业的各个阶段，包括基因工程、细胞扩增、冲洗和提纯、灌装加工等。具有广泛的应用前景，可以有效降低污染风险，确保细胞与基因治疗产品的质量和安全。

◎**问题讨论3：多久检测一次蒸气过热值和干燥值？**

参考2023年《药品GMP指南：质量控制实验室与物料系统》（第340页），基于风险评估和生产工艺需求，自定义检测频率和检测项目，具体的风险考虑内容参考2023年《无菌制剂》（上册第296页）内容：纯蒸气质量测试的目的是确保灭菌用纯蒸气的质量能够满足预定的要求，保证物品的灭菌效果，纯蒸气质量的检测通常包括不凝性气体、干燥值和过热值三个项目，蒸气的不凝性气体是蒸气发生器生产的蒸气中可能夹带的气体，蒸气的干燥值是蒸气中携带液相水量的测试值，蒸气的过热值是指在某一压力下，其温度超出该压力下的沸点温度值。这些因素对于蒸气灭菌的效果存在一定的影响，建议在灭菌验证前对纯蒸气的质量进行确认，保证灭菌效果的可靠性，并基于风险评估确定周期性检测的频率。企业可以参考欧盟EN285《灭菌-蒸气灭菌器-大型灭菌器》相关标准，结合灭菌工艺需求，并基于风险评估原则建立企业可接受标准，同时基于风险评估原则无须对灭菌用纯蒸气的微生物限度作要求。

没有具体的法规或指南规定纯蒸气日常监控的周期。对于TOC等理化指标参照的是WFI。过热值、干燥度和不凝性气体这三项会影响蒸气的灭菌效果，对SIP和湿热灭菌很重要；可以和湿热灭菌周期保持一致，即一年一次；可以有效地确认纯蒸气系统在有效运行；也可以证实湿热灭菌失败的原因与蒸气系统无关。

日常检测可以不进行蒸气过热值和干燥值检测，建议每年定期进行验证时开展蒸气过热值和干燥值检测。

建议在做灭菌工艺验证之前就做一次这个内容，至少是在最远端做一次，万一出现灭菌效果不合格，有依据证明不是蒸气的问题。

实际的检测频率应根据企业内部的质量管理计划来确定，以确保蒸气质量稳定，并符合产品生产和标准要求。

◎**问题讨论4：HVAC加湿介质如何选择？A/B级洁净区的空调系统，加湿介质使用纯蒸气吗？是否可以使用工业蒸气？为什么？**

可参见ISPE指南第三卷《无菌生产设施》2011年第二版所述：

A/B级洁净区的空调系统中，加湿介质一般不使用工业蒸气，而是使用纯蒸气。这是因为纯蒸气具有较高的纯度和较低的微生物污染风险，能够更好地满足洁净区的要求。

工业蒸气通常包含各种杂质和微生物，如颗粒物、矿物质、有机物等。这些杂质和微生物可能会对洁净区的空气质量产生不利影响，增加空气中微粒和微生物的含量，从而增加洁净区内产品受到污染的风险。

相比之下，纯蒸气是经过特殊处理和过滤的高纯度水蒸气，它经过去离子、去矿化等处理步骤，可以有效地去除水中的杂质和微生物。因此，使用纯蒸气作为加湿介质可以保证空气中微粒和微生物的低水平，并且不会对洁净区内产品造成污染。

需要注意的是，在选择加湿介质时还应考虑其对环境和人员健康的影响。纯蒸气在使用过程中不会产生有害气体或化学物质，对环境和人员健康相对较安全。因此，纯蒸气是 A/B 级洁净区空调系统中常用的加湿介质。

结论：为了省事，建议使用纯蒸气。如果为了省钱，建议进行评估，相关添加物质进入车间后是否会影响到产品质量，取决于工业蒸气的质量。

知识拓展：关于洁净区的空调系统，还有其他一些重要的要求和注意事项。例如，空气过滤器的选择和维护、空气流动模式的设计、温湿度控制等都需要符合相应的规范和标准。此外，还需要定期进行空气质量监测和验证，以确保洁净区内的空气质量符合要求。

对于蒸气的选择，首先考虑蒸气中可能携带的物质，如果锅炉水中添加成分明确，不会随着蒸气散播到洁净区，尤其是关风区，是可以考虑使用工业蒸气的。但往往因为市政或自产工业蒸气可控性不高甚至成分不清楚，所以，选择纯蒸气更稳妥。

第七十二条 应当建立设备使用、清洁、维护和维修的操作规程，并保存相应的操作记录。

· **条款解读**

1. 本条款沿用 1998 版条款的基本原则，强调文件化的设备管理系统。
2. 设备的维护维修应分级管理，并对其采用各自相适应的维修策略，级别评估应考虑质量影响因素、生产影响因素、设备利用率因素、安全环境因素、设备可靠性因素、设备故障发生频率、维修成本等因素。
3. 按照所制定的设备操作、清洁、维护和维修的 SMP（标准管理规程）、SOP（标准操作规程）严格执行，同时也要建立相对应的 SOR（标准操作记录），使清洁、维护、维修的实际执行情况得到充分的反映，使相关记录真正起到确认和可追溯的作用。

· **风险策略**

1. 设备保障部门制定的设备使用、清洁、维护和维修的操作规程应当规范、内容全面并具有可操作性。
2. 操作记录应当清晰、准确、及时，记录保存完整。
3. 企业应注重预防维修，设备需要纠正性维修或故障维修时应严格按照偏差处理程序或变更控制程序执行。
4. 设备转移、改造、停用、启用应按照相关程序执行，例如转移、停用需在使用前进行功能和性能确认。

· **典型缺陷及分析**

1. 设备维护的书面操作规程，内容不具体、可操作性差、缺少指导意义，不能有效减少设备运行过程中出现的不必要的故障。
2. 设备维护、维修记录与设备运行日志不一致，同一时间设备既在运行又在维修。

第七十三条 应当建立并保存设备采购、安装、确认的文件和记录。

· **条款解读**

强化企业建立设备管理基础工作，针对设备验证、变更控制、系统回顾等工作有效实施提出相应要求。

- **风险策略**

1. 设备保障部门应为每台设备建立设备档案，并且每台设备的编号唯一。
2. 企业应建立、保存设备采购、安装、确认的文件和记录，应尤其关注影响产品质量、工艺参数、产率、可能引入污染的设备。
3. 相关文件和记录内容应当全面，设备安装确认、运行确认、性能确认、变更控制、系统性回顾等工作有效实施，并做好设备的基础管理工作。
4. 注射用水系统的分配管路图、变更图应保存。
5. 关键管道内部焊接应保存相关资料。

- **典型缺陷及分析**

1. 生产设备的确认文件中，对个别参数确认的记录收集不完整，或相关确认工作不到位。
2. 部分设备的档案缺失。
3. 注射用水系统的分配管路图、变更图保存不完整。

第二节 设计和安装

第七十四条 生产设备不得对药品质量产生任何不利影响。与药品直接接触的生产设备表面应当平整、光洁、易清洗或消毒、耐腐蚀，不得与药品发生化学反应、吸附药品或向药品中释放物质。

- **条款解读**

用于药品的生产设备及物料传输管路的选择应易于清洗、消毒或灭菌，便于生产操作和维修、保养，并能防止差错和减少污染，设计和选用时应能满足以下要求：

1. 结构简单，需要清洗和灭菌的零部件要易于拆装，不便拆装的设备要设清洗口。设备表面应光洁，易清洗，不得采用易脱落的涂层。与物料直接接触的设备内表面应光滑、平整、避免死角、易清洁、耐腐蚀。
2. 凡与物料直接接触的设备内表面应采用不与物料发生反应、不释出颗粒及不吸附物料的材料。
3. 洁净室（区）内使用的设备应尽量密闭，并具有防尘、防微生物污染的功能。
4. 无菌作业所需的设备除符合以上要求外，还应满足灭菌的需要。

- **风险策略**

1. 现场检查关键设备材质的选择是否满足上述要求。
2. 检查企业是否制定相关文件，文件是否包括如生产设备的设计对药品质量影响的分析、用户需求的确定、设备安装等内容。

- **典型缺陷及分析**

1. 生产设备表面有污渍，清洁不到位。
2. 注射用水分配系统管道没有使用氩弧焊焊接，焊接界面没有内窥镜观察，没有照片。

第七十五条 应当配备有适当量程和精度的衡器、量具、仪器和仪表。

- **条款解读**

本条款强调增加工艺参数的管理要求：

1. 生产操作过程中使用的衡器、量具、仪器和仪表的量程与精度必须满足生产操作工艺参数的要求，能有效保证产品质量。

2. 质量检验过程中使用的检测仪器、计量工具必须满足检测要求。

- **风险策略**

1. 检查生产过程中使用的衡器、量具、仪器、仪表的量程和精度是否能满足生产品种工艺的要求。

2. 结合质量标准、工艺参数的管理要求，检查计量器具是否具有适当的精度和合适的测量范围。

3. 检查检测仪器检定结果，其量程及精度是否能满足产品质量检测的要求。

- **典型缺陷及分析**

典型缺陷：

1. 称量岗位所配备的电子秤的精度不能满足处方中个别物料的投料精度。

2. 使用电子天平称量样品、加载样品时使用清零功能清零，在取下被称样品时，读数显示负数示值。

3. 称量器具未按照规定周期进行校验。

缺陷分析：天平校验时不包含负数范围数值，因此使用负数示值计数不符合要求；天平称量的样品重量在天平上显示的示值应在校验范围内。

第七十六条 应当选择适当的清洗、清洁设备，并防止这类设备成为污染源。

- **条款解读**

避免出现清洗和清洁设备导致的污染，强调清洗设备的设计、选型和使用应避免出现污染和交叉污染。

- **风险策略**

1. 车间清洗、清洁设备的使用应当避免给药品生产带来污染。清洗、清洁设备应当具备自清洗、自清洁功能；清洗设备排水管口不能产生污水反流或浊气反流。

2. 每台清洁设备都应具有清洗、设计、安装确认文件和管理文件。

- **典型缺陷及分析**

1. 缺少清洁设备的操作文件。

2. 清洁设备的选型不合理，容易对产品造成污染。

3. 生产车间缺少生产设备的清洁操作文件及相关记录。

第七十七条 设备所用的润滑剂、冷却剂等不得对药品或容器造成污染，应当尽可能使用食用级或级别相当的润滑剂。

- **条款解读**

1. 提出药品生产设备转动的部件应当密封良好，所用的润滑剂不应污染药品；需要温度控制的冷却剂等不应对药品和容器造成污染，针对目前企业使用润滑剂的实际情况，强调尽可能采用食用级或级别相当的润滑剂的管理要求。

2. 级别相当的含义是指拟使用润滑剂没有明确标明符合食用级要求，企业应进行评估以证明其与食品级相当。

·风险策略

1. 企业通过对设备结构的分析，并结合设备供应商建议，确认需要使用食用级或级别相当的润滑剂的设备位置。

2. 检查设备使用的润滑剂或冷却剂是否有污染产品的风险。

3. 检查是否制定防止设备上使用的冷（热）媒介系统泄漏冷却剂并对产品造成污染的措施，设备使用的冷却剂是否为食品级或同等级别。

4. 制定设备文件对润滑剂、冷却剂有相应的管理规定、润滑剂的证明文件和质量标准，使用的润滑剂应为符合食用级或级别相当的润滑剂。

·典型缺陷及分析

现场检查发现搅拌电机下方有润滑油油渍，发现润滑油为非食品级，且没有充分资料证明其与食品级相当；使用的润滑油存在污染物料、容器的风险。

第七十八条 生产用模具的采购、验收、保管、维护、发放及报废应当制定相应操作规程，设专人专柜保管，并有相应记录。

·条款解读

强化生产模具管理的相关要求，增加相应记录的要求，强调文件化管理。

·风险策略

1. 检查企业制定生产用模具的采购、验收、保管、维护、发放及报废的操作规程。

2. 现场检查其保管条件是否满足安全、清洁、避免混淆的要求。应设有专人专柜，查看相关记录。

·典型缺陷及分析

1. 未建立生产用模具的管理规程。

2. 生产用模具的保管未严格按照模具管理制度执行，造成保管过程中部分模具的锈蚀和轻微磕碰或变形。

3. 模具在使用结束、拆卸后，对其进行完好性检查时发现个别模具有破损现象，却对其前期生产的产品未进行产品质量的追踪和质量评价。

◎**问题讨论：** **第三方检验委托协议应由持有人还是受托方与第三方签订**？

X产品由A持有人委托B受托方生产，成品检验由持有人A委托受托方B检验，但部分项目需要委托第三方，那第三方检验委托协议应由持有人还是受托方与第三方签订呢？

根据《中华人民共和国药品管理法》和《药品生产监督管理办法》的规定，持有人A作为上市许可持有人，委托受托方B进行生产。在成品检验方面，持有人A可以选择委托受托方B进行检验，也可以选择委托第三方进行部分项目的检验。

关于第三方检验委托协议的签订，一般情况下是由持有人A与第三方签订。因为持有人A对药品质量负有最终责任，所以需要确保第三方具备相应的检验能力和资质，并与其签订合同或协议明确双方的权责。

另外，持有人A与受托方B之间也可以在委托协议中明确受托方B是否可以委托第三方进行部分项目的检验。如果受托方 B 有相应的合作关系或资源，并且能够保证第三方检验结果的准确性和可靠性，那么可以由受托方 B 与第三方签订委托协议。

总之，在委托生产过程中，持有人 A 应该确保药品质量的可控性和符合法规要求，并根据具体情况选择合适的方式来进行成品检验。

第三节 维护和维修

第七十九条 设备的维护和维修不得影响产品质量。

・**条款解读**

从设备的安装、维护和保养操作的过程分析，对原有规定进行完善，使设备的维护、维修不得对产品质量造成影响。

・**风险策略**

1. 企业生产设备维修、保养规程等文件应规定定期维修、保养计划，并有相应的保证产品质量的措施，如维修或维护操作前进行必要的产品保护，维修或维护操作后对设备进行清洁，以及对设备相关性能的确认。

2. 与设备维护相配套的如批生产记录、设备日志、设备维修保养计划和记录应当完整，可从中了解设备维修维护工作是否对设备使用和产品生产产生影响。

3. 维修中排出的制冷剂、润滑油、酸碱液、粉尘及其废弃物不应对生产环境造成污染。

・**典型缺陷及分析**

1. 检查现场，设备维护或维修后拆卸下的废弃零部件，没有得到及时清理，易导致掉入物料的风险。

2. 设备的维护操作程序中，维修前对产品进行的保护措施在程序中没有规定。

3. 在未采取必要的防护措施的情况下，对生产过程中的设备进行维护。

第八十条 应当制定设备的预防性维护计划和操作规程，设备的维护和维修应当有相应的记录。

・**条款解读**

强调设备预防性维护计划、操作规程、设备使用、维护和维修等几个方面文件化管理的理念。

・**风险策略**

1. 企业是否根据设备的设计参数、性能、验证结果等制定了设备维护检修操作规程，规定设备的维护检修、保养要求，如大修、中修、小修、维护保养等。

2. 查看企业预防性维护计划以及维护检修记录，是否按计划执行。

3. 现场查看车间设备运行状态是否完好，是否正常运行。

4. 查看是否有变更预防维护计划的情形，如有，则进一步查看变更是否按相关程序执行。

・**典型缺陷及分析**

1. 设备的预防维护、维修，未按照原定计划进行，且无正当理由进行说明。

2. 设备预防性维护的书面操作规程，维护内容不具体，可操作性差，缺少指导意义，操作人员是按照工作经验对关键设备进行维护。

第八十一条 经改造或重大维修的设备应当进行再确认，符合要求后方可用于生产。

• **条款解读**

本条款旨在强化设备变更控制管理。

• **风险策略**

1. 根据企业的变更管理规程和再确认管理规定，对经改造或大修后的设备进行评估，必要时应对设备结构、与设备直接接触的部件、仪器仪表以及程序软件等进行再确认，符合要求后方可用于生产。

2. 查看企业是否有设备改造或重大维修，发生的变更是否履行了上述程序，并于再确认批准后用于生产。

• **典型缺陷及分析**

1. 对维护、维修造成相应的偏差分析不够，或未按照变更控制程序执行。

2. 口服固体制剂包装瓶装连线设备，在数粒机因数粒不准确，对其控制面板进行了更换后，没有对数粒机进行再确认。

3. 口服固体制剂制粒机所使用的喷浆蠕动泵，在喷浆硅橡胶管老化、更换为新管后，未对喷浆速率重新进行确认，造成制粒过程中喷浆量不准、颗粒不易压片。

第四节　使用和清洁

第八十二条 主要生产和检验设备都应当有明确的操作规程。

• **条款解读**

本条款明确编制设备操作规程的要求，必须覆盖主要生产和检验设备。

• **风险策略**

1. 查看企业制定的设备操作规程文件，是否包括药品生产、质量控制涉及的主要生产和检验设备。

2. 需对设备使用过程中涉及的范围、责任人、操作人、维修维护人、过程监督人等职责划分等作出明确规定；需对设备名称、涉及部件、用途、基本结构、工作原理作出简单描述；需详细规定在换班、换批、换产品操作前的防止污染、交叉污染和混淆的措施；需对环境、清洁和安全、连接部分、公用系统、设备关键部件和关键参数的标准状况作出明确要求。

• **典型缺陷及分析**

对照设备台账，检查生产设备和检验设备操作规程，不能把生产使用的关键设备全部涵盖，且部分设备的相关操作规程内容不具体，没有可操作性。

第八十三条 生产设备应当在确认的参数范围内使用。

• **条款解读**

明确生产设备使用的基本原则，结合设备相关参数的要求，保持生产设备持续处于确认的状态。

· 风险策略

企业的生产设备档案、设备验证文件和相关工艺规程中的参数要求应明确，设备在生产中使用的参数范围，应在工艺规程确认的参数范围内。

· 典型缺陷及分析

车间使用的关键设备的工艺参数未经过验证或验证的参数不能涵盖日常生产使用的参数范围。

第八十四条 应当按照详细规定的操作规程清洁生产设备。生产设备清洁的操作规程应当规定具体而完整的清洁方法、清洁用设备或工具、清洁剂的名称和配制方法、去除前一批次标识的方法、保护已清洁设备在使用前免受污染的方法、已清洁设备最长的保存时限、使用前检查设备清洁状况的方法，使操作者能以可重现的、有效的方式对各类设备进行清洁。

如需拆装设备，还应当规定设备拆装的顺序和方法；如需对设备消毒或灭菌，还应当规定消毒或灭菌的具体方法、消毒剂的名称和配制方法。必要时，还应当规定设备生产结束至清洁前所允许的最长间隔时限。

· 条款解读

本条款细化设备清洁操作规程的要求，如需拆装设备，还应规定设备拆装的顺序和方法；如需对设备进行消毒或灭菌，还应规定消毒或灭菌的具体方法、消毒剂的名称和配制方法，以及设备生产结束至清洁前所允许的最长间隔时限。

· 风险策略

1. 企业应依据设备用途建立相应的清洁规程。
2. 企业制定的清洁规程应符合本条款的各项要求，确认操作人员了解相关清洁操作程序。
3. 具有特殊要求的设备或部件应当专用。
4. 根据风险评估或清洁验证结果，设备的清洁应当符合以下要求：
（1）设备使用后应在规定的时限内进行清洗。
（2）同一设备连续生产同一药品或阶段性生产连续数个批次时，宜间隔适当的时间对设备进行清洁，防止污染物（如降解产物、微生物）累积。
（3）设备清洗后应在规定的时限内使用，超过时限使用时应重新清洗。
（4）非专用设备更换品种生产前必须对设备进行彻底的清洁，防止交叉污染。
5. 设备清洁后应有明显的清洁状态标识，标明清洁前后生产品种、生产批次、清洁时间、有效期、清洁日期等。

· 典型缺陷及分析

1. 清洁状态标识内容不完整。
2. 在清洁有效期内的设备上，仍有目视可见的料渍，说明企业在对设备进行清洁时，未按清洁操作规程进行清洗，或是所制定的清洁操作规程未经过验证。
3. 设备清洁操作规程中，对清洗后设备如何进行干燥没有具体规定，易造成微生物的滋生、清洁设备的污染。

◎问题讨论1：**有细胞毒性的原料药在合成罐中反应完，清洁验证时参照物如何选择？化学合成**

的反应罐，最终产生一个有细胞毒的化合物，形成粉末之后再做清洁验证时参照物应该怎么选？

（1）同类物质：可以选择同类物质或类似化合物作为参照物。

（2）相关物质：选择与目标化合物相似性较高的物质作为参照物，尽可能选择具有相似结构、物理化学性质、毒性等方面的物质。

（3）惰性物质：选择无活性或几乎无活性的惰性物质作为参照物，可帮助确定清洁程序是否能有效地去除污染物，例如选择无机盐类、惰性颗粒等作为参照物。

◎ **问题讨论2：清洁验证中擦拭取样和淋洗取样的要求是什么？**

GMP只是要求进行清洁验证，采样方法没有确定。一些组织的指南如PDA、ISPE或其他机构对不同方法的指导。

《药品共线生产质量风险管理指南》有提到擦拭和淋洗水，但是原文描述如下，也就是基于对临床产品的特殊性表述的：

用于临床试验中的试验药品（如创新型药物）其药理毒理信息可能尚不全面和充分，与商业化药品共线生产时，存在未知风险。临床试验用药品与其他临床试验用药品或商业化药品共线生产时，应当根据临床试验用药品的毒性、药理活性与潜在致敏性等特性，进行共线生产可行性的风险评估，包括对共线生产品种的适用人群、给药途径、受试者的风险（如儿童）以及药理毒理等因素（如ADE值、PDE值、TTC值）和清洁后残留物质可接受标准的评价，同时增加预防交叉污染的措施，进行清洁确认等。

在进行风险评估时，应当特别考虑以下因素：

（1）对于药理毒理学数据不充分的早期临床试验用药品的生产，宜使用专用或独立的生产设施设备（如一次性使用技术）；临床试验用药品共线生产不可避免时，根据产品的特性可采用阶段性生产和清洁确认相结合的方式。

（2）每批临床试验用药品生产后可采用目视并结合擦拭法和淋洗水法进行清洁效果确认，如出现检测结果超过预定的可接受标准的情况时，可以采用重复清洁或优化改善清洁操作，再次取样检测残留物水平，确保残留水平满足预定的可接受标准。

通常一种清洗取样方式无法确保取样具有代表性，所以采用擦拭和淋洗取样相结合，充分考虑了设备清洗后的取样可及性，最终采用何种取样方式还取决于我们对设备取样可及性的评估。

一般讲到清洁验证的时候，会提到这两种方法，可以比较下哪个方法更有效。有些取样点没法采用擦拭，或者说淋洗比擦拭效果更好，这时候就选淋洗法，如灌装针。GMP附录确认与验证第47条，要求企业评估取样方法的有效性。

◎ **问题讨论3：清洁验证中，有PDE数据，还用计算10ppm和日剂量1/1000去对比，选择最小的吗？还是可以直接用PDE进行计算？**

这个问题可以参考《药品共线生产质量风险管理指南》。对于大多数化合物，传统限度值相对于PDE值是相对严格的，但是对于某些抗生素类、细胞毒类抗肿瘤药物或高活性产品，传统限度值可能会超过PDE值。对于现有产品，生产企业从传统的方法转为基于健康的暴露限度（HBEL）或其他毒理学数据评估时，当PDE值高于历史限值时，可选择继续采用历史限值，也可以经综合评估将历史使用的清洁限值设置为警戒线；对超出清洁限度警戒线的结果应当予以调查，并在适当情况下采取纠正措施，以使清洁工艺性能处于清洁限度警戒线内，保证足够的清洁水平。重复多次超出清洁限度警戒线是不可接受的，说明这种清洁工艺不可靠。如果PDE方法计算出的限值低于历史残留限值，则应当使用基于PDE的新残留限度，并评估对已建立的清洁验证和清洁工艺的影响。

综上，应该进行对比，选择最小的数值。

◎**问题讨论4：**《药品共线生产质量风险管理指南》的4.1.1项中规定"每批临床试验用药品生产后可采用目视并结合擦拭法和淋洗水法进行清洁效果确认"，为什么擦拭法和淋洗水法需要同时使用，是基于什么样的考虑？

同时使用擦拭法和淋洗水法是为了确保药品生产设备的清洁效果符合要求，并减少可能存在的污染风险。同时使用擦拭法和淋洗水法可以相互补充，可以更全面地评估设备的清洁程度。擦拭法可以直观地观察设备外表面的清洁情况，而淋洗水法能够冲洗设备内部，确保设备各个部位的彻底清洁。这样可以减少残留物的风险，确保药品生产过程中的质量和安全性。

用于临床试验中的试验药品（如创新型药物）的药理毒理信息可能尚不全面和充分，与商业化药品共线生产时，存在未知风险。临床试验用药品与其他临床试验用药品或商业化药品共线生产时，应当根据临床试验用药品的毒性、药理活性与潜在致敏性等特性，进行共线生产可行性的风险评估，包括对共线生产品种的适用人群、给药途径、受试者的风险（如儿童）以及药理毒理等因素（如 ADE 值、PDE 值、TTC 值）和清洁后残留物质可接受标准的评价，同时增加预防交叉污染的措施，进行清洁确认等。

在进行风险评估时，应当特别考虑以下因素：

（1）对于药理毒理学数据不充分的早期临床试验用药品的生产，宜使用专用或独立的生产设施设备（如一次性使用技术）；临床试验用药品共线生产不可避免时，根据产品的特性可采用阶段性生产和清洁确认相结合的方式。

（2）每批临床试验用药品生产后可采用目视并结合擦拭法和淋洗水法进行清洁效果确认，如出现检测结果超过预定的可接受标准时，可以采用重复清洁或优化改善清洁操作，再次取样检测残留物水平，确保残留水平满足预定的可接受标准。

◎**问题讨论5：** 某车间三个品种，残留限度和目标物已确定，但生产计划安排先生产非目标物产品，后生产目标物产品，先生产的产品是否可以不做清洁验证？

严格来说，清洁验证是共线生产的前提条件之一，证实避免污染或交叉污染的措施有效。新建产线确定需要共线，需采用矩阵法确定目标产品和限度，并对目标产品完成三次合格的验证后才可以共线。

根据题目的内容和清洁验证的方法，如果检测方法不是通用的方法，那无法对先生产的产品做清洁验证或确认，受限于方法而不是限度；如果采用通用的方法，建议可以取样测一下残留。不进行检查也可，需要在相应的流程中确定清洁验证是产品放行的前提，且在没有任何数据增强信心的前提下，做好清洁验证不合格导致评估产品或者报废产品的准备。

不管采用何种方法，一定要在相关文件中说明具体措施和流程步骤。

生产目标物产品时做清洁验证，但前面生产的产品需要做清洁确认。

如果3个产品都有计划安排，只是生产顺序问题，则可以等生产目标物产品时做清洁验证，但前面生产的产品应等清洁验证合格后，才能放行。

◎**问题讨论6：** 对于筛网和密封圈的清洁取样开发，建议使用什么方法？

对于筛网和密封圈的清洁取样开发，建议使用以下方法：

1. 直接刮取法：使用无菌工具（如无菌刮片或无菌棉签），直接刮取筛网或密封圈表面的样品。这种方法适用于表面附着的污染物，可以快速获取样品。

2. 涂抹法：使用无菌棉签或无菌拭子，在筛网或密封圈表面上轻轻涂抹，将附着在表面上的污染物转移到棉签或拭子上。这种方法适用于较大面积的污染物,可以获取更全面的样品。

3. 水浸法:将筛网或密封圈浸泡在适当的溶液中(如无菌水或缓冲液)一段时间,使污染物溶解到溶液中。然后从溶液中取出一部分作为样品。这种方法适用于难以直接刮取或涂抹的污染物。

以上方法都需要注意以下几点:

(1)使用无菌工具和容器,以避免外部污染。

(2)在取样前,确保筛网和密封圈表面已经彻底清洁,并且没有残留的污染物。

(3)在取样过程中,避免过度接触或使用过多的力量,以防止污染物移位或被损坏。

(4)取样后,将样品尽快送往实验室进行分析,避免样品的变化或被污染。

(5)密封圈可采用擦拭+淋洗水;筛网因有筛孔,擦拭效果(计算面积)较差,可采用淋洗水。

◎ **问题讨论7: 单个设备最终淋洗水使用体积怎么计算确定?**

确定单个设备最终淋洗水使用体积需要考虑以下几个因素:

(1)设备的尺寸和构造:设备的尺寸和构造决定了其内部容积。通过测量设备的尺寸,并计算其容积,可以得到设备的内部空间大小。

(2)淋洗水的使用方式:淋洗水可以通过不同方式使用,例如喷淋、冲洗、浸泡等。不同的使用方式会影响淋洗水的消耗量。一般来说,喷淋方式会消耗较少的水量,而冲洗或浸泡方式可能需要更多的水量。

(3)淋洗时间:淋洗时间是指设备在进行清洁的过程中所需的时间。淋洗时间越长,使用的淋洗水量也会相应增加。

综合考虑以上因素,可以使用以下公式计算单个设备最终淋洗水使用体积:

最终淋洗水使用体积=设备容积×使用方式系数×淋洗时间

其中:①设备容积是指设备内部空间大小,可以通过测量设备尺寸并计算得到。②使用方式系数是根据具体情况确定的一个系数,用于考虑不同使用方式对淋洗水量的影响。例如,喷淋方式可能使用系数为0.5,冲洗方式可能使用系数为1.0。③淋洗时间是指设备进行清洁过程所需的时间,单位可以是分钟或小时。

需要结合清洁验证确定使用体积,方法是在最差的污染条件下可以清洗干净,就是最小的清洗用水体积。

◎ **问题讨论8: 一般生产区的共线设备是否需要开展清洁验证, 残留限度怎么确定?**

清洁验证的对象是共线且直接接触产品的设备,间接接触产品的设备(如冻干机等)如风险较大也应进行清洁验证。如果需要开展清洁验证,残留限度按共线设备和工艺相结合的方法计算单个设备的限度。

目前LD50计算PDE接受度较低,新版的GMP指南还保留这一部分内容。目前接受度较高的是NOAEL计算PDE然后计算限度。如果考虑LD50数据,新产品临床期间会进行药理毒理实验,证实产品的安全性,可以看下是否有相关数据。

第八十五条 已清洁的生产设备应当在清洁、干燥的条件下存放。

· **条款解读**

明确设备清洗后存放的环境条件,目的在于防止设备清洁后被再次污染。

·风险策略

1. 已清洁的生产设备、容器具等的存放条件应当符合本条款相关要求，避免被再次污染。
2. 清洁规程应规定设备清洁后的干燥条件。

·典型缺陷及分析

1. 已清洁设备存放条件不符合要求。清洁设备、容器、部件的存放与待清洁设备、容器、部件放在同一房间，没有采取有效的隔离和防护措施。
2. 对清洁后需要的干燥状态未按照相关规程进行确认。如某原料车间设备清洁操作规程中，要求设备清洁完成后是干燥状态，而在检查车间现场时发现一挂有"备用""已清洁"状态标识的结晶罐罐底有清洗水，设备没有进行彻底干燥，这样容易造成设备清洁后被污染。

◎**问题讨论：CEHT（设备洁净保留时间）需要周期性做清洁验证吗？**

首先，CEHT不需要重复验证，但需要定期做确认（即定期或定批检测），即可以年度回顾，但也需要同步做确认，根据回顾及确认情况，决定是否需要进行变更，然后再验证。

新增品种，如果采用评估方式认为这个产品并不是最难清洁的，那么清洁验证需要再做，同样需要确认。

CEHT跟设备保存环境有关外，还跟清洗的可接受标准有关，如果是容器具，还跟包装材料、包装方式有关；如果这些条件都不变，可不进行重新验证。

（1）CEHT被验证后，通常不需要进行周期性再验证。

（2）年度需要回顾如下几方面：清洁程序的操作规范和参数是否符合要求；清洁程序的验证结果和数据是否符合设定的标准和要求；清洗剂和消毒剂的有效性测试结果是否符合要求；清洁程序所使用的设备是否保持正常运行，并定期检查和维护；清洁程序的记录是否完整、准确。

（3）对于生产线新增了一个产品并导致清洗程序发生变化的情况，CEHT需要重新验证，以确保新的清洗程序能够有效清洁设备。如果新增产品的清洁要求与原有产品不同，或新增产品对设备的清洁要求更高，那么CEHT可能需要重新验证以确保清洁效力保持的时间并满足要求。

CEHT验证的是在一定环境（条件下）清洗后设备可保持清洁状态的最长时间。在各项前提，如设备（验证对象）、保存环境等不变的情况下，不需要重复进行验证，可以根据EM、APS等确认CEHT是可靠的。当对象和环境发生变化时，需要评估是否需要重新验证。

如果新增一个产品，CEHT验证的接受标准（限度）可能发生变化，所以可能由此导致CEHT需要重新验证。CEHT的起点是清洗后干净的设备，在前提条件不变的情况下无须进行清洁验证。

第八十六条 用于药品生产或检验的设备和仪器，应当有使用日志，记录内容包括使用、清洁、维护和维修情况以及日期、时间，所生产及检验的药品名称、规格和批号等。

·条款解读

1. 本条款特别强调用于生产的设备和仪器与用于检验的设备和仪器同样重要。
2. 本条款明确设备使用日志的内容要求，采用日志方式依照时间顺序连续记录设备使用、清洁、维护和维修等信息，以强化药品生产或检验设备和仪器使用的追溯性。

·风险策略

1. 企业用于药品生产及检验的设备和仪器是否建立了使用日志，并依照时间顺序连续记录设备使用、清洁、维护和维修等信息，是否具有追溯性。

2. 日志内容应全面，应包括设备和仪器的使用、清洁、维护和维修情况以及日期、时间，所生产及检验的药品名称、规格和批号等内容。

3. 检查时应关注检验仪器设备的使用日志，如仪器的光源更换、色谱柱更换等是否有记录。

· 典型缺陷及分析

1. 未建立药品生产或检验的设备和仪器使用管理规程或内容不完整。

2. 无药品生产或检验的设备和仪器使用日志或记录内容不完整。如生产设备缺少"设备状态、使用、清洁、维护和维修情况以及日期、时间，所生产及检验的药品名称、规格和批号等内容"，可追溯性差。

第八十七条 生产设备应当有明显的状态标识，标明设备编号和内容物（如名称、规格、批号）；没有内容物的应当标明清洁状态。

· 条款解读

状态标识包括正常状态设备标识和特殊状态标识。生产设备正常状态标识包括设备的铭牌，设备运行状态标识如生产中、已清洁、待清洁、维修等；公用工程设备、固定管道设施的状态标识；测量、检验设备状态标识；特殊产品、过程设备状态标识及特殊状态的设备状态标识。

· 风险策略

1. 检查设备文件是否有关于状态标识的上述规定。

2. 检查现场，查看生产设备是否有状态标识，状态标识的内容、样式是否符合规定，标识是否明显。

· 典型缺陷及分析

生产设备状态标识内容不完整，没有完全包括设备状态标识应当标识的全部内容，如设备运行状态标识，生产过程中已清洁、待清洁、维修等状态标识；或公用工程设备、固定管道设施的状态标识；测量、检验设备状态标识；特殊产品、过程设备状态标识及特殊状态的设备状态标识。

◎ **问题讨论：根据新版 GMP 指南，安瓿瓶、西林瓶在隧道烘箱内驻留最长时间如何设计，需要监测哪些项目？**

通常情况下，内包材供应商厂家会进行内包材隧道烘箱产品的最长时间实验设计，会通过高温、时间对内包材瓶进行不同梯度的实验，通过对内表面耐水性、内应力、耐热性、抗机械冲击、元素提取等项目确定内包材在隧道烘箱的最长储存时间，一般供应商提供的时间均在 12 小时以上，但各企业应根据生产批量等实际情况合理确定最长储存时间。

安瓿瓶、西林瓶在隧道烘箱内驻留的最长时间需要根据具体产品及其初包装材料的稳定性、隧道烘箱的工艺参数、生产设备的性能参数等方面进行设计。

一般，为了保证西林瓶内杂菌的杀灭，烘箱处理时间不宜过短，建议烘箱处理时间为 30 分钟。同时，隧道烘箱处理西林瓶的最长时间建议为 60 分钟，此时可以保证西林瓶内的水分被烘干，并达到杀菌效果。

在隧道烘箱处理过程中，需要监测以下项目：

（1）温度：烘箱内的温度是影响杀菌效果的关键因素之一。需要监测烘箱内的温度是否达到预设值,并保证瓶子内部温度均匀达到目标值。

(2) 湿度:烘箱内的湿度也是影响西林瓶处理效果的因素之一。需要监测烘箱内的湿度是否适宜,以防止瓶子内部的水分无法烘干,而且湿度有时候会影响灭菌效果。

(3) 驻留时间:需要监测西林瓶在烘箱内的驻留时间是否达到预设值,以确保杀菌效果。

(4) 洁净度:烘箱内的洁净度也会影响西林瓶的处理效果。需要监测烘箱内的空气洁净度是否符合要求,以防止有菌。

(5) 设备状态:需要监测隧道烘箱的运行状态是否正常。

总之,需要根据具体产品的性质、隧道烘箱的工艺参数和生产设备的性能参数等方面进行综合设计,并对烘箱内的温度、湿度、驻留时间、洁净度、设备状态等方面进行监测,以确保隧道烘箱处理西林瓶的效果。

驻留最长时间主要是验证网带速度,主要考虑:一是在加热段驻留太久导致长时间加热对瓶子质量产生影响;二是在冷却段,不能一直放很久不灌装,已经灭菌之后的瓶子长时间开口放置也会有风险,应考虑最大批量及实际使用过程中最长停留的时间,以此为条件做验证就行了。

供应商一般会有玻璃瓶耐受高温的研究数据,再结合平时生产线停机时高温段瓶子停留的最长时间,确定玻璃瓶在隧道烘箱高温段的最长驻留时间,并在 PQ 时进行验证(玻璃瓶破损率)。

西林瓶在高温段(在温度太高的条件下)容易碎,可以问下供应商对于这个温度和时间对应碎片的研究数据。

如果只是在隧道冷却段驻留,不会有这个影响,但是一般在 MF/APS 中会面临挑战。

第八十八条 不合格的设备如有可能应当搬出生产和质量控制区,未搬出前,应当有醒目的状态标识。

·条款解读

对于生产区和质量控制区的不合格设备、因各种原因导致不再启用的设备,应搬出生产和质量控制区。如因设备安装位置不能移出,应当有醒目的状态标识,以防止误用。

·风险策略

1. 检查设备管理文件,对不合格或停用的设备是否有相关的管理规定。

2. 检查生产和质量控制区现场,看现场是否有不合格设备或停用的设备,如有,设备上是否有醒目的状态标识。

·典型缺陷及分析

1. 设备管理规程无不合格设备、停用设备的管理规定。

2. 已停用的生产、检验用设备、仪器未及时移出现场;或对生产、检验区域内已停用设备、仪器没有按照规定悬挂"停用"标识。

第八十九条 主要固定管道应当标明内容物名称和流向。

·条款解读

按照工业管道基本识别色进行标识:水,艳绿色;水蒸气,大红色;空气,浅灰色;气体,中黄色;酸或碱,紫色;可燃液体,棕色;氧,淡蓝色;其他液体,黑色。

- **风险策略**

1. 检查设备文件对设备管道标识的管理规定。
2. 检查现场应注意观察主要固定管道是否标明内容物名称和流向，包括公用工程系统（如风管、水管路、压缩空气、蒸气等）、物料输送管道等。

- **典型缺陷及分析**

主要固定管道未标明内容物名称和流向或管道颜色标志、标识字迹模糊不清。

第五节 校 准

第九十条 应当按照操作规程和校准计划定期对生产和检验用衡器、量具、仪表、记录和控制设备以及仪器进行校准和检查，并保存相关记录。校准的量程范围应当涵盖实际生产和检验的使用范围。

- **条款解读**

1. 检定：查明和确认计量器具应符合法定要求的程序，它包括检查、加标记和出具检定证书。
2. 校准：是指"在规定条件下，为确定测量仪器或测量系统所指示的量值，或实物量具或参考物质所代表的量值，与相应的由标准所复现的量值之间关系的一组操作"。校准结果既可给出被测量的示值，又可确定示值的修正值。校准也可确定其他计量特性，如影响量的作用。校准结果可以记录在校准证书或校准报告中。
3. 根据计量管理的基本要求，增加校准要求，明确校准的量程范围应涵盖实际生产和检验的使用范围。

- **风险策略**

1. 应查阅企业保留的所有校准活动的原始记录，包括定期校准管理规定、台账、操作规程、校准记录和原始数据或检定证书。
2. 现场查阅所有的测量设备都应有对应的唯一的仪表、器具编号。现场检查其是否定期校准，抽查仪器仪表的校准档案、计量检定证书和计量检定合格证。检查校准的量程范围是否涵盖了实际生产和检验的使用范围。
3. 对不同类型的测量设备的校准方法核准是否便于操作。
4. 查阅是否建立了校准周期和工艺使用限度。制药企业应结合企业实际建立适合企业的计量校准管理体系，并按照仪器仪表的可靠性和使用设备的重要性确定分类和校准周期，指导企业内计量校准工作的实施，设立校准管理规程、校准操作规程、校准记录、校验台账等。
5. 现场应核准计量标准器是否比被校准仪表有更高的精度，并能够溯源到国家、国际或认可组织的标准。
6. 查阅书面文档证实计量人员是否经过培训后开展校验工作。校准人员应进行培训，并取得资格证书。校准工作也可由有资质的单位进行校准，校准证书上应有结论项。

- **典型缺陷及分析**

1. 未按照计量管理制度定期对生产和检验用衡器、量具、仪表、记录和控制设备以及仪器等进行校准和检查，未填写并保存相关记录，不能保证其准确性和有效性。如校准台账与现场情况不符，不能实现全部按规定进行管理。

2. 校准过程中出现的不合格情况，未按照相关规程进行偏差分析和处理。
3. 计量器具的校准范围，未涵盖实际生产和检验的使用范围。

第九十一条 应当确保生产和检验使用的关键衡器、量具、仪表、记录和控制设备以及仪器经过校准，所得出的数据准确、可靠。

- 条款解读

进一步明确校准工作的目的性，即确保数据准确可靠。

- 风险策略

1. 查看校准的管理规程、台账、档案。
2. 检查校准操作规程是否与国家的相应计量规程要求一致，并按规程进行校准。
3. 抽查关键设备上显示的校准状态是否有据可查。日常使用期间是否有日常校准的要求，并按要求执行。

- 典型缺陷及分析

1. 对生产和检验使用的关键衡器、量具、仪表、记录和控制设备以及仪器等的校验未按周期执行。
2. 校准记录数据不准确，如有效数字位数未按要求保留填写，造成校准结果判定受到影响，不能保证其有效性。

第九十二条 应当使用计量标准器具进行校准，且所用计量标准器具应当符合国家有关规定。校准记录应当标明所用计量标准器具的名称、编号、校准有效期和计量合格证明编号，确保记录的可追溯性。

- 条款解读

1. 根据计量管理的基本原则，参照《中华人民共和国强制检定的工作计量器具目录》，以"直接用于贸易结算、安全防护、医疗卫生、环境监测方面的工作计量器具，以及涉及上述四个方面用于执法监督的工作计量器具必须实行强制检定"为依据，提出对校准所使用的标准计量器具需进行溯源的要求，企业应当据此制定校准管理规程，并付诸实施。
2. 提出校准记录所应当包含的记录内容。

- 风险策略

1. 检查企业校准管理规程，检查企业从事校准工作的人员是否经过适当培训，具有足够工作能力。
2. 检查校准工作是否使用可追溯的已计量合格的标准量具，是否标明所用计量标准器具的名称、编号、校准有效期和计量合格证明编号。
3. 检查校验记录内容是否详细，保存是否完好。

- 典型缺陷及分析

1. 校准工作采用的计量标准器不符合国家相关规定，或所采用的标准器不适用某校验项目，例如，用一精度低的标准器校准一精度高的仪表。
2. 校准记录不完整，不具可追溯性。例如，校准记录中无计量标准器的相关信息。

第九十三条　衡器、量具、仪表、用于记录和控制的设备以及仪器应当有明显的标识，标明其校准有效期。

• 条款解读

1. 按照原有条款的基本原则，结合计量管理专业术语和管理要求，规范了计量相关专业术语的使用。

2. 提出增加校准有效期的标识要求。

3. 与生产相关的关键仪表的校准应根据相关法规要求及生产中积累的数据的可靠性修订校准周期。

• 风险策略

查看相关设备和计量器具是否有明显的合格标识，标明校准有效期，必要时核对国家法定部门定期检定的合格证书。

• 典型缺陷及分析

衡器、量具、仪表和控制的设备以及仪器现场无标识或者标识受损，外观不完整，标识被污染，无法正确识别其中信息，标识内容有空项，或仪表信息、校验日期及有效期等内容填写有错误等。

第九十四条　不得使用未经校准、超过校准有效期、失准的衡器、量具、仪表，以及用于记录和控制的设备、仪器的情况。

• 条款解读

根据计量管理基本原则，强调不得使用失效、失准的设备仪器。

• 风险策略

1. 结合校准台账、设备日志等，查看企业是否有使用未经校准、超过校准有效期、失准的衡器、量具、仪表以及用于记录和控制的设备、仪器。

2. 检查企业对发生失效、失准的情况是否有偏差处理程序并认真执行，如有发生，应检查前次校验合格后至发现偏差期间偏差对药品质量的影响。

• 典型缺陷及分析

典型缺陷：

1. 未经校验或已过校验有效期的衡器、量具、仪表以及用于记录和控制的设备、仪器仍在现场使用。

2. 现场发现计量器具超检定范围使用，如使用天平称量样品时，去掉加载药品后读数，读数为负数。

缺陷分析：天平校验时不包含负数范围数值，因此使用负数示值计数不符合要求；天平称量的样品重量在天平上显示的示值应在校验范围内。

第九十五条　在生产、包装、仓储过程中使用自动或电子设备的，应当按照操作规程定期进行校准和检查，确保其操作功能正常。校准和检查应当有相应的记录。

• 条款解读

针对现代化生产中日益增加的自动或电子设备提出相关的管理要求。

·风险策略

1. 检查企业是否对在生产、包装、仓储过程中使用的自动或电子设备建立校准和检查操作规程，特别需要提出的是企业必须在规程中规定出现异常情况的处置方法或预案。

2. 检查企业是否按照规程对设备定期进行校准和检查，应检查其校准和检查记录内容是否完整。日常使用期间是否有日常校准和检查的要求，并按要求执行。

·典型缺陷及分析

1. 计量管理规程内容不完整，对电子设备的校准仅有周期性的校准规定，但无日常使用期间的日常校准和检查的规定。

2. 生产过程中使用的自动或电子设备、仪器、仪表等，在生产操作前未对其校验日期是否在有效期内进行检查或确认。

第六节　制药用水

第九十六条　制药用水应当适合其用途，并符合《中华人民共和国药典》的质量标准及相关要求。制药用水至少应当采用饮用水。

·条款解读

1. 本条款是规范制药用水质量标准的基本原则，明确生产用水选择的依据为《中国药典》。现行《中国药典》规定制药用水分类及用途如下：

（1）饮用水：制备纯化水的水源，非无菌制剂内包装的初洗；设备容器的初洗；中药材、中药饮片的清洗、浸润、提取；无须化学纯化的原料药合成工序用水。现行《中国药典》规定饮用水不得用于制剂生产。

（2）纯化水：非无菌药品的配制溶剂或试验用水；可作为中药注射剂、滴眼剂等灭菌制剂所用饮片的提取溶剂；非无菌药品直接接触药品设备、器具和包装材料最后一次清洗用水；注射剂、无菌药品包材的初洗；非无菌原料药的精制；制备注射用水的水源。

（3）注射用水：无菌制剂与原料直接接触药品的包装材料的最后一次清洗用水；注射剂、无菌制剂的配制溶剂；无菌原料药的精制用水；灭菌注射用水的水源。

（4）纯化水、注射用水：现行《中国药典》新增了电导率测定，取消了氯化物、硫酸盐、钙盐与二氧化碳的检测；提高了对重金属含量的要求；纯化水中易氧化物和总有机碳可选做一项，注射用水取消了易氧化物项，增加了总有机碳。

2. 规范中的"相关要求"是指国家饮用水质量标准。

·风险策略

1. 查看企业所用制药用水是否符合制药工艺的要求，并与《中国药典》要求一致。饮用水应符合国家饮用水质量标准。

2. 查看纯化水和注射用水是否采用《中国药典》允许的制水工艺。

·典型缺陷及分析

生产工艺中使用的饮用水没有进行监测，不能确定其使用的饮用水是否符合国家饮用水的标准。

第九十七条 水处理设备及其输送系统的设计、安装、运行和维护应当确保制药用水达到设定的质量标准。水处理设备的运行不得超出其设计能力。

- **条款解读**

制药用水系统要保证制药用水达到设定的质量标准,包括物理和化学指标、微生物指标。同时基于验证状态维护的理念,明确制药用水系统运行不能超出其设计能力的要求。

- **风险策略**

1. 检查工艺用水系统运行及监控的相关标准操作规程,了解工艺用水制备原理、内控标准、系统运行控制参数范围、清洁消毒方法、取样监测点位置及编号。结合企业生产状况,检查水系统实际运行是否超出设备设计和验证的水处理能力。

2. 检查工艺用水系统的维护保养制度,了解从原水处理、机械过滤、活性炭过滤、离子交换、反渗透膜、EDI、保安过滤器、管道、呼吸器等各个关键环节的清洗、消毒(灭菌)、再生、更换以及其他维护保养措施;注意检查系统清洁、消毒方法、频率及日常监控结果。

3. 结合制水工艺流程示意图和分配管路图进行现场检查:
(1) 工艺用水的制备是否符合要求,制备工艺用水的原水是否符合相应标准。
(2) 纯化水和注射用水的储存是否符合要求。
(3) 纯化水和注射用水的分配是否符合要求。

4. 检查制水系统验证报告及年度质量回顾。关注趋势分析及当系统运行超过设定范围时,采取的纠偏措施等内容。

- **典型缺陷及分析**

1. 企业水系统日常运行控制参数,超出了当时系统验证时的控制参数范围,并且没有及时上报偏差,并未按偏差处理程序采取纠偏和预防措施。

2. 水系统在完成维护、维修、改造后,没有根据实际情况及时对水质情况进行分析确认,仍然按照日常检测周期对其进行水质检查,存在水质当时不合格没有被及时发现的风险。

3. 日常监测取样点设计不合理,水质监测缺乏代表性,如取样点数量不够、布局不符合要求、取样点不易取样等。

第九十八条 纯化水、注射用水储罐和输送管道所用材料应当无毒、耐腐蚀;储罐的通气口应当安装不脱落纤维的疏水性除菌滤器;管道的设计和安装应当避免死角、盲管。

- **风险策略**

1. 查看水系统设计确认报告,查看纯化水、注射用水储罐和输送管道所用材料是否无毒、耐腐蚀。
2. 现场检查结合检查滤器档案,确认储罐的通气口是否安装不脱落纤维的疏水性除菌滤器。
3. 查看工艺用水分配管路图,同时现场查看管道是否存在死角、盲管。

- **典型缺陷及分析**

1. 水系统储罐、管道选材所用材质报告存档不完整。
2. 对水系统某段管道进行更换,更换后所用材料为304L或316L不锈钢材质,却未对管路实施酸洗钝化,若管路未形成保护膜,会增加不耐腐蚀的风险。
3. 企业水系统储罐通气口处安装的除菌过滤器为不脱落纤维的疏水性除菌过滤器,而车间在日常的生产和维护中，未按照相关规定对其进行定期更换，不能确保有效地截留细菌和尘粒，易带来水系统污染的风险。

4. 管道设计不合理，有超过管径 6 倍的盲管。

第九十九条 纯化水、注射用水的制备、贮存和分配应当能够防止微生物的滋生。纯化水可采用循环，注射用水可采用 70℃以上保温循环。

- **条款解读**

根据水系统防止微生物滋生和污染防范措施的要求，提出了建议，从法规规范角度取消 80℃以上保温、65℃以上保温循环或 4℃以下存放的表述，参考欧盟、WHO 对水系统要求（70℃以上保温循环的要求，统一为 70℃以上保温循环的方式）。企业根据具体产品工艺特点采用哪种方式，需要通过其验证数据和连续监测的数据来证明水系统运行方式符合要求。

- **风险策略**

1. 现场检查纯化水、注射用水的制备、贮存和分配系统是否设计合理，是否能够防止微生物的滋生。

2. 检查纯化水是否采用循环，注射用水是否采用 70℃以上保温循环，或是否采用其他有效防止微生物滋生的措施。

3. 检查水系统验证方案、报告和水质数据年度质量回顾，关注系统微生物污染控制情况。

4. 检查注射用水的保温控制装置安装是否合理，是否能有效保证 70℃以上保温循环。

5. 检查注射用水回水流速、温度是否符合要求，回水温度达不到要求时是否有处理措施。

- **典型缺陷及分析**

1. 注射用水循环温度的监测探头安装位置，未充分考虑整个循环系统的温度最低点，可能会造成系统的部分温度低于 70℃循环，易造成系统的微生物滋生。

2. 企业水系统水质数据年度质量回顾中，未对微生物情况进行趋势分析，不利于分析系统微生物控制情况。

3. 多个车间共用一套制水系统，储罐采用并联方式各自运行。当某个车间停产时，水系统的储存、分配管路停止运行，停用系统再次恢复使用前未对清洁、灭菌和再确认情况作出评价和规定，停运部分形成盲端，易于滋生微生物。

第一百条 应当对制药用水及原水的水质进行定期监测，并有相应的记录。

- **条款解读**

1. 增加了对原水水质进行监测的要求。
2. 原水是企业自制饮用水的水源。

- **风险策略**

1. 查看企业是否制定对制药用水及原水的水质进行定期监测的管理规程。
2. 检查企业是否按规定对制药用水系统进行日常定期检测，并出具报告。
3. 检查企业对原水水质是否制定监测规程，并定期进行检测。

·典型缺陷及分析

企业未制定对制药用水的原水（饮用水或纯化水）进行定期监测的管理规程，未对原水进行定期监测和记录。

第一百零一条 应当按照操作规程对纯化水、注射用水管道进行清洗消毒，并有相关记录。发现制药用水微生物污染达到警戒限度、纠偏限度时应当按照操作规程处理。

·条款解读

鉴于工艺用水在药品生产当中的重要作用，基于"防患于未然"的指导思想，在工艺用水的管理当中引入了"警戒限度""纠偏限度"的概念，系统地结合了质量回顾和偏差控制的理念。实际操控中要求做到：达到"警戒限度"要有"报警"，达到"纠偏限度"要有"行动"，应当杜绝超过"控制限"的情况发生，所有偏差的出现要有记录并形成"台账"，对台账内容要有"偏差分析"，经过分析后应当采取措施，实施"偏差纠正和偏差控制"。

·风险策略

1. 检查企业制定的纯化水、注射用水管道清洁消毒操作规程和相关记录。
2. 检查企业是否结合水系统质量回顾和趋势分析，确定制药用水微生物污染的警戒限度和纠偏限度，是否制定了相关的操作规程，并按规程执行。

·典型缺陷及分析

1. 企业的操作规程中，未明确规定纯化水和注射用水的微生物污染达到警戒限度和纠偏限度后，如何进行处理的内容。
2. 水系统日常监测过程中，发现微生物超过纠偏限度时，企业未按照相关规定进行偏差分析和采取纠正预防措施。
3. 未对水系统运行过程中出现的偏差进行分析处理。

◎**问题讨论：停产期间，纯化水系统的管理如何进行？**

（1）停产前，纯化水系统的监控频率是否与日常监控频率一致？对于车间停产前的最后一天用水，是否需要对相应的用水点额外进行取样检测？

（2）停产期间，纯化水系统如果不停机，是否需要按日常监控频率进行水质监控？此时我们认为纯化水系统的运行跟正常生产时的运行状态不一样，因为几乎没有新鲜的纯化水产生，若进行水质监控，其警戒线是否不能沿用正常生产时的警戒线？如果停机，是否一定要排空并吹干管路？如何确保管路全被吹干？

（3）复产前，纯化水系统所有水点都需要取样检测吗？需要连续取样多少天？车间需要等微生物检测结果合格后才能使用吗？

上述列举的这些情况属于水系统运行中的特殊类型，对于这些情况，在水系统验证确认时应予以考虑，如果没有在水系统验证时进行考察，建议企业按照风险评估进行。

（1）停产前，纯化水系统的监控频率与日常监控频率一致，按照水系统日常的监控频率执行，水系统持续运行，水系统持续监控，无须额外的测试。

（2）停产期间，应该基于停产方案，如果分配系统使用点不进行使用，可基于评估只监控代表性水点，代表整个水系统的质量情况，恢复生产前进行全部检测。

此时我们认为纯化水系统的运行跟正常生产时的运行状态不一样，因为几乎没有新鲜的纯化水产生，没有水在使用，属于比较差的条件，建议沿用正常生产的警戒线，便于管理，同时没有产品生产，属于严格控制，相对风险也较小。

基于停机研究，水系统最长时间的维持能力如果在验证和研究的时间内，可直接使用，这种情况类似于停电研究，如果超出最长时间则需要排空和消毒等操作。

（3）复产前，纯化水系统所有水点需要全部检测，具体检测的时间视停产的时间而定。复产前应进行相关的消毒和检测，建议连续取样至少一周的数据，可以不等微生物结果，但微生物结果出具前产品不得放行。

第六章

物料与产品

物料与产品管理涵盖从原辅料进厂到成品出厂的全过程，涉及企业生产和质量管理的所有部门，企业应建立物料管理系统，确保物料流向清晰、具有可追溯性，从原料批号可追溯到成品；物料标识、质量状态明确，防止差错和混淆；物料适当储存，确保物料质量。产品管理涵盖了中间产品和待包装产品的转运、储存和放行及成品的接收入库、储存、发运和退回，以及不合格产品处理等环节。对产品的管理主要集中在中间产品质量保证、产品合理储存、控制放行和可追溯四个方面。

第一节 原 则

第一百零二条 药品生产所用的原辅料、与药品直接接触的包装材料应当符合相应的质量标准。药品上直接印字所用油墨应当符合食用标准要求。

进口原辅料应当符合国家相关的进口管理规定。

· 条款解读

企业应建立药品生产所用的原辅料及与药品直接接触的包装材料的质量标准，物料的质量标准应符合现行的法定标准，且不应低于注册或申报标准，进口原辅料应符合国家相关的进口管理规定，质量标准应按照操作规程进行管理，并有相应的记录。

· 风险策略

物料的定义：物料是指药品生产用原料、辅料和包装材料。

1. 查看药品生产所使用的原辅料及与药品直接接触的包装材料是否建立了内控质量标准。

2. 查看内控质量标准是否与相应的现行《中国药典》、局颁标准、行业标准或注册标准等国家标准要求一致。如注册标准高于现行《中国药典》、局颁标准、行业标准，应执行注册标准。

3. 查看物料内控质量标准，结合产品生产工艺要求和中间控制方法，评估物料质量标准项目和限度制定的合理性和充分性。

4. 质量标准所包含的内容应符合《药品生产质量管理规范》（2010年修订）第八章第二节的要求。

5. 中间产品或原料药生产中使用的某些材料，如工艺助剂、垫圈或其他材料，可能对产品质量有重要影响时，也应当制定相应材料的质量标准。

6. 检查油墨的标准，对于在药品上直接印字使用的油墨应符合食用级标准，检查油墨供应商档案，检查油墨的采购、验收、质量检验等是否符合规定。

7. 进口原辅料是否符合国家相关的进口管理规定。例如：进口原料药应有《进口药品注册证》《医药产品注册证》《进口药品检验报告书》或《进口药品通关单》和首次进口的《进口药品检验报告单》。可参考《药品注册管理办法》（国家食品药品监督管理局令第28号）、《药用辅料注册申报资料要求》（食药监注函〔2005〕61号）和《化学药品注射剂和多组分生化药注射剂基本技术要求》（国食药监注

〔2008〕7号）等。

8. 抽查物料进厂检验记录，确认是否严格按照内控标准检验并出具报告。

• **典型缺陷及分析**

1. 典型缺陷：某制剂产品所使用的原料生产工艺中使用了溶媒，但企业内控标准中缺少该溶媒残留项目的检测。

缺陷分析：应根据产品的特性制定原辅料的杂质检测项目，如原辅料生产过程中使用了有机溶媒，物料的内控质量标准中应进行该溶媒项目的检测。

2. 典型缺陷：缺少直接在药品上印字所用油墨的企业内控质量标准。

缺陷分析：直接在药品上印字所用油墨应制定最低符合食用要求的质量标准，并对油墨的供应商进行规范管理。

◎ **问题讨论1**：D级洁净区非无菌原料药要求检测内毒素，如何控制？措施有哪些？如何写风险评估报告？

1. 在D级洁净区（非无菌区域）中生产的非无菌原料药，要对内毒素进行检测。常见的控制措施有原辅料控制，生产设备和环境控制，有效的人员培训，数据分析和趋势监控。

在D级洁净区内使用非无菌原料药时，需要对内毒素进行检测，并采取相应的控制措施，以确保产品的质量和安全。

2. 控制措施。

（1）选择优质供应商：选择可靠的供应商，确保从他们那里获得高质量的原料药，并要求供应商提供内毒素测试的结果。

（2）内毒素测试：对每批非无菌原料药进行内毒素测试，确保其符合规定。内毒素测试通常使用LAL试剂，这是一种常用的内毒素检测方法。

（3）严格记录和跟踪：建立完整的记录和跟踪系统，记录每批原料药的内毒素测试结果，确保跟踪到药品制造的每个步骤。

3. 风险评估：进行风险评估，识别可能导致内毒素污染的风险因素，并采取相应的预防措施。

风险评估报告是对潜在风险进行系统分析和评估的文档。在编写风险评估报告时，可以考虑以下步骤：

（1）风险辨识：识别可能导致内毒素污染的因素，例如原料药的来源、供应链、生产过程、操作环境等。

（2）风险评估：对辨识的风险进行定性或定量评估，评估其对产品质量和安全的潜在影响。

（3）风险控制：提出相应的风险控制措施，例如内毒素测试、供应商选择、设备清洁和消毒等，以降低风险发生的可能性。

（4）风险监控：制定监控措施，定期评估风险控制措施的有效性，并确保实施过程的符合性。

（5）风险通信：将风险评估结果和控制措施有效地与相关利益相关方进行沟通，确保他们了解风险和控制措施的重要性。

风险评估应基于使用方的用途，如果是用于注射剂生产，一般是配制后除菌过滤、灌装，这些步骤是不能除去内毒素的，要求原料药生产商控制内毒素。注射剂厂家购买免洗胶塞，同样也要求胶塞生产商控制内毒素。这些要求应该在质量协议中制定，控制措施应根据原料药的工艺研究开发。

最终用途是注射剂的非无菌原料药，需要检测细菌内毒素。

细菌内毒素的来源主要是原辅料（例如最后一步精制过程使用的物料），包括水（水的标准）、设备的清洁（清洁程序是否有效，是否能有效避免微生物的滋生）、环境控制（环境监测情况）、过滤器（过滤器的更换频率、完整性测试等）等，风险评估可以考虑。

◎**问题讨论2：** 如何评估原料药生产使用的搪玻璃反应釜对产品元素杂质的影响？化学合成原料药制备过程中通常使用搪玻璃反应釜，搪玻璃中与物料接触的釉层组分比较复杂，可能含有硅、钙、镁、钾、铝、钠、硼、磷、钡、钛、钴等多种元素，在做元素杂质评估中如何考虑，是要考虑所有成分吗？或者当前有什么比较被认可的做法？

根据ICH Q3D，"由生产设备引入的潜在元素杂质：此来源元素杂质的贡献有限，应根据药品生产所用的生产设备确定需考虑的元素杂质的种类""通常，当评估从生产设备中可能浸出或迁移的元素杂质时，一个具体原料药的制备过程比制剂过程更具代表性"。在具体评估时，评估过程可参考ICH Q3D-5.5评估。

这种情况是原料药的合成，且此设备与原料直接接触，结合法规来说是需要考虑这个风险，可以再找找文献有没有讨论在反应过程中元素杂质从设备迁移到原料药中的可能性。如找不到文献的话，可以把这些元素杂质都测一测。不过，提到的元素中硅、钙、镁、钾、铝、钠、硼、磷、钛都没有列在ICH Q3D-附录2中，这些是不需要专门进行检测的。一般原料药的元素杂质评估，会把ICH Q3D-附录2中列出的元素杂质进行检测。

另外，API DMF的32S杂质章节中元素杂质评估的部分，一般会讨论是否有意添加元素（如催化剂中含有元素杂质），但是很少看到讨论由设备引入的元素杂质（而制剂生产商在评估元素杂质的时候，则一般会讨论是否有设备迁移出元素杂质的风险）。一般会测三批工艺生产的API，证明API中含的元素杂质含量在可接受范围内。如果三批产品的各元素杂质含量都远低于接受标准，则可注明风险评估表示风险很低，无须在放行时每批都检测。

ICH Q3D（R2）元素杂质指导原则：由生产设备引入的潜在元素杂质：此来源元素杂质的贡献有限，应根据药品生产所用的生产设备确定需考虑的元素杂质的种类。工艺知识的应用、设备选择、设备认证以及GMP控制都能保证来自生产设备的元素杂质的贡献较低。根据对与药品组分接触的生产设备组件组成的认知，对关注的特定元素杂质进行评估。此来源元素杂质的风险评估可以被用于有着相似生产工艺的多种药品。

通常，当评估从生产设备中可能浸出或迁移的元素杂质时，一个具体原料药的制备过程比制剂过程更具代表性。来自制剂生产设备的元素杂质的贡献预计会低于原料药观察到的贡献。然而，根据对工艺的认知或理解，如果不是上述这种情况，申请人还应在风险评估中考虑从制剂生产设备引入元素杂质的可能性（如热熔挤出）。

ICH Q3D不仅针对药品或辅料中的反应物、催化剂，也考虑生产设备、水、容器系统的贡献。ICH Q3D强调基于风险的控制策略来控制元素杂质。

◎**问题讨论3：药用辅料的分类管理都有哪些？**

药用辅料的分类管理是指由于应用于不同的给药途径的同一辅料，其质量要求、安全性评价存在差异，需要根据对各类药用辅料的风险评估，针对不同的风险级别采取不同的监管措施。该问题应将着眼于药用辅料从审批管理到生产管理整个的管理过程，针对这两个阶段对不同的风险级别的药用辅料提出不同的监管措施，最终保证药物制剂的质量安全。

1. 药用辅料的审批。

从审批管理的角度，药用辅料可分为：未在人类应用过的或完全创新的药用辅料、国外已用作药用辅料但国内未使用过的、曾用于食品添加剂或化妆品基质但从未用作药用辅料的、已有的药用辅料但其使用方法与以前的使用方法（剂量、途径）不同的。对于以上4种类别，不同风险级别的药用辅料应该申报不同的安全性数据。

（1）未应用过的或完全创新辅料。

（2）国外已使用但国内未使用过的药用辅料。当一种药用辅料在另一个国家或地区用于相似的药品，且使用剂量、疗程、给药途径相同，此时，申报者可以申请免除第一类新药用辅料所进行的安全性试验，只需证明该类药用辅料与第一类药用辅料具有生物等效性或相同活性即可。此类药用辅料对于3种给药途径做相同要求。

（3）曾用于食品添加剂或化妆品基质但从未作药用的辅料。对于将曾经应用于食品或化妆品的物质作为药用辅料，该药用辅料应用的最终药物制剂经胃肠道给药时，若其用量、疗程都不超过食品或化妆品的规定，则不需要提供任何新的试验数据。若应用该药用辅料的最终药物制剂注射给药时，则需提供该药用辅料不具有急性注射毒性等安全性试验数据。若应用该药用辅料的最终药物制剂经皮肤或黏膜给药时，则需补充它在使用部位的评价等安全性数据。

（4）使用方法发生变更的药用辅料。所谓使用方法发生变更的药用辅料是指，已有的药用辅料的使用方法与以前的使用方法（给药途径、剂量）不同。已有药用辅料改变给药途径的，原药用辅料的最终药物制剂注射给药途径，则可直接应用于口服给药或皮肤黏膜给药，不需要再补充安全性试验数据。原药用辅料的最终药物制剂用于口服给药途径时，若该物质再用于人类已有应用经验以外的其他给药途径，则需加做其他给药途径的一些特殊安全性试验。已有药用辅料的疗程和/或用量改变，则需补做相关的安全性试验。

2. 药用辅料的生产监管。

（1）口服给药途径。药用辅料最终用于口服给药的药物制剂生产，其生产企业可以是化工、食品或其他企业，生产过程推荐但不强制实施药用辅料的生产质量规范（GMP），但其生产必须满足药用辅料购买企业即药物制剂生产企业要求，与其所生产药品的质量相匹配。

（2）注射给药途径。药用辅料最终用于注射给药途径的药物制剂的生产，其生产企业必须为专门进行药用辅料生产的企业，取得药监部门颁发的批准文号，通过药监部门药用辅料GMP质量管理体系认证，并且其生产过程须强制实施药用辅料GMP。

（3）其他给药途径。药用辅料最终用于其他给药途径的药物制剂生产，其生产企业必须为食品企业或药用辅料的专门生产企业，生产过程推荐实施药用辅料GMP管理，满足药品生产企业质量要求。

（4）同一药用辅料最终用于不同的给药途径。同一药用辅料的生产企业可以供应不同的药品生产企业和（或）同一药品生产企业不同给药途径药物制剂的生产。此时，该药用辅料生产企业可以根据订单的不同分别处理，借鉴药品生产企业洁净生产的10 000级洁净室内的局部百级设置，即对于注射剂的生产厂家所需要的药用辅料严格按照GMP规定生产，其他给药途径的药品生产厂家则不强制按照GMP要求生产。由此，既降低了药用辅料生产企业的生产成本，同时保证了不同风险级别药品的安全生产。

（5）用于注射剂生产所需的微量无活性添加剂。对于用于矫味剂等不具有活性的药用辅料的生产，没必要强制实施GMP，可以将其作为杂质在药物制剂的生产过程中对其质量进行控制，从而制定一定的企业内部标准，非活性药用辅料的生产企业按照该质量标准进行生产。

第一百零三条 应当建立物料和产品的操作规程，确保物料和产品的正确接收、贮存、发放、使用和发运，防止污染、交叉污染、混淆和差错。物料和产品的处理应当按照操作规程或工艺规程执行，并有记录。

· 条款解读

药品生产企业应制定物料管理的相关规定、操作规程和记录，涵盖从物料接收、贮存到发放、使用的整个过程。在整个过程中采取必要的措施防止物料交叉污染、混淆和差错,并有记录。

- **风险策略**

1. 查看物料接收、贮存、发放、使用和发运的相关管理规定、操作规程和记录。
2. 查看物料的接收、请验、取样、放行、拒收、储存、发放(至生产)的操作规程,物料部门应建立物料库卡、物料台账等,物料存放位置应与库卡上标明的一致。
3. 物料储存的仓库是否有防止昆虫、鸟类、鼠类等动物进入的措施,是否有有效的通风、降温、除湿、温度监控仪器且有详细的记录。
4. 查看生产部门相关环节:物料领取(从库房)、车间暂存、称量配(备)料、暂存(待投料)。
5. 不合格物料:储存、处理(销毁或退货等)。
6. 检查是否使用专用槽车来防止大宗液体物料运输过程中的交叉污染,检查是否对每车物料进行取样检验;若未使用专用槽车来运送物料,应采取适当的措施来避免来自槽车导致的交叉污染。
7. 检查物料的放行、发放和使用是否符合相关规定。
8. 物料是否经质量管理部门放行后发放使用。
9. 物料的使用是否采用"先进先出和近效期先出"的原则。
10. 检查物料是否有适当的标识,标识数量是否与实际相一致。
11. 检查物料的储存条件、物料复验、取样封口的相关规定和要求,若出现偏差后是否采取相关处理程序。

- **典型缺陷及分析**

典型缺陷:物料标识重量与实际不符;货位卡信息与实物不符。

缺陷分析:物料标识更改不及时,物料的发放和使用应做到动态管理,确保标识与实际重量一致。

第一百零四条 物料供应商的确定及变更应当进行质量评估,并经质量管理部门批准后方可采购。

- **条款解读**

企业应建立供应商的管理程序,内容至少涵盖供应商的评估、审计、批准、撤销、变更等,供应商最终由质量部门批准。

- **风险策略**

1. 检查是否制定了物料供应商的确定和变更管理程序,程序是否包含了对供应商进行评估、审计、批准、撤销、变更等内容。
2. 应根据供应商管理程序,建立经质量部门批准的合格供应商清单,抽查主要物料供应商档案,检查供应商资质证明文件是否齐全并符合法规要求。
3. 检查是否对供应商进行定期评估,是否制定了供应商现场审计计划并执行。检查可结合《药品生产质量管理规范》(2010年修订)正文第十章第七节"供应商的评估和批准"。

- **典型缺陷及分析**

1. 生产所使用的某主要物料未按照供应商管理规定进行现场审计。
2. 物料供应商的企业名称进行了变更,未及时补充供应商更名后的相关资质。

第一百零五条 物料和产品的运输应当能够满足其保证质量的要求,对运输有特殊要求的,其运输条件应当予以确认。

·条款解读

物料和产品在运输过程中，应针对所运送物料和产品的包装条件和道路状况，采取相应的措施，防止物料和产品的破损和混淆；应针对物料和产品的储存条件要求，采取相应的措施，确保整个运输过程符合其储存条件的要求。

·风险策略

1. 企业是否建立了物料和产品在运输方面保证其质量要求的管理规定，对有特殊要求的物料和产品，检查其运输条件控制方法是否有效并予以确认。

2. 查看企业对承运商承运能力及质量体系的考察与选择，协议中是否涵盖特殊运输条件要求及相关的确认资料。

3. 查看企业在物料和产品运输方面的相关记录，尤其是有特殊要求的，在运输过程中是否进行了运输条件监控并保存了记录。

·典型缺陷及分析

典型缺陷：冷链运输的产品在与运输商签署的质量运输协议中，未制定所运输产品的温度控制要求。

缺陷分析：需要冷链运输的产品在与运输商签署的质量运输协议中应包含所运输产品的温度控制条件要求，且运输车应经过温度分布验证，安装实时监控记录设备，确保整个运输过程中温度可控且符合要求。

第一百零六条 原辅料、与药品直接接触的包装材料和印刷包装材料的接收应当有操作规程，所有到货物料均应当检查，以确保与订单一致，并确认供应商已经质量管理部门批准。物料的外包装应当有标签，并注明规定的信息。必要时，还应当进行清洁，发现外包装损坏或其他可能影响物料质量的问题，应当向质量管理部门报告并进行调查和记录。

每次接收均应当有记录，内容包括：

（一）交货单和包装容器上所注物料的名称。

（二）企业内部所用物料名称和（或）代码。

（三）接收日期。

（四）供应商和生产商（如不同）的名称。

（五）供应商和生产商（如不同）标识的批号。

（六）接收总量和包装容器数量。

（七）接收后企业指定的批号或流水号。

（八）有关说明（如包装状况）。

·条款解读

物料接收是物料入厂的第一个环节，是仓库物料管理工作的关键所在，是防止伪劣物料入库，保证物料质量的重要环节。

·风险策略

1. 物料代码：企业对每一种物料编制唯一的代码，规格不同的同一种物料其代码也不同。物料代码是物料在企业内部的"身份证"，可在企业内部统一使用。通过物料代码能有效识别物料的种类、具体名称、规格及标准，能有效防止混淆和差错。

2. 查看企业物料接收的相关操作规程。

3. 检查仓库是否有经质量部门批准的合格供应商清单，并按规定执行。

4. 检查物料接收操作规程，是否包括了物料名称、代码、规格、数量、接收日期、供应商名称、供应商批号、接收数量、包装容器数量和企业指定的批号或流水号等内容。

5. 操作规程中是否规定了如出现包装不完整或破损、标识信息不全或不正确、与订单或合格供应商清单不符等问题时，应向质量管理部门报告，并进行调查和记录的内容。

6. 现场查看物料接收过程：物料的接收过程是否与操作规程的规定相符并有相应的记录。

7. 如果收到的物料表面不干净，是否对物料进行了清洁。

8. 物料接收区域是否能够保护物料避免受恶劣天气的影响，如接收区是否有雨篷或其他保护措施。

9. 物料接收是否有对物料数量进行验收的规定，称量前是否对称量器具进行了校验并有记录，称量过程是否有记录。

- **典型缺陷及分析**

1. 物料部门无经质量部门批准的合格供应商清单，库房内有超出合格供应商清单之外的物料。

2. 来料验收称量的计量器具没有进行定期校验，且称量前没有用标准砝码进行校验。

第一百零七条 物料接收和成品生产后应当及时按照待验管理，直至放行。

- **条款解读**

对待验物料和产品在放行前进行有效的隔离控制，有助于防止差错的发生，本条款要求对待验物料和产品的质量状态、标识、贮存位置按"待验"质量状态进行有效管理。

- **风险策略**

1. 企业是否制定物料接收和成品生产后按照待验管理的相关规定。

2. 查看是否有与企业生产规模相适应的接收区或待验区，是否有在库物料或成品的质量状态控制情况、相关规程和记录。是否采取措施确保物料或成品在放行前处于受控状态，避免混淆、误用。物料台账是否清晰、完整、及时、易于查询。

3. 查看物料是否在放行后可用于生产。

- **典型缺陷及分析**

典型缺陷：物料质量状态为"待验"，但物料已经发放用于生产。

缺陷分析：物料合格后，未及时对其质量状态进行更改，物料质量状态应进行动态管理，根据物料状态及时更换状态标识。

第一百零八条 物料和产品应当根据其性质有序分批贮存和周转，发放及发运应当符合先进先出和近效期先出的原则。

- **条款解读**

本条款强调要根据物料和产品的性质设置储存条件，对物料进行分批储存和发放使用。"先进先出和近效期先出"的原则是在效期内确保物料质量的基本原则。

·风险策略

1. 企业是否制定了物料、产品储存和周转相关规定，是否符合本条款要求。
2. 现场查看是否根据物料和产品的性质对其进行分库或分区存放。
3. 物料是否按照品种、批号和规格分别存放。
4. 物料和产品的发放/发运是否按批发放使用，发放是否符合"先进先出（FIFO）和近效期先出（FEFO）"的原则。
5. 物料发放是否参照零头物料（一般为开封过的物料，如取过样）先发放的原则。
6. 查看仓库中的物料是否按照物料包装上的储存条件分别在其相应的常温、阴凉或冷库中储存。

·典型缺陷及分析

典型缺陷：物料未按照"先进先出"的原则进行发放。

缺陷分析：物料未按照"先进先出"的原则进行发放使用，有导致在库物料超出储存期的风险，为确保所使用物料的质量，应严格按照"先进先出和近效期先出"的原则进行物料的发放。

第一百零九条 使用计算机化仓储管理的，应当有相应的操作规程，防止因系统故障、停机等特殊情况而造成物料和产品的混淆和差错。

使用完全计算机化仓储管理系统进行识别的，物料、产品等相关信息可不必以书面可读的方式标出。

·条款解读

基于风险控制的原则，采用计算机化系统进行物料管理，应有对系统发生故障时的应急处理措施，降低风险。

·风险策略

1. 完全计算机化仓储管理系统：是指完全依靠计算机化仓储管理系统实现对物料和产品基本信息和质量状态（待验、合格、不合格）的控制，除条形码或电子标签外使用纸质标签和状态标识，不使用纸质仓储台账。
2. 查看仓储计算机验证相关文件，检查系统验证文件是否包括物料状态改变的相应操作规程、内容测试，检查是否只有受权人登录计算机系统才可以更改物料状态，是否有经批准的受权人清单。
3. 查看是否有有效保证计算机化系统可靠性的相关管理规定、操作规程、数据和记录，确认是否满足防止物料和产品混淆和差错的要求。
4. 仓储管理相关规程中是否有对系统故障、停机等特殊情况的紧急处理措施。
5. 抽查单个货位的实物种类、规格、批号和数量、状态与计算机系统内的信息是否相符。

·典型缺陷及分析

典型缺陷：仓储计算机系统内的个别成品生产日期与入库日期不匹配。仓储计算机系统出现故障，自动生成的入库日期出现错误，显示的产品入库日期先于生产日期。

缺陷分析：计算机系统出现故障应及时修复，重新进行验证，并对错误信息及时进行全面更正，确保系统内所有物料在所有时间段的质量状态正确无误。

第二节　原辅料

第一百一十条　应当制定相应的操作规程，采取核对或检验等适当措施，确认每一包装内的原辅料正确无误。

· **条款解读**

确保物料原包装的内容物与标识一致，是物料入库接收时的重要控制指标，基于生产实际控制的需要，企业可基于风险控制的原则，采取一种或多种手段以保证物料的正确性，如对供应商的系统控制或对物料进行红外鉴别等方式。

· **风险策略**

1. 查看物料鉴别或核对确认的操作规程，抽查相关记录，确认是否按规定对每种物料、每个批次、每次进货的每一件包装的内容物均进行了鉴别或核对确认。

2. 如采用逐件核对的确认方式则应确保：对于由原辅料生产商直接供货的情形，企业应通过审计能够确认原辅料生产商有健全的质量管理体系，其生产操作经验证确认能够确保单件原辅料的标签不会贴错；对于由经销商供应原辅料的情形，除符合前一条件外，企业还应通过审计能够确认经销商资质齐全，规范可靠，能确保原辅料自离开其生产企业直至到达本企业的整个过程中，其质量没有受到任何影响。

· **典型缺陷及分析**

典型缺陷：没有对进厂物料进行逐件核对或鉴别，也没有进行供应商现场质量审计。

缺陷分析：对于不对物料进行逐件核对或鉴别的情形，应对物料供应商进行现场审计，确保生产过程准确无误，保证每件物料的标签不会贴错。

第一百一十一条　一次接收数个批次的物料，应当按批取样、检验、放行。

· **条款解读**

本条款强调多批号一次接收的物料需按照生产商的生产批号分别取样、检验和放行，不允许将不同批号的物料混为一批，对于同一供应商、同一批号物料多次接收的情况，也应该分别取样、检验和放行。

· **风险策略**

1. 企业是否制定了仓库管理及物料取样操作规程，是否符合本条款的要求。

2. 抽查物料检验放行相关记录是否符合规定。关注同种物料同一批号多次到货是否分别取样、检验和放行。

3. 现场检查取样过程：

（1）物料取样人员是否经过了适当的培训，是否有书面的培训计划和记录。

（2）查看是否在规定的地点、用规定的取样方法和取样容器等，避免取样的物料受到污染或污染其他物料。

（3）取样区的洁净级别是否与生产产品的物料称量环境要求一致，洁净区是否进行了相应的级别确认并定期进行环境监测。

（4）取样后物料的包装是否恢复原包装或使包装保持严密，防止物料污染。

（5）取样后，样品包装容器上是否有取样标签。

· 典型缺陷及分析

对一次接收的多个批次的物料，混为一批进行取样、检验和放行。

第一百一十二条 仓储区内的原辅料应当有适当的标识，并至少标明下述内容：

（一）指定的物料名称和企业内部的物料代码。

（二）企业接收时设定的批号。

（三）物料质量状态（如待验、合格、不合格、已取样）。

（四）有效期或复验期。

· 条款解读

原辅料接收入库后应进行标识，标识包括物料信息标识和质量状态标识。

· 风险策略

1. 查看相关物料标识的管理规定是否符合本条款的要求。

2. 查看仓库已接收的原辅料的标识信息是否满足相关的规定。

· 典型缺陷及分析

典型缺陷：物料标识中缺少企业内部物料代码。

缺陷分析：企业应制定每一种物料唯一识别的物料代码，可根据该代码实现对物料的追溯和管理。

第一百一十三条 只有经质量管理部门批准放行并在有效期或复验期内的原辅料方可使用。

· 条款解读

根据质量管理部的工作职责，提出质量管理部门对物料放行控制的条款，有助于强化质量管理部门对物料的管理责任。

· 风险策略

1. 查看原辅料审核放行程序，是否根据物料的检验及验收结果进行放行，原辅料是否由质量管理部门批准放行。

2. 抽查原辅料的使用情况，检查其是否在有效期或复验期内。

· 典型缺陷及分析

典型缺陷：将超出复验期的物料用于生产。

缺陷分析：物料应在复验期内使用，如到复验期没有进行复验而用于生产，会导致生产使用了不合格物料的风险。物料应在接近复验期之前进行复验，合格后方可继续用于生产。

◎**问题讨论：原料药复验合格后可以再贮存多久？可以复验几次？**

原料药的复检期：通常对多数已知不稳定的生物技术/生物原料药和某些抗生素，建立确认的是有效期，而对多数较稳定的化学原料药，建立确认的实为复检期。复检期是在此期间内，只要原料药保存于规定的条件下，就认为其符合质量标准，并可用于生产相应的制剂；而在此期限后，如果用该批原料药生产制剂,则必须进行质量符合性复检;若复检结果显示其质量仍符合质量标准,则应立即使用;一批原料药可以进行多次复检,且每次复检后可以使用其中的一部分,只要其质量一直符合质量标准即可。

化学药物（原料药和制剂）稳定性研究技术指导原则：该要求与 ICH Q1A 的要求一致,具体法规原文如下：原辅料复验总次数不超过3次。包装材料不限制复验次数。

复验的次数：没有法规规定可以进行多少次的复验或复验期不得超过多久,所以理论上可以进行无数次复验,而复验期可以一直延续下去。但事实上,基于物料本身性质的不同,长期保存的物料是会发生变化的,而很多情况下,这样的变化在物料原先的质量标准涉及的指标或方法条件下不一定能够监控到。物料是否可以执行复验期管理,可以进行多少次复验,复验期的长短以及每次复验后延长多少,应基于物料本身的性质和特点进行具体判断。例如无机盐类（NaCl 是一个典型的例子）性质相对稳定,经过复验通常可以合理地延长其使用期限;而性质相对不稳定的物质（通常是有机物）则应更仔细地评估其可以接受的复验次数和每次复验后可以延期的长短。因此不建议企业不区分物料类型和物料性质,无限制地使用复验来延长贮存期限。比如,某些工厂的做法是最多进行 1~2 次复验,每次复验后,延长的贮存期限是原先的一半。当然各个企业可以在科学和风险评估的基础上根据具体物料特性的差异确定复验期和复验次数。

在我国,原料药是按照药品和有效期管理的。一般这个复验期是指有效期内的复验。

（1）上市后,在中国按照有效期管理。有效期之前都可以复验。

（2）上市后,在欧美申报,可以按照复验期管理,如果厂家的稳定性数据不足,自己可以做稳定性研究。有数据之前一般来说最多复验两次,每次减半。

（3）上市前,根据稳定性数据。

GMP 第一百一十四条规定原辅料应当按照有效期或复验期贮存。贮存期内,如发现对质量有不良影响的特殊情况,应当进行复验。但第一百一十四条中关于"复验期"的规定不能作为原料药超出有效期后复验并继续使用的依据,按照我国的药品法规,原料药应严格执行药监部门所批准的有效期,超出有效期则不能继续作为合格原料药使用。

企业需要对物料的复验期作出书面规定,内容可以包括何种物料需要定期复验、复验项目、复验的时间间隔、可以复验的次数等。一般没有有效期或复验期的物料、性质非常稳定的物料和批量较大但用量不大的物料都适合通过复验的方式建立合适的复验期,来确保在质量有保障的前提下延长物料使用周期。对于性质不稳定,或使用周期短的物料建议建立一定贮存要求下的有效期进行控制。

复验期到了进行复验合格后还是维持原来的有效期,有效期到了理论上应该进行报废处理。

第一百一十四条 原辅料应当按照有效期或复验期贮存。贮存期内,如发现对质量有不良影响的特殊情况,应当进行复验。

·条款解读

企业可以对物料的储存期限规定为有效期或复验期,超过有效期的物料不得使用,在复验期之前进行复验且合格的物料可继续使用。

·风险策略

1. 查看规定物料储存期限的相关文件,检查企业是否结合原辅料的特性和使用情况规定了物料的储存期或复验期;是否制定到复验期物料提前申请复验的时限,是否规定复验申请部门。

2. 查看现场的物料是否标识出有效期或复验期,在接近复验期前是否及时进行复验。

3. 查看库存原辅料在存储过程中发现对质量有不良影响情形的处理规定及记录，是否进行偏差分析、必要时进行了复验，合格后经质量管理部门批准后使用。

· **典型缺陷及分析**

典型缺陷：物料在存储过程中仓库温控系统出现故障，存储温度超标，没有对物料质量情况进行评估而继续用于生产。

缺陷分析：物料在储存过程中出现异常情况后，应对物料的质量进行评估，评估包括对物料的复验，复验合格后的物料方可继续用于生产。

第一百一十五条 应当由指定人员按照操作规程进行配料，核对物料后，精确称量或计量，并作好标识。

第一百一十六条 配制的每一物料及其重量或体积应当由他人独立进行复核，并有复核记录。

· **条款解读**

称量操作是药品生产的一个关键环节，其风险主要为污染、交叉污染和差错，增设对称量操作的规范要求，有助于建立完善的称量操作程序。本条款中"指定人员"是指经过相应称量岗位操作培训并经考核合格的人员。

· **风险策略**

1. 查看配料的操作规程、记录和称量操作。包括：
（1）称量或计量工具的使用是否能够防止污染和交叉污染。
（2）称量前是否进行了计量器具的校验，并有校验记录。校验用的标准砝码是否经过校准并在有效期内，标准砝码的存放是否符合要求，是否达到防潮、防腐蚀和防污染等要求。
（3）计量器具的称量范围及精度是否与所称量物料的工艺要求相一致。
（4）检查所称量物料计算的准确性，并经复核。
（5）称量的物料是否由称量操作以外的有资质的人员独立进行复核，并有记录。
（6）查看物料的称量过程是否能够防止污染和交叉污染，做到物料称量工具专用。

2. 考虑到原辅料的活性成分及交叉污染的风险，是否规定了原辅料的称量顺序，实际操作是否符合要求。

3. 查看称量操作人员的培训记录，确认称量操作人员是否符合要求。

· **典型缺陷及分析**

典型缺陷：现场检查时，发现生产某口服制剂的物料在称量过程中，没有指定称量人员，未独立进行复核，仅进行了签字。

缺陷分析：没有正确理解本条款，应有文件规定称量人员、复核人员姓名，并进行相应培训，称量过程必须由他人进行独立复核后再签字。

◎**问题讨论：** 物料称量的复核方式及自动或在线称量如何执行？ GMP 规范中要求配制的每一物料及其重量或体积应当由他人独立进行复核，并有复核记录。其中，"独立"如何理解？是再称一遍吗？现在的自动或在线称量如何执行？

独立复核的目的在于保证复核操作的可控性，以最大限度降低称量和配料操作过程中可能产生的污染、交叉污染、混淆和差错等风险。

独立复核可以通过不同方式来实现，复核的内容应当包括对称量操作的复核和记录的复核，例如：物料是否正确，称量环境是否符合要求，称量仪器是否经校准合格并在有效期内校验，计算是否正确，称量记录是否准确、完整，打印记录是否签字确认等。企业应当结合生产设备和生产管理模式等来确定适合自己的有效的、具有可操作性的独立复核方式，以确保所配制的每一物料及其重量（或体积）能够避免混淆、差错，避免污染和交叉污染。

独立复核大部分情况是复核称量记录和称量操作，仪器校验是否正确、操作是否规范，计算、标识等是否正确。自动或在线称量需要复核校验记录、称量标签输入信息等。

首先物料的称量或量取直接影响产品的质量，属于关键数据，GMP规范中的"独立"指需要另外的独立于操作员的复核人进行复核，复核人员复核完成后在相关记录（批生产记录）中签字确认，同时按照数据完整性的基本要求，应基于数据的关键程度和风险，必要时进行实时审核，例如人工观察并读取记录的数据；关于这一点在PIC/S数据完整性指南中有相关的解读如下：对于自动或在线称量应对其功能进行充分的验证和确认，如果涉及人工录入相关参数，其操作也应该有独立的复核。

第一百一十七条 用于同一批药品生产的所有配料应当集中存放，并作好标识。

· **条款解读**

物料的储存和发放环节是较容易出现差错的环节，物料集中存放和集中发放有助于减少存放和发放过程中差错的发生。

· **风险策略**

1. 查看已称量物料的包装形式和储存方式，每批产品的生产配料是否集中存放，是否能够防止混淆、差错和交叉污染。

2. 查看已称量物料是否有标识，内容是否包括产品的名称、产品批号（或代号）、物料代码、物料名称、物料批号、数量等信息。

· **典型缺陷及分析**

典型缺陷：某口服固体制剂已称量的物料堆放在一起，没有任何标识。

缺陷分析：对已称量的物料应加以标识，否则可能造成混淆。

第三节 中间产品和待包装产品

第一百一十八条 中间产品和待包装产品应当在适当的条件下贮存。

· **条款解读**

中间产品和待包装产品应在适当的储存条件和规定的储存期限内储存，确保储存期内中间产品和待包装产品的质量。

· **风险策略**

1. 查看企业是否建立了中间产品和待包装产品的存放或储存的相关管理文件，包括对储存方式、储存条件和储存期限的规定，储存期限是否经过验证，超出储存期限或偏离储存条件的产品如何进行处理。

2. 查看中间产品和待包装产品实际的储存情况，如储存过程中的储存条件监测记录及实际储存期限是否与规定相符。

· 典型缺陷及分析

典型缺陷：某中间产品的储存期限未经过验证，没有数据支持。

缺陷分析：要进行中间产品在规定条件下储存期限的验证，确保其在储存期间的质量。

第一百一十九条 中间产品和待包装产品应当有明确的标识，并至少标明下述内容：
（一）产品名称和企业内部的产品代码。
（二）产品批号。
（三）数量或重量（如毛重、净重等）。
（四）生产工序（必要时）。
（五）产品质量状态（必要时，如待验、合格、不合格、已取样）。

· 条款解读

为防止不同品种、规格的中间产品和待包装产品在存放过程中的混淆，设置合理的标识，对标识的内容进行具体的规定，增加目视管理的有效性，防止差错的发生。

· 风险策略

1. 查看中间产品和待包装产品的标识信息是否满足本条款的要求，是否清晰、完整、正确。
2. 查看标识是否牢固、不易脱落。
3. 标识内容是否与实物相符，即账、物、卡相符。

· 典型缺陷及分析

典型缺陷：某中间产品标识在存放过程中直接贴在了外包装的桶盖上，而桶盖可以挪动，易与其他品种或规格造成混淆。

缺陷分析：标识应该牢固，不易产生脱落或混淆，最好固定在容器上。

◎ **问题讨论1：口服固体制剂产品，按工艺流程，混合工序后取样检测混粉含量及含量均匀度，因按照理论片重即固定片重压片，不需按照混粉含量折算压片片重，可否不用等待中间产品的结果即进行压片生产，只需在内包装前或产品放行前结果合格即可？**

建议考虑注册工艺和控制要求：

如果不影响注册信息或工艺控制策略，则应是企业内部控制策略；必要时，需要风险评估的支持，避免最终风险不可控（例如：出现失败后，影响范围无法评估或者影响太大等）。

按照固定片重压片的基础是前端各工序工艺控制参数都达到接受标准，混粉含量和含量均匀度保证在工艺控制范围内之后，采用固定片重压片才可以保证产品质量。

一般来说，不等中间产品 IPC 的结果就进行下一段生产，如果发生质量问题自己承担成本，不放行是没有问题的。建议修订内部流程，确认这个操作是否与内部流程相违背，或者是否可用根据目前工艺验证及历史结果回顾确定工艺稳定可靠，假如不等待 IPC 结果直接进行下一工序的风险较低，那就可以固化该生产和放行的流程，并写进 SOP。

◎ **问题讨论2：中间产品检验方法，是否需要方法学验证？**

2010 版 GMP 中，有以下几则条例提到了中间产品：

第十二条　质量控制的基本要求：（六）物料、中间产品、待包装产品和成品必须按照质量标准进行检查和检验，并有记录。

第一百三十九条　企业的厂房、设施、设备和检验仪器应当经过确认，应当采用经过验证的生产工艺、操作规程和检验方法进行生产、操作和检验，并保持持续的验证状态。

第一百六十四条　物料和成品应当有经批准的现行质量标准；必要时，中间产品或待包装产品也应当有质量标准。

GMP 附录 - 生物制品：第五十五条　应当按照《中国药典》、国家药品监督管理部门核准的质量标准、相关质控要求，对生物制品原辅料、中间产品、原液及成品进行检验。

因此对于中间产品，建立相应的质量标准，是毋庸置疑的，而建立质量标准的数据来源，从科学逻辑上应当准确且可溯源。

2023 版"药品 GMP 指南"之《质量管理体系》一册中对中间产品检验给出明确提示和要求：中间产品的检测（用经验证/确认的检测方法，检查中间产品是否达到既定的质量标准）。

另一思考的角度是，在产品获批时，国家局会发批件及产品的制检规程，其中应载明中间产品的检定，即根据 CDE 发布的《生物制品生产工艺、质量标准通用格式和撰写指南》。

此外，按照《中国药典》要求，建议原液及其他中间产物的检定，统一列入"3. 检定"项的对应栏目，具体描述为"按×××项进行"。其检测结果可能会影响到后续工艺操作，或者产品质量的检验方法，应当进行方法学验证。

当然，根据《中国药典》凡例 21 及品种正文收载的所有品种，均应按规定的方法进行检验。采用《中国药典》规定的方法进行检验时，应对方法的适用性进行确认。如采用其他方法，应进行方法学验证，并与规定的方法比对，根据试验结果选择使用。

第四节　包装材料

第一百二十条　与药品直接接触的包装材料和印刷包装材料的管理和控制要求与原辅料相同。

· **条款解读**

鉴于与药品直接接触的包装材料和印刷包装材料的特殊性，同时考虑到包装材料管理是国内制药企业的薄弱环节之一，增加对包装材料从采购、发放到使用等的原则性要求，强化企业对包装材料加强控制的意识。

· **风险策略**

请参考本章"第一节 原则"和"第二节 原辅料"中的相关条款和检查指导内容进行检查。

· **典型缺陷及分析**

1. 典型缺陷：标签储藏间内不同品种、规格的标签存放在同一个储藏柜中，没有加标识进行管理。

缺陷分析：标签作为特殊物料，应严格进行管理，不同品种、规格的标签应分开存放并明确加以标识。

2. 典型缺陷：有文字印刷的铝箔、小盒、说明书未计数发放使用。

缺陷分析：有文字印刷的包装材料，例如标签、说明书、小盒等应专人、专库或专柜上锁保管，计数发放使用，每批生产完毕后进行盘点，进行物料平衡计算。报废印刷包材应集中计数定期销毁，防止混淆、差错。

第一百二十一条 包装材料应当由专人按照操作规程发放,并采取措施避免混淆和差错,确保用于药品生产的包装材料正确无误。

·条款解读

本条款规定了包装材料发放时的控制目的和基本要求,强调包装材料应按照操作规程由专人发放,防止差错和混淆。

·风险策略

1. 检查质量管理部门是否设专人负责对印刷包材进行检查,仓储部门是否有专人保管、发放,是否规定生产车间对领取的包材进行核对,并有核对记录。

2. 车间是否有专人负责印刷包材的领取、储存、计数发放,是否规定包装生产线对领用的包材进行检查核对。

3. 检查印刷包材是否有销毁的规定,销毁是否在质量管理部门的监督下进行,并有记录。

4. 查看包装材料的发放管理、操作规程及相关记录。

5. 查看现场印刷类包材的发放过程是否符合要求。

·典型缺陷及分析

典型缺陷:查看仓库标签管理人员的培训档案,其培训档案中没有对标签管理制度的培训内容及时归档。

缺陷分析:标签作为特殊物料,其管理人员应经过相应的培训并经考核合格后方可上岗,其培训记录应及时归档管理。

第一百二十二条 应当建立印刷包装材料设计、审核、批准的操作规程,确保印刷包装材料印制的内容与药品监督管理部门核准的一致,并建立专门的文档,保存经签名批准的印刷包装材料原版实样。

·条款解读

本条款明确了印刷类包装材料的管理要求,要求建立印刷类包装材料印刷前的设计、审批管理程序,并建立相关的档案,保存印刷类包装材料的原版实样,便于质量追溯。

·风险策略

1. 查看企业是否建立了印刷包装材料的设计、审核、批准的操作规程,规定了对印刷版本的管理及对供货商的特殊要求,防止印刷过程中可能发生的混淆和差错。

2. 检查是否保存了经签名批准的印刷包装材料原版实样。

3. 查看具体品种的包装标签备案批件和说明书批准文件,与企业保存的印刷包装材料原版实样相核对,确认是否满足本条款的要求。

·典型缺陷及分析

典型缺陷:标签管理没有严格按照文件控制,个别版本标签原版实样存在缺失。

缺陷分析:标签的管理应该严格按照文件控制执行,各版本的标签均应进行归档管理,做到可追溯。

第一百二十三条 印刷包装材料的版本变更时,应当采取措施,确保产品所用印刷包装材料的版本正确无误。宜收回作废的旧版印刷模板并予以销毁。

- 条款解读

作为印刷类包装材料，其实样正确性是最关键的控制因素，印刷类包材发生变更时应确保文字、版本正确无误，作废的旧版本印刷模板应及时收回并予以销毁，并有记录。

- 风险策略

1. 查看印刷包装材料版本管理和版本变更相关的规程，并抽查相应的记录，是否满足本条款的要求。
2. 查看企业与承印商签署的相关协议，是否有关于标签变更时收回旧版印刷模板的相关规定。

- 典型缺陷及分析

典型缺陷：标签发生变更后，未及时将承印商的旧版印刷模板收回。

缺陷分析：标签变更后不及时将承印商的旧版印刷模板收回，存在标签印刷错误的风险。标签变更后，在发放新版模板的同时，应收回旧模板进行销毁。

第一百二十四条 印刷包装材料应当设置专门区域妥善存放，未经批准人员不得进入。切割式标签或其他散装印刷包装材料应当分别置于密闭容器内储运，以防混淆。

- 条款解读

企业应根据储存区域的大小、包装材料种类与数量的多少，选择合适的储存方法对标签设置专门区域妥善保管。另外，对于分散式的印刷包装材料，为避免运输过程中的散落和混淆，应采用密闭包装形式进行转运。

- 风险策略

1. 查看印刷包装材料的存放情况，是否在专门的区域由专人妥善保管。
2. 查看切割式标签或其他散装印刷包装材料发放时的转运方式和操作情况，是否符合本条款的要求。
3. 查看相关管理文件，非指定人员不得随意替代指定人员履行标签管理责任。

- 典型缺陷及分析

典型缺陷：切割式标签在运输时的操作要求未在文件中进行明确的规定。

缺陷分析：切割式标签运输时应采取密闭的包装形式进行转运，并在包装容器外做好标识，转运方式应在文件中进行规定。

第一百二十五条 印刷包装材料应当由专人保管，并按照操作规程和需求量发放。

- 条款解读

本条款描述了印刷类包装材料的保管要求及发放方法，强调印刷类包装材料应按照操作规程和需求量发放。

- 风险策略

1. 查看印刷类包装材料的发放规程和记录，确认是否符合本条款的要求。
2. 查看印刷类包装材料的发放和领取方式，若印刷类包材一次发放多批，查看领取后的储存和使用是否有相应的管理和操作要求，并按要求执行。

3. 查看剩余包装材料的退回处置情况。

- **典型缺陷及分析**

典型缺陷：检查某产品标签发放及使用情况，对发出、使用和退回的标签进行数额平衡核算，发现存在不平衡的情况，未进行偏差调查。

缺陷分析：标签数额平衡核算出现差值时应进行偏差调查，查找原因并进行处理。

第一百二十六条 每批或每次发放的与药品直接接触的包装材料或印刷包装材料，均应当有识别标志，标明所用产品的名称和批号。

- **条款解读**

为防止多品种、多规格产品同时包装发生差错，设置合理的标识，增加目视管理的要求。

- **风险策略**

1. 查看与药品直接接触的包装材料或印刷包装材料的发放操作规程和记录，确认是否符合本条款的要求。

2. 检查已发放的包装材料是否有识别标志，是否标明了所用产品的名称和批号。

- **典型缺陷及分析**

典型缺陷：包装岗位现场领取的待用标签货位卡未标明所用产品的名称和批号。

缺陷分析：生产现场的印刷类包装材料不标明所用产品名称和批号，会导致与其他品种或规格的产品标签混淆，可以采用托板卡、货物标签等方式对现场的标签加以标识。

第一百二十七条 过期或废弃的印刷包装材料应当予以销毁并记录。

- **条款解读**

本条款明确了需要销毁的印刷类包装材料的类别及销毁的要求。

- **风险策略**

1. 查看过期或废弃的印刷类包装材料的相关处理程序和记录，确认是否满足本条款的要求。

2. 查看废弃的印刷类包装材料的销毁是否在质管部的监督下进行。

- **典型缺陷及分析**

典型缺陷：印刷类包装材料的销毁方式没有在文件中进行具体的规定。

缺陷分析：应规定印刷类包装材料的销毁方式，如使用碎纸机、焚烧、人工撕毁等，确保废弃包装材料能够彻底被销毁。

第五节 成 品

第一百二十八条 成品放行前应当待验贮存。

- **条款解读**

本条款规定了成品放行前的控制，对其质量状态、标识、储存位置按待验质量状态进行管理，防止差错的发生。

- **风险策略**

1. 查看成品放行及入库的相关管理程序和记录。
2. 检查成品的储存条件是否满足成品储存的要求，成品是否分类、分品种、分批号储存，对于特殊要求的产品，是否专库或专柜储存。
3. 现场查看待验成品是否有待验标识。成品的状态标识是否清晰、明确，是否做到账、物、卡一致。

- **典型缺陷及分析**

某产品放行前没有在特定的待验区域进行储存，也没有悬挂相应的待验标识。

第一百二十九条 成品的贮存条件应当符合药品注册批准的要求。

- **条款解读**

本条款规定对成品储存条件的要求，强化企业依照产品注册标准要求进行成品储存管理。

- **风险策略**

1. 查看企业是否根据药品注册批准的贮存条件建立了成品贮存相关规定，包括温湿度及相应的监测记录等要求。
2. 对温度敏感的成品，检查生产过程中是否有规定控制超出温度范围的中间产品或待包装品的措施及储存时限，是否有相应的验证数据。
3. 现场查看成品贮存是否符合规定，监测记录是否及时、准确、可追溯。

- **典型缺陷及分析**

典型缺陷：某产品储存条件为20℃以下，但是生产过程中（如分装、包装等工序）存在超过储存条件的情况，未规定产品在车间的生产时限。

缺陷分析：对需要冷处或阴凉储存的物料或产品，因生产时洁净室的温湿度不符合此温度条件，须评估温度超标时限及对产品质量的影响，并进行验证，根据验证的结果规定相关生产操作的时限要求。

第六节 特殊管理的物料和产品

第一百三十条 麻醉药品、精神药品、医疗用毒性药品（包括药材）、放射性药品、药品类易制毒化学品及易燃、易爆和其他危险品的验收、贮存、管理，应当执行国家有关的规定。

- **条款解读**

本条款规定了对特殊物料的验收、储存和管理的要求。

- **风险策略**

1. 检查企业对于麻醉药品、精神药品、医疗用毒性药品等的相关管理规定，检查此类特殊药品的购入批件、验收、入库、领用、发放记录。
2. 检查该类特殊药品的存放是否做到账、物、卡相符。
3. 检查企业对于"毒、麻、精、放"药品是否与公安机关联网或专柜存放，双人双锁管理并有明显的标识。

4. 查看需在阴凉处储存的毒性药材（包括易燃易爆物料）是否有符合要求的调温设施；查看在室外或敞开式库房的腐蚀性物料等的标识是否脱落。

5. 可结合以下法规进行检查：

《麻醉药品和精神药品管理条例》（国务院令第 442 号）

《麻醉药品和精神药品生产管理办法》（试行）（国食药监安〔2005〕528 号）

《医疗用毒性药品管理办法》（国务院令第 23 号）

《放射性药品管理办法》（国务院令第 25 号）

《放射性同位素与射线装置安全许可管理办法》（国家环境保护总局令第 31 号）

《易制毒化学品管理条例》（国务院令第 445 号）

《药品类易制毒化学品管理办法》（卫生部令第 72 号）

- **典型缺陷及分析**

典型缺陷：对过期、损坏的药品类易制毒化学品自行进行了销毁，但未登记造册。

缺陷分析：应向所在地县级以上食品药品监督管理部门提出销毁申请，在食品药品监督管理部门的监督下进行销毁，并进行登记。

第七节　其　他

第一百三十一条　不合格的物料、中间产品、待包装产品和成品的每个包装容器上均应当有清晰醒目的标志，并在隔离区内妥善保存。

- **条款解读**

本条款规定对不合格物料、中间产品、待包装产品和成品，必须存放在隔离区域并加以标识，便于企业有效控制不合格物品，有效防止不合格物料、中间产品和待包装产品用于生产。

- **风险策略**

1. 查看企业关于不合格物料、中间产品、待包装产品和成品的相关管理规定、操作规程和记录，确认是否满足本条款的要求。

2. 查看不合格物料、中间产品、待包装产品和成品的储存地点、控制进入措施和每件包装上的标识信息。

3. 如企业采用计算机控制系统，系统是否能够确保对不合格物料及不合格产品不放行。

4. 应同时考虑是否满足"中药制剂"附录第 12 条的要求：中药提取后的废渣如需储存、处理时，应有专用区域。

- **典型缺陷及分析**

典型缺陷：不合格中间产品标志不醒目，未设置专门隔离区域。

缺陷分析：应对生产过程中不合格中间产品设置醒目标志，存放在专门隔离区域，防止混淆和差错。

第一百三十二条　不合格的物料、中间产品、待包装产品和成品的处理应当经质量管理负责人批准，并有记录。

- **条款解读**

本条款规定对不合格物料、中间产品、待包装产品和成品的处理，明确质量管理负责人对不合格品处理进行批准的职责。

- **风险策略**

1. 查看不合格物料、中间产品、待包装产品和成品的处理程序是否符合要求。
2. 查看不合格物料、中间产品、待包装产品和成品的实际处理和记录，其处理是否与规定相符。
3. 检查委托处理不合格品的公司是否具备许可证和相应的资质。

- **典型缺陷及分析**

在企业质量负责人的职责中未明确规定对不合格物料、中间产品、待包装产品和成品的处理进行批准。

第一百三十三条 产品回收需经预先批准，并对相关的质量风险进行充分评估，根据评估结论决定是否回收。回收应当按照预定的操作规程进行，并有相应记录。回收处理后的产品应当按照回收处理中最早批次产品的有效期确定有效期。

- **条款解读**

"回收"的定义：在某一特定生产阶段，将以前生产的一批或数批符合相应质量要求的产品的一部分或全部，加入到另一批次中的操作。

本条款提出对中间产品、待包装产品、成品的回收处理的相关规定，要求企业在执行回收操作时，需进行质量风险评估，并建立相关的程序规定和生产记录，并对回收产品的生产日期确定方法进行规定。

- **风险策略**

1. 查看有关产品回收的管理规定和操作规程，是否满足本条款的要求。
2. 查看产品的回收实例和相关的记录是否符合规定要求。
3. 产品批准回收前是否进行了质量风险评估，回收是否经质量管理部门的批准。
4. 查看产品的回收记录及回收后产品有效期的规定，是否按照回收处理中最早批次的产品确定回收后产品的有效期。

- **典型缺陷及分析**

1. 企业未制定回收的文件规定。
2. 企业回收批次的产品有效期未按照回收处理中最早批次确定。

第一百三十四条 制剂产品不得进行重新加工。不合格的制剂中间产品、待包装产品和成品一般不得进行返工。只有不影响产品质量、符合相应质量标准，且根据预定、经批准的操作规程以及对相关风险充分评估后，才允许返工处理。返工应当有相应记录。

- **条款解读**

返工定义：将某一生产工序生产的不符合质量标准的一批中间产品或待包装产品、成品的一部分或全部返回到之前的工序，采用相同的生产工艺进行再加工，以符合预定的质量标准。

根据国家注册相关规定，考虑产品质量风险，增加对返工与重新加工的规定，明确制剂产品不得重新加工的要求，明确对于需要返工生产的操作进行原则性的要求，并要求建立返工处理的操作规程和记录。

· **风险策略**

1. 查看产品返工的相关管理和操作规程是否符合本条款要求。
2. 查看相关产品返工的记录,包括返工前是否进行了质量风险评估及对返工后产品的评估过程以及结论。

· **典型缺陷及分析**

查看某产品的返工记录时,发现个别返工工艺控制参数与原工艺存在不一致的情况。

◎ **问题讨论1:** 制剂压片零头回收的合规性。

压片最后的尾料,是否在开发过程中对于尾料进行过均匀度和含量等CQA的研究,并取样进行测试,是否可以覆盖压片的全过程。

《中华人民共和国药品管理法》第四十四条:药品应当按照国家药品标准和经药品监督管理部门核准的生产工艺进行生产。企业在进行返工和重新加工操作时,应考虑到注册法规符合性。

一般压片最终剩余物料只能做报废处理,只有不影响产品质量、符合相应质量标准,且根据预定、经批准的操作规程以及对相关风险评估后,才允许返工处理。返工应有相应的记录。对返工或重新加工或回收合并后生产的成品,质量管理部门应当考虑进行额外相关项目的检验和稳定性考察。

◎ **问题讨论2:** 原料药零头当粗品加入下一批,有效期如何确定?

应该是根据原料药零头的生产日期算保质期(可以参考ICH Q7A)。

混合批号的有效期或复验期应当根据混合物中最早的尾料或批次的生产日期决定。

第一百三十五条 对返工或重新加工或回收合并后生产的成品,质量管理部门应当考虑进行额外相关项目的检验和稳定性考察。

· **条款解读**

提出对返工、重新加工或回收生产的成品质量控制的要求,明确要求需要增加额外的质量检验项目,必要时还需要进行稳定性考察,最大程度避免产品质量风险的发生。

· **风险策略**

1. 查看产品返工或重新加工管理规程,规程中是否有对产品增加额外的检测项目和进行稳定性考察的要求。
2. 查看是否有返工工艺,该工艺是否经过验证。
3. 查看产品返工和重新加工的记录,产品是否经过了质量部门的评估,若产品常规检测不足以证明产品批次特性符合要求,是否增加了额外的检测项目并对产品进行了稳定性考察。

· **典型缺陷及分析**

典型缺陷:某批次产品经重新加工后,仅按照常规检测项目进行了检验,质量管理部门没有对重新加工后的产品进行评估,没有评估是否需要增加额外的检测项目。

缺陷分析:重新加工的产品在重新加工过程中可能会产生或引入新的杂质,应根据重新加工工艺的特点和对重新加工后的产品质量研究的结果,对重新加工后的产品增加额外的检测项目。

第一百三十六条 企业应当建立药品退货的操作规程,并有相应的记录,内容至少应当包括产品名称、批号、规格、数量、退货单位及地址、退货原因及日期、最终处理意见。同一产品同一批号不同渠道的退货应当分别记录、存放和处理。

·条款解读

1. 本条款规定退货应有相应的操作规程和记录,并明确规定记录包括的内容,同时提出对同一产品同一批号不同渠道退货的管理要求。

2. 查看退货产品的存放情况,是否进行了有效隔离,是否采取了限制进入的措施,是否有适当的标识。

·典型缺陷及分析

典型缺陷:某产品同一个批号不同退货渠道的退货产品没有分开存放和记录。

缺陷分析:由于退货渠道不同,退货原因不同,退货产品的质量水平也可能存在差异,应采取不同的处理措施,所以即使是同一批产品,不同退货渠道也应分别存放和记录。

第一百三十七条 只有经检查、检验和调查,有证据证明退货质量未受影响,且经质量管理部门根据操作规程评价后,方可考虑将退货重新包装、重新发运销售。评价考虑的因素至少应当包括药品的性质、所需的贮存条件、药品的现状、历史,以及发运与退货之间的间隔时间等因素。不符合贮存和运输要求的退货,应当在质量管理部门监督下予以销毁。对退货质量存有怀疑时,不得重新发运。

对退货进行回收处理的,回收后的产品应当符合预定的质量标准和第一百三十三条的要求。退货处理的过程和结果应当有相应记录。

·条款解读

根据企业在处理退货产品时遇到的不同情况,提出对重新包装、发运和销售的要求,可以重新包装的产品,在重新包装前需要按照规定的程序进行管理,并强调对于退货产品需要进行回收处理的管理要求。

·风险策略

1. 查看产品退货管理相关文件对退货产品处理的规定是否包含了退货申请、退货接收、退货储存、退货调查和评估以及对退货产品的处理。

2. 抽查产品退货处理相关记录,退货产品是否经过了各环节的调查并经过了质量管理部门的评估。

3. 检查退货产品是否处于待验状态并隔离存放,若采用计算机化仓储管理等其他方法替代物理隔离,退货的品名、批号、数量、货位、质量状态等在计算机系统中是否明晰。

4. 对于经评估决定进行返工、重新加工、回收、重新包装、重新销售的退货应重点检查,包括接收、储存、检验、评估、重新销售、返工的相关记录。

·典型缺陷及分析

典型缺陷:某退货产品检验合格后已重新销售,但调查分析时没有对产品售出后的储存条件(产品储存温度要求20℃以下)进行调查和评估。

缺陷分析:此问题在于企业在对退回产品进行二次销售时,只考虑了检验结果,而没有考虑该产品的储存特性要求(20℃以下),未充分评估该批产品在第一次销售后的储存条件及退货过程中的温度因素可能给药品质量带来的风险。

第七章
确认与验证

确认是证明厂房、设施、设备能正确运行并可达到预期结果的一系列活动，验证是证明任何操作过程（或方法）、生产工艺或系统能够达到预期结果的一系列活动。

确认和验证在本质上有着近似的含义但应用范围不同。从某种意义上说，确认可以是验证的部分内容，也可以是验证的全部内容。企业可以用验证主计划来涵盖验证和确认的内容，不必刻意分开。

确认与验证的实施对于制药企业来说是一项专业性很强的工作，需要配备相应的专业管理及技术人员制定相应的方案及开展相应的工作。检查时建议分以下几个层次开展检查工作：

第一层次：企业是否建立了验证相关的管理程序和文件，是否根据其验证总计划进行了相关的验证；所进行的验证项目是否涵盖了国家法规的要求和药品所对应的风险要求。

第二层次：深入检查企业进行的验证项目和遵从的标准，是否符合国家法定标准要求，关注验证在技术上是否可行，所采取的验证方法是否合理。

第三层次：验证文件记录是否完整有效，验证设定的关键参数是否与实际应用的参数一致，企业是否能确保维持持续的验证状态。

第一百三十八条 企业应当确定需要进行的确认或验证工作，以证明有关操作的关键要素能够得到有效控制。确认或验证的范围和程度应当经过风险评估来确定。

· **条款解读**

企业应当在验证文件中明确规定需要进行的确认或验证的工作范围，这些范围可以来自历史经验、行业共识、风险评估。该条款充分体现了规范正文中质量风险评估的要求。

本条款中还指明了确认或验证工作的目的在于证明操作的关键要素能够得到有效控制。同样，企业首先应当基于风险评估的方式确定哪些是关键要素。

· **风险策略**

1. 工艺验证是否根据产品的质量特性确定了操作的关键要素、关键工艺参数和关键控制指标。
2. 对于设备确认是否按照质量风险评估的方式确定了设备关键部件及关键控制参数。
3. 同企业管理人员进行交流，了解其是否理解需要通过质量风险评估的方法确定、确认或验证范围的要求，是否理解需要通过质量风险评估的方法确定操作的关键要素。

· **典型缺陷及分析**

典型缺陷：企业对于铝盖的微生物限度检查方法没有进行方法学验证。

缺陷分析：该缺陷主要源于企业规定了进厂的无菌粉针制剂密封用的铝盖需要进行微生物限度检查，并且制定了相应的检测 SOP，该检测方法在《中国药典》附录及正文中并未收载，为企业自行开发制定。但该方法没有进行相应的验证，不能确保其适用性。

◎ **问题讨论：** PFS 模拟灌装培养基倒置培养，怎么倒置操作？

PFS 模拟灌装后，培养箱倒置培养的操作方法可以参考以下步骤：

(1) 确保培养箱已经清洗干净并晾干。

(2) 将灌装好的培养箱按照要求放置在倒置的培养架上。

(3) 确保培养箱的盖子已经妥善关闭，以防止细菌和污染源进入。

(4) 将培养箱的底部放在倒置的培养架上，确保稳定。

(5) 根据需要调整培养箱的倒置角度，通常为45度至90度。

(6) 按照实验或操作要求进行培养时间的设置。

在培养期间，应定期检查培养箱的情况，以确保倒置状态良好且无任何异常情况。

注意，不同的实验或操作可能需要不同的倒置角度和时间设置。

欧盟GMP附录1中9.14要求在培养前应对灌装的容器进行搅动、旋转或垂直放置，以确保培养基能够接触到容器的所有内表面，没有要求培养过程倒置，但培养前的倒置、旋转等一定要有记录或证据。

PDA TR22指南要求如下：在培养之前应进行倒置以确保培养基接触到所有内表面，但并不强制要求必须倒放培养14天，且核心目的其实是让培养基尽可能接触所有表面，促进潜在微生物生长，一般情况下西林瓶会倒置培养，而对于PFS，本身顶空很小，平放也能满足该要求，不要求必须颠倒180℃倒放。

容器不需要灌装到正常的体积。但在日常灌装中，必须对灌装体积进行控制与监测。无须考虑实际灌装体积，工艺模拟应使用与生产中相同的方法进行灌装重量/体积调整。

虽然在进行部分灌装时所使用培养基的确切数量并不是关键的，但有两个一般标准：首先，容器中应有足够的培养基以确保在倒置和旋转时，培养基能够接触到容器和密封件表面；其次，容器中应有足够的培养基以备能够检测到微生物的生长。

在培养基能力成长促进中，应考虑顶空体积，以支撑需氧微生物。

培养之前，灌装的APS单位应倒置或进行相关操作以确保培养基能接触到所有密封系统内表面。除非有其他合格的持续方法对其进行支持，APS单元至少应培养14天。选择的温度应保证那些从环境中得到的或是从产品的微生物污染中得到的微生物能够繁殖。可以使用的培养温度范围是20~35℃。这个温度应该适宜微生物生长。在整个培养周期内，应对选择的温度进行控制，并连续监测。

法规要求：

(1)《无菌工艺模拟试验指南（无菌制剂）》6.10.2.1要求"在培养前，一般应对模拟灌装产品进行颠倒、轻摇以使培养基接触所有内表面，或倒置培养，培养时间至少14天"。

(2) PDA TR22第7.13培养条件："培养之前，灌装的APS单位应倒置或进行相关操作以确保培养基接触到所有密封系统内表面。"

要求培养前一定颠倒使培养基接触所有内表面，并没有强制要求培养过程中进行倒置。

第一百三十九条 企业的厂房、设施、设备和检验仪器应当经过确认，应当采用经过验证的生产工艺、操作规程和检验方法进行生产、操作和检验，并保持持续的验证状态。

· 条款解读

本条款为上一条款的延续，确定了企业应该执行确认的范围，强调了企业采用的生产工艺、操作规程和检验方法必须是经过验证的，同时引入了验证状态的概念。由于在验证时企业往往采用增加检测手段、加密监测频次等方式保证验证的可靠性，在此强调了企业需要保持持续的验证状态，以保证产品质量始终处于可控状态。通常来说，企业需要进行的确认或验证工作主要包括如下几个方面（检查时应结合其产品工艺特点确定具体范围）：

1. 公用设施的确认或验证。厂房、设施设备和检验仪器的确认，空气净化系统的验证，水制备系统（纯化水制备系统、注射用水制备系统、纯蒸气制备系统）的验证，水循环及分配系统的验证，空气（氮气、真空等）制备及分配系统的验证等；只要企业使用了上述系统，这些系统均应进行相应的确认、验证工作，检查员应逐一进行检查或者有重点地进行检查。

2. 主要设备的确认。通常包括主要生产及检验设备的安装、操作及性能确认。对于需要进行完整设计方可保证最终确认符合要求的系统或者设备，还应进行设计确认。检查时通常要求企业提供主要生产及检验设备的一览表，检查员从中选择对产品质量特性影响大的或者检查员认为风险高的设备进行整个确认过程的检查。如对于冻干工艺生产原料药，应检查冻干机等关键设备的确认情况；对于结晶工艺生产原料药工艺，应检查结晶罐、过滤设备及干燥设备等关键设备的确认情况；对于口服固体制剂应检查制粒机、压片机、胶囊灌装机、包装线等关键设备的确认情况。

3. 清洁及灭菌工艺验证。对于任何产品的生产过程，特别是存在多个品种的交替生产过程，进行清洁验证的检查是必需的。对于无菌药品生产工艺还应该检查设备及工器具的灭菌验证以及使用的蒸气灭菌柜和干热灭菌柜的验证情况。

4. 生产工艺验证。工艺验证是必须检查的验证项目。对于采用无菌生产工艺生产的无菌药品，除例行的工艺验证之外，还应该进行培养基模拟灌装的验证。

5. 分析方法确认/验证。如果企业选取的检验方法在《中国药典》有收载且与其规定完全一致，则不需要进行相应的验证工作，仅需要进行简单的确认。如果企业选择了一个新的检验方法或者与《中国药典》规定的方法不一致，应进行完整的验证或者验证其中的几个主要影响因素。具体的验证测试项目应根据具体情况确定。

6. 部分SOP程序的确认/验证，如更衣程序、物品的传递程序、包装和贴标等涉及产品质量特性实现的确认。此部分的内容是涉及最多且具有不确定性的环节，检查员应根据产品质量特性及工艺特点，确定其需要执行确认/验证的范围及项目。同时该部分验证也是企业容易忽略的，也是体现一个企业GMP水平高低的标志。

7. 各种变更性的再验证。此类问题的识别通常是检查员要求企业提供变更控制表进行识别，是否存在需要验证而没有验证的情况。

8. 运输过程确认/验证。新版GMP对于药品的发运过程进行了规定，对于有特殊储存温度条件要求的产品，企业除有运输协议或温度追踪外，如有必要，应进行运输过程确认/验证。

9. 对温度和湿度控制要求的物品进行贮存时，应对仓库等进行温度及湿度分别验证。

· **风险策略**

1. 本条款检查时首先判断其确认或者验证的范围是否符合法规的要求，是否与生产的药品类型相匹配。此外应核对其验证时的工艺参数、控制方式是否与例行生产时的程序一致，或者是否对日常的生产提供了支持，现行的生产工艺操作规程和检验方法是否经过了验证。应检查企业保持持续性验证状态的方法是否足够和充分。

2. 验证状态保持的主要手段通常有：预防性维护保养（设备）；校验（设备）；生产过程控制（物料采购、生产管理、质量控制）；产品年度回顾（质量保证）；再验证管理（质量保证、验证管理）；纠正与预防措施控制（生产管理、质量保证）。

· **典型缺陷及分析**

典型缺陷：某企业蒸气灭菌柜对洁净区使用的无菌衣物进行装载验证时，放置30套洁净服，但在日常生产使用时，每次放置的衣物数量不一致，最多时达 50 套。

缺陷分析：该缺陷属于企业在日常生产使用时不能做到与验证时的状态保持一致。由于待灭菌衣物装载的数量直接会影响到蒸气灭菌的效果，因此日常生产使用时的衣物装载数量应与验证时保持一致。

◎ **问题讨论1： 无菌粉针车间B级洁净区要求用可灭菌的喷壶，如果车间共三条生产线，且灭菌柜一样，一条线做了可以代表其他两条线吗？ 是否可评估？ 从哪些方面评估？**

评估不是针对装载物（喷壶），而应从灭菌柜装载的层面进行考虑。根据法规要求，灭菌柜每年需要进行性能确认，可以采用括号法进行装载评估，相同灭菌柜在相同装载的情况下可以轮换做某个装载，其他的灭菌柜不做，可按照湿热灭菌法的指导进行。每天灭菌柜都有不同的装载方式，如果需要增加装载方式需要依据公司《变更管理规程》进行变更，分别开展装载方式确认，确认合格后更新管理文件，方可投入使用。

◎ **问题讨论2： 关于培养基模拟灌装如何确定？**

生产批量小于5000支，模拟灌装批量至少与生产批量相同；产品的生产批量在5000～10000支，模拟灌装数量应与产品实际的生产批量相当；那如果实际生产批量是10000，是否可以采用8000进行模拟，还是依然要选择10000？

选择10000，因为批量是10000，在5000～10000之间，按"模拟灌装数量应与产品实际的生产批量相当"的说法，应当至少等于生产批次数量。

参考法规如下：

（1）GMP 附录无菌药品："培养基灌装容器的数量应当足以保证评价的有效性。批量较小的产品，培养基灌装的数量应当至少等于产品的批量。"

（2）无菌工艺模拟试验指南（无菌制剂）："6.4 灌装数量及模拟持续时间……6.4.2 生产批量小于5000支，模拟灌装批量至少与生产批量相同；产品的生产批量在5000～10000支，模拟灌装数量应与产品实际的生产批量相当；大规模生产，即产品的生产批量大于10000支，最低模拟灌装数量应不低于10000支；对于超大批量的生产规模，例如大于100000支，则应考虑适当增加模拟的灌装数量；如采用密封性生产设备，可适当降低模拟数量。"

（3）EU GMP 附录1 无菌药品生产："9.40 APS 的加工（灌装）单元数应足以有效模拟代表无菌生产工艺的所有活动。应在CCS中明确记录待灌装单元数的合理性。通常至少灌装5000～10000单元。对于小批量（例如，5000单元以下），APS的容器数量应至少等于生产批次的数量。"

（4）FDA 无菌工艺 cGMP 指南："4. 模拟运行量应足以模仿商业生产条件并准确评估商业化批次污染的可能性。在工艺模拟过程中灌装的数目应基于给定工艺的污染风险，并足以准确模拟代表生产工艺的活动。通常可接受的运行量起点为5000～10000单位的范围。对于5000以下生产量的操作，灌装培养基单位数应至少等于生产线生产的最大批量。根据工艺设计，当污染的可能性较高时（例如手动灌装线），应使用较大量的单位，通常等于或接近全部生产批量。"

◎ **问题讨论3： 隧道烘箱验证－压差最差条件挑战。是需要验证的时候挑战压差，还是只要拍气流流型？ 如果要挑战压差那压差怎么调才算是更差条件？**

i－iv 最差条件比较好理解，第v点关于压差分布的情况，除了考虑预热段、加热段、冷却段的压差梯度外，还需要考虑这3段分别与相关房间的压差，如加热段与洗瓶间的压差、冷却段与洗瓶间的压差、冷却段与分装间（RABS）的压差等。压差分布经气流流型确认后，方可进行隧道烘箱的验证。

需要建立冷却段＞加热段＞进瓶段各部分的压差标准，基于不同位置的压差进行确定气流流型和压差挑战。

我们在常规热分布热穿透的测试时会进行一些挑战，这个挑战与生产条件可能会有差异，所以我们很多时候证实"最差情况"的去除热原能力。但是这个时候的温度、压差和一些操作可能也与生产不同。

◎**问题讨论4：呼吸袋的甲苯胺蓝染色液渗透试验方法是什么？**

1. 检验依据：ASTMF1929－2012。

2. 设备及工具、材料：天平（万分之一）、10mL注射器、甲苯胺蓝、曲拉通X－100、纯化水、烧杯、试管。

3. 配制方法：

（1）用天平称量0.5g曲拉通X－100，与20mL纯化水混合，搅拌或摇动容器，混合后再加入纯化水定容至100mL。

（2）用天平称量0.05g甲苯胺蓝，加入混合了曲拉通X－100的溶液中，搅拌或摇动容器使混合均匀，即成0.05％甲苯胺蓝染色液。

4. 试验方法：

（1）在试验开始前，把已灭菌产品放置于大气温度23℃±2℃和相对湿度50％±2％环境中存储24小时。

（2）将足够的染料渗透液注入包装中，覆盖最长的封边，深度为5mm。使染料渗透液与封边保持接触最少5s、最多20s的时间，旋转包装使每道封边都能接触渗透液，如有需要可以补充染色液，确保每道封边都能接触到足够量的染色液。通过包装的透明面目力检测密封区，看有无泄漏或者通道出现。

5. 检验标准：在包装透明的一边，用肉眼检测封口区域，检查染色液有无透过密封区到达另一侧或者染色液有无通过确定的通道进入密封区内部的迹象。

6. 注意事项：染色渗透液与包装材料封边的作用时间应不超过20s。

第一百四十条 应当建立确认与验证的文件和记录，并能以文件和记录证明达到以下预定的目标：

（一）设计确认应当证明厂房、设施、设备的设计符合预定用途和本规范要求。

（二）安装确认应当证明厂房、设施、设备的建造和安装符合设计标准。

（三）运行确认应当证明厂房、设施、设备的运行符合设计标准。

（四）性能确认应当证明厂房、设施、设备在正常操作方法和工艺条件下能够持续符合标准。

（五）工艺验证应当证明一个生产工艺按照规定的工艺参数能够持续生产出符合预定用途和注册要求的产品。

・**条款解读**

1. 该条款明确了各类确认及工艺验证的目的以及应遵从的标准。对该条款符合性的检查应侧重于对其方案格式、内容及目的的检查。

2. 对验证体系的检查，厂房、设施、设备的设计确认、安装确认、运行确认、性能确认方案及相应的文件记录应完整清晰，可证明验证过程可以达到预定目标；工艺验证中的工艺参数应经过验证。

3. 强调了确认与验证过程应有记录，该记录应为验证现场测试、实验室分析等全过程所产生的原始记录。

· 风险策略

1. 验证方案：①是否制定确认与验证的方案和相关记录；②方案是否依据预定用途制定；③方案是否包括并明确叙述了应当确认或验证的关键步骤与操作；④方案是否制定了科学合理的可接收标准；⑤实施过程中的偏差与变更都进行了记录并有合理说明；⑥确认或验证的方案是否能满足本条款要求的预定目标。

2. 确认：①设计确认；②安装确认；③运行确认；④性能确认。

3. 工艺验证：

（1）工艺验证应当在工艺规程、批记录、SOP、质量标准（包括中间检测标准）已批准，各设备（包括实验室设备）的确认完成并合格，无菌工艺模拟验证完成并合格（适用于无菌产品工艺验证前），分析方法验证（如需要）完成并合格的前提下进行。

（2）应具有已经批准的生产工艺、批生产记录以及相关的SOP。

（3）批生产记录的建立应基于生产工艺和工艺规程，应该带有专门、详细的生产指导和细则，须建立于验证方案起草之前，并在工艺过程验证开始前得到批准，批生产记录中需规定关键工艺参数并陈述其缘由，关键参数的限度必须在验证之前建立，并在整个验证中进行检测。

（4）设备确认（包括实验室设备）。在生产工艺过程验证前，所有参与验证的设施、设备、系统（包括计算机化系统）都必须完成设备确认。设备确认完成的情况应包括在工艺验证方案中。

（5）可能影响工艺验证的支持性程序（如设备清洁、过滤、检查和灭菌）都须事先经过确认或验证。

4. 应注重对确认/验证过程中出现的各种偏差的审核和检查，并评估这些偏差是否影响了验证结论的成立。

5. 应注重对确认/验证过程中所产生的各种记录的追踪性的检查，各类记录应形成一个证据链条以证实验证确实得到了执行。必要时，企业应提供视频、照片等影像资料作为记录。企业可以针对相应的确认/验证方案单独建立相应的记录，该记录的批准可以同验证方案一同进行。

· 典型缺陷及分析

1. 典型缺陷：企业在A级层流自净能力的确认方案中，没有对A级开启的时间进行记录，仅记录了开始测试时间。

缺陷分析：该缺陷属于验证的原始数据记录不完整。由于A级层流的自净能力确认是基于A级层流开启一段时间后，通过进行环境的洁净度测试结果确认是否达到了既定标准，因此初始的时间对于判定最终结果的可靠性非常重要。

2. 典型缺陷：在进行产品工艺验证检查时，发现企业提供的工艺验证报告中未将验证时发生的验证偏差报告与工艺验证报告一同归档保存。

缺陷分析：与该工艺验证有关的全部文件均应该归入该报告资料中，该企业没有将验证的偏差报告归入其中，不便于报告审批人员全面地评估验证的可靠性。

第一百四十一条 采用新的生产处方或生产工艺前，应当验证其常规生产的适用性。生产工艺在使用规定的原辅料和设备条件下，应当能够始终生产出符合预定用途和注册要求的产品。

· 条款解读

此条款明确了在使用新的生产处方或生产工艺前，应首先验证其是否适用于常规生产。同时明确生产工艺验证的前提是使用规定的原辅料和设备,其目的是生产出符合预定用途和注册要求的产品。

· **风险策略**

1. 采用新的生产处方或生产工艺前是否进行了评估,是否需要药品监督管理部门的批准,是否进行了相应的验证。

2. 所进行的验证条件和环境是否与实际的一致。

3. 是否将影响质量的关键因素列入验证方案。

4. 是否制定了科学适当的合格标准。

5. 所取得的验证结果是否能证明生产工艺稳定并纳入所编写的生产工艺规程中。

6. 检查时可以对照企业工艺规程、工艺验证方案、操作 SOP 及批生产记录,对关键工艺参数的一致性进行核对。

7. 应根据工艺验证中确认的关键工艺参数,确认其在相应的批生产记录中是否进行了记录。

· **典型缺陷及分析**

1. 典型缺陷:企业在其药品注册申报资料中的注册标准中建立了产品堆密度的接受标准,但其工艺验证接受标准仅设定为符合《中国药典》2010 年版标准要求,未将符合注册文件中的堆密度标准纳入接受标准中。

缺陷分析:按照条款的要求,工艺验证的目的是确认生产工艺可以持续稳定地生产出符合质量标准和注册要求的产品。该企业的工艺验证方案中未将其堆密度注册要求作为接受标准,因此其验证接受标准是不完整的。

2. 典型缺陷:企业工艺规程中将原料药的过筛目数作为关键工艺参数,但在其工艺验证方案中未将此工艺参数列入。

缺陷分析:根据 GMP 的要求,应根据产品的质量特性确定生产过程的关键工艺参数,企业在其工艺规程中识别了关键工艺参数,但在工艺验证方案中未列入,没有对该工艺参数进行确认。

◎ **问题讨论: 工艺验证(再验证,工艺无变化)是否必须留取稳定性?**

在中国 GMP 中再验证,主要针对的是生产工艺和操作规程的再验证,并没有提到对稳定性的再次考察。

(1)法规:①中国 GMP 第七章 确认与验证,"第一百四十四条 确认和验证不是一次性的行为。首次确认或验证后,应当根据产品质量回顾分析情况进行再确认或再验证。关键的生产工艺和操作规程应当定期进行再验证,确保其能够达到预期结果"。②中国 GMP 确认与验证附录,"第九章 再确认和再验证 第五十条 对设施、设备和工艺,包括清洁方法应当进行定期评估,以确认它们持续保持验证状态。第五十一条 关键的生产工艺和操作规程应当定期进行再验证,确保其能够达到预期效果"。

如果涉及已上市产品,非变更研究下的稳定性考察,通常是指"持续稳定性考察",但持续稳定性考察并不和再验证绑在一起,并且通常情况下,每种规格、每种内包装形式的药品,至少每年应当考察一个批次,除非当年没有生产(中国 GMP 第十章 质量控制与质量保证 第二百三十五条)。

工艺验证和稳定性考察留样是两项不同的对产品质量的回顾性工作,法规上并未要求再验证后一定需要留取稳定性样品,企业可以自行决断。也可以在再验证后,同步开展本年度持续稳定性考察。

工艺验证,一般指 PPQ(工艺性能确认),之后进入持续工艺确认阶段。PPQ 批次是要做稳定性研究的。在工艺没有变化的情况下,按 GMP 要求,每年进行持续稳定性考察即可。

一般来说,工艺验证和稳定性并不存在强相关关系,ICH Q1A 稳定性试验的目的是提供原料药或制剂在各种环境因素如温度、湿度和光等条件影响下，其质量随时间变化的情况，并且由此建立原料药的再试验期或制剂的货架期以及推荐的贮存条件。一般情况下，首次工艺验证或因变更而触发的再验证，会选择同步进行稳定性研究。比如在首次工艺验证时，会存在工艺变更等事项，同步做稳定性研究能够更好地评估工艺变化对产品质量的影响。

（2）工艺再验证目前基于的法规如下：

中国GMP确认与验证附录

第九章 再确认和再验证

第五十条 对设施、设备和工艺，包括清洁方法应当进行定期评估，以确认它们持续保持验证状态。

第五十一条 关键的生产工艺和操作规程应当定期进行再验证，确保其能够达到预期效果。

第五十二条 应当采用质量风险管理方法评估变更对产品质量、质量管理体系、文件、验证、法规符合性、校准、维护和其他系统的潜在影响，必要时进行再确认或再验证。

第五十三条 当验证状态未发生重大变化，可采用对设施、设备和工艺等的回顾审核，来满足再确认或再验证的要求。当趋势出现渐进性变化时，应当进行评估并采取相应的措施。

药品GMP指南口服固体制剂7.2 工艺验证

（3）工艺验证的定期审核。

现在很多企业都在执行"再验证"系统，当完成某一工艺的工艺验证后，定期进行再验证，例如有的公司SOP中规定当没有发生变更和偏差的情况下，对生产工艺每3年进行一次再验证。再验证的目的是保证工艺处于"验证"状态，即工艺处于可控状态。随着2011年FDA工艺验证指南的发布，越来越多的企业开始把工艺验证的定期审核纳入公司的验证体系，新指南中强调了生产过程中持续的验证。公司可以通过定期审核评估工艺的状态，例如，通过年度回顾的方式，对工艺进行评估，或者根据产品的生产频率及生产批次进行周期性评估。这些评估都是为了确保工艺仍然在持续有序地运行，这种定期审核变成了工艺验证的一部分。如果在工艺验证的定期审核阶段，物料、设备、设施、工艺等发生了较重大的变更，应根据变更控制程序的要求进行相关的再验证。

基于对上述法规和指南的解读，笔者认为再验证只是为了确认工艺依旧处于可控状态，如果无须稳定性考察，基于0天检测数据已能充分证明工艺验证内容，即无须进行稳定性考察。建议工艺再验证批次，一般和"持续稳定性考察"一起研究，可选择一个批次进行稳定性考察。

第一百四十二条 当影响产品质量的主要因素，如原辅料、与药品直接接触的包装材料、生产设备、生产环境（或厂房）、生产工艺、检验方法等发生变更时，应当进行确认或验证。必要时，还应当经药品监督管理部门批准。

· **条款解读**

结合规范中变更控制相关条款，影响产品质量主要因素的变更均须经过验证，这类验证被称为改变性验证，目的是保持持续验证状态。

· **风险策略**

1. 对于所进行的改变是否启动变更控制程序，是否经相关部门审查评估。
2. 对上述变更的确认或验证结果是否进行了相关评估。
3. 所进行的变更是否在验证结束、变更控制关闭之后正式实施。
4. 对需要经过药品监管部门批准的变更是否在向药监部门提出申请并于批准后才实施。

·典型缺陷及分析

典型缺陷： 现场检查发现，企业于 2011 年变更了混合机的转速，但未执行混粉均一性的再验证。

缺陷分析： 混合机的转速对于最终混合效果来说是关键影响因素，转速是混合工序需要控制的关键工艺参数。该关键工艺参数发生了变更，企业应进行再次验证。

◎**问题讨论：** 中成药生产过程中的设备如提取罐、浓缩罐、离心机进行更换，工艺参数不变，需要做工艺验证吗？

生产设备的变更，主要通过设备变更前后的比较，评估设备变更是否导致生产工艺路线、方法或参数等的变更，是否会导致药物物质基础的变化或影响药物的吸收、利用（已上市中药药学变更研究技术指导原则）。

生产设备与生产工艺密切相关。生产设备的选择应符合生产工艺的要求，应树立生产设备是为药品质量服务的理念，充分考虑生产设备的工作原理、设备的适用性，以及可能引起的变化，评估生产设备的改变对药品质量的影响（已上市中药药学变更研究技术指导原则）。

从指导原则的内容来看，生产设备变更，主要是考虑可能引起的变化，建议在做这个变更时，充分考虑一下设备有什么差别，最终确定是否完全没有影响生产工艺，如果没有影响，那么仅需要开展设备确认即可，如有影响，就应该按照产品工艺变化的情况，结合指导原则中要求的内容开展相关研究，重点是评估所有的工艺参数有没有变化，如果无法评估，可在变更计划中要求每个品种首次使用该设备时，连续跟踪几批这几个工序的参数及相关的检测结果，最终用数据评估。

法规要求： 在已上市中药药学变更研究技术指导原则（试行）中的微小变更内包含"前处理中，在设备工作原理不变的情况下，因生产设备型号、规模的改变而引起的工艺参数变更"以及"仅因生产设备、规模的改变而引起液体物料静置存放的温度、时间发生变更，或浓缩、干燥所需时间等参数发生变更，对活性成分或指标成分含量、微生物限度等基本不产生影响的"。因此，由设备变更引起的工艺参数变更为微小变更，相应的研究资料就有变更后连续生产的三批样品的自检报告书。

实际分析： 如果是单个设备更换，评价新旧设备的差异，是否会有操作设置参数的不同。如果操作参数差异，其输出参数或者影响的质量标准项目是否有差别。如果可以通过说明或者单工序的试验证明，可只做确认。如果不能，需做连续三批检验后，对比关键质量控制参数是否有差异。如果是多个设备，直接进行工艺验证。

第一百四十三条 清洁方法应当经过验证，证实其清洁的效果，以有效防止污染和交叉污染。清洁验证应当综合考虑设备使用情况、所使用的清洁剂和消毒剂、取样方法和位置以及相应的取样回收率、残留物的性质和限度、残留物检验方法的灵敏度等因素。

·条款解读

GMP 的实施宗旨之一在于最大限度地降低污染和交叉污染。清洁方法的有效性是评价污染和交叉污染是否可以被有效去除的重要依据。此条款明确指出清洁方法应当经过验证，并指出在清洁验证方案的设计、实施时应该考虑的有关情况。

·风险策略

1. 检查代表性品种的选择情况。首先应该检查代表性品种选择的依据是否合理。特定产品选择的理由必须正确地记录在清洁验证方案中。每个设施可以按产品分组，如根据产品的化学性质、相同组的清洗目的进行产品分组，通常在该同一组中选取最难清洗的产品或成分作为代表性品种。

2. 检查代表性设备的选择情况。可以根据以下因素将设备分类，如相同外形/相同物理结构、相同建造材料和表面光洁度、相同的清洁目的等。

3. 检查清洁程序中的关键清洁参数。

4. 关注清洁程序中使用的清洁剂情况。如使用了化学清洁剂，应考虑清洁剂的残留情况以及清洁剂的配方是否已知。

5. 关注企业清洁验证准备工作，包括但不限于对生产设备、相关的在线清洗设备、离线清洗机和自动化系统、控制器进行确认，生产和实验室人员培训等。

6. 清洁验证方案应该包括：验证目的与范围；执行和批准验证的职责；参考文件和文献；参与清洁验证的产品；参与清洁验证的设备描述；连续验证次数；等待清洁时间和清洁存放时间；残留测定的分析方法主要指残留量限度和检测可接受标准；回收率研究数据，如适用；各生产设备的清洁程序；接受标准，包括指定界限的推理；取样程序，包括选取此取样方法的理论基础；取样点分布图；参与清洁验证的取样人员培训；偏差处理措施。

7. 清洁验证的执行是否考虑到：设备应在正常存储条件下保持生产或模拟污染后的状态；在满足最大"等待清洁时间后"，受训的生产人员应根据验证方案中的清洁程序进行清洁，清洁结束后，"等待清洁时间"样品（分析和微生物）应由受训取样员进行收集；在"清洗后存放时间"测试前，应对擦拭取样部位重新清洁；设备将在正常存放条件下储存；到达指定的"等待清洁时间"后，由受训的取样员收集微生物样品进行检测；所有清洁样品须交由质量控制部门进行测试；清洁验证方案中应附有标明清洁程序、事项、时间、报警和参数的批记录/配方的复印件；清洁验证方案中应附所有质量控制部门的测试结果复印件。

8. 检查企业是否制定有关清洁验证的管理制度。

9. 检查企业的清洁操作规程是否与验证时的清洁方法一致，包括清洗剂、设备清洁/清洗顺序、清洁后零件的拆装顺序等要求。

10. 检查日常清洁后的检测是否与验证一致。

11. 确认清洁验证所采用的取样方案是否符合要求，其所制定的验证接受标准是否符合要求。

12. 确认其所选择的代表物质合理性。代表物质的选择是否考虑了该物质的溶解性、毒性等因素。

13. 检查并确认设定的清洁验证残留限度值是否科学合理。

· **典型缺陷及分析**

1. **典型缺陷**：某企业在同一条生产线上共生产三种原料药，选择了其中一种原料药为代表执行清洁验证，但该原料药生产后的清洗工艺与另外两种不同。

缺陷分析：同一条生产线生产不同品种的原料药，企业可以选择一种有代表性的产品执行清洗验证，但前提是这些品种的清洗工艺需要是相同的。对于不同清洗工艺的原料药品种，只能分别执行相应的清洁验证。

2. **典型缺陷**：某企业在清洁验证中使用直接擦拭取样方式进行设备清洗后的残留取样，但该擦拭取样方式未执行取样回收率的测试。

缺陷分析：直接擦拭取样方法是一种有效的、常见的用于清洁验证取样的方法。但该方法受取样人员、取样器具、被取样表面、取样方式的影响较大，因此通常首先应执行取样回收率的测试，方可使用直接擦拭取样方式进行取样。

◎ **问题讨论1：生产制剂时所用的各个辅料，需要对其做清洁确认或验证吗？**

应根据 CFDI20230306 共线评估指南，如果经过评估确实需要，可以做的。比如，如果辅料里面有乙醇或者其他儿童不能接受的辅料，而这条线同时生产儿童药物，这个评估就要考虑其清洁验证；如果直接接触表面仅接触辅料等，则仅需要对辅料等进行确认，如配液等设备；也可对最差条件产品进行清洁验证，不必对每个辅料都进行清洁验证；在选择清洁标的物时，有些情况是要考虑辅料的影响的，如难溶的、有颜色的、有气味的、有毒性的，等等；通过风险评估，确认是否增加标的物。

◎ **问题讨论2：清洁确认/验证，要对环境（比如墙壁、地面）取样检测吗？**

GMP附录《确认与验证》第38条"为确认与产品直接接触设备的清洁操作规程的有效性，应当进行清洁验证"，通常对直接接触产品的设备清洁进行清洁验证；进行环境的清洁、消毒确认，或者消毒剂效力验证（现场确认）时，根据评估可能需要从墙面、地面取样，这是不同的验证情况。

第一百四十四条 确认和验证不是一次性的行为。首次确认或验证后，应当根据产品质量回顾分析情况进行再确认或再验证。关键的生产工艺和操作规程应当定期进行再验证，确保其能够达到预期结果。

・**条款解读**

再验证系指一项生产工艺、一个系统或设备等经过验证并在使用一个阶段以后，旨在证实其验证状态没有发生漂移而进行的验证。

确认企业内的设备设施、仪器仪表、关键的生产工艺和操作规程等始终处于验证受控状态。

・**风险策略**

1. 验证分类：包括前验证、同步验证、回顾性验证和再验证。

（1）前验证：如果没有充分的理由，任何工艺、过程、设备或物料必须进行前验证。

（2）同步验证：生产中在某项工艺运行的同时进行的验证，即从工艺实际运行过程中获得数据作为验证文件的依据，以证明某项工艺达到预定要求的一系列活动（由于这种验证的风险较大，通常仅适用于生产工艺成熟的非无菌药品）。

（3）回顾性验证：当有充分的历史数据可以利用时，采用回顾性验证的方式以证实生产工艺条件的适用性。

2. 验证周期：

（1）是否制定药品生产再验证的管理规定，是否按照国家法规及企业文件规定的药品生产验证周期进行再验证。

（2）建议的再验证周期。

3. 无菌药品应同时考虑"无菌药品"附录第47条、64条的相关要求。

4. 原料药应同时考虑"原料药"附录第22条相关要求。

5. 回顾性验证的批次应是验证阶段中有代表性的生产批次，包括不合格批次。为使回顾性验证具有一定的统计意义，应当验证足够多的批数（通常不应少于20批），以证明工艺的稳定。必要时，可用留样检验获得的数据作为回顾性验证的补充。

・**典型缺陷及分析**

企业规定湿热灭菌工艺每年进行一次再验证，但到期未进行再验证。

◎ **问题讨论：如果没有额外的取样检测，持续工艺确认怎么开展？是采用连续工艺确认的方法（定期收集相关工艺参数及结果）进行趋势分析吗？如果是，持续工艺确认和连续工艺确认怎么界**

定？如果没有变更，定期开展工艺再验证，按首次工艺确认的方法额外取样，并进行稳定性考察，是否可以理解为持续工艺确认？

持续工艺确认的目的：保证常规生产中工艺和产品始终处于受控状态，对商业化生产的产品质量进行监控和趋势分析。为实现该目的，应建立用于识别非预期工艺波动的系统，来收集并评估工艺性能的数据和信息，识别问题并采取相应措施改正、预测并预防问题。

连续工艺验证：对于采用质量源于设计方法研发的药品，由于其工艺在研发期间已被科学地建立，所建立的控制策略提供了高水平的产品质量保证，这时可以使用连续工艺验证来替代传统工艺验证，即利用先进的生产技术和分析技术——"过程分析技术 PAT"，连续不断地取得"质量属性和工艺参数"数据，证明系统处于稳定的状态。

工艺验证通常（传统的工艺验证）有前验证、同步验证（适用于生产较少的产品）、回顾性验证，而连续工艺验证是一种新的验证方式，可以认为是第四种，这种验证方式是基于设备上在线检测技术的情况，如果设备上没有很完善的在线检测探头和数据，这种方式是执行不下去的，采用这种方式不再像原来的三批产品那样看结果，而是看设备上的参数是不是在要求范围之内，做完之后按照过程参数的情况放行的。

持续工艺确认是针对传统工艺验证而言，一个新工艺按照传统工艺验证完成之后，对于大量生产时，用大量的数据和趋势去判断除了之前制定的 CQA、CPP，还有没有其他的对工艺有影响的因素。按照预定的方案主动收集一些参数，并形成报告，可以根据评估结果额外取样，也可以不额外取样。

一般认为持续工艺确认是新的工艺通过传统工艺验证之后，开展持续工艺确认，持续工艺确认是一个新的工艺首次正式生产时，连续采用一定数量批次进行的一个统计分析。做完之后，若没有变更，且法规没有强制再验证，可以定期每年或者每几年开展持续工艺确认，或通过产品的年度回顾情况评价工艺的稳定性。

第一百四十五条 企业应当制定验证总计划，以文件形式说明确认与验证工作的关键信息。

·条款解读

对验证总计划明确要求。

·风险策略

1. 检查企业的年度验证总计划：是否对验证工作的目标、范围和要求进行了明确的规定；是否制定了相关人员或部门的职责；关键的系统是否列入年度验证总计划；对变更产生的验证是否有明确的要求；原料药应满足"原料药"附录第 23 条相关要求。

2. 验证总计划的主要内容：项目概述、范围、目的、参考文件、职责、系统描述、验证政策、确认和验证方法、验证时间进度计划、附录。

第一百四十六条 验证总计划或其他相关文件中应当作出规定，确保厂房、设施、设备、检验仪器、生产工艺、操作规程和检验方法等能够保持持续稳定。

·条款解读

强调保持厂房、设施、设备、检验仪器、生产工艺、操作规程和检验方法等的验证状态，并通过变更控制、偏差分析、纠正预防措施、年度质量回顾等方法确保持续稳定的验证状态。

·风险策略

1. 是否在验证总计划中规定对厂房设施、设备、生产工艺、清洁程序、检验方法、检验仪器、生产过程控制测试程序以及对计算机化系统（如涉及）等产品质量有重要影响的系统的验证要求。

2. 是否明确要求在验证完成后，厂房、设施、设备、检验仪器、生产工艺、操作规程和检验方法验证状态用何种办法得以保持（如建立日常监控计划）。

第一百四十七条 应当根据确认或验证的对象制定确认或验证方案，并经审核、批准。确认或验证方案应当明确职责。

·条款解读

企业应根据需要确认或者验证的设备或系统制定有明确的确认或验证方案，并按职责规定进行审核和批准。

·风险策略

选取关键系统的验证文件进行检查。验证方案应包括但不限于：

（1）目的和对象概述所进行的验证目的和对象。
（2）背景对待验证的系统进行描述确认，说明系统的关键功能和操作步骤。
（3）参加验证人员和部门的职责。
（4）验证进度计划。
（5）验证内容、试验项目、验证实施步骤。
（6）验证需达到的标准、可接受的参数范围、漏项和偏差。
（7）附录相关的文件表格的格式、参考文献。

·典型缺陷及分析

典型缺陷：企业注射用水的验证方案中包括了对循环温度的监测和检查，但方案中未对监测和检查的职责进行规定。

缺陷分析：GMP对注射用水循环温度进行了明确的规定，企业应在系统性能确认时对该温度保持情况进行确认。由于职责未明确界定，易出现漏掉监测数据的情况。

第一百四十八条 确认或验证应当按照预先确定和批准的方案实施，并有记录。确认或验证工作完成后，应当写出报告，并经审核、批准。确认或验证的结果和结论（包括评价和建议）应当有记录并存档。

·条款解读

强调确认或验证应当预先确定方案并批准；实施方案后应有验证报告，验证报告应按规定进行批准。

·风险策略

1. 确认或验证实施是否在方案签批后进行。
2. 验证是否经过精心的设计，是否经过批准，确认或验证方案在实施前是否进行了培训，是否有培训记录，是否参与验证的人员全部参加了培训。

3. 确认或验证方案实施的过程是否与方案要求一致，记录是否真实正确。

4. 确认或验证完成后是否写出报告，对确认或验证的结果、结论进行评价和建议，并对确认或验证过程中产生的偏差进行分析和说明。验证报告应包括但不限于以下内容：验证的目的和内容；系统描述相关的验证文件；人员和职责；验证合格的可接受标准；验证的实际实施情况；验证实施的结果；偏差汇总和调查，采取的预防纠正措施；验证的结论。

5. 确认或验证报告是否通过具有相应资格人士的审核和批准。

· **典型缺陷及分析**

1. 验证记录内容填写不全，缺少原始性，如验证实施时间、操作过程记录、相应的验证数据等。
2. 验证过程发生偏差时，无偏差处理的相关补充说明和记录。
3. 验证实施时未严格按照验证方案的内容进行，且未进行变更说明。

第一百四十九条 应当根据验证的结果确认工艺规程和操作规程。

· **条款解读**

强调工艺规程和相关操作规程与工艺验证报告的一致性，确保日常的工艺控制方式是得到验证的。

· **风险策略**

工艺规程和操作规程中的参数是否与验证报告一致，关键参数的范围是否在验证的参数范围之内。

· **典型缺陷及分析**

典型缺陷：某企业在合成反应工序验证时确定的反应温度为料液温度 10~15℃，但批生产记录显示控制反应温度为 8~17℃。

缺陷分析：该缺陷属于企业未按照经过验证的工艺参数进行日常的生产过程控制。由于生产实际控制反应温度范围大于验证温度范围，事实上该控制范围没有经过验证。

第八章
文件管理

良好的文件系统是实施GMP的有效保障。企业必须建立质量标准、生产处方和工艺规程、标准操作规程以及各种记录。建立完善、有效和适宜的文件管理系统,能够保证文件的权威性、系统性和一致性,能够避免信息由语言交流所可能引起的偏差,使管理和操作标准化、程序化,保证生产和质量控制全过程的记录具有可追溯性。

第一节 原 则

第一百五十条 文件是质量保证系统的基本要素。企业必须有内容正确的书面质量标准、生产处方和工艺规程、操作规程以及记录等文件。

- 条款解读

本条款强调GMP文件的重要性和文件系统的组成,即企业应建立涵盖质量标准、工艺规程、操作规程以及记录等规范的文件管理系统。

- 风险策略

1. 查看企业是否建立完善的文件体系。文件体系通常分为三级:第一级为质量体系的纲领性文件或称手册,第二级为质量标准、工艺规程、质量体系管理文件,第三级为操作规程及记录。操作规程是将工艺规程进行细化,操作性更强,但操作规程的参数范围不能超出工艺规程的参数范围。

2. 抽查产品的操作规程、批记录等文件,查看内容是否正确,是否有逻辑性,是否经过相关人员审核和批准,能够受控,便于追溯。

3. 查看企业是否建立了药品生产所使用的原辅料、与药品直接接触的包装材料及成品的质量标准:

(1) 查看物料质量标准是否与相应的现行《中国药典》、局(部)颁标准、行业标准或注册标准等国家标准要求一致,若没有以上标准,是否制定了企业内控标准。

(2) 查看成品质量标准是否与相应的现行《中国药典》、局(部)颁标准或注册标准等国家标准要求一致。

4. 查看企业是否针对不同品种建立了工艺规程,工艺规程是否与注册申报工艺一致。

5. 查看企业是否建立了每个岗位的操作规程,记录是否完整。

- 典型缺陷及分析

1. **典型缺陷**:企业没有质量体系的纲领性文件。

缺陷分析:按照《药品生产质量管理规范(2010年修订)》第二条的要求,企业需建立质量管理体系,第五条要求企业应当建立符合药品质量管理要求的质量目标,企业质量体系的纲领性文件,应详细规定企业的质量方针及质量目标,明确企业的质量体系组织机构及各部门的质量职责,此类文件的缺失会使质量体系不健全。

2. 典型缺陷：工艺规程中的工艺流程与注册工艺不符。

缺陷分析：工艺规程中规定的工艺流程应与注册工艺一致，不得随意更改。

3. 典型缺陷：操作规程内容简单，不具有操作性。

缺陷分析：操作规程应详细写明每个岗位的操作流程，便于操作人员标准化操作，操作规程过于简单，容易造成人为操作差错。

第一百五十一条 企业应当建立文件管理的操作规程，系统地设计、制定、审核、批准和发放文件。与本规范有关的文件应当经质量管理部门的审核。

・**条款解读**

本条款提出了企业应建立文件管理的操作规程，并强调质量管理部门应对GMP相关文件进行审核。

・**风险策略**

1. 查看企业是否建立了书面的文件管理规定，是否涵盖了文件的设计、制定、审核、批准、印制、发放、收回、归档、销毁及失效文件管理等流程。
2. 查看企业质量管理体系的文件是否经质量管理部门审核和批准。
3. 抽查文件的制定、审核、批准、发放记录是否完整。
4. 查看文件的收回、归档、销毁记录，失效版本文件是否已全部收回并归档。

・**典型缺陷及分析**

1. 典型缺陷：企业的文件管理控制程序未规定失效文件收回的程序。

缺陷分析：为保证使用现行有效的文件，防止使用失效作废的文件，并保证文件的可追踪性，企业的文件管理规定要涵盖失效文件的收回、归档程序。

2. 典型缺陷：现行岗位记录表格与批准归档的不一致。

缺陷分析：记录表格修改后没有按照要求归档，作废的记录表格没有及时收回。

第一百五十二条 文件的内容应当与药品生产许可、药品注册等相关要求一致，并有助于追溯每批产品的历史情况。

・**条款解读**

本条款强调了与GMP相关的技术文件的内容应与药品生产许可和产品注册资料及相关备案内容一致，产品质量信息可追溯的要求。

・**风险策略**

1. 查看企业制定的工艺规程是否与药品生产许可、注册文件的规定一致。
2. 查看企业制定的原辅材料及产品的质量标准是否与注册文件一致或高于注册标准。
3. 现场查看记录的设计是否便于追溯每批产品的历史情况。
4. 抽查产品生产记录，检查其有关技术文件与药品生产许可、产品注册资料是否一致，生产历史情况是否可以追溯。

・**典型缺陷及分析**

典型缺陷：企业产品质量标准只执行现行《中国药典》标准，但未执行注册标准。

第一部分　GMP框架下的药品生产检查风险策略与条款解读

缺陷分析：当注册标准中的个别项目高于《中国药典》标准时，企业的产品标准应同时符合《中国药典》标准和注册标准。

第一百五十三条　文件的起草、修订、审核、批准、替换或撤销、复制、保管和销毁等应当按照操作规程管理，并有相应的文件分发、撤销、复制、销毁记录。

· **条款解读**

本条款明确了文件的管理制度，即文件的起草、修订、审核、批准、替换或撤销、复制、保管和销毁等流程，并有相应的文件分发、撤销、复制、销毁记录，以保证文件的可追踪性，防止使用失效版本的文件。

· **风险策略**

1. 查看企业的文件管理制度是否涵盖了文件的起草、修订、审核、批准、替换或撤销、复制、保管和销毁等内容。
2. 查看文件的分发、撤销、复制、销毁等记录，是否与文件规定一致，且记录完整。
3. 现场抽查文件是否为现行有效版本，现场抽查是否存在失效文件。
4. 抽查文件标识是否保证受控并便于追溯。

· **典型缺陷及分析**

1. 典型缺陷：现场抽查某份文件，缺少复制、发放、销毁记录。

缺陷分析：为保证文件的可控及便于追踪，每一份文件必须有复制、发放、销毁记录，按照原文件发放表收回失效文件，失效文件除了存档外，其余均应销毁，防止使用失效文件。

2. 典型缺陷：文件的修订没有按照程序执行，没有修订的相关记录。

缺陷分析：文件在执行中发现有问题或处方、生产工艺、设备条件发生改变，或有关法规、法定标准变更时，应该进行重新修订，修订应有记录，可以追溯。

第一百五十四条　文件的起草、修订、审核、批准均应当由适当的人员签名并注明日期。

· **条款解读**

本条款进一步明确了文件起草、修订、审核、批准的管理要求，即文件的起草、修订、审核、批准均应当由适当的人员签名并注明日期。

· **风险策略**

1. 查看企业文件管理制度是否有规定文件的起草、修订、审核、批准人员的资质要求。
2. 查看文件的起草、修订、审核、批准记录是否与规定相符，是否有负责人签字并注明日期。
3. 文件生效前是否经过培训。

· **典型缺陷及分析**

典型缺陷：现场抽查某份文件，文件的审核人、批准人与文件规定不一致。

缺陷分析：文件应由具有相应资质的人员起草、修订、审核、批准，以保证文件的权威性，各级人员均应按照职责范围起草、审核和批准文件。

第一百五十五条 文件应当标明题目、种类、目的以及文件编号和版本号。文字应当确切、清晰、易懂,不能模棱两可。

- 条款解读

本条款明确了文件编写应遵循的管理规程,须涵盖文件题目、种类、目的、内容以及文件编号和版本号的要求;规定文件编写的格式、文字、内容应标准化的要求,文字应确切、清晰、易懂。

- 风险策略

1. 查看企业是否规定了文件编写规程,规程是否明确了文件的题目、种类、目的、内容以及文件编号和版本号的要求。

2. 抽查文件题目是否与文件内容相符,目的是否确切反映文件主旨,内容是否清晰、易懂,文件的编号和版本号是否符合规定并便于识别文件的类别。

- 典型缺陷及分析

典型缺陷:企业的文件编写规程未明确文件格式。

缺陷分析:文件应有统一的标准化的编写格式要求,使文件的编写具有可操作性及标准化。

第一百五十六条 文件应当分类存放、条理分明,便于查阅。

- 条款解读

本条款进一步明确了文件分类管理的要求,即企业的管理文件、技术文件、操作规程等各类文件应分类存放,并有明显的标识,便于查阅。

- 风险策略

1. 查看企业是否制定文件分类存放的规定。
2. 抽查不同类别文件,是否能迅速提供,查看文件外部是否有识别文件类别的标识。

- 典型缺陷及分析

典型缺陷:文件管理人员不能及时提供所需文件,文件没有便于识别的标识及目录。

缺陷分析:文件应有固定存放的区域并有易于识别的标识,文件应分类成册存放,每册文件应有目录,便于查阅。

第一百五十七条 原版文件复制时,不得产生任何差错;复制的文件应当清晰可辨。

- 条款解读

本条款提出了文件复制时质量控制的要求,企业应严格管理原版文件,保证复制文件的可控性和有效性。

- 风险策略

1. 查看企业文件的管理制度,是否可以确保复制文件的可控性,抽查几份文件加以确认。
2. 抽查文件,检查是否与原版文件一致且清晰可辨。

- 典型缺陷及分析

典型缺陷:企业文件管理规定中未规定对复制文件的控制要求。

第一部分　GMP框架下的药品生产检查风险策略与条款解读

缺陷分析：经过签字后的原版文件需有专人保存，需要复制时，应经有关部门审批印制、加盖受控标识后发放，文件复制发放应有记录。

第一百五十八条　文件应当定期审核、修订；文件修订后，应当按照规定管理，防止旧版文件的误用。分发、使用的文件应当为批准的现行文本，已撤销的或旧版文件除留档备查外，不得在工作现场出现。

- 条款解读

本条款进一步明确了文件必须定期审核和修订，保证文件的时效性。文件修订后应执行有效的管理规定防止误用，工作现场应使用现行版本文件。

- 风险策略

1. 查看企业是否有文件定期审核、修订的规定，文件定期审核记录是否与规定一致。
2. 查看修订后文件是否受控发放，查看现场文件是否与发放记录一致。
3. 查看旧版文件的收回记录，是否按规定存档。
4. 查看工作现场的文件是否为现行版本，是否存在失效文件。

- 典型缺陷及分析

1. 典型缺陷：文件管理规程中未规定文件的审核周期。

缺陷分析：为保证文件体系的持续改进，企业的所有文件均应定期审核，由文件管理部门定期组织文件制定和文件执行部门进行讨论，使文件的执行更加切合实际。

2. 典型缺陷：企业最新修订了部分文件，但未将旧版文件存档。

缺陷分析：为保证文件的可追溯和连贯性，旧版文件需存档备查。

3. 典型缺陷：在不同现场发现同一文件的两个版本，未将旧版文件全部收回归档。

缺陷分析：在发放新修订文件的同时，要按照程序将旧版文件全部收回归档，防止工作现场出现旧版文件。

第一百五十九条　与本规范有关的每项活动均应当有记录，以保证产品生产、质量控制和质量保证等活动可以追溯。记录应当留有填写数据的足够空格。记录应当及时填写，内容真实，字迹清晰、易读，不易擦除。

- 条款解读

本条款进一步明确了与GMP相关的活动都应有记录，要求及时填写记录并且内容真实、清晰，字迹不宜擦除。根据记录可以追溯产品生产、质量控制和质量保证等活动。

- 风险策略

1. 现场抽查仓储、生产、质量控制和质量保证等相关活动记录，是否及时、完整、可追溯。
2. 抽查相关记录，是否有足够的空间填写必要的内容。
3. 现场查看已完成的操作记录是否真实，与实际操作是否一致，字迹是否清晰、易读，不易擦除。

- 典型缺陷及分析

1. 典型缺陷：个别岗位缺少相关记录，例如，某产品缺少15%淀粉浆的制备记录。

缺陷分析：记录中未涉及非关键岗位的操作记录，收回归档操作规程中有相关操作的要求，但没有进行记录，使各项操作不便于追溯。

2. 典型缺陷：记录模板未留足够空格，当出现记录填写错误时，改后的数据字迹较小，很难辨认。

缺陷分析：所有记录应有足够的空格，使填写的数据清晰，包括出现错误时，要有改后数据的填写空间。

3. 典型缺陷：生产中，未及时填写操作记录、签字，事后按照回忆填写记录或由其他人代替签字；有的企业操作岗位无记录表格，表格在带班班长处统一存放。

缺陷分析：记录表格应放在相应的生产岗位，便于岗位操作人员及时填写，保证记录的真实性。

第一百六十条 应当尽可能采用生产和检验设备自动打印的记录、图谱和曲线图等，并标明产品或样品的名称、批号和记录设备的信息，操作人应当签注姓名和日期。

· 条款解读

本条款强调企业应优先使用客观性强的电子记录，采用设备自动打印记录、图谱和曲线等，同时提出了对电子打印记录的管理要求。

· 风险策略

1. 查看企业是否制定了电子记录的管理制度，是否与规范一致。

2. 现场抽查产品的电子记录是否标明了产品或样品的名称、批号和记录设备的信息，并有操作人的签名、日期。

3. 查看自动打印记录的批生产或批检验记录，是否将自动打印记录粘贴于批记录中，采用热敏纸打印记录的，应将记录复印后粘贴。

· 典型缺陷及分析

1. 典型缺陷：企业没有制定自动打印记录的管理规定。

缺陷分析：在使用自动打印记录的岗位操作规程中应规定"自动打印记录、图谱和曲线应标明产品或样品的名称、批号和记录设备的信息，并有操作人的签名、日期"，便于追溯。

2. 典型缺陷：高效液相检验图谱只记录了产品名称，没有标明是样品还是对照品。

缺陷分析：自动打印记录的模板设计不完善，会造成记录的追溯性差。

3. 典型缺陷：某企业未将自动打印记录粘在批记录后面；自动打印记录没有操作人员签名；热敏纸打印数据没有复印件，数据不易保存。

缺陷分析：批记录中未附自动打印记录，造成批记录数据不完整，不便于追溯，热敏纸承载的数据久存易脱色，应复印后再进行粘贴。

第一百六十一条 记录应当保持清洁，不得撕毁和任意涂改。记录填写的任何更改都应当签注姓名和日期，并使原有信息仍清晰可辨，必要时，应当说明更改的理由。记录如需重新誊写，则原有记录不得销毁，应当作为重新誊写记录的附件保存。

· 条款解读

本条款进一步明确了对记录更改的要求，规定更改后记录应当清晰可读，必要时需说明理由，不得撕毁和任意涂改，保证记录的真实性和原始性。

第一部分　GMP 框架下的药品生产检查风险策略与条款解读

·风险策略

1. 查看企业是否制定了更改记录的管理制度，是否与规范一致。
2. 现场抽查岗位操作记录，记录的更改是否有更改人签名和日期。
3. 查看现场是否有随意更改丢弃的记录。

·典型缺陷及分析

1. 典型缺陷：某生产岗位的记录随意划改，更改处没有更改人签名及标注日期，岗位操作人员不清楚记录更改方式。

缺陷分析：企业虽然规定了记录的更改方式，但是培训不到位，造成岗位人员对记录更改不规范，使记录的追溯性差。

2. 典型缺陷：生产现场发现记录纸被随意丢在废纸篓内，岗位人员回答是填错了，要重新填写。

缺陷分析：岗位人员未认识到原始记录的重要性，记录重新誊写，需要保留原有记录。

第一百六十二条　每批药品应当有批记录，包括批生产记录、批包装记录、批检验记录和药品放行审核记录等与本批产品有关的记录。批记录应当由质量管理部门负责管理，至少保存至药品有效期后一年。质量标准、工艺规程、操作规程、稳定性考察、确认、验证、变更等其他重要文件应当长期保存。

·条款解读

本条款进一步明确了批记录所涵盖的主要内容，以便追溯与药品生产相关的全部重要活动，强调质量管理部门对批记录的管理责任，提出批记录和其他重要文件保存期限的要求。

·风险策略

1. 查看药品批记录管理规定是否与本条款一致。
2. 任意抽取一批产品检查其批生产记录、批包装记录、批检验记录和产品放行审核记录是否齐全，并保存于质量管理部门。
3. 查阅质量标准、工艺规程等重要文件的保存规定。
4. 查看是否有文件保存有效期的规定。

·典型缺陷及分析

1. 典型缺陷：企业质量标准、工艺规程、稳定性考察、验证等重要文件未规定长期保存的要求。

缺陷分析：重要文件、记录的缺失会影响产品质量追溯，质量标准、工艺规程、稳定性考察、验证等重要文件应长期保存。

2. 典型缺陷：批记录在生产管理部门存放管理。

缺陷分析：批记录应当由质量管理部门负责管理，且保存至药品有效期后一年，确保有效期内产品质量的可追溯。

第一百六十三条　如使用电子数据处理系统、照相技术或其他可靠方式记录数据资料，应当有所用系统的操作规程；记录的准确性应当经过核对。

使用电子数据处理系统的，只有经授权的人员方可输入或更改数据，更改和删除情况应当有记录；应当使用密码或其他方式来控制系统的登录；关键数据输入后，应当由他人独立进行复核。

用电子方法保存的批记录，应当采用磁带、缩微胶卷、纸质副本或其他方法进行备份，以确保记录的安全，且数据资料在保存期内便于查阅。

- **条款解读**

本条款强调了对电子记录的管理，明确了电子记录录入、核对和更改的控制方法；同时提出使用电子数据处理系统的注意事项和必须备份批记录的要求，确保记录安全，查阅方便。

- **风险策略**

1. 查看企业是否制定所采用的电子数据处理系统的操作规程。
2. 是否规定电子文档的采集部门和采集人的职责，明确操作权限。
3. 是否规定电子文档的保存方式并保留修改痕迹。
4. 现场查看是否能按规定要求管理、保存电子文档。

- **典型缺陷及分析**

1. 典型缺陷：仓库自动化管理系统，操作人的权限不清。

缺陷分析：仓库作为重要的物流控制系统，直接关系着物料及产品能否放行的问题，如果没有文件明确不同层级人员的控制权限，就会造成将不合格物料及产品错误放行，操作人员必须严格执行管理系统的操作规程。

2. 典型缺陷：文件没有规定电子文档备份方式、时间和期限。

缺陷分析：电子文档应定期备份，应能保证微机出现故障修复后数据可再现。应采用异机或专用磁盘备份，重要数据应异地备份，保存期为产品有效期后一年。

第二节　质量标准

第一百六十四条　物料和成品应当有经批准的现行质量标准；必要时，中间产品或待包装产品也应当有质量标准。

- **条款解读**

本条款强调物料和成品质量标准必须经过批准，必要时，中间产品或待包装产品也应当有质量标准。

- **风险策略**

1. 查看企业是否制定了质量标准的管理制度。
2. 查看企业物料和产品的质量标准是否按受控文件管理，是否经批准并符合现行《中国药典》或注册标准的要求。
3. 查看企业是否制定关键中间产品或待包装产品的质量标准。

- **典型缺陷及分析**

1. 典型缺陷：直接采用的国家药品标准，没有受控编号。

缺陷分析：企业采用的国家药品标准应按受控文件管理，按照国家药监局要求及时修订，确保质量标准现行有效。

2. 典型缺陷：某企业生产葡萄糖用淀粉浆无质量标准。

缺陷分析：关键中间产品的质量直接影响产品质量，因此需控制关键中间产品的质量。该企业用玉米生产淀粉浆,再用淀粉浆生产葡萄糖,淀粉浆的纯度和含量影响葡萄糖的质量,应针对产品质量要求制定淀粉浆的质量标准。

第一百六十五条 物料的质量标准一般应当包括:

(一)物料的基本信息:

1. 企业统一指定的物料名称和内部使用的物料代码;
2. 质量标准的依据;
3. 经批准的供应商;
4. 印刷包装材料的实样或样稿。

(二)取样、检验方法或相关操作规程编号。

(三)定性和定量的限度要求。

(四)贮存条件和注意事项。

(五)有效期或复验期。

·条款解读

本条款提出了物料质量标准编写时的具体内容要求。

·风险策略

查看企业制定的物料质量标准内容是否至少涵盖了本条款的要求。

·典型缺陷及分析

典型缺陷:企业物料的质量标准中未包含该物料的物料代码。

缺陷分析:物料代码是识别物料的唯一标识,每种物料均应有唯一的物料代码并在质量标准中注明。

第一百六十六条 外购或外销的中间产品和待包装产品应当有质量标准;如果中间产品的检验结果用于成品的质量评价,则应当制定与成品质量标准相对应的中间产品质量标准。

·条款解读

本条款提出了对于有外购或外销的中间产品和待包装产品需制定质量标准;当中间产品的质量状态不再改变,其检验结果用于成品质量评价时,应制定与成品质量标准相对应的中间产品质量标准,如糖衣片在包衣前应进行重量差异检查。

·风险策略

1. 查看企业是否有外购、外销的中间产品和待包装产品,是否制定了相应的质量标准。
2. 如果中间产品的检验结果用于成品的质量评价,其质量标准是否与成品质量标准相对应。

·典型缺陷及分析

典型缺陷:检查片剂生产线时,发现将待包装品的"片重差异"结果作为最终产品放行依据,但片重差异的检验方法与《中国药典》标准不一致。

缺陷分析:当待包装产品的检验结果作为判定产品质量的依据时,其质量标准应与法定标准一致。

第一百六十七条 成品的质量标准应当包括：

（一）产品名称以及产品代码。

（二）对应的产品处方编号（如有）。

（三）产品规格和包装形式。

（四）取样、检验方法或相关操作规程编号。

（五）定性和定量的限度要求。

（六）贮存条件和注意事项。

（七）有效期。

- 条款解读

本条款提出了成品的质量标准的编写内容要求。对于原料药，应考虑满足"原料药"附录第39条：原料药质量标准应当包括对杂质的控制（如有机杂质、无机杂质、残留溶剂）。原料药有微生物或细菌内毒素控制要求的，还应当制定相应的限度标准。

- 风险策略

1. 查看企业是否制定成品质量标准编写内容的规定。
2. 查看企业制定的成品质量标准内容是否涵盖了本条款的要求。

- 典型缺陷及分析

典型缺陷：某企业牛黄解毒丸（每瓶200g）质量标准未制定最低装量检验项目。

缺陷分析：《中国药典》规定，包装量以重量标识的多剂量分装的丸剂应检查最低装量。

第三节 工艺规程

第一百六十八条 每种药品的每个生产批量均应当有经企业批准的工艺规程，不同药品规格的每种包装形式均应当有各自的包装操作要求。工艺规程的制定应当以注册批准的工艺为依据。

- 条款解读

本条款强调不同批量的产品都应有批准的工艺规程和包装要求，工艺规程应当与注册工艺一致。

- 风险策略

1. 查看企业产品工艺规程相关管理规定，各产品工艺规程是否有相关部门审核和批准，并有相关人员签字。
2. 查看企业产品工艺规程的制定或修订是否符合规定，并经审核、批准后执行。
3. 查看工艺规程是否能满足企业产品生产要求，是否涵盖所有品种、规格。
4. 查看企业制定的工艺规程是否规定相应的批量，并包含了不同包装规格形式的要求。
5. 查看工艺规程是否与注册批准的工艺一致。
6. 查看工艺规程中的工艺参数、物料平衡的收率指标值等参数是否经验证确认。
7. 查看工艺规程的执行是否同规定一致，包装类型是否符合要求，是否在验证批量范围内生产。

- 典型缺陷及分析

1. 典型缺陷：企业工艺规程中未明确片剂不同包装形式的操作要求。

缺陷分析：药品不同规格会有不同的包装形式，使用的设备、操作流程是不同的，因此，应在工艺规程中明确不同包装规格的操作要求。

2. 典型缺陷：企业生产设备变更后批生产量加大，未制定或修订相应的工艺规程，工艺没有进行再验证。

缺陷分析：工艺规程处方按比例放大后没有经过验证和审批，也没有进行相应文件的制定或修订。

第一百六十九条 工艺规程不得任意更改。如需更改，应当按照相关的操作规程修订、审核、批准。

· **条款解读**

本条款强调了工艺规程不得随意更改，进一步明确了文件变更控制要求。

· **风险策略**

1. 查看企业是否有工艺规程变更控制文件。
2. 查看工艺规程的修订是否符合文件变更的要求。

· **典型缺陷及分析**

典型缺陷：某企业复方枇杷颗粒总混岗位记录中，混合时间与工艺规程不一致。

缺陷分析：企业更换了混合设备，经验证需变更工艺参数的，工艺规程应按文件变更程序进行变更。

第一百七十条 制剂的工艺规程的内容至少应当包括：

（一）生产处方：

1. 产品名称和产品代码；
2. 产品剂型、规格和批量；
3. 所用原辅料清单（包括生产过程中使用，但不在成品中出现的物料），阐明每一物料的指定名称、代码和用量。如原辅料的用量需要折算时，还应当说明计算方法。

（二）生产操作要求：

1. 对生产场所和所用设备的说明（如操作间的位置和编号、洁净度级别、必要的温湿度要求、设备型号和编号等）；
2. 关键设备的准备（如清洗、组装、校准、灭菌等）所采用的方法或相应操作规程编号；
3. 详细的生产步骤和工艺参数说明（如物料的核对、预处理、加入物料的顺序、混合时间、温度等）；
4. 所有中间控制方法及标准；
5. 预期的最终产量限度，必要时，还应当说明中间产品的产量限度，以及物料平衡的计算方法和限度；
6. 待包装产品的贮存要求，包括容器、标签及特殊贮存条件；
7. 需要说明的注意事项。

（三）包装操作要求：

1. 以最终包装容器中产品的数量、重量或体积表示的包装形式；
2. 所需全部包装材料的完整清单，包括包装材料的名称、数量、规格、类型以及与质量标准有关的每一包装材料的代码；

3. 印刷包装材料的实样或复制品，并标明产品批号、有效期打印位置；

4. 需要说明的注意事项，包括对生产区和设备进行的检查，在包装操作开始前，确认包装生产线的清场已经完成等；

5. 包装操作步骤的说明，包括重要的辅助性操作和所用设备的注意事项、包装材料使用前的核对；

6. 中间控制的详细操作，包括取样方法及标准；

7. 待包装产品、印刷包装材料的物料平衡计算方法和限度。

- 条款解读

本条款对制剂工艺规程的编制进行了细化和规范，要求详细描述工艺处方、生产操作和包装操作三方面内容。

- 风险策略

1. 企业制定的工艺规程是否与注册批准内容一致。
2. 查看企业的工艺规程是否涵盖了本条款所有内容。

- 典型缺陷及分析

1. 典型缺陷：工艺规程中未明确相关操作设备的编号。

缺陷分析：工艺规程中应有所用设备的说明等信息，以便于操作和维护。

2. 典型缺陷：某片剂工艺规程中未对晾片操作工序环境的温湿度作出规定。

缺陷分析：2010年版GMP没有对洁净区温湿度进行统一要求。企业应根据产品特性和不同岗位特点制定环境温湿度控制范围，以确保产品质量。片剂包糖衣后晾片应在适宜的温湿度环境下进行。

3. 典型缺陷：有特殊储存条件要求的产品，其工艺规程未对待包装产品的储存条件、储存时间作出规定。

缺陷分析：对于有特殊储存条件要求的产品，其工艺规程应规定待包装产品的储存条件、储存时间，以保证产品质量。

4. 典型缺陷：工艺规程中未附印刷包装材料的实样或复制品。

缺陷分析：工艺规程中应附上印刷包装材料的实样或复制品，以保证印刷包装材料的制定及更改需经审核、批准。

第四节 批生产记录

第一百七十一条 每批产品均应当有相应的批生产记录，可追溯该批产品的生产历史以及与质量有关的情况。

- 条款解读

本条款提出了批生产记录的控制要求，即可追溯产品的生产和质量控制全过程。

- 风险策略

1. 抽查批生产记录的内容是否与工艺规程和相关的标准操作规程一致。
2. 查看批生产记录的内容是否覆盖生产和质量管理的全过程。
3. 查看批生产记录是否具有可追溯性，内容是否真实、可靠，数据是否完整。

·典型缺陷及分析

典型缺陷：抗病毒口服液醇沉工序记录中没有记录醇沉的起止时间。

缺陷分析：未记录操作起止时间，不能显示操作总时长，无法追溯该批产品的生产历史情况。

第一百七十二条 批生产记录应当依据现行批准的工艺规程的相关内容制定。

记录的设计应当避免填写错误。批生产记录的每一页应当标注产品的名称、规格和批号。

·条款解读

本条款强调了批生产记录应与现行的已批准的工艺规程相一致，明确了批生产记录设计的原则和格式要求。

·风险策略

1. 查看批生产记录的内容是否与工艺规程一致。
2. 记录设计是否合理和便于操作，能否有效避免人为差错。
3. 查看批生产记录的每页是否标注产品名称、规格和批号。

·典型缺陷及分析

1. 典型缺陷：现场发现批记录的设计较为复杂，需填写的文字内容较多（如填写了操作的内容），不便于操作人员记录，且容易填写错误。

缺陷分析：设计批记录时，应以方便操作人员记录为原则，即记录关键操作点、参数及必需的文字描述，不必要的步骤尽量简化，减少因记录内容较多而出现错误的风险。

2. 典型缺陷：某批甲硝唑片制粒记录中，只记录了产品名称，未记录规格和批号。

缺陷分析：批生产记录应当完整，应当记录产品生产过程的关键信息，以便于追溯。

第一百七十三条 原版空白的批生产记录应当经生产管理负责人和质量管理负责人审核和批准。批生产记录的复制和发放均应当按照操作规程进行控制并有记录，每批产品的生产只能发放一份原版空白批生产记录的复制件。

·条款解读

本条款提出了原版空白批生产记录的审核、批准要求及复制分发流程，强调每批产品仅限发放一份原版空白批生产记录复印件。

·风险策略

1. 查看企业是否制定批生产记录的管理规程，其内容是否符合规定。
2. 批生产记录的复制和发放是否符合规定，是否明确发放部门及人员的职责。
3. 原版空白的批生产记录审核和批准是否符合规定，是否规定保存要求和保存方法。
4. 现场检查操作岗位是否只有一份原版空白批生产记录的复印件。

·典型缺陷及分析

1. 典型缺陷：检查发现批生产记录的管理规定中，未明确原版空白批生产记录的保存要求。

缺陷分析：原版空白批生产记录的保存、复制和发放均应有相应的规定，并进行严格管理，确保原版空白批生产记录的复印件受控。

2. 典型缺陷：检查发现批生产记录的发放记录设计内容不全，未设计接收人签名栏目。

缺陷分析：批生产记录的发放记录应全面显示其记录名称及发放号、发放到的岗位及接收人、发放人及发放日期、收回人及收回日期等内容，如果内容不全将造成不可追溯的风险。

第一百七十四条　在生产过程中，进行每项操作时应当及时记录，操作结束后，应当由生产操作人员确认并签注姓名和日期。

- 条款解读

本条款提出了操作记录填写的基本要求，需及时记录、签注姓名和日期。

- 风险策略

1. 现场查看操作记录是否及时完整，如发生偏差，是否对偏差进行了如实记录。
2. 现场查看操作完成后，生产操作人员是否确认并签注姓名和日期。

- 典型缺陷及分析

典型缺陷：某企业清热解毒口服液灯检岗位，记录先用空白纸片代替，事后转抄。

缺陷分析：生产记录应及时如实填写，提前记录或后补都会造成数据不真实，使生产过程不可追溯。

第一百七十五条　批生产记录的内容应当包括：
（一）产品名称、规格、批号。
（二）生产以及中间工序开始、结束的日期和时间。
（三）每一生产工序的负责人签名。
（四）生产步骤操作人员的签名；必要时，还应当有操作（如称量）复核人员的签名。
（五）每一原辅料的批号以及实际称量的数量（包括投入的回收或返工处理产品的批号及数量）。
（六）相关生产操作或活动、工艺参数及控制范围，以及所用主要生产设备的编号。
（七）中间控制结果的记录以及操作人员的签名。
（八）不同生产工序所得产量及必要时的物料平衡计算。
（九）对特殊问题或异常事件的记录，包括对偏离工艺规程的偏差情况的详细说明或调查报告，并经签字批准。

- 条款解读

本条款依据生产质量管理可追溯的原则，细化了批生产记录的内容，新增了物料信息、生产关键操作、工艺参数及控制范围、设备编号、偏差处理等内容。

- 风险策略

1. 查看企业是否有批生产记录编写要求的管理规定。
2. 现场抽查产品的批生产记录是否符合本条款的要求。

- 典型缺陷及分析

1. 典型缺陷：检查发现口服制剂配料岗位称量记录未设计复核人签名栏。

缺陷分析：配料称量不经过复核，会产生称量错误，对产品造成较大的质量风险，生产中的关键操作均应经过复核。

2. 典型缺陷：检查发现批生产记录中未附中间产品控制结果的记录。

缺陷分析：中间产品检验合格后才可投入下一个工序，批记录中未附中间产品的控制记录，将会造成产品质量控制过程的不可追踪，进而对产品放行产生风险。

3. 典型缺陷：检查发现部分工序的记录中未设计物料平衡计算过程及限度标准，不符合工艺规程的要求。

缺陷分析：物料平衡的限度是经过工艺验证得出的，超出限度范围将会对产品质量产生影响，因此物料平衡限度作为重要控制参数，应记录在批记录中，并进行控制。

4. 典型缺陷：某企业生产某批维生素 B_1 片时突然停电，导致生产中断 2 小时，来电后继续生产，但批记录中未记录停电事件，也未按偏差处理程序进行报告。

缺陷分析：当生产过程发生突然停电等异常事件时，应及时记录，并按偏差处理程序调查分析评估异常事件是否对产品质量产生影响。

第五节　批包装记录

第一百七十六条　每批产品或每批中部分产品的包装，都应当有批包装记录，以便追溯该批产品包装操作以及与质量有关的情况。

- **条款解读**

本条款提出了产品包装过程应具有追溯性的要求。

- **风险策略**

1. 包装记录是否如实填写使用数量、退库数量及作废数量。
2. 退库和作废包装是否有销毁记录和人员签名，并注明日期。

- **典型缺陷及分析**

典型缺陷：检查发现批包装记录设计内容不全，未涵盖对所用标签打印内容的复核。

缺陷分析：标签打印内容（批号、生产日期、有效期）等需要进行复核并记录，确保标签打印内容的正确性。

第一百七十七条　批包装记录应当依据工艺规程中与包装相关的内容制定。记录的设计应当注意避免填写差错。批包装记录的每一页均应当标注所包装产品的名称、规格、包装形式和批号。

- **条款解读**

本条款强调了批包装记录与工艺规程的一致性，明确了批包装记录设计的原则和格式要求，避免书写错误的发生。

- **风险策略**

1. 查看批包装记录内容是否与工艺规程中包装相关内容一致。
2. 批包装记录设计是否合理，是否便于操作和避免人为差错。
3. 抽查批包装记录，是否每页都标注产品名称、规格、包装形式和批号。

· 典型缺陷及分析

典型缺陷：检查发现批包装记录未设计包装材料物料平衡计算及物料平衡标准。

缺陷分析：对包装过程中使用的包装材料及标签等进行物料平衡计算，可以防止出现人为差错，使质量控制具有追溯性。

第一百七十八条 批包装记录应当有待包装产品的批号、数量以及成品的批号和计划数量。原版空白的批包装记录的审核、批准、复制和发放的要求与原版空白的批生产记录相同。

· 条款解读

本条款提出了对批包装记录内容的设计要求，同时提出原版空白的批包装记录应与原版空白的批生产记录的审批、复制和发放管理的要求相一致。

· 风险策略

1. 查看企业是否制定批包装记录的管理规程，其内容是否符合规定。
2. 原版空白的批包装记录审核、批准、复制、发放是否符合要求。
3. 现场检查操作岗位是否只有一份原版空白批包装记录的复制件。

· 典型缺陷及分析

典型缺陷：检查发现没有批包装记录的复制及发放记录。

缺陷分析：原版空白批包装记录的复制和发放均应有相应的记录，才可保证批包装记录处于受控状态，有可追溯性。

第一百七十九条 在包装过程中，进行每项操作时应当及时记录，操作结束后，应当由包装操作人员确认并签注姓名和日期。

· 条款解读

本条款提出了产品批包装记录填写管理要求，应保证记录的及时性和可追溯性。

· 风险策略

1. 现场查看操作记录是否及时完整，包括偏差处理的记录。
2. 现场查看操作完成后，包装操作人员是否确认并签注姓名和日期。

· 典型缺陷及分析

1. 典型缺陷：检查发现灯检操作人员对偏差理解不全面，未对特殊不合格情况（如不允许存在的异物）按偏差记录。

缺陷分析：国家标准规定，注射剂中不得检出玻璃屑、长度大于 2mm 的纤维毛、直径大于 2mm 的色块等异物，出现上述情况可能是生产设备出现故障所致，应按偏差处理。

2. 典型缺陷：片剂外包工序多名操作人员没有在包装记录上签名。

缺陷分析：外包记录由带班人员汇总记录，不能追溯岗位人员的操作过程。

第一百八十条 批包装记录的内容包括：

（一）产品名称、规格、包装形式、批号、生产日期和有效期。

（二）包装操作日期和时间。

（三）包装操作负责人签名。

（四）包装工序的操作人员签名。

（五）每一包装材料的名称、批号和实际使用的数量。

（六）根据工艺规程所进行的检查记录，包括中间控制结果。

（七）包装操作的详细情况，包括所用设备及包装生产线的编号。

（八）所用印刷包装材料的实样，并印有批号、有效期及其他打印内容；不易随批包装记录归档的印刷包装材料可采用印有上述内容的复制品。

（九）对特殊问题或异常事件的记录，包括对偏离工艺规程的偏差情况的详细说明或调查报告，并经签字批准。

（十）所有印刷包装材料和待包装产品的名称、代码，以及发放、使用、销毁或退库的数量、实际产量以及物料平衡检查。

- 条款解读

本条款依据包装质量管理可追溯的原则，细化了批包装记录的内容，涵盖了包装产品的基本信息、包装过程控制的信息、带有打印内容的印刷包装材料实样保存、偏差情况的处理等记录内容。

- 风险策略

1. 查看企业是否有对符合批包装记录内容要求的管理规定。
2. 现场抽查不同品种的批生产记录是否符合本条款的要求。

- 典型缺陷及分析

1. 典型缺陷：检查发现批包装记录中未设计包装设备及包装生产线编号记录栏。

缺陷分析：记录设计人员对本条款理解不透，没有记录包装设备及包装生产线编号，将造成记录的可追溯性差。

2. 典型缺陷：检查发现批包装记录中未详细记录包装过程中发生的偏差。

缺陷分析：操作人员应如实记录生产过程中的偏差，并对偏差进行调查和处理，偏差处理相关记录应附在批包装记录中，以便于追溯。

第六节　操作规程和记录

第一百八十一条　操作规程的内容应当包括：题目，编号，版本号，颁发部门，生效日期，分发部门以及制定人、审核人、批准人的签名并注明日期，标题，正文及变更历史。

- 条款解读

本条款提出了操作规程内容的具体要求，为便于企业文件的区分和历史追溯管理的需要，在操作规程的内容上提出"文件版本号"和"变更历史"的管理要求。

- 风险策略

1. 查看企业是否有对操作规程内容要求的管理规定。
2. 查看企业操作规程是否符合本条款要求。

- **典型缺陷及分析**

典型缺陷：检查发现操作规程中未设计变更历史项目。

缺陷分析：操作规程中应设计变更历史项目，便于操作人员准确掌握操作规程的变更内容，同时也使操作规程的变更情况可追溯。

第一百八十二条 厂房、设备、物料、文件和记录应当有编号（或代码），并制定编制编号（或代码）的操作规程，确保编号（或代码）的唯一性。

- **条款解读**

本条款提出了厂房、设备、物料、文件和记录编号管理的要求，增加设施与设备、物料、文件等三大系统编码管理系统要求，作为工厂系统管理的基础，强调编号（或代码）的唯一性。

- **风险策略**

1. 查看企业是否制定了厂房、设备、物料、文件和记录编号的管理规定。
2. 查看企业厂房、设备、物料、文件和记录编号是否唯一。

- **典型缺陷及分析**

典型缺陷：检查发现企业未对某厂房、设备进行编号。

缺陷分析：厂房、设备应进行编号管理，便于厂房及设备的维护管理工作有效进行。

第一百八十三条 下述活动也应当有相应的操作规程，其过程和结果应当有记录：

（一）确认和验证。
（二）设备的装配和校准。
（三）厂房和设备的维护、清洁和消毒。
（四）培训、更衣及卫生等与人员相关的事宜。
（五）环境监测。
（六）虫害控制。
（七）变更控制。
（八）偏差处理。
（九）投诉。
（十）药品召回。
（十一）退货。

- **条款解读**

本条款明确了其他需建立操作规程的活动范畴，进一步明确了需建立环境监测、变更控制、偏差处理、投诉等操作规程的管理要求。

- **风险策略**

1. 查看企业操作规程是否涵盖了本条款要求的活动。
2. 抽查生产工序实际操作是否与相应的操作规程一致。

- **典型缺陷及分析**

典型缺陷：《进入洁净区人员更衣操作规程》和《偏差处理操作规程》内容简单，操作性差。

缺陷分析：操作规程应详细描述每一操作步骤，使岗位操作人员的操作达到统一的标准。

第九章
生产管理

药品生产必须严格按照药品注册批准工艺进行生产，并应最大限度地减少生产过程中的污染、交叉污染、混淆和差错，生产过程中应严格执行验证过的关键工艺参数，并在生产记录中如实记录，实现生产条件受控和可重现。

第一节　原　则

第一百八十四条　所有药品的生产和包装均应当按照批准的工艺规程和操作规程进行操作并有相关记录，以确保药品达到规定的质量标准，并符合药品生产许可和注册批准的要求。

·条款解读

企业应依据药品注册批准的工艺制定药品生产工艺规程和相应的标准操作规程，并根据标准操作规程建立批生产记录和批包装记录及其他相关记录；企业应严格按照注册批准的生产工艺进行生产，生产工艺应经过验证以确保药品达到规定的质量标准。

·风险策略

1. 查看企业制定的药品工艺规程与药品生产许可和药品注册批准文件，检查：
（1）药品处方及处方量与注册批准文件是否一致，是否添加了处方之外的物料。
（2）药品生产工艺中的关键工序及参数控制与药品注册批准文件是否一致。
（3）如采用灭菌工艺，其灭菌工艺和灭菌方法是否符合《药品生产质量管理规范》（2010年修订）附录二第十一章灭菌工艺、第十二章灭菌方法的要求。
（4）药品关键物料供应商与药品注册批准、备案的供应商是否一致。
（5）药品质量标准是否与相应的现行《中国药典》、局颁标准、行业标准或注册标准等国家标准要求一致。
（6）与上述条款如有不一致，是否对变更进行了风险评估，是否依照相关法规要求执行了变更控制程序，查看风险评估资料、变更相关资料，检查是否符合要求。

2. 工艺规程、操作规程、批生产记录、批包装记录及其他记录的制定应符合《药品生产质量管理规范》（2010年修订）第八章文件管理第三节工艺规程、第四节批生产记录、第五节批包装记录、第六节操作规程和记录的规定。

3. 查看批生产记录和批包装记录，对照标准操作规程、工艺规程检查是否按其要求进行操作；检查处方、工艺流程、关键工艺参数的执行情况，有无偏差或变更情况，是否进行记录，如何处理。

4. 查看员工操作是否按照标准操作规程执行，对工艺规程及标准操作规程是否有执行性，员工能否在生产操作完成后及时记录。

·典型缺陷及分析

典型缺陷：药品生产关键工艺参数（如过筛目数）与药品注册批准文件不一致。

缺陷分析：药品生产关键工艺参数应与药品注册批准文件一致，并严格执行。如果设备变更，相应关键工艺参数如过筛目数、设备车速等也应进行调整，应按照变更管理程序执行，并符合变更相关规定。

◎**问题讨论：对于高活性的 API（抗肿瘤），在配液投料时有没有特别的规定或者指南？是直接将 API 固体投料进配液罐，还是先把 API 浓配，然后再倒在配液罐稀释？**

生产中的配液工序，首先应该按注册批准的工艺进行，在操作规程中应该详细规定配液工序的要求，在生产时严格按照工艺操作规程操作。对于高活性物质，建议先在隔离器这类封闭系统中先配制成小体积液体，然后再转入配制罐中配制成最终体积。

直接倒入大体积的罐中有两个缺点：

（1）这类物质一般是装在袋子里，倒入袋子里很可能产生扬尘。而放置配制罐的房间的防护等级肯定不如隔离器这类密闭系统。

（2）固体粉末直接倒入配液罐，粉末残留容易粘在手孔内侧、搅拌桨等地方，会导致物料损耗和清洁残留的问题，而在隔离器配制可避免此类问题。

浓配可以使用溶剂进行，根据 API 的物理化学特性选择合适的溶剂，并按照已有的工艺和配方要求进行操作。浓配时，应按照标准操作规程，在配备相关安全设施的操作间进行。在投料过程中，需要确保 API 的完全均匀分散，以确保后续的加工和生产环节的均一性。投料时要注意避免剧烈搅拌或振荡，防止 API 变性或活性损失。

第一百八十五条 应当建立划分产品生产批次的操作规程，生产批次的划分应当能够确保同一批次产品质量和特性的均一性。

·条款解读

应正确理解"批"的定义，"批"是指经一个或若干加工过程生产的，具有预期均一质量和特性的一定数量的原辅料、包装材料或成品。为完成某些生产操作步骤，可能有必要将一批产品分成若干亚批，最终合并成为一个均一的批。在连续生产情况下，批必须与生产中具有预期均一特性的确定数量的产品相对应，批量可以是固定数量或固定时间段内生产的产品量。

口服及外用制剂批次划分的原则：口服或外用的固体、半固体制剂在成型或分装前使用同一台混合设备一次混合所生产的均质产品为一批。

口服或外用的液体制剂以灌装（封）前经最后混合的药液所生产的均质产品为一批。

附录 无菌药品 第六十条 除另有规定外，无菌药品批次划分的原则：

（1）大（小）容量注射剂以同一配液罐最后一次配制的药液所生产的均质产品为一批；同一批产品如用不同的灭菌设备或同一灭菌设备分次灭菌的，应当可以追溯。

（2）粉针剂以一批无菌原料药在同一连续生产周期内生产的均质产品为一批。

（3）冻干产品以同一批配制的药液使用同一台冻干设备在同一生产周期内生产的均质产品为一批。

（4）眼用制剂、软膏剂、乳剂和混悬剂等以同一配制罐最终一次配制所生产的均质产品为一批。

附录 原料药 第三十二条 非无菌原料药生产批次的划分原则：

（1）连续生产的原料药，在一定时间间隔内生产的在规定限度内的均质产品为一批。

（2）间歇生产的原料药，可由一定数量的产品经最后混合所得的在规定限度内的均质产品为一批。

企业应根据 GMP 的要求考虑自身品种、设备特点，依据预期均一质量和特性的原则建立产品划分生产批次的管理办法或操作规程，规定批量，并通过生产工艺验证、产品稳定性试验等，证明批产品质量的均一性和稳定性。

· 风险策略

1. 企业是否有划分产品批次的操作规程，批次划分是否符合本规范要求，确保同一批次产品质量和特性的均一性。

2. 检查自投料至产品包装过程中每个环节的批号编制原则，如亚批的规定，何时形成成品批号等是否有文件规定；批号编制是否同文件要求一致。

3. 抽查认证品种中工艺复杂、有特殊要求或常年生产品种各三批生产记录，针对产品及工艺特性分析批次划分的合理性，批量与工艺规程规定是否一致。

4. 返工批、混合批等规定是否符合要求，是否能确保批量内药品质量的均一性，是否符合混合批有效期的规定。

5. 现场检查不同剂型产品的总混设备，其容量能否满足批量要求。

· 典型缺陷及分析

典型缺陷：检查企业某品种批生产记录，发现批量超出工艺规程规定的最大批量。

缺陷分析：企业应严格按照文件中规定的"批"的定义，划分生产批次，规定最大批量，并进行验证，日常生产过程中的批量不能超出最大批量。

第一百八十六条 应当建立编制药品批号和确定生产日期的操作规程。每批药品均应当编制唯一的批号。除另有法定要求外，生产日期不得迟于产品成型或灌装（封）前经最后混合的操作开始日期，不得以产品包装日期作为生产日期。

· 条款解读

企业应建立药品批号编制的管理办法或操作规程，详细规定亚批、成品批、返工批等批号编制原则，并应根据剂型特点合理确定药品生产日期、有效期，保证每批产品均有唯一批号，并具有可追溯性。产品批号"唯一"是指该产品批号在本企业范围内唯一，同一产品、不同产品或同一产品的不同规格间不存在重复的批号，以避免发生混淆和差错。

· 风险策略

1. 企业是否建立了药品批号编制的管理办法或操作规程，保证产品批号在本企业的唯一性；是否建立了确定生产日期的操作规程，以符合本条款要求。

2. 现场抽查相关产品批号，调阅批生产记录和批包装记录，按产品批号检查是否可以追溯到亚批直至原辅料批号，检查批号的可追溯性。

3. 通过批生产记录检查生产日期的确定是否符合规范、附录及法规的要求，生产日期的确定是否满足以下条件：不得迟于产品成型或灌装（封）前经最后混合的操作开始日期；不得以产品包装日期作为生产日期；对于回收处理后的产品应按照回收处理中最早批次产品的生产日期确定本批产品的生产日期；混合批次的有效期应当根据参与混合的最早批次产品的生产日期确定等。

4. 检查药品批号编制的管理办法或操作规程中规定的批号编制方法，与批生产记录及批包装记录是否一致。

· 典型缺陷及分析

典型缺陷：每批产品均有唯一批号，但是企业不同产品或同一产品的不同规格间批号编制相同，存在同一批号的可能性。

缺陷分析：企业产品批号编制原则存在缺陷，虽然每批产品均有唯一批号，但是同一批号可能代表不同的产品或同一产品的不同规格，导致企业在生产或质量控制过程中如果不指明产品名称和规格，只指明产品批号的情况下，可能会导致混淆和差错的产生。

◎**问题讨论：** **一批中药配方颗粒在包装工序分两个规格包装，批号如何体现？**

为防止不指明产品名称和规格时因产品批号相同而导致混淆，建议同一批中药配方颗粒在包装工序分两个规格包装时，分别编制生产批号和包装批号，包装批号可以在生产批号的基础上增加阿拉伯数字或英文字母，然后通过批生产指令的形式下发。

不同产品或同一产品的不同规格都应该能从批号上进行区分，在编制批号时，可以通过加品种区分码或规格区分码，这样同一个公司的产品批号就不会重复，可确保产品批号的唯一性和可追溯性。

第一百八十七条 每批产品应当检查产量和物料平衡，确保物料平衡符合设定的限度。如有差异，必须查明原因，确认无潜在质量风险后，方可按照正常产品处理。

· **条款解读**

企业应依据产品特点和历史数据，合理制定关键生产、包装工序结束后的物料平衡计算方法和可接受限度，并在工艺规程及相关生产操作规程中明确规定。在批生产和批包装记录中设计物料平衡相关记录。操作人员应及时记录每批产品及物料的实际产量或实际用量和收集到的损耗，并在该工序结束后按规定的方法与批理论产量或理论用量进行比较，数值应在工艺规程及操作规程规定的可接受范围内。如果超出范围，应进行偏差分析，查找原因，并经质量风险评估，确认无潜在质量风险后，方可以按正常产品处理。

· **风险策略**

1. 检查产品工艺规程及标准操作规程中是否规定了批产量和每个关键工序的物料平衡计算要求，计算方法是否合理，物料平衡的设定限度是否经过工艺验证确认。

2. 检查批生产记录和批包装记录中原料、关键辅料、直接接触药品的包装材料、标签等物料平衡计算过程，查物料及产品的实际用量或实际产量的数据来源、损耗的来源，并复核计算过程，检查计算结果是否正确。

3. 检查批记录中物料平衡是否存在超出限度范围的情况，超出范围是否进行了偏差调查，查看偏差调查情况是否符合 GMP 要求。

4. 检查关键工序的物料平衡是否有相关管理人员的复核。

5. 原料药、中药提取，生物制品原液制备等工序，一般以计算收率的方式，对生产过程进行控制。

· **典型缺陷及分析**

典型缺陷：口服固体制剂产品用收率计算代替物料平衡计算。

缺陷分析：出现这种缺陷的主要原因是技术人员对收率和物料平衡的概念不清，导致概念混淆，以致误用。收率指实际产量与理论产量的比较，而物料平衡指产品或物料实际产量或实际用量及收集到的损耗之和与理论产量或理论用量之间的比较，并考虑可允许的偏差范围。

第一百八十八条 不得在同一生产操作间同时进行不同品种和规格药品的生产操作，除非没有发生混淆或交叉污染的可能。

·条款解读

这是 GMP 防止污染、交叉污染、混淆和差错的关键措施之一，即不得在同一生产操作间同时进行不同品种和规格药品的生产操作。有效执行这一管理要求可以避免污染、交叉污染、混淆和差错的发生。

·风险策略

1. 现场检查制剂生产是否能做到单机单间，如果同一操作间有多台设备，则需检查批生产记录和设备使用日志，看是否有同时进行不同品种和规格药品的生产操作的情况。

2. 检查企业是否制定了不同品种和规格的生产操作规程及有效区分和防止差错的措施。

·典型缺陷及分析

典型缺陷：同一包装间存在多台包装设备，没有设置有效的物理隔离措施，不足以避免混淆和差错。

缺陷分析：由于包装间一般设计面积较大，有多条包装生产线，有同时进行不同品种和规格药品生产操作的情况，必须设置有效防止混淆和差错的措施。

第一百八十九条 在生产的每一阶段，应当保护产品和物料免受微生物和其他污染。

·条款解读

本条款强调在生产的全过程（如物料的接收、储存、发放，产品的生产、包装、贴签、储存等各个环节）均应采取措施避免产品和物料受到污染。对于非无菌制剂及原料药的原料及产品的暴露过程应免受微生物污染及交叉污染；对无菌制剂的物料和产品的暴露过程应免受细菌、细菌内毒素、微粒的污染。控制生产中污染的手段有环境控制、采用密闭设备生产、规范人员操作等。这一条款的相关具体要求在其他条款和附录中均有体现，如中间产品储存条件、储存期限的要求，设备容器清洁的要求，车间生产环境洁净的要求等。

·风险策略

1. 检查企业对产品生产工艺全过程的风险评估，企业在生产的各个阶段是否考虑到了产品和物料免受微生物和其他污染的风险，风险评价如何，是否采取了有效的避免风险的措施，采取措施后相应风险是否降低，是否引入了其他风险。

2. 检查风险评估是否符合操作规程的要求，分析是否合理，措施是否有效；根据评估结果在每一生产阶段建立降低污染和交叉污染的相关操作规程。

3. 现场核实人员操作规范性、采取密闭设备或容器生产控制污染措施的可行性及有效性。

4. 查看环境监测记录，查看车间环境控制能否满足 GMP 要求，保护产品和物料免受污染。

·典型缺陷及分析

1. 典型缺陷：设备清洁验证中未对未清洁及已清洁设备的保留时间进行确认。

缺陷分析：对未清洁或已清洁设备的保留时间不进行确认，可能导致未清洁或已清洁设备保留时间过长，上批产品在设备表面结块或已清洁设备再次受到污染，难以确保设备清洁干净，如果操作人员未及时发现，则会对下批产品造成污染。

2. 典型缺陷：环境监测未按规定执行，如培养皿放置时间和布点不合理等。

缺陷分析：洁净区环境监测应按照规定的程序进行，否则可能出现洁净环境控制的失败。沉降菌检测的培养皿采样点应当充分考虑人为操作或干预以及空气流向等因素的影响，还应该考虑培养皿暴露时间短是否符合采样时间要求，以及暴露时间过长导致培养基失水而影响实验结果等因素。

第一百九十条 在干燥物料或产品，尤其是高活性、高毒性或高致敏性物料或产品的生产过程中，应当采取特殊措施，防止粉尘的产生和扩散。

· 条款解读

本条款根据药品生产过程中的实际情况，明确了需要重点控制的工序即干燥物料或产品，尤其是高活性、高毒性或高致敏性物料或产品有粉尘产生和扩散的工序，并提出了控制的要求及采取的特殊措施，达到防止粉尘产生和扩散即防止交叉污染的目的。应采取的特殊措施在本规范第五十三条、第一百九十七条均有具体描述。

· 风险策略

1. 通过认证资料了解企业是否存在高活性、高毒性或高致敏性物料或产品，易产尘的干燥物料或产品。

2. 检查相关操作规程，是否根据品种特性和易产尘工序或操作间制定了防止粉尘产生和扩散措施的规定。

3. 防范措施的有效性是否经验证确认，检查相关内容的验证项目文件。

4. 检查现场，是否采取了适当的技术手段或管理措施来防止交叉污染，措施是否有效：

（1）产尘操作间是否保持相对负压并配备了相应操作单元，避免粉尘外泄。

（2）产尘操作间是否采用全排风设计。

（3）是否有有效的清洁和降低污染的方法/程序。

（4）是否采用"全封闭生产系统"。

（5）高致敏性、高活性药品生产是否符合第四章第四十六条（二）（三）（四）（五）的要求。

· 典型缺陷及分析

1. 典型缺陷：总混料斗出料时与接料斗密封不严，有粉尘扩散，易造成交叉污染。

缺陷分析：总混料斗如果与接料斗无软连接，不密封，在下料时会产生大量粉尘，粉尘外泄易造成交叉污染，应考虑到总混料斗下料时与接料斗连接密闭性问题，避免粉尘外泄。

2. 典型缺陷：称量单元进行气流流型测试时未考虑物料放置位置、操作人员站立位置，未验证称量操作时气流能否有效带走粉尘。

缺陷分析：称量时设置负压称量单元的目的是通过气流带走称量时产生的粉尘，防止造成交叉污染，所以进行称量单元气流流型验证时应考虑物料放置位置和人员站立位置对气流的影响，找出气流能有效带走粉尘的临界线，防止粉尘扩散。

◎ **问题讨论：** 微生物监测用的培养基法规要求必须用 VHP 灭菌进入 B 级区吗？

用于微生物监测的培养基的传递，需要结合培养基的包装形式和厂房的设计选择进入 B 级区的方式。大多用擦拭和普通传递窗进入 B 级区，如果厂房设计有 VHP 传递窗或可改造增加 VHP 传递窗，可考虑采用 VHP 传递窗将微生物监测用培养基传入 B 级区，但采用 VHP 传递窗传递物料必须通过验证和确认，方可使用。

GMP 的宗旨是防止污染、交叉污染、混淆和差错。B 级区的环境要求相对较高，为了防止污染和交叉污染，传递的物料需要进行必要的清洁和消毒，传统的清洁消毒方式为人工擦拭，但是人工擦拭的稳定性和重现性比较差，现在一般都采用 VHP 灭菌，部分不耐受 VHP 灭菌的，用人工擦拭的方式进行清消。环境监测用的培养基是耐受 VHP 灭菌的，可以采用 VHP 灭菌。

第一百九十一条 生产期间使用的所有物料、中间产品或待包装产品的容器及主要设备、必要的操作室应当贴签标识或以其他方式标明生产中的产品或物料名称、规格和批号，如有必要，还应当标明生产工序。

· **条款解读**

标识管理是 GMP 防止混淆和差错的关键措施之一，能够实现物料和产品的可追溯。本条款对需要进行生产状态标识的对象和标识的方法及生产状态标识应有的内容提出了具体要求。标识以不发生差错、不易脱落为前提，标识内容和形式应该在操作规程中进行详细规定。

· **风险策略**

1. 检查企业是否建立"物料及产品状态标识管理"文件。规程中是否明确规定了状态标识的种类、对象、内容、色标、文字、符号等内容，并在文件后附样张。

2. 是否在操作间、生产设备、容器的醒目位置挂有生产状态标识。生产操作时，状态标识内容是否包括产品（中间产品）名称、批号、数量、规格、必要的生产工序、生产日期、负责人等，中间产品是否标明储存条件、有效期、质量状态等信息，无生产操作时是否标明清洁状态及清洁有效期。

· **典型缺陷及分析**

典型缺陷：中转站储存的中间产品未按操作规程规定标明中间产品的储存期限。

缺陷分析：为避免污染，GMP 要求对中间产品的储存条件和储存期限进行确认，确认的条件和期限应在操作规程中进行明确规定，所以在中转站储存的中间产品应有明显标识标明其储存期限，下工序接收人员接收时应检查储存期限标识，确认物料是否在储存期限内。

第一百九十二条 容器、设备或设施所用标识应当清晰明了，标识的格式应当经企业相关部门批准。除在标识上使用文字说明外，还可采用不同的颜色区分被标识物的状态（如待验、合格、不合格或已清洁等）。

· **条款解读**

企业应建立"厂房、设施、设备标识管理"的规范化文件，明确容器、设施、设备标识的内容和格式并经质量管理部门批准。

本条款增加了用颜色区分被标识物的状态的要求。

· **风险策略**

1. 检查企业是否建立"厂房、设施、设备标识管理"文件，是否符合本条款要求。

2. 规程中是否明确规定了状态标识内容及格式，并在文件后附样张，并经有关部门批准。

3. 现场检查容器、设备、设施及工器具是否均标明名称、用途或清洁状态标识，是否存在未标明状态的工器具或容器。

4. 现场检查物料质量状态标识是否醒目，是否用不同颜色加以区分。

· 典型缺陷及分析

典型缺陷：生产现场存在没有标识的容器或工器具（如不锈钢盆）。

缺陷分析：为避免污染、交叉污染、混淆或差错，生产现场的容器及工器具均应有标识，标明名称或用途或清洁状态等，避免误用，造成污染和差错。

第一百九十三条 应当检查产品从一个区域输送至另一个区域的管道和其他设备连接，确保连接正确无误。

· 条款解读

为防止污染和交叉污染，企业采用密闭管道输送物料，根据管道输送方式生产的特点，本规范增加了管道和设备连接防止人为差错的控制要求。

· 风险策略

1. 根据企业药品生产特点，检查管道及设备使用、设计、安装确认文件，确认管道连接是否有防错接设计。

2. 检查企业是否建立操作规程，规定管道连接时输送及接收人员应进行的防止错接的有关措施。

3. 现场查看生产前操作或检查记录，是否有相关人员的复核，能否体现操作规程规定的防止错接的有关要求。

4. 现场检查输送管道是否有内容物、输送方向的标识。

5. 检查管道连接处是否密封、无缝隙、无泄漏。

· 典型缺陷及分析

典型缺陷：操作记录中未设计防止管道错接需采取的措施，记录中复核人未签字。

缺陷分析：为避免管道连接时发生错接，管道连接时应有相关人员的复核。

第一百九十四条 每次生产结束后应当进行清场，确保设备和工作场所没有遗留与本次生产有关的物料、产品和文件。下次生产开始前，应当对前次清场情况进行确认。

· 条款解读

为防止药品生产过程中不同品种、规格、批号间发生混淆和差错，防止污染和交叉污染，更换品种、规格、批号时应进行清场，彻底清理工作场所和生产设备。清场分为大清场和小清场，更换不同品种或同一产品连续生产一定批次应进行大清场，将前一批次产品所用的物料、产品、废弃物、文件、记录等移出，工作场所和生产设备按照清洁标准操作规程进行彻底清洁；同产品批次间清场及生产结束当日的清场为小清场，小清场时将前一批次产品所用的物料、产品、废弃物等移出，对工作场所和生产设备表面粉尘进行清洁，确保目视清洁，应通过验证确认同一产品可连续生产的最大批数，并用适当方式进行记录。

本条款在1998版规范第七十三条"每次生产结束后进行清场"的基础上，增加了"生产开始前再次检查清场情况"的要求，防止发生污染、交叉污染、混淆和差错。

· 风险策略

1. 检查是否有清场操作规程，是否对不同产品、同一产品的不同规格、同一产品不同批次间清场有不同的要求，是否规定了同一产品连续生产的最大批次，是否经过验证，是否查看清洁验证文件，验证最大批次是否与文件规定一致。

2. 检查是否有清场合格允许生产的凭证（清场记录或清场合格证），内容是否齐全，有无清场操作人和复核人签名，清场记录或清场合格证是否纳入批记录。

3. 检查每道工序或岗位生产前是否有对前次清场情况进行确认的要求，生产前检查记录中是否体现了这一要求，是否有操作人及复核人签名。

4. 现场检查：清场后现场的清洁卫生是否符合要求；现场是否无上次产品、物料、包装、标识、标签、文件、记录等；已清洁过的操作间、设备、容器具等是否都有清洁合格和清洁有效期标识。

· **典型缺陷及分析**

典型缺陷：同一产品连续生产的最大批次清洁验证资料不充分。

缺陷分析：清洁验证一般对不同品种间的清洁效果进行了验证，但是由于同一产品连续生产最大批次时间较长，验证周期较长，企业未进行此项内容验证或验证资料不充分。企业应该根据生产周期，评估连续生产的最大批次和产生的风险，并进行验证，防止残留物积累、降解，导致难以清洁，造成污染或交叉污染。

第一百九十五条　应当尽可能避免出现任何偏离工艺规程或操作规程的偏差。一旦出现偏差，应当按照偏差处理操作规程执行。

· **条款解读**

企业首先应该采取措施避免偏离工艺规程和操作规程的偏差的发生，如加强工艺规程、标准操作规程的培训、验证状态的维护、生产设施设备的维护和保养、环境监测、生产过程中产品和物料标识管理、工艺过程控制和记录等。如果出现偏差应该按偏差处理操作规程的要求进行偏差处理。

· **风险策略**

1. 查看企业是否制定了偏差管理规定，是否采取有效措施避免偏离工艺规程和操作规程的偏差的发生，以及有无发生任何偏差的报告制度。

2. 查看偏差清单，检查是否有偏离工艺规程和操作规程的偏差的发生；若出现偏差，是否进行了风险评估，是否按照偏差调查处理程序进行了偏差的调查、分析及处理，是否找到了偏差发生的根本原因，并制定了纠正预防措施；处理过程的有关资料，如原因分析、数据核算结果、产品检验报告书、质量管理部门审批结论等是否全部纳入批生产记录。

· **典型缺陷及分析**

典型缺陷：片剂包衣设备排风温度比操作规程规定温度偏低，操作人员认为出口温度不关键，稍低不影响包衣效果。

缺陷分析：操作人员发现包衣设备排风温度比操作规程规定温度偏低，应作为偏差立即向上级主管人员报告，上级主管人员采取应急措施后应向质量管理部门报告，质量管理部门接到报告后应组织相关人员进行偏差的调查处理。工艺参数应由质量管理部门进行确认，然后在相关操作规程中合理规定参数的范围。发生这一问题的根本原因是对操作人员的培训不到位，应着重进行偏差调查处理程序和操作规程的培训。

第一百九十六条　生产厂房应当仅限于经批准的人员出入。

· 条款解读

为避免污染、交叉污染、混淆及差错的产生，尤其对于高活性、高致敏性产品的生产企业，应当从生产管理程序上规定生产厂房仅限经批准的人员出入，外来人员进出按照外来人员进出的管理程序进行操作。因为人是最大的污染源，为避免污染和交叉污染，对于洁净区的工作人员，应有进出洁净区的批准程序，并应按照相关文件要求进行洁净区进出更衣程序、微生物知识等培训。

· 风险策略

1. 检查企业是否有对进入生产厂区、仓储区人员的受控管理规定并执行。
2. 检查企业是否有对外来人员进出生产厂区的管理程序，并严格执行。
3. 关键区域（如洁净区）是否规定受控人数限制，进入洁净区人员数量是否有文件依据，进出人员是否有批准程序。

· 典型缺陷及分析

1. 典型缺陷：企业无外来人员进出生产厂区的规定和检查措施。

缺陷分析：企业应有外来人员进出生产厂区的管理程序，并有更衣措施，如果进入洁净区，还应进行是否患有传染性疾病的调查。

2. 典型缺陷：进入洁净区人员数量限制无依据。

缺陷分析：企业应建立进入洁净区人员的管理规程，明确人员数量的限制。进入洁净区人员数量控制应考虑以下几个因素：①满足工作人员生存需求。参照 GB50073 - 2001《医药工业洁净厂房设计规范》人均面积 $2\sim4m^2$；②满足洁净区内工作要求，避免由于人员少、动作速度加快产生的剧烈扰动；③参考洁净区在线监测数据及趋势分析数据，完善相关规定。如果无依据地制定洁净区人员数量限制规定，可能会对产品质量带来风险。

第二节　防止生产过程中的污染和交叉污染

第一百九十七条　生产过程中应当尽可能采取措施，防止污染和交叉污染，如：

（一）在分隔的区域内生产不同品种的药品。

（二）采用阶段性生产方式。

（三）设置必要的气锁间和排风；空气洁净度级别不同的区域应当有压差控制。

（四）应当降低未经处理或未经充分处理的空气再次进入生产区导致污染的风险。

（五）在易产生交叉污染的生产区内，操作人员应当穿戴该区域专用的防护服。

（六）采用经过验证或已知有效的清洁和去污染操作规程进行设备清洁；必要时，应当对与物料直接接触的设备表面的残留物进行检测。

（七）采用密闭系统生产。

（八）干燥设备的进风应当有空气过滤器，排风应当有防止空气倒流装置。

（九）生产和清洁过程中应当避免使用易碎、易脱屑、易发霉器具；使用筛网时，应当有防止因筛网断裂而造成污染的措施。

（十）液体制剂的配制、过滤、灌封、灭菌等工序应当在规定时间内完成。

（十一）软膏剂、乳膏剂、凝胶剂等半固体制剂以及栓剂的中间产品应当规定贮存期和贮存条件。

· **条款解读**

为避免污染、交叉污染、混淆及差错的产生，规范从厂房与设施、设备、生产管理、确认与验证等方面提出了具体要求。企业应该严格执行规范的要求，对药品生产的整个工艺流程进行风险分析，首先从硬件如厂房的设计布局、设备选型、空调系统设计安装等方面避免污染和交叉污染，然后从软件（如生产管理的各个要素如人员操作、设备清洁维护保养、物料和产品管理、操作规程、环境控制）等方面防止污染、交叉污染、混淆及差错。

· **风险策略**

1. 依据生产产品特性，现场检查厂房设计、空调系统、水系统、设备选型是否符合本条款要求。

2. 检查企业是否依据产品特性对产品生产工艺全过程进行了风险评估，是否对厂房、设备、空调系统、水系统等影响产品质量的因素进行了风险评估，企业在生产的各个阶段是否考虑到了污染、交叉污染、混淆和差错的风险，风险评价如何，是否采取了有效的避免风险的措施，采取措施后相应风险是否降低，是否引入了其他风险。检查风险评估是否符合操作规程的要求，分析是否合理，措施是否有效。

3. 检查企业是否根据风险评估的结果制定了具体的管理和操作规程，并进行了必要的验证和确认活动。

4. 依据生产产品特性，现场检查生产操作时防止交叉污染的措施是否有效。如采用阶段性生产方式；在易产生交叉污染的生产区内，操作人员应当穿戴该区域专用的防护服；采用经过验证或已知有效的清洁和去污染操作规程进行设备清洁；必要时，应当对与物料直接接触的设备表面的残留物进行检测；液体制剂的配制、过滤、灌封、灭菌等工序应当在规定时间内完成；软膏剂、乳膏剂、凝胶剂等半固体制剂以及栓剂的中间产品应当规定贮存期和贮存条件等。

· **典型缺陷及分析**

1. 典型缺陷：清洁后并在有效期内的料斗内壁残留水珠。

缺陷分析：设备或容器清洁后无干燥措施，采取自然晾干的方式去掉内壁残余水分，内壁残留水分不能立即除去，容易滋生微生物，污染清洁后的设备或容器，所以规定设备或容器清洁后应有干燥措施，不宜采取自然晾干的干燥方式。

2. 典型缺陷：清洁后并在有效期内的料斗内壁触摸时有残渣残留。

缺陷分析：出现这类缺陷的可能原因，一是清洁操作规程培训不到位，操作人员未严格按照设备清洁操作规程的要求去操作，导致设备清洁不彻底；二是设备清洁标准操作规程规定的清洁方法不够严谨，造成按照规定的清洁方法进行清洁不能达到预期效果。所以企业应严格按照本规范第五章第四节使用和清洁的要求，设计开发设备和容器的清洁方法和可接受标准，进行清洁验证后在设备清洁标准操作规程中进行详细规定，并对操作人员进行培训，使其充分认识设备清洁的重要性，严格按要求执行。

◎ **问题讨论1：闲置D级洁净区，有必要周期性做小清消跟大清消吗？**

首先支持D级区停产停机，但是有以下几点考虑，供参考：

（1）停机如果有值班风机运行，保持一定的正压较好。

（2）停机后建议定期开机运行，防止潮湿季节对洁净区的设备设施造成影响，如腐蚀、老化。

（3）风机、洁净区设备设施应定期清洁消毒，进行必要的维护。

首先，GMP要求的是在生产前确认洁净区域环境已经达到要求，因此在生产前重新清场，且环境监测结果证明洁净程度符合要求就够了。至于在之前的闲置时间如何管理和运行一般是没有硬性要求的。重要的是在清场后，有环境监测数据作为支撑。

如果洁净区能维持正压，清消频率可比生产期间的频率低一些，也可以累积这种模式下的环境监测数据。

如果 D 级洁净区长期不使用而处于闲置状态，继续保持空调运行，那么周期性进行小清消和大清消是有必要的。周期性进行小清消和大清消的目的是保持洁净区的清洁、整洁和卫生，避免灰尘和其他污染物的积累。这有助于保持洁净区的功能和性能，并预防可能的污染问题。

一般洁净区清消有效期需要经过验证，若大清消有效期未能覆盖闲置时间，即使 D 级洁净区是低风险区域，严格上仍会被质疑。建议可收集 3 次以上闲置后大清消的环境监测数据，分析环测数据趋势和微生物负荷情况，用于支持长时间大清消的风险。

◎**问题讨论2：** 细胞传代完成的时候发现没有开风机，细胞会不会被污染？

细胞传代应有环境监测措施，环境监测是防止细胞被污染的其中一项措施，但环境监测结果即便全部合格，也不代表细胞不会被污染。未开风机，没有了洁净环境的保障措施，细胞被污染的概率就越大，这就需要根据研究阶段进行偏差调查，并进行微生物检测和镜检等确认是否污染。

第一百九十八条 应当定期检查防止污染和交叉污染措施并评估其适用性和有效性。

·**条款解读**

企业应该通过自检、再验证或再确认、产品质量年度回顾、风险评估等形式定期检查防止污染和交叉污染的措施是否适用及有效，并不断完善。

·**风险策略**

1. 检查企业相关文件，有无定期检查防止污染和交叉污染的措施并评估其适用性及有效性的标准操作规程，分析评估方式是否符合本规范要求。

2. 查看企业防止污染和交叉污染措施执行是否到位，检查分析评估报告，查看评估内容是否全面，通过评估是否采取了更为有效的防止污染和交叉污染的措施。

3. 重点查看自检、产品质量年度回顾、环境监控等检测结果的趋势分析数据，评估判断其措施是否适用和有效。

·**典型缺陷及分析**

典型缺陷： 企业 A 级洁净区环境监测数据规定一年回顾一次，回顾频率太低，不能及时发现不良趋势。

缺陷分析： 对于洁净区尤其是 A 级或 B 级洁净区环境监测数据的回顾应定期进行，以评估防止污染和交叉污染措施的适用性和有效性，回顾频率宜每月进行一次，以便及时发现不良趋势。

◎**问题讨论：** 减菌过滤器使用后，一定要做完整性测试吗？

要。建议查看 2018 年第 85 号除菌过滤技术及应用指南的要求，需证明减菌过滤的正常运行，以确保产品在最终灭菌或除菌过滤前的微生物污染水平符合可接受标准，因此过滤器的完整性测试作为 IPC 控制项目，需在过滤后进行。

相对于除菌过滤，减菌过滤是通过过滤的方法将待过滤介质中的微生物污染水平降到可接受程度的过滤工艺。

减菌过滤通常设计在终端灭菌工艺生产的无菌制剂的灌装前端，或非最终灭菌工艺生产的无菌制剂的除菌过滤工序前端。减菌过滤的目的是使产品最终灭菌前或除菌过滤前的微生物污染水平符合预期。

减菌过滤系统应采用孔径 0.45μm 或 0.22μm（或以下）的过滤器，以获得可接受的微生物污染水平。过滤系统的设计应以工艺参数和结果可控为目标，综合考虑过滤器的尺寸、过滤药液量、过滤时间、过滤压差、药液的接收和储存的方式和时间等要素。由于过滤前后的药液是非无菌的，设计时应注意药液中微生物污染水平的变化。

应通过验证来确认减菌过滤器不会对药液产生负面影响。减菌过滤工艺的验证可作为产品工艺验证的一部分。

减菌过滤的正常运行是保证产品最终灭菌前（或除菌过滤前）的微生物污染水平符合可接受程度的重要措施。减菌过滤工艺验证应包括化学兼容性、可提取物/浸出物及吸附等。应建立相应的标准操作规程来规范过滤器的使用，如安装、系统连接、消毒或灭菌、完整性测试等操作；应制定减菌过滤工艺的关键工艺参数，如过滤压差、过滤时间等。

重复使用的滤芯不得用于不同品种的产品，应制定标准操作规程，对滤芯的清洗、灭菌、储存、标识等重要事项作详细规定。滤芯重复使用时，应对清洗效果、最多灭菌（或消毒）次数等进行验证，滤芯对过滤介质不能产生不良影响，以防污染和交叉污染。

在实际操作中，建议对减菌过滤器进行完整性测试，以确保过滤工艺的有效性，保证产品的质量和安全性。因为减菌过滤器是用于处理液体中微生物的滤器，因此其过滤膜的完整性对于过滤的有效性至关重要。所以完整性测试是一种用于确认过滤器膜的完整性和有效性的测试方法，以确保过滤器在使用过程中没有出现破损或漏洞，保证能够有效地去除微生物。

第三节 生产操作

第一百九十九条 生产开始前应当进行检查，确保设备和工作场所没有上批遗留的产品、文件或与本批产品生产无关的物料，设备处于已清洁及待用状态。检查结果应当有记录。

生产操作前，还应当核对物料或中间产品的名称、代码、批号和标识，确保生产所用物料或中间产品正确且符合要求。

• 条款解读

生产前检查是防止生产过程中出现混淆和差错的措施之一。通过对设备和工作场所检查确认清场合格，处于清洁待用状态，并在清洁有效期内，防止设备误用；通过对物料和中间产品的检查确认其批号和生产状态的正确性，防止不正确的物料用于生产。以上生产前检查均应有记录。

• 风险策略

1. 检查企业是否有"生产前检查操作规程"文件及执行记录，是否规定每个岗位每次生产前都进行检查，检查内容是否符合本规范要求。

2. 现场检查车间生产状态，工作场所和设备是否彻底清场并清洁，是否处于有效期内的已清洁待用状态；现场用于生产的物料和生产的产品的名称、代码、批号是否符合生产指令的要求，质量状态是否明确。

3. 现场核对用于生产的物料的名称、代码、批号等信息是否与生产指令一致。

4. 现场检查"生产前检查记录"内容是否齐全，且有操作人和复核人签名。

• 典型缺陷及分析

典型缺陷：现场检查发现用于胶囊灌装的中间产品储存料桶的标识内容中缺少"数量"的标识。

缺陷分析：操作人员生产前均应检查投入生产的中间产品的信息，包括品名、批号、生产日期、数量、质量状态等，均应逐项与生产指令核对。

第二百条 应当进行中间控制和必要的环境监测，并予以记录。

· 条款解读

增加了生产过程中的控制要求，企业应根据产品生产工艺特点制定关键工序必要的中间控制项目、频率和控制方法及合格标准，并制定关键工序必要的环境监测项目、取样状态（动态、静态）、取样量、取样频率、合格标准，必要时应制定警戒限和纠偏限。

· 风险策略

1. 检查企业是否根据产品特性制定了中间控制项目和环境监测项目标准及操作规程，并对关键工序中间产品进行质量控制和生产环境的监控。

2. 检查批生产记录，是否如实记录中间控制和环境监测的结果。

3. 抽查2～3个品种的产品质量年度回顾，检查中间控制项目和环境监测的变化趋势，如有不良趋势是否按照相关程序进行了偏差调查处理，是否采取了纠正和预防措施。

· 典型缺陷及分析

1. 典型缺陷：口服固体制剂铝塑包装工序无铝塑包装材料密封性检查控制项目。

缺陷分析：口服固体制剂铝塑包装工序中密封性是影响产品质量的关键控制项目。密封不严，产品易吸潮，造成微生物污染和产品降解。密封性检查作为铝塑包装工序的中间控制项目，应制定检查方法、频率和合格标准。

2. 典型缺陷：口服固体制剂铝塑包装工序对剔废装置的有效性未制定检查方法和频率。

缺陷分析：口服固体制剂铝塑包装工序中剔废装置是否有效，直接关系后续包装操作质量，应制定检查剔废装置是否有效的检查方法和频率的控制措施，保证生产操作正常进行。

第二百零一条 每批药品的每一生产阶段完成后必须由生产操作人员清场，并填写清场记录。清场记录内容包括：操作间编号、产品名称、批号、生产工序、清场日期、检查项目及结果、清场负责人及复核人签名。清场记录应当纳入批生产记录。

· 条款解读

本条款与第一百九十四条和一百九十九条均提到了对产品清场的要求，本条款主要对清场记录的内容进行了具体规定，增加了在清场记录中记录操作间编号的要求，使记录更有可追溯性，并要求将清场记录纳入批记录进行管理。

· 风险策略

1. 检查企业是否制定清场操作规程，规程内容是否全面，如清场项目是否包括换品种清场、同品种换规格清场、同品种换批清场；操作要求、时间要求是否明确。

2. 抽查批记录查看清场记录是否包括操作间编号、产品名称、批号、生产工序、清场日期、检查项目及结果、清场负责人及复核人签名。

3. 现场检查清场是否彻底，有无遗留的产品、物料、标识、容器具及文件和记录等。

- **典型缺陷及分析**

典型缺陷：多个压片间清场记录中仅体现了操作间名称，未体现操作间编号。

缺陷分析：由于企业未对片剂洁净区进行操作间编号管理，其清洁记录中清洁房间只记录了操作间名称，没有记录操作间编号。如果洁净区有两个压片操作间，只通过操作间名称进行区别，可能产生混淆和差错。为体现可追溯性管理，方便管理和记录，应该进行操作间编号管理。

第四节　包装操作

第二百零二条　包装操作规程应当规定降低污染和交叉污染、混淆或差错风险的措施。

- **条款解读**

企业应重视包装操作（即贴签、装盒、装箱）过程中发生污染、交叉污染、混淆和差错的风险，并对包装操作过程进行风险分析、风险评价，采取降低风险的措施，并将相关降低风险的措施写入包装操作规程中，在生产过程中执行。

- **风险策略**

1. 检查企业是否对包装操作过程中易导致污染、交叉污染、混淆和差错的风险进行识别和评价，并采取了降低风险的措施，相关措施是否写入包装操作规程中，并在生产过程中执行。

2. 企业是否有文件明确规定，有数条包装线同时包装时有隔离或其他有效防止污染或混淆的措施。

3. 检查产品质量年度回顾、投诉及偏差记录，评估采取的措施是否有效，是否有多次偏差或投诉发生。

4. 现场检查实际操作情况，隔离或防止污染和混淆的措施是否有效。

- **典型缺陷及分析**

典型缺陷：贴签操作人员未严格执行贴签操作规程规定，未对更换批号后的印字模块进行复核，造成产品生产批号打印错误。

缺陷分析：文件中严格规定了贴签操作更换产品批号时，更换印字模块后应当试打印，打印样签应该由班组长和质量监督人员复核，操作人员不能违反操作规程规定，未经复核开始贴签操作，造成产品批号打印错误。应该对贴签操作人员进行操作规程的培训，使其严格执行操作规程的规定。

第二百零三条　包装开始前应当进行检查，确保工作场所、包装生产线、印刷机及其他设备已处于清洁或待用状态，无上批遗留的产品、文件或与本批产品包装无关的物料。检查结果应当有记录。

- **条款解读**

包装操作前检查是防止包装操作过程中出现混淆和差错发生的措施之一。通过对工作场所和印刷、包装设备检查，确认设备和工作场所清场合格，处于清洁待用状态，防止设备误用；通过对待包装产品的检查确认其名称、规格、批号、数量和质量状态的正确性，防止把不正确的待包装产品用于包装操作。以上生产前检查均应有记录。

- **风险策略**

1. 检查企业包装操作是否有"生产前检查操作规程"文件及记录。包装操作的每个岗位每次生产前是否都进行检查，检查内容是否包括生产现场无上批产品、文件或与本批包装无关的物料；用于包装的待包装产品的名称、代码、批号和标识是否与包装指令一致等内容。

2. 现场检查车间生产状态，工作场所和设备是否彻底清场并清洁，现场用于包装的待包装产品和生产的产品的名称、代码、规格、批号、数量是否符合包装指令的要求，质量状态是否明确。

3. 现场核对用于包装的待包装产品的名称、规格、代码、批号、数量等信息是否与生产指令一致。

4. 现场检查"包装岗位生产前检查记录"内容是否齐全，并有操作人和复核人的签名。

· 典型缺陷及分析

典型缺陷：粉针剂产品包装贴签工序贴切割式瓶签时，清场不严格，现场检查时贴签机内残留上批次瓶签。

缺陷分析：粉针剂产品包装贴签工序贴切割式瓶签时，清场不严格，上批次瓶签遗留在贴签机内部，未细致检查导致未发现。这种情况下应在贴签操作规程中描述瓶签容易遗留在贴签机什么位置，怎样进行检查，有什么措施可以把遗留在内部的瓶签清理出来，并对操作人员及复核人员进行严格培训，防止类似偏差发生。

第二百零四条 包装操作前，还应当检查所领用的包装材料正确无误，核对待包装产品和所用包装材料的名称、规格、数量、质量状态，且与工艺规程相符。

· 条款解读

企业应该确保直接接触产品的包装材料和容器符合国家食品药品监督管理总局《直接接触产品的包装材料和容器管理办法》的规定；印刷包装材料如印字铝箔、标签、说明书、纸盒等字迹清晰，内容、式样、文字符合《药品标签和说明书管理规定》的要求。

包装操作前，对待包装产品和领用的包装材料进行检查，确认其名称、规格、数量、质量状态的正确性，印刷包装材料应与待包装产品规格的包材标准样张进行核对，确认其印刷版本的正确性，防止将不正确的包装材料用于包装操作。以上包装前检查均应有记录。

· 风险策略

1. 现场检查操作人员是否按照包装指令的名称、规格、数量领用包材，是否对领用的包材名称、规格、数量进行了核对。

2. 现场检查已经套印有产品批号、生产日期、有效期的标签是否由专人保管并在上锁的标签盒或柜中单独存放，操作人员是否对印刷产品批号、生产日期、有效期进行了核对。

3. 现场检查"包装岗位生产前检查记录"内容是否齐全，是否包括对待包装产品和领用的包装材料检查内容，并有操作人和复核人的签名。

· 典型缺陷及分析

典型缺陷：包装生产现场检查发现领用的已打印产品批号、生产日期、有效期的标签未隔离存放，保管措施不完善，不能避免遗失、混淆和差错。

缺陷分析：如果包装贴签时标签为已套印产品批号、生产日期、有效期的标签，在现场存放时应有防止混淆的措施，隔离存放，放置在上锁标签盒中或是标签柜中，有效避免混淆和遗失。

◎ **问题讨论：** 假设一个药品，其药品包装用复合膜袋上的图案没有将该药品所用的药材全部标注出来，是否合规？

法规只是针对包装标签，如说明书、小盒等。内容如下：

1. 标签内容要求。根据现行《中华人民共和国药品管理法》《中华人民共和国药品管理法实施条例》的规定，中药饮片标签印制的内容应当包括品名、规格、产地、生产企业、产品批号、生产日期，实施批准文号管理的中药饮片还必须注明药品批准文号。考虑到监管需求，以及保证饮片安全使用等因素，结合前期对市场上销售饮片的调研，《中药饮片标签管理规定》对中药饮片标签内容增加了产品属性、装量、保质期、执行标准共 4 项内容。

2. 关于保质期。确定中药饮片的保质期能够反映中药饮片内在质量的稳定性和使用安全期限。根据《中华人民共和国药品管理法》的规定，药品标签上必须注明有效期，考虑到中药饮片的特殊情况（鲜药、陈药、矿物药等），根据现行生产企业的普遍做法，规定在中药饮片的包装标签中，一般应当标注保质期。

3. 关于产地。《规定》第十一条 中药饮片的内外标签应当标注产品属性、品名、规格、药材产地、生产企业、产品批号、生产日期、装量、保质期、执行标准等内容。中药饮片内标签因包装尺寸原因无法全部标注上述内容的，至少应当标注产品属性、品名、药材产地、规格或者装量、产品批号和保质期等内容。

目前没有法规要求中药在复合膜袋上用图案标出所有药味。

第二百零五条 每一包装操作场所或包装生产线，应当有标识标明包装中的产品名称、规格、批号和批量的生产状态。

· **条款解读**

每一包装操作场所和每一包装生产线包括内包装生产线、外包装生产线、手工包装生产线，为避免混淆和差错，均应有生产状态标识，包括产品名称、规格、批号和批量等信息。

· **风险策略**

1. 现场检查每一包装生产线或每一包装场所是否有生产状态标识。
2. 包装生产状态标识是否包括产品名称、规格、批号和理论产量等信息。

· **典型缺陷及分析**

典型缺陷：生产状态标识信息内容不全，没有标明理论产量。

缺陷分析：生产状态标识标明理论产量，可以提醒操作人员预期的产品数量，也是避免混淆和差错的措施之一。

第二百零六条 有数条包装线同时进行包装时，应当采取隔离或其他有效防止污染、交叉污染或混淆的措施。

· **条款解读**

待包装产品、包装材料等外观相似性非常强，发生混淆不易发现，一个工作场所有数条包装生产线可能包装的是同一品种，也可能是不同品种，所以生产线之间必须采取有效的隔离措施，避免污染、交叉污染和混淆的发生。

· **风险策略**

1. 企业是否有文件明确规定，有数条包装线同时包装时有隔离或其他有效防止污染或混淆的措施。
2. 铝塑泡罩包装素片等产尘操作，品种、规格、批号不同时，是否分室进行，以防止污染和混淆。

3. 不产尘操作的外包装，有数条包装线同时包装时，是否有有效的隔离设施能防止药品和包材混淆。

4. 现场检查实际操作情况，隔离或防止污染和混淆的设施是否有效，如包装前产品和物料的检查、包装过程控制、状态标识、产品的密闭保护等。

·典型缺陷及分析

典型缺陷：同一包装间存在多台包装设备，有同时进行不同品种和规格药品包装的情况，物理隔离措施不足以避免混淆和差错。

缺陷分析：由于包装间一般设计面积较大，有多条包装生产线，有同时进行不同品种和规格药品包装的情况，必须设置有效防止混淆和差错的措施。

第二百零七条 待用分装容器在分装前应当保持清洁，避免容器中有玻璃碎屑、金属颗粒等污染物。

·条款解读

待用分装容器指与物料或产品直接接触的容器，为避免容器清洁不彻底造成物料或产品的污染，企业应有对容器进行清洁的操作规程，规定容器的清洁方法、清洁频率、可接受标准及清洁后储存条件和清洁有效期，不易清洁的容器的清洁方法应该经过验证，容器的清洁有效期应经过验证，推荐小型容器在使用前进行清洁，必要时进行消毒或灭菌。

·风险策略

1. 检查企业是否有待分装容器的清洁规程，并规定了容器的清洁方法、清洁频率、可接受标准及清洁后储存条件和清洁有效期等内容。

2. 检查待分装容器的有效期是否经过验证。

3. 现场检查待分装容器清洁程度是否符合工艺要求，是否有防止污染的措施。

4. 现场检查清洁后容器存放间的环境是否符合规定，是否有清洁状态标识，标明名称、编号、清洁日期、有效期等内容，涉及时间的一定要具体精确。

·典型缺陷及分析

典型缺陷：待分装容器没有进行编号管理，可追溯性差，无法确定是否进行了清洁。

缺陷分析：企业待分装容器可能很多，如果不进行编号管理，可追溯性差，无法追溯容器何时进行了清洁，何时进行了使用前检查。

第二百零八条 产品分装、封口后应当及时贴签。未能及时贴签时，应当按照相关的操作规程操作，避免发生混淆或贴错标签等差错。

·条款解读

部分待包装产品内包完成后，如果不贴签，产品表面无任何信息，极易出现混淆和差错，应采用连线生产的方式及时贴签。如果不能做到及时贴签，应有防止混淆和差错的措施，如集中存放、隔离保存，并有不易脱落的标识，标明产品名称、规格、产品批号、代码、生产日期、有效期、数量等内容。

·风险策略

1. 检查企业相关文件，是否明确规定了对未贴签产品防止混淆和差错的措施，必要时检查是否有分装封口后至贴签的时限要求，贴签前是否有检查待包装产品名称、规格、批号、生产日期、数量等的要求，并有相关人员的复核。

2. 现场检查中转站待包装产品是否贴签，如没有贴签是否采取了防止混淆和差错的措施。

3. 未贴签产品的存放方式、存放地点或存放容器是否隔离，是否防止或警示未经授权的人员接触，是否有效防止产品散落，是否有牢固状态标识。

4. 检查待包装产品的每一独立容器是否均有产品信息标识，标明产品名称、规格、产品批号、代码、生产日期、数量等。

• 典型缺陷及分析

典型缺陷：粉针剂待包装产品在盘中集中存放，只用绿色丝带包围，无明显状态标识，存放方式不能有效避免混淆和差错发生。

缺陷分析：粉针剂待包装产品未贴签时在盘中集中存放，只用绿色丝带包围，没有明显状态标识及隔离存放措施，不能有效避免人员接触，易造成混淆或产生差错。

第二百零九条 单独打印或包装过程中在线打印的信息（如产品批号或有效期）均应当进行检查，确保其正确无误，并予以记录。如手工打印，应当增加检查频次。

• 条款解读

包装操作时标签、纸盒、外箱、装箱单（合格证）等均需根据批生产指令打印产品批号、生产日期和有效期，企业应有可靠措施确保打印信息的正确和打印内容的完整、清晰，不易发生混淆。

• 风险策略

1. 企业是否制定标签、纸盒、纸箱、合格证等包材进行产品信息打印的操作规程，明确了打印的方式、正确性的检查方法、检查频率，如果为手工打印，是否制定了适当的检查频次。

2. 现场查看产品信息打印记录和检查记录，是否有复核人签字，是否保存了标签、说明书、纸盒、纸箱、合格证、封签等打印样张。

3. 如有在线检测功能，是否定期测试，是否有测试记录。

4. 打印设备和在线检测设备应进行设备性能确认。

5. 现场检查保存打印后标签或纸盒的存放场所是否受控，打印后标签的标识是否明显并不易脱落。

• 典型缺陷及分析

典型缺陷：用于检查漏贴签的在线检测设备未定期进行测试，没有测试记录。

缺陷分析：为保证在线检测设备性能的准确性，应每天或间隔适当时间进行测试，检查是否能够识别未贴签产品并正确剔除，测试也应有记录。

第二百一十条 使用切割式标签或在包装线以外单独打印标签，应当采取专门措施，防止混淆。

• 条款解读

切割式瓶签由于易散落，极易发生混淆，所以切割式瓶签的运输、接收、发放和使用均应密闭包装。接收、发放和使用中的暂存采取隔离措施，防止混淆和差错；已打印产品批号等信息的标签、纸盒应采取专门措施，防止混淆和差错。

- **风险策略**

1. 检查企业相关文件，是否明确规定对易散落的切割式标签的运输、接收、发放和使用过程中防止混淆和差错的措施。

2. 检查企业相关文件，是否明确规定对已打印产品批号等信息的不同批次的标签采取的防止混淆和差错的措施。

3. 现场检查标签打印场所是否受控，是否有防止污染和混淆的措施。

4. 检查标签存放间各类标签是否有明显不易脱落标识，标明品名、规格、标签进厂批号、数量、负责人等。

5. 如果由供应商印刷批号、生产日期、有效期的，在文件中是否有控制措施，保证印刷信息的正确，接收后是否有检查和计数措施，检查相关包材的接收记录。

- **典型缺陷及分析**

典型缺陷：切割时瓶签接收发放过程未密闭包装，易因磕碰等原因散失，存在混淆风险。

缺陷分析：切割式瓶签由于易散落，极易发生混淆，所以切割式瓶签的运输、接收、发放和使用均应密闭包装。接收、发放和使用中的暂存采取隔离措施，如用上锁的标签盒运输，防止混淆和发生差错。

第二百一十一条 应当对电子读码机、标签计数器或其他类似装置的功能进行检查，确保其准确运行。检查应当有记录。

- **条款解读**

很多企业的包装机带有电子读码、计数、检重、检漏、自动剔废等功能，能有效保证产品质量，企业应在设备运行确认及性能确认阶段对自动监测装置及软件系统进行测试，保证其可靠性，需要校验的装置应进行定期校验。在日常运行过程中，为防止自动监测功能突然失效，应定期对以上功能进行测试，检测其可靠性，并有测试记录。

- **风险策略**

1. 查看企业是否制定了对电子读码机、标签计数器等类似装置的功能进行定期检查的标准操作规程，测试方法和频率是否经过验证，确保其准确运行。

2. 现场检查企业是否有功能测试所需的样本，该样本可根据实际生产精度或设备需求自制、外购或机配。

3. 查看相关检查记录，是否符合文件规定的要求。

- **典型缺陷及分析**

典型缺陷：用于标签打印正确性检查的在线检测设备未定期进行测试，没有测试记录。

缺陷分析：为保证在线检测设备性能的准确性，应每天或间隔适当时间进行测试，检查是否能够识别错误标签并正确剔除，测试也应有记录。

第二百一十二条 包装材料上印刷或模压的内容应当清晰，不易褪色和擦除。

- **条款解读**

增加对包装材料上印刷或模压的质量控制要求，确保产品信息的完整性和可追溯性。

包装材料上印刷或模压的内容包括省局备案的内容和每批生产时印刷或模压上的产品批号、生产日期、有效期等内容。企业应当对供应商的印刷质量管理进行现场审计，保证印刷内容与标准样稿一致，保证印刷版本的正确性和印刷内容清晰、准确；每批生产时印刷或模压产品批号、生产日期、有效期时应加强中间检查，保证内容完整、清晰、准确无误。由供应商印刷产品批号、生产日期、有效期在文件中应有控制措施，保证印刷信息的正确性，接收后应有检查和计数措施。

·风险策略

1. 检查企业印刷包装材料是否有对印刷版本的控制要求文件，包材是否按规定备案，现场检查印刷包装材料版本号是否为现行版本。

2. 检查企业对印刷包装材料供应商的管理要求，是否定期进行审计，印刷版本换版时是否到供应商现场对供应商印刷版进行销毁。

3. 现场检查企业是否按照规定的时间间隔对由供应商直接印刷的包装材料上的"产品批号、生产日期、有效期"进行检查，是否有检查记录。

4. 检查企业年度偏差清单，查看是否有印刷包装材料出现褪色或发生易擦除的偏差，以及如何处理的。

·典型缺陷及分析

典型缺陷：企业对标准样签的管理不完善，无版本号控制要求。

缺陷分析：标签正式批量印制前，应由供应商打出成型彩样交质量管理部门，质量管理部门双人审核后，签字并加盖标样专用章，即为标准样签，标准样签粘贴或装订在A4纸上下发，应有版本号控制，以保证所用标准样签为现行版本；非单色印刷的标准样签应建立标准、深限、浅限标准样签；标准样签放置过久易发生颜色变化，质量管理部门应至少2年更换一次标准样签。

第二百一十三条 包装期间，产品的中间控制检查应当至少包括下述内容：

（一）包装外观。

（二）包装是否完整。

（三）产品和包装材料是否正确。

（四）打印信息是否正确。

（五）在线监控装置的功能是否正常。样品从包装生产线取走后不应当再返还，以防止产品混淆或污染。

·条款解读

根据包装操作特有的质量风险，明确包装过程中中间控制项目及要求。

·风险策略

1. 检查企业是否制定相关文件，明确包装工序中间控制检查项目和检查频次，文件规定与本条款内容是否相符。

2. 随机抽查2~3个品种的批包装记录，检查企业是否按照文件规定的检查项目和检查频次进行了中间控制检查。

3. 检查企业年度偏差清单，查看包装工序中间控制项目是否有偏差发生，调查处理情况。

4. 检查样品从包装线取走后不得再返回生产线的实际执行情况和记录，以及如何处理的记录。

·典型缺陷及分析

典型缺陷：企业包装工序中间控制项目的检查频次为每班两次，但是包装过程中间控制检查记录没有记录检查时间，无法实现追溯。

缺陷分析：企业包装工序中间控制项目的检查频次为每班两次，相应记录应记录检查时间、检查项目、检查数量和检查结果，缺少检查时间，无法实现记录的追溯。

第二百一十四条 因包装过程产生异常情况而需要重新包装产品的，必须经专门检查、调查并由指定人员批准。重新包装应当有详细记录。

・**条款解读**

针对包装中易出现的设备故障、标签印刷不清晰、装箱错误等，增加了对重新包装的控制要求，强调企业不能随意进行重新包装，应按照相关文件规定进行。

・**风险策略**

1. 检查企业是否有重新包装产品的相关文件规定和记录，是否符合本条款要求。

2. 从偏差清单、不合格品清单检查企业在包装生产过程中是否存在重新包装的行为。重新包装前是否按照文件规定程序进行。

3. 检查重新包装记录，是否记录了重新包装的日期、时间、地点、操作人员、原因、重新包装的产品名称、规格、批号、数量、使用的设备，以及使用的印刷包装材料的批号、数量等信息，并归入批包装记录一并保存。

・**典型缺陷及分析**

典型缺陷：从偏差调查处理记录发现有重新包装行为，但是批包装记录中未体现重新包装的内容。

缺陷分析：包装岗位贴签工序出现批号打印错误，发现后进行了偏差处理，有部分数量待包装产品进行了重新贴签、装盒、装箱行为，但是检查批包装记录未发现有待包装产品进行了重新包装。主要原因是企业未设计重新包装记录，在包装工序中均作为正常产品进行了记录，如果该产品出现质量问题则无法追溯。

第二百一十五条 在物料平衡检查中，发现待包装产品、印刷包装材料以及成品数量有显著差异时，应当进行调查，未得出结论前，成品不得放行。

・**条款解读**

强调了进行包装过程物料平衡检查的必要性。进行物料平衡计算可以及时发现包装过程中发生的差错或混淆。企业应在文件中规定待包装产品、内包装材料、印刷包装材料、成品物料平衡计算公式和合理的限度，限度的制定可以依据历史数据和趋势分析。

・**风险策略**

1. 检查企业工艺规程或相关文件，看企业是否制定了包装工序物料平衡计算的项目、计算方法和限度，制定的限度是否合理。超出限度或有显著差异时，处理措施是否符合本条款要求。

2. 抽查 2～3 个品种的批包装记录看是否进行了物料平衡计算。

3. 查年度质量回顾或偏差记录，了解待包装产品、包装材料及成品有无物料平衡超标情况，是否按偏差调查处理程序进行了调查，调查结论与产品放行时间关联性。

・**典型缺陷及分析**

典型缺陷：包装工序中纸盒打印"批号、生产日期、有效期"工序未进行物料平衡计算。

缺陷分析：包装工序中纸盒打印"批号、生产日期、有效期"工序是包装过程的重要工序之一，应该对纸盒领用数量、打印数量、废弃数量及剩余数量进行物料平衡的计算，避免在装盒工序中出现混淆和差错。

第二百一十六条 包装结束时，已打印批号的剩余包装材料应当由专人负责全部计数销毁，并有记录。如将未打印批号的印刷包装材料退库，应当按照操作规程执行。

· 条款解读

为了防止混淆，提出对废弃包装材料的管理要求。

· 风险策略

1. 查看企业是否制定了已打印批号和未打印批号的包装材料处理或退库操作规程，是否符合本规范要求。

2. 抽查标签销毁记录，是否有名称、规格、批号、数量、销毁日期、销毁方式，并有操作人员和质量部门监督人员的签字。

3. 剩余未打印包装材料是否执行了退库程序，检查包装岗位或库房，查看包装材料是否账物相符。

4. 检查生产现场生产线上对废弃的打印标签、损坏的包装材料和不合格产品是否有隔离的措施，是否有明显标识。

· 典型缺陷及分析

典型缺陷：标签销毁记录内容不全，如未记录销毁具体时间、销毁方式。

缺陷分析：批包装生产后进行物料平衡检查，符合可接受限度后，应对本批产品的废弃标签按规定及时进行销毁，销毁时间要具体，考虑包装结束时间关联性，销毁方式应符合要求，避免造成混淆和差错。

第十章
质量控制与质量保证

质量控制与质量保证是质量管理的一部分,主要强调的是质量要求。具体是指按照质量管理规定的方法和规程,对原辅料、包装材料、中间品和成品进行取样、检验和复核,以保证这些物料和产品符合已经确认的质量标准。

质量控制涵盖药品生产、放行、市场质量反馈的全过程,因此质量控制与质量保证的检查核心也在这个过程中,检查各个环节是否制定可行的制度和规程,是否按照规程进行操作并记录;各种物料及中间品、产品是否制定有放行标准,是否按照标准进行检测和放行并记录。

本章是判断一个企业的质量管理系统是否能够满足要求的重要一章。通过本章的质量检查,判断一个企业的质量管理系统是否有效运行,是否能够将质量风险降到最低,是否能够为保证产品符合预定用途和注册要求进行必需的质量控制和检验。

第一节 质量控制实验室管理

第二百一十七条 质量控制实验室的人员、设施、设备应当与产品性质和生产规模相适应。

企业通常不得进行委托检验,确需委托检验的,应当按照第十一章中委托检验部分的规定,委托外部实验室进行检验,但应当在检验报告中予以说明。

- **条款解读**

质量控制实验室的人员、设备设施应当与其生产的产品所涉及的所有检测项目、检测工作量相适应;委托检验应当符合有关要求。

- **风险策略**

1. 企业产品所需的实验室设备是否齐全,是否配备与生产品种相适应的配件及消耗品,检验人员及数量是否同生产要求相适应。
2. 实验室布局是否合理,并有足够的操作空间。
3. 无菌检查实验室与微生物限度检查实验室是否分开,阳性菌室是否单独设立,是否有直排。
4. 实验动物及其实验室是否有国家规定的资质。
5. 仪器设备放置及使用环境是否符合测量项目的要求,是否能保证测定结果的准确性。
6. 委托检验是否符合规定。

- **典型缺陷及分析**

1. **典型缺陷**:某产品涉及药理毒理(动物实验)的检验项目,但是实验室未配备具有相应检验能力的人员。

缺陷分析:各种不同专业的实验项目需要专门的业务人员进行操作,如果没有配备具有相应专业背景或具有一定工作经验的人员,就很难保证实验结果的准确。

2. 典型缺陷：放置分析天平的实验台无有效的防震措施。

缺陷分析：放置天平的实验台及天平与实验台的接触必须足够稳定，确保操作人员操作时接触实验台或者接近称量位置时，天平的显示读数不会改变，以保证称量结果的准确性与重现性。

◎ **问题讨论1：** **激素与非激素药品微生物室检验需要独立空调系统吗？检查老师有些说要有些说不要，有无法规支持呢？**

根据药品共线生产质量风险管理指南1.2定义，本指南中的药品共线生产是指多种药品共用生产线进行生产，包括共用生产厂房、设施和设备。其他如共用质量控制实验室、库房、取样间等辅助设施、仪器的共线生产管理也可参考本指南。应评估激素和非激素共用微生物检测是否会对检测的结果以及实验室检测人员产生不良影响。

1. GMP第46条要求激素类药品应由专用设施进行生产。

2. 微生物检验可参照《中国药典》2020年版四部通则9203《药品微生物实验室质量管理指导原则》，其中要求有：

（1）"微生物实验室应包括相应的洁净区域和生物安全控制区域"。

（2）"一般情况下，药品微生物检验的实验室应有符合要求的、用于开展无菌检查和微生物限度检查及无菌采样等检测活动的、独立设置的洁净室（区）或隔离系统"。

（3）"样品若需要证明微生物的生长或进一步分析培养物的特性，应在生物安全控制区域进行。任何出现微生物生长的培养物不得在实验室洁净区域内打开"。

（4）"病原微生物的分离鉴定工作应在相应级别的生物安全实验室进行"。

综上，未要求激素类药品微生物检验应由专用设施进行。

激素类与非激素类不能共线，目前能够查到的信息也就只有共线生产评估相关的内容，主要目的是为了降低污染和交叉污染，因此针对的也是生产相关的厂房、生产设施和设备，需要独立且专用。

针对QC实验室，只有提到几个房间的隔离问题，之前CFDI有一篇问答描述得比较清晰："无菌检测实验室应当与洁净生产区分开设置，有独立的区域、单独的空调送风系统和专用人流、物流通道及实验准备区等。阳性对照室由于从生物安全的角度考虑，必须与无菌室和微生物室分开，不共用一套空调送风系统。"

◎ **问题讨论2：** **QC的GMP实验室对于非生产用物料的检测如何管理？**

如果上述物料都在该实验室检验，那么相应规定就应明确写入该QC的管理文件（如何接收样品、如何检验，如不合格是否进行OOS调查、出具报告和记录归档等），相关实验记录应正常记录，尤其电子记录要完整，确保可追溯。至于上述物料代码编号、批号编制方式及原则，建议在物料管理文件中明确，也可单独制定文件。

第二百一十八条 质量控制负责人应当具有足够的管理实验室的资质和经验，可以管理同一企业的一个或多个实验室。

· **条款解读**

对质量控制负责人的资质、经验的基本要求；对其管理多个实验室的限制。质量控制负责人是一个专业性很强的岗位，不具有相应资质和工作经验的人员不懂得其中的专业要求和实验结果，也没有能力对实验结果作出准确的判断。质量管理负责人可以同时管理一个企业的多个实验室，但是不得负责或兼职负责其他企业的实验室。

- **风险策略**

查阅质量管理负责人的学历、资质证明以及与工作经历有关的证明文件,判断其是否具有相关专业学历背景及实验室工作经验,并通过现场了解对其能力进行判断。

- **典型缺陷及分析**

典型缺陷:某生物制品企业的质量控制负责人不具备相应的资质或经验。

缺陷分析:质量控制负责人的资质、经验、能力应当与企业的产品特性相适应,一个没有任何生物制品工作经验的人员,很难胜任生物制品生产企业的质量管理岗位。

第二百一十九条 质量控制实验室的检验人员至少应当具有相关专业中专或高中以上学历,并经过与所从事的检验操作相关的实践培训且通过考核。

- **条款解读**

对实验室人员的基本要求,尤其提出了"与所从事的检验操作相关的实践培训且通过考核"的要求。

- **风险策略**

1. 检查所有从事检验人员的学历证明文件。
2. 检查是否经过培训、考核并取得相应的药品检验资格上岗证。
3. 检查培训内容是否涵盖检验人员所从事的具体操作项目。

- **典型缺陷及分析**

典型缺陷:从事红外分光光度计实验操作的人员没有经过专业培训,也未进行相应的考试考核;从事澄明度检验人员的培训记录中无针对澄明度检验的相关内容,如澄明度检测仪照度的调节、白点、纤毛、小块等判断。

缺陷分析:检验人员所从事的检验操作,特别是一些专项检验操作,应当进行专项操作培训和实践,应当了解该项实验的基本原理,熟悉实验仪器的基本性能,能够准确判断实验结果。

第二百二十条 质量控制实验室应当配备药典、标准图谱等必要的工具书,以及标准品或对照品等相关的标准物质。

- **条款解读**

对实验室实验方法、标准、结果"溯源性"的要求。实验结果是否准确,所采取的实验方法、采用的对照图谱、使用的对照品非常关键,必须是由权威部门颁发或提供的。

- **风险策略**

1. 检查标准是否现行有效,是否及时进行了修订。
2. 实验室是否配备与产品相适应的对照品(标准品),这些物品是否现行有效;参照法定部门的质量标准、对照品(标准品)而制定的内控标准和标定的工作对照品是否符合要求。

- **典型缺陷及分析**

1. 典型缺陷:实验室使用的工作对照品不能溯源,标定记录中未能提供国家法定对照品的相关信息。

缺陷分析：企业可以使用法定对照品（标准品）来标定工作用对照品（标准品），但是必须提供所使用的法定对照品的相关信息。

2. 典型缺陷：某一产品的国家标准已进行了修订，但企业未及时对相应内容进行修订。

缺陷分析：标准的现行有效是保证检验结果正确的重要前提，企业应指定具体人员及时关注国家药品标准的相关信息，及时对相应标准进行修订。

第二百二十一条 质量控制实验室的文件应当符合第八章的原则，并符合下列要求：

（一）质量控制实验室应当至少有下列详细文件：

1. 质量标准；

2. 取样操作规程和记录；

3. 检验操作规程和记录（包括检验记录或实验室工作记事簿）；

4. 检验报告或证书；

5. 必要的环境监测操作规程、记录和报告；

6. 必要的检验方法验证报告和记录；

7. 仪器校准和设备使用、清洁、维护的操作规程及记录。

（二）每批药品的检验记录应当包括中间产品、待包装产品和成品的质量检验记录，可追溯该批药品所有相关的质量检验情况。

（三）宜采用便于趋势分析的方法保存某些数据（如检验数据、环境监测数据、制药用水的微生物监测数据）。

（四）除与批记录相关的资料信息外，还应当保存其他原始资料或记录，以方便查阅。

· **条款解读**

对质量控制实验室文件系统的基本要求。实验室的文件系统，包括在一定时间内相对固定的文件，如质量标准、操作规程等，以及日常工作中随时形成的文件，如各种检验、检测结果的报告文件，实验记录，仪器设备使用记录等。

· **风险策略**

1. 实验室配备的相对固定内容的文件是否齐全，是否为现行版本。

2. 各种检验记录、仪器设备使用记录是否完整，是否具有唯一性和可追溯性。

· **典型缺陷及分析**

典型缺陷：某一仪器使用记录的信息不全，无法追溯所检验物品的详细信息。

缺陷分析：仪器使用记录必须记录所检验物品及实验项目的唯一性信息，特别是有些物品会存在使用同一种仪器但是检验项目不同的情况，仪器的使用记录就应当可以追溯到所检验样品的详细信息。

◎ **问题讨论：溶解度是否要加入药品的质量标准中？若作为性状项下加入，日常是否需要每批都进行检测？**

《中国药典》凡例描述"溶解度是药物的物理性质，可供精制或制备溶液时参考；对在特定溶剂中的溶解性能需做质量控制时，在该品种检查项下另作具体规定"。根据《中国药典》凡例的描述，溶解度可以作为药品的物理性质参考，但是否将其作为质量标准的一部分需要根据具体情况来决定。一般来说，溶解度通常不是一个常规的质量标准参数，因为它更多地与药物的物理化学性质相关，而非其药效或安全性。

在药品质量标准中,通常会涵盖与药物质量、纯度、含量、微生物限度、不溶性物质等相关的要求。然而,对于某些特定的药物,溶解度可能是一个关键性质,因为它可能与药物的吸收、溶出速率、稳定性或药物交付系统的性能有关。因此,针对这些特定的药物,溶解度可以被列入其质量标准中。

如果溶解度被列为药物的性状项之一,并被纳入质量标准中,通常需要在某些情况下进行检测。具体每批是否需要检测,取决于药物的特性、稳定性以及药品监管机构的规定。

一般而言,如果药物的溶解度在其质量标准中被明确规定,并且具有关键影响因素(如吸收速率、药效),那么每批药物都应该进行溶解度测试,以确保其符合规定要求。

然而,在某些情况下,如果药物的溶解度已经经过充分验证,并且在生产过程中没有发生变化的迹象,监管机构可能会允许在一定条件下进行采样和测试,而不需要每批都进行。这通常需要进行充分的稳定性研究和验证,以证明药物的溶解度在一定时间范围内是稳定的。

1. 质量属性是否要加入质量标准中,应该要看这个属性对产品安全性和有效性的影响。同时要看这个项目能否起到区分和控制产品质量的作用,在质量研究时如果发现溶解度的差异会明显反映出产品的体内吸收特性、药效等指标时,就要作为质量标准的一项进行控制。更早的是要研究影响溶解度的因素有哪些,比如晶型、纯度、水分等。如果溶解度和某个已纳入标准的项目是正相关的,那无须再将溶解度纳入标准。

2. 是否列入质量标准,应基于研究的丰富程度和数据的积累。在最开始还是每批都检测比较好,积累一段时间的数据后,再结合研究发现该项目的结果直接受其他项目结果的影响,那可以不再作为每批检验项,仅在一定周期或者批次时检验,以及在判断其他项目出现异常值时再进行检验。

第二百二十二条 取样应当至少符合以下要求:

(一)质量管理部门的人员有权进入生产区和仓储区进行取样及调查。

(二)应当按照经批准的操作规程取样,操作规程应当详细规定:

1. 经授权的取样人;

2. 取样方法;

3. 所用器具;

4. 样品量;

5. 分样的方法;

6. 存放样品容器的类型和状态;

7. 取样后剩余部分及样品的处置和标识;

8. 取样注意事项,包括为降低取样过程产生的各种风险所采取的预防措施,尤其是无菌或有害物料的取样以及防止取样过程中污染和交叉污染的注意事项;

9. 贮存条件;

10. 取样器具的清洁方法和贮存要求。

(三)取样方法应当科学、合理,以保证样品的代表性。

(四)留样应当能够代表被取样批次的产品或物料,也可抽取其他样品来监控生产过程中最重要的环节(如生产的开始或结束)。

(五)样品的容器应当贴有标签,注明样品名称、批号、取样日期、取自哪一包装容器、取样人等信息。

(六)样品应当按照规定的贮存要求保存。

·条款解读

对取样的整个过程,包括人员资质、取样方法、取样设备、样品保存、传递等提出了详细、明确的要求。

检验结果是否能够达到检验的目的,能否真实反映所检验物品的性质和质量,取样是第一步,如果所取的样品发生误差甚至错误,以后的所有实验都是没有任何意义的。

·风险策略

1. 取样人员的培训及授权情况;不同物品的取样操作是否有各自的操作规程,规定的取样量、取样容器是否合理等;取样过程的记录、样品的存放及分发是否符合要求。

2. 检查时关注取样规程中规定的取样方法是否能保证样品的代表性与均一性,生产过程中根据产品特点在质量控制关键点的控制是否进行取样。

3. 生产岗位人员代取样的,是否经过培训并授权。

·典型缺陷及分析

1. 典型缺陷:未根据不同剂型、不同包装制定相应的取样操作规程。

缺陷分析:一个企业生产多种不同剂型、不同规格的产品,使用的原辅料也有各种不同的形态和包装,所以对于不同的物品应当制定相适应的取样操作规程,不能将一个规程适用于所有物品。

2. 典型缺陷:取样人员培训内容不够全面,未进行如何保证样品均匀性、代表性的有关培训。

缺陷分析:样品的均匀性和代表性是检验结果能否反映所检验样品真实情况的关键因素,因此应当对抽样人员进行样品均匀性、代表性等内容的培训。

第二百二十三条 物料和不同生产阶段产品的检验应当至少符合以下要求:

(一) 企业应当确保药品按照注册批准的方法进行全项检验。

(二) 符合下列情形之一的,应当对检验方法进行验证:

1. 采用新的检验方法;

2. 检验方法需变更的;

3. 采用《中华人民共和国药典》及其他法定标准未收载的检验方法;

4. 法规规定的其他需要验证的检验方法。

(三) 对不需要进行验证的检验方法,企业应当对检验方法进行确认,以确保检验数据准确、可靠。

(四) 检验应当有书面操作规程,规定所用方法、仪器和设备,检验操作规程的内容应当与经确认或验证的检验方法一致。

(五) 检验应当有可追溯的记录并应当复核,确保结果与记录一致。所有计算均应当严格核对。

(六) 检验记录应当至少包括以下内容:

1. 产品或物料的名称、剂型、规格、批号或供货批号,必要时注明供应商和生产商(如不同)的名称或来源;

2. 依据的质量标准和检验操作规程;

3. 检验所用的仪器或设备的型号和编号;

4. 检验所用的试液和培养基的配制批号、对照品或标准品的来源和批号;

5. 检验所用动物的相关信息;

6. 检验过程,包括对照品溶液的配制、各项具体的检验操作、必要的环境温湿度;

7. 检验结果，包括观察情况、计算和图谱或曲线图，以及依据的检验报告编号；

8. 检验日期；

9. 检验人员的签名和日期；

10. 检验、计算复核人员的签名和日期。

（七）所有中间控制（包括生产人员所进行的中间控制），均应当按照经质量管理部门批准的方法进行，检验应当有记录。

（八）应当对实验室容量分析用玻璃仪器、试剂、试液、对照品以及培养基进行质量检查。

（九）必要时应当将检验用实验动物在使用前进行检验或隔离检疫。饲养和管理应当符合相关的实验动物管理规定。动物应当有标识，并应当保存使用的历史记录。

- **条款解读**

对企业进行的所有检验，包括各种物料、中间品、成品的检验提出的基本和具体要求。

- **风险策略**

1. 各种样品检验的标准及操作规程。
2. 成品检验的项目是否完全涵盖注册批准的标准规定。
3. 应当进行验证的检验方法的验证情况。
4. 各检验项目的操作规程。
5. 检验记录的唯一性、原始性、真实性。
6. 检验设施设备、仪器的管理、维护保养及校准情况；对照品、标准品、试剂试液的来源、配制及管理。

- **典型缺陷及分析**

1. 典型缺陷：某一批物料的进厂检验记录中，物料的基本信息（名称）与其实际名称不一致。

缺陷分析：一些企业将使用的物料、中间品等进行编号，代替物料、中间品的实际名称，此种方式的检验记录及报告可以用于企业内部，但是必须有明确的文件和相关规程，将物料、中间品的编号与其真实名称进行对应。

2. 典型缺陷：某产品鉴别试验中，标准规定为"加某种试剂液数 mL"，企业的检验记录为格式化记录，没有记录实际操作中加入试剂液的准确数量。

缺陷分析：质量标准中有些项目规定加入的试剂可能只是一个概数，例如"数滴、数 mL"等，在检验操作中可以根据具体情况在此范围内调整，但是检验记录必须记录实际加入的数量。

3. 典型缺陷：某产品注册标准高于《中国药典》标准（比《中国药典》多 1 项鉴别），企业只按照《中国药典》进行了全项检验，没有按照注册标准进行全项检验。

缺陷分析：企业的产品既要符合《中国药典》的要求，又要符合注册标准要求。

4. 典型缺陷：国家标准对某一片剂的标准进行了修订，增加了有关物质检查，企业直接采用了国家标准方法，未进行必要的方法验证，也未能提供国家标准修订时曾对该企业样品进行过验证的证明。

缺陷分析：通常情况下，如果企业采用的检验方法发生变化或者新建（新增）的检验方法，以及法规规定需要进行验证的方法，如无菌检查、微生物限度检查等，均应当进行必要的验证；一些项目如含量测定、有关物质检查、溶出度检查等，受工艺、处方的影响较大，如果国家标准进行了修订，企业应当进行必要的验证，保证修订后的检测方法适用于本企业生产的产品，除非有数据显示国家标准修订时曾经对本企业的样品进行了验证（例如使用了本企业的样品进行标准研究）。

◎ **问题讨论1：图谱处理时间、打印时间不是同一天可以吗？色谱中数据采集完成的同时也完成数据处理，但是没有打印图谱。两天后打印图谱，打印的纸质图谱上会显示打印日期，这个时候的签名日期是写打印日期还是处理日期？**

首先针对此问题，打印的纸质图谱上会显示打印日期，这个时候的签名日期与打印日期一致，还是与实际操作一致？

1. 为什么要打印图谱？对于色谱系统，原始数据存储在服务器或 PC 端，对于数据的审核是审核其原始数据及元数据，打印的图谱并非原始数据，同时相关的信息（如审计追踪等）只能进入电子系统进行审核追溯；如果公司文件中规定打印图谱，打印图谱的原因是什么，是便于人员审核还是便于人员书写记录，应在文件中规定，同时规定打印图谱签字复核的意义。

2. 对于数据缓存（定期更新的，例如酸度计可存储 100 组数据）或不具备数据存储功能的仪器（天平），需要打印相关的数据作为原始数据进行保存和数据审核。

《APIC 仪器分类原则》图谱打出来签名的日期，均应为当前打印时的日期。

色谱中数据采集与处理同时完成，建议同步进行图谱打印，写检验记录，如未及时打印图谱，图谱签名需要签打印后的确认时间。

图谱处理日期和打印日期可以不在同一天。至于图谱签字的时间，肯定是按照打印日期，这是原则，否则本身就是数据完整性问题。另外，在这个地方需要关注的是，图谱打印日期和复核审核日期之间的连接性，复核审核应包括对于图谱的审核，所以打印图谱时间务必在报告、复核之前。

所以建议图谱上报告采集时间、处理时间（最后更新时间）和打印时间，三个时间分列。

◎ **问题讨论2：细菌内毒素检测样品能存放多久？**

USP 1231 制药用水 8.5.1 章节提到，由于水中的微生物会在取样后随着时间变化，微生物检测项目最好应尽快检测，如果在取样后 2 小时内无法检测，样品应在冰箱 2~8℃冷藏，并在 24 小时内进行检测，在某些特定的情况下，24 小时内也无法完成测试（例如使用委托实验室）的，应对样品的储藏时间和储存条件进行评估，这一点特别重要，可避免样品储存期间微生物数量的明显变化。

根据 2010 年版药品 GMP 指南《质量控制实验室与物料管理》第 18.3.2 小节：为了避免样品中微生物的变化，样品应尽快转移到微生物实验室。在传递和储存期间，样品应避免过热（>25℃）或过冷（<8℃），尽量在同一工作日内处理样品。从取样到处理样品不应超过 8 小时。尽可能避免冷藏样品。然而，如果不可避免要在 2~8℃冷藏样品，储存时间不能超过 24 小时（包括处理样品）。这样的储存必须有详细的记录。禁止冷冻样品。

因此建议工艺用水微生物样品于 2~8℃冷藏并在 24 小时内检测；或者进行验证，用科学的验证数据支持更长的检测时限。

验证主要考虑内毒素的样品从取样到检测需要暂存，且样品的内毒素含量可能会随着时间增加（比如微生物繁殖凋亡），验证是为了确保在规定的时限内检测，不影响检测结果的准确性。

◎ **问题讨论3：抑菌效力方法适用性试验的意义是什么？是为了消除样品对试验菌的抑菌作用，还是为了证明方法对抑菌作用没有影响？**

1. 抑菌效力方法的系统适用性试验主要目的是验证该方法本身对试验结果的影响较小，能够稳定、可靠地反映样品的抑菌活性。具体来说，主要有以下几点意义：

（1）证明方法本身不会对试验菌产生抑菌作用，从而避免对样品的抑菌效果产生影响。

（2）验证试验中所用材料（如培养基、稀释液等）不会对试验菌产生抑制而影响结果。

（3）确认试验操作的重复性良好，不同批次间结果一致，不会对样品抑菌活性的判断产生影响。

（4）证明在一定浓度范围内，样品浓度与抑菌效果呈量效关系，方能真实反映样品抑菌活性。

（5）评价抑菌判定标准的合理性，不会因判定标准问题导致误判试验结果。

（6）扩展验证不同菌株、不同培养基等条件下的适用性。

所以，系统适用性试验的重点是证明方法本身对试验结果无显著影响，能够很好地反映样品的真实抑菌效力，而不是消除样品的抑菌作用。它有助于提高方法的可靠性和可信度。

抑菌效力方法适用性试验的主要目的是验证某种抑菌方法的适用性和有效性。这个试验通常涉及将所测试的方法应用于特定的试验菌株，以评估其是否能够有效地抑制或杀灭这些菌株。这个试验的目的不是消除样品对试验菌的抑菌作用，也不是证明方法对抑菌作用没有影响，而是确认所测试的抑菌方法是否能够达到预期的抑制或杀灭效果。

具体来说，抑菌效力方法适用性试验的意义包括以下几点：

（1）确认方法的有效性：适用性试验有助于确定所测试的抑菌方法是否能够在预定条件下有效地杀灭或抑制目标菌株。这对于确保方法能够在实际应用中达到所期望的抑菌效果至关重要。

（2）验证方法的适用性：不同的菌株可能对抑菌方法的响应不同，因此适用性试验可以验证该方法是否对特定的试验菌株适用，从而在实际使用中能够得到可靠的抑菌效果。

（3）确定操作条件：试验可能需要调整抑菌方法的操作条件，以确保最佳的抑菌效果。适用性试验可以帮助确定合适的操作参数，例如温度、时间、浓度等。

（4）指导产品开发和质量控制：对于开发抑菌产品（如消毒剂、抗菌剂等）的厂商来说，适用性试验可以为他们提供关于产品性能和使用说明的依据。同时，也可以用于质量控制，确保每批产品都具有一致的抑菌效果。

（5）满足法规和标准要求：在许多行业中，产品的抑菌效力需要符合特定的法规和标准要求。适用性试验可以为产品的注册和认证提供必要的数据。

2.《中国药典》四部通则1121抑菌效力检查法。

抑菌效力检查法系用于测定无菌及非无菌制剂的抑菌活性，用于指导药品研发阶段制剂中抑菌剂种类和浓度的确定。

如果药物本身不具有充分的抗菌效力，那么应根据制剂特性（如水溶性制剂）添加适宜的抑菌剂，以防止制剂在正常贮藏或使用过程中由于微生物污染和繁殖，使药物变质，从而对使用者造成危害，尤其是多剂量包装的制剂。

在药品生产过程中，抑菌剂不能用于替代药品生产的GMP管理，不能作为非无菌制剂降低微生物污染的唯一途径，也不能作为控制多剂量包装制剂灭菌前的生物负载的手段。所有抑菌剂都具有一定的毒性，制剂中抑菌剂的量应为最低有效量。同时，为保证用药安全，成品制剂中的抑菌剂有效浓度应低于对人体有害的浓度。

抑菌剂的抑菌效力在贮存过程中有可能因药物的成分或包装容器等因素影响而变化，因此，应验证成品制剂的抑菌效力在有效期内不因贮藏条件而降低。

第二百二十四条 质量控制实验室应当建立检验结果超标调查的操作规程。任何检验结果超标都必须按照操作规程进行完整的调查，并有相应的记录。

· **条款解读**

对实验室检验结果的超标情况提出了处理要求。

· **风险策略**

1. 是否制定了超标结果的处理程序。

2. 企业规定的超标结果所涵盖的范围是否全面，调查处理是否及时，所有超出标准的检验结果是否都进行了调查和处理。

3. 超标结果的判断及处理是否按照规程进行，记录是否完整。

·典型缺陷及分析

典型缺陷：某个口服液制剂的中间产品含量测定结果超出企业规定标准，但未进行调查和处理。

缺陷分析：超标结果调查（OOS）指的是所有进行的检验结果超出预期的要求，不论是中间产品还是成品，都应当进行调查和处理。企业不应认为中间产品的含量可做调整，它不是最终产品的检测结果，可以不对超标结果进行调查和处理。

第二百二十五条 企业按规定保存的、用于药品质量追溯或调查的物料、产品样品为留样。用于产品稳定性考察的样品不属于留样。

留样应当至少符合以下要求：

（一）应当按照操作规程对留样进行管理。

（二）留样应当能够代表被取样批次的物料或产品。

（三）成品的留样：

1. 每批药品均应当有留样；如果一批药品分成数次进行包装，则每次包装至少应当保留一件最小市售包装的成品；

2. 留样的包装形式应当与药品市售包装形式相同，原料药的留样如无法采用市售包装形式的，可采用模拟包装；

3. 每批药品的留样数量一般至少应当能够确保按照注册批准的质量标准完成两次全检（无菌检查和热原检查等除外）；

4. 如果不影响留样的包装完整性，保存期间内至少应当每年对留样进行一次目检观察，如有异常，应当进行彻底调查并采取相应的处理措施；

5. 留样观察应当有记录；

6. 留样应当按照注册批准的贮存条件至少保存至药品有效期后一年；

7. 如企业终止药品生产或关闭的，应当将留样转交受权单位保存，并告知当地药品监督管理部门，以便在必要时可随时取得留样。

（四）物料的留样：

1. 制剂生产用每批原辅料和与药品直接接触的包装材料均应当有留样；与药品直接接触的包装材料（如输液瓶），如成品已有留样，可不必单独留样；

2. 物料的留样量应当至少满足鉴别的需要；

3. 除稳定性较差的原辅料外，用于制剂生产的原辅料（不包括生产过程中使用的溶剂、气体或制药用水）和与药品直接接触的包装材料的留样应当至少保存至产品放行后二年；如果物料的有效期较短，则留样时间可相应缩短；

4. 物料的留样应当按照规定的条件贮存，必要时还应当适当包装密封。

·条款解读

对什么是留样、留样的用途、留样的要求给出了明确的解释，特别提出了进行稳定性考察的样品不属于留样。

· **风险策略**

1. 留样操作规程是否建立，留样的目的是否明确。
2. 留样是否有代表性（留样应能代表本批产品的整体、全面质量）。
3. 留样的保存条件是否与企业操作规程规定一致。

· **典型缺陷及分析**

典型缺陷：某一产品的贮存条件为常温保存，但是企业将该产品的留样在阴凉处保存，留样保存条件与规定不一致。

缺陷分析：首先应当理解留样的目的。留样的主要目的是对产品的质量进行追溯或调查，因此，留样的保存条件应当与产品的实际贮存条件相一致。如果产品的规定储存条件为常温保存，而企业留样在阴凉处保存，一旦市场上的产品出现问题，企业留样的调查结果对于调查处理该批产品没有任何用处，企业的留样也就没有意义。

第二百二十六条 试剂、试液、培养基和检定菌的管理应当至少符合以下要求：

（一）试剂和培养基应当从可靠的供应商处采购，必要时应当对供应商进行评估。

（二）应当有接收试剂、试液、培养基的记录，必要时，应当在试剂、试液、培养基的容器上标注接收日期。

（三）应当按照相关规定或使用说明配制、贮存和使用试剂、试液和培养基。特殊情况下，在接收或使用前，还应当对试剂进行鉴别或其他检验。

（四）试液和已配制的培养基应当标注配制批号、配制日期和配制人员姓名，并有配制（包括灭菌）记录。不稳定的试剂、试液和培养基应当标注有效期及特殊贮存条件。标准液、滴定液还应当标注最后一次标化的日期和校正因子，并有标化记录。

（五）配制的培养基应当进行适用性检查，并有相关记录。应当有培养基使用记录。

（六）应当有检验所需的各种检定菌，并建立检定菌保存、传代、使用、销毁的操作规程和相应记录。

（七）检定菌应当有适当的标识，内容至少包括菌种名称、编号、代次、传代日期、传代操作人。

（八）检定菌应当按照规定的条件贮存，贮存的方式和时间不应当对检定菌的生长特性有不利影响。

· **条款解读**

对实验室使用的试剂试药、培养基、检定菌管理提出了具体要求。

· **风险策略**

1. 试剂试药的供应商是否相对固定。
2. 主要、常用试剂试药是否制定了验收、核对、接收操作规程。
3. 试剂试药的贮存条件是否符合要求。
4. 每批培养基是否进行了适用性检查。
5. 标准液、滴定液的配制、标定、使用是否规范。
6. 试剂试液的使用期限（有效期）是否有相应的规定，并进行了必要的验证/确认。
7. 是否建立了检定菌的管理规程；检定菌株的来源是否可追溯，保存、传代、使用等是否按照规程进行并记录，工作菌代数是否符合要求（不得超过5代）。

· 典型缺陷及分析

典型缺陷：氢氧化钠滴定液（0.1mol/L）未规定使用期限（或复标期）。

缺陷分析：试剂试药和培养基应当标注有效期，特别是用于定量测定的滴定液，都应当规定使用期（或复标期），而且应进行必要的验证。

◎**问题讨论1**：**用溶质配置成溶液后，相关的有效期如何确定？假设用有效期仅剩3天的氯化钠、蔗糖（有效期1个月）、氯化钾（有效期3个月）配置成混合溶液后，该溶液规定的有效期是3个月，该混合溶液的有效期是配置当天+3个月，还是以最短的氯化钠有效期的3天算？同时，如果氯化钠（有效期半年）作为物料投入生产，成为药品（有效期2年），又如何处理？**

1. 观点：物质的稳定性质都是由其储存时的形式所决定，而物料的有效期限是其生产厂家制定的，使用物料的客户可以参考，但不能完全据此作为自己对该物料有效期的要求的唯一标准。试剂试液的使用期（或复标期）可通过验证来确定，如果发现近效期物料的性质对检验结果有影响，则需对使用期限进行调整。

对第一种情况，第一，溶液配制后的有效期应该是从配制当天开始计算，因为从这一天开始，溶液才正式形成一个体系。第二，这么一个比较简单的溶液的有效期应该是由其储存方式和容器、温湿度来决定的，而不是看其中哪个物料剩余的有效期最长。

物料只要在有效期内被投入，至于离期限还有多远，不应与产品的有效期存在关联。如果考虑用近效期的物料投料生产会对成品产生影响，可对用近效期氯化钠生产的成品做稳定性考察。

第一个问题：针对混合溶液的有效期，配制成溶液后应该作为一个新的物质进行稳定性考察，如果长期储存建议基于产品性质制定相关质量标准，并模仿液体制剂进行相关稳定性考察，确定存储有效期。

第二个问题：物料有效期就是证明其在此存储期限内能够满足制成成品的质量要求，成为成品后的有效期由其稳定性数据支持，制定合理的放行内控标准，保证在货架期合格。

2. 观点：首先产品的有效期是基于产品的稳定性数据考察，与物料的有效期没有必然的联系，前提是在有效期内投入使用不影响产品质量。

而试液的有效期，应基于试液的储存环境、试液的性质、试液的稳定性、试液的使用频率等进行综合评估，建议参考OMCL指南中试剂试液管理的相关要求。

（1）对于比较稳定的物料，可以不与产品有效期相关联。

（2）对于不稳定的物料，不仅要使用最近批号的物料做稳定性试验，建议更要使用有效期末端的API做稳定性试验，考察和比较产品的降解情况；对于差异较大的情况，应缩短API的有效期。

对于不稳定的产品，如生物制品，《中国药典》2020年版通则9402《生物制品稳定性研究指导原则》规定："成品应尽量使用临近有效期的原液，模拟生产过程中的最长贮存条件。"这样的稳定性数据，完全可以支持物料临近有效期投入的问题。

不管是产品还是溶液的有效期都需要做相应的稳定性研究或储存时限研究，在设计方案时可以考虑挑战最差条件。

首先，以配制完成的日期作为有效期，企业可根据制剂有效期等相关因素，通过验证确认配制试液的有效期。其次，原料和制剂的有效期是分别计算的。将原料配制为制剂后，制剂重新计算有效期，按配制当天开始计算。

◎**问题讨论2**：**外购的高纯度试剂，作为对照品还需要标定吗？外购的高纯试剂（气相残留）**

作为工作对照品的话是否需要进行标定呢？

这个问题实际就是作为对照品的试剂没有管理程序。应该增加 SOP，来规定常规外购试剂作为对照品使用的具体方式。检测残留溶剂，实际上，公司一般都不另行标定，但应该通过评估确定。

第二百二十七条　标准品或对照品的管理应当至少符合以下要求：

（一）标准品或对照品应当按照规定贮存和使用。

（二）标准品或对照品应当有适当的标识，内容至少包括名称、批号、制备日期（如有）、有效期（如有）、首次开启日期、含量或效价、贮存条件。

（三）企业如需自制工作标准品或对照品，应当建立工作标准品或对照品的质量标准以及制备、鉴别、检验、批准和贮存的操作规程，每批工作标准品或对照品应当用法定标准品或对照品进行标化，并确定有效期，还应当通过定期标化证明工作标准品或对照品的效价或含量在有效期内保持稳定。标化的过程和结果应当有相应的记录。

- 条款解读

对法定对照品、标准品的管理、贮存要求及企业工作用对照品的标化、管理要求。

- 风险策略

1. 企业是否配备有满足检验需要的对照品、标准品。
2. 对照品、标准品的标化、贮存、使用等是否制定操作规范，是否按照规范进行并记录。
3. 工作用对照品、标准品的标化是否制定有操作规程，标定是否符合规定并详细记录。
4. 工作用对照品、配置后的对照品（溶液）的使用期限（有效期）是否经过验证。

- 典型缺陷及分析

典型缺陷：某工作用对照品未规定有效期（使用期）。某配制后的对照品溶液的试用期规定为 3 个月，但是没有进行必要的验证或确认。

缺陷分析：工作对照品应当规定有效期（使用期）。配制后的对照品溶液如多次使用，必须规定贮存条件与使用期限，并进行必要的验证或确认。

◎**问题讨论：产品分析方法开发后，用以验证分析方法的样品是小试批次、中试批次还是工艺验证批次的样品？另外，这里使用原研药进行方法验证是否可行？**

仿制药申报的时候，可以使用小试或中试批次产品进行方法学验证，但是后续需要使用注册批或工艺验证批样品进行方法确认，使用参比制剂进行方法学验证不恰当。有关物质测定方法验证时需要使用参比制剂同法进行强制降解试验。

研发分析实验室进行方法验证时，可以使用小试或中试样品，进行方法转移时，应该使用工艺验证批次样品。至少是在生产场地用商业化生产设备的产品，或者类似条件，要不然没有办法证明这个方法是否覆盖验证时产品杂质情况，特别是稳定性检测方法。

产品分析方法的验证通常是在实际生产之前进行的，目的是确认分析方法的可靠性、准确性和适用性。验证样品的选择通常取决于方法的用途和目标，以及药物开发和生产的不同阶段。以下是一些常见的验证样品的选择情况：

（1）小试批次样品（R&D 批次）：在药物开发的早期阶段，研究人员通常会使用小试批次样品进行方法验证。这些批次可能是实验室规模的合成，用于药物候选物的初步研究。验证方法的准确性和可行性可以在这个阶段进行评估。

（2）中试批次样品：中试批次通常比小试批次样品大，用于进一步开发和评估药物工艺。验证方法时，中试批次样品的使用可以更好地反映实际生产条件下的情况。

（3）工艺验证批次样品：工艺验证批次通常是在药物生产的正式工艺中使用的批次。验证方法时，使用这些批次的样品可以确保方法对实际生产批次的适用性。

至于使用原研药进行方法验证是否可行，这通常取决于具体情况。当药物为仿制药时，可使用 RLD 作为验证样品。使用 RLD 可以确保你的分析方法能够与原始药物的规格一致，以满足监管要求。

第二节 物料和产品放行

第二百二十八条 应当分别建立物料和产品批准放行的操作规程，明确批准放行的标准、职责，并有相应的记录。

- **条款解读**

对所用物料及产品（包括中间产品）放行进入下一道工序，应当制定有明确的放行操作规程和放行标准（参数），明确各环节人员的职责。

- **风险策略**

1. 各种需要质量控制的物料、产品，放行到下一道工序是否有放行的操作规程及标准。
2. 放行标准或参数是否符合要求，放行人的责任及权力是否明确，记录是否详细、全面。

- **典型缺陷及分析**

典型缺陷：物料放行人的职责规定不够详细和明确。

缺陷分析：对于放行人的职责，除了明确其有权禁止不合格物料、产品进入下一道工序之外，还应当明确其发现不合格的物料、产品后需要采取的措施，以及错误放行不合格物料、产品后应当承担的责任。

◎ **问题讨论：药品包装材料的检验项目是否有规定一定要按照国家药包材标准的要求，每个项目均检验，还是可以自行评估定制检验项目？**

药包材的检验标准可以参考国家药包材标准（如 YBB 标准），但并不一定要完全按照 YBB 修订。根据实际情况，可以根据药品的特性、包装材料的性质和制剂要求，自行评估和定制适合的检验项目。

国家药包材标准是为了保证药品质量和安全性而制定的技术要求，其中包含了物理性能、化学性能和生物性能等方面的检验项目。但是，不同药品的包装要求可能会有所不同，因此可以根据具体情况进行评估和定制。

在评估和定制检验项目时，需要考虑以下几个因素：

（1）药品的特性：不同药品可能对包装材料有不同的要求，例如一些药物可能对光敏感，需要使用光屏蔽性能好的包装材料。因此，在选择检验项目时，需要考虑药品的特性和对包装材料的要求。

（2）包装材料的性质：不同的包装材料具有不同的特性，例如塑料、玻璃、金属等。在选择检验项目时，需要考虑包装材料的特性和对药品的影响。

（3）制剂要求：不同制剂对包装材料的要求也可能不同，例如注射剂对包装材料的无菌性要求较高。

因此，在选择检验项目时，需要考虑制剂的要求和对包装材料的影响。

目前来说，只有YBB的标准，将来可能会被引入《中国药典》。

第二百二十九条 物料的放行应当至少符合以下要求：

（一）物料的质量评价内容应当至少包括生产商的检验报告、物料包装完整性和密封性的检查情况和检验结果；

（二）物料的质量评价应当有明确的结论，如批准放行、不合格或其他决定；

（三）物料应当由指定人员签名批准放行。

- **条款解读**

对物料放行的最低要求，是物料放行至少应进行的评价内容。

- **风险策略**

1. 各种物料是否分别制定有符合物料特点的检查验收、质量评价内容及放行标准。
2. 评价的结论是否明确。

- **典型缺陷及分析**

典型缺陷：放行责任人未见到操作规程规定的物料全部检验结果就放行。

缺陷分析：某种物料按照企业的规程需要进行无菌检查，由于无菌检查时间较长（14天），检验部门首先出具了部分检验结果，无菌检验结果尚未出具，物料放行人员没有详细核对检验报告就放行了物料。

第二百三十条 产品的放行应当至少符合以下要求：

（一）在批准放行前，应当对每批药品进行质量评价，保证药品及其生产应当符合注册和本规范要求，并确认以下各项内容：

1. 主要生产工艺和检验方法经过验证；
2. 已完成所有必需的检查、检验，并综合考虑实际生产条件和生产记录；
3. 所有必需的生产和质量控制均已完成并经相关主管人员签名；
4. 变更已按照相关规程处理完毕，需要经药品监督管理部门批准的变更已得到批准；
5. 对变更或偏差已完成所有必要的取样、检查、检验和审核；
6. 所有与该批产品有关的偏差均已有明确的解释或说明，或者已经过彻底调查和适当处理；如偏差还涉及其他批次产品，应当一并处理。

（二）药品的质量评价应当有明确的结论，如批准放行、不合格或其他决定。

（三）每批药品均应当由质量受权人签名批准放行。

（四）疫苗类制品、血液制品、用于血源筛查的体外诊断试剂以及国家食品药品监督管理总局规定的其他生物制品放行前还应当取得批签发合格证明。

- **条款解读**

对产品放行的最低要求，是产品放行至少应进行的评价内容。

- **风险策略**

1. 质量受权人是否对必须审核的内容进行了审查并签字。
2. 批准放行的时间是否在所有生产工序、质量控制、检验检测、偏差处理（如有）、变更控制（如有）等工作完成并有明确的结果之后批准放行。

3. 综合质量评价是否有明确的结论。

4. 必须经国家有关部门批准放行的产品是否取得相应的文件。

· 典型缺陷及分析

典型缺陷：某一批产品在该批产品某项检验结果超标（OOS）尚未完全处理完毕之前放行。

缺陷分析：该批产品的某一项目检验结果超出企业的内控标准，相关部门正在进行调查和处理，对样品启动了复试程序，复试的结果是产品该项符合规定。初步判断是第一次使用的某种试剂存在问题，但是尚未形成最后的结论，质量受权人根据复试结果签发了放行书。此种行为是不符合要求的，产品必须是在所有偏差、超标结果等处理、调查有明确结论之后才能放行。

◎ **问题讨论：到底是由 MAH 出具 COA（分析报告）还是 MAH 依据 QC 出具的 COA 进行审核放行？放行是按内控标准还是有单独的放行标准？**

内控标准和放行标准是两个不同的管理程序文件。QC 出具 COA 报告由检验报告管理相关规程确定，具体可查看 GMP 指南中《质量控制实验室与物料系统》分册中 4.1.8 检验报告章节相关内容。委托生产药品，MAH 相关质量体系文件应包含放行程序，按照放行程序予以放行，关于放行相关内容可查看 GMP 指南中《质量管理体系》分册中 5.3.3 产品放行的相关内容。

持有人如何进行上市放行？一般 CMO 的受权人进行出厂放行，持有人审核 CMO 的出厂放行资料（包含 COA），MAH 的受权人按照 MAH 的上市放行规程审核并进行上市放行。COA 是谁检验谁出，与是否委托生产无关。内控标准和法定标准都应在受托方和委托方的委托生产协议里明确列出，关于产品放行也需要在委托生产协议里明确规定，建议生产企业 QC 出具 COA 后，MAH 对 COA 进行复核并进行放行。

可参考《药品上市许可持有人落实药品质量安全主体责任监督管理规定》相关要求：

第十五条　药品生产企业应当建立药品出厂放行规程，明确出厂放行的标准、条件，并对药品质量检验结果、关键生产记录和偏差控制情况进行审核，对药品进行质量检验。符合有关标准、条件的，经质量受权人签字后方可出厂放行。持有人应当履行药品上市放行责任，制定药品上市放行规程，审核受托生产企业制定的出厂放行规程，明确药品的上市放行标准，对药品生产企业出厂放行的药品检验结果和放行文件进行审核，符合有关规定的，经质量受权人签字后方可放行上市。必要时，持有人可对受托方药品生产记录、检验记录、偏差调查等进行审核。

第二十五条　质量管理人员应当对每批次药品生产、检验过程中落实药品生产质量管理规范等要求进行监督，对发生的偏差组织调查，对潜在的质量风险及时采取控制措施；质量负责人应当确保在每批次药品放行前完成对生产记录、检验记录的审核，确保与质量有关的变更按规定得到审核和批准，确保所有重大偏差和检验超标已经过调查并得到及时处理。

要求对生产企业的检验结果和放行文件进行审核，未要求 MAH 再出具检验报告。

第三节　持续稳定性考察

第二百三十一条　持续稳定性考察的目的是在有效期内监控已上市药品的质量，以发现药品与生产相关的稳定性问题（如杂质含量或溶出度特性的变化），并确定药品能够在标示的贮存条件下，符合质量标准的各项要求。

· 条款解读

对持续稳定性考察的定义、目的和意义的说明。

·风险策略

主要检查和现场考核企业有关人员对持续稳定性考察意义是否理解。

◎**问题讨论：产品稳定性考察项目变化和要求有哪些？**

产品稳定性考察期间，考察项目发生变化，可参照《化学药物（原料药和制剂）稳定性研究技术指导原则》进行后续考察。《化学药物（原料药和制剂）稳定性研究技术指导原则》："如在稳定性研究过程中分析方法发生了变更，则应采用变更前后的两种方法对相同的试验样品进行测定，以确认该方法的变更是否会对稳定性试验结果产生影响。如果方法变更前后的测定结果一致，则可采用变更后的方法进行后续的稳定性试验；如果方法变更前后测定结果差异较大，则应考虑采用两种方法平行测定后续的时间点，并通过对两组试验数据的比较分析得出相应的结论；或是重复进行稳定性试验，获得包括前段时间点的完整的试验数据。"

升级稳定性考察方案，在该时间点进行一个分析方法和质量标准的桥接分析，后续稳定性考察基于最新版《中国药典》的要求继续进行。

《中国药典》符合性：《中国药典》升级后检出杂质更多，相对更加严格，应更新质量标准满足现行版《中国药典》的要求。

产品质量评估：应更新稳定性方案，对于新版《中国药典》实施后留取的稳定性样品按照新标准方法检测，对于新版《中国药典》实施前已经留取仍在考察期的，后续检测点应按照新标准方法控制，对于已放行产品或稳定性历史数据，可采用近效期或超效期的稳定性样品进行评估，或留样测试。

2020 年版《中国药典》已由国家药品监督管理局国家卫生健康委 2020 年第 78 号公告发布，自 2020 年 12 月 30 日起实施。现就实施本版《中国药典》有关事宜公告如下：

1. 根据《中华人民共和国药品管理法》的规定，药品应当符合国家药品标准。《中国药典》是国家药品标准的重要组成部分，是药品研制、生产（进口）、经营、使用和监督管理等相关单位均应遵循的法定技术标准。

2. 《中国药典》主要由凡例、品种正文和通用技术要求构成。自实施之日起，所有生产上市药品应当符合本版《中国药典》相关技术要求。

3. 自实施之日起，凡原收载于历版《中国药典》、局（部）颁标准的品种，被本版《中国药典》收载的，相应历版《中国药典》、局（部）颁标准同时废止；本版《中国药典》未收载的，仍执行相应历版《中国药典》、局（部）颁标准，但应符合本版《中国药典》的相关通用技术要求，经上市后评价撤销或注销的品种，相应历版《中国药典》、局（部）颁标准废止。

本版《中国药典》品种正文未收载的制剂规格、中药的制法，其质量标准按本版《中国药典》同品种相关要求执行，规格项、制法项分别按原批准证明文件执行。

4. 药品注册标准中收载的检验项目多于或者异于《中国药典》规定的，或者质量指标严于《中国药典》要求的，应在执行《中国药典》要求的基础上，同时执行注册标准的相应项目和指标。

药品注册标准收载的检验项目少于《中国药典》规定或质量指标低于《中国药典》要求的，应执行《中国药典》规定。

5. 由于溶出度、释放度等项目在质量控制中的特殊性，按照仿制药质量和疗效一致性评价要求核准的仿制药注册标准中有别于《中国药典》的，国家药品监督管理部门在审批结论中予以说明，申请人在相应注册申请获批后三个月之内向国家药典委员会提出修订国家药品标准的建议。在《中国药典》完成修订之前，可按经核准的药品注册标准执行。

6. 为符合本版《中国药典》要求，如涉及药品处方、生产工艺和原辅料来源等变更的，药品上市许可持有人、生产企业应按照《药品注册管理办法》以及有关变更研究技术指导原则和药品生产质量管理规范等要求进行充分研究和验证，按相应变更类别批准、备案后实施或报告。

7. 本版《中国药典》已进行通用名称修订的药品，应使用本版《中国药典》中载明的名称，其原名称可作为曾用名过渡使用。

8. 本版《中国药典》实施之日起，提出的药品注册申请，相应申报资料应符合本版《中国药典》相关要求。

本版《中国药典》实施之日前已受理、尚未完成技术审评的注册申请，自本版《中国药典》实施之日起药品监督管理部门应按照本版《中国药典》相关要求开展相应审评审批，申请人需要补充技术资料的应一次性完成提交。

本版《中国药典》发布之日后、实施之日前按原《中国药典》标准相关要求批准上市的药品，批准后 6 个月内应符合本版《中国药典》相关要求。

9. 药品上市许可持有人、生产企业和药品注册申请人应积极做好执行本版《中国药典》的准备工作，对在《中国药典》执行过程中发现的问题及时向国家药典委员会报告，同时应持续研究完善药品质量标准，不断提高药品质量控制水平。

10. 各省级药品监督管理部门应配合做好 2020 年版《中国药典》的宣传贯彻，加强本版《中国药典》执行中的监督与指导，及时收集和反馈相关问题和意见。

11. 国家药典委员会负责统一组织和协调 2020 年版《中国药典》的宣贯培训和技术指导工作，在官方网站开辟"2020 年版《中国药典》执行专栏"，及时答复执行中反映的问题。

根据《中华人民共和国药品管理法》，《中国药典》和药品标准为国家药品标准，药品应当符合国家药品标准。如果产品是纳入《中国药典》的品种，《中国药典》由 2015 版升级到 2020 版后，需要升级稳定性考察方案，并按照升级后的方案继续考察。

对于历史数据评价和产品是否符合新版《中国药典》的问题，可以对多批产品（不同贮存期限）进行复测，确认产品符合新版《中国药典》要求。

可以按照原标准进行考察，但是需要对近有效期的产品按照新标准进行检测，如果不符合要求，说明现有工艺不符合新标准，需要优化工艺。

第二百三十二条 持续稳定性考察主要针对市售包装药品，但也需兼顾待包装产品。例如，当待包装产品在完成包装前，或从生产厂运输到包装厂，还需要长期贮存时，应当在相应的环境条件下，评估其对包装后产品稳定性的影响。此外，还应当考虑对贮存时间较长的中间产品进行考察。

- 条款解读

对持续稳定性考察范围的解释和要求。持续稳定性考察主要是指对上市后产品进行的稳定性考察。

- 风险策略

1. 是否对成品按操作规程进行了考察。
2. 是否根据生产工艺、包装、运输等情况，对中间产品及待包装产品进行了考察。

- 典型缺陷及分析

典型缺陷：某中间产品贮存期为 30 天，但企业未对其进行稳定性考察。

缺陷分析：中间产品的贮存期限应有稳定性数据支持，特别是贮存时间较长的中间产品，至少应有一批进行指定包装条件下的放置时间研究。

第二百三十三条 持续稳定性考察应当有考察方案，结果应当有报告。用于持续稳定性考察的设备（尤其是稳定性试验设备或设施）应当按照第七章和第五章的要求进行确认和维护。

·条款解读

对持续稳定性方案、结果报告、设施设备的要求。

·风险策略

1. 不同品种是否制定有相应的稳定性考察方案和操作规程。
2. 考察结果及报告是否按照操作规程审查确认。
3. 考察用的样品存放设备、检验检测仪器、设备是否进行了验证或确认，性能指标是否能够满足要求。

·典型缺陷及分析

典型缺陷：某产品的持续稳定性考察结果及数据未形成完整报告，也未经质量管理负责人审核。

缺陷分析：企业应当充分理解持续稳定考察的目的和意义，不论样品的考察数据及结果是否与预期的结果一致，实验部门都应当将结果进行整理并形成明确的报告，并经管理人员审核。

◎**问题讨论：稳定性应该只能维持8个月，这个时候稳定性方案该怎么设计呢？药品有效期为8个月，加速时间点应该怎么设置，还是做加3和加6吗？**

稳定性只能维持8个月，这个有效期是很难临床供药和后期商业化的。所以要根据产品的当前放置条件和有效期修改为更严格的放置条件，直到满足12个月、18个月甚至24个月。

因为给的背景信息有限，要尽可能地摸索出产品的稳定条件，方便临床供药，合规使用。

稳定性方案的设计基于研发的数据，也可以使用一些稳定性的预测软件ASAP帮助快速找到合适的条件和有效期，然后设计出合理的存储条件和方案。

根据药品的属性，依据相应的稳定性指南以及《中国药典》规定开展稳定性研究，建议长期监测至不合格为止，加速按照第1个、第2个、第3个、第6个月开展。

有效期比较短，可从包装和储存条件等方面考虑是否可以延长有效期。稳定性研究方案，应该按照稳定性相关指导原则设计。

第二百三十四条 持续稳定性考察的时间应当涵盖药品有效期，考察方案应当至少包括以下内容：

（一）每种规格、每个生产批量药品的考察批次数。
（二）相关的物理、化学、微生物和生物学检验方法，可考虑采用稳定性考察专属的检验方法。
（三）检验方法依据。
（四）合格标准。
（五）容器密封系统的描述。
（六）试验间隔时间（测试时间点）。
（七）贮存条件（应当采用与药品标示贮存条件相对应的《中华人民共和国药典》规定的长期稳定性试验标准条件）。
（八）检验项目，如检验项目少于成品质量标准所包含的项目，应当说明理由。

·条款解读

对持续稳定性考察的试验时间及方案内容的基本要求。

· **风险策略**

1. 方案是否对各成品考察批次有明确的规定，是否都制定了考察方案。

2. 采用的检验方法是否明确、合理，检测项目是否合理（可参考《中国药典》附录中的有关要求设置检测项目），是否制定了判断标准，制定的测试点是否合理。

3. 样品容器的选择、存放条件是否合理。

· **典型缺陷及分析**

典型缺陷：乳膏剂的持续稳定性考察方案中，检测项目未包括分层现象。

缺陷分析：成品的稳定性考察项目，应当包括体现该剂型特点的项目，不论该项目是否在标准中有规定。乳膏剂的分层现象是体现乳膏剂质量的一个特性指标，在稳定性考察中，应当对其进行检测和观察。

第二百三十五条 考察批次数和检验频次应当能够获得足够的数据，以供趋势分析。通常情况下，每种规格、每种内包装形式的药品，至少每年应当考察一个批次，除非当年没有生产。

· **条款解读**

对成品的考察批次及检验频次的基本要求。

· **风险策略**

1. 不同规格、不同包装的样品的稳定性考察批次、检验频次数据是否充足。

2. 不同品种是否根据其本身的性质及有效期确定测定频次；需要注意的是对于规格的区分，如果仅仅是包装规格的不同，可以视为同一种规格。例如某一种玻璃瓶装的胶囊制剂，每一粒胶囊中的主成分含量、辅料组成及用量、制备工艺、内包装材料及玻璃瓶材质等完全一样，仅仅一种瓶装量为45粒，另一种瓶装量为80粒。此两种包装规格的制剂在持续稳定性考察试验中，可以视为一种规格。

· **典型缺陷及分析**

典型缺陷：某一稳定性不太好的药品，规定有效期为8个月，企业制定的持续稳定性考察的检测点除原始数据外，在1、3、6、12个月时取样检测，检测频率设计不合理，数据不够充足。

缺陷分析：持续稳定考察时间原则上至少应当涵盖有效期，但是对于有效期较短的产品，应当在有效期内设置充足的检测点，一般不少于5个，如此所得到的数据才足够进行该批样品的分析。

第二百三十六条 某些情况下，持续稳定性考察中应当额外增加批次数，如重大变更或生产和包装有重大偏差的药品应当列入稳定性考察。此外，重新加工、返工或回收的批次，也应当考虑列入考察，除非已经过验证和稳定性考察。

· **条款解读**

对于一些"异常"情况下生产的产品，应当额外增加批次进行持续稳定性考察，这些额外增加的批次，不能代替常规进行考察的样品。如果对发生"异常"情况的产品，按照药品注册的要求，已经进行了相应的长期稳定性试验研究，可以不再额外进行持续稳定性考察。

· **风险策略**

详细了解企业的重大变更情况以及是否发生过重大偏差，是否存在重新加工、返工、回收等情况，对上述"异常"情况下生产的产品是否进行过验证或稳定性试验。

· 典型缺陷及分析

典型缺陷：某一批产品的中间体，工艺规定要60℃隧道烘干20分钟，然后控制水分含量。结果第一次烘干后水分没有达标，经检查是因为设备异常，温度未能达到要求，设备修复后又重新进行了一次烘干。企业仅是对该批中间体补充增加了一项有关物质检测，未对最后成品进行稳定性考察。

缺陷分析：该批产品的生产过程已经发生了变化，设备状态已经发生了较大偏差，中间品在第一次加工后未能达到要求又重新进行了加工，经过两次烘干的中间品是否会发生质量变化，制成的成品质量是否会有变化，稳定性是否符合要求，这些都应当进行考察或验证。

◎ **问题讨论：不同供应商原料是否可以混用于同一批产品？持续稳定性考察是否需要区分不同供应商原料？**

1. 既然是持续稳定性考察，那肯定是上市产品，应符合GMP，在GMP的物料管理中，一直明确经批准的供应商。所以，这里就要明确供应商是不是经批准的供应商，如果是，可以投料；如果不是，应根据供应商变更相关程序开展相关工作。

2. 持续稳定性考察，根据GMP的持续稳定性考察相关条款。

上面已经明确，物料供应商是经批准的合格供应商，那么该供应商相关的资料是齐全的，可以查看不同供应商的产品的稳定性考察报告，开展相关评估，确定是否做持续稳定性考察，根据评估结果而定。

评估主要看不同供应商的稳定性考察结果是否存在差异，如果差异较大，那么在供应商选择和稳定性考察数据回顾方面某一环节可能有待改进，需要追溯供应商选择和稳定性考察分析相关工作。

在做年度持续稳定性考察计划的时候，一般考虑将变更、偏差、工艺验证等需要额外做持续稳定性考察的产品纳入当年的持续稳定性考察计划方案，在对以上情况做了稳定性考察的品种，可考虑不再做常规持续稳定性考察，如果产品批次不大，也没有变更偏差验证等额外的需要做持续稳定性考察的批次，可考虑做当年的持续稳定性考察。

如果供应商申报时或变更时经过验证、考察，那么认为是可以混用的。

至于持续稳定性考察，如果经过验证的，没有必要再分开，有效期比较短，可从包装和储存条件等方面考虑是否可以延长有效期。

研发期间的研究其实要尽可能地模拟实际生产的情况，实际生产中是有可能出现以上情况。区分不同供应商的话对研发有利，万一出现状况好排查。目前暂未看到文件中有相关要求。

如果是经过评估确认的合格供应商，不同供应商原料可以混用于同一批产品。

在不同供应商原料获批前要经过充分的稳定性考察，不同供应商获批成为合格供应商之后，持续稳定性考察不需要区分不同供应商原料。按照上市后GMP，持续稳定性需要考虑不同规格、不同内包装形式产品。

不同供应商的原料可以混用于同一批产品，因为这些都是经过工艺验证的，两个供应商的原料的质量是一致的，满足工艺要求。依据药品生产质量管理规范第二百三十五条：考察批次数和检验频次应当能够获得足够的数据，以供趋势分析。通常情况下，每种规格、每种内包装形式的药品，至少每年应当考察一个批次，除非当年没有生产。持续稳定性研究只关注规格和包装形式，不需要区分不同供应商，除非首次变更，需进行稳定性研究。

如果是合格供应商且执行同一标准，在记录中标明即可。

第二百三十七条 关键人员，尤其是质量受权人，应当了解持续稳定性考察的结果。当持续稳定性考察不在待包装产品和成品的生产企业进行时，则相关各方之间应当有书面协议，且均应当保存持续稳定性考察的结果以供药品监督管理部门审查。

• 条款解读

持续稳定性考察的过程、结果应当完全受成品生产企业的控制和管理，关键人员应当了解全部过程及结果。

• 风险策略

1. 关键人员特别是质量管理负责人、受权人，是否了解并参与稳定性考察方案的制定，是否了解考察结果。

2. 如果企业委托其他部门进行稳定性考察实验，应当参照委托检验进行管理，对承担部门的资质和能力应当进行评估，并签订书面协议。

• 典型缺陷及分析

典型缺陷：企业委托第三方实验室对产品进行稳定性考察，但是只出具了考察报告，未能提供详细的实验方案、实验记录、资质证明。

缺陷分析：委托第三方进行稳定性考察，应当要求第三方提供相应的资质证明；除提交最后考察结果外，还应当提交详细的考察方案、实验记录等文件。

第二百三十八条 应当对不符合质量标准的结果或重要的异常趋势进行调查。对任何已确认的不符合质量标准的结果或重大不良趋势，企业都应当考虑是否可能对已上市药品造成影响，必要时应当实施召回，调查结果以及采取的措施应当报告当地药品监督管理部门。

• 条款解读

对持续稳定性考察中发现的不符合标准规定的结果及重要的指标变化情况，企业都必须对该批产品进行认真的分析调查处理，并将分析、调查、处理情况报告有关管理部门。

• 风险策略

企业是否明确了重点观察和分析的关键参数和指标，关键参数的数据记录及结果判断是否科学，对结果、数据的判断、趋势分析是否准确，分析异常变化对产品质量及临床影响是否全面。

• 典型缺陷及分析

典型缺陷：对关键参数的记录及判断不科学，没有记录指标的详细变化情况，无法对趋势进行分析。

缺陷分析：有些企业对稳定性考察数据的记录及结果判断不科学，无法进行趋势分析。例如有关物质检查不记录每个监测点有关物质的含量，崩解时限不记录完全崩解的具体时间等。这样的记录及结果就无法体现样品的有关指标的变化情况，也就无法进行趋势分析。

第二百三十九条 应当根据所获得的全部数据资料，包括考察的阶段性结论，撰写总结报告并保存。应当定期审核总结报告。

• 条款解读

对持续稳定性考察过程中获得的所有数据、阶段性总结等进行收集，汇总分析，撰写总结报告，并按规定进行保存。

- **风险策略**

1. 稳定性考察数据是否进行了分析、汇总。
2. 是否根据考察数据，对考察的产品稳定性给予明确结论。
3. 总结报告是否按考察方案经过有关部门和人员审核批准。

- **典型缺陷及分析**

某产品稳定性考察需进行3年，每年数据都进行了年度回顾，但总结报告中未引用年度回顾中该批产品的结论。

第四节　变更控制

第二百四十条　企业应当建立变更控制系统，对所有影响产品质量的变更进行评估和管理。需要经药品监督管理部门批准的变更应当在得到批准后方可实施。

第二百四十一条　应当建立操作规程，规定原辅料、包装材料、质量标准、检验方法、操作规程、厂房、设施、设备、仪器、生产工艺和计算机软件变更的申请、评估、审核、批准和实施。质量管理部门应当指定专人负责变更控制。

第二百四十二条　变更都应当评估其对产品质量的潜在影响。企业可以根据变更的性质、范围、对产品质量潜在影响的程度将变更分类（如主要、次要变更）。判断变更所需的验证、额外的检验以及稳定性考察应当有科学依据。

第二百四十三条　与产品质量有关的变更由申请部门提出后，应当经评估、制定实施计划并明确实施职责，最终由质量管理部门审核批准。变更实施应当有相应的完整记录。

第二百四十四条　改变原辅料、与药品直接接触的包装材料、生产工艺、主要生产设备以及其他影响药品质量的主要因素时，还应当对变更实施后最初至少三个批次的药品质量进行评估。如果变更可能影响药品的有效期，则质量评估还应当包括对变更实施后生产的药品进行稳定性考察。

第二百四十五条　变更实施时，应当确保与变更相关的文件均已修订。

第二百四十六条　质量管理部门应当保存所有变更的文件和记录。

- **条款解读**

GMP的一个重要理念就是：药品是依赖稳定、一致和持续可控的状态来确保产品的质量、安全性和有效性。因此，一旦已经建立起来的规程、设备、工艺等发生了变化，就意味着原有的稳定和一致性发生变化，就有可能对产品质量安全产生影响。如果能够对这些变化可能带来的影响进行充分的评估，实施有效的变更管理，尽量降低风险，就可以避免变更可能影响产品质量的风险。

本节就是对于变更的控制要求。企业应当建立变更管理规程，对任何可能影响产品质量或一致性的变更都必须进行有效的控制，至少应当建立原辅料、包装材料、质量标准、检验方法、操作规程、厂房、设施、设备、仪器、生产工艺和计算机软件变更的操作规程，对于一些重要因素的变更，还应当对变更后生产的产品进行必要的质量评估和稳定性考察。对必须申报的变更还应当按照相关法规进行申报（变更指南）。

·风险策略

1. 检查企业是否建立了变更管理、评估的书面规程，重点关注文件中关于变更分类，变更的审批流程（是否由质量管理部门批准），需要的支持性数据评估（如验证、稳定性试验等），变更影响的风险评价，变更实施的时限要求，是否需要通知官方或客户的判断，是否开展变更后的效果评价，变更带来的后续法规部门审批、验证、稳定性试验等关联工作的判断和开展等内容是如何规定的。

2. 查看企业年度的变更台账，并从变更台账中选取各类变更典型案例（按变更分类比例抽查），进行对企业变更全过程实施情况的评价：重点关注变更的内容以及前期对变更带来的风险是否进行评价，评价内容是否全面和科学，变更审批流程是否按照文件规定执行，变更实施后相关评价和相关更新工作是否及时完成，等等。

（1）查看变更发起部门、变更的内容描述以及变更分类，评价变更分类依据的合理性。

（2）查看变更审批过程以及各审批意见、时限；查看变更审批依据即风险评价报告，是否涵盖了对产品质量影响及所有关联因素的影响，尤其看审批过程中对变更额外需要开展工作，如验证、额外检验以及稳定性考察等的判定依据；查看质量部门最终是否审批了变更；查看对于需要药监部门批准方可实施的变更（一般为影响到产品质量的重大变更）是否得到了药政部门的审批。

（3）查看变更是否按照批准的方案执行，尤其各项措施的执行时限和结果是否有书面记录。查看变更的效果评价和结论，重点在于变更执行过程中数据、文件化的记录或其他证据等。

（4）查看变更发生后有无及时更新关联文件，员工对于更新的内容是否得到充分培训。

（5）查看企业是否定期对变更管理系统进行了回顾评价，以持续改进变更管理系统，如在企业的年度质量回顾、内部审计或者质量管理评审之类的活动中应该对企业的变更管理系统的有效性、可操作性和变更 SOP 的执行情况进行总结评价。

·典型缺陷及分析

1. **典型缺陷**：某原料的合成过程中，将离心过滤变更为减压抽滤，未对该变更进行评估。

缺陷分析：过滤方式的改变，可能会导致产品中所含溶剂量的变化，进而可能会影响到成品的质量，应当对此类变更进行管理和评估。

2. **典型缺陷**：制剂企业变更了原料供应商，变更实施后评估数据不足，未对实施变更后的产品稳定性进行考察。

缺陷分析：改变原料供应商属于重大变更，按照现行规定需要向药监部门申报并批准后才能实施变更，变更实施后还应当至少对连续三批产品进行质量考察、稳定性试验。

3. **典型缺陷**：公司某产品的分析方法使用的色谱柱型号和规格发生了变化，未按照分析方法变更进行审批；或者某产品标准水分由小于10%改为5%，企业仅仅进行了相关的产品标准文件更新，未按照变更程序执行。

缺陷分析：质量检验的标准或仪器部件的改变均可能对产品质量的结果产生影响，应按照变更程序进行管理。

4. **典型缺陷**：检查发现质量管理部门只有变更台账，其他如变更申请单、评估报告等均在变更申请部门存放。

缺陷分析：变更涉及的所有文件和记录均应在质量管理部门保存，包括变更记录单以及支持性数据，如验证、稳定性数据、通知客户情况等。

5. 典型缺陷：车间根据生产任务，要临时调整粉针灌装速度，向质量部门申请了变更，并得到了质量部门的批准，但车间未及时修订操作 SOP，只是使用了临时非受控文件，便正式实施了变更。

缺陷分析：车间应按要求修订完 SOP 并培训后，方能正式实施变更。

◎ 问题讨论1：有效期变更后，产品从何时开始使用新的有效期？注册申报时只提供了6个月稳定性数据，暂定有效期为24个月，后来根据36个月稳定性长期数据变更有效期为36个月。那么在变更批准前，已生产的产品有效期是否需要变更标签有效期为36个月？

在这种情况下，必须在变更批准或备案成功后才能执行。对于已生产的产品，在变更批准前，其标签上的有效期不需要变更。

因为药品的稳定性和有效期是在不断研究和科学验证的基础上得出的结论。在进行药品注册申报时，需要根据当时获得的稳定性数据制定暂定的有效期。但是，随着科学研究的深入和更多数据的积累，有效期的确定可能会发生变化。

如果药品生产企业未按照规定程序进行申请、备案或批准，擅自修改药品标签上的有效期是违法的。参见《中华人民共和国药品管理法》的处罚条款。

变更产品有效期需要按照中等或者重大变更申报监管部门，备案公示日期或补充申请批件日期之后生产的产品按照变更后的有效期执行，之前生产的产品还是按照变更前的有效期执行。

关于已上市产品有效期的变更：需要在完成稳定性考察后进行申请，上市后药品有效期变更按照已上市化学药品药学变更技术研究指导原则第十项要求开展，延长或缩短药品有效期属于中等变更，需向省局药品监督管理部门备案，实际执行日期按照备案公示日期执行，在备案公示前已投料品种可以执行旧有效期。备案前公司内部应启动变更，做好包材改版及配套使用等工作。

根据变更指导原则，对于上市前变更，已更新完成的稳定性数据，变更有效期为一般变更，可走体系内变更，在变更批准后，原有已生产的产品可以根据新的有效期更换药品标签。

对于上市后变更，无质量风险的有效期变更为中等变更，需要向省药品监督管理部门备案，备案完成后可以实施。对于原有已生产的产品可以根据新的有效期更换药品标签，但是企业可能要有各种考虑，建议最好整批一起更换标签。上市后变更有效期工艺不变，则在此工艺下生产的药品可以采用新的有效期进行标识。对于是否可以更换标签，法规中并未作出明确规定，个人认为对于未出库的整批产品可以更换标签。对于已进入流通渠道的产品不建议召回更换标签，首先一般召回都要通知省局；其次无法保证召回的是整批产品，那么在市场上如果出现同一批次两种标签是违反法规的；第三召回过程如何保证产品质量都是对企业的挑战。

需要变更批准后生产的批次按照新的有效期执行，变更批准前已生产的产品有效期应该还是24个月，并且在变更里面可以设置一个缓冲期，例如3个月。因为有效期变更，不仅仅要变更包材、标签和说明书，还涉及通知经销商等工作。

◎ 问题讨论2：《已上市中药药学变更研究技术指导原则》中制剂生产场地变更的变更级别不是很明确，是否按照中等变更进行备案？企业内部变更生产场地，处方、工艺、质量标准等均不改变，是否需经现场核查？

根据国家药监局发布的《药品生产场地变更研究技术指导原则（征求意见稿）》，中药制剂的生产场地变更通常属于重大变更。

该指导原则对药品生产场地变更进行了风险评估和变更分类，将变更分为微小变更、中等变更和重大变更三类。其中，重大变更是指对药品的安全性、有效性或者质量可控性有可能产生潜在较大影响的变更。该指导原则明确规定，中药制剂生产场地的变更属于重大变更。

指导原则提出，中药制剂生产场地变更需进行全面的研究和验证工作，证明工艺变更不会对药品质量产生重大影响。研究验证工作需要比较新旧场地生产工艺情况，进行质量风险评估，对变更前后药品关键工艺控制参数、药用物质基础进行对比研究，以证明变更前后药品质量是否存在明显差异。

所以，中药制剂生产场地的变更，根据该指导原则的规定，通常应作为重大变更进行管理，需要向药品监管部门提出补充申请，由药品监管部门进行审评审批，不属于可以通过中等变更的备案程序即可实施的类别。

总之，中药制剂生产场地变更是否按照中等变更进行备案，还需要具体分析该变更的实际情况。但根据现行指导原则的规定，中药制剂生产场地变更一般应按重大变更进行管理。

第五节　偏差处理

第二百四十七条　各部门负责人应当确保所有人员正确执行生产工艺、质量标准、检验方法和操作规程，防止偏差的产生。

第二百四十八条　企业应当建立偏差处理的操作规程，规定偏差的报告、记录、调查、处理以及所采取的纠正措施，并有相应的记录。

第二百四十九条　任何偏差都应当评估其对产品质量的潜在影响。企业可以根据偏差的性质、范围、对产品质量潜在影响的程度将偏差分类（如重大、次要偏差），对重大偏差的评估还应当考虑是否需要对产品进行额外的检验以及对产品有效期的影响，必要时，应当对涉及重大偏差的产品进行稳定性考察。

第二百五十条　任何偏离生产工艺、物料平衡限度、质量标准、检验方法、操作规程等的情况均应当有记录，并立即报告主管人员及质量管理部门，应当有清楚的说明，重大偏差应当由质量管理部门会同其他部门进行彻底调查，并有调查报告。偏差调查报告应当由质量管理部门的指定人员审核并签字。企业还应当采取预防措施有效防止类似偏差的再次发生。

第二百五十一条　质量管理部门应当负责偏差的分类，保存偏差调查、处理的文件和记录。

· 条款解读

偏差是指偏离了已经批准的程序或标准的所有情况，既包括行动（执行）上的偏差，也包括结果上的偏差。这里的程序主要是指生产过程的各种程序文件，标准是指企业为实现药品质量而制定的各种技术标准。有效的偏差管理是建立在有效的、足以控制生产过程和药品质量的程序（指导文件）或标准的基础之上的。在企业的程序（指导文件）和标准不足以控制产品质量的情况下，即使制药企业已经建立了一个很完整的偏差程序，也不能认为该偏差系统能有效地保证产品质量。因此制药企业应建立合理的生产工艺、质量标准、检验方法和操作规程，并将此作为实现产品质量的基本条件和偏差系统的基础；各部门负责人应确保所有人员严格、正确执行预定的生产工艺、质量标准、检验方法和操作规程，防止偏差的产生。预防偏差的产生比在偏差发生后处理偏差更为重要。

企业应建立偏差程序、标准（例如偏差分类标准等）和相应的记录表格；企业应充分培训员工并运行该系统，有效识别并及时报告、记录、调查、处理偏差，生成和保存相应的记录和报告；偏差调查应彻底；偏差系统应能控制偏差对产品质量的影响，在根本原因被识别和纠正活动被确定之前，相关产品不得放行；企业应进行偏差趋势分析，推动公司产品质量和质量管理体系的持续改进。如在分析检测过程中发现了偏离质量标准的结果，应按OOS进行处理。

· **风险策略**

1. 检查企业是否建立偏差管理程序，明确各部门和人员的职责和权限。

2. 检查企业是否对生产质量活动中的员工进行了偏差程序的培训，了解员工是否理解偏差的概念并具备识别偏差的能力，并能够主动、及时上报偏差；检查企业是否对偏差报告有时限要求。

3. 检查企业关于偏差的分类原则，根据具体偏差案例来判断偏差分类是否由质量部门确认，分类判定是否合理。

4. 检查企业的偏差台账，从台账中随机抽取各类偏差案例若干，查看企业关于偏差调查是否及时（有无按照文件规定时限进行）、是否全面彻底；根本原因界定是否合理；重大偏差调查是否由质量部门会同其他部门进行。

5. 检查上述案例中，企业对偏差可能给产品造成的影响是否进行评估，评估是否恰当；查看评估的方法和结果。

6. 检查企业针对上述偏差制定的纠正和预防措施是否合理；是否有效、及时执行，是否在文件规定的时限内关闭，未及时关闭的，应当进行解释。

7. 检查企业是否对偏差进行了定期的回顾和评价，企业是否存在同样的原因或者类似的偏差，是否有重复出现的情况。重复多次出现同一类偏差，说明偏差系统失效，未制定有效的预防措施。

· **典型缺陷及分析**

1. **典型缺陷**：检查员要求查看企业偏差台账，企业回复没有偏差发生；或者答复有偏差，调查却没有记录。

缺陷分析：以上答复是不充分的，任何企业，无论设备多么先进、管理多么严格，在生产过程中不可避免地存在发生偏差的可能性，若几年内没有任何偏差发生，说明企业没有或缺少充分识别偏差的能力，或企业故意隐瞒某些偏差，或偏差系统没有有效识别出偏差。

2. **典型缺陷**：检查员检查企业年度偏差台账，发现企业多次偏差的原因都是因为员工操作失误导致，制定的纠正预防措施都是对员工进行培训，针对设备标识方面的问题，比如设备标识不清晰、无设备标识等。

缺陷分析：重复出现这样的偏差，说明企业未能采取有效预防措施防止类似偏差的再次发生。

3. **典型缺陷**：偏差案例检查中，发现某片剂生产过程中，操作工发现片剂表面上有黑点后，上报了车间，偏差处理报告称：经车间设备员调查，黑点的原因可能为设备漏油，并让维修工进行了设备维修，关闭了偏差。

缺陷分析：以上偏差调查和纠正预防措施是不充分的，且未对受到影响的产品质量进行评价。应该由质量部门会同生产部门、设备管理部门对此次偏差进行彻底调查，调查应该全面，至少应该包括黑点的同源物是否为设备所漏的油，且设备为什么会漏油；除了该批产品外还有哪些关联批次可能受到了影响；是否需要额外检测；纠正措施除了对设备进行处理外，还应该包括这些受到影响的产品如何处理；是否制定预防措施，比如究竟制定什么样的预防性维护计划和方案可以防止此类事情再度发生。

4. **典型缺陷**：企业某偏差报告AB2012001显示，某批原料药生产过程中，中控检测结果表明某中间体的水分偏高，偏差调查显示可能为操作工取样瓶不干燥而导致，纠正预防措施对中间体重新进行了取样检测，水分合格，下游工序继续使用。

缺陷分析：以上的偏差内容不充分，未对偏差进行彻底调查，并制定合适的预防措施防止偏差再次发生。中控指标不符合标准不能简单归结为取样环节的问题，应该首先按照 OOS 调查流程对检验过程进行调查，对取样环节的扩展调查应该有有力证据显示取样瓶不干燥的问题根源是什么；不能假设为取样瓶不干燥导致的；还应该调查工艺过程中是否存在问题；应该根据以上调查的具体原因确定预防措施，而不是简单地将中间体放行使用。

5. **典型缺陷**：检查成品库房的温湿度记录，发现在夏天某时段有偏离规定储存条件（阴凉）的情况，企业只是在温湿度记录的备注栏中简单写了一下措施（比如开启空调），但未上报质量管理部门，未按偏差管理标准进行记录，包括对产品质量的影响评估、预防措施等。

缺陷分析：偏差不仅只是针对生产车间，库房温湿度超标也应按偏差管理标准进行调查、分析、记录。

6. **典型缺陷**：在粉针分装线车间检查时，正在进行胶塞灭菌的湿热灭菌柜出现报警，岗位员工确定是蒸气压力不稳定导致的，员工立即消除了报警。第二天在索要该偏差具体处理情况时，车间未能出具，并解释当时便消除报警，且不会对灭菌效果造成影响。

缺陷分析：偏差发生时，应当立即进行记录，并向质量管理部门报告，按照偏差处理程序进行分析调查等。

第六节　纠正措施和预防措施

第二百五十二条　企业应当建立纠正措施和预防措施系统，对投诉、召回、偏差、自检或外部检查结果、工艺性能和质量监测趋势等进行调查并采取纠正和预防措施。调查的深度和形式应当与风险的级别相适应。纠正措施和预防措施系统应当能够增进对产品和工艺的理解，改进产品和工艺。

第二百五十三条　企业应当建立实施纠正和预防措施的操作规程，内容至少包括：

（一）对投诉、召回、偏差、自检或外部检查结果、工艺性能和质量监测趋势以及其他来源的质量数据进行分析，确定已有和潜在的质量问题。必要时，应当采用适当的统计学方法。

（二）调查与产品、工艺和质量保证系统有关的原因。

（三）确定所需采取的纠正和预防措施，防止问题的再次发生。

（四）评估纠正和预防措施的合理性、有效性和充分性。

（五）对实施纠正和预防措施过程中所有发生的变更应当予以记录。

（六）确保相关信息已传递到质量受权人和预防问题再次发生的直接负责人。

（七）确保相关信息及其纠正和预防措施已通过高层管理人员的评审。

第二百五十四条　实施纠正和预防措施应当有文件记录，并由质量管理部门保存。

· **条款解读**

纠正和预防措施的建立，目的是不仅要对存在的缺陷进行及时纠正，还要找出存在缺陷或发生问题的原因，采取必要的预防措施，防止同类问题的重复发生。还要对不同环节发现的单一缺陷进行分析，采取必要的主动预防措施，防止类似缺陷在其他方面出现。经常发现缺陷项目的环节或活动主要包括客户的投诉、产品召回、偏差的发生、自检、外部检查、工艺性能及产品质量趋势分析等。企业至少应当对这些环节和活动建立实施纠正和预防措施，建立操作规程，采取的纠正和预防措施应当详细记录并保存。

- **风险策略**

1. 是否有书面的纠正和预防措施。
2. 是否对发现或发生的缺陷、偏差的根本原因进行调查及风险评估，是否及时制定了纠正与预防措施，明确了各部门的或人员的责任、实施时限。
3. 所有的活动是否有记录和报告。

- **典型缺陷及分析**

典型缺陷：纠正与预防措施未及时执行和实施。

缺陷分析：某一产品被外部检查时发现存在质量问题，企业得到相应结果后，制定纠正与预防措施并经质量管理部门批准，但未及时执行和实施。

◎**问题讨论：** 持续工艺确认是否需要对产品涉及的变更、偏差、OOS／OOT 进行总结评估？

持续工艺不承担这个功能，年度回顾需要。

持续工艺确认为从工艺设计阶段到商业生产的整个过程中，对数据进行收集和评价，建立能够使工艺始终如一地传递到优质产品中的科学证据。工艺验证涉及整个产品生命周期和生产中发生的一系列活动。本指南分三个阶段对工艺验证进行说明。

第一阶段（工艺设计）：基于工艺开发和放大的过程中获得的知识，在这个阶段确定商业化生产的工艺。

第二阶段（工艺确认）：在此阶段，对工艺设计进行评估，以确认工艺是否具备可重现的商业化生产能力。

第三阶段（持续工艺确认）：在日常生产中，获得工艺保持受控状态的持续和不断发展的保证。

持续工艺确认的目的与产品质量回顾的目的、范围和作用等是不同的。一些对于持续工艺确认的通用做法如下：持续工艺确认的计划，包括参数、关键工艺参数、CQA；监控的时间；数据的收集和测试，频率；数据分析的方法和接受标准，等等。按照 GMP 附录《确认与验证》内容要求，持续工艺确认是"对商业化生产的产品质量进行监控和趋势分析"，要对"持续工艺确认的范围和频率进行周期性的审核和调整"，"持续工艺确认的结果可以用来支持产品质量回顾分析"。持续工艺确认的频率可以是每季度或每生产 X 批进行 1 次，持续工艺确认的结果可以作为产品质量回顾分析的输入。持续工艺确认和产品质量回顾报告从形式和内容要求上均不同，持续工艺确认结果用于产品年度回顾，产品年度回顾发现的工艺风险需采取持续工艺确认的行动。

第七节　供应商的评估和批准

第二百五十五条　质量管理部门应当对所有生产用物料的供应商进行质量评估，会同有关部门对主要物料供应商（尤其是生产商）的质量体系进行现场质量审计，并对质量评估不符合要求的供应商行使否决权。

主要物料的确定应当综合考虑企业所生产的药品质量风险、物料用量以及物料对药品质量的影响程度等因素。

企业法定代表人、企业负责人及其他部门的人员不得干扰或妨碍质量管理部门对物料供应商作出质量评估。

• **条款解读**

主要明确质量管理部门在对物料供应商质量评估、现场审计、批准确定过程中的作用和权力。

• **风险策略**

1. 对物料供应商审计、评估时各部门职责分工与权力是否明确。
2. 评估供应商及物料时的参数及范围设置是否合理。
3. 供应商质量评估结果是否由质量管理部门独立作出。

• **典型缺陷及分析**

1. 评估某长期物料供应商时，质量管理部门在对供应商作出质量评估报告之前，企业负责供应和销售的负责人先签署了意见，不符合质量管理部门独立评估、审核的原则。
2. 某一物料的无菌保证水平对企业的产品质量有较大影响，企业未对供应商生产现场的无菌保证条件进行审查。

第二百五十六条 应当建立物料供应商评估和批准的操作规程，明确供应商的资质、选择的原则、质量评估方式、评估标准、物料供应商批准的程序。

如质量评估需采用现场质量审计方式的，还应当明确审计内容、周期、审计人员的组成及资质。需采用样品小批量试生产的，还应当明确生产批量、生产工艺、产品质量标准、稳定性考察方案。

• **条款解读**

对物料供应商的评估和批准应当建立具体的操作规程，包括评估方式、评估标准、对供应商资质及规模的基本要求、参与评估的部门和人员及其职责、批准或拒绝供应商的程序等。

• **风险策略**

1. 是否建立了对供应商评估、审计、批准、变更的操作规程。
2. 是否规定了供应商的最低要求及资质。
3. 参加评估的部门及人员的资质是否能够满足要求。
4. 是否规定了对供应商的定期审计、定期回顾并执行。

• **典型缺陷及分析**

典型缺陷：参加供应商现场质量评估的人员的专业能力不够。

缺陷分析：某一无菌包装物料的"无菌性"对企业产品的质量影响很大，企业对供应商现场审计及评估时，参加现场审计的人员不熟悉无菌生产条件及无菌检查。

第二百五十七条 质量管理部门应当指定专人负责物料供应商质量评估和现场质量审计，分发经批准的合格供应商名单。被指定的人员应当具有相关的法规和专业知识，具有足够的质量评估和现场质量审计的实践经验。

第二百六十二条 质量管理部门应当向物料管理部门分发经批准的合格供应商名单，该名单内容至少包括物料名称、规格、质量标准、生产商名称和地址、经销商（如有）名称等，并及时更新。

- 条款解读

对质量评估的管理应当有专人负责，且具有相关的工作经验，至少应当参加过质量评估和现场审计工作；管理部门及人员应当及时将合格供应商的名单等信息发往相关部门和人员。

- 风险策略

1. 检查是否明确规定有专人负责。
2. 检查负责人员的相关资质、资历证明文件及履行管理职责的情况。
3. 检查合格供应商名单发放情况及相关内容。

- 典型缺陷及分析

典型缺陷：供应商可以提供某一物料的多种规格，且有不同的质量标准，但是物料供应处的合格供应商资料中，没有供应商提供物料的规格信息。

缺陷分析：供应商可能会提供各种规格、不同质量的某种物料，企业必须对哪种规格符合自己的需要进行审核和评估，而且质量管理部门应当将结果详细提供给物料采购、进货验收、质量检查等关键部门和人员。

第二百五十八条 现场质量审计应当核实供应商资质证明文件和检验报告的真实性，核实是否具备检验条件。应当对其人员机构、厂房设施和设备、物料管理、生产工艺流程和生产管理、质量控制实验室的设备、仪器、文件管理等进行检查，以全面评估其质量保证系统。现场质量审计应当有报告。

- 条款解读

明确对供应商进行现场审计、评估时至少应当包括的内容。如果需要对供应商进行现场审计，应当事先做好详细、严谨的审计计划，特别是对于一些关系到企业产品质量的关键环节及部门的情况、设施设备要认真审计、详细记录，如有必要还应当让被审计方对审计结果（或记录）进行确认。

- 风险策略

1. 检查是否制定了现场审计计划；关键环节是否进行了审计。
2. 是否记录了必要的支持审计结果的设施设备、人员情况、仪器、参数、文件等信息。
3. 现场审计结果是否及时报告并提交有关部门和人员。

- 典型缺陷及分析

典型缺陷：现场审计记录不详细，没有记录必要的仪器、设备、人员等详细信息，仅仅是在格式化的记录表格中用"是""否"来表示。

缺陷分析：现场审计记录应当记录审计看到的一些详细信息，例如人员的资质、资历，生产、检验所需要的设施设备等，仅仅是在格式化的表格里填写"是""否"，不足以给最终的评估提供必需的信息。

第二百五十九条 必要时，应当对主要物料供应商提供的样品进行小批量试生产，并对试生产的药品进行稳定性考察。

第二百六十条 质量管理部门对物料供应商的评估至少应当包括供应商的资质证明文件、质量标准、检验报告、企业对物料样品的检验数据和报告。如进行现场质量审计和样品小批量试生产的，还应当包括现场质量审计报告，以及小试产品的质量检验报告和稳定性考察报告。

第二百六十一条 改变物料供应商，应当对新的供应商进行质量评估；改变主要物料供应商的，还需要对产品进行相关的验证及稳定性考察。

・**条款解读**

对于新的供应商的物料或者虽然是长期供应商，但其生产状态发生了较大的变化，比如设备、场地、工艺等的重大变更，应当重新进行审计和评估；必要时应当进行试生产，并对试生产的产品进行相关的验证和考察；有些物料的变更还要按照国家有关规定进行申报。

应当结合了解到的供应商的全部信息，作出对供应商的最终评估。

・**风险策略**

1. 检查供应商是否相对固定；对变更主要物料的供应商是否进行了重新评估。
2. 检查对供应商生产状态的了解是否及时。
3. 检查评估报告中的内容及供应商信息是否全面。
4. 检查应当申报的供应商变更是否按照规定进行了申报，并经批准后实施。

・**典型缺陷及分析**

典型缺陷：供应商生产状态发生了较大变化，未对其进行重新评估。

缺陷分析：从进货的有关信息发现，某物料供应商的生产地址发生了变化，意味着该供应商的生产状态发生了重大变化，但未对其进行重新审计和评估。供应商生产地址变化，一般其生产状态，包括场地、设备等均会发生重大的变化，这些变化对其产品的质量可能会有较大的影响，应当对其进行重新评估，甚至是现场审计。

第二百六十三条 质量管理部门应当与主要物料供应商签订质量协议，在协议中应当明确双方所承担的质量责任。

第二百六十四条 质量管理部门应当定期对物料供应商进行评估或现场质量审计，回顾分析物料质量检验结果、质量投诉和不合格处理记录。如物料出现质量问题或生产条件、工艺、质量标准和检验方法等可能影响质量的关键因素发生重大改变时，还应当尽快进行相关的现场质量审计。

第二百六十五条 企业应当对每家物料供应商建立质量档案，档案内容应当包括供应商的资质证明文件、质量协议、质量标准、样品检验数据和报告、供应商的检验报告、现场质量审计报告、产品稳定性考察报告、定期的质量回顾分析报告等。

・**条款解读**

企业应当与最终批准的物料供应商签订质量协议，明确双方的责任和义务；应当明确进行评估或现场审计的周期；建立供应商质量档案；及时、全面地收集并保存供应商的有关资料及产品质量信息。

・**风险策略**

1. 检查与供应商签订的协议中是否有明确的质量责任的条款。

2. 检查是否建立了供应商质量档案，质量档案中的供应商信息是否全面。

· **典型缺陷及分析**

供应商档案信息不全，库房验收记录显示曾有过物料验收外包装不符合要求的情况发生，但是在供应商档案中未见到相应的记录资料。

第八节 产品质量回顾分析

第二百六十六条 应当按照操作规程，每年对所有生产的药品按品种进行产品质量回顾分析，以确认工艺稳定可靠，以及原辅料、成品现行质量标准的适用性，及时发现不良趋势，确定产品及工艺改进的方向。应当考虑以往回顾分析的历史数据，还应当对产品质量回顾分析的有效性进行自检。

当有合理的科学依据时，可按照产品的剂型分类进行质量回顾，如固体制剂、液体制剂和无菌制剂等。

回顾分析应当有报告。企业至少应当对下列情形进行回顾分析：

（一）产品所用原辅料的所有变更，尤其是来自新供应商的原辅料。
（二）关键中间控制点及成品的检验结果。
（三）所有不符合质量标准的批次及其调查。
（四）所有重大偏差及相关的调查、所采取的整改措施和预防措施的有效性。
（五）生产工艺或检验方法等的所有变更。
（六）已批准或备案的药品注册所有变更。
（七）稳定性考察的结果及任何不良趋势。
（八）所有因质量原因造成的退货、投诉、召回及调查。
（九）与产品工艺或设备相关的纠正措施的执行情况和效果。
（十）新获批准和有变更的药品，按照注册要求上市后应当完成的工作情况。
（十一）相关设备和设施，如空调净化系统、水系统、压缩空气等的确认状态。
（十二）委托生产或检验的技术合同履行情况。

◎ **问题讨论：持续工艺确认和产品质量回顾报告有哪些差异？持续工艺确认内容，产品质量回顾报告中也包含，将二者整合成一个报告是否可行？**

不可行。产品质量回顾 PQR 是法规强制规定的，每年输出，有些省份还要求上报，具体的差异如下：

1. 报告内容不同。

根据 GMP 指南 第二百六十六条，PQR 报告不仅包括产品工艺和质量属性，还包括物料、稳定性、注册、厂房设备设施等实现产品的所有要素，其内容范围比持续工艺确认（CPV）更广，最终确定的工艺稳定可靠，以及原辅料、成品现行质量标准的适用性。

法规规定："应当按照操作规程，每年对所有生产的药品按品种进行产品质量回顾分析，以确认工艺稳定可靠，以及原辅料、成品现行质量标准的适用性，及时发现不良趋势，确定产品及工艺改进的方向。应当考虑以往回顾分析的历史数据，还应当对产品质量回顾分析的有效性进行自检……"

而持续工艺确认，根据 FDA 指南，工艺验证：一般原则与规范，第三个验证阶段的目标，是在商业化生产期间持续保证工艺处于受控状态（已验证状态），用于探测计划之外从设计工艺偏离的一个或多个体系，对完成这一目标至关重要。遵守 CGMP 要求，特别是，收集和评估关于工艺性能的信息和数据，使探测出并非期望的工艺变异成为可能。评估工艺性能，发现问题和确定是否采取行动纠正、提前预见和防止问题，从而使工艺保持受控。其报告主要收集与工艺产品相关的数据（比如 CPP、IPC、CQA），工艺相关的偏差、变更等质量事件，定期确认工艺处于受控状态（比如控制图、Cpk 分析），其报告的内容少于 PQR。

2. 频率。

PQR 有明确的法规要求，每年一次，而 CPV 报告为了能及时确认工艺受控状态，需要定期输出报告或记录确认，比如间隔多少批次等，时间间隔比 PQR 短。

但 PQR 和 CPV 都存在工艺和产品质量相关的分析部分内容，可以考虑在起草 PQR 报告时，引用 CPV 的报告，而不需 PQR 时再重新画图、重新设定控制限等，避免重复性的工作（包括数据汇总、分析、控制图评价等）。

持续工艺确认是持续做，可以按每月的频率，也可以按季度，一年仅一次的不是持续确认，是产品质量回顾；持续确认是实时动态进行的 CMA/CPP/CQA，并在一段时间后形成确认报告，而不是隔一定时间回顾分析一次，阶段性地出具报告是为了书面证明并给出结论，阶段性执行会流于形式，即使发现问题也会因为时间的滞后而难以调查。

持续工艺验证和产品年度回顾的目的不同。持续工艺验证是通过对于产品的 CPP 和 CQA 的分析，来判断产品工艺的稳定性和及时发现潜在的偏离，所以持续工艺验证强调的是持续和及时，多久叫持续，这点需要根据产品的生产情况，产品的工艺特点，还有可以投入的资源，由企业自己来制定，但是建议对于常年生产的品种，不超过一个季度，对于不常年生产的品种，不超过 10 个批次，就需要进行持续工艺验证。

年度回顾的目的，是通过对于产品质量相关的因素的分析，来判断和产品的质量体系是否处在受控的状态，所以年度回顾里，回顾的不仅仅是 CPP 和 CQA，还包括了所有和产品质量相关的因素的回顾，如偏差、变更、设备维护保养、验证、投诉、召回等的回顾。所以，年度回顾是一年做一次。

第二百六十七条 应当对回顾分析的结果进行评估，提出是否需要采取纠正和预防措施或进行再确认或再验证的评估意见及理由，并及时、有效地完成整改。

第二百六十八条 药品委托生产时，委托方和受托方之间应当有书面的技术协议，规定产品质量回顾分析中各方的责任，确保产品质量回顾分析按时进行并符合要求。

· **条款解读**

列出了至少应当进行回顾分析的 12 种情形。

产品质量回顾是企业通过对一系列的生产和质量相关数据的回顾分析，评价产品工艺的一致性，相关物料和产品质量标准的适用性；同时对一些趋势进行识别，对不良趋势进行控制，确保工艺稳定可靠，产品符合要求。通过质量回顾，还可以确定是否应当对产品、工艺及控制过程进行改进及改进的方法。

质量回顾应当包括企业所有生产的上市产品，可以按照产品的处方、性质、剂型等进行分类回顾分析。回顾周期一般为 1 年，回顾批次一般不少于 3 个。

· **风险策略**

1. 检查是否制定了质量回顾分析计划及操作规程。
2. 检查回顾分析内容（一般包括两部分：各种数据汇总及总结报告）是否全面；数据汇总、总结报告内容是否全面、结论是否明确。

3. 检查审核及批准是否按规程进行。

4. 检查回顾分析是否涵盖了企业的所有品种。

5. 检查所有回顾分析形成的文件是否存档保存。

· 典型缺陷及分析

1. 典型缺陷：数据汇总不全面。

缺陷分析：企业在质量回顾分析时，往往更多关注产品的最终检验结果，对产品生产过程中的条件、信息、数据收集不全，比如原辅料的信息，相关生产设施（如净化系统、水系统等）的状态等。

2. 典型缺陷：质量回顾分析中发现不良趋势，报告中未能提出并建立明确的整改措施。

缺陷分析：如果在质量回顾分析中发现产品有某种不良趋势，必须及时提出明确的调查意见及改进预防措施，明确相关责任及完成时间。

第九节　投诉与不良反应报告

第二百六十九条　应当建立药品不良反应报告和监测管理制度，设立专门机构并配备专职人员负责管理。

第二百七十条　应当主动收集药品不良反应，对不良反应应当详细记录、评价、调查和处理，及时采取措施控制可能存在的风险，并按照要求向药品监督管理部门报告。

第二百七十一条　应当建立操作规程，规定投诉登记、评价、调查和处理的程序，并规定因可能的产品缺陷发生投诉时所采取的措施，包括考虑是否有必要从市场召回药品。

第二百七十二条　应当有专人及足够的辅助人员负责进行质量投诉的调查和处理，所有投诉、调查的信息应当向质量受权人通报。

第二百七十三条　所有投诉都应当登记与审核，与产品质量缺陷有关的投诉，应当详细记录投诉的各个细节，并进行调查。

第二百七十四条　发现或怀疑某批药品存在缺陷，应当考虑检查其他批次的药品，查明其是否受到影响。

第二百七十五条　投诉调查和处理应当有记录，并注明所查相关批次产品的信息。

第二百七十六条　应当定期回顾分析投诉记录，以便发现需要警觉、重复出现以及可能需要从市场召回药品的问题，并采取相应措施。

第二百七十七条　企业出现生产失误、药品变质或其他重大质量问题，应当及时采取相应措施，必要时还应当向当地药品监督管理部门报告。

•条款解读

该节包括两个方面的内容，一是投诉，二是不良反应报告。投诉包括不良反应投诉（反馈）但不仅仅限于不良反应，还可能有产品质量投诉、服务质量投诉等，在 GMP 管理中，投诉主要是指产品质量的投诉。企业应当建立一套投诉及不良反应管理制度，指派部门或专人负责该方面的事务，及时有效地接收、记录有关信息并及时调查、处理；调查造成投诉的原因，采取必要的改进和预防措施，防止类似问题再次发生；对投诉记录应当定期回顾；还应当建立主动收集产品不良反应的相关规程和报告制度。

•风险策略

1. 检查是否建立投诉、不良反应报告的管理规程，责任是否明确。

2. 检查相关记录是否详细、及时；对所有投诉是否及时进行了调查、处理，是否向有关负责人（如质量受权人）进行了报告。

3. 检查是否根据质量投诉建立了相应的改进和预防措施并实施。

4. 检查收集到的不良反应报告是否按规定上报。

•典型缺陷及分析

1. 典型缺陷：投诉记录不全，在库房有退货记录但是却没有投诉记录。

缺陷分析：如果发生退货现象，一般是产品在某个环节发生了问题，此时也许用户没有明确的书面投诉，但是实际一定与企业进行了沟通或交涉，主管投诉的部门或人员应当介入并按照投诉进行管理。

2. 典型缺陷：没有主动收集药品不良反应的程序记录。

缺陷分析：有些药品生产企业对药品不良反应监测工作不重视，有的甚至存在偏见，担心药品不良反应多会引起患者误解，影响销量，不良反应收集工作主动性不强，有的甚至隐瞒。只象征性地建立了不良反应监测程序，只有空表格存档，没有实际开展监测工作。药品生产企业应主动收集（如定期向经营商或医疗单位回访）不良反应，不断完善药品说明书中不良反应内容，供医生和患者参考选择药品，进一步确保用药安全。

第十一章

委托生产与委托检验

企业存在委托生产或委托检验行为，应当符合法律法规及相关规定的要求。药品委托生产的，委托双方应取得药品监督管理部门发放的《药品委托生产批件》，药品委托生产批件规定的有效期及内容应符合规定。药品委托生产的，委托双方应签署药品委托生产合同，明确双方的责任、义务、权利，对于任何技术或操作方面的变更均应符合相关法律法规的要求。委托方应对药品的质量与销售负责。

药品的成品不得委托检验，原辅材料可以委托检验，其受托方必须具备检验资质，有能力确保为委托方提供及时准确可靠的检测结果。药品委托生产活动中除委托方不具备检验能力外，在受托方进行的委托品种的相关检验项目可以不被视作委托检验，但受托方不得再转委托检验。

第一节 原 则

第二百七十八条 为确保委托生产产品的质量和委托检验的准确性和可靠性，委托方和受托方必须签订书面合同，明确规定各方责任、委托生产或委托检验的内容及相关的技术事项。

· **风险策略**

1. 委托生产与检验要签订书面合同，委托事项应当与《药品委托生产批件》批准事项一致。

2. 《药品委托生产批件》及委托生产证明文件应在规定的有效期内。

3. 委托生产或检验的合同至少应当明确以下事项：委托生产或检验的内容；委托与受托方的义务和责任；物料、生产、检测、公用设施、质量控制及产品放行等技术事项的具体规定。

4. 检查委托检验协议，查看委托检验是否备案，委托检验项目是否为国家或省局规定可以委托检验的项目；疫苗制品的动物试验不得委托检验；药品生产企业在对进厂原辅料、包装材料的检验中，如遇使用频次较少的大型检验仪器设备（如核磁、红外等），相应的检验项目可以向具有资质的单位进行委托检验。

5. 原料药、血液制品、疫苗制品、中药无菌制剂的中药提取工序不允许委托生产，但集团内可共用中药提取车间。根据《关于加强中药前处理和提取监督管理工作的通知》（国药监安〔2002〕84号）第三条要求：集团内部中药生产企业可共用一个前处理和提取车间，该车间应归属于集团公司内部的生产企业。

· **典型缺陷及分析**

1. **典型缺陷**：委托方或受托方相关资质证件过期，例如，载明委托剂型品种的GMP证书过期，或委托生产批件过期。

缺陷分析：委托双方资质必须均在有效期内，只有委托双方的资质证照均在有效期内，才能证明委托活动的有效性。例如，委托生产批件到期，未办理延期申报。根据《中华人民共和国药品管理法》第二章第十三条要求："经国务院药品监督管理部门或者国务院药品监督管理部门授权的省、自治区、直辖市人民政府药品监督管理部门批准,药品生产企业可以接受委托生产药品。"该份委托生产批件,只可以证明委托生产批件有效期内的活动是合法的,对有效期之外的活动已不具备法律效力,此缺陷说明该委托活动没有法律支持,属于违法行为,生产的药品按假药论处。

2. 典型缺陷：委托生产或委托检验合同过期。

缺陷分析：根据《药品监督管理办法》（局令第 14 号）第二十七条要求："委托生产药品的双方应当签署合同,内容应当包括双方的权利与义务,并具体规定双方在药品委托生产技术、质量控制等方面的权利与义务,且应当符合国家有关药品管理的法律法规。"合同过期,可视作无合同,对委托生产药品质量没有了约束,增加了药品生产质量不稳定性因素。

◎ 问题讨论： 委托生产中， MAH 从什么时候开始签订协议比较合适， 早期研发批次、 关键临床批还是工艺验证批？

委托生产必须签署委托协议。研发早期,可以没有质量协议,但相应的质量要求可以体现在合同条款中。

"委托生产"需要双方或多方明确以下情况或场景：

1. 产品目前的阶段,如毒理批、临床批（几期）、商业化或上市后变更目的的商业批等。

2. 明确 Sponsor，或 MAH，在不同场景下是不同的；特别是要准确回答到具体企业,和申报资料描述一致；很多所谓 MAH 是好几个小公司,拿着一个所谓集团的概念来讨论商业运作,这时候大家需要澄清,避免在 MAH、CRO、CMO 上存在不确定的问题,影响注册和生产。

上述问题厘清后,还需把时间表讨论清晰,完成生产所对应的工艺和场地、物料、供应商、标准、现场管理、生产安排、放行过程要求、放行交接方式、稳定性要求、数据和文件目前和未来管理等就可以签署商业委托协议,生产前完成,同时确保上述事项需要的时间。

常规条件下,完成上述流程大概需要 6 个月。

实际情况：签约双方出现没有人员、具体工艺、具体物料和供应商、包材、测试方法和标准等情况,很难在一两个月内完成,这也是国家发出需要强化 MAH 主体责任的一个重要原因。

质量协议是约束受托方、满足委托方的要求的重要手段。没有质量协议,在后续的合作和转移中都会没有依据。因此从何时签质量协议看,在这个阶段,受托方所产生的数据、样品、记录等是否会在以后的申报和检查时被监管提出,影响注册和检查结果。关键临床批是肯定会查的,因此在关键临床开始前一定要签订协议。而早研批次,就要企业评估这些批次对以后的影响和利用程度了。委托生产,建议 MAH 在临床批次生产之前,与受托生产企业签订质量协议。

依据《药品生产质量管理规范临床试验用药品附录（试行）》第三章 质量管理 第六条,申请人对临床试验用药品的质量承担责任,如临床试验用药品委托制备,申请人应当对受托单位质量管理体系进行审计和确认,并签订委托协议和质量协议,明确规定各方责任,确保临床试验用药品符合预定用途和质量要求。

第二百七十九条 委托生产或委托检验的所有活动,包括在技术或其他方面拟采取的任何变更,均应当符合药品生产许可和注册的有关要求。

· 条款解读

委托生产应经药品监督管理部门批准,未经批准进行的委托生产所生产的药品按假药论处。

企业应制定变更管理程序,对委托生产和委托检验应当按照要求进行全面评估和管理,确保委托生产药品质量及行为符合法规要求。

·风险策略

1. 委托方应制定委托生产或委托检验管理规程，应当包括变更控制要求及实施流程，并符合药品生产许可及注册法规要求。
2. 企业对委托生产或委托检验所发生的变更应当严格按照变更管理规程进行管理。

·典型缺陷及分析

典型缺陷： 委托方的委托生产或委托检验的管理文件未明确规定委托活动应当按变更事项进行控制。委托方制定的委托生产或委托检验管理文件内容不具体，形成的考察评估报告内容不完整，或对质量管理体系运行情况了解不够深入。

缺陷分析： 企业的委托生产或委托检验的管理文件未明确规定委托活动应当按变更控制。委托生产对企业而言视为重大变更，其人员、设备、厂房等均发生了较大的变化，企业应按照变更管理程序的要求对委托生产的各环节进行评估，同时需明确该委托生产行为是否符合法规要求。所以企业须在文件中明确委托活动应当按变更控制，以降低委托活动的质量风险。未按变更控制，增加了委托生产的质量风险。

委托生产或委托检验管理文件内容应明确具体，形成的考察评估报告内容应完整翔实，能够保证符合 GMP 的要求。

国家局最新关于委托生产的公告及要求：

国家药监局关于加强药品上市许可持有人委托生产监督管理工作的公告

（2023 年第 132 号）

为进一步落实药品上市许可持有人（以下简称持有人）委托生产药品质量安全主体责任，保障药品全生命周期质量安全，现就加强持有人委托生产监督管理工作有关事宜公告如下：

一、严格委托生产的许可管理

（一）申请人拟委托生产药品、申请办理药品生产许可证（以下称 B 类许可证）或者申请 B 类许可证许可事项变更的，各省、自治区、直辖市药品监督管理部门（以下简称省级药品监管部门）应当按照《药品生产监督管理办法》（市场监管总局令第 28 号）、《国家药监局关于实施新修订〈药品生产监督管理办法〉有关事项的公告》（2020 年第 47 号），严格审核申请材料，严格审核受托生产企业所在地省级药品监管部门出具的药品 GMP 符合性检查告知书、同意受托生产的意见。

（二）各省级药品监管部门应当按照《药品生产监督管理办法》《药品上市许可持有人落实药品质量安全主体责任监督管理规定》（以下简称《持有人监管规定》）和本公告有关规定对申请人开展现场检查，重点检查申请人关键岗位人员配备和在职在岗情况、质量管理体系建设和运行情况、对委托生产的管理情况等内容，确认申请人具备履行药品质量安全主体责任的能力。符合规定的，方可核发 B 类许可证或者批准相关变更。

委托生产无菌药品的，持有人的生产负责人、质量负责人、质量受权人均应当具有至少五年从事药品生产和质量管理的实践经验，其中至少三年无菌药品生产和质量管理的实践经验。

（三）受托生产企业所在地省级药品监管部门应当严格审查企业接受委托生产的申请材料，并按照药品 GMP 符合性检查有关要求组织开展现场检查，出具药品 GMP 符合性检查告知书；或者结合既往检查和风险研判情况，依据对同一剂型或者同一生产线的检查结果提供相关药品 GMP 符合性检查告知书。

受托生产企业所在地省级药品监管部门应当在签收申请材料后 15 个工作日内，依据药品

GMP符合性检查结果出具是否同意受托生产的意见。现场检查、企业整改、技术审查和评定等所需时间不计入期限。

对于在新建车间或者新建生产线受托生产的、尚未获得上市许可的品种，可以根据许可检查的结果出具是否同意受托生产的意见。根据受托生产企业所在地省级药品监管部门出具的同意受托生产的意见，委托方所在地省级药品监管部门可以受理B类许可证核发申请或者相关变更申请。

（四）各省级药品监管部门应当通过事前沟通等方式，指导申请人在完成支持药品上市注册的药学、药理毒理学和药物临床试验等研究，确定质量标准，完成商业规模生产工艺验证，并做好接受药品注册核查检验等准备工作后，再提出药品生产许可证的核发申请或者增加生产范围的申请。

（五）根据药品上市注册需要，新核发的药品生产许可证或者药品生产许可证新增生产范围、相应生产范围暂无产品取得上市许可的，应当在药品生产许可证相应生产范围后标注"（仅限注册申报使用）"。

申报上市许可的申请未能获得批准的，省级药品监管部门应当督促申请人在6个月内申请注销药品生产许可证或者申请核减相关生产范围。

（六）委托生产中药注射剂、多组分生化药的，持有人的生产负责人、质量负责人、质量受权人应当具备同类型制剂产品三年以上生产和质量管理的实践经验；产品应当具有近五年连续生产销售记录，且未发生过严重不良反应和抽检不合格的情况；受托生产企业应当具备同类型制剂产品近三年连续生产的记录。

持有人应当按照现行技术要求，对拟委托生产的中药注射剂或者多组分生化药开展化学成分研究、定性定量分析方法研究、生物学质控方法研究、持续稳定性考察研究、全面毒理学研究和药品上市后研究。持有人还应当对受托生产企业以及中药提取物、动物来源原材料制备过程的药品GMP符合情况进行现场审核，并对受托生产企业检验能力进行评估。

持有人应当向所在地省级药品监管部门提交上述研究资料、药品GMP现场审核报告和检验能力评估报告、近五年产品生产销售记录、不良反应监测总结报告、关键岗位人员的资质证明材料及受托生产企业同类型制剂产品近三年连续生产的记录。持有人所在地省级药品监管部门应当对持有人提交的资料组织开展技术审评，确认有关情况符合要求的，方可批准委托生产。

在委托生产期间，持有人应当每年对受托生产企业以及中药提取物、动物来源原材料制备过程的药品GMP符合情况进行现场审核，并对受托生产企业检验能力进行评估。持有人所在地省级药品监管部门应当每年组织对持有人开展全面监督检查，并对相关药品委托生产过程实施药品GMP情况进行延伸检查。检查发现不符合要求的，应当依法采取风险控制措施；委托生产品种发生严重不良反应或者抽检发现不合格情况的，应当停止委托生产活动。

（七）受托生产企业存在以下不良信用记录情形的，持有人应当向所在地省级药品监管部门如实报告，并提交持有人对受托生产企业药品GMP符合情况的现场审核报告、对受托生产企业检验能力的评估报告以及对受托生产企业前期违法违规行为整改情况的评估报告。

不良信用记录情形包括：

1. 近一年内存在两批次产品抽检不合格的。
2. 近三年内监督检查结论存在不符合药品GMP要求情况的。
3. 近五年内存在严重违反药品监管法规行为或者关键岗位人员存在失信记录的。

持有人所在地省级药品监管部门应当对上述审核报告和评估报告进行审查，确认受托生产企业质量管理体系健全、具备相应检验能力、符合各项法规要求的，方可批准委托生产。

对存在上述不良信用记录情形的，在委托生产药品期间，持有人还应当每年向所在地省级药品监管部门定期提交上述审核报告和评估报告；持有人还要派员驻厂对委托生产过程进行管理，确保生产过程持续符合药品GMP及法规要求。持有人所在地省级药品监管部门应当每年组织对持有人开展全面监督检查，并对相关药品委托生产过程实施药品GMP情况进行延伸检查。检查发现不符合要求的，应当依法采取风险控制措施。

二、强化委托生产的质量管理

（八）持有人应当设立职责清晰的管理部门，配备与药品生产经营规模相适应的管理人员，按规定建立覆盖药品生产全过程的质量管理体系。持有人应当对受托生产企业的质量保证能力和风险管理能力进行评估，按规定与受托生产企业签订质量协议和委托生产协议；应当监督受托生产企业履行协议约定的义务，确保双方质量管理体系有效衔接；对受托生产企业的质量管理体系进行定期现场审核，确保生产过程持续符合法定要求。

（九）持有人应当对物料供应商进行评估批准，定期对主要物料供应商的质量管理体系进行现场审核。持有人应当对原料、辅料、直接接触药品的包装材料和容器的进厂检验严格管理，定期对受托生产企业的入厂检验结果抽查审核，确保相关物料符合药用要求和法定标准。

（十）持有人应当制定药品上市放行规程，对受托生产企业的检验结果、关键生产记录和偏差控制情况严格审核，符合有关规定的，经质量受权人签字后方可放行上市。持有人应当结合产品风险定期组织对委托生产质量管理、生产管理等情况进行回顾分析，原则上每季度不少于一次风险研判，制定纠正预防措施，持续健全质量管理体系。

（十一）持有人应当按照药品监管有关规定和药品生产质量管理规范等要求建立药品上市后变更控制体系，制定内部变更分类原则、变更事项清单、工作程序和风险管理要求，并认真实施；应当结合产品特点，联合受托生产企业开展相关研究、评估和必要的验证后，确定变更管理类别，经批准、备案后实施或者在年度报告中载明。

（十二）持有人可以自建质量控制实验室开展检验，也可以委托受托生产企业进行检验，但应当对受托方的条件、技术水平、质量管理情况进行现场考核；持有人应当对受托检验的全过程进行监督。

原则上，持有人或者受托生产企业不得再委托第三方检验；但个别检验项目涉及使用成本高昂、使用频次较少的专业检验设备，持有人可以委托具有资质的第三方检验机构进行检验；持有人应当对第三方检验机构资质和能力进行审核，与之签订委托检验协议，并向持有人所在地省级药品监管部门报告。

（十三）对于同一生产线生产其他产品的，持有人和受托生产企业应当根据《药品共线生产质量风险管理指南》，制定可行的污染控制措施，排查污染和交叉污染风险。持有人应当定期对受托生产企业执行污染控制措施的情况进行检查，并根据风险评估情况设置必要的检验项目、开展检验，确保药品质量安全。受托生产企业应当积极配合，并在委托生产协议中明确双方责任义务。

（十四）生物制品、中药注射剂、多组分生化药委托生产的，持有人应当持续提升全过程质量管理水平，重点做好以下工作：

1. 持有人应当建立覆盖生产用主要原料（包括生物材料、中药材、中药饮片、中药提取物、动物来源原材料等）生产过程的质量管理体系。

2. 持有人应当每年对生产用主要原料的供应商进行现场审核；委托生产品种涉及多场地生产的，应当确保各场地生产用主要原料的产地、来源、供应商和质量标准等一致。

3. 在委托生产药品期间，持有人应当选派具有相关领域生产和质量管理的实践经验、熟悉产品生产工艺和质量控制要求的人员入驻受托生产企业，对产品生产管理、质量管理全过程进行现场指导和监督，确保生产工艺、质量标准等符合法规要求；派驻人员工作职责应当在质量协议中予以明确。

4. 药品生产过程中，由受托生产企业对物料、中间产品（原液）、成品进行检验的，持有人应当自行或者委托第三方，定期对主要原料、中间产品（原液）、成品开展抽样检验。原则上，每生产10批次成品，对主要原料、中间产品（原液）、成品至少抽样检验1批次；生产成品不足10批次的年度，当年对主要原料、中间产品（原液）、成品至少抽样检验1批次；发生重大偏差或者存在重大不良趋势的，持有人应当对主要原料、中间产品（原液）、成品的相关批次逐批抽样检验，并开展持续稳定性考察；发生重大变更的，持有人应当在变更获批后至少对连续3批成品逐批抽样检验。相关要求应当在质量协议中予以明确。

（十五）受托生产企业应当严格执行质量协议和委托生产协议，积极配合持有人的现场审核和抽查检验，开放相关场所或者区域，提供真实、有效、完整的文件、记录、票据、凭证、电子数据等相关材料。

三、强化委托生产的监督管理

（十六）各省级药品监管部门应当加强政策宣贯，督促持有人对照《持有人监管规定》和本公告要求开展全面自查。自查重点包括：覆盖药品研制、生产、经营、使用全过程质量管理体系的建立情况；组织机构建立健全情况；关键岗位人员配备情况；对受托生产企业的质量管理体系定期审核情况；培训考核、年度报告、药物警戒、药品追溯等制度建立实施情况；结合产品风险，定期组织回顾分析情况；定期组织自检或者内审情况。生物制品、中药注射剂、多组分生化药委托生产的，持有人还应当对照本公告要求，重点对原料管理、派驻管理、抽样检验管理等情况进行自查。

（十七）各省级药品监管部门要落实属地监管责任，坚持风险管理理念，结合本行政区域内持有人及相关品种特点，科学制定监督检查计划，提升监督检查针对性。监督检查内容应当覆盖《持有人监管规定》和本公告相关要求，重点包括：组织机构建设及关键岗位人员设置情况；持有人对受托生产企业质量管理体系的定期审核等工作情况；上市后变更控制体系建立情况、变更管理情况；共线生产风险评估和清洁验证情况；对委托生产品种发生重大偏差和检验结果超标调查处置情况；风险管理计划制定实施情况；药品追溯、年度报告、药物警戒、培训考核等工作开展情况。对生物制品、中药注射剂、多组分生化药委托生产的持有人，各省级药品监管部门要对照本公告要求，重点对持有人委托生产全过程质量管理情况开展监督检查。

各省级药品监管部门要定期组织对监督检查报告进行抽查审核，不断提升检查报告的质量和监督检查的规范性。

（十八）各省级药品监管部门应当结合年度抽检计划，加强对委托生产品种的抽检力度；对委托生产的无菌药品等高风险品种、儿童用药等重点品种，每年实施全覆盖抽检。

（十九）各省级药品监管部门应当监督委托双方根据国家药监局发布的药品委托生产质量协议指南要求，结合产品特点和企业的实际情况，细化质量管理措施，签订质量协议并严格履行协议约定的责任，确保法定义务和相应质量管理规范要求得到有效落实。严禁持有人通过质量协议向受托生产企业转移依法应当由持有人履行的义务和责任。

各省级药品监管部门要加强持有人关键岗位人员的培训和考核,督促持有人持续提升质量管理水平和持续合规能力;要督促持有人建立责任赔偿的相关管理程序和制度,积极引导持有人通过购买商业保险等形式,保证持有人具备符合法律要求的责任赔偿能力。责任赔偿能力应当与产品的风险程度、市场规模和人身损害赔偿标准等因素相匹配。

（二十）委托双方不在同一个省（自治区、直辖市）的,相关省级药品监管部门要加强协同配合,加强检查、抽检、监测、处罚等监管信息共享,实现监管有效协同。持有人所在地省级药品监管部门负责对持有人的日常监管和委托生产品种的监督检查、抽检。对委托生产品种的监督检查和抽检,持有人所在地省级药品监管部门可以单独开展,也可以与受托生产企业所在地省级药品监管部门联合开展,或者商请受托生产企业所在地省级药品监管部门开展。受托生产企业所在地省级药品监管部门负责受托生产企业的日常监管,并配合持有人所在地省级药品监管部门对受托生产企业和受托生产品种开展检查和抽检。

四、其他事项

（二十一）本公告中关于生产许可证核发及委托检验的相关要求,也适用于其他类型持有人及生产企业的监督管理。

（二十二）血液制品、麻醉药品、精神药品、医疗用毒性药品、药品类易制毒化学品依法不得委托生产;含麻醉药品复方制剂、含精神药品复方制剂以及含药品类易制毒化学品复方制剂依照有关规定不得委托生产;疫苗等有专门规定的,从其规定。

（二十三）鼓励生物制品持有人具备自行生产能力;生物制品持有人委托生产的,鼓励优先选择应用信息化手段记录生产、检验过程所有数据的药品生产企业。

鼓励多组分生化药的持有人自建生产用原料基地,加强对动物来源原材料的生产过程控制。

鼓励中药注射剂生产企业使用符合中药材生产质量管理规范（GAP）要求的中药材,进一步保证生产用原料的质量安全和稳定供应。

鼓励持有人通过信息化手段加强委托生产过程的质量管理,切实落实持有人全过程质量管理主体责任。

（二十四）各省级药品监管部门要及时将药品生产许可、监督检查、违法行为查处等监管信息纳入药品安全信用档案。涉及变更持有人的,原持有人所在地省级药品监管部门应当在变更工作完成后30个工作日内,将该品种历次变更的备案、报告等结果数据汇集至国家药品监管数据共享平台,并关联至药品品种档案。

（二十五）委托生产情况与上述要求不一致的,省级药品监管部门应当督促持有人和受托生产企业限期整改;限期整改不到位的,依法暂停其委托生产活动;拒不整改的,依法吊销药品生产许可证或者核减相关生产范围;发现产品存在质量问题或者其他安全隐患的,应当发出告诫信,并依法采取暂停生产、销售、使用等风险控制措施;发现违法违规行为的,应当依据《中华人民共和国药品管理法》《药品生产监督管理办法》等法律法规查处。

（二十六）本公告自发布之日起执行。原药品委托生产有关规定与本公告不一致的,按照本公告执行。

特此公告。

国家药监局

2023年10月17日

第二节 委托方

委托生产活动以及在技术或其他方面采取的任何变更，均应符合药品生产许可和注册的有关要求，委托方承担第一责任。

第二百八十条 委托方应当对受托方进行评估，对受托方的条件、技术水平、质量管理情况进行现场考核，确认其具有完成受托工作的能力，并能保证符合本规范的要求。

· 条款解读

委托方是药品质量的第一责任人，应当确保委托生产全过程符合《药品生产质量管理规范》的要求。应当向受托方提供一切必要的文件、资料，使受托方能够按照药品注册和法定要求完成委托的所有操作和控制，并对生产全过程进行监督和指导。

受托方应当具有与其受托生产药品相适应的剂型或品种的生产许可范围，并能在生产受托药品品种过程中，满足《药品生产质量管理规范》及其附录的要求。

委托检验涉及第三方检验机构的，受托的第三方检验机构应取得国家法定资质认定证书。受托方为药品生产企业时，应当具有药品生产许可证，并满足药品监督管理部门的其他规定。

· 风险策略

1. 企业应制定委托生产与委托检验的管理文件，规定对受托方的资质、条件、人员以及质量管理系统运行等情况进行详细考察与评估。

2. 对受托方的考察活动和评估报告，内容应当全面，能够表明受托方具有完成受托生产的能力，并且符合本规范的要求。

· 典型缺陷及分析

典型缺陷：委托方未对受托检验方现场质量审计，无质量审计报告。

缺陷分析：委托方负责对受托方进行评估，包括对资质、实验室条件、仪器设备的计量校验、人员技术水平、质量管理情况进行详细考察，确认其具备完成委托检验工作的能力，确认采用委托检验的方式仍能保证遵照执行本规范阐述的原则和要求。委托方未对受托检验方进行现场审计，无法保证受托方具备完成委托检验工作的能力，若受托方不具备委托检验的能力，委托方不能及时发现，造成委托检验产品或项目检验数据的可靠系数降低，此缺陷所引发的质量风险较大。

第二百八十一条 委托方应当向受托方提供所有必要的资料，以使受托方能够按照药品注册和其他法定要求正确实施所委托的操作。

· 条款解读

委托方应当使受托方充分了解与产品或操作相关的各种问题，包括产品或操作对受托方的环境、厂房、设备、人员及其他物资或产品可能造成的危害。

· 风险策略

1. 企业委托生产管理文件中，规定向受托方提供的资料内容应当包括本条款要求的内容。

2. 检查资料交接记录或其他档案资料，证明委托方提供的资料内容包括本条款要求的内容，并符合企业委托生产管理文件的规定。

- **典型缺陷及分析**

典型缺陷：委托方提供的资料信息不全面，不能保证受托方能正确实施所委托的操作。

缺陷分析：委托方应当对受托方的生产条件、生产技术水平和质量管理状况进行详细考察，应当向受托方提供委托生产药品的技术和质量文件，对生产全过程进行指导和监督。若提供的资料不全，可能导致受托方在委托生产过程中不能完全按照委托生产品种的要求进行操作，产品质量存在较大隐患。

第二百八十二条 委托方应当对受托生产或检验的全过程进行监督。

- **风险策略**

1. 委托方应制定完善、有效的管理文件，对受托方生产或检验全过程进行监督。
2. 委托方应当有详细记录，证明监督活动全面有效。
3. 检查委托方技术指导和质量监督人员是否具备符合要求的资质，是否具有解决处理技术质量问题的能力，是否有授权证明文件，监督内容是否符合要求。

- **典型缺陷及分析**

1. 典型缺陷：委托方无法提供关于委托生产的产品的相关监督记录；或派驻受托方的质量监督人员对委托生产按要求进行了全程监控，但监控记录不全。

缺陷分析：本规范中明确规定委托方应当对委托生产或检验全过程进行监督，上述缺陷说明企业虽然进行了委托生产监督，但未对所做的工作进行记录，不符合药品 GMP 关于"记录所做的"要求，因为监督人员对委托生产的情况比较了解，工作效果是符合药品 GMP 要求的，当发现委托生产过程对产品质量存在较大风险威胁时，此缺陷所造成的隐患就会增大。

2. 典型缺陷：委托方对受托生产或检验的全过程进行了监督，但没有完整的监督记录。

缺陷分析：委托方是第一责任人，即使是在委托合同相关管理程序比较完善的情况下，委托方也应当按照 GMP 要求，对所做的监督工作进行记录。

第二百八十三条 委托方应当确保物料和产品符合相应的质量标准。

- **风险策略**

1. 委托方应提供符合质量标准和本规范规定的委托生产所需的原辅料及包装材料，并有相关管理程序，委托生产合同对执行过程、责任分工加以明确。
2. 企业应有相关记录，表明能够按照规定执行。

- **典型缺陷及分析**

典型缺陷：委托检验的辅料未按批检验。

缺陷分析：企业未按照本规范要求，对物料实行批批检验，不能保证药品质量。

第三节 受托方

受托方应当是持有与其受托事项相一致的药品剂型或品种范围的药品生产企业。生产与质量保证等条件符合要求，有证据说明其厂房、设备、人员，能够满足委托生产或检验的要求。受托生产与非受托生产药品过程一样，应当按照《药品生产质量管理规范》组织实施。受托方应当制定受托生产品种的物料及中间产品、包材等管理办法，确保其只用于预定用途。

第二百八十四条 受托方必须具备足够的厂房、设备、知识和经验以及人员，满足委托方所委托的生产或检验工作的要求。

· 风险策略

1. 检查委托方对受托方的现场考核及评估的内容，是否涵盖并满足本条款要求。
2. 检查受托方生产受托品种涉及的主要设备、工艺、清洁等验证文件。
3. 接受委托检验所需的检验方法确认或方法学验证。
4. 受托企业应当对相关的生产、检验人员进行受托生产品种的生产或检验相关知识及实际操作的培训。

· 典型缺陷及分析

典型缺陷：委托产品生产过程未按照验证的工艺参数进行生产。委托方与受托方未按规定对委托生产药品的生产工艺、主要设备及清洁进行验证。

缺陷分析：验证是证明任何操作规程（或方法）、生产工艺或系统能够达到预期结果的一系列活动。生产过程就是验证参数的重现，这样才能保证生产出的产品符合工艺要求和预定用途，反之不按照验证的工艺参数进行生产将不能保证生产出的产品符合预定用途。

委托生产属于重大变更事项，生产设备、设施环境及人员均与委托方不同，必须对委托生产的品种进行重新验证，以保证该生产过程可控。当受托方无此委托生产品种的情况时，若未进行相应验证，则委托生产的品种存在严重的质量风险。

第二百八十五条 受托方应当确保收到委托方所提供的物料、中间品和待包装产品适用于预定用途。

· 条款解读

委托方应提出受托方要对委托生产中使用的物料、中间产品和待包装产品应采取相应的质量控制措施。

· 风险策略

1. 受托方应有相应的受托生产物料管理程序，规定委托方提供的物料、产品只用于委托预定用途。
2. 检查受托方物料、中间产品、待包装产品相关账目、批生产和批检验记录，确定与委托生产批次及其他信息一致。

· 典型缺陷及分析

典型缺陷：受托方所提供的物料管理台账不明确，部分物料的出入库数量存在差额。

缺陷分析：委托生产活动中，委托方向受托方提供的物料、中间产品、待包装产品仅适用于委托品种，在受托方的物料管理中若出现物料管理台账不明确、部分物料的出入库数量存在差额的问题，可能是委托品种的物料、中间产品、待包装品在受托方存在交叉使用的问题，这样不能保证委托品种使用规定的物料生产，同时受托方生产用物料也存在混淆和交叉污染的风险，存在严重的质量隐患。

第二百八十六条 受托方不得从事对委托生产或检验的产品质量有不利影响的活动。

- **条款解读**

委托方有需要时可随时检查受托方,受托方有责任在合同或双方约定未涉及的情况下,仍保证受托品种生产全过程符合本规范要求。

- **风险策略**

1. 检查生产环境、公用系统,是否有保证及防止交叉污染、混淆等的措施。
2. 抽查相应记录,检查委托方未提供的物料,如大宗溶媒、小量使用的辅料是否符合要求。

- **典型缺陷及分析**

典型缺陷:受托方不能及时提供受托品种所用设备的使用日志。

缺陷分析:本规范第八十六条要求用于药品生产或检验的设备和仪器,应当有使用日志,记录内容包括使用、清洁、维护和维修情况以及日期、时间、所生产及检验的药品名称、规格和批号等。设备使用日志具有可追溯性,可以查询委托生产品种在生产周期中设备的使用情况,也是对药品生产史的记载,有利于产品质量回顾数据的查询。

第四节 合 同

第二百八十七条 委托方与受托方之间签订的合同应当详细规定各自的产品生产和控制职责,其中的技术性条款应当由具有制药技术、检验专业知识和熟悉本规范的主管人员拟订。委托生产及检验的各项工作必须符合药品生产许可和药品注册的有关要求并经双方同意。

- **风险策略**

按本条款要求,委托生产药品的双方签署的合同内容,至少应当包括:

1. 委托双方在生产技术、质量控制等方面的权利与义务,并且符合国家相关法律法规的规定。
2. 委托双方的责任,其中的技术性条款应当由具有制药技术、检验专业知识和熟悉本规范的主管人员拟订。委托生产及检验的各项工作必须符合药品生产许可和药品注册有关规定,并经双方同意。
3. 明确物料的采购、检验、放行、生产和质量控制、取样、销毁的职责。
4. 规定委托生产活动记录和留样的贮存管理职责,并能保证委托方因各种原因需要的调阅或检查。

- **典型缺陷及分析**

典型缺陷:合同中技术条款拟定人员的资质不符合要求,为非技术人员。

缺陷分析:企业未对合同技术性条款拟定人员资质进行考虑,若是不符合资质要求的人员拟定合同的技术性条款,可能造成合同中涉及技术、专业的条款拟定不清楚,例如,对质量标准的要求、检验标准的要求等直接关系委托品种质量的条款,合同描述不明确,委托双方就不能很好地依据合同条款进行委托生产活动,这样的合同对委托品种本身质量缺乏约束力。

第二百八十八条 合同应当详细规定质量受权人批准放行每批药品的程序,确保每批产品都已按照药品注册的要求完成生产和检验。

- **风险策略**

1. 检查委托方和受托方质量受权人职责及委托品种批准放行的程序,双方责任应当在合同中约定。

2. 查看审核放行文件，应当按制定的委托生产药品批准放行管理程序执行。

· **典型缺陷及分析**

典型缺陷：合同中未明确哪方负责委托产品的审核放行。

缺陷分析：放行是对一批物料或产品进行质量评价，作出批准使用或投放市场或其他决定的操作。若不明确哪方负责委托产品审核放行，可能会出现一方未对物料或产品进行质量评价即放行，这样就导致产品放行处于一种失控状态。产品审核放行需要在合同中注明，明确双方责任。

第二百八十九条 合同应当规定何方负责物料的采购、检验、放行、生产和质量控制（包括中间控制），还应当规定何方负责取样和检验。

· **条款解读**

在委托检验的情况下，合同应当规定受托方是否在委托方的厂房内取样。

· **风险策略**

1. 合同应当明确规定何方负责本条款要求的内容。
2. 委托合同应当明确规定双方具体承担的取样责任、实验试剂及标准物质管理责任，以及样品管理责任。
3. 检查企业相关管理制度和记录，确定是否按照规定及合同约定执行。

· **典型缺陷及分析**

典型缺陷：合同中未明确规定何方负责物料的取样和检验。委托生产协议没有对生产、质量控制、物料、检验、批准放行程序等重大事项的责任作出规定。实际生产未按工艺规程组织生产。

缺陷分析：合同中未明确规定何方负责物料的取样和检验，就不能明确此项工作具体由哪方负责，可能会出现双方均负责的情况，当双方均对不同物料取样和检验时，由于双方检验人员、检验设备、检验环境的差异，可能造成检验结果有差异，依据不同检验结果使用物料，有可能造成委托品种质量不稳定。

第二百九十条 合同应当规定由受托方保存的生产、检验和发运记录及样品，委托方能够随时调阅或检查；出现投诉、怀疑产品有质量缺陷或召回时，委托方应当能够方便地查阅所有与评价产品质量相关的记录。

· **风险策略**

1. 合同中应当明确规定本条款要求的内容。
2. 委托方调阅或检查生产、检验和贮运等相关活动应有详细记录。

· **典型缺陷及分析**

典型缺陷：合同中规定受托方保存批生产记录，但未明确委托方有权随时调阅各相关记录。

缺陷分析：合同中若不明确委托方有权随时调阅所有相关记录的权利，当产品出现问题需要紧急调阅相关记录用于追溯药品生产历史的情况下，由于无合同条款的支持，造成委托方不能及时调阅相关记录，导致委托方不能在最短的时间内对委托品种的突发质量问题作出有效处理，存在不能有效及时获得有关产品生产质量信息的风险。

第二百九十一条 合同应当明确规定委托方可以对受托方进行检查或现场质量审计。

· **风险策略**

1. 合同中应当明确规定本条款要求的内容。
2. 检查委托生产或委托检验合同,是否明确规定委托方可以对受托方随时进行现场检查及质量审计。
3. 检查委托方对受托方的现场审计记录。

· **典型缺陷及分析**

典型缺陷:合同中没有明确指出委托方有权对受托方进行现场检查;或是合同中明确了委托方对受托方现场质量审计的权利,但无现场审计记录。

缺陷分析:合同中没有明确指出委托方有对受托方进行现场检查的权利,可能导致委托方会在合同条款的限制下不能对受托方进行全程监督,对委托生产的产品造成质量安全隐患。这不符合《药品监督管理办法》(局令第14号)第二十六条要求:"委托方负责委托生产药品的质量和销售。委托方应当对受托方的生产条件、生产技术水平和质量管理状况进行详细考察,应当向受托方提供委托生产药品的技术和质量文件,对生产全过程进行指导和监督。"若是合同中明确委托方有权对受托方进行现场质量审计,但无现场审计记录,则无法将审计过程及结果记录下来,无法有效追溯审计过程中所发现的问题,以及确认审计发现的缺陷项是否关闭。

第二百九十二条 委托检验合同应当明确受托方有义务接受药品监督管理部门检查。

· **风险策略**

1. 合同中应当明确规定本条款要求的内容。
2. 检查受托方接受药监部门检查记录及存在的问题,存在问题是否进行整改关闭(如果有)。

· **典型缺陷及分析**

典型缺陷:合同中未明确受托方配合委托方接受药监部门监督检查的义务。

缺陷分析:合同中未明确受托方配合委托方接受药监部门检查的义务,假如受托方存在对委托检验品种有不利影响的活动,委托方未能及时发现,当委托方接受药品监督管理部门检查,需要受托方进行配合,受托方拒绝配合,此举可能造成受托方存在问题不能被及时发现,委托检验活动可能存在质量隐患。

第十二章
产品发运与召回

产品发运是指企业将产品发送到经销商或用户的一系列操作，包括配货、运输等。召回是指由药品生产企业或经销商收回一批或多批仍在药品监督管理部门许可销售的有效期内的产品（主动召回），或者是药品监督管理部门暂停使用或退出市场的产品（责令召回）。

2007年《药品召回管理办法》（局令第29号）的发布，使我国对缺陷药品的管理做到了有章可循，《药品生产质量管理规范（2010年修订)》也对药品的召回做了明确规定。

企业应建立召回程序，规定召回启动标准和召回分级标准，制定相应的表格文件，以及召回所需的公告、通知、报告等多格式文件模板，在必要时可以迅速、规范地召回一系列文件和完整的记录和报告。

根据药品安全隐患的严重程度，药品召回分为以下三级：

（1）一级召回：使用该药品可能引起严重健康危害的。

（2）二级召回：使用该药品可能引起暂时的或者可逆的健康危害的。

（3）三级召回：使用该药品一般不会引起健康危害，但由于其他原因需要收回的。企业应按照本规范要求做好产品发运管理，确保产品质量得到保持和维护，以及必要时能够及时全部追回。

第一节 原 则

第二百九十三条 企业应当建立产品召回系统，必要时可迅速、有效地从市场召回任何一批存在安全隐患的产品。

• **条款解读**

提出建立召回系统的管理要求，明确召回系统的工作目标。

• **风险策略**

1. 企业应建立产品召回管理制度，内容应当满足本规范以及《药品召回管理办法》的相关要求。

2. 企业应制定药品召回程序涉及的信息监测收集、调查评估、召回计划、召回报告、实施记录等相关文件。

3. 企业应当采取适当措施，如培训、定期进行召回演练等，评估召回系统的有效性，并保存相应的记录和报告。

• **典型缺陷及分析**

典型缺陷：企业无产品召回操作规程，无产品召回记录。

缺陷分析：对于一个质量管理体系健全的制药企业，药品召回系统的建立应该是一个实际运行中的质量保证要素。企业应建立产品召回操作规程，并且有详细的召回记录。

第二百九十四条 因质量原因退货和召回的产品，均应当按照规定销毁，有证据证明退货产品质量未受影响的除外。

- 条款解读

1. 《药品召回管理办法》（国家食品药品监督管理总局令第29号）第二十二条规定，药品生产企业对召回药品的处理应当有详细的记录，并向药品生产企业所在地省、自治区、直辖市药品监督管理部门报告，必须销毁的药品，应当在药品监督管理部门监督下销毁。

2. 《药品生产质量管理规范（2010年修订）》第一百三十七条规定，只有经检查、检验和调查，有证据证明退货质量未受影响，且经质量管理部门根据操作规程评价后，方可考虑将退货重新包装、重新发运销售。

3. 因质量原因退回和召回的产品，都应按照上述规定，在药品监督管理部门监督下销毁。有证据证明退货产品质量未受影响的除外。

- 风险策略

1. 企业应在药品监督管理部门监督下，销毁因质量问题召回的产品，并形成完整的监督销毁记录。

2. 召回的产品（如责令召回或已有足够证据证明产品质量存在问题）不能按退货产品处理（第一百三十六条和第一百三十七条）。

- 典型缺陷及分析

1. 典型缺陷：退货产品在未经质量部门依据操作规程严格评价的情况下即已重新销售。

缺陷分析：按照《药品召回管理办法》（国家食品药品监督管理总局令第29号）第二十二条规定，药品生产企业对召回药品的处理应当有详细的记录，并向药品生产企业所在地省、自治区、直辖市药品监督管理部门报告。

2. 典型缺陷：召回产品的处理未经质量管理负责人的批准，或者无处理记录。

缺陷分析：《药品生产质量管理规范（2010年修订）》第一百三十七条和第二百九十四条明确规定，只有经检查、检验和调查确定退货质量未受影响，且经质量管理部门根据操作规程评价后，方可考虑将退货重新包装、重新发运销售。

第二节 发 运

第二百九十五条 每批产品均应当有发运记录。根据发运记录，应当能够追查每批产品的销售情况，必要时应当能够及时全部召回，发运记录内容应当包括产品名称、规格、批号、数量、收货单位和地址、联系方式、发货日期、运输方式等。

- 条款解读

1. 在1998版GMP里有关销售记录管理条款的基础上，根据本规范管理的范围和产品发运去向的可追溯原则，将"销售记录"修订为"发运记录"，并在发运记录中增加联系方式、运输方式等内容。

2. 建立完整的产品发运记录，是实施产品召回和质量追溯管理的基础。

- 风险策略

1. 企业应制定产品发运管理规定，并建立详细的发运记录。

2. 检查发运记录，其内容应符合本条款的要求，并且与产品出入库账目及其他原始凭证一致。

·典型缺陷及分析

典型缺陷：发运操作的方式无法实现完全召回，特别是无发运记录或记录未保存；发运记录不完全，缺少收货单位的详细地址或联系方式。发运记录的建立不健全，未按品种、批号，建立完整的发运记录，不便于追溯。

缺陷分析：完整的发运记录是实施药品有效召回的质量基础，如果产品存在安全隐患，缺少发运记录将影响产品召回速度，缺少收货单位的详细地址或联系方式，无法确认产品的流向，无法确保药品的可追溯性。

第二百九十六条 药品发运的零头包装只限两个批号为一个合箱，合箱外应当标明全部批号，并建立合箱记录。

·条款解读

明确合箱操作的具体要求。

·风险策略

1. 检查合箱的管理规定，查看有关合箱的规定，是否符合条款要求。
2. 查看合箱记录。是否仅限两个批号的产品，是否分别标明两个批次产品的批号、生产日期、有效期；每个批号的数量是否准确。

·典型缺陷及分析

1. 典型缺陷：合箱产品外箱上只标明了一个批次产品的生产日期、有效期。

缺陷分析：外箱上批号、生产日期、有效期应与箱内包装的药品批号、生产日期、有效期保持一致，合箱内有两个批次的同一产品，合箱产品外箱上只标明一个批次产品的生产日期、有效期，导致产品内外标识不一致。

2. 典型缺陷：合箱记录填写错误，合箱批号与产品生产日期不相符。

缺陷分析：合箱记录填写错误，不能如实反映产品的实际情况，不利于追溯。

第二百九十七条 发运记录应当至少保存至药品有效期后一年。

·条款解读

明确发运记录保存时间。

·风险策略

1. 企业产品发运管理规程中规定的发运记录保存年限是否符合本条款规定。
2. 检查发运记录，是否符合本条款及发运管理规程的要求。
3. 查看发运记录的销毁记录。

·典型缺陷及分析

典型缺陷：发运记录未保存。

缺陷分析：产品发运是指企业将产品发送至经销商或用户的一系列操作，包括配货、运输等。对发运记录的保存期限的制定，目的是对药品在整个有效期内发生的各种变化进行有效控制，一旦发现某批药品存在某些安全隐患时，通过发运记录能够迅速查到此批药品的流向，追溯到市场。发运记录未保存，无法保证销售产品的可追溯性。

第三节 召回

第二百九十八条 应当制定召回操作规程，确保召回工作的有效性。

· 条款解读

检查企业制定的产品召回管理规定和操作规程，判定其内容能否确保召回工作的有效性。各环节的召回时限规定参考《药品召回管理办法》（国家食品药品监督管理总局令第29号）的具体要求：

1.《药品召回管理办法》（国家食品药品监督管理总局令第29号）第十六条，药品生产企业在作出药品召回决定后，应当制定召回计划并组织实施，一级召回在24小时内，二级召回在48小时内，三级召回在72小时内，通知到有关药品经营企业、使用单位停止销售和使用，同时向所在地省、自治区、直辖市药品监督管理部门报告。

2.《药品召回管理办法》（国家食品药品监督管理总局令第29号）第十七条，药品生产企业在启动药品召回后，一级召回在1日内，二级召回在3日内，三级召回在7日内，应当将调查评估报告和召回计划提交给所在地省、自治区、直辖市药品监督管理部门备案。省、自治区、直辖市药品监督管理部门应当将收到一级药品召回的调查评估报告和召回计划等文件报告国家食品药品监督管理局。

3.《药品召回管理办法》（国家食品药品监督管理总局令第29号）第二十一条，药品生产企业在实施召回的过程中，一级召回每日，二级召回每3日，三级召回每7日，向所在地省、自治区、直辖市药品监督管理部门报告药品召回进展情况。

· 风险策略

1.《药品召回管理办法》相关规定，可用作检查参考。
2. 应当涵盖药品安全隐患信息监测收集、调查评估、召回计划、召回实施、实施报告等内容。
3. 应当限定召回各操作环节完成的时间。
4. 应当开展相关培训和演练，以保证召回管理程序的有效性。

· 典型缺陷及分析

典型缺陷：召回操作规程不完整；未对药品召回进行分级；召回计划中无相应人员的联系信息。

缺陷分析：召回操作规程的完整性是评价企业召回系统有效性的关键要素。未对药品召回分级，则不能依据《药品召回管理办法》（国家食品药品监督管理总局令第29号）中的召回分级时限进行药品召回的各步操作。缺少相应人员的联系信息，则不能保证召回的随时启动。建立完整的召回操作规程，是企业实施召回系统的基础。

第二百九十九条 应当指定专人负责组织协调召回工作，并配备足够数量的人员。产品召回负责人应当独立于销售和市场部门；如产品召回负责人不是质量受权人，则应当向质量受权人通报召回处理情况。

· 条款解读

提出召回工作专人负责和资源配备的管理要求；强调产品召回工作的独立性，确保召回工作有效、迅速；强调质量受权人在召回工作中的作用。

·风险策略

1. 查看召回管理规程相关规定。
2. 查看召回负责人及其组织配合人员情况及其岗位职责。
3. 查看召回记录报告或其他文件，了解质量受权人对召回的知晓情况。

·典型缺陷及分析

典型缺陷：召回小组成员的职责不明确，人员配备不足。

缺陷分析：一个充分有效的人员分工能够帮助企业保证召回工作的效率。依据职责分工，每个小组成员按照自己的召回工作职责可以有效开展召回工作，保证召回活动的顺利进行。召回小组成员的职责不明确、工作重叠性大、人员配备不足，都无法保证召回的有效启动和实施。

第三百条 召回应当能够随时启动，并迅速实施。

·条款解读

提出有关召回启动时效性的管理要求。

·风险策略

1. 如果企业实际发生过召回，其召回全过程及其证明文件应当符合本条款和召回管理规程的要求。
2. 如果没有召回实例，查阅召回演练记录中相应的调查评估过程，召回计划的制定、实施过程以及召回评估报告等。

·典型缺陷及分析

典型缺陷：召回计划中个别人员的联系方式是无效的。

缺陷分析：召回计划中应该包含召回小组中所有成员的联系人的姓名和联系方式，一个有效的沟通方式能够帮助企业保证召回行动的效率。由于联系方式变动，召回计划没有及时更新，召回启动时，就会因人员无法正常联系而影响到整个召回活动的进度。

第三百零一条 因产品存在安全隐患决定从市场召回的，应当立即向当地药品监督管理部门报告。

·条款解读

《药品召回管理办法》（国家食品药品监督管理总局令第29号）中明确了安全隐患的定义，对上报内容及报告时限做了明确规定。具体内容如下：

第四条中明确指出安全隐患是指由于研发、生产等原因可能使药品具有的危及人体健康和生命安全的不合理危险。

第十六条：药品生产企业在作出药品召回决定后，应当制定召回计划并组织实施，一级召回在24小时内，二级召回在48小时内，三级召回在72小时内，通知有关药品经营企业、使用单位停止销售和使用，同时向所在地省、自治区、直辖市药品监督管理部门报告。

第十七条：药品生产企业在启动药品召回后，一级召回在1日内，二级召回在3日内，三级召回在7日内，应当将调查评估报告和召回计划提交给所在地省、自治区、直辖市药品监督管理部门备案。省、自治区、直辖市药品监督管理部门应当将收到的一级药品召回调查评估报告和召回计划报告国家食品药品监督管理总局。

第二十条：药品生产企业对上报的召回计划进行变更的，应当及时报药品监督管理部门备案。

第二十一条：药品生产企业在实施召回的过程中，一级召回每日，二级召回每3日，三级召回每7日，向所在地省、自治区、直辖市药品监督管理部门报告药品召回进展情况。

·风险策略

1. 检查企业召回管理规程的相关规定，应符合本条款要求。
2. 如果企业实际发生过召回，检查报告内容、时限，应符合要求。

·典型缺陷及分析

典型缺陷：生产企业对上报的召回计划进行变更时未上报药品监督管理部门备案。

缺陷分析：随着召回活动的开展，产生了新的数据和信息，召回计划可能发生变更。按照《药品召回管理办法》（国家食品药品监督管理总局令第29号）第二十条的规定，药品生产企业对上报的召回计划进行变更的，应当及时报药品监督管理部门备案。

第三百零二条 产品召回负责人应当能够迅速查阅到药品发运记录。

·条款解读

提出对发运记录的管理要求及查阅权限的要求。

·风险策略

1. 召回管理程序应当规定召回负责人调阅发运记录的程序，确保召回负责人在必要时能迅速调阅。
2. 启动召回程序时，召回部门及相关人员能及时到位。

·典型缺陷及分析

典型缺陷：现场不能及时提供发运记录。

缺陷分析：企业现场不能及时提供发运记录，说明企业在发运记录管理上可能存在缺陷。企业应当保存发运记录，保存至药品有效期后一年。

第三百零三条 已召回的产品应当有标识，并单独、妥善贮存，等待最终处理决定。

·条款解读

提出对已召回产品进行质量状态控制、存放的要求。

·风险策略

1. 检查产品召回处理程序的相关规定，应符合本条款规定。
2. 如有召回产品，现场检查实物，并核对相关记录，应符合本条款规定。

·典型缺陷及分析

1. 典型缺陷：企业无召回产品的独立隔离存放区域，隔离或处理方式不当。

缺陷分析：本条款对召回产品的存放及标识都提出了具体要求，企业缺少召回产品的单独隔离存放区，明显不符合要求。对召回产品隔离或处理方式不当，会导致召回的产品、退货在未进行质量调查评估情况下重新发货销售，这明显违背了《药品生产质量管理规范（2010年版）》第二百九十四条的规定，因质量原因退货和召回的产品，均应当按照规定监督销毁，有证据证明退货产品质量未受影响的除外。召回的产品经过调查评估确定为不合格品后，应按照不合格品进行管理。

2. 典型缺陷：召回的产品不能保证每一个包装容器上都挂有清晰醒目的标志。

缺陷分析：《药品生产质量管理规范（2010年版）》第一百三十一条中明确规定，不合格的物料、中间产品、待包装产品和成品的每个包装容器上均应当有清晰醒目的标志。

第三百零四条 召回的进展过程应当有记录，并有最终报告。产品发运数量、已召回数量以及数量平衡情况应当在报告中予以说明。

- **条款解读**

提出召回产品过程记录及报告的具体要求。

- **风险策略**

1. 检查企业制定的召回记录、召回报告等表格文件或模板。
2. 发运与召回数量平衡情况应有分析说明。

- **典型缺陷及分析**

1. 典型缺陷：企业召回产品的过程记录不完整，缺少客户反馈记录。

缺陷分析：许多质量事件都可能导致召回活动，如偏差、投诉等。启动召回后，企业对产品安全隐患的调查与评估，应包括是否对客户产生不利的影响，是否遵守对客户的承诺。

2. 典型缺陷：召回报告内容不完整。例如，当售出产品与召回产品之间存在差额时，企业应进行调查并采取相应的措施，但在召回报告中未体现。

缺陷分析：召回完成后，企业应提出完整的召回总结报告，包括售出产品及召回产品之间的数量平衡计算；如有差额，有合理的解释和（或）必要的处理措施；对召回活动、召回效果、召回产品的处理情况等作出评价，向药品监督管理部门提交召回总结报告。召回存在差额未进行分析及对召回效果未评价，有可能还存在未收回的产品。

第三百零五条 应当定期对产品召回系统的有效性进行评估。

- **条款解读**

提出对产品召回系统有效性评价的要求。评估的方法一般可采用模拟召回的形式进行。

- **风险策略**

1. 企业召回管理程序文件应明确规定对产品召回系统有效性进行评估。
2. 评估方法或标准应当有效可行，应当用模拟召回或其他适当方法对评估结果予以确认。

第十三章

自 检

自检是由企业自行组织，有组织机构、有预定计划，按照本规范要求系统检查评估自身生产与 GMP 符合程度的重要手段，也是药品生产企业实现不断自我提高、持续改进的重要途径。

一个有效的自检系统，应当包括自检程序、自检计划、自检人员的资格确认、检查记录、自检报告、纠正预防措施（CAPA）等。

第一节 原 则

第三百零六条 质量管理部门应当定期组织对企业进行自检，监控本规范的实施情况，评估企业是否符合本规范要求，并提出必要的纠正和预防措施。

·**条款解读**

1. 明确了质量管理部门是企业自检的组织者，质量管理部门应该根据企业质量管理体系运行情况，确定自检频次，一般一年进行一次。
2. 明确了自检的目的：监控质量体系各要素法规符合性；对自检中存在的缺陷，采取有效的纠正措施和预防措施。

·**风险策略**

1. 企业应当制定自检管理规程，明确自检周期，内容应当符合本规范要求。
2. 质量管理部门职责或自检管理规程应明确规定质量管理部门负责组织自检工作，并履行职责。
3. 对自检或执行本规范中出现的偏差，应及时提出纠正和预防措施。

·**典型缺陷及分析**

典型缺陷：企业定期组织自检的效果差，没有自检周期的规定。企业的自检制度不健全，未明确自检小组中各部门的相关职责。自检无整改计划，整改措施未落实。

缺陷分析：质量管理部门未能有效地履行自检职责，文件规定有缺陷，自检职责划分不明确，自检流于形式，对存在的问题未采取纠正和预防措施。

第二节 自 检

第三百零七条 自检应当有计划，对机构与人员、厂房与设施、设备、物料与产品、确认验证、文件管理、生产管理、质量控制与质量保证、委托生产与委托检验、产品发运与召回等项目进行检查。

·**条款解读**

自检虽然是企业内部检查行为，但是本条款特别强调的是自检应当有计划、系统、全面地开展。

· 风险策略

1. 自检计划应当涵盖《药品生产质量管理规范》（2010 年修订）的全部内容，如果自检是分步骤或按系统分阶段开展的，那么在一个完整的自检周期内，必须有计划地对本规范规定的全部内容完成一次自检。
2. 自检中发现的任何缺陷，都应如实记录，并按照相关规定或程序改正。
3. 自检计划应当包括对上次自检、第三方检查、GMP 符合性检查缺陷项目整改情况检查的内容。

· 典型缺陷及分析

典型缺陷：企业未制定年度自检计划。企业的质量审计不足以确认其质量体系是否能有效地满足其质量体系的目标要求，特别是：自检计划未对投诉处理系统进行审计；未对供应商的审计频次作出合理的规定；未对某主要原料的供应商进行审计。

缺陷分析：良好的自检计划是企业进行全面自检的先决条件，自检计划中某些项目缺失，说明企业不能有效地、全面地进行内部自检，可能是对制定自检计划的人员审核的深度不够，对 GMP 理解不深，需加强培训。

第三百零八条 应当由企业指定人员进行独立、系统、全面的自检，也可由外部人员或专家进行独立的质量审计。

· 条款解读

本条款特别规定了企业自检活动，应"独立、系统、全面"，同时还明确了自检人员由企业指定。

· 风险策略

1. 企业应有相关文件或管理规程，对自检的组织和独立性加以规定。
2. 企业应当规定承担自检或质量审计人员的基本条件及确认程序，并有相应的证明文件。

· 典型缺陷及分析

1. 典型缺陷：自检的首次会议未落实到位，自检小组成员对自己在自检中应承担的责任不够明确。
缺陷分析：质量管理部门对组织自检工作不到位，对自检小组成员分工不明确。
2. 典型缺陷：未对参与内部审计的专家或人员的资质进行书面确认。
缺陷分析：对自检人员的资质缺乏审核、确认，不能保证自检工作有效进行。

第三百零九条 自检应当有记录。自检完成后应当有自检报告，内容至少包括自检过程中观察到的所有情况、评价的结论以及提出纠正和预防措施的建议。自检情况应当报告企业高层管理人员。

· 条款解读

对自检过程中的检查事项要进行完整的记录，以确保能够通过此记录追溯到发现的问题；自检完成后应当有自检报告，应准确清楚地描述所有的观察项以及缺陷项，并注明缺陷项所违背的标准或法规的具体条款，制定相应的纠正和预防措施并实施，对存在的缺陷项全部进行关闭；对本次自检给出评价性结论，并上报企业高层管理人员。

· 风险策略

1. 企业自检记录应当按照自检计划规定的内容、规范进行完善，应当能反映出自检过程或自检中发现问题的情况。

2. 自检报告应当系统全面，内容至少应当包括：对自检过程中所观察到的全部情况的评价以及结论；自检所发现的问题；预防与纠正措施；上次自检及外部审计发现问题的整改情况。

3. 自检管理程序应当规定自检完成后自检报告的上报程序，并执行。

· **典型缺陷及分析**

典型缺陷：缺少自检工作的记录，自检记录不完整。自检报告的内容不全面，特别是：报告中对缺陷项的描述不完整、不清晰；报告中无缺陷整改的执行人。未对缺陷项目进行跟踪检查。对自检中发现的偏差未提出详细的纠正预防措施。

缺陷分析：没有如实地记录自检中发现的缺陷项，不利于以后追溯自检中发现的问题，未指定实施纠正与预防措施的负责人，缺陷项目不能有效地监督整改，失去了自检的原有目的，不能有效地提高企业 GMP 实施水平。

附录一

中药配方颗粒生产检查要点

为增强中药配方颗粒生产现场检查工作的针对性，及时发现和消除配方颗粒生产中存在的风险与隐患，确保配方颗粒质量安全。根据《中国药典》《药品生产质量管理规范（2010 年修订）》以及相关法律法规和技术指南要求，拟定了配方颗粒生产现场检查要点。

配方颗粒不是对中药饮片的替代，而是在临床应用上给医生和患者多一种选择。因此，必须符合中药饮片有关要求。同时，应符合国家政策性法规要求。例如《国家药监局 国家中医药局 国家卫生健康委 国家医保局关于结束中药配方颗粒试点工作的公告》（2021 年第 22 号）及国家药监局关于发布《中药配方颗粒质量控制与标准制定技术要求》的通告（2021 年第 16 号）有关要求。

一、配方颗粒质量控制与标准制定技术要求

（一）基本要求

中药配方颗粒是由单味中药饮片经水加热提取、分离、浓缩、干燥、制粒而成的颗粒，在中医药理论指导下，按照中医临床处方调配后，供患者冲服使用。

1. 具备汤剂的基本属性

中药配方颗粒的制备，除成型工艺外，其余应与传统汤剂基本一致，即以水为溶媒加热提取，采用物理方法进行固液分离、浓缩、干燥、颗粒成型等工艺生产。

2. 符合颗粒剂通则有关要求

除另有规定外，中药配方颗粒应符合《中国药典》现行版制剂通则颗粒剂项下的有关规定。根据各品种的性质，可使用颗粒成型必要的辅料，辅料用量以最少化为原则。除另有规定外，辅料与中间体（浸膏或干膏粉，以干燥品计）之比一般不超过 1:1。

3. 符合品种适用性原则

对于部分自然属性不适宜制成中药配方颗粒的品种，原则上不应制备成中药配方颗粒。

（二）研究用样品及对照物质的要求

1. 研究用样品

研究用样品应具有代表性，所用中药材的产地应覆盖品种生产拟采用中药材的道地产地或主产区，每个中药材产地的样品不少于 3 批，并对样品批次数量从产地环境条件、质量水平等方面的代表性进行合理评价，至少应收集 15 批以上中药材样品，经相关专业技术人员鉴定合格后，制成中药饮片和"标准汤剂"。其中至少有 3 批应达到商业规模的量，以满足备案用样品的要求。样品保存应符合各品种项下的贮藏要求。所有样品均应按要求留样。

2. 对照物质

标准制定应使用国家法定部门认可的对照物质（包括对照品、对照提取物和对照药材）。若使用的

对照物质是自行研制的，应按照相关要求报送相应的对照物质研究资料和对照物质实物样品。

（三）原辅料要求

1. 中药材

供中药饮片生产用中药材应符合现行版《中国药典》或其他的国家药品标准中的相关规定。应固定基原、采收时间、产地加工方法、药用部位等并说明选择依据。

2. 中药饮片

（1）供中药配方颗粒生产用中药饮片应符合现行版《中国药典》中中药饮片相关要求及炮制通则的规定。企业应结合中药材实际质量情况和工艺控制水平制定企业内控标准及关键控制指标，并提供3批检验报告书。

（2）应明确中药饮片炮制方法及条件，明确关键生产设备、规模、收率及辅料、包材、包装、贮藏条件等，说明相应的生产过程质量控制方法。

3. 提取用溶媒

中药配方颗粒提取用溶媒为制药用水，不得使用酸碱、有机溶媒。

4. 药用辅料

供中药配方颗粒生产用辅料应符合药用要求，并提供相关的证明性文件、来源、质量标准、检验报告书及选用依据。

5. 直接接触药品的包装材料和容器

直接接触药品的包装材料或容器应符合药用要求，并提供相关的证明性文件、来源、质量标准、检验报告书及选用依据，必要时应进行相容性研究。

（四）标准汤剂要求

中药饮片是中医药发挥临床疗效的重要药用物质，其安全性、有效性已得到广泛认可，其习用方式以汤剂为主。单味中药配方颗粒是单味中药饮片的水提物，为使中药配方颗粒能够承载中药饮片的安全性、有效性，需要以标准汤剂为桥接，该标准汤剂为衡量单味中药配方颗粒是否与其相对应的单味中药饮片临床汤剂基本一致的物质基准。标准汤剂中的"标准"主要涵盖了投料中药饮片的道地性、提取工艺的统一性及质量控制的严谨性。

研究表征标准汤剂，需由不少于15批有代表性的原料，遵循中医药理论，分别按照临床汤剂煎煮方法规范化煎煮，固液分离，经适当浓缩制得或经适宜方法干燥制得后，测定其出膏率、有效（或指标）成分的含量及转移率等，计算相关均值，并规定其变异可接受的范围。中药配方颗粒的所有药学研究均须与标准汤剂进行对比。

1. 研究表征标准汤剂用原料

供研究表征标准汤剂的原料包括中药材及其中药饮片，除应符合上述"研究用样品"的要求和"原辅料要求"外，其中药饮片规格应与《中国药典》一致。

2. 研究表征标准汤剂用汤剂的制备

由单味中药饮片制备其汤剂，包括煎煮、固液分离、浓缩和干燥等步骤，应固定方法、设备、工艺参数和操作规程。

1）煎煮

在充分研究古今文献的基础上，考虑中药药性、药用部位、质地等因素，并参照原卫生部、国家中医药管理局《医疗机构中药煎药室管理规范》（国中医药发〔2009〕3号），固定前处理方法、煎煮次数、加水量、煎煮时间等相关参数。煎煮用设备不作统一规定（但不得使用连续回流提取设备），实验报告和申报资料中应注明设备名称及型号。建议每煎使用中药饮片量不少于100克，花、叶类中药饮片可酌减。

（1）前处理：待煎中药饮片应符合现行版《中国药典》规格的相关要求，还应参考传统经验对中药饮片进行必要的处理。例如，视中药饮片质地按中药调剂"逢壳必捣，逢籽必破"等要求对中药饮片进行捣碎或破壳处理，其中破壳率应不低于90%。

（2）浸泡：待煎中药饮片应当先行浸泡，浸泡时间应根据中药饮片的质地确定，一般不少于30分钟。

（3）煎煮次数：每剂药一般煎煮两次。

（4）加水量：由于中药饮片的质地和吸水率相差较大，应根据不同的中药饮片确定加水量。加水量一般以浸过药面2~5cm为宜，花、草类中药饮片或煎煮时间较长的中药饮片可酌量加水。

（5）煎煮时间：煎煮时间应当根据药性及功能确定。一般煮沸后再煎煮30分钟；解表类、清热类、芳香类药物不宜久煎，煮沸后再煎煮20分钟为宜；质地较硬的中药饮片可适当延长煎煮时间；滋补类中药饮片先用武火煮沸后，改用文火慢煎约60分钟。第二煎时间可适当缩短。

中药饮片药性、功效、质地及吸水性差异较大，当上述参数无法满足《医疗机构中药煎药室管理规范》的要求时，应酌情加减，并提供数据参数。

2）固液分离

（1）分离：应趁热进行固液分离，滤材目数应在100目以上，要固定方法、设备、耗材和条件。

（2）混合：将两煎药液混合，备用。

3）浓缩和干燥

煎煮上述混合液，一般经浓缩制成规定量浸膏或经适宜的干燥方法制成干燥品。浓缩可采用减压浓缩方法进行低温浓缩，温度一般不超过65℃。干燥采用冷冻干燥或适宜的方法干燥，以保证其质量的稳定、易于溶解及免加辅料。

3. 标准汤剂的表征与应用

标准汤剂的表征，至少需用以下3个参数。

（1）出膏率：以干膏粉计算浸膏得率及标准偏差（SD）。均值加减3倍SD（或均值的70%~130%）为出膏率的允许范围。

（2）有效（或指标）成分的含量及含量转移率：制定有效（或指标）成分的含量测定方法，测得各批次标准汤剂中有效（或指标）成分的含量，计算转移率和标准偏差。转移率可接受的范围为均值加减3倍SD（或均值的70%~130%），根据含量测定得到的有效（或指标）成分的含量，确定含量限度及范围。

对于中药饮片标准中规定有挥发油含量测定项目的以及中医临床处方规定"后下"的含挥发油成分的中药饮片，应采用适宜的挥发油含量测定方法测定煎煮液中挥发油含量。

（3）特征图谱：建议采用液相或气相色谱法，比较主要成分色谱峰的个数，规定其相对保留时间等，并标注供试品样品浓度（每毫升相当于多少克中药饮片）。用相似度评价软件生成标准汤剂对照特征图谱。鼓励采用指纹图谱表征标准汤剂，有关特征图谱/指纹图谱方法建立的要求另行规定。

中药配方颗粒所有药学研究，包括工艺参数确定、质控方法和指标选择、限度制定等，均应以标准汤剂的上述三个参数（不少于）为依据进行对比研究。

（五）生产工艺要求

1. 生产工艺研究

（1）工艺合理的评价指标：中药配方颗粒生产工艺研究应以标准汤剂为对照，以出膏率、主要成分含量转移率、指纹图谱或特征图谱的一致性为考察指标，对原料、中间体及成品制备过程中的量质传递和物料平衡进行全面研究，确定各项工艺参数。

（2）提取：参照标准汤剂制备工艺并将其放大至商业规模。应对影响质量的主要工艺参数进行研究与评价，明确提取用中药饮片切制（破碎）规格、提取方法、提取温度、加水量、提取次数等主要参数。

对于中药饮片含挥发油且其传统煎煮需后下的，商业规模生产时可先行提取挥发油，然后按"标准汤剂"中挥发油含量转移率范围，计算出挥发油加入量，按比例重新加入。

（3）固液分离：对所选用固液分离方法、设备参数进行考察，确定技术参数。

（4）浓缩：对所选用浓缩方法、温度、真空度等进行考察，明确对考察指标的影响，确定技术参数。

（5）干燥：对所选用干燥方法、设备及其工艺参数进行考察，明确对考察指标的影响，确定技术参数。若干燥过程中需要使用辅料，应对辅料的种类及用量进行考察，确定辅料品种及最小用量。

（6）成型：应进行制剂处方和成型工艺研究，包括辅料的种类和用量、制粒方法、干燥方法、设备及其技术参数、成品得率、包装材料等，明确辅料的种类、用量和各项工艺参数以及直接接触药品的包装材料。

制剂处方可适当加入辅料进行调整，以保证建立统一固定的颗粒与中药饮片折算关系，方便临床调剂，并考虑辅料使用量最少化，除另有规定外，辅料与中间体之比一般不超过1:1。

（7）生产工艺的确立：根据提取、固液分离、浓缩、干燥和成型工艺研究结果，建立中药配方颗粒生产工艺，明确各项工艺参数，制定放大生产方案。

2. 生产试验与过程控制

根据放大生产方案，进行3批以上中药配方颗粒生产试验，根据商业规模试验或验证批次数据，结合研发试验批次数据综合评价，确定各项生产工艺参数，明确生产过程质控点及控制方法，建立生产工艺规程。

3. 中间体要求

在制备中药配方颗粒过程中，符合要求的中药材制成中药饮片后，根据中药配方颗粒生产工艺要求，应在工艺规程中建立投料方案。可制定混批调配等处理方法，以解决原料质量波动问题；然后按照规定的工艺，经提取、分离、浓缩后得到中间体，并制定适宜的生产工艺规程。

应制定中间体标准，并须与标准汤剂进行对比。以表征标准汤剂的参数作为商业规模中间体的各项指标理论值，通过放大生产后，确定生产的实际工艺参数，制定中间体出膏率、含量上下限范围、特征图谱或指纹图谱。

4. 量质传递要求

通过中药材质量考察、中药饮片炮制、标准汤剂、制备工艺等研究，明确关键质量属性。以出膏率、含量及含量转移率、特征图谱或指纹图谱、浸出物等值为表征，详细说明生产全过程的量质传递情况，设定可接受的变异范围及理由，从原料到中间体到成品生产全过程的量质传递应具有相关性、可行性和合理性。

5. 清洁工艺

应严格按照《药品生产质量管理规范》（GMP）要求进行清洁。

（六）标准制定的要求

为了有效控制中药配方颗粒生产各环节的质量，应分别建立中药材、中药饮片、中间体和成品的标准，实现全过程质量控制。标准研究应符合《中国药典》中"药质量标准研究制定技术要求"中的有关规定。

根据中药配方颗粒的特点，加强专属性鉴别和多成分、整体质量控制。应建立与药效相关的活性成分或指标成分的含量测定项，并采用特征图谱或指纹图谱等方法进行整体质量评价，必要时可建立生物活性测定方法。

标准研究中，应进行原料、中间体、成品与"标准汤剂"的比对研究，以明确关键质量属性，并说明生产全过程量质传递和各项指标设定的合理性。中药材、中药饮片的标准应参照《国家药品标准工作手册》中相关技术要求制定，其中薄层色谱鉴别、含量测定、特征图谱或指纹图谱等项目设置应与中药配方颗粒质量标准具有相关性。对于来源复杂的原料药材，必要时采用DNA分子鉴别技术进行物种真伪鉴别。中间体标准参照中药配方颗粒的标准制定。

中药配方颗粒的标准内容主要包括名称、来源、制法、性状、鉴别、检查、浸出物、特征图谱或指纹图谱、含量测定、规格、贮藏等。应提供相应的中药配方颗粒标准与起草说明。标准正文应按《中国药典》中"药质量标准正文各论编写细则"的要求编写，标准起草说明应按《中国药典》中"药质量标准起草说明编写细则"的要求编写。

1. 名称

包括中文名和汉语拼音。命名以中药饮片名加"配方颗粒"构成，中药饮片名称按照《中国药典》命名。对于不同基原品种或临床习用需区分特定产地的品种，在配方颗粒名称中加括号标注其植物的中文名，如"黄芪（蒙古黄芪）配方颗粒"或"黄芪（膜荚黄芪）配方颗粒""党参（潞党参）配方颗粒"。

2. 来源

本品为×××经炮制并按标准汤剂的主要质量指标加工制成的配方颗粒。例如，"本品为唇形科植物黄芩的干燥根经炮制并按标准汤剂的主要质量指标加工制成的配方颗粒"。来源如为多基原中药材，应固定一个基原，不同基原的中药材不可相互混用。

3. 制法

根据"生产工艺要求"项下记载的制备工艺进行简要描述，包括投料量、制备过程、主要参数、出膏率范围、辅料及其用量范围、制成量等。

4. 性状

包括颜色、形态、气味等特征。

5. 鉴别

根据中药配方颗粒各品种及其原料的性质可采用理化鉴别、色谱鉴别等方法，建立的方法应符合重现性、专属性和耐用性的验证要求。

理化鉴别应根据所含成分的化学性质选择适宜的专属性方法。色谱鉴别方法包括薄层色谱法、高效液相色谱法、气相色谱法，具有直观、承载信息量大、专属性强等特点，可作为中药配方颗粒鉴别的主要方法。

6. 检查

中药配方颗粒应符合现行版《中国药典》制剂通则颗粒剂项下的有关规定，另应根据原料中可能存在的有毒有害物质、生产过程中可能造成的污染、剂型要求、贮藏条件等建立检查项目。检查项目应能真实反映中药配方颗粒的质量，并保证安全与有效。所有中药配方颗粒都应进行有毒有害物质的检查研究。以栽培中药材为原料生产的中药配方颗粒，农药残留检查可根据可能使用的农药种类进行研究；以易于霉变的中药材（如种子类、果实类中药材等）为原料生产的中药配方颗粒，应进行真菌毒素的检查研究。根据研究结果制定合理限度，列入标准正文。

7. 浸出物

应根据该品种所含主要成分类别,选择适宜的溶剂进行测定,根据测定结果制定合理限度。由于中药配方颗粒均以水为溶剂进行提取,同时其辅料多为水溶性辅料,因此,浸出物检查所用的溶剂一般选择乙醇或适宜的溶剂,并考察辅料的影响。

8. 特征图谱或指纹图谱

由于中药配方颗粒已经不具备中药饮片性状鉴别的特征,应建立以对照药材为随行对照的特征图谱或指纹图谱。特征图谱可采用色谱峰保留时间、峰面积比值等进行结果评价。指纹图谱可采用中药指纹图谱相似度评价软件对供试品图谱的整体信息(包括其色谱峰的峰数、峰位及峰高或峰面积的比值等)进行分析,得到相似度值进行结果评价。主要成分在特征或指纹图谱中应尽可能得到指认。

应重点考察主要工艺过程中图谱的变化。在对中药材产地、采收期、基原调查的基础上建立作为初始原料的中药材特征图谱或指纹图谱。中药材、中药饮片、中间体、中药配方颗粒特征图谱或指纹图谱应具相关性,并具有明确的量质传递规律。

中药配方颗粒特征图谱或指纹图谱的测定一般采用色谱法,如采用高效液相色谱法,根据中药配方颗粒品种多批次、检验量大的特点,亦可考虑采用超高效液相色谱法。

9. 含量测定

应选择与主治功能及活性相关的专属性成分作为含量测定的指标,并尽可能建立多成分含量测定方法。应选择样品中原型成分作为测定指标,避免选择水解、降解等产物或无专属性的指标成分及微量成分作为指标。对于被测成分含量低于0.01%者,可增加有效组分的含量测定,如总黄酮、总生物碱、总皂苷等。

中药配方颗粒含量测定应选择具有专属性的方法,否则应采用其他方法进行补充,以达到整体的专属性。选用的分析方法必须按照现行版《中国药典》"分析方法验证指导原则"的要求进行验证。应根据实验数据制定限度范围,一般规定上下限,以"本品每1g含××应为××~××mg"表示。

由于中药配方颗粒的品种多、批次多、检验数据量大,在选择测定方法时,可考虑采用超高效液相色谱方法。高效液相色谱方法与超高效液相色谱方法转换应进行必要的方法学验证,包括分离度、峰纯度和重现性。如果转换前后待测成分色谱峰顺序及个数不一致、检测结果明显不一致,或涉及不合格情况,应放弃方法转换。选择超高效液相色谱方法时,标准正文项下可规定色谱柱规格,但色谱柱品牌和生产厂家一般不作规定。

10. 规格

根据制法项下投料量和制成量的计算规格,以"每1g配方颗粒相当于饮片××g"来表示。如规格不是整数,一般最多保留两位小数。

(七) 稳定性试验要求

中药配方颗粒的稳定性试验应按照国家药品监督管理局药品审评中心发布的《中药、天然药物稳定性研究技术指导原则》进行研究。其中,长期稳定性试验一般考察12~24个月,根据考察结果确定中药配方颗粒的保质期(不列入标准)。申报国家标准时可提供6个月的室温稳定性试验数据。

(八) 标准复核技术要求

为保证中药配方颗粒标准中检测方法的科学性、重现性和可行性,规范标准复核的试验工作,特制定本技术要求。

中药配方颗粒标准复核为验证性检验复核,具体要求如下:

1. 实验室条件的要求

(1) 从事中药配方颗粒标准复核检验的实验室,应通过省级相关部门的资质认定或国家实验室认可。

(2) 具有完善的中药检验仪器设备和必要的设施,符合药品检验的质量保证体系和技术要求。

(3) 曾经承担过药品标准复核等相关工作。

2. 标准复核人员要求

(1) 承担标准复核的检验机构应指定标准复核负责人专门负责复核工作,应对复核实验过程进行监督,及时处理和解决实验中出现的问题,并对实验结果进行审查和负责。标准复核负责人应具有高级技术职称,具有较丰富的药品标准研究和起草经验,能指导标准复核承担人员进行实验复核。

(2) 标准复核承担人员应具有中级以上(包括中级)技术职称,具有一定的药品标准起草、复核经验。

3. 复核资料、样品、对照物质要求

(1) 实验复核负责人和承担人应首先审阅起草单位提供的技术资料(应复核公文、中药配方颗粒标准草案、起草说明、复核用样品检验报告书、复核用样品、复核用对照物质等),确认上述资料完整并基本符合起草技术要求后,安排实验复核工作。否则,应向起草单位提出补充资料或退回的要求。

(2) 复核用样品,应为商业规模生产的3个批号样品,样品量应为一次检验用量的3倍。

(3) 复核用对照物质,由起草单位提供给复核单位,如为新增对照物质,应提供新增对照物质相应的技术资料。

4. 复核试验技术要求

承担复核任务的实验室应按照下述要求对起草单位寄送的样品及资料进行复核检验,当复核结果无法重现时,实验室应另指派一名经验丰富的检验人员进行复试。

1)性状

考察标准草案中描述的性状是否与样品符合。性状中的颜色描述是否规定了一定的幅度范围。气、味规定是否合适。

2)鉴别

考察设立的鉴别项目是否具有专属性和良好的重现性。薄层色谱鉴别,应考察供试品取样量、制备方法是否合理;对照品配制溶剂、浓度是否适宜;对照药材用量、制备方法是否合理;固定相、展开剂、点样量、显色条件和检视方法是否适宜;色谱分离是否良好,斑点是否清晰,供试品和对照物质的色谱特征是否一致,方法是否具有专属性(必要时,采用阴性对照进行验证)。

3)特征图谱

应考察色谱条件是否合适,色谱峰分离是否良好,相对保留时间是否稳定,重现性是否良好,方法是否可行。

4)检查

有特殊限量规定和通则外检查项目的按标准草案方法进行试验,考察可行性和限度的合理性。其余按现行版《中国药典》四部通则规定的方法实验复核,复核结果应在限度范围内。

5)浸出物测定

考察供试品取样量、溶剂及使用量等是否适宜;限度值是否合理。复核测定两份结果的相对平均偏差不得大于2%(测量值减平均值的绝对值除以平均值乘以100%或两数之差的绝对值除以两数之和乘以100%)。与起草单位数据的相对平均偏差不得大于10%。

6）含量测定

应对含量测定方法的专属性、重现性、可行性进行验证复核。复核测定两份平行结果的相对平均偏差不得大于3%（薄层色谱扫描法等误差相对较大的方法可适当放宽至5%）。与起草单位数据的相对平均偏差不得大于10%。当含量测定方法与原料药材国家标准收载的方法不同时，复核过程中应对方法专属性、准确度、重复性进行验证。

（1）高效液相色谱法：考察供试品取样量、提取和纯化方法等是否适宜；对照品用量、浓度、溶剂等是否适宜；色谱柱类型、流动相（组成和比例）、洗脱梯度、检测波长（或其他检测器参数）是否合理；色谱分离效果是否良好；理论板数和分离度等规定的数值是否可行；被测成分峰是否被干扰；供试品中的被测成分测定量是否在标准线性范围内；含量限度是否合理。

（2）气相色谱法：考察供试品取样量、提取和纯化方法等是否适宜；对照品用量、浓度、溶剂等是否适宜；固定液种类、程序升温梯度、柱温、检测器温度、进样口温度等参数设置是否合理；色谱分离效果是否良好；理论板数和分离度等规定的数值是否可行；被测成分峰是否被干扰；供试品中的被测成分测定量是否在标准线性范围内；含量限度是否合理。

（3）紫外-可见分光光度法：采用对照品比较法时，应考察供试品取样量、提取和纯化方法、稀释倍数是否适宜；测定用溶剂、对照品浓度、测定波长、吸光度值（应为0.3~0.7）等是否合理；含量限度是否合理。

采用比色法测定时，考察供试品取样量、提取和纯化方法、稀释倍数、显色剂的用量等是否适宜；显色条件如温度、时间等是否合理；供试品溶液中被测成分测定量是否在标准曲线测定范围内；重现性是否良好；含量限度是否合理。

（4）薄层色谱扫描法：考察供试品取样量、提取和纯化方法、点样量等是否适宜；对照品用量、浓度、溶剂、点样量是否适宜；固定相、展开剂、显色剂和检视方法是否适宜；扫描方式、测定波长是否合理；色谱分离、扫描效果是否良好；供试品中被测成分测定量是否在标准线性范围内；重现性是否良好；含量限度是否合理。

5. 复核资料要求

（1）复核单位应提供如下资料：复核结果（意见）回复公文、三批复核检验报告、复核总结报告。复核总结报告应当对复核过程和结果进行总结，内容包括对起草单位提供的技术资料的审核情况、实验复核工作过程（包括数据、彩色照片、图谱等）及结果（包括与起草单位数据比对结果等），并根据复核结果，对标准草案中各项内容提出复核意见及复核结论等。特别是根据复核结果对起草标准作出的修改，应在总结报告中详尽说明。

（2）起草单位应根据复核意见作出相应的说明。

二、配方颗粒还需满足下列要求

（1）中药配方颗粒是由单味中药饮片经水提、分离、浓缩、干燥、制粒而成的颗粒，在中医药理论指导下，按照中医临床处方调配后，供患者冲服使用。将中药配方颗粒的质量监管纳入中药饮片管理范畴。

（2）中药配方颗粒品种实施备案管理，不实施批准文号管理，在上市前由生产企业报所在地省级药品监督管理部门备案。

（3）生产中药配方颗粒的中药生产企业应当取得《药品生产许可证》，并同时具有中药饮片和颗粒剂生产范围。中药配方颗粒生产企业应当具备中药炮制、提取、分离、浓缩、干燥、制粒等完整的生产能力，且具备与其生产、销售的品种数量相应的生产规模。生产企业应当自行炮制用于中药配方颗粒生产的中药饮片。

（4）中药配方颗粒生产企业应当履行药品全生命周期的主体责任和相关义务，实施生产全过程管理，建立追溯体系，逐步实现来源可查、去向可追，加强风险管理。中药饮片炮制、水提、分离、浓缩、干燥、制粒等中药配方颗粒的生产过程应当符合药品生产质量管理规范（GMP）相关要求。生产中药配方颗粒所需的中药材，应当优先使用来源于符合中药材生产质量管理规范要求的中药材种植养殖基地的中药材。提倡使用道地药材。

（5）省级药品监督管理部门会同省级中医药主管部门应当结合国家及地方产业政策的有关规定以及临床实际需求制定相应的管理细则，坚持中药饮片的主体地位，确保辖区内中药配方颗粒的平稳有序发展及合理规范使用。

省级药品监督管理部门应当夯实属地监管职责，承担行政区域内中药配方颗粒的备案工作，强化事中事后管理，加强检查、抽检和监测，对中药材规范化种植养殖基地实施延伸检查，对违法违规行为进行处理。

（6）中药配方颗粒应当按照备案的生产工艺进行生产，并符合国家药品标准。国家药品标准没有规定的，应当符合省级药品监督管理部门制定的标准。省级药品监督管理部门应当在其制定的标准发布后30日内将标准批准证明文件、标准文本及编制说明报国家药典委员会备案。不具有国家药品标准或省级药品监督管理部门制定标准的中药配方颗粒不得上市销售。

（7）国家药典委员会结合试点工作经验组织审定中药配方颗粒的国家药品标准，分批公布。省级药品监督管理部门制定的标准应当符合《中药配方颗粒质量控制与标准制定技术要求》的规定。中药配方颗粒国家药品标准颁布实施后，省级药品监督管理部门制定的相应标准即行废止。

（8）跨省销售、使用中药配方颗粒的，生产企业应当向使用地省级药品监督管理部门备案。无国家药品标准的中药配方颗粒跨省使用的，应当符合使用地省级药品监督管理部门制定的标准。

（9）中药配方颗粒不得在医疗机构以外销售。医疗机构使用的中药配方颗粒应当通过省级药品集中采购平台阳光采购、网上交易。由生产企业直接配送，或者由生产企业委托具备储存、运输条件的药品经营企业配送。接受配送中药配方颗粒的企业不得再委托配送。医疗机构应当与生产企业签订质量保证协议。

（10）中药饮片品种已纳入医保支付范围的，各省级医保部门可综合考虑临床需要、基金支付能力和价格等因素，经专家评审后将与中药饮片对应的中药配方颗粒纳入支付范围，并参照乙类管理。

（11）中药配方颗粒调剂设备应当符合中医临床用药习惯，应当有效防止差错、污染及交叉污染，直接接触中药配方颗粒的材料应当符合药用要求，使用的调剂软件应能对调剂过程实现可追溯。

（12）直接接触中药配方颗粒包装的标签至少应当标注备案号、名称、中药饮片执行标准、中药配方颗粒执行标准、规格、生产日期、产品批号、保质期、贮藏、生产企业、生产地址、联系方式等信息。

三、GMP框架下的风险策略和条款解读

检查过程中，检查员可参照本要点内容，以《药品生产质量管理规范（2010年修订）》及其附录为框架，结合配方颗粒生产工艺特点，对企业的生产和质量管理进行检查。

（一）机构和人员

配方颗粒企业的生产管理负责人应具有药学或相关专业大专以上学历（或中级专业技术职称或执业药师资格）、三年以上从事中药饮片生产管理的实践经验，或药学及相关专业中专以上学历、八年以上从事中药饮片生产管理的实践经验。企业的质量管理负责人、质量受权人应当具备药学或相关专业大专

以上学历（或中级专业技术职称或执业药师资格），并有中药饮片生产或质量管理五年以上的实践经验，其中至少有一年的质量管理经验。企业的关键人员以及质量保证、质量控制等人员均应为企业的全职在岗人员。质量保证和质量控制人员应具备中药材和中药饮片质量控制的实际能力，具备鉴别中药材和中药饮片真伪优劣的能力。从事中药材炮制操作的人员应具有中药炮制专业知识和实际操作技能；从事毒性中药材等有特殊要求的生产操作人员，应具有相关专业知识和技能，并熟知相关的劳动保护要求。负责中药材采购及验收的人员应具备鉴别中药材真伪优劣的能力。从事养护、仓储保管人员应掌握中药材、中药饮片贮存养护知识与技能。

（1）企业的关键人员以及质量保证、质量控制等人员应当为企业的全职在岗人员。

（2）质量管理部门应当有专人负责中药材和中药饮片的质量管理。

专职负责中药材和中药饮片质量管理的人员应当至少具备以下条件：①具有中药学、生药学或相关专业大专以上学历，并至少有3年从事中药生产、质量管理的实际工作经验；或具有专职从事中药材和中药饮片鉴别工作8年以上的实际工作经验；②具备鉴别中药材和中药饮片真伪优劣的能力；③具备中药材和中药饮片质量控制的实际能力；④根据所生产品种的需要，熟悉相关毒性中药材和中药饮片的管理与处理要求。

（3）从事中药材炮制操作人员应当具有中药炮制专业知识和实际操作技能；从事毒性中药材等有特殊要求的生产操作人员，应当具有相关专业知识和技能，并熟知相关的劳动保护要求。

（4）负责中药材采购及验收的人员需具备鉴别中药材真伪优劣的能力，从事养护、仓储保管的人员需掌握中药材、中药饮片贮存养护知识与技能。

（5）企业由专人负责培训管理工作，培训的内容包括中药专业知识、岗位技能和药品生产质量管理规范相关法规知识等。

（6）进入生产区的人员应进行更衣、洗手；进入洁净区的工作服的选材、式样及穿戴方式应符合通则的要求；从事对人体有毒、有害操作的人员应按规定着装防护，其专用工作服与其他操作人员的工作服应分别洗涤、整理，避免交叉污染。

（二）厂房与设施

厂房设施设计、设备选型及日常生产管理应能避免共线生产带来的潜在的交叉污染。厂房设施应有良好的除尘、通风、水蒸气控制设施，尤其是对易产尘的操作间应当采取有效措施，如安装捕尘设备、通风设施或者设置专用操作间等，以控制粉尘扩散、避免污染和交叉污染。中药提取、浓缩、收膏工序宜采用密闭系统进行操作，并进行在线清洁，以防止污染和交叉污染。以毒性中药材为原料生产的中药配方颗粒，其炮制生产应使用专用设施和设备，并与其他生产区严格分开。此外，换品种生产时应严格按照GMP要求进行清洁，并做好清洁验证工作。

配方颗粒属于中药饮片管理范畴，应符合GMP中药饮片附录关于厂房设施的基本要求：

（1）生产区与生活区严格分开，不得设在同一建筑物内；中药标本室应当与生产区分开。

（2）厂房与设施应当按生产工艺流程合理布局，并设置与其生产规模相适应的厂房操作间，有良好的除尘、通风、水蒸气控制及防止污染和交叉污染等设施。同一厂房内的生产操作之间和相邻厂房之间的生产操作不得互相妨碍。

（3）中药材和中药饮片的挑拣、筛选、切制（干切）、粉碎、混合等操作易产生粉尘的，应当采取有效措施，以控制粉尘扩散，避免污染和交叉污染，如安装捕尘设备、通风设施或者设置专用厂房（操作间）等。

（4）中药提取、浓缩、收膏工序宜采用密闭系统进行操作，并进行在线清洁，以防止污染和交叉污染。采用密闭系统生产的，其操作环境可设在非洁净区；采用敞口方式生产的，其操作环境应当与其制剂配制操作区的洁净度级别相适应。中药提取后的废渣如需暂存、处理时，应当有专用区域。浸膏的配料、粉碎、过筛、混合等操作，其洁净度级别应当与其制剂配制操作区的洁净度级别一致。

（5）以毒性中药材为原料，生产加工的中药配方颗粒，加工、炮制、生产应使用专用设施和设备，并与其他生产区严格分开，生产的废弃物应经过处理并符合要求。

（6）厂房地面、墙壁、天棚等内表面平整，易于清洁，不易产生脱落物，不易滋生霉菌；有防止昆虫或其他动物等进入的设施，灭鼠药、杀虫剂、烟熏剂等不得对设备、物料、产品造成污染。

（7）仓库有足够空间，面积与生产规模相适应。中药材、中药饮片、中间产品、中药配方颗粒应分库存放；有特殊要求的物料应当设置专库存放。仓库内应当配备适当的设施，并采取有效措施，对温、湿度进行监控，保证物料按照规定条件贮存；贮存易串味、鲜活中药材应当有适当的设施（如专库、冷藏设施）。

（三）设备

设备管理需要持续保持设备从设计、选型、安装、改造、使用直至报废整个生命周期全过程处于受控状态，将"操作有规程、运行有监控、过程有记录、趋势有分析、事事可追溯"落实到设备管理工作各个环节中去，以实现最大限度降低由设备导致在药品生产过程中发生的污染和交叉污染、混淆和差错。

（1）应根据中药材、中药饮片、中药配方颗粒的不同特性及生产工艺的需要，选用能满足生产工艺要求的设备。

（2）与中药材、中药饮片、中药配方颗粒直接接触的设备、工具、容器应易清洁消毒，不易产生脱落物，不会对中药材、中药饮片、中药配方颗粒质量产生不良影响。

（3）中药配方颗粒生产用水至少应为饮用水，企业定期监测生产用水的质量，饮用水每年送相关检测部门进行检测至少一次。

（四）物料和产品

配方颗粒生产企业每次接收中药材应当按产地、供应商、采收时间、药材规格等进行分类，分别编制批号，并按照要求建立追溯体系。中药配方颗粒生产过程中，符合要求的中药材制成中药饮片后，根据中药配方颗粒生产工艺要求，应在工艺规程中建立投料方案。

（1）生产所用原辅料应当符合相应的标准，与中药配方颗粒直接接触的包装材料应当符合药用要求，分别编制批号并管理；所用物料不得对中药配方颗粒质量产生不良影响。

（2）中药配方颗粒生产企业每次接收中药材应当按产地、供应商、采收时间、药材规格等进行分类，分别编制批号，并按照要求建立追溯体系。

（3）购入的中药材，每件包装上应有明显标签，注明品名、规格、数量、产地、采收（初加工）时间等信息，毒性中药材等有特殊要求的中药材外包装上应有明显的标志。

（4）中药配方颗粒应选用能保证其贮存和运输期间质量的包装材料或容器。直接接触中药配方颗粒包装的标签至少应当标注或能查询备案号、名称、中药饮片执行标准、中药配方颗粒执行标准、规格、生产日期、产品批号、保质期、贮藏、生产企业、生产地址、联系方式等内容。

（5）中药材、中药饮片应按质量要求贮存、养护，贮存期间各种养护操作应当建立养护记录；养护方法应当安全有效，以免造成污染和交叉污染。

（6）中药材、中药饮片应制定复验期，并按期复验，如遇影响质量的异常情况须及时复验。

（7）中药材、中药饮片和中药配方颗粒的运输应不影响其质量，并采取有效可靠的措施，防止中药材、中药饮片和中药配方颗粒发生变质。

（8）中药配方颗粒生产过程中，符合要求的中药材制成中药饮片后，根据中药配方颗粒生产工艺要求，应在工艺规程中建立投料方案。可制定混批调配等处理方法，以解决原料质量波动问题；按照规定的工艺，经提取、分离、浓缩后得到中间体，并制定适宜的生产工艺规程。

（五）文件管理

建立文件管理体系，确保药品的生产质量活动"有章可循、照章办事、可以追踪"，从而避免混淆、污染和差错。

1. 应当制定控制产品质量的生产工艺规程和其他标准文件：

（1）制定中药材和中药饮片养护制度，并分类制定养护操作规程。

（2）制定每种中药配方颗粒的生产工艺规程，内容包括生产所用中药饮片前处理、中药提取和制剂等过程，制定每种干浸膏的出膏率限度范围，各关键工序的技术参数必须明确，如标准投料量、提取、浓缩、干燥、过筛、混合、贮存等要求，并明确相应的贮存条件及期限。

（3）根据中药饮片质量、投料量等因素，制定每种干浸膏的出膏率限度范围。

（4）制定每种中药材、中药饮片、中间产品、中药配方颗粒的质量标准和检验方法。

2. 应当对从中药材的前处理到中药提取物等整个生产过程中的生产和质量管理情况进行记录，并符合下列要求：

（1）几个批号的中药饮片混合投料时，应当记录投料所用每批中药饮片的批号和数量。

（2）中药提取各生产工序的操作至少应当有以下记录：①中药饮片名称、批号、投料量及复核投料记录；②提取工艺的设备编号、加水量、升温时间、煎煮时间、煎煮温度、提取次数等记录；③浓缩和干燥工艺的设备编号、温度、浸膏干燥时间、浸膏数量记录；④其他工序生产操作记录；⑤中药饮片废渣处理记录。

（六）生产管理

配方颗粒生产管理应建立在人、机、料、法、环统一协调的基础上。生产过程控制是生产管理的重要任务，生产过程控制要建立在配方颗粒工艺设计的基础上，通过充分的设计和评估最大限度降低药品生产过程中的污染、交叉污染以及混淆、差错等风险，确保持续稳定地生产出符合预定用途和注册要求的药品。

（1）应当建立编制中药配方颗粒生产日期的操作规程。生产日期确定不得迟于产品成型操作开始日期，不得以产品包装日期作为生产日期。

（2）应当建立编制中药配方颗粒批号的操作规程，每批中药配方颗粒应当编制唯一的批号。在中药配方颗粒成型前使用同一台混合设备一次混合所生产的均质产品为一批。

（3）中药配方颗粒的生产工艺验证可按照提取工艺和制剂工艺分段进行验证，同一品种不同生产批量均应进行工艺验证，由同一批次颗粒分装为不同包装形式（单剂量小袋、多剂量调剂包）的产品，可按照工序进行验证。

（4）中药配方颗粒应当按照备案的生产工艺进行生产，并符合国家药品标准。国家药品标准没有规定的，应当符合省级药品监督管理部门制定的标准。

（5）中药配方颗粒生产企业所用的中药饮片必须按照国家药品标准炮制；国家药品标准没有规定的，必须按照省级药品监督管理部门制定的中药材标准和中药炮制规范炮制，饮片规格符合备案工艺要求。属于产地趁鲜切制目录的品种，可以在产地切制成符合该品种投料要求的中药饮片规格，经企业检验合格后方可投料提取。

（6）应当对中药材和中药饮片的质量以及中药材前处理、中药提取工艺严格控制。中药配方颗粒提取用溶媒至少为饮用水，不得使用酸碱、有机溶媒。在中药材前处理以及中药提取、贮存和运输过程中，应当采取措施控制微生物污染，防止变质。

（7）中药材应当按照规定进行拣选、整理、剪切、洗涤、浸润或其他炮制加工。未经处理的中药材不得直接用于中药配方颗粒的提取加工，对于湿法处理后直接投料提取的中药饮片，其投料量应当按照净制收率折干进行折算，具体计算方法，企业应当有相应规定。

（8）应当使用流动的饮用水清洗中药材，用过的水不得用于清洗其他中药材。不同的中药材不得同时在同一容器中清洗、浸润。净制后的中药材和中药饮片不得直接接触地面。中药材、中药饮片晾晒应有有效的防虫、防雨等防污染措施。

（七）质量管理

企业要根据药品质量管理要求，结合配方颗粒的工艺特点，制定质量目标，使各组织机构和相关人员明确各自的质量责任，将药品注册的有关安全、有效、可控的所有质量要求系统地贯彻到药品生产、控制、产品放行、贮存、发运、召回、上市后研究的全过程中，确保所生产的药品符合预定用途和注册要求。

（1）生产中药配方颗粒所需中药材，能人工种植、养殖的，应当优先使用来源于符合中药材生产质量管理规范要求的中药材种植养殖基地的中药材。中药材产地应相对稳定，提倡使用道地药材。

（2）中药材和中药饮片的质量应当符合国家药品标准及省级中药材标准和中药饮片炮制规范，并在现有技术条件下，根据对中药配方颗粒质量的影响程度，在相关的质量标准中增加必要的质量控制项目。

中药材和中药饮片的质量控制项目应当至少包括：①外观、性状、显微鉴别；②中药材和中药饮片中所含有关成分的定性或定量指标；③国家药品标准及省级中药材标准和中药炮制规范中包含的其他检验项目。

（3）中药材和中药饮片应按法定标准进行检验，如中药材检验结果用于净制、切制等炮制方法的中药饮片质量评价，应经过评估，并制定与中药饮片质量标准相适应的中药材质量标准，引用的检验结果应在中药饮片检验报告中注明。

（4）应当建立生产所用中药材和中药饮片的标本，如原植（动、矿）物、中药材使用部位、经批准的替代品、伪品等。

（5）应当根据中间产品、中药配方颗粒的特性和包装方式以及稳定性考察结果，确定其贮存条件和贮存期限或保质期。

（6）每批中药材和中药配方颗粒应当留样，经过炮制后的中间产品应根据对炮制方法及炮制后质量变化情况评估中间产品是否留样，留样量至少能满足鉴别的需要，留样时间应当有规定。

（7）应当建立药物警戒体系，配备药物警戒机构及专职人员，具有对中药配方颗粒实施风险管理的能力。

（8）中药配方颗粒生产企业应建立中药配方颗粒年度报告制度，年报内容应至少包括报告人基本信息、生产线基本情况、产品基本信息及生产情况、委托检验情况、变更情况、风险管理情况（不符合质量标准的产品批次调查处理情况、产品召回情况及其他需上报的情况）等。

（9）中药配方颗粒生产企业的工艺、生产场地、生产设施设备等发生变更时，要经过系统全面的风险评估，根据评估结果进行相关研究或验证，参照国家药监局药审中心发布的《已上市中药药学变更研究技术指导原则（试行）》执行。

（八）产品发运与召回

按品种制定配方颗粒的生产工艺规程，药品发运管理系统应当满足信息化追溯要求。药品召回应从实际出发，建立快速有效的药品召回系统与机制，并能查明问题所在，改进药品生产与质量管理工作，提高药品质量。

（1）每批产品均应当有发运记录，根据发运记录，应当能够追查每批产品的销售记录情况，必要时应当能够及时全部追回。对于中药配方颗粒调剂设备及调剂软件，应实现对调剂过程数据的可追溯。

（2）应当建立产品召回制度，必要时可迅速有效地从医疗机构等销售渠道上召回任何一批存在安全隐患的产品。

附录二

GMP 附录无菌制剂生产检查风险策略与条款解读

第一章 范 围

第一条 无菌药品是指法定药品标准中列有无菌检测项目的制剂和原料药,包括无菌制剂和无菌原料药。

- 解读

1. 明确无菌药品的概念及涵盖的范围。无菌药品是指法定药品标准中列有无菌检测项目的制剂和原料药。
2. 无菌是指没有活的微生物存在。
3. 无菌制剂包括注射剂、眼用制剂、无菌软膏剂、无菌混悬剂等。
4. 所谓原料药,是指专门供给药品制剂生产所用的化学物质。原料药作为药品制剂企业的上游产品,原料药据其制成药剂需求可分非无菌原料药与无菌原料药两大类,其中无菌原料药指不含任何活性微生物和霉菌、细菌、病毒等;反之,对此没有严格要求的就是非无菌原料药。

第二条 本附录适用于无菌制剂生产全过程以及无菌原料药的灭菌和无菌生产过程。

第二章 原 则

第三条 无菌药品的生产须满足其质量和预定用途的要求,应当最大限度降低微生物、各种微粒和热原的污染。生产人员的技能、所接受的培训及其工作态度是达到上述目标的关键因素,无菌药品的生产必须严格按照精心设计并经验证的方法及规程进行,产品的无菌或其他质量特性绝不能只依赖任何形式的最终处理或成品检验(包括无菌检查)。

- 解读

1. 无菌药品生产应满足质量要求和预订用途,质量要求是指满足包括每种无菌药品的质量标准,并且保证药品能够起到相应的疗效。
2. 无菌药品的生产过程应对可能引起微粒、微生物和内毒素的潜在污染进行严格控制,无菌工艺的本质就是减少或者消除这些潜在污染源。
3. 影响无菌药品的最为关键的因素就是人员,生产人员的技能、所接受的培训及工作态度是人员因素的核心内容。

4. 无菌保证工艺是否有效曾一度主要通过对终产品抽样进行无菌检验来判断，由于微生物在产品中的分布是不均匀的，且抽检样品的数量有限，故抽检的结果不能代表整批产品的无菌状态。国际上更为注重无菌保证工艺的设计是否合理，所用的设备与工艺是否经过充分验证，在此基础上是否严格按照验证后的工艺进行生产，这样才能保证无菌的可靠性。

在业界常用无菌保证水平（SAL）的概念来评价灭菌（无菌）工艺效果，SAL定义为产品经灭菌或除菌后微生物残存的概率。该值越小，证明产品中微生物存在的概率越小。为了保证注射剂的无菌安全性，国际上一致规定，采用湿热灭菌法的SAL不得大于10^{-6}，即灭菌后微生物存活的概率不得大于百万分之一；而采用无菌生产工艺生产的产品，其SAL只能达到10^{-3}，故仅限于临床必须注射给药而确实无法耐受最终灭菌的产品，无菌生产工艺只用于粉针剂和部分小容量注射剂。

5. **热原**：指由微生物产生的能引起恒温动物体温异常升高的致热物质。它包括细菌性热原、内源性高分子热原、内源性低分子热原及化学热原等。这里所指的"热原"，主要是指细菌性热原，是某些细菌的代谢产物、细菌尸体及内毒素。致热能力最强的是革兰氏阴性杆菌的产物，其次是革兰氏阳性杆菌类，革兰氏阳性球菌则较弱，霉菌、酵母菌甚至病毒也能产生热原。热原通常是磷脂多醇与蛋白质结合而成的复合物。磷脂多醇是复合物的活性中心，致热作用最强。其化学组成因菌种不同而有所差异。

6. **热原反应**：注入人体的注射剂中含有热原量达1μg/kg就可引起不良反应，发热反应通常在注入1小时后出现，可使人体产生发冷、寒战、发热、出汗、恶心、呕吐等症状，有时体温可升至40℃以上，严重者甚至昏迷、虚脱，如不及时抢救，可危及生命。该现象称为"热原反应"。

7. **细菌内毒素**：药品中的热原主要是细菌内毒素。一般可以认为，细菌内毒素就是热原，但是热原不等于细菌内毒素。

8. 《中国药典》2005年版规定热原检查采用家兔法，细菌内毒素检查采用鲎（hou）试剂法。细菌内毒素检查包括凝胶法和光度测定法两种方法，前者利用试剂与细菌内毒素产生凝集反应的原理来检测或半定量内毒素，后者包括浊度法和显色基质法，系分别利用鲎试剂与内毒素反应过程中的浊度变化及产生的凝固酶使特定底物释放出呈色团的多少来测定内毒素。

鲎试剂法检查内毒素的灵敏度为0.0001μg/mL，比家兔法灵敏10倍，操作简单易行，试验费用低，结果迅速可靠，适用于注射剂生产过程中的热原控制和家兔法不能检测的某些细胞毒性药物制剂，但其对革兰氏阴性菌以外的内毒素不灵敏，目前尚不能完全代替家兔法。

9. 鲎，属节肢动物门，肢口纲，剑尾目鲎科。俗称三刺鲎、两公婆、海怪，因其长相既像虾又像蟹，因此人们又称之为"马蹄蟹"，是一种栖生于海洋的低等无脊椎动物，并且是一类与三叶虫（现在只有化石）一样古老的动物。鲎的祖先出现在地质历史时期古生代的泥盆纪，泥盆纪常被称为"鱼类时代"。当时恐龙尚未崛起，原始鱼类刚刚问世，随着时间的推移，与它同时代的动物或者进化或者灭绝，而唯独只有鲎从4亿多年前至今仍保留其原始而古老的相貌，所以鲎有"活化石"之称。现存于世的鲎有三属四种，常见的有美洲鲎和东方鲎两种。

第四条 无菌药品按生产工艺可分为两类：采用最终灭菌工艺的为最终灭菌产品；部分或全部工序采用无菌生产工艺的为非最终灭菌产品。

· **解读**

1. **最终灭菌工艺**：在控制微生物污染量的基础上，在药品灌封后，通过湿热灭菌方式除菌。一般来说成本低，无菌保证水平高，适用于大容量注射剂及小容量注射剂的灭菌。

2. 无菌生产工艺：在无菌系统环境下，通过除菌过滤法及无菌操作法，以防止过程污染为目的，消除导致污染的各种可能性来保证无菌水平。一般来说，由于本工艺对环境系统要求高，且影响无菌操作的因素多而使得无菌保证水平比终端灭菌水平低。适用于粉针剂，亦可适用于临床需要，但是不能进行终端灭菌的小容量注射剂。

第五条 无菌药品生产的人员、设备和物料应通过气锁间进入洁净区，采用机械连续传输物料的，应当用正压气流保护并监测压差。

•解读

1. 明确无菌生产的人员、设备及物料必须通过气锁间才能进入洁净区。
2. 气锁间。

欧盟：又称气锁（Air-lock），设置于两个或数个房间之间（如不同洁净级别的房间之间）的具有两扇或多扇门的隔离空间。设置气锁的目的是在人员或物料出入该房间时，对气流进行控制。气闸间有人员和物料之分。

FDA：气闸-带连锁门的小房间，用于保持邻近房间之间的气压控制（通常所述临近房间的洁净级别不同）。无菌工艺气闸的目的是排除从较低级别区域的尘埃粒子和微生物污染侵入。

3. 明确机械方式传输物料，应确保高级别区域对低级别区域的相对正压，并且应监测压差。目前采用机械传输物料主要是进行西林瓶清洗后通过灭菌隧道传输至A级区进行无菌灌装。

第六条 物料准备、产品配制和灌装或分装等操作必须在洁净区内分区域（室）进行。

•解读

1. 明确物料准备、配制和灌装首先必须在洁净区内进行，并且必须在不同的功能区域或房间进行，物料准备、产品配制剂灌装的一系列过程对无菌的要求是逐级提高的，目的是避免交叉污染。
2. 灌装主要是指装入内包装材料的半成品，状态一般为液体。

第七条 应当根据产品特性、工艺和设备等因素，确定无菌药品生产用洁净区的级别。每一步生产操作的环境都应当达到适当的动态洁净度标准，尽可能降低产品或所处理的物料被微粒或微生物污染的风险。

•解读

1. 明确无菌药品生产的不同区域（房间）的洁净级别的确定原则。
2. 明确不同的洁净级别均应当达到相应的动态洁净度标准，在1998版GMP中只要求达到静态洁净度要求，并且在设计相应的无菌操作工艺时应尽可能降低物料及产品被污染的风险。
3. 微生物：个体微小，结构简单，通常要用光学显微镜和电子显微镜才能看清楚的生物，统称为微生物。微生物包括细菌、病毒、霉菌、酵母菌等（但有些微生物是可以看见的，如属于真菌的蘑菇、灵芝等）。
4. 微粒：悬浮在空气中的、固态的或液态的、活性的或非活性的物质，其粒径为 $10nm \sim 100\mu m$。

第三章 洁净度级别及监测

第八条 洁净区的设计必须符合相应的洁净度要求,包括达到"静态"和"动态"的标准。

· 解读

1. 洁净区洁净室,亦称为无尘室或清净室,是指将一定空间范围内空气中的微粒子、有害空气、细菌等污染物排除,并将室内的温度、洁净度、室内压力、气流速度与气流分布、噪声振动及照明、静电控制在某一需求范围内,而所给予特别设计的房间。即不论外在空气条件如何变化,其室内均具有维持原先所设定要求的洁净度、温湿度及压力等性能的特性。

2. 洁净度:指洁净空气中空气含尘(包括微生物)量。

3. 静态:指所有生产设备均已安装就绪,但没有生产活动且无操作人员在场的状态。

4. 动态:指生产设备按预定的工艺模式运行并有规定数量的操作人员在现场操作的状态。

5. 空态条件下测试:是指系统(洁净室)已处于正常运行状态,但工艺设备、生产人员还未进入的情况下测试的。

第九条 无菌药品生产所需的洁净区可分为以下4个级别:

A级:高风险操作区,如灌装区、放置胶塞桶和与无菌制剂直接接触的敞口包装容器的区域及无菌装配或连接操作的区域,应当用单向流操作台(罩)维持该区的环境状态。单向流系统在其工作区域必须均匀送风,风速为0.36~0.54m/s(指导值)。应当有数据证明单向流的状态并经过验证。在密闭的隔离操作器或手套箱内,可使用较低的风速。

B级:指无菌配制和灌装等高风险操作A级洁净区所处的背景区域。

C级和D级:指无菌药品生产过程中重要程度较低操作步骤的洁净区。

· 解读

1. 单向流洁净室:由方向单一、流线平行并且速度均匀稳定的单向流流过房间工作区整个截面的洁净室。单向流可以是一个房间、一个房间的局部或超净工作台、生物安全柜或隔离仓等。

2. 单向流洁净室的风速必须均匀,指导值为0.36~0.54m/s,即(0.45±20%)m/s,按照法定的方法进行风速检测,并采用烟雾试验证明单向流洁净室(或区域)的气体流型。

以上各级别空气悬浮粒子的标准规定如下表:

洁净度 级别	悬浮粒子最大允许数/m³			
	静 态		动态[3]	
	≥0.5μm	≥5.0μm[2]	≥0.5μm	≥5.0μm
A级[1]	3520	20	3520	20
B级	3520	29	352000	2900
C级	352000	2900	3520000	29000
D级	3520000	29000	不作规定	不作规定

注:

(1)为确认A级洁净区的级别,每个采样点的采样量不得少于1m³。A级洁净区空气悬浮粒子的级别为ISO 4.8,以≥5.0μm的悬浮粒子为限度标准。B级洁净区(静态)的空气悬浮粒子的级别为ISO 5,同时包括表中两种粒径的悬浮粒子。对于C级洁净区(静态和动态)而言,空气悬浮粒子的级别分别为ISO 7和ISO 8。对于D级洁净区(静态)空气悬浮粒子的级别为 ISO 8。测试方法可参照 ISO14644-1。

（2）在确认级别时，应当使用采样管较短的便携式尘埃粒子计数器，避免≥5.0μm 悬浮粒子在远程采样系统的长采样管中沉降。在单向流系统中，应当采用等动力学的取样头。

（3）动态测试可在常规操作、培养基模拟灌装过程中进行，证明达到动态的洁净度级别，但培养基模拟灌装试验要求在"最差状况"下进行动态测试。

·解读

1. ISO 洁净度等级、传统分级及 GMP 规定的洁净度：

1963 年，美国洁净室标准 FED-STD-209 中，按每立方英尺中 205mm 粉尘数量的最高允许浓度，将洁净室分成若干等级，如 100 级、10000 级、100000 级，世界上许多国家都以此为标准。

1999 年，国际标准化组织 ISO 颁布了一项国际标准《ISO14644-1 洁净室与受控洁净环境》第一部分：空气洁净度分级。标准中采用了新的分级。

2001 年，中国新颁布的洁净室设计标准中采用了 ISO 分级。

	ISO 14644		EU GMP & 2010 版 GMP				CN GMP 98		
	≥0.5μm	≥5μm	R	0	≥0.5μm	≥5μm	R	≥0.5μm	≥5μm
1									
2	4								
3	35								
4	352								
5	3520	29	A&B	A	3520	20（B29）	百级	3500	0
6	35200	293							
7	352000	2930	C	B	35200	2900	万级	350000	2000
8	3520000	29300	D	C	352000	29000	十万级	3500000	20000
9	35200000	293000					三十万级	10500000	60000

2. 粒子最大允许浓度：

$$C_n = 10^n \times \left(\frac{0.1}{D}\right)^{2.08}$$

C_n：大于或等于被考虑粒径的粒子最大允许浓度；

n：ISO 等级级别，最大不超过 9；

D：以微米（μm）计的被选粒径；

0.1：为一常数，表示以微米（μm）计的量纲。

例如：ISO 8 级（D 级）

$$C_8 = 10^8 \times (0.1/0.5)^{2.08} = 3516757 = 352000$$

3. 采样点：

（1）根据 ISO14644-1.2015 标准，表 A.1 有关洁净室区域的取样点。

（2）取样点的定位：①使用表格 A.1 里的取样点最小数量 NL；②然后将整个洁净室或洁净区划分为 NL 个等面积区块；③每个区块都选定一个可代表该区块特征的取样点；④在每个取样点，将粒子计数器采样探头置于工作活动的平面或另一个指定点。

4. 采样量：

采样点的每次采样量：①每个采样点的采样量至少为 2L，采样时间最少为 1min；②为确认 A 级洁净区的级别，每个采样点的采样量不得少于$1m^3$。

$$V_S = \frac{20}{C_{n,m}} \times 1000$$

V_S：每个采样点每次最少采样量（L）；

n, m：为相关等级规定的最大被考虑粒径之等级限值；

20：当粒子浓度处于该等级限值时，可被检测到的粒子数。

5. 结果计算：

（1）各取样点的平均粒子浓度：当一个取样点发生两次或多次取样，根据公式（A.3），以单份样品粒子浓度的每个被考虑粒径来计算和记录每个点的平均粒子数量。

$$\bar{x}_i = \frac{x_{i,1} + x_{i,2} + \cdots x_{i,n}}{n}$$

$\bar{x}_i$：在取样点 i 的平均粒子数，i 可代表任何取样点；

$x_{i,1}$ 到 $x_{i,n}$：单份样品的粒子数量；

n：在取样点 i 的取样次数。

（2）每立方米的浓度计算：

$$C_i = \frac{\bar{x}_i \times 1000}{V_t}$$

C_i：每立方米的粒子浓度；

$\bar{x}_i$：在取样点 i 的平均粒子数，i 可代表任何取样点；

V_t：被选择的单次取样量（升）。

如果各取样点测量的平均粒子浓度（每立方米的粒子数）不超过 ISO14644-1.2015 表格 1 里规定的浓度限值，洁净室或洁净区被视为已达到规定的空气洁净度分级要求。

最低取样量的设定是基于以上所示的最低取样量计算，也决定了粒子计数器运行 1 分钟得到的取样量。每个取样点的取样必须至少进行 1 分钟：在运行 1 分钟的情况下，如果计算出来的最低取样量令人满意，取样过程可在 1 分钟结束时停止。在运行 1 分钟和仪器处于某流量的情况下，如果不能获得计算的最低取样量，取样必须持续更长时间直到获得最低取样量。当判定所需取样时间时，需同时满足 1 分钟要求和计算的最低取样量这两个条件，用户需明确将要使用的规定仪器的流量，因为粒子计数器有几种可能的流量。

6. 培养基模拟灌装试验（MFT）：

培养基模拟灌装试验用于无菌产品的生产过程在确定的环境、人员、工艺、物料、设备和监控条件下，是能有效地防止微生物污染，保证所提供产品的无菌可靠性的一种方法。

模拟灌装试验是无菌生产工艺的验证手段，是任何非最终灭菌的无菌药品必须进行的一项验证。

培养基模拟灌装试验设计时，工艺条件的选择应该选取合理的"最差条件"，用最差条件对工艺流程、设备和整个体系进行挑战。如果在最差条件下能够获得好的结果，说明在比最差条件情况要好的实际生产中，无菌保证更可靠。最差条件例如：①在准备条件下保存到被允许的最长时间；②灌装时在关键区域保留最多的人员。

最差条件并不仅仅是上述列出的几点。最差条件是指在工艺允许范围内正常生产时可能遇到的最差情况，并不包括由于偏差引起的超出工艺要求的特殊情况。

第十条 应当按以下要求对洁净区的悬浮粒子进行动态监测：

（一）根据洁净度级别和空气净化系统确认的结果及风险评估，确定取样点的位置并进行日常动态监控。

- 解读

1. 洁净区的洁净级别确认是设备设施验证的一部分，并需要进行定期再确认。洁净级别确认和洁净区监测是两个环节，应该明确予以区分并分别管理。

2. 取样点的位置根据确认的结果及风险评估来确定，例如：在哪些点最有可能造成污染或对产品质量造成不良影响？

3. 取样点的确定还应注意下列问题：

（1）取样点一般布置在距离地面 0.8~1.5m 之间或操作平台的高度。

（2）尽量避免在回风口附近取样，而且测试人员应站在取样口的下风侧。

（二）在关键操作的全过程中，包括设备组装操作，应当对 A 级洁净区进行悬浮粒子监测。生产过程中的污染（如活生物、放射危害）可能损坏尘埃粒子计数器时，应当在设备调试操作和模拟操作期间进行测试。A 级洁净区监测的频率及取样量，应能及时发现所有人为干预、偶发事件及任何系统的损坏。灌装或分装时，由于产品本身产生粒子或液滴，允许灌装点≥5.0μm 的悬浮粒子出现不符合标准的情况。

1. 明确要求对 A 级区的关键操作的全过程包括设备组装操作进行悬浮粒子监测。

2. 明确提出了 A 级洁净区监测的频率及取样量的确定原则。

3. 灌装点位在监测过程中很有可能出现 >5.0μm 的悬浮粒子超标的情况，但是这种超标情况是允许的。

4. 为避免监测过程对正常生产过程的干扰，一般采用在线悬浮粒子监测系统。

（三）在 B 级洁净区可采用与 A 级洁净区相似的监测系统。可根据 B 级洁净区对相邻 A 级洁净区的影响程度，调整采样频率和采样量。

（四）悬浮粒子的监测系统应当考虑采样管的长度和弯管的半径对测试结果的影响。

（五）日常监测的采样量可与洁净度级别和空气净化系统确认时的空气采样量不同。

（六）在 A 级洁净区和 B 级洁净区，连续或有规律地出现少量≥5.0μm 的悬浮粒子时，应当进行调查。

（七）生产操作全部结束、操作人员撤出生产现场并经 15~20 分钟（指导值）自净后，洁净区的悬浮粒子应当达到表中的"静态"标准。

- 解读

房间的洁净度与三个因素有关，即进入房间的空气质量和风量、洁净空气在房间中混合均匀的程度以及房间的体积。

因此，简单地用换气次数来要求房间的洁净度是不全面的。比如说，换气次数很高，但流型很差的房间（进风吹到地板，然后返回天花板，其余部分在空气悬停），其自净能力自然也很差，所以现在评价洁净室自净能力用恢复时间来衡量，即洁净室从动态恢复至静态所需要的时间。这个指标综合了换气次数、流型等因素，更能评价一个洁净室的自净能力。因此 EUGMP 及新版 GMP 取消了关于换气次数的规定。但是按照 ISPE 新的 HVAC 系统指南，建议换气次数如下：D 级，6~20 次/h；C 级，20~40 次/

h；B 级，40~60 次/h。

（八）应当按照质量风险管理的原则对 C 级洁净区和 D 级洁净区（必要时）进行动态监测。监控要求以及警戒限度和纠偏限度可根据操作的性质确定，但自净时间应当达到规定要求。

• 解读

1. 对于 C 级洁净区和 D 级洁净区进行动态监测前首先根据风险管理的原则确定取样点、取样量及取样频次。

2. 警戒限度和纠偏限度的确定：可以根据历史数据，结合不同洁净区域的标准制定，如采用数理统计（正态分布法）的方法，一般可以将平均值加上 2 倍的标准差作为警戒限度，加上 3 倍的标准差作为纠偏限度。纠偏限度不得高于相应洁净级别的参照性限度标准。

（九）应当根据产品及操作的性质制定温度、相对湿度等参数，这些参数不应对规定的洁净度造成不良影响。

• 解读

1. 新版 GMP 中取消了对于温、湿度的规定，决定洁净室温、湿度的因素包括操作者的舒适度、减少微生物生长、静电污染、工艺的需要、节能和降耗。

2. 从人的角度分析，人是洁净室内主要的发尘源，作业人员进入洁净区必须穿戴与洁净室的空气洁净度等级相适应的工作服、口罩等，由于洁净工作服的透气性较差，为了保证作业人员的工作环境，提高劳动生产率，在洁净室生产工艺对环境的温湿度没有特殊要求时，洁净室内的温、湿度主要是考虑作业人员的舒适程度。从生产工艺的角度分析，每个生产线应有不同的控制参数要求，例如，口服固体制剂生产线，主要生产颗粒剂、片剂，其湿度低一些对生产是有利的；从卫生学角度分析，湿度高容易使细菌特别是霉菌滋生繁殖，温、湿度越低越能抑制细菌的繁殖，虽然湿度低易起尘，使细菌扩散，但综合分析，湿度偏低些还是有利的。

第十一条 应当对微生物进行动态监测，评估无菌生产的微生物状况。监测方法有沉降菌法、定量空气浮游菌采样法和表面取样法（如棉签擦拭法和接触碟法）等。动态取样应当避免对洁净区造成不良影响。成品批记录的审核应当包括环境监测的结果。

对表面和操作人员的监测，应当在关键操作完成后进行。在正常的生产操作监测外，可在系统验证、清洁或消毒等操作完成后增加微生物监测。

洁净区微生物监测的动态标准[1]如下：

洁净度级别	浮游菌 CFU/m³	沉降菌（Φ90mm） CFU/4 小时[2]	表面微生物	
			接触（Φ55mm） CFU/碟	5 指手套 CFU/手套
A 级	<1	<1	<1	<1
B 级	10	5	5	5
C 级	100	50	25	—
D 级	200	100	50	—

注：

（1）表中各数值均为平均值。

（2）单个沉降碟的暴露时间可以少于 4 小时，同一位置可使用多个沉降碟连续进行监测并累积计数。

·解读

1. 虽然粒子取样可以用来评价空气的质量，但是微生物的污染是生产环境最重要的因素，它与最终产品的微生物负荷控制相关。虽然所有生产的最终产品都要求控制微生物污染，但是对于无菌生产过程显得尤为重要。

2. 本条款明确在无菌生产过程中应对微生物进行动态监测，微生物监测的方法包括沉降菌法、浮游菌法和表面取样法，并且环境微生物的动态监测结果必须纳入批记录中作为产品的放行依据之一。

3. 沉降菌法：作为被动式取样的沉降碟（平皿径一般为90mm），用于环境中沉降菌监测。沉降碟以其价廉、轻便、对空气环境破坏较小等优点而被广泛应用于洁净区的环境监测。不足之处在于它只能作为定性测试，所获得数据的准确性较差。但是在层流区域，沉降碟不会干扰气流方向，不失为一种比较好的方法。为了尽可能地获得可靠数据，沉降碟放置时间不宜过短，至少为半小时。一般情况下，将沉降碟暴露于被测环境中4小时。应对沉降碟的暴露时间进行确认，以保证暴露后的培养基不会因失水等原因而影响微生物的正常生长。

4. 定量空气浮游菌采样法：也叫空气浮游菌测试，目前常规监测空气浮游菌的设备有很多类型，有些还有其他功能比如微生物大小分类，在生产车间中使用空气浮游菌取样来监测浮游菌污染水平是有意义的，浮游菌采样仪可以测量已知体积的空气，使空气中污染物的量转化为单位体积的量。目前应用最广泛的是固体培养基撞击式浮游菌采样仪。

5. 表面取样法：表面微生物监测用来监测生产区域表面以及设备和与产品接触表面的微生物量，这种监测方法必须考虑取样的准确性和代表性，基本的取样方法包括接触碟、擦拭法以及表面冲洗法。每种方法所得的结果均可以用于产品质量评价，测试方法可以定性和定量，而且取样的准确性受取样习惯和处理样品的过程影响，所以必须对取样进行培训和验证。

（1）接触碟：容易操作而且可以定量，因此被广泛使用，适用于对凭证的规则性表面进行取样监测。通常碟子的直径是50mm的，培养基充满碟子形成圆顶，取样面积一般为$25cm^2$。取样时打开碟盖，使无菌培养基表面与取样面直接接触，均匀按压接触碟底板，确保全部琼脂表面与取样点表面均接触10秒左右，再盖上菌碟。取样后应使用蘸有70%乙醇溶液的无菌擦拭布擦拭被取样表面，以除去琼脂残留。

缺点：不适用于非常规表面并且如果培养基太过湿润，菌落会连片生长导致不易计数。人员卫生监测的方法与接触菌碟法相同。

（2）擦拭法：该方法通常用于不规则表面（尤其是设备内表面）取样。拭子通常为一根棒状物，其顶端由吸水性材料制成，拭子头在取样前应先行浸湿，取样时手握拭子柄，以30°角与取样表面接触，缓慢并充分擦拭，取样面积约$25cm^2$（可用特定的无菌模板确定擦拭面积），然后将取样头折断放入上述溶液中（无菌生理盐水或0.1%的蛋白胨溶液约5mL），充分振荡，再用平血涂布法或铺平板法技术。

缺点：取样和转移技术可能会影响结果；样品处理后才能培养。

（3）表面冲洗法：该法适用于监测大面积区域内表面的微生物含量，包括设备轨道储水罐等。用定量的无菌水冲洗表面，收集淋洗水，用膜过滤法来计算微生物的数量。

缺点：适用性不广，需要额外的操作，取样和处理过程可能会影响结果。

6. 取样点的选择：

（1）常规监测取样点位选择主要考虑以下几点：①哪些点最有可能造成微生物污染，对产品质量造成不良影响？②在生产过程中，什么地点最有可能发生最严重的微生物繁殖？③取样点选择是否需要基于网格法？④在常规监测中，一些取样点是否需要更换？⑤哪些取样点代表了清洁、消毒或灭菌时最不能覆盖到的地方？⑥在某一点位太多次取样是否会引起收集的数据不准确或污染产品？

（2）对于反映产品的微生物含量有代表性的取样点必须取样和进行环境监测，还应考虑环境监测是否会增加产品的污染，例如生产过程中污染的概率很小，关键区域的取样就不需要。

（3）洁净区监测的取样点和取样量可以比洁净级别确认时的取样点和取样量少，应该通过风险分析研究和对监测结果的分析（至少6个月的数据）来确定监测频次和限度。

7. 取样要求：

（1）沉降菌：除受洁净区的设备限制外，取样点应在整个洁净区均匀布置。

那些与产品相邻近的区域，以及可能与产品直接接触的空气及设备附近均应考虑增加取样点和取样频次；人员活动频繁或人员较集中的区域也应考虑增加取样点和取样频次；取样点一般布置在距离地面0.8~15m或操作平台的高度；尽量避免在回风口附近取样，而且测试人员应站在取样口的下风侧；进行动态测试时，单向流区域内应以沉降菌测试为主，单向流区域外非单向流区域以浮游菌测试为主。

（2）浮游菌：除受洁净区的设备限制外，取样点应在整个洁净区均匀布置那些与产品相邻近的区域，以及可能与产品直接接触的空气及设备附近均应考虑增加取样点和取样频次；人员活动频繁或人员较集中的区域也应考虑增加取样点和取样频次；取样点一般布置在距离地面0.8~1.5m之间或操作平台的高度；尽量避免在回风口附近取样（距离1m以上），而且测试人员应站在取样口的下风侧；应根据被测区域的浮游菌控制限度和取样方式决定取样量，通常每点只需取样一次，在C级以上区域取样量不得少于500L/次，在D级以上（包括D级）区域取样量不得少于100L/次。

（3）表面微生物取样：表面微生物取样点数的确定应考虑洁净区的大小、设备管路的复杂程度、生产活动的重要性及易污染的部位等。应至少包括如下部位：每扇门、每个门把手、地面墙壁、公用介质的管路、生产设备的关键性部位（如灌装针、易于人员接触的隔帘、胶塞桶、传输带等）。即使确定了取样点，也不宜每次均固定在同一点取样，而应考虑在取样点附近不同位置取样，这样测试结果更具代表性。为避免干扰最好在生产活动结束后取样。

（4）人员监测：对无菌生产区的每位工作人员进行每班测试，甚至要对每次更衣进行监测。取样部位包括手套、操作服易遭污染部位、鞋套，确认时还应包括头罩及口罩。手套和操作服表面的微生物监测是人员卫生监测的关键。手套监测时还应包括双手的手指和手掌，操作服表面取样部位主要是前臂的袖管、肩前下部等，鞋套的取样最好在套筒的上面。人员卫生监测时每点取样面积最好控制在$25cm^2$左右。为避免干扰，最好在生产活动结束时取样（人员离开无菌生产区前取样）。

第十二条 应当制定适当的悬浮粒子和微生物监测警戒限度和纠偏限度。操作规程中应当详细说明结果超标时需采取的纠偏措施。

· 解读

1. 如果发生偏差，数据可能会高于设定限度，必须调查发生偏差的原因并制定措施防止再次发生，针对环境监测结果超标的偏差调查其目的就是找到导致环境超标的最大可能原因（如污染来源）。

2. 必须建立系统的处理偏差的方法，必须预先制定调查和纠偏措施的步骤。对于连续或多个超标情况要比单一或单独的超标采取更进一步的调查/纠偏措施。

3. 在进行偏差调查前首先应排除实验室或取样因素。

第十三条 无菌药品的生产操作环境可参照表格中的示例进行选择。

洁净度级别	最终灭菌产品生产操作示例
C 级背景下的局部 A 级	高污染风险[1]的产品灌装（或灌封）
C 级	1. 产品灌装（或灌封） 2. 高污染风险[2]产品的配制和过滤 3. 眼用制剂、无菌软膏剂、无菌混悬剂等的配制、灌装（或灌封） 4. 直接接触药品的包装材料和器具最终清洗后的处理
D 级	1. 轧盖 2. 灌装前物料的准备 3. 产品配制（指浓配或采用密闭系统的配制）和过滤 4. 直接接触药品的包装材料和器具的最终清洗

注：

（1）此处的高污染风险是指产品容易长菌、灌装速度慢、灌装用容器为广口瓶、容器须暴露数秒后方可密封等状况。

（2）此处的高污染风险是指产品容易长菌、配制后需等待较长时间方可灭菌或不在密闭系统中配制等状况。

洁净度级别	非最终灭菌产品的无菌生产操作示例
B 级背景下的 A 级	1. 处于未完全密封状态下产品的操作和转运，如产品灌装（或灌封）、分装、压塞、轧盖[2]等 2. 灌装前无法除菌过滤的药液或产品的配制 3. 直接接触药品的包装材料、器具灭菌后的装配以及处于未完全密封状态下的转运和存放 4. 无菌原料药的粉碎、过筛、混合、分装
B 级	1. 处于未完全密封[1]状态下的产品置于完全密封容器内的转运 2. 直接接触药品的包装材料、器具灭菌后处于密闭容器内的转运和存放
C 级	1. 灌装前可除菌过滤的药液或产品的配制 2. 产品的过滤
D 级	直接接触药品的包装材料、器具的最终清洗、装配或包装、灭菌

注：

（1）轧盖前产品视为处于未完全密封状态。

（2）根据已压塞产品的密封性、轧盖设备的设计、铝盖的特性等因素，轧盖操作可选择在 C 级或 D 级背景下的 A 级送风环境中进行。A 级送风环境应当至少符合 A 级区的静态要求。

第四章　隔离操作技术

第十四条 高污染风险的操作宜在隔离操作器中完成。隔离操作器及其所处环境的设计，应当能够保证相应区域空气的质量达到设定标准。传输装置可设计成单门或双门，也可是同灭菌设备相连的全密封系统。

物品进出隔离操作器应当特别注意防止污染。

隔离操作器所处环境取决于其设计及应用，无菌生产的隔离操作器所处的环境至少应为 D 级洁净区。

- 解读

1. 隔离：采用物理屏障的手段将受控空间与外部环境相互隔绝的技术，是一种绝对隔离，它源于第二次世界大战。隔离技术的应用主要有3方面的考虑，保护无菌药品在生产过程中不受交叉污染或外部环境的影响：

（1）保护无菌药品在生产过程中不受交叉污染或外部环境的影响。

（2）保护人员远离高活性、高致敏性和毒性物质（如青霉素类、细胞毒素类、激素类、抗肿瘤类、放射性药物等药品）的侵害。

（3）保护环境免受高活性、高致敏性和毒性物质在无控制的条件下传播。

2. 现代隔离/屏障技术主要分为三类，即简单屏障或分区、限制进入屏障系统（RABS）、隔离式屏障系统（ISOLATOR）。作为隔离器，必须是完全密封的一个，完整的操作过程可能需要若干个隔离器才便于控制，并处理成无菌状态。一个完整的操作过程可能需要若干个隔离器组成的系统来完成，从而将整个流程与可能的污染源（如周围的设备和操作者）彻底分开。

生产环境下的隔离，不外乎两个原因：保护工艺流程或者保护环境（操作人员）。为了达到不同的目的，调节隔离器内的压力水平以符合要求，就是一个关键因素。如果需要保护环境及工作人员，则隔离器内应一直保持负压状态，这样即便隔离器出现微小的泄漏，有害物质也不会泄出；而保护工艺流程时，隔离器应当保持正压状态。

隔离器是一个完全密闭的环境，可对潜在的污染源进行控制（通过高效过滤器、传递装置等），同时也对人员进行了隔离。为了达到这个目的，通过使用强制通风系统来维持隔离器舱内舱外的压差（根据需要调节为正压或者负压），气流保持湍流就足以维持无菌或者安全的状态或者环境。（非单向流及单向流）特定情况下，单向流（产生和维持成本很高）的用处很大，可以保证重点区域中的颗粒被快速清除（一个方向上），例如，在隔离器内的操作者需使用一些材料或者机械性工具，而这些材料或工具在使用过程中可能会产生颗粒，从而污染操作过程。

3. 无菌隔离技术与传统洁净室的对比：

项目	传统洁净室	无菌隔离技术
消毒/灭菌方法	消毒剂擦拭、熏蒸、紫外线照射方法，受空间等诸多因素影响，效果难以验证	自动气体灭菌器灭菌，省时省力。气体分布均匀，效果较好容易验证
洁净环境的控制	易受人员、物料等诸多因素影响，易受污染难以控制	与外界完全隔离，仅通过HEPA进行气体交换，并可恒定舱内压力以阻绝外界污染
物料传递	易造成环境污染	直接和灭菌器连接
对操作人员的防护	取决于操作人员自身	安全
人员进出	需要复杂的换鞋更衣程序	仅通过戴手套穿半身工作服即可
运行所需能耗	高	低
误操作导致的无菌污染的风险	大	可能性极小
操作和维护成本	高	低

第十五条 隔离操作器只有经过适当的确认后方可投入使用。确认时应当考虑隔离技术的所有关键因素，如隔离系统内部和外部所处环境的空气质量、隔离操作器的消毒、传递操作以及隔离系统的完整性。

- 解读

1. 隔离系统用于无菌生产和试验之前必须经过验证。目前欧洲和美国药典的无菌检查法均已收载隔离系统及其验证方法，《中国药典》2005版无菌检查法已经收载了无菌隔离系统。

2. 确认隔离系统以及所有相关设备是否使用的验证分为三个阶段进行：安装确认（IQ）、运行确认（OQ）和性能确认（PQ）。

第十六条　隔离操作器和隔离用袖管或手套系统应当进行常规监测，包括经常进行必要的检漏完整性试验。

• 解读

手套和袖管是隔离器完整性测试中的一个重要部分，因为手套是唯一可能接触到无菌容器和物料的部分，然而在使用过程中有时即使使用压降试验合格，手套上也有可能存在难以发现的极微小的破洞，这样就有必要定期专门检查手套的完整性，现在国外有专门的手套测漏仪，操作人员应确保在最接近实际使用情况的条件下用测漏仪监测手套。

第五章　吹灌封技术

第十七条　用于生产非最终灭菌产品的吹灌封设备自身应装有A级空气风淋装置，人员着装应当符合A/B级洁净区的式样，该设备至少应当安装在C级洁净区环境中。在静态条件下，此环境的悬浮粒子和微生物均应当达到标准，在动态条件下，此环境的微生物应当达到标准。

用于生产最终灭菌产品的吹灌封设备至少应当安装在D级洁净区环境中。

• 解读

1. 应用于医药行业的吹-灌-封三合一技术（BFS）是一种无菌包装技术，是一套专用的机械设备连续操作，从一个热塑颗粒吹制成容器至灌装和密封，整个过程由一台全自动设备完成。用于无菌生产的吹灌封设备本身装有A级风淋装置，在操作人员按A/B级区要求着装的条件下，该设备可安装在C级环境中。静态条件下，此环境微粒和微生物均应达到标准，在动态条件下，此环境的微生物应达到标准，用于生产最终灭菌产品的吹灌封设备至少应当安装在D级洁净区环境中。

2. 吹灌封设备可全自动运行，缩短了停机时间，整台设备的运行理念是尽可能地减少人员操作，从而减少管理成本，提高设备运行稳定性。每台设备一般都将在线清洗（CIP）和在线灭菌（SIP）整合在系统中，大大增加了设备的生产工作时间，提高了机器运转效率。

第十八条　因吹灌封技术的特殊性，应当特别注意设备的设计和确认、在线清洁和在线灭菌的验证及结果的重现性、设备所处的洁净区环境、操作人员的培训和着装，以及设备关键区域内的操作，包括灌装开始前设备的无菌装配。

第六章　人　员

第十九条　洁净区内的人数应当严加控制，检查和监督应当尽可能在无菌生产的洁净区外进行。

• 解读

人员是最大的污染源，控制无菌生产区的人数非常关键，尽量减少进入无菌区（甚至包括整个洁净区）的人数，这个数量应能保持工作需要的最低人数，检查和控制工作尽可能在洁净区外面进行，辅助工作人员尽量靠单向流区域的外侧，与生产无关的人员尽量不进入洁净区，进入无菌区的人数应通过验证来确定。

第二十条 凡在洁净区工作的人员（包括清洁工和设备维修工）应当定期培训，使无菌药品的操作符合要求。培训的内容应当包括卫生和微生物方面的基础知识。未受培训的外部人员（如外部施工人员或维修人员）在生产期间需进入洁净区时，应当对他们进行特别详细的指导和监督。

· 解读

1. 所有无菌药品生产应该由经培训的人员操作。无菌药品生产的管理者应有相关的知识，在无菌药品的制备中有实际经验和理论知识，在微生物学方面经过适当的培训。

2. 所有与无菌药品生产的相关人员都应该完全意识到偏离了验证规程可能对产品和病人带来的风险。

3. 无菌分装岗位操作人员的无菌操作技能、无菌生产过程可能发生的停机故障的处理方法（维修和清洁）应通过无菌工艺模拟试验来进行确认。

4. 对无菌生产直接相关人员的培训内容应包括但不限于：药品生产质量管理规范（GMP）；无菌操作技术；洁净室行为；微生物学；卫生学；穿洁净衣的技术；接触法取样；无菌生产过程污染控制；受微生物污染的药物对病人安全的危害；关键工艺特性；无菌生产过程的相关工艺规程和SOP。

5. 对于进入无菌关键区域的人员必须接受严格的培训，培训包括理论知识和现场实践。培训可以从实施非关键操作开始，所从事的非关键操作同样必须在授权人员的监督之下，经过一段时间的实践后，通过无菌模拟试验对这些人员进行关键技术确认和无菌考核，考核通过人员才能被允许在关键区域独立进行关键操作。

6. 无菌生产部门的管理人员应该对洁净区和洁净区设施的相关内容有所理解，对部门所属的特殊设计如净化空调系统、HEPA过滤器的位置和级别、工作台类型隔离器设计等有详尽的知识。

7. 只有经过批准，经过专门培训的人员方可进入无菌生产区内，无论何时均应遵守这个原则，例如非无菌操作区的人员或外来参观者需进入操作区时，必须经过有关部门的批准，并由无菌区的经培训的操作人员指导并监督其着装是否合适，是否按照相关规定执行，生产期尽量避免外来人员进入无菌生产区。

8. 进入无菌区的所有人员应具备良好的行为规范，以最大限度降低污染发生的概率，包括：

（1）尽量减少进入洁净区的人数和次数。

（2）人员在进入无菌区前应用无菌的消毒剂消毒双手，待消毒剂挥发后方可进入无菌区。

（3）仅用无菌工具接触物料。

（4）缓慢和小心移动。快速移动会在关键区域产生紊流，从而破坏单向流，缓慢和小心移动是在无菌区工作始终应遵循的基本原则。动作应尽量平缓，尽量避免下蹲动作，更不应该躺在地面或坐在地面上。如果因为维修不可避免这些动作时，维修后应立即更换洁净服，避免交叉污染。

（5）保持整个身体在单向流通道外，以避免破坏单向流造成产品污染。

（6）用不危害产品无菌性的方式进行必要的操作，为保持无菌物料附近的无菌状态，应当在适当的侧面进行操作，在垂直单向流条件下，不得在产品的气流上方进行操作。

（7）在关键区域的任何情况下，人员应保持一定的距离，人员的着装（包括无菌手套）不可相互接触。操作人员之间尽可能不说话，必要时，可退出关键区域后再与其他人员交谈。

（8）进入关键区域后应定期检查着装，尤其在进行动作幅度较大的操作之后应确认头套、脚套、口罩是否穿戴紧密。

(9) 在关键区域的任何时候，双手都不应该接触地面。如果不小心接触了地面，那么必须返回更衣室更换手套后方可进入关键区域。

第二十一条 从事动物组织加工处理的人员或者从事与当前生产无关的微生物培养的工作人员通常不得进入无菌药品生产区，不可避免时，应当严格执行相关的人员净化操作规程。

第二十二条 从事无菌药品生产的员工应当随时报告任何可能导致污染的异常情况，包括污染的类型和程度。当员工由于健康状况可能导致微生物污染风险增大时，应当由指定的人员采取适当的措施。

· 解读

1. 从事无菌药品生产的员工应当随时报告任何可能导致污染的异常情况，这是建立在良好培训及良好操作前提下的。条款中明确报告的内容是可能导致污染，所有与验证状态不一致的情况及行为均有可能导致污染。

2. 强调在无菌生产区的工作人员当发生健康状况异常时均应报告，例如感冒、发热、腹泻、皮肤病等均有可能对药品质量造成影响。如果确认为某种传染性疾病应立即展开调查，消除其可能产生的影响，如果涉及已上市批次应立即启动产品召回程序。

第二十三条 应当按照操作规程更衣和洗手，尽可能减少对洁净区的污染或将污染物带入洁净区。

· 解读

1. 人的外层皮肤不断地向周围环境释放粒子。之所以发生这一情况，是由于外皮细胞连续不断地被新的细胞所替换。服装与首饰等的摩擦会增加外皮释放的粒子数量。由于人员在工作时有更多的活动，所以释放的粒子数量也相应增加。洁净室内人员快步行走时发菌量远大于静止时的发菌量；咳嗽会增加发菌量，而打一次喷嚏会大大增加发菌量。

2. 只有经过培训、考核并按照规定更衣的人员方可进入无菌操作区，并且这些人员（操作工、维修人员、QA/QC 人员）必须接受更衣程序的确认，并且公布合格者名单，如果有条件的话，可以在进行确认时拍摄每个人的更衣程序并加以保存。

3. 日常的人员污染实例：

(1) 皮肤：人类通常每四天完成一次皮肤的完全脱换，人类每分钟脱落约 1000 片皮肤（平均大小为 $30\mu m \times 60\mu m \times 3\mu m$）。

(2) 头发：人类的头发（直径为 $50 \sim 100\mu m$）一直在脱落。

(3) 口水：包括钠、酶、盐、钾、氯化物及食品微粒。

(4) 日常衣物：微粒、纤维、硅土、纤维素、各种化学品和细菌。

4. 洁净室内当工作人员穿无菌服时：

(1) 静止时的发菌量一般为 $10 \sim 300$ 个/（min·人）。

(2) 躯体一般活动时的发菌量为 $150 \sim 1000$ 个/（min·人）。

(3) 快步行走时的发菌量为 $900 \sim 2500$ 个/（min·人）。

(4) 咳嗽一次一般为 $70 \sim 700$ 个/（min·人）。

(5) 喷嚏一次一般为 $4000 \sim 62000$ 个/（min·人）。

(6) 穿平常衣服时发菌量 $3300 \sim 62000$ 个/（min·人）。

（7）活动内容每分钟产生的≥0.5μm粒子的数量：坐姿，站立不动为100000；坐姿，头臂有动作为500000；坐姿，臂、腿、头有活动为1000000；起立为2500000；慢走为5000000；正常行走为7500000；以2.5m/s速度行走为10000000；工作时为15000000～30000000。

第二十四条 工作服及其质量应当与生产操作的要求及操作区的洁净度级别相适应，其式样和穿着方式应当能够满足保护产品和人员的要求。各洁净区的着装要求规定如下：

D级洁净区：应当将头发、胡须等相关部位遮盖。应当穿合适的工作服和鞋子或鞋套。应当采取适当措施，以避免带入洁净区外的污染物。

C级洁净区：应当将头发、胡须等相关部位遮盖，应当戴口罩。应当穿手腕处可收紧的连体服或衣裤分开的工作服，并穿适当的鞋子或鞋套。工作服应当不脱落纤维或微粒。

A/B级洁净区：应当用头罩将所有头发以及胡须等相关部位全部遮盖，头罩应当塞进衣领内，应当戴口罩以防散发飞沫，必要时戴防护目镜。应当戴经灭菌且无颗粒物（如滑石粉）散发的橡胶或塑料手套，穿经灭菌或消毒的脚套，裤腿应当塞进脚套内，袖口应当塞进手套内。工作服应为灭菌的连体工作服，不脱落纤维或微粒，并能滞留身体散发的微粒。

· 解读

1. 衣着应当成为身体和已灭菌物品之间的屏障，它们应能防止身体产生的微粒及脱落的微生物所致的污染。衣着应不脱落纤维并且能覆盖皮肤、头发（衣着这里指的是面罩、头罩、保护性眼罩、口罩、弹性手套、洁净服等的统称）。如果衣着的任何组成部分损坏应立即更换。手套应频繁更换。

2. 由于无菌衣着是用来"包裹"操作人员的，那么无菌衣着的材质（布料）和缝合部位的密封性就非常重要。在无菌衣着多次清洗或灭菌后这些缝合部位及材质本身的紧密性就会变差，所以要控制重复清洗和灭菌的次数，避免无菌衣着的完好性"失效"，重复清洗和灭菌的次数应经过验证，同时应在清洗后或灭菌前仔细检查无菌衣着的完好性。

3. 本条款明确了不同洁净级别区域的衣着要求：

D级区洁净衣着：应当将头发、胡须等相关部位遮盖。应当穿合适的工作服和鞋子或鞋套。应当采取适当措施，以避免带入洁净区外的污染物。

C级洁净区：应当将头发、胡须等相关部位遮盖，应当戴口罩。应当穿手腕处可收紧的连体服或衣裤分开的工作服，并穿适当的鞋子或鞋套。工作服应当不脱落纤维或微粒。

A/B级洁净区：应当用头罩将所有头发以及胡须等相关部位全部遮盖，头罩应当塞进衣领内，应当戴口罩以防散发飞沫，必要时戴防护目镜。应当戴经灭菌且无颗粒物（如滑石粉）散发的橡胶或塑料手套，穿经灭菌或消毒的脚套，裤腿应当塞进脚套内，袖口应当塞进手套内。工作服应为灭菌的连体工作服，不脱落纤维或微粒，并能滞留身体散发的微粒。

第二十五条 个人外衣不得带入通向B级或C级洁净区的更衣室。每位员工每次进入A/B级洁净区，应当更换无菌工作服；或每班至少更换一次，但应当用监测结果证明这种方法的可行性。操作期间应当经常消毒手套，并在必要时更换口罩和手套。

· 解读

手套是风险最高的污染源，因此在每次接触物品后应对双手进行消毒，晾干后进行下一步操作。即使没有接触任何物品，也应定期（如每隔10～20分钟）对双手进行再次消毒。如果在关键区域内进行关键操作（如涉及所有灌装部件、悬浮颗粒及浮游菌取样口操作等）之前进行了其他操作，则应该退出关键区域重新消毒双手后方能进入关键区域进行关键操作。

第二十六条 洁净区所用工作服的清洗和处理方式应当能够保证其不携带污染物，不会污染洁净区。应当按照相关操作规程进行工作服的清洗、灭菌，洗衣间最好单独设置。

· 解读

洁净服的清洗灭菌应有经过批准的书面程序，这个程序首先应经过验证，证明其过程不会引入污染并能有效去除或降低污染。目前一般采用纯化水和洗涤剂初洗，注射用水进行漂洗，最终烘干后使用灭菌器进行灭菌。注意洗涤剂不能使用颗粒状的洗涤剂，应使用液体洗涤剂。

第七章 厂 房

第二十七条 洁净厂房的设计，应当尽可能避免管理或监控人员不必要的进入。B级洁净区的设计应当能够使管理或监控人员从外部观察到内部的操作。

· 解读

1. 洁净厂房的布局必须进行整体设计，在满足生产和设备布局的同时，考虑到房间特定功能，便于生产、操作、清洁、维护（常规和非常规），具有适合的气流方向，并提供最佳的人流、物流和产品转移方法。

2. B级区在设计时尽量保证能从外部观察到内部发生的全部生产操作，这样就可以避免检查监督人员进入关键操作间内，减少污染发生的可能性。

第二十八条 为减少尘埃积聚并便于清洁，洁净区内货架、柜子、设备等不得有难清洁的部位。门的设计应当便于清洁。

· 解读

1. 用于无菌区的相关货架、柜子、设备结构尽量简单，保持通透，材质尽量选用304不锈钢以上型材。

2. 无菌区一般不推荐使用柜子。

3. 洁净室的门不得采用木质，应方便开关，特别是无菌区的门可以不加装锁，结构简单便于清洁，门把手部位要方便利用手肘开启，最好设计闭门器，并且门表面涂料应采用无毒无害涂料，应耐腐蚀耐消毒等。避免使用斜拉门。

第二十九条 无菌生产的A/B级洁净区内禁止设置水池和地漏。在其他洁净区内，水池或地漏应当有适当的设计、布局和维护，并安装易于清洁且带有空气阻断功能的装置以防倒灌。同外部排水系统的连接方式应当能够防止微生物的侵入。

· 解读

1. 明确无菌生产区AB级区不得设置地漏。

2. 水池和地漏的设置应合理，并且在满足使用的前提下尽量少设置，并且在产品生产的关键区域内尽量避免设置地漏和水池。

3. 地漏和水池均应安装防止倒灌的装置，水池和地漏的结构应尽量简单，便于清洁维护。

第三十条　应当按照气锁方式设计更衣室，使更衣的不同阶段分开，尽可能避免工作服被微生物和微粒污染。更衣室应当有足够的换气次数。更衣室后段的静态级别应当与其相应洁净区的级别相同。必要时，可将进入和离开洁净区的更衣间分开设置。一般情况下，洗手设施只能安装在更衣的第一阶段。

· 解读

1. 人员气锁间通常是一个相对小型或中等大小的房间，这些房间要达到一定的洁净级别。通过气锁连接不同洁净级别之间相邻的区域。

2. 用来存放未使用或使用过的洁净服的衣柜应该可以通风，或者在衣柜上安装紫外线灯，以满足存放过程的要求。存放级别应该与洁净服的使用级别一致。

3. 必要时可设计将人员的进入流向和离开流向分开以避免交叉污染。

4. 洗手设施不可避免会涉及水池，所以洗手设施只能安装在更易的第一阶段，即 C 级区或 D 级区。

第三十一条　气锁间两侧的门不得同时打开。可采用连锁系统或光学或（和）声学的报警系统防止两侧的门同时打开。

· 解读

如果气锁间两侧的门同时打开就失去了气锁间的意义，造成低级别区域对高级别区域的污染，目前，为防止这种情况的偶然发生，采取机械互锁或光学声学报警等，最普遍的应用是互锁装置，包括人员气闸间、物料气闸间及传递窗等。

第三十二条　在任何运行状态下，洁净区通过适当的送风应当能够确保对周围低级别区域的正压，维持良好的气流方向，保证有效的净化能力。

应当特别保护已清洁的与产品直接接触的包装材料和器具及产品直接暴露的操作区域。当使用或生产某些致病性、剧毒、放射性或活病毒、活细菌的物料与产品时，空气净化系统的送风和压差应当适当调整，防止有害物质外溢。必要时，生产操作的设备及该区域的排风应当作去污染处理（如排风口安装过滤器）。

· 解读

前面已经讲过洁净区的污染主要是微粒，微粒包括无生命的微粒和（或）微生物微粒。微粒可能来自洁净区内部，也可能来自洁净区外部。

1. 微粒的内部来源主要是人员、物料、设备、墙壁、空调净化系统部件以及相邻较低级别的区域，这在很大程度上决定了洁净区的换气次数。

2. 微粒的外部来源主要是大气中的微粒。由于过滤器存在一定的泄漏率，总会有微粒穿过层层拦截进入洁净区。大气中的含尘量随地区和季节而异，空调净化系统应能承受这种变化。微粒的外部来源决定了过滤系统的配置和过滤器的日常维护要求。

第三十三条　应当能够证明所用气流方式不会导致污染风险并有记录（如烟雾试验的录像）。

第三十四条　应设送风机组故障的报警系统。应当在压差十分重要的相邻级别区之间安装压差表。压差数据应当定期记录或者归入有关文档中。

· 解读

1. 相邻洁净级别按照要求压差应大于等于 10Pa，为了证明达到要求，在重要的相邻洁净级别之间安装压差表，如西林洗瓶区（D 级）与西林灌装区（A 级）、进入洁净区的气闸间等。

2. 压差应定期记录。压差是确认净化空调系统正常运转的重要数据之一，为了证明系统的有效稳定运行，其压差记录应定期归档作为回顾性分析的重要资料。

第三十五条 轧盖会产生大量微粒，应当设置单独的轧盖区域并设置适当的抽风装置。不单独设置轧盖区域的，应当能够证明轧盖操作对产品质量没有不利影响。

◎**问题讨论：无菌分装粉针剂的生产与控制介绍**

1. 无菌分装工艺介绍。

（1）包材的清洗灭菌：胶塞应按相应的规程进行清洗，并灭菌，也可采用免洗胶塞，采用免洗胶塞时也应按照要求进行灭菌。西林瓶应在洗瓶机用纯化水、注射用水清洗后，用除菌压缩空气吹干残水，通过隧道烘箱进行干热灭菌、除热原。铝盖应按规定方式进行处理。

（2）分装：无菌药粉通过分装机充填到灭菌西林瓶中，并立即压塞。必要时可以在充填加塞间使用氮气或其他惰性气体进行置换。

（3）轧盖：用铝盖将胶塞紧固密封，确保产品处于密闭状态。

（4）灯检：检查西林瓶完好情况，瓶内是否存在异物，胶塞及铝盖紧密情况等。

（5）包装：进行贴签、装盒、放说明书、装箱并打包入库。

2. 无菌分装粉针剂生产工艺布局要求。

生产特殊性质的药品，如高致敏性药品（如青霉素类）或生物制品（如卡介苗或其他用活性微生物制备而成的药品），必须采用专用和独立的厂房、生产设施和设备。

青霉素类药品产尘量大的操作区域应当保持相对负压，排至室外的废气应当经过净化处理并符合要求，排风口应当远离其他空气净化系统的进风口。

生产 β-内酰胺结构类药品、性激素类避孕药品必须使用专用设施（如独立的空气净化系统）和设备，并与其他药品生产区严格分开。

生产某些激素类、细胞毒性类、高活性化学药品应当使用专用设施（如独立的空气净化系统）和设备；特殊情况下，如采取特别防护措施并经过必要的验证，上述药品制剂则可通过阶段性生产方式共用同一生产设施和设备。

无菌分装区域更衣进出通道宜分开设置。

3. 无菌分装粉针剂生产管理要点。

1）西林瓶清洗和灭菌。

西林瓶粗洗后需经纯化水或注射用水冲洗，最终淋洗水为注射用水，残水应使用无菌压缩空气吹干。

清洗过程中应分别制定清洗段水压、温度、冲洗速度或冲洗时间等相关参数。

清洗后西林瓶应及时灭菌，西林瓶干热灭菌程序应达到使细菌内毒素下降 3 个对数单位的要求。

灭菌后西林瓶应在 A 级单向流保护下输送。

详见无菌制剂 5.2 玻璃容器。

2）胶塞处理。

推荐采用胶塞清洗、硅化、灭菌一体化设备，以减少过程的污染。胶塞清洗、湿热灭菌、真空干燥工艺应经过验证。湿热灭菌工艺一般为121℃ 15min以上。

灭菌后的胶塞应标明批次、灭菌日期。

胶塞灭菌后应避免被再次污染，可采取以下方式：灭菌呼吸袋或密封容器转移，带有无菌连接阀门的专用胶塞容器，灭菌转移容器一体化设备。

详见无菌制剂5.1胶塞。

3）分装。

分装部品（如直接接触原料的分量盘、料斗、搅拌等）拆解后，使用注射用水洗净后，及时进行灭菌、干燥。灭菌、干燥效果验证时应固定装载方式。灭菌后部品应在A级洁净环境保护下组装。

灭菌后器具的转移应用无菌包装、密闭容器或用洁净车进行传递。

直接与药粉接触的惰性气体或压缩空气，使用前应经除菌净化处理，其所含微粒、微生物、油分项目应符合规定要求。所用惰性气体的纯度应达到规定标准。

无菌加料过程可考虑使用无菌连接软管或带有无菌连接阀门的专用贮罐，以降低无菌操作的频次和风险，无菌连接时应在A级条件下进行。

分装机装量稳定性应经过确认。应考虑产品类型、一次加粉量（粉位控制）、搅拌速度等工艺参数对装量产生的影响，并根据验证情况确定过程中装量检查频次。

分装过程中应定期检查中间品可见异物，防止搅拌或其他原因导致的异物脱落。螺杆分装机宜具备螺杆碰壳报警装置；气流式分装机宜安装真空除尘、充填孔吹净装置。

分装后产品应及时压塞，胶塞与西林瓶的密封性应经过确认。

生产装量计算、物料的领发必须经双人复核。

称重仪器每次使用前应校正，并定期进行校验，校验结果应予记录。

4）轧盖。

强致敏性产品分装后的传递过程应考虑使用特殊措施，防止无菌分装区的粉尘对轧盖区的污染，如除尘装置、气流保护等。

轧盖前产品视为处于未完全密封状态，应在B级背景下的A级送风环境中进行。根据已压塞产品的密封性、轧盖设备的设计、铝盖的特性等因素，轧盖操作可选择在C级或D级背景下的A级送风环境中进行。

如在无菌操作区内进行轧盖，铝盖应予灭菌，并有防止微粒污染的措施。

轧盖质量应定时抽检；西林瓶、胶塞封口密封性应经过验证。

设备宜具备自动检查功能，能有效剔除无塞轧盖产品。

5）无菌室（区）内的清洁与消毒。

无菌操作区内使用的消毒液应除菌过滤。生产过程中使用的消毒液需要除菌过滤。

应使用经灭菌的不易脱落微粒的清洁用具。地面清洁所用的刮板、无尘布等工具应予灭菌。

无菌操作区可以采用消毒剂熏蒸方法进行消毒，熏蒸工艺（消毒剂浓度、熏蒸时间、残留量）应经过验证。空调系统应注意熏蒸模式、排风模式、正常模式送风切换过程中房间压差的维持。

无菌室（区）应有专用的清洁规程及环境监控计划。

6）包装。

包装作业中应进行目检，剔除外观异常的产品及铝盖松动等次品。

贴标签时应进行标签数量平衡。对打印批号采取合适的监控措施，防止漏印或印刷错误等。

推荐使用自动检重设备对各包装产品进行在线检查，以防漏装。

7）即配型粉-液多室袋的特殊要求。

即配型粉-液多室袋注射剂是由最终灭菌的药液和无菌分装的粉剂共同组成即配型软袋输液产品。该产品在使用前，只需用力按压，将粉末侧和溶液侧的中间部分开通，即可完成粉剂的溶解，极大方便患者的使用。

对于此类即配型粉-液多室袋制剂的无菌分装过程，应考虑：无菌区内不宜设置灭菌后产品的干燥区域，药液部分的灭菌、干燥宜在同一设备内完成，以避免潮湿产品对无菌区的影响。无菌粉末分装腔室的干燥程度、无菌性能应得到确认。灭菌后产品的卸载以及至粉体分装前的输送过程，应配置层流保护的自动卸载设备和自动传输装置，以防止人员操作产生的污染。软袋切割工序中应有措施控制微粒的污染。粉末分装后容器密封性能应经过确认。产品宜采用透明气体阻隔膜及铝膜相结合的包装形式，气体阻隔膜可有效阻断一定气体透过，并且透明阻隔膜可便于对无菌分装后的药品粉末进行目视检查；铝膜内侧可根据产品性能需要，加入抗氧剂和干燥剂，以除去腔室内的氧气和水分，避免导致药物氧化、分解造成的变色和稳定性下降。

4. 无菌分装粉针剂关键质量控制要点。

1）容器具、管道及设备的清洗及灭菌。

所有接触药品的容器、用具、滤器、管道、设备等，均应按照验证过的工艺进行清洗，清洗效果确认应包含化学物质残留、内毒素残留等试验。推荐使用专用的清洗设备进行相关清洗，以确保清洗效果的稳定性。用于器具灭菌的设备对于特定的装载方式应进行验证，包括热分布试验和微生物挑战实验。

2）胶塞、西林瓶及铝盖等包材的清洗和灭菌。

胶塞的清洗、硅化、灭菌、干燥等处理的效果对产品质量起至关重要的作用。胶塞处理工艺验证时应考虑不同供应商的胶塞加工工艺影响。使用全自动处理设备时，应对装载量、清洗相关参数（如水压、洗涤量、漂洗水量或超声时间等）进行确认；灭菌过程应考虑胶塞的热不传导性，对设备内部热分布状况、生物指示剂挑战情况进行分析；干燥过程应考虑设备转速对胶塞可能的损伤，对干燥条件（干燥温度、持续时间、真空次数等）进行确认，并确认干燥后胶塞水分、可见异物符合规定要求。实施硅化工艺时，应尽可能降低药用硅油加入量，并采取措施提高硅油分散程度。

西林瓶的清洗应验证最差清洗条件下的清洗质量，比如缩小注射用水压力、压缩空气压力、加快清洗速度等，防止清洗条件变化影响清洗效果。隧道烘箱灭菌时应考虑接收区潜在的压差波动对烘箱内温度的影响。

铝盖的清洗和（或）灭菌，按不同的工艺要求进行处理。

3）培养基无菌灌装模拟试验。

无菌分装工艺的稳定依赖生产各环节质量保证水平，比如人员更衣情况、行为习惯、洁净区气流模式、无菌环境的建立方式、消毒维持方法、物料的传递控制等，每一环节的偏差都可能引发最终产品的污染。因此，无菌工艺的评估应使用无菌灌装模拟实验来确认整个流程的保证能力。

4）除菌过滤及过滤器的完整性试验。

消毒液的传递采用除菌过滤的方式进行。为确保除菌效果，宜采用双级除菌过滤器串联的方式进行过滤。在操作中，应确保滤器、滤膜、管道、接收容器等均已经过灭菌处理，除菌过滤器使用后，必须采用适当的方法立即对其完整性进行检查并记录，使用前也宜进行完整性测试。

5）灭菌。

对于湿热灭菌器而言，设备自动控制部分对灭菌条件（各阶段蒸气的进气压力、温度、时间、F_0等参数）的监控更加完善，设备配置如门密封气锁、负压回气的无菌过滤、冷却过程的正压保护日益推广。在生产过程中，待灭菌物品放置密度和数量会影响灭菌效果，应严格按照验证的情况进行装载。

6）分装。

部件组装、物料加载等操作对接触粉体的部件产生潜在的污染，应尽可能控制人员对相关部件的接触。装量检查应设有警戒线，定时抽查，如出现装量异常波动应及时调整。使用惰性气体保护时，应采取必要的换气措施保证人员安全，并对产品中气体浓度进行定时检查。

分装过程设有灯检工序时，如发现破口、异物等特殊情况，应停机对前工序过程进行调查和调整。

7）灯检及包装。

灯检是对产品密封情况和异物情况的一种确认过程，应注意检查胶塞、铝盖的紧密情况，以及西林瓶是否有裂纹、破损等情况。包装应注意各类包材的平衡情况，数量不得出现偏差；批号等打印信息应准确、清晰。

5. 无菌分装粉针剂验证工作要点。

1）厂房及辅助系统的验证要点。

纯化水系统：供水能力达到设计标准；水质达到《中国药典》标准。

注射用水系统：供水能力达到设计标准；水质达到《中国药典》标准。

净化空调系统：高效过滤器检漏、压差、换气次数。

生产厂房：布局及气流方向、温湿度、压差、洁净度、噪声、照度合理。

惰性气体：纯度、微生物（符合工艺要求）。

压缩空气：微生物、水分、无油性。

纯蒸气系统：纯蒸气的冷凝水应达到注射用水标准。

2）生产设备及工艺的验证要点。

（1）西林瓶洗涤：最终淋洗水样可见异物、不溶性微粒符合要求。

（2）干热灭菌：微生物、细菌内毒素挑战试验符合要求（下降3个对数单位）。

（3）胶塞清洗、灭菌、干燥。

洗涤效果：可见异物检查、细菌内毒素符合标准。

灭菌效果：热分布均一、微生物挑战性试验。

干燥效果：干燥后水分、可见异物符合要求。

（4）灭菌柜：不同类型装载、不同装载量的验证。

（5）分装机：不同加粉位置、频次、搅拌速度、充填条件下的装量稳定性验证，设备清洁验证。

（6）轧盖：容器密封性验证。

（7）贴签机：条形码识别、标签批号识别系统。

（8）人员更衣确认。

（9）物料传递过程确认。

（10）环境消毒工艺验证。

（11）培养基灌装试验：综合无菌保证能力试验。

第八章 设 备

第三十六条 除传送带本身能连续灭菌（如隧道式灭菌设备）外，传送带不得在A/B级洁净区与低级别洁净区之间穿越。

· 解读

1. 在实际生产过程中对在不同级别之间传输物料时尽量避免使用传送带运输，因为无论是物料由高级别进入低级别还是由低级别进入高级别，传送带自身均会不停地在高级别和低级别区域之间往返，从而增加污染的可能性。

2. 隧道烘箱是目前被允许在 A/B 级洁净区与低级别洁净区之间穿越的唯一传输隧道，其设计包括单向流装置及热辐射装置。隧道烘箱自身结构必须包括预热段（或进瓶区）、高温灭菌段以及冷却段。容器（如西林瓶）在装置中进行流转，温度停留区域（特别是）通过结合停留时间和设定灭菌温度应能达到所需的去除热原的程度。容器离开隧道时的温度应该低到能够避免灌装操作时对产品的影响。对于最终灭菌效果以及去除内毒素效果应进行验证。

第三十七条 生产设备及辅助装置的设计和安装，应当尽可能便于在洁净区外进行操作、保养和维修。需灭菌的设备应当尽可能在完全装配后进行灭菌。

· 解读

1. 在现实和可能的条件下，生产设备及辅助装置的设计和安装，应当尽可能便于在洁净区外进行操作、保养和维修。这样可减少操作、保养和维修对产品生产过程的影响。

2. 需要灭菌的设备如果在灭菌后再进行装配则会增加对已灭菌设备部件污染的可能性，但是需要注意如果装配后再进行灭菌，有可能会造成灭菌不彻底无法达到预期的灭菌效果，故在确定方案之前必须进行验证。

第三十八条 无菌药品生产的洁净区空气净化系统应当保持连续运行，维持相应的洁净度级别。因故停机再次开启空气净化系统，应当进行必要的测试以确认仍能达到规定的洁净度级别要求。

· 解读

1. 无菌药品在连续生产期间不得停止空调净化系统，无菌车间短时期不生产时可以启动值班风机（或夜间模式），但是启动夜间模式的前提是洁净区内保持静态（无人无设备运转），只是为保持无菌区相对于非无菌区正压。如果长时间不生产可以关闭并重新启动后经相应的洁净度确认，方可用于无菌药品的生产。

2. C 级区及 D 级区个人认为可以在夜间（上述静态）将空调关闭，第二天开始生产前开启，但是必须达到验证的自净时间后人员方可进入洁净区，开启设备，以确保洁净度符合要求。

第三十九条 在洁净区内进行设备维修时，如洁净度或无菌状态遭到破坏，应当对该区域进行必要的清洁、消毒或灭菌，待监测合格方可重新开始生产操作。

· 解读

1. 设备维修工作可能包括拆卸零部件等一些可能破坏洁净环境的操作，如果在无菌区灌装操作过程中对灌装设备进行了维修，并且在线悬浮粒子监测显示粒子数超标报警则应立即停止操作，对环境进行清洁、消毒相关工器具设备部件、灭菌后对环境进行重新确认并合格后方可恢复生产，所以生产期间对设备进行在线维修的风险非常高，做好定期维护是尽量避免这种情况发生的最好手段。

2. 设备维修要做到不污染环境几乎是不可能的事情，我们要做的是如何将污染降到最低，然后是如何将污染概率降低而已。所以，一般是先将工具进行擦拭、消毒，经传递窗紫外线灯消毒，按洁净区物、料进出程序操作，然后进行设备维修，维修结束，再按清场、清洁程序操作，再按洁净区物、料进出程序操作，然后进行洁净区消毒灭菌处理。一般的洁净区设备维修程序不外乎这些，有特殊规定的除外。在整个操作过程中,关键是要注意减小维修动作的幅度,尽量减少污染的机会。

第四十条 关键设备,如灭菌柜、空气净化系统和工艺用水系统等,应当经过确认,并进行计划性维护,经批准方可使用。

·解读

本条款明确规定关键设备必须经过确认,确认合格方可投入使用。维持验证的稳定运行状态的保障措施之一就是进行计划性维护。

第四十一条 过滤器应当尽可能不脱落纤维。严禁使用含石棉的过滤器。过滤器不得因与产品发生反应、释放物质或吸附作用而对产品质量造成不利影响。

·解读

在进行产品工艺设计时就应根据工艺要求选择相应的过滤器和滤芯,应根据被过滤物料的理化性质选用合适材质的滤芯,并应进行物料(或理化性质相近的模拟物料)与滤芯的相容性试验,以通过验证手段确认滤芯的材质不会向被过滤物料中释放、吸附或发生反应,从而对产品造成不利影响。

第四十二条 进入无菌生产区的生产用气体(如压缩空气、氮气,但不包括可燃性气体)均应经过除菌过滤,应当定期检查除菌过滤器和呼吸过滤器的完整性。

·解读

1. 压缩空气:通常采用无油空气压缩机将空气压缩,经冷却器冷却、分子筛除水、管道过滤器除去绝大部分尘埃粒子后,即得到干燥、清洁的压缩空气。在系统中应设置缓冲罐,以提高压力和流量稳定的压缩空气。无菌生产用的压缩空气,需要在使用点经过 $0.22\mu m$ 孔径的终端气体过滤器除去可能存在的微生物和微粒。气体过滤器为疏水性过滤器,可方便地使用纯蒸气进行在线灭菌。本条款中规定应定期检查除菌过滤器和呼吸过滤器的完整性。而欧盟要求对每批无菌工艺生产后的气体过滤器进行完整性测试。

2. 完整性测试是确定滤芯是否是完整的、完好的、未受损坏的。细菌截留试验对除菌能力是最灵敏的完整性检测试验。非破坏性的完整性试验和细菌挑战试验是关联的替代性试验。

可以进行完整性测试的滤芯种类:精度小于微米的膜式过滤器,如膜式终过滤器、除菌级膜式过滤器、除病毒膜式过滤器、疏水性气体过滤器(WIT)。

不能进行完整性测试的滤器:深层过滤器、预过滤器、纤维/线缠绕过滤器。

完整性测试方法:泡点试验、扩散流或前进流试验、压力保持(衰减)试验、水浸入试验。

测试原理:测量或观察在一种气体压力梯度下,从已润湿的滤膜一端透过到另一端的气体体积。

3. 氮气是制药行业中常用的惰性气体,用于将产品同氧气隔离以提高产品的稳定性或增强产品耐受热处理(如湿热灭菌)的能力。在无菌药品生产和原料药生产中应用较为普遍。目前我国尚无制药用氮气的统一标准,可以参考欧洲药典中制药用氮气的标准。

无菌生产工艺使用的氮气,需要在使用点经过 $0.22\mu m$ 孔径的终端气体过滤器过滤,除去可能存在的微生物和微粒。气体过滤器为疏水性过滤器,可方便地使用纯蒸气进行在线灭菌。本条款中规定应定期检查除菌过滤器和呼吸过滤器的完整性。而欧盟要求对每批无菌工艺生产后的气体过滤器进行完整性测试。

第九章 消 毒

第四十三条 应当按照操作规程对洁净区进行清洁和消毒。一般情况下，所采用消毒剂的种类应当多于一种。不得用紫外线消毒替代化学消毒。应当定期进行环境监测，及时发现耐受菌株及污染情况。

• 解读

1. 药品生产必须保持卫生环境清洁，不同洁净区对生产环境、设备和人员等有不同的清洁卫生要求。为了保证整个生产过程严格执行卫生标准，防止对药品产生污染，必须建立卫生制度和清洁规程，明确生产环境、设备和人员的清洁卫生要求并掌握清洁、消毒的验证方法，从而建立一个有效的清洁消毒体系，才能确保药品质量。

2. 清洁是指将物体上细菌污染的数量，降低到工艺可接受的安全水平以下的过程，常指清洁无生命的物体，主要是指清洁操作，有时清洗和抗菌相结合。

3. 消毒是指用化学性试剂杀灭致病微生物的过程。

4. 消毒剂是指消毒时所用的化学试剂，消毒剂能使致病微生物数量在 5~10 分钟内下降 99.999%（下降 5 个对数单位），但是它不能杀灭所有的病毒。按照化学消毒剂的化学性质，其种类可以分为：①酸类：甲醛、戊二醛等；②醇类：乙醇、异丙醇等；③酚类：苯酚（石炭酸）、甲酚皂溶液（来苏儿）等；④含氯消毒剂：次氯酸钠、二氯异氰尿酸钠等；⑤氧化型消毒剂：臭氧、二氧化氯、过氧化氢、过氧乙酸等；⑥杂环类消毒剂：环氧乙烷、环氧丙烷等；⑦季盐类消毒剂：苯扎氯（洁尔灭）、苯扎（新洁尔灭）等双肌类消毒剂，氯己定（洗必泰）、聚六亚甲基胍等；⑧其他消毒剂：高锰酸钾、三氯生、乳酸、强氧化高电位酸性水等。

5. 选择消毒剂的要点：①消毒剂的固有特性，消毒物体或设备表面与消毒剂的适应性；②产品的完整性，消毒对象的理化特性和使用价值；③人员的安全性，消毒剂的使用方法和使用频率；④环境中微生物的菌群，污染微生物的种类、数量和存在状态；⑤合格供方及供应商的评价。

理想的消毒剂一般应满足下述标准：①杀菌谱广，效果可靠，作用快速；②性能稳定，便于贮存和运输；③无毒无味，无刺激，无致癌、致畸、致突变作用；④易溶于水，不着色，易去除，不污染环境；⑤不易燃易爆，使用安全；⑥受有机物、酸碱和环境因素影响小；⑦使用浓度低，使用方便，价格低廉。

6. 紫外线消毒是一种物理消毒方法，但其消毒效力有限，不能完全替代化学消毒。紫外线消毒是利用适当波长的紫外线（波长范围：200~275nm，最佳波长253.7nm）破坏微生物机体细胞中的 DNA（脱氧核糖核酸）或 RNA（核糖核酸）的分子结构，造成生长性细胞死亡和（或）再生性细胞死亡，达到消毒的效果。紫外线可以杀灭各种微生物，包括细菌繁殖体、芽孢、分枝杆菌、病毒、真菌、立克次体和支原体等，凡被上述微生物污染的表面，水和空气均可采用紫外线消毒。但是紫外线辐照能量低，穿透力弱，仅能杀灭直接照射到的微生物，因此消毒时必须使消毒部位充分暴露于紫外线下。用紫外线消毒纸张、织物等粗糙表面时，要适当延长照射时间，且两面均应受到照射。紫外线消毒的最适宜温度范围是 20~40℃，温度过高或过低均会影响消毒效果，可适当延长消毒时间，用于空气消毒时，消毒环境的相对湿度以低于80%为好，否则应适当延长照射时间。空气和水中的悬浮粒子也可影响消毒效果。

第四十四条 应当监测消毒剂和清洁剂的微生物污染状况，配制后的消毒剂和清洁剂应当存放在清洁容器内，存放期不得超过规定时限。A/B 级洁净区应当使用无菌的或经无菌处理的消毒剂和清洁剂。

• 解读

1. 清洁剂：是指用于移除设施和设备表面可能影响消毒剂效力和潜在微生物之残留物的介质。清洁剂的选择标准：

（1）清洁剂应能有效溶解残留物，不腐蚀设备，且本身易被清除。

（2）ICH 在"残留溶剂指南"中将溶剂分为 3 个级别，对其使用和残留限度有明确要求。随着环境保护标准的提高，还应要求清洁剂对环境尽量无害或可被无害化处理。

（3）满足以上要求的前提下应尽量廉价。

根据上述标准对于水溶性残留物，水是首选的清洁剂。

2. 应该有明确的规程规定如何监测和检查消毒剂的微生物污染状况，对于盛放消毒剂的容器应制定清洗消毒的频率，并在容器上标明有效期。同时应结合实际情况规定消毒剂存放期，但存放期不得超过相应消毒剂的最长规定时限。对于 A/B 级区应该使用经过除菌过滤或经过适当射线辐照处理的消毒剂，消毒剂进出 A/B 级区也应该制定相应的外包装的处理规程。

第四十五条 必要时，可采用熏蒸的方法降低洁净区内卫生死角的微生物污染，应当验证熏蒸剂的残留水平。

• 解读

熏蒸的方法可以彻底杀灭所属空间的空气中、设备设施表面及空调净化系统内的微生物污染，但是其具备一定的危险性，可能对被灭菌物体表面造成腐蚀，并且可能污染环境对人身造成一定的伤害，故在日常的生产过程中不建议采用熏蒸的方法，除非证明无菌区已遭受严重的微生物污染，运用一般的化学消毒和物理消毒方法无法消除微生物污染带来的风险。

第十章　生产管理

第四十六条 生产的每个阶段（包括灭菌前的各阶段）应当采取措施降低污染。

• 解读

因为各种消毒技术和灭菌技术对于微生物的去除都有一个限度，当这个限度高于消毒技术或灭菌技术的能力范围时，即使采取了上述的消毒灭菌措施也无法达到相应的预期效果，故在各阶段均应采取措施降低污染。

第四十七条 无菌生产工艺的验证应当包括培养基模拟灌装试验。

应当根据产品的剂型、培养基的选择性、澄清度、浓度和灭菌的适用性选择培养基。应当尽可能模拟常规的无菌生产工艺，包括所有对无菌结果有影响的关键操作，及生产中可能出现的各种干预和最差条件。

培养基模拟灌装试验的首次验证，每班次应当连续进行 3 次合格试验。空气净化系统、设备、生产工艺及人员重大变更后，应当重复进行培养基模拟灌装试验。培养基模拟灌装试验通常应当按照生产工艺每班次半年进行 1 次，每次至少一批。

培养基灌装容器的数量应当足以保证评价的有效性。批量较小的产品，培养基灌装的数量应当至少

等于产品的批量。培养基模拟灌装试验的目标是零污染,应当遵循以下要求:

(一)灌装数量少于5000支时,不得检出污染品。

(二)灌装数量在5000至10000支时:

1. 有1支污染,需调查,可考虑重复试验;

2. 有2支污染,需调查后,进行再验证。

(三)灌装数量超过10000支时:

1. 有1支污染,需调查;

2. 有2支污染,需调查后,进行再验证。

(四)发生任何微生物污染时,均应当进行调查。

第四十八条 应当采取措施保证验证不能对生产造成不良影响。

第四十九条 无菌原料药精制、无菌药品配制、直接接触药品的包装材料和器具等最终清洗、A/B级洁净区内消毒剂和清洁剂配制的用水应当符合注射用水的质量标准。

• **解读**

1. 使用注射用水作为最终的淋洗水非常重要,进行这一步操作的目的就是确保包装材料、器具表面的质量与注射用水的性质相符。

2. A/B级区的消毒剂应尽量使用注射用水配制,避免使用其他水源而造成污染的引入,A/B级区所使用的清洁剂应尽量避免使用注射用水以外的物质,禁止使用各种添加剂。

第五十条 必要时,应当定期监测制药用水的细菌内毒素,保存监测结果及所采取纠偏措施的相关记录。

• **解读**

本条款中所指的制药用水是指最终配制所用的水,其内毒素水平将直接影响最终产品的质量。在一般生产实际中应监测配制用水的注射水水点的质量,以确保最终产品的质量。

第五十一条 当无菌生产正在进行时,应当特别注意减少洁净区内的各种活动。应当减少人员走动,避免剧烈活动散发过多的微粒和微生物。由于所穿工作服的特性,环境的温湿度应当保证操作人员的舒适性。

• **解读**

前文已经详述人体在不同状态下的发尘量和发菌量,所以减少活动、避免剧烈运动就是降低污染的有效措施之一。为了避免出现操作失误而造成各种偏差,洁净区应确保人员舒适的温湿度,以降低由于人员不适造成的误操作。

第五十二条 应当尽可能减少物料的微生物污染程度。必要时,物料的质量标准中应当包括微生物限度、细菌内毒素或热原检查项目。

• **解读**

物料是洁净区环境污染及最终产品污染的主要来源之一。按照工艺流程,每一步物料都应尽量检测其微生物、细菌内毒素或热原,以确保最终产品的无菌性。

第五十三条 洁净区内应当避免使用易脱落纤维的容器和物料;在无菌生产的过程中,不得使用此类容器和物料。

· 解读

提出对洁净区使用的容器和物料的基本要求,其不能污染环境和最终产品。

第五十四条 应当采取各种措施减少最终产品的微粒污染。

· 解读

引入微粒污染的途径包括人员、物料、设施、设备、环境等,保持净化空调系统的正常运转是减少产品微粒污染的最终措施,当然还包括人员按照要求更衣、良好的洁净区习惯、物料进入洁净区前的清洁等。

第五十五条 最终清洗后包装材料、容器和设备的处理应当避免被再次污染。

· 解读

最终清洗后的包装材料、容器和设备包括其转运及存放过程,都应避免再次被污染,转运储存过程应避免穿越低级别区,避免用手直接接触内壁,放置于干燥有良好洁净风通过的位置等。

第五十六条 应当尽可能缩短包装材料、容器和设备的清洗、干燥和灭菌的间隔时间以及灭菌至使用的间隔时间。应当建立规定贮存条件下的间隔时间控制标准。

· 解读

清洗有效期和灭菌有效期应该通过验证来证明其有效性,并且在实际执行过程中上述清洗、干燥和灭菌后的物品应标明其有效期,避免过期误用造成最终产品的污染。

第五十七条 应当尽可能缩短药液从开始配制到灭菌(或除菌过滤)的间隔时间。应当根据产品的特性及贮存条件建立相应的间隔时间控制标准。

· 解读

药液从开始配制属于相对有菌的状态,在完成除菌过滤后处于理论无菌状态。在有菌状态存放时间过长可能会增加微生物繁殖的数量或微生物污染的风险,应同时考虑产品自身的特性来制定允许的间隔时间,这个间隔时间必须通过验证来证明在这个时间内产品的微生物污染水平可控,不会对最终产品造成影响。

第五十八条 应当根据所用灭菌方法的效果确定灭菌前产品微生物污染水平的监控标准,并定期监控。必要时,还应当监控热原或细菌内毒素。

· 解读

清洗有效期和灭菌有效期应该通过验证来证明其有效性,并且在实际执行过程中上述清洗、干燥和灭菌后的物品应标明其有效期，避免过期误用造成最终产品的污染。

第五十九条 无菌生产所用的包装材料、容器、设备和任何其他物品都应当灭菌，并通过双扉灭菌柜进入无菌生产区，或以其他方式进入无菌生产区，但应当避免引入污染。

· 解读

所有进入无菌生产区的物品均应经过灭菌，并且明确灭菌器必须采用连接无菌区和C级清洗间的双扉灭菌器。某些物品（如记录、笔、某些精密仪器等）不适合使用灭菌器灭菌，进入无菌生产区时，应采用有效的消毒或灭菌措施，避免引入污染。

第六十条 除另有规定外，无菌药品批次划分的原则：
（一）大（小）容量注射剂以同一配液罐最终一次配制的药液所生产的均质产品为一批；同一批产品如用不同的灭菌设备或同一灭菌设备分次灭菌的，应当可以追溯。
（二）粉针剂以一批无菌原料药在同一连续生产周期内生产的均质产品为一批。
（三）冻干产品以同一批配制的药液使用同一台冻干设备在同一生产周期内生产的均质产品为一批。
（四）眼用制剂、软膏剂、乳剂和混悬剂等以同一配制罐最终一次配制所生产的均质产品为一批。

· 解读

明确规定了不同类型的无菌药品的批次划分原则，确保统一性。

第十一章 灭菌工艺

第六十一条 无菌药品应当尽可能采用加热方式进行最终灭菌，最终灭菌产品中的微生物存活概率（即无菌保证水平，SAL）不得高于10^{-6}。采用湿热灭菌方法进行最终灭菌的，通常标准灭菌时间F_0值应当大于8分钟，流通蒸气处理不属于最终灭菌。

对热不稳定的产品，可采用无菌生产操作或过滤除菌的替代方法。

· 解读

1. 采用灭菌方法的主要目的是杀灭或除去所有微生物繁殖体和芽孢，最大限度地提高药物制剂的安全性，保护制剂的稳定性，保证制剂的临床疗效。因此，研究、选择有效的灭菌方法，对保证产品质量具有重要意义。制药行业中，通常的灭菌方法分为两大类，即物理灭菌和化学灭菌。

物理灭菌：利用蛋白质与核酸具有遇热、射线不稳定的特性，采用加热、射线和过滤方法，杀灭或除去微生物的技术称为物理灭菌法。该技术包括干热灭菌、湿热灭菌、除菌过滤法和辐射灭菌等。

化学灭菌：指用化学药品直接作用于微生物而将其杀灭的方法，可分为气体灭菌剂（例如环氧乙烷）和液体灭菌剂。

2. 湿热灭菌是研究最深、使用最广泛的灭菌方法。由于蒸气-湿热灭菌本身具备无残留、不污染环境、不破坏产品表面，并容易控制和重现性好的特点，被广泛应用于最终灭菌药品（注射剂）的除菌过程中，作为灭菌决策的第一选择。

3. 无菌保证水平（SAL）：指一项灭菌工艺赋予产品无菌保证的程度，用产品中非无菌品的概率表示，例如：$SAL = 10^{-6}$，含义为10^6灭菌产品中存在活菌的产品不超过1个。

4. F_0值是指蒸气灭菌程序赋予被灭菌物在121℃下的等效灭菌时间，通常用于不同灭菌程序能力的评价。

第六十二条 可采用湿热、干热、离子辐射、环氧乙烷或过滤除菌的方式进行灭菌。每一种灭菌方式都有其特定的适用范围,灭菌工艺必须与注册批准的要求相一致,且应当经过验证。

· 解读

1. 欧盟于1999年8月正式开始执行灭菌方法选择决策树,顺着决策树向下,明显能看出其采用的灭菌方法达到的无菌保证级别在逐渐下降。因此,为了保证产品的质量和安全,确保达到无菌的最高等级,必须将灭菌前的微生物负荷降至最低水平。决策树的作用就是在考虑各种复杂因素的情况下,辅助选择最佳的灭菌方法。

2. 明确要求灭菌工艺必须经过验证并且与产品注册批准的相一致。

3. 溶液剂型产品灭菌方法选择决策树(示例):

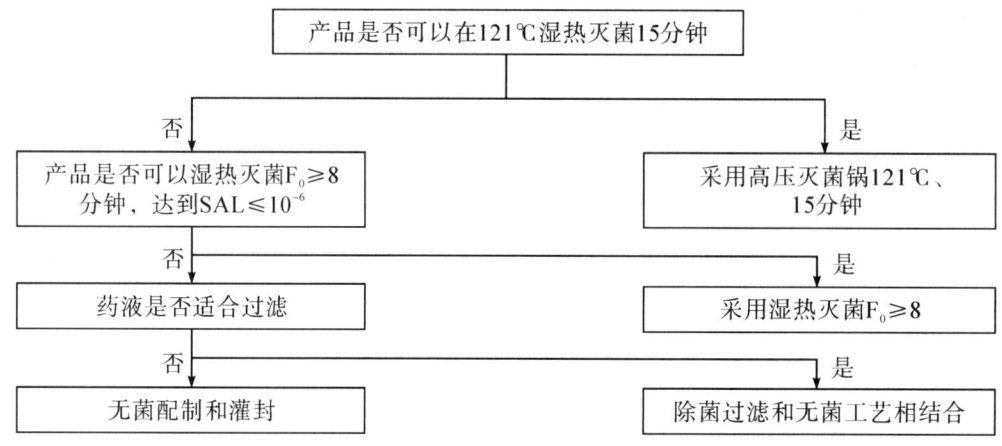

第六十三条 任何灭菌工艺在投入使用前,必须采用物理检测手段和生物指示剂,验证其对产品或物品的适用性及所有部位达到了灭菌效果。

· 解读

1. 明确所有经选择的灭菌工艺,必须首先进行验证,确认在预定的灭菌条件下能够达到预期的灭菌效果,并且被灭菌的产品或物品耐受灭菌过程,灭菌过程不会对产品或物品产生不良影响。

2. 生物指示剂:对特定灭菌处理有确定的抗力,装在内层包装中可供使用的染菌载体。用于确认灭菌设备的性能、灭菌程序的验证、生产过程灭菌效果的监控等。按监测灭菌工艺不同可分为环氧乙烷灭菌生物指示剂、湿热灭菌生物指示剂、辐照灭菌生物指示剂、干热灭菌生物指示剂、过氧化氢灭菌生物指示剂等。

3. 在灭菌程序的验证中,尽管可通过灭菌过程某些参数的监控来评估灭菌效果,但生物指示剂的被杀灭程度,则是评价一个灭菌程序有效性最直观的指标。可使用市售的标准生物指示剂,也可使用由日常生产污染菌监控中分离的最耐受微生物制备的孢子。在生物指示剂验证试验中,需确定孢子在实际灭菌条件下的耐受性,并测定孢子的纯度和数量。验证时,生物指示剂的微生物用量应比日常检出的微生物污染量大,耐受性强,以保证灭菌程序有更大的安全性。在最终灭菌法中,生物指示剂应放在灭菌柜的不同部位,并避免指示剂直接接触到被灭菌物品。生物指示剂按设定的条件灭菌后取出分别置培养基中培养,确定生物指示剂中的孢子是否被完全杀灭。过度杀灭产品灭菌验证一般不考虑微生物污染水平,可采用市售的生物指示剂。对灭菌手段耐受性差的产品,设计灭菌程序时,根据经验预计在该生产工艺中产品微生物污染的水平,选择生物指示剂的菌种和孢子数量。这类产品的无菌效果应通过监控每批灭菌前的微生物污染的数量、耐受性和灭菌程序验证所获得的数据进行评估。

第六十四条 应当定期对灭菌工艺的有效性进行再验证（每年至少一次）。设备重大变更后，须进行再验证。应当保存再验证记录。

- **解读**

灭菌工艺经过验证投入使用后，必须至少每年进行一次周期性再验证。当灭菌设备发生较大的变更后也应进行变更性再验证，以确保灭菌工艺的无菌保证水平始终符合工艺要求。

第六十五条 所有的待灭菌物品均须按规定的要求处理，以获得良好的灭菌效果，灭菌工艺的设计应当保证符合灭菌要求。

- **解读**

这里指的是部分待灭菌物品在灭菌前应该装入半透膜包装内，包装铝箔纸以防止灭菌后暴露于环境中被二次污染。

第六十六条 应当通过验证确认灭菌设备腔室内待灭菌产品和物品的装载方式。

- **解读**

灭菌腔内的被灭菌物品的放置状态、数量、放置位置等均需经过验证予以确认，因为如果物品放置过多会造成蒸气无法有效穿透，从而无法达到灭菌效果。

第六十七条 应当按照供应商的要求保存和使用生物指示剂，并通过阳性对照试验确认其质量。使用生物指示剂时，应当采取严格管理措施，防止由此所致的微生物污染。

- **解读**

常用的生物指示剂：

（1）湿热灭菌法：最常用的生物指示剂为嗜热脂肪芽孢杆菌孢子。

（2）干热火菌法：最常用的生物指示剂为枯草芽孢杆菌孢子，去热原验证时使用大肠杆菌内毒素，加量不小于1000细菌内毒素单位。

（3）辐射灭菌法：最常用的生物指示剂为短小芽孢杆菌孢子。

（4）气体灭菌法：环氧乙烷灭菌最常用的生物指示剂为枯草芽孢杆菌孢子，气态过氧化氢灭菌最常用的生物指示剂为嗜热脂肪芽孢杆菌孢子。

（5）过滤除菌法：缺陷假单胞菌（如ATCC19146）用于滤膜孔径为0.22μm的滤器，黏质沙雷菌（ATCC14756）用于滤膜孔径为0.45μm的滤器。

第六十八条 应当有明确区分已灭菌产品和待灭菌产品的方法。每一车（盘或其他装载设备）产品或物料均应贴签，清晰地注明品名、批号并标明是否已经灭菌。必要时，可用湿热灭菌指示带加以区分。

- **解读**

1. 湿热灭菌指示带是将一种热敏化学指示剂印刷在纸片上，指示剂在一定温度的湿热下持续一定时间后，因化学反应产生颜色变化，以间接标示灭菌效果。其显色效应，是以嗜热脂肪杆菌芽孢（菌片）的耐热参数为依据，以121℃压力蒸气灭菌20分钟的灭菌周期为基本参数来显示灭菌效果的。

2. 本条款明确要求必须严格区分待灭菌产品和已灭菌产品，以免造成质量事故，并且对最终灭菌的产品灭菌器的编号、灭菌时间、批号等信息均应详细清晰地标明。

第六十九条　每一次灭菌操作应当有灭菌记录，并作为产品放行的依据之一。

·解读

强调灭菌记录的重要性，明确灭菌记录产品放行的依据之一。

第十二章　灭菌方法

第七十条　热力灭菌通常有湿热灭菌和干热灭菌，应当符合以下要求：

（一）在验证和生产过程中，用于监测或记录的温度探头与用于控制的温度探头应当分别设置，设置的位置应当通过验证确定。每次灭菌均应记录灭菌过程的时间－温度曲线。

采用自控和监测系统的，应当经过验证，保证符合关键工艺的要求。自控和监测系统应当能够记录系统以及工艺运行过程中出现的故障，并有操作人员监控。应当定期将独立的温度显示器的读数与灭菌过程中记录获得的图谱进行对照。

（二）可使用化学或生物指示剂监控灭菌工艺，但不得替代物理测试。

（三）应当监测每种装载方式所需升温时间，且从所有被灭菌产品或物品达到设定的灭菌温度后开始计算灭菌时间。

（四）应当有措施防止已灭菌产品或物品在冷却过程中被污染。除非能证明生产过程中可剔除任何渗漏的产品或物品，任何与产品或物品相接触的冷却用介质（液体或气体）应当经过灭菌或除菌处理。

·解读

本条款明确湿热和干热灭菌的一些技术和管理要求。

第七十一条　湿热灭菌应当符合以下要求：

（一）湿热灭菌工艺监测的参数应当包括灭菌时间、温度或压力。

腔室底部装有排水口的灭菌柜，必要时应当测定并记录该点在灭菌全过程中的温度数据。灭菌工艺中包括抽真空操作的，应当定期对腔室作检漏测试。

（二）除已密封的产品外，被灭菌物品应当用合适的材料适当包扎，所用材料及包扎方式应当有利于空气排放、蒸气穿透并在灭菌后能防止污染。在规定的温度和时间内，被灭菌物品所有部位均应与灭菌介质充分接触。

·解读

1. 湿热灭菌法系指物质在灭菌器内利用高压蒸气或其他热力学灭菌手段杀灭细菌，穿透力强，传导快，灭菌能力非常强，为热力学灭菌中最有效及用途最广的方法。药品、药品的溶液、玻璃器械、培养基、洁净服以及其他遇高温与湿热不发生变化或损坏的物质，均可以选用。

2. 常见的湿热灭菌器包括脉动真空灭菌器、蒸气－空气混合物灭菌器和过热水灭菌器等。

3. 脉动真空灭菌器是药品生产中所采用的最典型的高压蒸气灭菌器，通常由灭菌腔体、密封门、控制系统、管路系统组成，并连接压缩空气、蒸气/纯蒸气、真空泵等。

工作原理：在灭菌开始之前通过真空泵或其他系统将空气从腔室移除，然后通入饱和蒸气，反复进行抽真空、通入蒸气，将空气彻底置换后进行灭菌。灭菌器设有真空系统和空气过滤系统，灭菌程序由计算机控制完成。腔体内冷空气排除比较彻底，具有灭菌周期短、效率高等特点。

脉动真空灭菌器对物品包装、放置要求较宽，且真空状态下不易氧化损坏，常用于对空气难以去除的多孔/坚硬装载进行灭菌，尤其适用于可以包藏或夹带空气的装载物，比如软管、过滤器和灌装机部件。

4. 高压蒸气灭菌的原理是使微生物的蛋白质和核酸变性导致其死亡。蛋白质及核酸的这种变性可以是可逆的，也可以是不可逆的。虽然微生物功能性结构被破坏，若氢键破裂的数量未达到微生物死亡的临界值，则其分子很可能恢复到它原有的形式，微生物就没有被杀死。为有效地使蛋白质变性，就需要水蒸气有足够的温度和持续时间，这对保证灭菌效果十分重要。高温饱和水蒸气可以迅速使蛋白质变性，在规定操作条件下，蛋白质发生变性的过程即微生物死亡的过程，是可预见和重复的。

微生物的灭活符合一级动力学方程，微生物的死亡速率是微生物耐热参数 D 和杀灭时间的函数，即在给定的时间下被灭活的微生物与仍然存活的成正比。

5. 湿热灭菌的影响因素：

（1）灭菌物中微生物的种类和数量：不同微生物耐热性相差较大，微生物处于不同发育阶段，所需灭菌的温度和时间也不同。

（2）灭菌溶液的 pH 值：微生物的存活能力因介质的酸碱度差别而不同。一般微生物在中性溶液中耐热性最大，在碱性溶液中次之，酸性不利于微生物的生长和发育，pH 值在 6~8 时不易杀灭微生物，pH 值小于 6 时，微生物最易被杀灭。

（3）灭菌物的性质：溶液中含有营养性物质如糖类、氨基酸等，会对微生物有营养保护作用，能增强其耐热性。

（4）蒸气的饱和度：饱和蒸气的穿透性比过热蒸气、干热空气的穿透性强很多，而蒸气冷凝时会释放大量的潜热传递给被灭菌物，使微生物被杀灭，因此应尽可能使用饱和蒸气进行灭菌。

第七十二条 干热灭菌符合以下要求：

（一）干热灭菌时，灭菌柜腔室内的空气应当循环并保持正压，阻止非无菌空气进入。进入腔室的空气应当经过高效过滤器过滤，高效过滤器应当经过完整性测试。

（二）干热灭菌用于去除热原时，验证应当包括细菌内毒素挑战试验。

（三）干热灭菌过程中的温度、时间和腔室内外压差应当有记录。

·解读

1. 干热灭菌是指在非饱和湿度下（RH 100%）进行的热力学灭菌。灭菌介质通常为被灭菌品所处湿度下的热空气，干热灭菌是利用高温使微生物或脱氧核糖核酸酶等重要生物高分子产生非特异性氧化而被破坏，在这种氧化过程中细胞固有的水分子起到了重要作用，菌体受热时当环境和细胞内含水量越大，则蛋白质失活就越快。因干热灭菌时环境湿度低于湿热灭菌，故而干热灭菌所需温度要高（160~170℃），时间要长（1~2h）。利用干热灭菌温度高、时间长的这一特点可使干热灭菌同时具备除热原的功能。

干热灭菌适用于耐高温物品，但不适用于湿热或可被湿热破坏的物品，如玻璃、金属设备器具类，耐高温的粉末化学品等，但不适用于橡胶、塑料及大部分药品。

2. 常见的干热设备根据使用范围可分为试验室器具用、生产制剂用、生产器具用干热灭菌设备。按使用方式分为连续式、批量式，批量式干热灭菌设备如干热烘箱，可用于内毒素检验用玻璃、金属器具的灭菌和除热原,以及生产设备部件、生产器具的灭菌除热原;连续干热设备,如隧道烘箱,可用于小容量注射剂的生产。

3. 灭菌原理:干热灭菌器中热传递主要有对流热、传导热、辐射热3种形式。干热灭菌对微生物的杀灭率同样遵循一级动力学规则。

第七十三条 辐射灭菌应当符合以下要求:

(一)经证明对产品质量没有不利影响的,方可采用辐射灭菌。辐射灭菌应当符合《中华人民共和国药典》和注册批准的相关要求。

(二)辐射灭菌工艺应当经过验证。验证方案应当包括辐射剂量、辐射时间、包装材质、装载方式,并考察包装密度变化对灭菌效果的影响。

(三)辐射灭菌过程中,应当采用剂量指示剂测定辐射剂量。

(四)生物指示剂可作为一种附加的监控手段。

(五)应当有措施防止已辐射物品与未辐射物品的混淆。在每个包装上均应有辐射后能产生颜色变化的辐射指示片。

(六)应当在规定的时间内达到总辐射剂量标准。

(七)辐射灭菌应当有记录。

• **解读**

1. 辐射灭菌是利用γ射线、X射线和粒子辐射处理产品,杀灭其中微生物的灭菌方法。目前的辐射灭菌多采用 ^{60}Co 源放射出的γ射线,它具有能力高、穿透力强、无放射性污染,以及残留量少、冷灭菌、适用范围广等特点。

2. 除菌过滤是指除去流体中微生物的工艺过程,该过程不应对产品质量产生不良影响,包括液体和气体除菌过滤。药品生产中采用的除菌过滤膜一般不超过0.22μm。通常,除菌级的液体过滤器指在工艺条件下每平方厘米有效过滤面积可以截留 10^7 CFU(集落/菌落形成单位)的缺陷假单胞菌(ATCC19146)的过滤器。选择除菌过滤器后必须进行细菌截留试验证明过滤器的除菌效果。

第七十四条 环氧乙烷灭菌应当符合以下要求:

(一)环氧乙烷灭菌应当符合《中华人民共和国药典》和注册批准的相关要求。

(二)灭菌工艺验证应当能够证明环氧乙烷对产品不会造成破坏性影响,且针对不同产品或物料所设定的排气条件和时间,能够保证所有残留气体及反应产物降至设定的合格限度。

(三)应当采取措施避免微生物被包藏在晶体或干燥的蛋白质内,保证灭菌气体与微生物直接接触。应当确认被灭菌物品的包装材料的性质和数量对灭菌效果的影响。

(四)被灭菌物品达到灭菌工艺所规定的温、湿度条件后,应当尽快通入灭菌气体,保证灭菌效果。

(五)每次灭菌时,应当将适当的、一定数量的生物指示剂放置在被灭菌物品的不同部位,监测灭菌效果,监测结果应当纳入相应的批记录。

(六)每次灭菌记录的内容应当包括完成整个灭菌过程的时间、灭菌过程中腔室的压力、温度和湿度、环氧乙烷的浓度及总消耗量。应当记录整个灭菌过程的压力和温度,灭菌曲线应当纳入相应的批记录。

(七)灭菌后的物品应当存放在受控的通风环境中,以便将残留的气体及反应产物降至规定的限度内。

第七十五条 非最终灭菌产品的过滤除菌应当符合以下要求：

（一）可最终灭菌的产品不得以过滤除菌工艺替代最终灭菌工艺。如果药品不能在其最终包装容器中灭菌，可用0.22μm（更小或相同过滤效力）的除菌过滤器将药液滤入预先灭菌的容器内。由于除菌过滤器不能将病毒或支原体全部滤除，可采用热处理方法来弥补除菌过滤的不足。

（二）应当采取措施降低过滤除菌的风险。宜安装第二只已灭菌的除菌过滤器再次过滤药液，最终的除菌过滤器应当尽可能接近灌装点。

（三）除菌过滤器使用后，必须采用适当的方法立即对其完整性进行检查并记录。常用的方法有起泡点试验、扩散流试验或压力保持试验。

（四）过滤除菌工艺应当经过验证，验证中应当确定过滤一定量药液所需时间及过滤器两侧的压力。任何明显偏离正常时间或压力的情况应当有记录并进行调查，调查结果应当归入批记录。

（五）同一规格和型号的除菌过滤器使用时限应当经过验证，一般不得超过一个工作日。

第十三章　无菌药品的最终处理

第七十六条 小瓶压塞后应当尽快完成轧盖，轧盖前离开无菌操作区或房间的，应当采取适当措施防止产品受到污染。

第七十七条 无菌药品包装容器的密封性应当经过验证，避免产品遭受污染。

熔封的产品（如玻璃安瓿或塑料安瓿）应当作100%的检漏试验，其他包装容器的密封性应当根据操作规程进行抽样检查。

· 解读

1. 无菌产品的容器密封系统应能防止微生物入侵。在最终密封产品的检查过程中应查出并剔除任何有损坏或有缺陷的产品。

2. 对于密封完好性的技术要求：应有容器密封系统完好性方面的数据资料；加工生产过程的模拟试验；在最苛刻条件下完好性的证据；试验的灵敏度；在产品有效期内的完好性。

◎问题讨论： 无菌分装粉针剂常见问题分析讨论

1. 澄清度问题。

粉针剂表现的澄清度问题针对不同的产品产生的机制也不尽一致，本节仅仅将部分共性问题提出，供参考。

（1）胶塞溶出物：国内胶塞缺乏对产品组分的控制，各生产商加工过程中加入硫化剂、增塑剂、活性剂、填充剂等辅料，再经过高温硫化，胶塞中部分物质容易析出到表面，进而与产品接触，从而干扰产品的稳定性；胶塞表面的硅油也会对澄清度产生一定影响，镀膜胶塞的使用在一定程度上降低该问题的发生概率。

（2）原料本身的不稳定：原料合成中部分工艺不稳定或者设备不稳定，导致原料本身的不稳定，容器中湿度、氧气等条件诱发原料的降解。

无论出于何种原因，加强供应商审计，确保原材料的稳定，同时对包材和原料间的相容性进行充分考察，将有效降低该问题的发生率。

2. 可见异物。

粉针分装过程中金属、玻璃屑、纤维、黑点等可见异物时有发生。有些属于原料引入，部分则是分装过程引入，通过规范操作程序、改善设备运行条件进行消除。

1）金属异物。

使用金属原料桶时应采用易开启式外封盖，减少开盖过程的撕裂面，同时开启后应尽量及时使用无尘布擦拭表面异物，避免带入内部。

使用铝质、PE等包装袋原料，开启时应尽可能使用专用锋利的剪刀剪切，防止袋表面出现齿痕脱落。

加料过程中应尽可能减少中间转移，防止碰擦出现污染。

分装机搅拌、送料螺杆等装置应防止碰壁。

2）玻璃屑。

洗瓶过程中备洗件损伤的碎屑，冲洗时未能被有效冲刷去除。

隧道烘箱内运行速度降低时缺少联动报警，导致内部西林瓶挤压，撞击各加热段隔板、网袋护栏、瓶体等，导致瓶体破碎。

压塞过程高度调整不合适导致瓶体划伤等。

西林瓶加工过程中产生玻璃丝或屑黏附，或者应力消除不当，容易破碎等。

上述症状应通过增加联动报警，部件改善，设备调试培训等改善设备状态，减少破碎的发生。

3）纤维。

多数为清洗过程引入，如擦拭用无尘布表面划伤脱落纤维；口罩或衣物破损也会引发纤维污染。因此建议无菌室尽可能使用一次性无尘室专用清洁工具，减少纤维的脱落。同时清洁过程中不宜使用压缩空气吹扫，而是采用吸尘装置，以降低污染。

4）黑点。

胶塞热脱膜和切边过程中也容易产生碎屑，但生产商一般通过清洗已经去除。在胶塞干燥过程中频繁的翻滚摩擦也容易产生胶屑，因此并非清洗时间越长越好。

同样设备表面清洁不良等都可能产生类似的污染，比如老式远红外辐射式隧道烘箱，灭菌段缺少高效过滤器。

当然人员的不规范行为，比如从产品上方穿越、传递物品等也会增加各种污染，因此生产企业应根据现场调查情况采取适当措施，降低各种污染发生的概率。

3. 变色、结块。

粉针分装过程中变色、结块偶有报道，主要属于密封性不良导致透气、透水等，比如：容器密闭性不良；西林瓶和胶塞配合不良；胶塞质量不稳定：缺乏必要的弹性；胶塞、西林瓶处理过程中干燥效果不良，存放过程中湿度控制不好引发结露，环境湿度高，分装过程原料粉吸湿等原因也可以导致产品受潮变质。

变色多与氧化、光照度有关系，可结合不同的产品要求采取相应的措施进行控制。

企业应重视原料药的质量，在接收时应关注外包装的密封性，对未能及时用于生产的原料应定期进行复验，复验的间隔应以原料药的稳定性试验结果为依据。在生产过程中，应采取措施减少外界对药物稳定性的影响，如使用惰性气体充填等。同时应验证胶塞-容器系统的密封性，对可能影响药包材密封性的外观缺陷如西林瓶裂纹、胶塞缺胶等加以控制。还应要求合作经销商严格按照规定进行储运，确保药品的质量水平在流通领域中得以保持。

4. 装量不稳定。

原料粒度分布、堆密度因加工工艺不同变化较大，呈现出的流动性也不尽一致，应根据不同的原料状况建立不同的分装控制条件。

设备本身存在的变动，比如气流分装机的吸粉真空、螺杆分装机的螺杆变形等都会引起装量的偏差。可根据生产过程实际情况采取措施进行控制。

5. 跳塞。

不同的设备压塞工艺不同，比如真空吸塞对胶塞冠部花纹要求便于密合真空；而依靠瓶体挂塞的设备则对下塞轨道的挡片力度、胶塞塞颈部的锥度等有控制要求，胶塞表面的硅化度过低影响压塞的流畅性，而硅化度过高胶塞容易反弹。当然干燥后胶塞温度也可对跳塞产生影响，应结合实际选择合适的胶塞外形、硅化度或者改善设备给予解决。

6. 抗生素与包装材料相容性试验。

《中华人民共和国药品管理法》规定："药品包装必须符合药品质量的要求，方便贮存、运输和医疗使用""直接接触药品的容器和包装材料必须符合药用要求"。但目前我国制药企业将开发新抗生素的重点往往放在药品本身的制备和加工上，对直接接触药品的容器和包装材料重视不足。国内曾发生抗生素类药品因包装材料（玻璃、塑料、橡胶、铝塑包装）选用不当而造成药品渗出、泄漏、潮解，甚至有的包装材料与药品发生化学反应而使药品变质，如头孢氨苄、注射用头孢唑林钠、头孢曲松钠等都因包装材料的问题导致了产品不合格的质量事件。

因此，在研发和设计药品最终产品时，必须进行药品与直接接触的包装材料相容性的详细研究，以保证内装药品的质量。

在抗生素与包装材料相容性研究中，应充分考虑以下几个方面：

（1）研究被包装的抗生素的理化特性，包括对温度、湿度、氧气、光照的稳定性、耐受性以及对湿度、温度的时效反应等，从而为包装材料的科学选择提供依据。对于易吸潮或易氧化的药品，应避免使用塑料瓶包装。

（2）充分了解包装材料的理化特性，包括通透性、密封性和柔软性，同时还要掌握包装材料的化学组成以及对温度、湿度、氧气、光照的稳定性。

（3）获取流通环境的温度、湿度、光照强度、运输状况等较详细的资料，以保护药品在流通过程中能承受压缩、振动等的影响。

（4）把包装后的抗生素在充分接触包装材料的情况下按照加速试验的条件进行长期稳定性和相容性研究，获取包装材料对抗生素质量的影响数据。

第七十八条 在抽真空状态下密封的产品包装容器，应当在预先确定的适当时间后，检查其真空度。

第七十九条 应当逐一对无菌药品的外部污染或其他缺陷进行检查。如采用灯检法，应当在符合要求的条件下进行检查，灯检人员连续灯检时间不宜过长。应当定期检查灯检人员的视力。如果采用其他检查方法，该方法应当经过验证，定期检查设备的性能并记录。

· 解读

灯检法逐瓶或逐支检查内容包括包装的完好性，产品是否遭受污染。由于人员长时间在强光光源下进行工作极易产生视觉疲劳，出于保护劳动者并且降低漏检风险的目的，要求灯检人员在工作一段时间后进行休息，一般要求连续工作时间为 20 分钟，最长不超过 40 分钟，也可采用两班次轮换制。目前在线有电子眼检查，但是会出现较高的误检率。

第十四章　质量控制

第八十条　无菌检查的取样计划应当根据风险评估结果制定，样品应当包括微生物污染风险最大的产品。无菌检查样品的取样至少应当符合以下要求：

（一）无菌灌装产品的样品必须包括最初、最终灌装的产品以及灌装过程中发生较大偏差后的产品。

（二）最终灭菌产品应当从可能的灭菌冷点处取样。

（三）同一批产品经多个灭菌设备或同一灭菌设备分次灭菌的，样品应当从各个/次灭菌设备中抽取。

• 解读

明确了取样计划确定的原则是依据风险评估。

第十五章　术　语

第八十一条　下列术语的含义是：

（一）吹灌封设备

指将热塑性材料吹制成容器并完成灌装和密封的全自动机器，可连续进行吹塑、灌装、密封（简称吹灌封）操作。

（二）动态

指生产设备按预定的工艺模式运行并有规定数量的操作人员在现场操作的状态。

（三）单向流

指空气朝着同一个方向，以稳定均匀的方式和足够的速率流动。单向流能持续清除关键操作区域的颗粒。

（四）隔离操作器

指配备 B 级（ISO 5 级）或更高洁净度级别的空气净化装置，并能使其内部环境始终与外界环境（如其所在洁净室和操作人员）完全隔离的装置或系统。

（五）静态

指所有生产设备均已安装就绪，但没有生产活动且无操作人员在场的状态。

（六）密封

指将容器或器具用适宜的方式封闭，以防止外部微生物侵入。

附录三

药品（医疗器械）生产现场检查要点

第一章 无菌制剂生产企业现场检查要点

一、总则

1. 检查文件：
（1）药品生产质量管理体系文件。
（2）质量手册、管理制度、操作规程、相关记录等。

2. 检查要点：
（1）查看企业是否建立了药品生产质量管理体系，是否涵盖厂房、设施、设备、物料、文件、人员等。
（2）查看企业制定的质量管理文件，至少应包含质量手册、管理制度、操作规程、相关记录等。
（3）（无菌药品附录）无菌药品的生产需满足其质量和预定用途的要求，应当最大限度降低微生物、各种微粒和热原的污染。生产人员的技能、所接受的培训及其工作态度是达到上述目标的关键因素。无菌药品的生产必须严格按照精心设计并验证的方法及规程进行，产品的无菌或其他质量特性绝不能只依赖任何形式的最终处理或成品检验。
（4）现场检查时发现数据可靠性问题，或企业诚实守信出现问题，归为本条款，查看药品生产许可证、药品注册证是否与企业生产实际相符，是否在有效期内。

二、质量管理

（一）质量管理原则

1. 检查文件：
（1）质量手册。
（2）质量目标。
（3）人员花名册、资质、数量能够满足生产和检验需求。

2. 检查要点：
（1）质量手册是否包含质量目标。
（2）质量目标是否经企业高层管理人员批准，并以文件形式发放到相关部门。是否具备质量目标的分解、执行与考核办法。
（3）为实现质量目标，是否明确了各个部门、供应商、经销商的质量责任。
（4）查看人员花名册、资质、数量是否满足生产和检验需求，厂房竣工图等资料是否齐全，是否和实际一致,生产设备、检验设备是否满足所有生产品种的要求。

(二)质量保证

1. 检查文件:

(1)质量管理体系框架图及分工情况。

(2)企业质量目标的制定。

(3)质量保证系统的运作。

2. 检查要点:

(1)关注企业是否建立了质量保证部门,查看职责及人员数量是否满足要求。

(2)查看质量保证文件是否健全,质量管理活动是否完整、有效,是否和文件规定一致。

(3)查看企业文件目录,是否从培训、生产管理、质量管理、物料管理、厂房设施、设备等方面制定了管理文件、操作规程、记录文件。

(4)查看文件、记录,结合现场检查情况,确定药品生产质量管理是否符合本条款的要求。

(三)质量控制

1. 检查文件:

(1)组织机构图及相关职责分工的文件。

(2)文件系统。

2. 检查要点:

(1)关注企业是否建立了质量控制部门,查看职责及人员数量是否满足要求。

(2)查看企业物料和产品是否制定了内控质量标准,物料或产品在放行前是否按质量标准完成了全检,是否存在物料提前使用、成品提前出厂的行为。

(四)质量风险管理

1. 检查文件:

(1)质量风险管理规程。

(2)企业质量风险评估报告。

2. 检查要点:

(1)查看企业是否建立了质量风险管理制度,包含风险评估、控制、沟通、审核等。

(2)查看企业在产品共线生产、回收返工、重新加工及供应商管理、变更控制、确认与验证、偏差管理等活动中是否进行了风险管理。

(3)查看企业质量风险评估报告,对风险点的识别、风险级别的划分、制定的风险控制措施是否合理、有效。

(五)原则

1. 检查文件:

(1)质量管理部门。

(2)质量管理文件。

(3)人员培训档案。

(4)现场提问。

2. 检查要点:

(1)查看企业是否设置独立的质量管理部门,是否履行质量保证和质量控制的职责。

(2)查看质量管理文件,是否经质量管理部门审核。

（3）查看部门、岗位、人员职责、内容是否完整、合理，是否包含人员资质要求。

（4）查看人员培训档案、培训教材、培训记录、考核评估等内容，重点查看员工上岗、转岗等培训资料，关注企业关键人员的培训。

（5）现场检查，随机询问人员是否熟悉其职责及岗位 SOP。

三、机构与人员

（一）关键人员

1. 检查文件：

（1）组织机构图。

（2）关键人员资质及管理经验简历及培训相关证明。

（3）企业负责人与实际负责人的关系。

2. 检查要点：

（1）查看企业工资表、考勤记录、社保缴费记录、劳务合同等，核实企业关键人员是否为企业全职人员。

（2）质量管理负责人和生产管理负责人不得互相兼任，关键人员变更是否及时备案。

（3）查看企业负责人、生产管理负责人、质量管理负责人、质量受权人是否经过药品管理法、药品生产质量管理规范等相关法律法规的培训。

（二）培训

1. 检查文件：

（1）培训管理的部门及职责。

（2）培训的计划和方案。

（3）培训的相关记录。

（4）参训人员档案。

（5）培训的相关内容是否有针对性。

（6）培训考核记录。

（7）从事高风险操作区人员专门的培训内容及记录。

（8）培训实际效果的评估。

2. 检查要点：

（1）查看培训管理规程，是否明确部门及人员的职责。

（2）核查培训方案、培训计划是否按规定审批，审批人员是否为生产管理负责人或质量管理负责人。

（3）查看培训记录的内容是否真实、完整，重点查看签到表、试卷等的笔迹。

（4）（无菌药品附录）凡在洁净区工作的人员均应定期培训，包括卫生和微生物方面的基础知识。

（5）查看企业是否建立人员培训档案，培训记录是否包含 GMP 及相关附录内容，重点关注岗位 SOP、实践操作的培训。

（6）现场检查，随机询问，查看人员是否熟悉职责及岗位 SOP。

（7）现场核查高风险操作区操作人员着装、防护是否合理，操作是否规范。企业取样人员是否熟悉取样 SOP 及岗位职责。

（三）人员卫生

1. 检查文件：

(1) 人员卫生操作 SOP。
(2) 健康检查档案。
(3) 参观人员管理规程。

2. 检查要点：

(1) 查看人员培训档案，是否进行了相关培训。

(2) 现场核查人员着装、防护、操作等行为是否规范。

(3) 查看人员健康管理规程、人员健康要求、体检周期及项目、特殊岗位上岗要求、人员防护、预防接种要求。直接接触药品人员还需进行活动性肺结核、谷丙转氨酶、皮肤疾病、视力检查。

(4)（无菌药品附录）患有传染病、皮肤病及皮肤有伤口者均不得进入生产区进行操作或质量检验。

(5) 查看企业外来人员进入生产区、控制区的管理规程，是否有进入的程序、人员数量、培训、管理措施、监督等内容。

(6) 查看企业是否建立更衣管理规程及操作规程。现场查看企业洗手、更衣、洗衣设置是否合理。现场查看企业人员更衣程序是否合理，着装是否规范。洁净区使用的手套是否对生产造成污染。现场查看企业生产区、仓储区是否有非生产用物品。

(7) 现场查看企业是否有裸手操作，若有，是否进行了风险评估并作出相关规定。

四、厂房与设施

（一）原则

1. 检查文件：

(1) 厂房、公用设施、固定管道建造或改造后的竣工图纸。
(2) 厂区、周边环境、生产区、仓储区、质量控制区、辅助区布局图。
(3) 厂房设施清洁维护规程。
(4) 温湿度的控制情况。
(5) 防虫、防鼠等情况。
(6) 人员进入生产、贮存和质量控制区的控制情况。

2. 检查要点：

(1) 查看厂区周边环境是否有扬尘、烟气等污染，企业厂区布局图是否存在不合理情况。人流、物流是否合理规划、布局，能否避免污染与交叉污染。

(2) 生产区、质量控制区、仓储区、辅助区等区域是否齐全且相互影响。

(3) 厂房及各功能键应有避免污染、交叉污染、混淆和差错的涉及。

(4) 库房设置是否合理，是否依据需要设置了低温阴凉冷库；不合格区、退货区是否有效隔离；库房是否有足够面积容纳物料。成品及退货是否按规定条件贮存。

(5) 查看厂房清洁、维护保养规程是否有厂房的清洁方法、清洁周期、消毒方法、消毒周期、维护措施等内容。维护记录、维护计划是否按照规定执行。现场查看厂房内地面、天棚、墙面是否有开裂、破损、发霉等情况。

(6) 查看厂房维护保养管理规程，至少应包含照度、温度、湿度、通风频次等内容。

(7) 现场查看温湿度记录，是否与企业制定的文件一致。

(8) 查看厂房维护保养管理规程，现场查看防止昆虫等动物进入的设施是否与规定一致。

（二）生产区

1. 检查文件：

（1）生产工艺流程图，洁净区送风、回风、排风布局图。

（2）空气洁净度监测报告。

（3）产尘操作间的设计。

（4）药品包装厂房或区域等设计。

（5）温度、湿度、时间的控制措施。

2. 检查要点：

（1）查看防止交叉污染的措施是否有效；人流、物流出入路径的设置是否合理；压差是否符合规范要求；公用车间、公用生产线是否进行了风险评估，设置是否合理；产尘量大的操作间，是否保持相对负压；是否有除尘设施；排水设施是否有空气阻断或防倒灌装置。

（2）多产品共线是否进行了评估，并有报告。重点核查防止交叉污染所采取的措施和效果，并在现场检查过程中予以核实。

（3）无菌药品重点查看B级洁净区人员进入和离开洁净区的更衣间是否分开设置，生产车间的人流、物流是否设置了互锁装置。

（4）现场查看生产区、贮存区空间是否与生产量相匹配，是否有中间产品随意堆放。生产区是否设置有原辅料、中间产品、内包材等的存储区域，并有序存放、账物相符、状态标识清晰明确。

（5）（无菌药品附录）无菌药品的生产人员、设备和物料应通过气锁间进入洁净区。物料准备、产品配制和罐装或分装等操作必须在洁净区内分区域（室）进行。

（6）现场查看实际温、湿度是否符合企业相应生产的要求与规定。查看生产区的洁净级别划分是否准确。重点关注人流、物流通道的压差，洗瓶区和灌装间之间的压差等。

（7）查看洁净区是否按文件要求定期监测，至少应包含：风速（A级）、悬浮粒子、微生物等洁净区的要求内容。查看环境监测记录，环境监测时培养皿的更换时间、更换具体操作、是否涵盖整个生产过程。

（8）现场查看发现在线检测异常、报警、超标时，是否制定有相关措施，措施是否得当。查看洁净区墙壁、地面、天棚等是否平整光滑、无裂缝、不易积尘。洁净区消毒周期和方法、使用的消毒液，是否和文件规定一致。

（三）仓储区

1. 检查文件：

（1）原辅料库、成品库、内包材库、标签库、阴凉库、冷库、危险品库布局图。

（2）接收、发放和发运区域的设置。

（3）温湿度管理规定及监控记录。

（4）取样间管理规定及使用记录，取样区洁净级别的监测报告。

2. 检查要点：

（1）现场查看各类物料是否有序、整齐地码放；物料标签、质量状态标识是否清晰，并能避免混淆差错。

（2）查看仓储区是否有良好的通风、照明、避光等措施。物料存储条件是否符合要求。

（3）查看物料管理规程，至少应包含安全区域的设置、需储存于安全区域的物料名称、管理措施等内容。

(4)查看物料接收管理规程,至少应包含物料接收、发放和发运的区域、设施、器具、流程等内容。

(5)查看物料管理文件,应包含待检、不合格、退货、召回物料或产品的存储区域、隔离方式、标识管理,人员出入管理内容。待验物料或产品标识是否醒目,管理措施是否与文件一致,计算机化管理的库房是否经过管理系统的验证。

(6)取样管理规程是否建立,内容是否齐全。取样区的设置是否与所取品种的类型、性质、数量相适应,取样区的空气洁净度级别是否能够满足生产要求。

(四)质量控制区

1. 检查文件:

(1)微生物限度实验室布局图,检验仪器使用、维护、保养规程及记录。

(2)质量控制实验室是否与生产区分开。

(3)实验室的设置是否合理。

2. 检查要点:

(1)质量控制实验室是否与生产区分开。实验室管理文件至少应包含功能间的设置、用途、管理等内容。

(2)实验室能否满足检验操作的要求,是否有足够的区域用于样品的处置。

(3)查看试剂、试液、对照品、标准品、菌种、稳定性考察、留样等储存是否满足要求,账务卡是否一致。

(4)留样和稳定性考察样品的存放是否符合《中国药典》标准。

(5)天平是否置于能够防止震动的操作台上。红外分光光度计的房间是否符合相应的温、湿度要求,并有调控措施。

(6)精密仪器的使用是否受环境的干扰。

(7)查看实验动物房管理规程,至少应包含:实验动物的采购、接收、饲养、使用、处理等内容。

(五)辅助区

1. 检查文件:休息室、更衣室、盥洗室、维修间布局图。

2. 检查要点:

(1)查看盥洗室、更衣室的设计是否能够满足生产要求。

(2)洁净区维修工器具管理规程是否建立,是否包含传递、使用、清洁、储存等内容。存放的维修器具是否按要求进行管理。

五、设备

(一)设计和安装

1. 检查文件:

(1)生产、检验设备目录。

(2)设备采购、安装、确认的文件和记录。

(3)关键生产设备对药品质量产生不利影响的风险评估。

(4)设备使用润滑剂、冷却剂等的管理规定和记录。

(5)生产用模具的采购、验收、保管、维护、发放及报废的操作规程及记录。

2. 检查要点:

(1) 查看设备材质是否可能与物料发生化学反应，是否产生脱落物，是否可能吸附物料，管道焊接处是否光滑平整，除菌过滤器是否进行了相容性试验。

(2) 查看流量计、压力表、天平和台秤等的量程与精度是否与生产需要相匹配，并按规定校验，是否有校验记录。

(3) 查看实验室是否配备有适当量程及精度的温度计、滴定管、移液管、天平等，并按规定校验，且有校验记录。

(4) 查看SIP、CIP管路的连接是否合理，是否存在盲管。清洁设备的材质及功能的选择是否能够防污染、交叉污染，清洁用毛刷、软管、抹布等是否有脱落物。

(二) 维护和维修

1. 检查文件：

(1) 设备的预防性维护计划和操作规程及记录。

(2) 设备的维护和维修对产品质量影响的风险评估报告。

(3) 生产和检验用衡器、量具、仪表、记录和控制设备以及仪器校准档案、检查记录。

(4) 关键设备、容器的消毒或灭菌管理规程及记录。

2. 检查要点：

(1) （无菌药品附录）无菌药品生产的洁净区空气净化系统应保持连续运行，维持相应的洁净度级别。在洁净区进行设备维修后，应对该区域进行清洁消毒，检测合格后方可重新开始生产。

(2) 查看设备维护维修的现场管理规程，应包含设备维护维修时防止污染的措施。维修人员进入洁净区的培训，洁净服是否专用，维修器具进入洁净区的管理。

(3) 查看设备维护维修操作规程，查看设备预防性维护计划、维护记录，是否与预防性维护计划一致。

(4) 设备经改造、重大维修后是否进行了确认。变更是否履行了变更程序和风险评估。

(三) 使用和清洁

1. 检查文件：

(1) 设备、设施清洁的操作规程、记录。

(2) 用于药品生产或检验的设备和仪器的使用日志。

(3) 生产设备状态标识。

(4) 设备确认的参数范围。

2. 检查要点：

(1) 查看生产和检验设备的操作规程，操作规程是否明确、详细、有效，并且能够指导操作。现场查看生产设备运行参数是否在设备确认的参数范围内。

(2) 查看清洁规程是否与清洁验证方案项下的清洁方法一致。已清洁的生产设备、容器是否清洁干净、干燥存放。干燥方式是否合理有效。

(3) 查看设备使用日志，记录内容是否信息完整，是否与生产、检验记录相一致。

(4) 设备状态标识信息是否完整，正在生产的设备标识是否包含产品名称、规格、批号、批量、时间、生产工序等内容。未使用的设备是否有清洁状态标识，并在有效期内。

(5) 不合格设备是否有状态标识，不合格设备的状态标识是否醒目。固定管道上的标识、流向是否清晰。

(四) 校准

1. 检查文件：

(1) 生产和检验用衡器、量具、仪表、记录。

(2) 控制设备以及仪器校准和检查管理规程、档案、记录。

2. 检查要点：

(1) 查看仪器设备的管理规程，是否制定有校准计划，是否有校准记录，记录是否信息完整、有可追溯性，文件是否明确有管理部门或人员进行校准或送检。

(2) 查看校准报告书的范围是否与生产检验所需范围一致，并进行检查核查确认。查看计量鉴定单位资质。

(3) 查看生产和检验使用的关键设备校准是否符合要求，查看校准记录。是否按照管理文件对生产和检验用的设备、仪器定期进行确认和校准。仪器是否有校准合格证。

(4) 对于自校准的仪器设备是否有操作规程和记录，人员培训、校准所用到的标准计量器具应能溯源并符合规定。

(5) 查看校准证书是否在校准有效期内。查看自动或电子设备的操作规程，自动或电子设备是否定期进行了校准和检查。

（五）制药用水

1. 检查文件：

(1) 制水系统的设计和安装图。

(2) 制水系统运行记录、日常监测记录。

(3) 纯化水、注射用水管道的清洗、消毒、灭菌规程、记录。

(4) 制药用水及原水的水质定期监测规定及相应的记录；5PW、WFI 取样点分布。

2. 检查要点：

(1)（无菌药品附录）无菌原料药精制，无菌药品配制、直接接触药品的包装材料和器具等的最终清洗应当符合注射用水的质量标准。

(2) 查看是否按照工艺要求选用适合的制药用水。查看纯化水、注射用水的质量标准是否符合《中国药典》。

(3) 制水系统的产水量是否超过设备设计的最大产水量。产水量是否与使用量匹配。查看水系统的研制是否能够达到设定的质量标准要求。查看有无盲管，阀门的安装是否符合要求。查看纯化水、注射用水储罐和输送管道所用材料报告是否满足要求。

(4) 查看注射用水是否可循环，注射用水回水温度是否在 70℃ 以上。查看制药用水管理文件，工艺用水的检测频次、检测项目等内容。

(5) 查看制药用水管理文件，应包含工艺用水的检测频次、检测项目等内容。原水是否按照文件规定定期进行检验，并查看检验报告和记录。

(6) 查看工艺用水管理规程，应包含清洁消毒方法、频次、微生物的警戒限及纠偏限，达到限度时采取的措施等。查看制水系统清洗、消毒记录，内容是否完整并与生产一致。

（六）空调系统

1. 检查文件：

(1) 运行状况及保养。

(2) 日常监测。

(3) 清洗、维护、保养情况。

(4) 微生物实验室空调系统。

(5) 空调系统的验证报告。

(6) 清洗、维护保养记录。

(7) 日常监测记录。

2. 检查要点：

(1)（无菌药品附录）无菌药品生产人员、设备和物料应通过气锁间进入洁净区，正压气流保护并检测压差。

(2)（无菌药品附录）物料准备、产品配置和灌装或分装等操作必须在洁净区内分区域进行。洁净区的设计必须符合相应的洁净度要求，包括"静态"和"动态"的标准。

(3)（无菌药品附录）关注洁净度级别静态、动态对悬浮粒子最大允许数的要求，A级洁净区，每个采样点的采样量不得少于 $1m^3$。根据洁净度级别和空气净化系统确认的结果及风险评估，确定取样点的位置并进行日常动态监控。

(4) 关注企业是否对微生物进行动态检测，评估无菌生产的微生物状况。

(5) 生产区洁净度级别的划分是否准确，压差是否符合要求。

(6) 查看洁净区是否按文件要求定期监测，应包含风速、悬浮粒子、微生物等内容。查看环境监测记录，应包含温湿度、压差、风速等内容。关注环境监测时培养皿的更换时间、更换的具体操作、是否覆盖整个生产过程。

(7) 有无超标、偏差、变更。

(8) 初、中、高效过滤器的更换周期。

六、物料与产品

（一）原则

1. 检查文件：

(1) 原料标准。

(2) 辅料标准。

(3) 印字油墨。

(4) 物料管理规程，接收、请验、取样、放行、拒收、储存、发放及生产过程物料流转的操作，防止污染、交叉污染、混淆和差错的措施。

(5) 物料接收操作规程，物料管理规程。

(6) 质量部门按批取样证、检验报告和放行单。

(7) 发放时先进先出。

(8) 文件完整性。

2. 检查要点：

(1) 查看原辅料与药品直接接触的包装材料内控质量标准，检验项目及限度标准不得少于或低于国家相关质量标准。

(2) 查看物料与产品的检验报告，检查检测项目是否与内控质量标准一致。

(3) 查看企业物料管理文件、物料管理规程，是否包含物料的接收、请验、取样、放行、拒收、储存、发放及生产过程物料流转的操作，防止污染、交叉污染、混淆和差错的措施等内容。

(4) 查看物料接收操作规程，应包含核对合格供应商目录、核对物料采购合同、检查外包装、填写接收记录等内容。查看库存物料是否清洁，外包装是否完好，物料及取样标识是否清晰完整。

(5) 查看物料管理规程，应包含待验物料和成品的存放、取样、放行等内容。

（6）使用计算机化仓储管理操作规程及验证报告，应包含接收、储存、发放的程序，标识码的准确识读，唯一性的确认，防止差错的确定，应急措施等内容。

（二）原辅料

1. 检查文件：

（1）物料和产品的操作规程。

（2）物料和产品的处理操作规程。

（3）原辅料、与药品直接接触的包装材料。

2. 检查要点：

（1）查看物料管理规程，确认每一包装内的原辅料正确无误的方法，方法是否可行。

（2）查看物料管理规程，应包含按批次取样、检验、放行的内容。无有效期或保质期的物料是否确定了存储期限。原辅料包装上粘贴的标签是否牢固，有无脱落风险。

（3）查看物料是否存在超过有效期或复验期仍继续使用的情况。

（4）查看物料存储管理规程，应包含有效期或复验期物料储存管理要求、贮存条件和贮存期限的确认、质量的异常情况的处理措施等。物料是否存在超过有效期或复验期仍继续使用的情况。

（5）查看物料配料操作规程，应包含配料地点、称量方式、配料人员、复核人员、标识等内容。配料称量记录，是否由他人复核并记录。

（三）中间产品和待包装产品

1. 检查文件：中间产品和待包装产品的管理规程。

2. 检查要点：查看中间产品和待包装产品的贮存条件是否符合工艺规程或中间体质量标准的要求。标识内容是否满足要求。

（四）包装材料

1. 检查文件：

（1）内包装材料的管理规程。

（2）外包装材料的管理规程。

（3）标签、说明书的管理规程。

2. 检查要点：

（1）查看与药品直接接触的包装材料、印刷包装材料管理要求是否与原辅料一致。

（2）查看包装材料发放操作规程，应包含管理人员、计数发放、贮存要求、防止混淆和差错的措施等内容。包装材料账、卡、物是否一致。

（3）查看印刷包装材料的储存区域，是否为专人专区管理。印刷包装材料是否按需求量发放。

（4）查看过期或废弃的印刷包装材料的销毁记录。

（五）成品

1. 检查文件：产品管理规程。

2. 检查要点：

（1）查看产品管理规程，是否包含待检成品的存放、取样、放行等内容。待验成品的管理是否符合文件要求，标识是否醒目。

（2）成品的储存条件是否与注册批准储存条件一致。

（六）特殊管理的物料和产品

1. 检查文件：特殊物料管理规程。

2. 检查要点：

（1）查看特殊物料的管理规程，是否包含验收、贮存、管理、人员、存放区域、安全防护措施等内容。

（2）特殊物料的管理是否与文件一致。

（七）其他

1. 检查文件：

（1）不合格的物料、中间产品、待包装产品和成品的处理管理规程。

（2）产品回收管理规程。

（3）企业返工、重新加工管理规程。

（4）退货管理规程。

2. 检查要点：

（1）查看不合格物料、中间产品、待包装产品和成品的标识是否清晰醒目，存放区域是否合理，账、卡、物是否一致。

（2）查看不合格的物料、中间产品、待包装产品和成品的处理、管理规程，应包含审批流程、审批人、处理记录等内容。

（3）查看产品回收管理规程，应包含风险评估、回收流程、回收范围、回收方法、回收处理后的产品有效期的确定等内容。

（4）查看企业返工、重新加工管理规程，应包含返工、重新加工的风险评估、范围、方法、审批等内容。

（5）查看退货管理规程，应包含退货处理，重新包装、重新发运销售的质量评估、销毁程序，回收产品的处理程序等内容。相关记录是否符合文件要求。

七、确认与验证

1. 检查文件：

（1）企业确认与验证管理文件，验证总计划。

（2）确认与验证的风险评估。

（3）厂房、设施、设备和检验仪器确认与验证方案、报告、记录。

（4）空调净化系统确认方案与报告。

（5）水系统确认方案与报告。

（6）企业产品工艺验证方案及报告。

（7）清洁验证方案和报告。

（8）厂房设施、设备、工艺、清洁方法再验证或确认。

（9）关键设备的消毒或灭菌验证。

2. 检查要点：

（1）查看企业确认与验证管理文件，应包含确认与验证管理规程、风险评估报告、验证总计划、确认与验证方案和报告等内容。

（2）查看确认与验证的范围和程度是否经过了风险评估。企业确认与验证范围，应包含厂房、设施、设备和检验仪器、生产工艺、清洁操作规程、检验方法等。

（3）查看厂房、设施、设备确认报告中确认的关键运行参数是否与操作规程一致。工艺验证报告中关键工艺参数是否与工艺规程一致。清洁验证报告中清洁方法是否与清洁操作规程一致。检验方法确认、验证报告中检验方法是否与检验操作规程一致。

（4）查看企业验证方案、报告、记录。查看企业厂房设施、空调系统、水系统、生产设备、检验仪器确认与验证方案及报告，应包含设计确认、安装确认、运行确认、性能确认等。

（5）查看空调净化系统确认方案与报告，应包含温湿度、压差、换气次数、悬浮粒子、微生物、消毒方法、消毒效果等内容。

（6）查看水系统确认方案与报告，应包含纯化水用水点、验证周期、取样点及取样周期、检验项目及可接受标准、回水流速、消毒周期、消毒方法等内容；注射用水用水点、验证周期、取样点及取样周期、检验项目及可接受标准、回水流速、回水温度、灭菌周期、灭菌方法等内容。

（7）查看企业产品工艺验证方案及报告，应包含处方量、批量、规格、各工序关键控制参数、物料平衡、收率及可接受标准、偏差处理等内容。

（8）查看清洁验证方案和报告，应包含设备结构原理、所使用的清洁剂和消毒剂、清洁方法、取样方法和位置，以及相应的取样回收率、残留物的性质和限度、残留物检验分析方法的验证等内容。

（9）查看厂房设施、设备、工艺、清洁方法等是否按规定进行了定期再验证或确认。

（10）查看企业验证总计划，应包含定期再验证、新工艺、新设备、新厂房设施、变更性验证等验证内容。生产工艺、检验方法等是否定期进行再验证或持续工艺验证。

（11）工艺规程和操作规程是否与验证的结果一致，发生变更时是否依据验证结果修订工艺规程和操作规程。

八、文件管理

（一）原则

1. 检查文件：

（1）企业文件。

（2）企业质量标准、生产处方和工艺规程。

（3）文件管理的操作规程。

（4）企业的工艺规程、批生产记录、检验记录。

（5）自动打印的记录、图谱和曲线图的管理。

2. 检查要点：

（1）查看企业文件是否齐全，是否包含管理制度、岗位及人员职责、质量标准、工艺规程、确认与验证方案及报告、操作规程以及相关记录等。

（2）查看企业质量标准、生产处方和工艺规程的内容是否正确，与国家标准是否一致。

（3）查看文件管理的操作规程，是否包含文件的制定、修订、审核、批准、替换或撤销、复制、保管、发放、回收、销毁等内容。

（4）查看企业的工艺规程、批生产记录、检验记录等是否与注册批准一致，批生产记录中物料的编码或批号是否唯一，是否能追溯物料从购进到产品销售的全过程。

（5）现场查看生产、检验、仓储等岗位现场是否有相应的 SOP 及记录，查看电子版文件是否受控管理。

（6）查看各种记录是否齐全、可追溯。记录设计是否合理，记录是否及时、真实填写，是否为原始数据，修改是否规范。

（7）查看自动打印的记录、图谱和曲线图的管理文件，是否包含记录的保存形式、内容、归档部门、审核人等，自动打印的记录是否可修改，是否有操作人签名等。

(二) 质量标准

1. 检查文件：

(1) 物料、成品、中间产品、待包装产品、包装材料、回收溶剂等的质量标准。

(2) 企业外购或外销的中间产品和待包装产品的管理规程。

(3) 成品质量标准，成品检验方法是否与法定标准一致。

2. 检查要点：

(1) 查看企业所有物料、成品、中间产品、待包装产品、包装材料、回收溶剂等是否建立了质量标准。质量标准是否经过批准，是否符合现行法定标准。

(2) 查看物料质量标准，回收溶剂质量标准内容是否满足重复使用的要求。

(3) 企业外购或外销的中间产品和待包装产品的管理规程，应包含名称、厂家、质量标准、存储条件及时限等内容。

(4) 查看成品的质量评价中如果引用了中间产品的检验结果，是否进行了风险评估。

(5) 查看成品质量标准，成品检验方法是否与法定标准一致，若不一致是否进行了比对试验。

(三) 工艺规程

1. 检查文件：

(1) 工艺规程与 SOP 的一致。

(2) 生产处方、原辅料标准方法。

(3) 批记录是否反映验证参数。

(4) 实际操作技能。

2. 检查要点：

(1) 查看工艺规程是否与注册批准的工艺一致。是否按照产品、规格、批量制定了相应的工艺规程。

(2) 查看已上市产品不同批量、不同生产线、不同设备是否均进行了工艺验证。工艺验证方案及报告、关键工艺参数是否经过验证。

(3) 工艺变更是否经过验证，工艺规程是否按文件管理规程进行修订、审核、批准。

(4) 查看产品生产处方是否与批件一致。

(四) 批生产记录

1. 检查文件：文件的批准发放，空白批生产记录管理。内容完整、填写及时规范、物料平衡、偏差处理。

2. 检查要点：

(1) 查看批生产记录，是否包含产品名称、批号、原辅料批号及数量、工序、工艺参数及控制范围、偏差、产量、物料平衡等内容。按批次建立批生产记录是否可追溯。

(2) 查看批生产记录工序是否完整，关键工艺参数是否与工艺规程一致，批生产记录设计是否合理，关键工艺参数是否能准确、连续记录，是否有 QA 审核签字内容。

(3) 查看批生产记录的管理规程，是否包含记录审核、批准、复制、发放、空白记录的管理等内容。

(4) 查看批生产记录是否与实际一致，设计是否合理，内容是否完整，关键工艺参数是否准确、连续记录。

(五) 批包装记录

1. 检查文件：文件的批准发放，空白包装记录管理。内容完整、填写及时规范、偏差处理、标签现场管理。

2. 检查要点：

（1）查看批包装记录，是否包含产品名称、批号、产量、包材领用量、使用量、成品数量等内容。

（2）查看同批号、不同包装形式的产品是否分别建立包装记录。批包装记录工序是否完整，关键工艺参数是否与工艺规程一致。记录是否有QA签字。

（3）现场查看包装操作是否及时填写记录，是否有数据记录在非受控记录上。批包装记录中生产操作人员签名与实际是否一致。

（4）查看批包装记录是否与实际一致，设计是否合理，内容是否完整，关键工艺参数是否准确、连续记录。

（六）操作规程和记录

1. 检查文件：

（1）操作规程。

（2）编号管理规程。

2. 检查要点：

（1）查看操作规程，是否包含题目、编号、版本号、办理部门、生效日期、分发部门，制定人、审核人、批准人的签名并注明日期，标题、正文及变更历史等内容。

（2）查看编号管理规程，是否包含厂房、设备、物料、文件和记录的编号制定原则、分类、方法、范围等内容。

（3）查看企业生产质量管理相关活动，是否均建立操作规程及记录。

九、生产管理

（一）原则

1. 检查文件：

（1）现行工艺与注册批准工艺是否一致。

（2）产品批次划分的操作规程和物料平衡。

（3）标识管理规程。

（4）清场管理。

（5）偏差处理。

2. 检查要点：

（1）查看现行工艺与注册批准工艺是否一致，产品的包装是否与备案的包装内容一致，是否建立了相关的记录；重点查看干燥、灭菌等生产工艺是否与注册批准的工艺一致。

（2）查看产品批次划分的操作规程，是否包含批号的含义、划分批次的依据等内容。

（3）查看物料平衡限度的规定是否合理，物料平衡不应超100%。物料平衡的计算方法是否正确，物料平衡超限时是否进行了偏差调查与处理。

（4）同一操作间是否同时生产不同品种、不同规格的产品。现场查看中间体取样等操作是否会造成污染。

（5）操作间压差、除尘装置是否符合规范，是否能够防止粉尘的产生和扩散，除尘效果是否良好。

（6）查看标识管理规程，是否包含物料名称、批号、工序，是否标明质量状态及规格等内容。

（7）查看企业清场管理文件，是否包含清场的流程、方法、清场后的确认等内容。清场是否符合文件规定，有无清场合格证等。

（8）生产过程中是否出现偏差，出现时是否进行了偏差调查与处理。

（二）防止生产过程中的污染和交叉污染

1. 检查文件：

（1）防止污染和交叉污染的措施。

（2）评估管理规程。

2. 检查要点：

（1）查看生产过程中防止污染和交叉污染的措施，共用管道的清洁方法是否有效，共用设备的风险评估是否有效，清洁方法是否经过验证。

（2）防止污染和交叉污染的评估管理规程，是否包含分析报告、评估报告等内容。

（三）生产操作

1. 检查文件：

（1）生产管理规程。

（2）生产环境、参数控制、中间产品控制、设备标识、物料标识。

（3）生产设备与工艺的匹配性、批记录是否反映验证参数、生产操作与 SOP 一致性。

（4）环境检测管理规程。

（5）清场记录。

2. 检查要点：

（1）查看生产管理规程，是否包含生产前设备与工作场所确认的项目、内容、检查结果的记录等内容。批生产记录是否与实际情况一致。

（2）查看工艺规程中中间控制的相关规定，是否包含中间控制的检测项目、方法及标准、取样方法、频次、工具等内容。

（3）查看环境检测管理规程，是否包含检测点、项目、方法、频次、仪器、标准等内容。

（4）查看清场记录，是否包含操作间编号、产品名称、批号、生产工序、清场日期、检测项目及结果、清场负责人及复核人签名。

（四）包装操作

1. 检查文件：

（1）包装环境、标识、防混淆差错控制措施等。

（2）包材的发放使用、退库、物料平衡。

（3）批记录是否反映验证参数，包装操作与 SOP 一致性。

2. 检查要点：

（1）查看包装操作规程，是否包含批包装指令的下达，包材的领用，待包装产品的领用与确认，包装操作关键控制点，打印信息的核对及确认，内外包的传递、标识及储存，印字包装材料的领用、保管及销毁，异常情况的处理，返工管理等内容。

（2）现场查看有无标识，标识内容是否齐全，是否与实际一致。数条包装线同时进行包装时是否进行了有效隔离。

十、质量控制与质量保证

（一）质量控制实验室管理

1. 检查文件：

（1）人员是否符合要求。

（2）设施设备能否满足品种检验需求。

（3）资质、能力评估报告。

（4）标准品、对照品的管理规程。

（5）对自制标准品、对照品的管理规程。

（6）质量标准是否齐全。

（7）质量标准的制定是否符合要求（如中间产品检验标准的制定，中间产品检验方法是否经批准，中间产品检验记录）。

（8）检验操作规程 SOP 和相关记录是否制定。

（9）必要的检验方法验证管理规程、报告和记录；仪器校准和设备使用、清洁、维护的操作规程及记录。

（10）采用便于趋势分析的方法需要保存的数据（如检验数据、环境监测数据、图谱等）的管理情况。

（11）取样管理规程。

（12）取样授权人怎样确定。

（13）计算机或自动化过程的验证和安全性确认。

（14）色谱系统的适应性检查（如高效、气相）和确认。

（15）实验室容量分析用玻璃仪器、试剂、试液、对照品及培养基是否对其质量进行考核评估。

（16）实验动物管理文件及相关使用记录。

（17）检验数据结果超标怎样管理，是否有超标检查 SOP 及相关记录。

（18）留样管理规程。

（19）试剂、试液、培养基、检定菌的管理规程。

2. 检查要点：

（1）查看企业人员花名册、QC 人员是否满足检验要求和生产规模，包括人员数量、资质、培训考核。

（2）查看实验室平面布局图、功能间设置是否满足检验和法规要求，重点查看红外仪器室、原子吸收分光光度计检测室、精密电子天平室，是否与其他仪器相互影响。

（3）查看企业检验仪器一览表，是否满足产品、物料检验要求重点查看仪器的精密度、量程、特殊检验仪器的配备。查看企业委托检验备案情况。

（4）查看质量控制负责人资质、工作经历，通过现场检查判断是否熟悉实验室管理及本企业产品的检验。

（5）查看检验人员管理及培训规程，是否包含资质、培训内容、考核方法及标准、独立上岗要求等内容。查看检验人员培训档案是否与实际一致。

（6）现场查看实验室是否配备《中国药典》《红外图谱集》《中药显微鉴别彩色图谱》《地方中药炮制标准》等工具书，是否满足本企业的检验要求。查看标准品、对照品台账，是否满足本企业的检验要求，种类和数量账、货是否一致。

（7）查看企业的质量标准，是否包含原辅料、中间产品、待包装产品、成品、包装材料等，重点查看相关标准的检验操作规程、记录、检验报告等是否完整、准确。

（8）查看企业环境检测管理规程，是否包含监测点、项目、方法、频次、仪器、标准等内容，重点查看相关检测记录是否与实际一致，是否完整、准确。

（9）查看企业仪器和设备管理规程，是否包含校准、使用、清洁、维护等内容，重点查看相关记录是否与实际一致。对与法定标准不一致的检验方法是否进行了验证。

（10）查看企业取样管理规程，取样工具的清洁、灭菌、保存是否与实际一致。取样标识，是否包含产品名称、批号、取样人、数量、时间、件数等内容。重点查看取样证、取样物料是否与实际一致，无菌或微生物限度检验样品的存放是否正确，取样后物料的密封方式是否正确。

（11）查看企业物料和产品质量标准、检验操作规程内容是否和注册批准的方法一致，重点关注检验项目是否完整。

（12）查看企业确认与验证管理规程，是否包含采用新的检验方法、检验方法的变更、非法定检测方法等时需要开展验证，对法定检测方法需要进行确认的内容。

（13）查看检验记录内容是否完整、可追溯，是否包含产品或物料的名称、剂型、规格、批号或供货批号，质量标准和检验操作规程，仪器或设备的型号和编号，所用试液和培养基的配制批号，对照品或标准品的来源和批号，计算和图谱或曲线图，检验报告编号、检验日期、检验人员、复核人员的签名和日期等，重点关注含量的计算过程，对照品的配制信息，纸质图和电子图是否一致，电子数据是否真实、可追溯等。

（14）查看企业化玻仪器计量校准标准操作规程，是否包含起草依据、计量人员资质、校准用计量器具的精度和量程、记录、审核、校准合格后的管计量周期等内容。

（15）查看企业检验结果超标调查的操作规程，企业OOS调查记录内容是否完整，调查过程是否有效，是否制定了纠正预防措施。

（16）查看企业物料和产品留样管理规程，是否包含留样的范围、批次和数量、储存条件、留样时间、留样的处理、留样异常的处理措施等内容。留样室的温湿度是否满足要求。

（17）查看企业对毒、麻、精、放等特殊留样的管理是否符合要求。

（18）查看企业试剂、试液管理规程，是否包含来源、级别、接收检查、使用、质量检查、开启后有效期等内容。查看企业培养基管理规程，控制菌管理规程、滴定液配制、标定记录、储存是否符合要求。

（19）查看标准品或对照品的管理规程，是否包含来源、接收检查、登记、标识、储存、使用、开启后管理等内容。

（二）物料和产品放行

1. 检查文件：

（1）物料和产品放行SOP（包括标准、职责）。

（2）物料和产品放行相关记录。

（3）不合格品管理。

2. 检查要点：

（1）查看企业物料和产品批准放行操作规程，是否包含程序、人员、职责、标准等内容。物料和成品的审核放行记录是否和实际一致。

（2）查看企业物料放行管理规程，是否包含程序、人员、职责、物料质量评价、检验报告等内容。

（3）查看企业成品放行管理规程，是否包含程序、人员、职责、质量评价、检验报告等内容。查看放行记录，无菌药品的放行记录应确认环境检测的内容，疫苗、血液制品应取得批签发合格证明。

（三）持续稳定性考察

1. 检查文件：

(1) 持续稳定性考察管理规程、SOP。
(2) 年度持续稳定性考察方案、计划。
(3) 持续稳定性考察记录。

2. 检查要点：

(1) 企业应建立稳定性考察的管理规程，是否包含目的、考察批的选择、考察条件及方法、检验项目、可接受标准、偏差处理、数据汇总及分析等内容。考察记录是否和实际一致。考察条件是否与《中国药典》规定的条件一致。

(2) 企业应建立稳定性考察的管理规程，是否包含样品的包装形式、中间产品稳定性考察方法等内容。

(3) 查看稳定性考察设备的确认情况，是否包含温湿度控制、温湿度分布均匀性、报警、电子记录的复制与保存、温湿度记录的打印等内容，关注设备与考察产品数量、条件是否相适应。

(4) 查看持续稳定性考察管理规程，是否包含不符合质量标准的结果、重要的异常趋势的调查分析及处理等内容。

(5) 查看企业稳定性考察报告是否包含考察数据、数据分析、结论等内容。

（四）变更控制

1. 检查文件：

(1) 变更控制管理规程是否对原则、分类、程序等作出规定。
(2) 变更后评估管理及考察评估记录。
(3) 返工和重新加工的评估、审核和批准，对验证和稳定性的影响。
(4) 实验操作变更控制系统。

2. 检查要点：

(1) 查看企业变更管理规程，是否包含变更流程、分类、人员、风险评估、审核批准、实施、变更确认等内容。

(2) 查看变更记录是否和实际一致，关键设备的变更、厂房设施改造、工艺变更等重大变更是否经药品监督管理部门备案、批准。

(3) 查看企业变更控制操作规程，是否包含原辅料、包装材料、质量标准、检验方法、操作规程、厂房、设施、设备、仪器、生产工艺和计算机软件变更的申请、评估、审核、批准和实施等内容。

(4) 查看质量部门保存的变更记录是否完整。

（五）偏差处理

1. 检查文件：

(1) 偏差处理管理规程。
(2) 偏差处理 SOP。
(3) 偏差处理相关的调查、报告、处理、纠正等记录。

2. 检查要点：

(1) 查看企业偏差管理规程，是否包含各级部门负责人组织培训考核、现场监督等确保生产工艺、质量标准、检验方法和操作规程等内容。

(2) 查看企业偏差处理操作规程，是否包含识别、报告、调查、记录、处理以及所采取的纠正与预防措施等内容。查看偏差处理记录。

(3) 偏差记录分类是否合理，调查处理的文件和记录是否保存。

（六）纠正措施和预防措施

1. 检查文件：

（1）纠正措施和预防措施管理规程。

（2）纠正措施和预防措施 SOP。

（3）纠正措施和预防措施相关记录。

（4）纠正措施和预防措施的评估报告。

2. 检查要点：

（1）查看企业纠正和预防措施管理规程，是否包含投诉、召回、偏差、自检或外部检查的缺陷项目及工艺性能和质量监测趋势出现偏差时，采取的措施。

（2）纠正和预防措施文件记录是否由质量管理部门保存。

（七）供应商的评估和批准

1. 检查文件：

（1）供应商审计管理规程。

（2）供应商评估和批准的 SOP。

（3）企业确定的主要物料名单。

（4）供应商评估审计报告及相关记录。

（5）企业年度合格主要物料供应商名单。

（6）供应商与企业签订的质量协议。

（7）质量部门对供应商定期评估资料及相关记录。

（8）供应商质量档案。

2. 检查要点：

（1）查看企业物料供应商管理规程，是否包含供货范围、资质、质量评估、分类、批准、定期评估等内容。

（2）查看企业物料供应商审计记录，评估是否完整、准确。看审计报告，是否包含人员组成、资质、审计周期、项目、审计结论等内容。

（3）合格供应商名单是否经过了审核批准。批准人资质、经历是否满足要求且开展了针对性培训。

（4）查看企业供应商现场审计报告，是否包含人员机构、厂房与设施、设备、物料管理、生产工艺流程和生产管理、质量控制实验室的设备、仪器、文件管理等检查内容。

（5）查看与主要物料供应商签订的质量协议，是否明确双方应承担的质量责任。质量管理部门是否定期对物料供应商进行质量评估，并进行现场审计。

（6）对物料供应商是否进行了年度质量回顾，评估结论是否合理。查看质量档案，供应商资质证书是否齐全，是否在有效期内。

（八）产品质量回顾分析

1. 检查文件：

（1）产品质量回顾分析管理规程及 SOP。

（2）产品评审：至少每年一次，包括评估报告（回顾分析、质量趋势分析图）。

（3）产品回顾分析评估报告。

2. 检查要点：

（1）查看产品质量回顾分析报告是否包含了所有生产品种和规格、所有批次。关注原辅料、中间产品、成品不合格批次情况，工艺用水、环境监测情况，发生偏差、变更批次情况。

（2）企业对产品质量回顾数据是否进行了汇总、统计、分析。企业有委托生产情况时，是否根据书面协议双方开展质量回顾分析工作。

（九）投诉与不良反应报告

1. 检查文件：

（1）药品不良反应报告和监测制度。

（2）投诉管理规程及 SOP。

（3）投诉记录。

（4）评价、调查、处理的记录。

（5）投诉定期评估分析报告。

2. 检查要点：

（1）查看企业药品不良反应报告和检测管理规程，是否包含部门、人员、收集、报告、调查、评价等内容。

（2）企业不良反应收集及报告情况，是否设置专门机构和专职人员负责不良反应管理。

（3）不良反应记录是否进行了评价、调查和处理，是否采取了控制措施，是否及时上报。

（4）查看企业投诉管理规程，是否包含登记、评价、调查和处理等内容。查看企业投诉记录是否完整，对产品质量缺陷的投诉是否进行了调查处理，是否采取了纠正与预防措施。

（5）企业药品投诉记录是否完整。

（6）企业投诉定期回顾分析报告内容是否完整。

十一、委托生产与委托检验

（一）原则

1. 检查文件：

（1）委托生产和委托检验管理规程。

（2）委托生产合同。

（3）委托检验合同。

2. 检查要点：

（1）查看委托生产和委托检验管理规程。查看委托生产合同，是否包含项目、委托生产批件、委托生产双方责任与义务、时限及相关技术事项等内容。

（2）查看委托检验，是否包含项目、备案证明、委托检验双方责任与义务、时限及相关技术事项等内容。

（3）委托生产或委托检验执行的生产工艺、检验方法是否与药品生产许可和注册的要求一致。

（二）委托方

1. 检查文件：

（1）委托检验合同。

（2）委托检验管理文件、操作规程。

（3）委托方对受托方评估记录及报告。

（4）委托方对受托方检验的过程监督记录。

（5）委托检验报告。

2. 检查要点：

（1）查看委托生产或委托检验的评估报告，是否包含受托方的生产、检验条件、人员资质、技术水平、质量管理情况、现场考核的原始资料、评估人员签名、结论等。

（2）查看委托方是否向受托方提供了产品的全部资料，是否包含药品注册批准工艺、质量标准、检验方法等内容。

（3）查看委托生产的管理文件，是否包含监督受托生产或检验的全过程的内容，批生产或批检验记录中监督人员的签名。

（4）查看物料、产品检验报告书是否符合质量标准。

（三）受托方

1. 检查文件：物料、中间产品台账。

2. 检查要点：

（1）查看受托方是否满足委托生产或检验品种的能力，是否取得相关资质证书。

（2）查看物料、中间产品台账数量是否和委托生产产品批次、数量一致。

（四）合同

1. 检查文件：合同内容。

2. 检查要点：

（1）查看委托合同，是否包含项目、备案证明、委托生产批件、委托生产或检验双方责任与义务、时限及相关技术事项等内容。

（2）查看委托生产合同中是否包含产品批准放行的程序，委托生产产品放行是否规范，产品的批生产、批检验记录是否与实际一致。

（3）查看委托合同是否包含现场检查或质量审计的约定。

十二、产品发运与召回

（一）原则

1. 检查文件：

（1）召回管理规程。

（2）召回记录。

2. 检查要点：

（1）查看企业召回管理规程，是否包含启动召回的审批、召回程序、责任部门或人员、召回产品的处置等。

（2）产品召回记录，是否包含原因、调查及风险评估、销毁、监督人等内容。现场查看销毁记录是否完整。调查和风险评估是否科学有效。

（二）发运

1. 检查文件：

（1）发运管理规程。

（2）发运记录、销售记录。

（3）合箱管理。

2. 检查要点：

（1）企业产品发运管理规程，是否包含客户的审核、产品出库原则、流程、记录、运输条件、记录的保存时限等内容。

（2）查看发运记录是否完整，是否便于追溯，是否包含产品名称、规格、批号、数量、销售员信息、客户名称、地址、电话等。

（3）查看企业合箱管理规程，是否包含条件、地点、标识办法、记录等内容。合箱记录是否实际一致。

（4）发运记录是否与实际一致。

（三）召回

1. 检查文件：

（1）召回管理规程。

（2）召回记录。

（3）产品召回报告。

2. 检查要点：

（1）查看企业产品召回管理规程，是否包含启动召回的审批、召回程序、责任部门或人员、召回产品的处置等内容。

（2）召回记录是否完整、有效，如有模拟召回，查看是否合理、有效。

（3）企业产品召回的时效性及有效性。召回报告中是否有向当地药监部门报告的文件或记录。

（4）召回产品是否有专库房存放，是否有隔离措施，是否有标识。

（5）查看产品召回报告是否完整、记录是否翔实、数量是否平衡。对模拟召回报告，审核其有效性。

十三、自检

（一）原则

1. 检查文件：自检管理规程。

2. 检查要点：

（1）查看企业自检管理规程，是否包含自检领导小组、自检周期、自检工作责任部门或人员、自检程序、纠正预防措施等内容。

（2）查看自检是否有纠正和预防措施。

（二）自检

1. 检查文件：

（1）相关程序和制度。

（2）模拟召回记录。

（3）自检计划。

（4）自检内容。

（5）自检报告、记录、评价。

2. 检查要点：

（1）自检计划是否经批准，批准人是否为质量负责人；内容是否涵盖质量体系全部内容，是否包括相应附录内容。

（2）查看企业自检方案，是否包含目的、时间、范围、人员、分工等内容。

（3）企业自检报告是否包含 GMP 全部内容，是否有效，是否按计划周期内实施了自检。企业自检记录内容是否全面,是否包含原始检查记录。

(4) 查看企业自检报告,报告是否有企业高层管理人员签字。

第二章 普通制剂生产企业现场检查要点

一、总则

1. 检查内容:
(1) 企业应当建立药品质量管理体系。
(2) 企业应当严格执行本规范,坚持诚实守信,禁止任何虚假、欺骗行为。

2. 检查文件:
(1) 质量体系文件目录。
(2) 质量管理机构的成立文件。
(3) 历年接受行政处罚的执法文书。

3. 检查要点:
(1) 近三年药品抽检不合格批次的处理与善后。
(2) 监督检查或飞检不配合、拒绝签字等情形。

4. 风险等级:H/M。

二、质量管理

1. 检查内容:
(1) 质量保证。
(2) 质量控制。
(3) 质量风险管理。

2. 检查文件:
(1) 质量管理体系框架图及分工情况。
(2) 企业质量目标和质量方针的制定。
(3) 质量保证系统运作。
(4) 组织机构图及相关职责分工的文件。
(5) 文件系统。
(6) 质量风险管理规程。

3. 检查要点:
(1) 质量保证系统是否有效运行,质量否决权是否得到保证。
(2) 职责、分工是否明确。
(3) 风险管理的启动。
(4) 风险评估的方法。

4. 风险等级:M。

三、机构与人员

1. 检查内容:

（1）机构、关键人员。

（2）培训。

（3）卫生。

2. 检查文件：

（1）组织机构图。

（2）关键人员资质及管理经验简历、培训相关证明。

（3）企业负责人与实际质量负责人（受权人）的关系。

（4）培训管理的部门及职责。

（5）培训的计划、方案与记录。

（6）培训的相关内容是否有针对性（考核记录）。

（7）从事高风险操作区人员专门的培训内容及记录（新上岗人员与维修人员的培训）。

（8）人员卫生操作规程。

（9）健康检查档案。

（10）参观（检查）人员管理规程。

3. 检查要点：

（1）质量管理部门是否独立设置，是否参与所有质量活动及审核GMP文件。

（2）关键人员职责是否清晰、完整。

（3）组织机构图的依据文件是否一致。

（4）关注培训内容的针对性和有效性。

（5）人员更衣程序与实际更衣是否一致。

（6）人员检查及身体不适人员的管理。

4. 风险等级：M。

四、厂房与设施

1. 检查内容：

（1）总体情况。

（2）生产区。

（3）仓储区。

（4）质量控制区。

（5）辅助区。

2. 检查文件：

（1）厂房、公用设施、固定管道建造或改造后的竣工图纸。

（2）厂区、周边环境、生产区、仓储区、质量控制区、辅助区布局图。

（3）厂房设施清洁维护规程。

（4）温湿度的控制情况。

（5）防虫、防鼠等情况。

（6）人员进入生产、贮存和质量控制区的控制情况。

（7）生产工艺流程图、洁净区送风、回风、排风布局图。

（8）空气洁净度检测报告。

（9）产尘操作间的设计。

（10）原辅料库、成品库、内包材库、标签库、阴凉库、冷库、危险品库布局图。

（11）仓储区接收、发放和发运区域的设置。

（12）取样间管理规定及使用记录，取样区洁净级别的监测报告。

（13）微生物限度实验室布局图，检验仪器使用、维护、保养规程及记录。

（14）质量控制实验室是否与生产区分开及实验室的设置是否合理。

（15）休息室、更衣室、盥洗室、维修间布局图。

3. 检查要点：

（1）厂区、生产区的人、物流走向，是否将生产、贮存和质量控制的区域作为非本区域人员的物流的通道。

（2）周边环境是否有污染源。

（3）关键工序（配料、制粒、干燥、暂存）的设置情况。

（4）原辅料称量室的设计、防止污染及交叉污染的措施。

（5）各区域划分是否合理。

（6）不合格、退货或召回的物料或产品是否隔离存放。

（7）储存条件是否符合产品质量要求（关注原料和半成品暂存）。

（8）质量控制实验室通常应当与生产区分开。

（9）生物检定、微生物和放射性同位素的实验室还应当彼此分开。

（10）样品的处置区域。

（11）是否有专门的仪器室。

（12）休息室的设置不应当对生产区、仓储区和质量控制区造成不良影响（人员随身物品管理）。

4. 风险等级：M。

五、设备

1. 检查内容：

（1）设计和安装。

（2）维护和维修。

（3）使用和清洁。

（4）校准。

（5）制药用水。

（6）空调系统。

（7）压制药用介质制备系统，如压缩空气、氮气制备系统等。

2. 检查文件：

（1）生产、检验设备目录。

（2）设备采购、安装、确认的文件和记录。

（3）关键生产设备对药品质量产生不利影响的风险评估。

（4）设备使用润滑剂、冷却剂等的管理规定和记录。

（5）生产用模具的采购、验收、保管、维护、发放及报废的操作规程及记录。

（6）设备的维护和维修对产品质量影响的风险评估报告。

（7）生产和检验用衡器、量具、仪表、记录和控制设备以及仪器校准档案、检查记录。

（8）关键设备、容器的消毒或灭菌管理规程及记录。

(9) 设备、设施清洁的操作规程、记录。

(10) 用于药品生产或检验的设备和仪器的使用日志。

(11) 生产设备状态标识。

(12) 设备确认的参数范围。

(13) 制水系统的设计和安装图。

(14) 制水系统运行记录、日常监测记录。

(15) 纯化水、注射用水管道的清洗、消毒、灭菌规程与记录。

(16) 制药用水及原水的水质定期监测规定及相应的记录。

(17) 洁净区监测取样点分布。

(18) 空调机组运行状况及维护保养。

(19) 相关设备日常监测情况。

(20) 无菌室空调系统。

(21) 设备与管线内容物及流向标识。

3. 检查要点：

(1) 设备与生产品种是否相适应。

(2) 经改造或重大维修的设备应当进行再确认，符合要求后方可用于生产。

(3) 已清洁的生产设备应当在清洁、干燥的条件下存放。

(4) 生产、包装、仓储过程中使用的自动或电子设备应当按照操作规程定期进行校准和检查并记录。

(5) 回水温度、电导率。

(6) 电导率监测变化。

(7) 有无盲管。

(8) 操作人员实际操作技能情况。

(9) 制药用水微生物污染达到警戒限度、纠偏限度时的处理措施及偏差、变更情况。

(10) 取样口设计。

(11) 是否记录初始压差，压差范围及滤器更换要求。

(12) 有无超标、偏差、变更情况。

(13) 初、中、高效过滤器的更换周期。

(14) 初效过滤器清洁清洗区设置。

(15) 空调机组低频高频切换及重启时间。

4. 风险等级：H/M。

六、物料与产品

1. 检查内容：

(1) 原物料与产品辅料、与药品直接接触的包装材料的管理。

(2) 供应商审计与评估。

(3) 有特殊要求的物料的运输。

(4) 计算机化仓储管理。

(5) 中间产品和待包装产品的管理。

(6) 回收物料和产品的管理。

(7) 重新加工和返工产品的管理。

(7) 退货物料和产品的管理。

2. 检查文件：

(1) 原辅料标准。

(2) 物料的接收、贮存、发放、使用、发运的操作规程。

(3) 质量部门按批取样证、检验报告和放行单。

(4) 进口原辅料的《进口药品注册证》。

(5) 供应商及变更的供应商资质及现场审计报告。

(6) 合格供应商名单及所供应品种。

(7) 供应商审计、评估管理规程。

(8) 运输管理规程、接收记录、待验产品的管理规程。

(9) 计算机化仓储管理的操作规程。

(10) 中间产品和待包装产品的管理规程。

(11) 标签、说明书的管理规程。

(12) 特殊管理物料管理规程。

(13) 重新加工和返工产品管理规程。

(14) 尾料处理规程与记录。

3. 检查要点：

(1) 物料有效期、检验报告。

(2) 供应商审计的内容及分级管理。

(3) 运输工具及运输过程的温湿度控制。

(4) 物料的名称、代码、数量、生产商（供应商）、批号、复验期等。

(5) 贮存区域划分与标识。

(6) 待验品与不合格品控制。

(7) 温湿度和贮存时间，半成品最长储存时间。

(8) 内包材洁净级别与管理。

(9) 印刷内容是否报药监部门审核，原版资料是否保存（旧印刷模板、包装材料的销毁）。

(10) 回收产品的数量、处理流程、审批程序是否完整、风险评估及稳定性考察。

(11) 取样间管理及空调系统故障、停机等特殊情况的处理。

4. 风险等级：H/M。

七、确认与验证

1. 检查内容：

(1) 厂房设施设备确认。

(2) 工艺验证。

(3) 设施设备清洁验证。

(4) 再验证。

2. 检查文件：

(1) 验证总计划。

(2) 厂房、设施、设备和检验仪器确认与验证方案、报告。

（3）工艺验证方案与报告。

（4）设备清洗验证方案、报告。

（5）关键设备的消毒或灭菌验证。

3. 检查要点：

（1）确认或验证的范围和程度应当经过风险评估来确定。

（2）厂房、设施、设备和检验仪器变更后的确认。

（3）变更物料供应商验证。

（4）生产特殊物料设备的清洗验证。

（5）共线产品风险评估验证。

（6）厂房、设施、设备和检验仪器应当经过确认。

4. 风险等级：M。

八、文件管理

1. 检查内容：

（1）质量标准、生产处方和工艺规程、操作规程以及记录等文件。

（2）物料和成品的现行质量标准及中间产品或待包装产品也应当有质量标准。

（3）工艺规程的制定应当以注册批准的工艺为依据。

2. 检查文件：

（1）体系文件。操作规程是将工艺规程进行细化，操作性更强，但操作规程的参数范围不能超出工艺规程的参数范围。

（2）抽查产品的操作规程、批记录等文件，查看内容是否正确，是否有逻辑性，是否经过相关人员审核和批准，是否能够受控，是否便于追溯。

（3）查看企业是否建立了药品生产所使用的原辅料、与药品直接接触的包装材料及成品的质量标准。

（4）查看物料质量标准是否与相应的现行《中国药典》、局（部）颁标准、行业标准或注册标准等国家标准要求一致，若没有以上标准，是否制定了企业内控标准。

（5）查看企业是否针对不同品种建立了工艺规程，工艺规程是否与注册申报工艺一致。

（6）查看企业是否建立了每个岗位的操作规程，记录是否完整。

（7）文件的起草、修订、审核、批准、替换或撤销、复制、保管和销毁等应当按照操作规程管理，并有相应的文件分发、撤销、复制、销毁记录。

3. 检查要点：

（1）查看企业的文件管理制度是否涵盖了文件的起草、修订、审核、批准、替换或撤销、复制、保管和销毁等内容。

（2）查看文件的分发、撤销、复制、销毁等记录，是否与文件规定一致，且记录完整。

（3）现场抽查文件是否为现行有效版本，现场是否存在失效文件。

（4）抽查文件标识是否保证受控并便于追溯。

（5）现场抽查仓储、生产、质量控制和质量保证等相关活动记录，是否及时、完整、可追溯。

（6）抽查相关记录，是否有足够的空间填写必要的内容。

（7）现场查看已完成的操作记录是否真实，与实际操作是否一致，字迹是否清晰、易读、不易擦除。

4. 风险等级：M。

九、生产管理

1. 检查内容：

（1）原辅料与配制。

（2）中间产品和待包装产品的贮存文件记录。

（3）产量与物料平衡。

（4）生产操作与记录。

（5）包装操作与记录。

（6）生产现场管理。

（7）赋码。

（8）清场。

2. 检查文件：

（1）生产指令。

（2）工艺和岗位 SOP。

（3）批生产记录和包装记录。

（4）实际操作技能。

（5）产量和物料平衡，确保物料平衡符合设定的限度生产环境、参数控制、中间产品控制、设备标识、物料标识。

（6）生产设备与工艺的匹配性、批记录是否反映验证参数、生产操作与 SOP 一致性包装环境、标识、防混淆差错控制措施等。

（7）包材的发放使用、退库、物料平衡。

（8）批记录是否反应验证参数，包装操作与 SOP 一致性文件的批准发放。

（9）空白批生产记录包装记录管理。

（10）内容完整、填写及时规范、物料平衡、偏差处理文件的批准发放。

（11）内容完整、填写及时规范、偏差处理、标签现场管理。

（12）批号的编制及生产日期的确定。

（13）控制措施（混淆、差错、污染）。

（14）特殊产品粉尘的控制。

（15）清洁清场情况、人员控制、环境控制、模具管理。

（16）主要设备使用情况（设备日志）。

（17）影响产品质量的原辅料、设备等主要因素、发生变化应确认或验证。

（18）喷码（赋码）复核、保存、功能确认。

3. 检查要点：

（1）称量准确性与复核。

（2）现场文件记录是否为经批准现行版，是否受控管理。

（3）原辅料领用与退库操作的可行性。

（4）生产参数与文件记录；工艺规程与 SOP 的一致性。

（5）生产处方、原辅料标准方法批记录是否反应验证参数。

（6）是否按处方投料，与工艺规程批量是否一致。

（7）称量设备与精度。
（8）独立称量、复核是否及时。
（9）同批次原辅料是否集中存放。
（10）物料标识与贮存条件。
（11）清场操作与 SOP 是否一致。
（12）清场是否检查。
（13）尾料与废弃物管理是否规范，退出生产区是否及时。
（14）生产器具、工具清洁与存放是否影响产品质量。
4. 风险等级：H/M。

十、质量控制与质量保证

1. 检查内容：
（1）质量控制实验室。
（2）物料、产品的放行。
（3）稳定性考察。
（4）变更管理。
（5）偏差处理。
（6）纠正措施。
（7）产品质量回顾。
（8）投诉与不良反应。
（9）供应商的评估和批准。
2. 检查文件：
（1）人员是否符合要求。
（2）设施设备能否满足品种检验需求，资质、能力评估报告。
（3）标准品、对照品的管理规程。
（4）对自制标准品、对照品的管理规程。
（5）质量标准是否齐全。
（6）质量标准的制定是否符合要求（如中间产品检验标准是否制定，中间产品检验方法是否经批准，中间产品检验记录）。
（7）检验操作规程 SOP 和相关记录是否制定。
（8）必要的检验方法验证管理规程、报告和记录。
（9）仪器校准和设备使用、清洁、维护的操作规程及记录。
（10）采用便于趋势分析的方法需要保存的数据（如检验数据、环境监测数据、图谱等）的管理情况。
（11）取样管理规程。
（12）取样授权人怎样确定。
（13）计算机或自动化过程的验证和安全性确认。
（14）色谱系统的系统适应性检查（如高效、气相）和确认。
（15）实验室容量分析用玻璃仪器、试剂、试液、对照品及培养基是否对其质量进行考核评估。
（16）实验动物管理文件及相关使用记录。

(17) 检验数据结果超标怎样管理，是否有超标检查 SOP 及相关记录。
(18) 留样管理规程。
(19) 物料和产品放行 SOP（包括标准、职责）。
(20) 物料和产品放行相关记录。
(21) 持续稳定性考察管理规程、SOP、方案与记录。
(22) 年度持续稳定性考察方案、计划与记录。
(23) 变更控制管理规程是否对原则、分类、程序等作出规定。
(24) 变更后评估管理及考察评估记录。
(25) 返工和重新加工的评估、审核和批准，对验证和稳定性的影响。
(26) 实验操作变更控制系统。
(27) 偏差处理管理规程。
(28) 偏差处理 SOP 及偏差处理相关的调查、报告、处理、纠正等记录。
(29) 纠正措施和预防措施的管理规程、SOP 及相关记录。
(30) 纠正措施和预防措施的评估报告。产品质量回顾分析管理规程及 SOP。
(31) 产品评审与回顾：至少每年一次，包括评估报告（回顾分析、质量趋势分析图）。
(32) 药品不良反应报告和监测制度。
(33) 投诉管理规程及 SOP 与投诉记录及投诉定期评估分析报告。
(34) 供应商审计管理规程，企业确定主要物料名单与合格主要物料供应商名单。
(35) 供应商评估审计报告及相关记录、供应商与企业签订质量协议，质量部门对供应商定期评估资料及相关记录。
(36) 供应商质量档案。

3. 检查要点：
(1) 查看品种标准进行核对。
(2) 查看实验室人员花名册及资质情况。
(3) 检验用设施设备清单看是否与认证品种相适应；是否校验。
(4) 查看上一年生产情况，根据批次批量情况确定其人员、设施、设备是否相适宜。
(5) 标准品或对照品来源及领用记录。
(6) 实验室各种文件是否齐全，是否具有可操作性，空白记录的分发等。
(7) 取样人员、取样方法，是否按照取样规程进行，抽取具有代表性样品的方法。
(8) 验证方案及实施情况。
(9) 超标概念，调查、处理的程序及结果，数据更改程序。
(10) 实际留样与规程相一致。
(11) 毒性试剂保管；培养基适用性实验。
(12) 中药提取过程中有机溶剂残留限度是否在质量标准中有规定。
(13) 关注审核放行记录。
(14) 持续稳定性考察方案、计划；考察批次数和检验周期，发生重大变更或偏差后的稳定性考察变更涉及范围、控制流程、管理部门和人员；相关的文件及记录。
(15) 偏差及范围，偏差报告、调查、处理程序和纠正措施。
(16) 与生产和检测有关的偏差和失败检查：调查评估记录及适时采取的措施。
(17) 纠正措施的启动。

（18）纠正措施与偏差的关系。

（19）纠正措施和预防措施风险评估。

（20）产品质量回顾采用的方法及分析评估结果报告对投诉是否定期分析并报告。

（21）供应商定期评估资料及相关记录。

（22）主要供应商变更验证资料及报告。

4. 风险等级：H/M。

十一、委托生产与委托检验

1. 检查内容：

（1）委托生产情况。

（2）委托检验情况。

2. 检查文件：

（1）双方获证情况。

（2）合同及内容。

（3）委托检验合同。

（4）委托检验管理文件、操作规程。

（5）委托方对受托方评估记录及报告。

（6）委托方对受托方检验的过程监督记录。

（7）委托检验报告。

3. 检查要点：

（1）委托生产技术转移。

（2）人员培训。

（3）原辅料采购管理。

（4）生产管理、记录管理情况。

（5）委托检验的真实性。

4. 风险等级：M。

十二、产品发运与召回

1. 检查内容：

（1）产品的发运。

（2）产品的召回。

2. 检查文件：

（1）发运管理规程。

（2）销售记录。

（3）合箱管理。

（4）召回管理规程。

（5）召回记录。

3. 检查要点：

（1）产品名称、数量、收货单位和地址、联系方式等。

（2）运输方式（冷链）。

(3) 召回产品的贮存、处置和评估。
(4) 是否向药监部门报告。
(5) 模拟召回。

4. 风险等级：H/L。

十三、自检

1. 检查内容：自检的目的与活动开展。
2. 检查文件：
(1) 自检管理规程。
(2) 自检计划、报告、记录、定期评估考核情况。
3. 检查要点：
(1) 自检标准。
(2) 发现问题的整改措施。
4. 风险等级：L。

第三章　医疗机构制剂配制现场检查要点

一、外围

1. 检查内容：制剂室周围环境、总体布局。
2. 检查文件：总布局图。
3. 检查要点：整体布局合理性。
4. 风险等级：L。

二、机构人员

1. 检查内容：
(1) 组织机构图。
(2) 关键岗位人员配备情况。
(3) 人员培训、体检情况。
(4) 人员继续教育、考核情况。
2. 检查文件：
(1) 人员花名册。
(2) 关键岗位人员资质。
(3) 人员培训计划、培训记录、考核评估记录。
(4) 体检记录。
3. 检查要点：
(1) 机构设置是否合理。
(2) 人员资质与岗位的相符性，人员能否胜任岗位。
(3) 相关文件及培训内容，内容涵盖范围的全面性。
(4) 所有接触药品的人员是否均进行了体检。

4. 风险等级：LHM。

三、房屋设施

1. 检查内容：
(1) 制剂室周围环境。
(2) 房屋和面积、操作间设置。
(3) 前处理、提取、浓缩车间设置。
(4) 洁净室洁净度维持。

2. 检查文件：
(1) 竣工图。
(2) 制剂室车间布局图。
(3) 前处理、提取、浓缩车间布局图。
(4) 洁净室环境检测报告。

3. 检查要点：
(1) 制剂室面积与配制规模的适应性。
(2) 制剂室墙面、地面、各种管道等是否符合要求。
(3) 物料、成品等库房的适应性。
(4) 前处理的除尘、排风设施。

4. 风险等级：H。

四、设备

1. 检查内容：
(1) 设备设施的选型、材质、安装、配制制剂适应性。
(2) 纯化水制备、储存。
(3) 设备、设施仪器的校验、校准。
(4) 设备管理规章制度、操作规程、维修保养记录。
(5) 空调运行状况及保养。
(6) 空调日常监测。
(7) 空调清洗、维护、保养情况。

2. 检查文件：
(1) 设施设备校验合格标志及时效。
(2) 设备管理制度、操作规程、定期维修保养记录。
(3) 空调系统的验证报告。
(4) 清洗、维护保养记录。
(5) 日常监测记录。
(6) 初、中、高效清洗/更换记录。

3. 检查要点：
(1) 纯化水的制备、储存、分配防止污染。
(2) 设备设施的适用范围、精密度是否适应制剂配制、校验是否在有效期内。
(3) 制度和操作规程是否与实际一致。

(4) 是否记录初始压差。

(5) 有无超标、偏差、变更。

(6) 初、中、高效过滤器的更换周期及清洗更换记录。

4. 风险等级：H。

五、物料

1. 检查内容：

(1) 制定物料相关的管理制度。

(2) 物料符合药用要求。

(3) 所用中药材按质量标准购入。

(4) 物料分区合理存放。

(5) 标签使用说明书内容及存放。

(6) 物料按规定的使用期限储存。

2. 检查文件：

(1) 物料购入、储存、发放与使用管理制度。

(2) 货位卡、台账。

(3) 供应商资质、审计、票据。

(4) 标签说明书管理。

(5) 规定的储存期限。

3. 检查要点：

(1) 管理制度是否与实际一致。

(2) 货位卡内容是否齐全。

(3) 供应商是否进行审计，资质是否齐全。

(4) 标签说明书是否按规定管理。

(5) 物料是否在规定的储存期内。

4. 风险等级：M/H。

六、卫生

1. 检查内容：

(1) 防止污染的卫生管理制度。

(2) 制剂设备容器应有清洁规程。

(3) 洁净服的选材、清洗。

(4) 洁净区进入人员限制。

2. 检查文件：

(1) 制定的卫生管理制度。

(2) 设备容器的清洁规程。

(3) 洁净区定期消毒记录。

(4) 洁净服的清洗记录。

3. 检查要点：

(1) 制定的制度是否与实际相符。

（2）使用的消毒剂是否定期更换。

（3）洁净服质地是否符合要求，洗涤是否合规。

（4）进入洁净区的人员规定。

4. 风险等级：M。

七、文件

1. 检查内容：

（1）申报文件。

（2）配置管理、质量管理的各项制度和记录。

（3）配制工艺规程和标准操作规程。

（4）配制记录。

（5）物料、半成品、产品的质量标准和检验操作规程。

（6）物料，成品检验。

（7）稳定性考察。

（8）制剂稳定性考察。

（9）留样。

（10）文件的修订。

2. 检查文件：

（1）申报文件、验收整改记录。

（2）制剂批准文件。

（3）制剂室年检、抽检及监督检查文件。

（4）物料的检验、发放、使用制度和记录。

（5）成品的检验、发放、使用制度和记录。

（6）制剂配制工艺规程。

（7）成品、物料、半成品的质量标准和检验操作规程。

（8）配制记录及检验记录。

（9）制剂稳定性考察记录。

（10）物料、中间品、成品留样及留样观察记录。

（11）文件管理制度。

3. 检查要点：

（1）申报文件与实际的一致性。

（2）制剂配制记录是否与其工艺规程一致。

（3）成品、物料、半成品的检验是否按照其标准进行检验。

（4）物料的放行是否规范。

（5）使用的文件是否为最新版本。

（6）是否对配制的制剂进行稳定性考察。

（7）对配制的制剂及使用的物料、中间品、成品是否进行留样及进行留样观察。

（8）文件是否按照规定进行修订。

4. 风险等级：H。

八、配制管理

1. 检查内容:
(1) 配制规程。
(2) 物料平衡检查。
(3) 操作间清场。
(4) 共线生产防污染、混淆。
(5) 配制用水定期检验。
(6) 配制记录填写。
(7) 配制工艺、设备清洁进行验证。
(8) 批号管理。
(9) 容器状态标识管理。

2. 检查文件:
(1) 批配制记录。
(2) 清场操作规程。
(3) 纯化水定期检验记录。
(4) 品种工艺验证。
(5) 设备清洁验证。
(6) 批号管理制度。

3. 检查要点:
(1) 配制工艺是否与批准一致。
(2) 是否按规程进行清洁。
(3) 是否对工艺进行了再验证。
(4) 共线生产品种是否被充分评估。
(5) 有无委托生产。
(6) 对回收、返工的管理。
(7) 制剂批号是否按照制度规定制定。
(8) 配制中使用的容器是否有状态标识。

4. 风险等级:M。

九、质量管理与自检

1. 检查内容:
(1) 质量管理组织的职责。
(2) 制剂的放行及不合格品的处理。
(3) 药检室的职责。
(4) 物料、中间品、成品的内控标准、取样、检验、留样。
(5) 检验用设备、仪器、试剂标准品等管理。
(6) 监测洁净区。
(7) 制剂室定期组织自检。

2. 检查文件：

（1）质量管理组织职责。

（2）药检室职责。

（3）成品放行管理制度。

（4）不合格品处理制度。

（5）物料中间品、成品内控标准。

（6）检验用设备、仪器、试剂标准品等管理办法。

（7）取样操作规程。

（8）洁净区微生物监测记录。

（9）检验报告书。

（10）自检报告。

3. 检查要点：

（1）是否制定了与制剂室质量管理组织、药检室相适应的制度文件。

（2）是否规定了成品放行管理。

（3）是否按规定进行取样。

（4）检验用设备、仪器、试剂是否按照规定进行管理。

（5）洁净区环境是否定期进行监测。

（6）查看物料、成品的留样是否齐全。

（7）不合格品的处理。

（8）是否按照检验规程进行检验。

（9）自检记录中是否有评价及改进措施。

4. 风险等级：M。

十、使用管理

1. 检查内容：

（1）规定使用期限。

（2）规定的医疗机构使用。

（3）使用记录。

（4）制剂收回。

（5）不良反应。

2. 检查文件：

（1）制剂外包装上标明使用期限。

（2）调配的医疗机构。

（3）制剂配发记录。

（4）制剂收回记录。

（5）不良反应记录表。

3. 检查要点：

（1）外包装上的使用期限是否与批准的一致。

（2）是否在调配的医疗机构间使用。

（3）制剂配发记录是否齐全。

(4)制剂是否按规定收回。

(5)对出现不良反应的是否按规定进行上报。

4. 风险等级：M。

第四章　中药饮片生产企业现场检查要点

一、总则

1. 检查内容：

(1)企业应当建立药品质量管理体系。

(2)企业应当严格执行本规范，坚持诚实守信，禁止任何虚假、欺骗行为。

2. 检查文件：

(1)质量手册。

(2)质量管理体系文件。

3. 检查要点：

(1)质量管理体系是否健全。

(2)质量管理文件分几级管理，是否涵盖生产所有活动。

(3)企业是否诚实守信，是否有弄虚作假现象。

4. 风险等级：H。

二、质量管理

1. 检查内容：

(1)质量保证。

(2)质量控制。

(3)质量风险管理。

2. 检查文件：

(1)质量手册。

(2)质量管理体系文件。

(3)组织机构图。

(4)质量风险管理规程。

(5)质量风险评估报告。

3. 检查要点：

(1)组织机构是否健全，质量体系是否有效运行，质量否决权是否得到保证。

(2)质量方针、质量目标是否明确。

(3)职责、分工是否明确。

4. 风险等级：H。

三、机构和人员

1. 检查内容：

(1)组织机构图。

（2）人员花名册。

（3）人员培训情况。

（4）人员继续教育、考核情况。

（5）人员健康情况。

2. 检查文件：

（1）人员培训计划。

（2）关键人员资质，任命文件。

（3）各级责任人培训记录档案。

（4）岗位培训计划、方案与记录。

（5）操作岗位人员健康记录档案。

3. 检查要点：

（1）相关文件及培训内容。

（2）培训的针对性，是否有中药学专业知识、岗位技能和 GMP 的培训内容。

（3）负责中药材采购的人员是否有中药材鉴别的能力。

（4）养护人员是否有中药材、中药饮片储存养护的知识。

（5）直接接触药品操作人员患传染病情况。

（6）毒性饮片生产企业是否有相关培训。

（7）人员工作服是否与一般饮片有明显的区分标识。

4. 风险等级：L。

四、厂房设施

1. 检查内容：

（1）厂房总体情况，周边情况。

（2）厂房选址、布局、功能间设置。

（3）生产区、仓储区、质量控制区、辅助区情况。

（4）防止操作污染的措施。

2. 检查文件：

（1）竣工图。

（2）厂房、环境验收报告。

（3）现场环境监测记录。

（4）洁净环境清洁消毒记录。

3. 检查要点：

（1）厂区周边是否有污染源。

（2）生产区、生活区是否分开；生产区人流、物流走向，是否分开设置。

（3）洁净区与非洁净区之间、不同洁净区之间以及产尘功能间的压差是否达到要求；直接口服饮片车间洁净度级别。

（4）物料区是否分区管理（不合格、退货、召回的物料是否物理隔离存放），仓储环境能否满足物料的贮存条件（温湿度、阴凉、避光等）。

（5）生产目视操作区的照明是否满足规范要求。

（6）物料称量前的存放是否能够有效防止混淆和差错的产生。

(7）实验室设计是否合理；样品处置、留样、稳定性考察样品的存放及记录的保存。

(8）高灵敏度的仪器是否受环境等外界因素的干扰。

(9）产尘操作是否有处理措施，是否有捕尘设施。

(10）毒性饮片生产区要与其他饮片生产区是否严格分开。

4. 风险等级：H。

五、设备

1. 检查内容：

(1）设备采购、安装。

(2）设备使用、维护、保养。

(3）工艺规程中各工艺参数的要求与设置。

(4）设备、工器具清洁。

(5）仪器仪表等的校准、检定。

2. 检查文件：

(1）设备的采购、安装、确认的文件和记录。

(2）关键设备的验证方案和验证报告。

(3）设备清洁验证方案和验证报告。

(4）设备的使用、清洁、维护保养的操作规程和记录。

(5）校准、检定证书。

3. 检查要点：

(1）与药品直接接触的生产设备是否平整、光洁、已清洁；设备使用润滑剂、冷却剂等是否对药品和溶剂造成污染。

(2）设备验证各项工艺参数指标、使用记录。

(3）设备较难清洁的部位，取样点及取样方法。

(4）清洁与未清洁器具的存放是否能有效防止混淆。

(5）生产用模具的采购、验收、保管、维护、发放及报废是否制定操作规程，是否由专人专柜保管。

(6）设备的使用、清洁、维护保养是否有相应的操作规程和记录。

(7）生产和检验用衡器、器具、仪表、记录控制设备是否进行校验和检定。

(8）毒性饮片生产企业是否有专门的生产设备。

4. 风险等级：H。

六、制水（针对直接口服饮片）

1. 检查内容：

(1）制水系统整体布局。

(2）纯化水取样点分布。

(3）在线监测情况。

2. 检查文件：

(1）水质日常监测记录。

(2）消毒、灭菌记录。

（3）纯化水取样点分布图。

3. 检查要点：

（1）回水温度、电导率。

（2）纯化水送水总管的水质电导率。

（3）有无盲管、死角、空管的处理。

（4）生产用水是否每年送检。

4. 风险等级：M。

七、空调（针对直接口服饮片）

1. 检查内容：

（1）运行状况及保养。

（2）日常监测。

（3）清洗、维护、保养情况。

（4）实验室空调系统。

2. 检查文件：

（1）空调系统的验证报告。

（2）清洗、维护保养记录。

（3）日常监测记录。

3. 检查要点：

（1）是否记录初始压差。

（2）有无超标、偏差、变更。

（3）过滤器的清洗、更换周期。

4. 风险等级：H。

八、物料与产品

1. 检查内容：

（1）仓储设施、布局。

（2）原辅料库、成品库。

（3）内包材库、标签库、阴凉库。

（4）生产用原辅料、包材情况。

（5）物料接收与发放。

（6）供应商审计、评估。

（7）特殊物料的管理。

（8）中药材来源。

2. 检查文件：

（1）温湿度监控记录。

（2）标签领用记录。

（3）取样管理规程。

（4）取样记录。

（5）货位卡、物料原包装等的出入库台账。

(6)原辅料、内包材供应商审计。

3. 检查要点：

(1)区域划分合理性。

(2)仓库温湿度监控记录。

(3)取样人员、方式方法。

(4)原辅料是否按照规程取样、留样，是否有原药材标本。

(5)状态标识。

(6)货位卡可塑性。

(7)供应商资质、原辅料检验报告、审计 SOP 及现场审计记录，中药材产地是否稳定。

(8)特殊物料的验收、储存、管理是否符合国家有关要求。

(9)直接接触药品的药包材是否为食品级。

(10)毒性中药材存放是否有专库，是否双人双锁，是否有监控摄像头。

九、确认与验证

1. 检查内容：

(1)安装确认。

(2)运行确认。

(3)性能确认。

(4)产品工艺验证。

(5)操作规程验证。

(6)检验方法验证。

(7)清洁方法验证。

(8)计算机系统验证。

2. 检查文件：

(1)关键设备说明书、安装图纸、布局图等资料。

(2)验证总计划、方案、报告、总结及其他文档资料。

3. 检查要点：

(1)厂房布局是否合理。

(2)空调净化系统是否达标。

(3)人流、物流走向是否合理。

(4)车间布局是否合理。

(5)设备设施是否能够达到稳定、可靠的运行状态。

(6)现场是否有状态标识。

(7)物料供应来源是否有变化，质量标准的验证。

(8)检验方法验证。

(9)检验用仪器设备验证。

(10)清洁方法验证。

(11)是否按照验证结果确定工艺规程和操作规程。

(12)净制、切制验证按类别，其他炮制是否按品种进行。

4. 风险等级：M/H。

十、文件管理

1. 检查内容：文件管理与执行情况。

2. 检查文件：

(1) 文件管理规程。

(2) 质量标准。

(3) 产品工艺规程。

(4) 操作规程。

(5) 记录。

(6) 申请资料。

3. 检查要点：

(1) 文件的起草、修订、审核、批准、替换、撤销、复制、保管、销毁等是否按照文件管理规程管理；文件的起草、修订、审核、批准是否有人员签名并标注日期（风险等级 M）。

(2) 生产、质控、储存、发运等环节的文件和相关记录。

(3) 物料与产品的质量标准、工艺规程、批生产记录、批包装记录、批检验记录内容是否符合要求，是否完整、准确、可靠、可追溯。

(4) 取样、检验、设备确认与验证、校准、厂房与设备维保、清洁消毒、培训、卫生、环境监测、变更控制、偏差处理、投诉、召回、退货等操作规程与记录。

(5) 规程申报前后一致性、规程制定和执行的一致性和记录的完整性、准确性和可追溯性。

(6) 电子数据系统是否经授权，是否使用密码等方式控制系统记录。更改、删除是否有记录；电子数据记录是否进行备份。

(7) 毒性饮片生产企业是否建立专门的文件管理制度。

4. 风险等级：H。

十一、生产管理

1. 检查内容：

(1) 操作人员。

(2) 生产车间。

(3) 生产设备。

(4) 工艺。

(5) 清场。

2. 检查文件：

(1) 批记录。

(2) 产品标准、工艺规程、SOP。

(3) 设备操作规程。

(4) 设备使用、清洁、维保记录。

(5) 品种工艺验证。

(6) 取样及记录。

3. 检查要点：

(1) 操作人员是否熟练掌握操作规程。

(2) 生产设备是否按规程进行清洁。
(3) 是否清场彻底，是否有清场记录，记录是否规范。
(3) 包装计量器具是否检定。
(4) 标签使用管理是否合理。
(5) 中药饮片是否按照工艺进行生产。
(6) 毒性中药材、中药饮片生产操作是否有防止交叉污染的措施。

4. 风险等级：H。

十二、质量控制与质量保证

1. 检查内容：
(1) 检验人员。
(2) 检验设备。
(3) 标准品、对照品、试剂、试液、培养基、菌种。
(4) 质量标准。
(5) 检验记录。
(6) 取样。
(7) 留样。
(8) 稳定性考察。
(9) 计算机系统。
(10) 器皿、试剂管理。
(11) 物料和产品的放行。
(12) 变更控制。
(13) 偏差处理。
(14) 纠正和预防措施。
(15) 供应商的评估和批准。
(16) 产品质量回顾。
(17) 投诉与不良反应。

2. 检查文件：
(1) 检验人员档案。
(2) 检验设备使用、维保等记录。
(3) 标准品、对照品、试剂、试液、培养基、菌种的管理规程和操作规程和记录。
(4) 质量标准。
(5) 检验记录。
(6) 检验方法确认。
(7) 取样管理规程。
(8) 取样记录。
(9) 留样管理规程。
(10) 稳定性考察记录。
(11) 计算机操作软件及记录。
(12) 试剂管理记录。

(13) 物料、产品的放行操作规程。

(14) 变更控制管理规程。

(15) 记录。

(16) 偏差处理管理规程。

(17) 纠正措施和预防措施的评估报告。

(18) 供应商档案。

(19) 产品质量回顾报告。

(20) 药品不良反应报告。

(21) 不良反应监测制度。

(22) 投诉管理规程和SOP，投诉记录。

(23) 评价、调查、处理记录。

(24) 投诉定期评估分析报告。

3. 检查要点：

(1) 检验人员：查看花名册和相关资质是否符合要求。

(2) 检验设施设备：能否满足产品检验需求，是否校验。查看仪器使用维护保养、清洁管理规程和记录；查看检验量计算设备能否满足需求。

(3) 标准品、对照品、试剂、试液、培养基、菌种管理规程和操作规程记录。

(4) 质量标准：现标准和原标准的一致性。

(5) 标准的制定是否符合要求（中间产品检验标准是否制定，中间品检验方法是否经批准，中间品检验记录）。

(6) 检验操作规程和相关记录是否制定。

(7) 检验方法的验证或确认：必要的检验方法验证管理规程、报告和记录；以及采用便于趋势分析的方法需要保存的数据（如检验数据、环境监测、图谱等）的管理情况。

(8) 查看检验数据结果超标管理，是否有超标检查SOP及相关记录。

(9) 取样：取样管理规程，取样人员及其授权、取样方法、器具管理、取样过程中防止污染和交叉污染的注意事项、样品贮存，取样规程执行情况。

(10) 留样：管理规程。

(11) 稳定性考察情况（年度计划、考察方案、考察批次和检验周期、发生重大变更或偏差后稳定性考察）实际留样与规程是否相符。

(12) 计算机软件：软件操作系统的验证和安全性的确认及实施情况。

(13) 容量分析用玻璃仪器、试剂、试液、对照品及培养基是否对其质量进行考核评估。

(14) 物料和产品的批准放行的操作规程及管理。

(15) 物料检验报告、物料包装的完整性和密封性的检查情况及检验结果。

(16) 变更控制管理规程是否对原则、分类、程序作出规定（变更涉及范围、控制流程、管理部门和人员，以及相关文件和记录）。

(17) 有关原辅料、包装材料、质量标准、检验方法、操作规程、厂房、设施、设备、仪器、生产工艺和计算机软件等的变更申请、评估、审核、批准的操作规程和实施的相关记录。

(18) 偏差处理相关的调查、报告、处理、纠正等记录（与生产和检测有关的偏差和失败检查：记录、评估、及时调查、包括采取的纠正措施）。

（19）纠正措施和预防措施管理规程及其 SOP、记录，以及纠正措施和预防措施的评估报告。

（20）供应商评估和批准的操作规程。

（21）供应商证明文件和检验报告的真实性。

（22）质保协议和双方责任及产品质量回顾分析管理规程及 SOP，以及年度质量评估分析报告（回顾分析、质量趋势分析图）。

（23）药品不良反应报告和监测制度。

（24）投诉管理规程和 SOP，投诉、评价、调查、处理记录及投诉定期评估分析报告。

4. 风险等级：M。

十三、委托生产与委托检验

1. 检查内容：委托检验（中药饮片不得委托生产）。

2. 检查文件：

（1）委托检验协议。

（2）委托评估报告。

3. 检查要点：

（1）委托检验合同内容是否齐全、有效（责任是否在委托方）。

（2）委托检验管理文件和 SOP。

（3）委托方对受托方评估记录和报告、委托方对受托方检验过程的监督记录。

（4）委托检验报告（盖有红章的原件）。

4. 风险等级：H。

十四、产品发运与召回

1. 检查内容：

（1）发运。

（2）召回。

2. 检查文件：

（1）发运、召回操作规程。

（2）记录。

3. 检查要点：

（1）运输工具是否在有效期内，并有运输记录。

（2）是否有发运记录（内容是否记录完整；发运记录与出库记录是否是同一批次）。

（3）是否制定召回操作规程并定期进行评估（如有召回情况，检查召回计划、记录、报告、评估等；召回的产品是否按要求单独存放和处理）。

4. 风险等级：L。

十五、自检

1. 检查内容：自检规程及实施。

2. 检查文件：

（1）自检操作规程。

（2）自检计划、方案、报告。

3. 检查要点：

（1）是否建立自检管理规程（是否按规定成立自检小组、自检小组职责、自检周期、自检内容、自检方法）。

（2）自检是否按自检计划和自检方案实施。

（3）自检报告中提及的纠正和预防措施是否得到有效执行和落实。

4. 风险等级：L。

第五章　放射性药品使用现场检查要点

一、机构和人员

1. 检查内容：

（1）成立本单位使用放射药品安全的领导小组。

（2）人员专业培训。

（3）人员资质。

（4）人员培训情况。

（5）医护人员执业资格、执业注册地点。

（6）人员继续教育、考核情况。

2. 检查文件：

（1）领导小组成员名单。

（2）培训时间及内容。

（3）人员资质证明文件。

（4）人员培训计划及培训内容。

（5）人员培训记录及培训合格证书。

（6）医护人员资格证及注册证。

3. 检查要点：

（1）领导小组成员构成。

（2）培训时间及专业是否与标准相符。

（3）核对人员资质是否与标准一致。

（4）医护人员执业证及资格证是否注册在本院。

（5）培训内容是否是标准要求的，是否取得合格证。

4. 风险等级：H。

二、房屋和设施

1. 检查内容：

（1）具有与诊断和治疗相适应的实验室和病房。

（2）放射性药品用具的洗刷和消毒设施。

（3）防昆虫、防尘设施。

(4) 安全防盗设施。

(5) 使用含等效活度 1.11GBq 以上的碘（^{131}I）或其他核素放射性药品治疗的医疗机构应有专用病房。

(6) 制备区域按照工艺流程要求的空气洁净级别布局。

(7) 具有动物实验的基本条件和设施（四类）。

(8) 房屋根据诊疗过程合理布局。

(9) 放射性药品配制场所出入口应设置去污洗涤、更衣设施，出口应设置放射性剂量检测设备（三、四类）。

(10) 洁净区的级别为 C 级背景下的 A 级（三、四类）。

(11) 放置自动化合成模块的防护箱技术指标符合要求。

(12) 质量控制与配备不得在同一工作室进行（三、四类）。

2. 检查文件：

(1)《辐射安全许可证》。

(2) 场所平面图。

(3) 设施设备清单。

(4) 洁净区空气监测记录。

3. 检查要点：

(1) 实验室和病房是否与诊疗相适应。

(2) 是否配备防昆虫、防尘、防盗设施。

(3) 是否有含等效活度 1.11GBq 以上的碘（^{131}I）或其他核素放射性药品治疗的专用病房。

(4) 是否具有国家规定的动物实验的条件和设施（四类）。

(5) 配置场所出入口是否设置去污洗涤、更衣设施，出口是否设置放射性剂量检测设备（三、四类）。

(6) 洁净区级别是否符合要求，是否对洁净区的环境进行监测。

(7) 放置自动化合成模块的防护箱技术指标是否符合要求。

(8) 质量控制与配备在不同的工作室进行（三、四类）。

4. 风险等级：H。

三、仪器与设备

1. 检查内容：

(1) 具有表面沾污检测仪、加样器、计数器或液体闪烁计数器、恒温水浴箱、离心机、冰箱等（一类）。

(2) 具有满足辐射防护要求的储存、操作、废弃物处置等设备，具有洗刷、清洁等器具和设备（通用）。

(3) 开展体内放射性药品诊断：必须配备经标定的活度计（井型电离室）、功能测定仪（甲功仪或肾图仪）或显像设备（闪烁照相机或单光子发射计算机断层仪）；开展体内放射性药品治疗：必须配备经标定的活度计（井型电离室）、显像设备（闪烁照相机或单光子发射计算机断层仪）；开展甲状腺疾病治疗的必须配备甲功仪（二、三、四类）。

(4) 具有保证无菌操作的净化设备；制备正电子类放射性药品还应具备加速器、自动合成装置、高能正电子成像设备（三、四类）。

（5）具备储存配套药盒的冷冻或冷藏设备和满足辐射防护要求的存放放射性药品和废弃污物的设备（三、四类）。

（6）具备与所用放射性药品质量检测相适应的检验仪器和设备（如测定化学纯度的纸色谱分析条件及仪器等）（三、四类）。

（7）具备与研制放射性制剂相适应的基本仪器和设备，包括药物合成、药物分析、药效学、内辐射吸收剂量等实验所需仪器、净化设备和配制设备等（四类）。

（8）与化学自动合成模块连接的主要固定管道应有明确的外标志，标明管内物料名称、流向（三、四类）。

（9）应定期对操作规程和控制工艺流程的计算机软件进行产品验证，一年至少验证一次（三、四类）。

2. 检查文件：

（1）医疗机构诊疗范围。

（2）设备清单。

（3）检验仪器清单。

（4）验证报告。

3. 检查要点：

（1）是否配备表面沾污检测仪。

（2）是否按照诊疗范围配备相应的设备。

（3）是否配备洗刷、清洁等器具和设备。

（4）是否配备净化设备。

（5）是否配备与所用放射性药品质量检测相适应的检验仪器和设备。

（6）与化学自动合成模块连接的主要固定管道是否有明确的外标志，标明管内物料名称、流向。

（7）是否对操作规程和计算机软件定期进行验证（一年一次）或变更时重新验证。

4. 风险等级：M。

四、物料

1. 检查内容：

（1）放射性药品及用于配制放射性药品的材料等通过合法渠道购进并有记录。

（2）放射性物料合理、安全储存保管，有明显标示，与非放射性物料分别存放。

（3）各种物料按照性能用途合理存放，按规定的温湿度条件储存。

（4）标签说明书专柜存放、专人保管，应有领用、出入库、销毁记录。

（5）放射性废弃物储存至 10 个半衰期后才按普通医疗废弃物处理。

2. 检查文件：

（1）供货方资质。

（2）进料和使用记录。

（3）存放标示牌。

（4）温湿度监测记录。

（5）标签、使用说明书领用、出入库、销毁记录。

（6）放射性废弃物储存及处理记录。

3. 检查要点：

（1）供货方资质是否齐全，购进渠道是否合法。

（2）进料和使用记录是否能够追溯。

（3）放射性物料的储存是否安全。

（4）放射性物料与非放射性物料是否分别存放，是否有明显标示。

（5）温湿度是否符合要求。

（6）标签、使用说明书管理是否规范，记录是否齐全。

（7）废弃物的管理及销毁记录。

4. 风险等级：M。

五、卫生

1. 检查内容：

（1）应有防止微生物污染及辐射污染的卫生措施和卫生管理制度，并由专人负责。

（2）配制放射性药品的场所不得存放与配制无关的物品。配制中的废弃物应及时处理。

（3）配制放射性药品的场所和制剂设备、容器等应有清洁规程。

（4）洁净室或动物实验室应定期消毒。

（5）工作服的选材、式样及穿戴方式与配制操作和洁净室级别要求相适应；不同洁净度级别房间适应的工作服分别清洗整理，在洁净区内设专用洗衣设备进行清洗整理、消毒、灭菌（三、四类）。

（6）放射性操作人员必须佩戴个人剂量计，并定期监测。

2. 检查文件：

（1）防止微生物污染及辐射污染的卫生管理制度。

（2）配制放射性药品的场所、设备、容器的操作规程。

（3）定期消毒记录、清洁剂的种类。

（4）工作服的清洗、消毒记录。

（5）个人剂量计监测记录。

（6）放射性计量报告。

3. 检查要点：

（1）是否制定防止微生物污染及辐射污染的卫生管理制度。

（2）操作规程的内容是否包括清洁方法、程序、间隔时间、使用的清洁剂或消毒剂、清洁工具的清洁方法和存放地点（三、四类）。

（3）消毒剂的品种，是否定期更换。

（4）工作服是否与配制操作和洁净室等级相适应。

（5）工作服的清洗、消毒、灭菌是否与规定一致。

（6）放射性操作人员的防护。

4. 风险等级：L。

六、文件

1. 检查内容：

（1）《放射性药品使用许可证》及申报文件、验收、整改记录；各级监管部门监督检查文件及记录。

（2）应有使用管理、配制管理、质量管理的各项制度和记录。

（3）应建立文件的起草、修订、审查、批准及保管的制度。使用的文件应为批准的现行文本，已撤销和过时的文件除留档备查外，不得在工作现场出现。

（4）必须建立放射性物质的贮存、领取、使用、归还制度，并有记录。

2. 检查文件：

（1）《放射性药品使用许可证》及申报文件、验收、整改记录；各级监管部门监督检查文件及记录。

（2）使用管理、配制管理、质量管理的各项制度和记录。

（3）文件的起草、修订、审查、批准及保管的制度。

（4）放射性物质的贮存、领取、使用、归还制度及记录。

3. 检查要点：

（1）制度是否齐全，是否涵盖放射性药品采购、登记、使用、核对、保管及注销制度；放射性药品配制、质控及记录制度；仪器设备的使用、管理制度；体内放射性药品使用、观察制度；卫生防护和废物处理制度；放射性药品不良反应、放射性污染的紧急处理及报告制度。

（2）使用的文件应为批准的现行文本，已撤销和过时的文件除留档备查外，不得在工作现场出现；文件的制定、审查和批准的责任应明确，并有责任人签名；有关放射性药品配制记录和质量检验记录应完整归档，至少保存2年备查。

（3）各项记录是否齐全可追溯，是否按规定保存。

4. 风险等级：L/M。

七、配制管理

1. 检查内容：

（1）放射性药品的配制工艺及主要设备应按验证方案进行验证。

（2）配制放射性药品必须有工艺规程和标准操作规程。

（3）每批放射性药品均应编制配制批号，并标明配制日期、贮存条件；每次配制后应清场。

（4）不同品种、规格的放射性药品同时生产操作时，应采用隔离或其他有效防止污染和混淆的措施（三、四类）。

（5）在配制过程中使用的容器须有标明物料名称、批号、状态及数量等的标志（三、四类）。

（6）每批放射性药品均应有一份能反映配制各个环节的完整记录（三、四类）。

（7）配制正电子类放射性药品应按要求取得《正电子类放射性药品备案批件》（三、四类）。

2. 检查文件：

（1）配制工艺验证报告。

（2）设备验证报告。

（3）工艺规程和标准操作规程。

（4）批配制记录及清场记录。

（5）容器状态标志。

（6）《正电子类放射性药品备案批件》。

3. 检查要点：

（1）配制工艺或质量控制方法、主要原辅料、主要配制设备等发生改变时，以及配制一定周期后，应进行再验证。所有验证记录应归档保存（三、四类）。

（2）验证文件应包括验证方案、验证记录、验证报告、评价和意见、批准人等（三、四类）。

（3）工艺规程和标准操作规程必须按规定的程序进行审批修订，不得随意更改（三、四类）。

（4）清场记录是否完整。

（5）批配制记录操作人员应及时填写记录，填写字迹清晰、内容真实、数据完整，并由操作人、复核人及清场人签字。记录应保持整洁，不得撕毁和任意涂改。需要更改时，更改人应在更改处签字，并需使被更改部分可以辨认（三、四类）。

4. 风险等级：H。

八、质量管理

1. 检查内容：

（1）自行配制放射性药品的单位应设置药检室，负责放射性药品配制全过程的检验。

（2）对自行配制的放射性药品要按放射性药品质量控制指导原则的规定检验。

（3）所配放射性药品按质量标准检验合格后，方可用于临床。

2. 检查文件：

（1）实验室的建立。

（2）检验报告书。

（3）放射性药品质量控制指导原则。

（4）放射性药品质量标准。

3. 检查要点：

（1）具备制备和检验放射性药品相适应的场所、仪器和设备。仪器设备应定期校验，确保状态正常，并有仪器设备操作和校验规程、使用和维修记录（三、四类）。

（2）必须有完整的检验原始记录及所有批号的检验报告单。检验记录的书写应规范，字迹要清楚，如有更改，应有更改人、检验人、复核人签字，原始记录应保留一年。制剂成品检验报告单应有检验人、负责人签字（三、四类）。

4. 风险等级：M。

九、使用管理

1. 检查内容：

（1）放射性药品验收、发放、分装、使用必须有完整的记录或凭据。

（2）放射性药品使用过程中发现的不良反应，应按《药品不良反应监测管理办法》的规定予以记录，填表上报。

（3）自行配制的放射性药品调剂使用须经省级药品监督管理部门批准，并不得超出规定的期限、数量和范围。

2. 检查文件：

（1）放射性药品验收、发放、分装使用记录。

（2）药品不良反应报告。

（3）省级药品监督管理部门调剂的使用文件。

3. 检查要点：

（1）记录或凭证的完整性。

（2）上报药品不良反应时应保留病历和有关检验、检查报告单等原始记录至少一年备查。

（3）调剂使用自行配制的放射性药品时，是否存在超出规定的期限、数量和范围的行为。

4. 风险等级：L。

第六章 重离子治疗系统现场检查要点

一、机构和人员

检查内容：

（1）应当建立与重离子治疗系统研发、交付、运维相适应的质量体系管理机构，组织机构图。查看提供的质量手册，是否明确各部门职能和相互关系；查看重离子治疗系统注册人、生产企业是否建立了运行维护与运行检测机构，并有独立的授权和岗位职责。

（2）应当明确各部门的职责和权限，明确质量管理职能。查看质量管理体系职能的分布，是否完整全面地落实到相关岗位（提问岗位负责人员，随机关于职责）。

（3）企业法人、负责人应当是重离子治疗系统产品质量的首要责任人。查看企业法人、负责人是否接受管理者代表的工作报告，是否有完整的质量体系的分析、处置，资料是否可追溯。

（4）企业负责人应当组织实施管理评审，定期对质量管理体系运行情况进行评估，并持续改进。查看管理评审文件和记录，核实企业负责人是否组织实施管理评审；是否有对法规标准学习和依法管理（提问、考核）。

（5）重离子治疗系统注册人、生产企业法定代表人运行质量的主要责任人，应当履行以下职责：组织制定重离子治疗系统安全、有效运行与维护保养目标；确保交付的重离子治疗系统运行、故障应急、人力资源维护、基础设施和工作环境正常等；组织实施临床与运行数据统计，并对运行、维护管理进行评估；对于有安全风险的运行、维护有处罚权。查看年度运行数据、运行维护记录等；并查看统计分析数据的有效性；查看人力资源花名册与档案。查看临床使用记录与数据，统计临床使用是否超范围等。询问负责人对于设备运行的风险管理依据和管理的主要方式，查看相关记录、纪要。

（6）企业负责人应当确保企业按照法律、法规和规章的要求组织生产。查看企业负责人组织学习法律法规的情况，一并了解法规收集时效性，询问法规宣贯基本知识。

（7）企业负责人应当确定一名管理者代表，依据《医疗器械生产企业管理者代表管理指南》的规定，第三类医疗器械生产企业管理者代表应当具有医疗器械相关专业（核物理、加速器、放射医学等专业背景）大学本科以上学历或中级以上技术职称，并具有3年以上质量管理或生产、技术管理工作经验，对重离子治疗系统的运行安全、法规风险、过程记录、维护维修与安全有效、合法合规、可追溯能作出判断。查看管理者代表的学历、专业、对既往故障分析、质量问题决策的经验，审阅任命文件；询问履职的具体依据与重离子治疗系统的故障处置。

（8）管理者代表应当有能力按照法规负责建立、实施并保持质量管理体系，及时报告质量管理体系的运行情况和改进需求，提高员工的意识。查看是否对上述职责作出明确规定。查看管理者代表报告质量管理体系运行情况和改进的相关记录。

（9）离子源、加速器系统维护人员应当精通专业知识，治疗终端与相关软件开发人员应具备临床放疗基本知识和相应专业背景，治疗室维护人员应具备系统的医学影像知识，有重离子治疗系统管理的实践经验，有能力对运行和测试管理中的实际问题作出正确的判断和处理。查看人员的任职资格要求，是否对专业知识、工作技能、工作经历作出规定；查看考核评价记录，现场询问，确定是否符合要求。

（10）重离子治疗系统注册人、生产企业应当配备与运行维护相适应的专业技术人员、管理人员、操作人员和检验人员，经过与其岗位要求相适应的培训，具有相关理论知识和实际操作技能并持续培训，保证运行有效期内的安全有效。查看相关人员的资格要求、培训及考核档案；提问相关人员工作的基本知识。

（11）重离子治疗系统注册人、生产企业应当配备运行、维护数据管理人员具有软件和数据管理专业背景，能做运行数据趋势性风险分析并预警。查看组织机构、部门职责要求、岗位人员任命；检查相关人员数据过程管理的记录等是否符合要求。

二、设施

检查内容：

（1）运行监控设施应当双系统管理。查看运行监控的设施、设备与系统，是否具备完整的双系统同步数据保证，当场检查系统的完整与真实。查看运行维护人员生活场所、工作场所等是否符合防护安全、生活要求。

（2）运行维护人员着装、手环应符合静电管理要求，应具备静电监控系统，实时监控静电管理；运行场所应当有适当的照明、温度、湿度和通风控制条件；采用加湿或除湿装置维护时应保证设施有效运行。查看静电管理系统软件维护，随机抽查人员静电仪器佩戴情况；核实静电仪器台账与使用维护。是否有温湿度自动监控系统，是否可以自动调节，是否符合规定运行条件。现场检查系统软件与运行记录。查看设备操作规程、维护保养记录，必要时核查设备运转消耗量。

（3）重离子治疗系统安装地点及治疗终端应防止昆虫、软体动物或者其他生物进入；建立持续维护机制，并形成记录。查看相应的仪器、设备布局图与维护档案；按照维护规程规定检查清理记录和采取的预防措施；现场抽检设备及配套物资的时效性。

（4）重离子治疗系统电源、纯化水、加速器、摆位验证、治疗终端应当有足够的空间，与其维护、维修相适宜；运维物料仓储区应当能够满足备用材料、运维工具、检测仪器、计量器具等的贮存条件和要求，按照待验、合格、不合格、报废、超期等情形进行分区存放，便于自查和管理。查看现场平面图、核对现场物料与相应的运维物料是否与维修维护作业要求一致；抽查运维仓物料状态、有效期，核查采购、使用、出入库信息；核查维修仪器、计量器具的有效期与档案，抽查实物，了解物料管理人员的基本技能和防护措施。

（5）重离子治疗系统注册人、生产企业应当在安装时配备可满足设备全生命周期使用的天车、槽架、爬梯等并建立维护保养机制和记录，对设施的操作人、维护人进行持续培训，保障设施实时有效。

（6）检查基础设施台账与档案，明确与运维有关的人员是否具备法定资格要求；是否能够正确操作设备设施；检查设施设备的维护保养规程和维护保养记录，检查维护涉及的消耗性物料的有效期与使用情况。检查人员可采用提问、观察操作等方式核实。

（7）重离子治疗系统注册人、生产企业应当配备与维护维修检验要求相适应的检验场所和设施，并定期检查记录。检查人员应对检验人员及设施重点检查。现场核实平面图，确定运行维护所需要的物料、检验设备等基本条件；检查检验用设备台账与档案，明确与运维有关的人员是否具备操作能力，是否能够正确操作设备。检查人员可采用提问、观察操作等方式核实。

三、设备

检查内容：

（1）重离子治疗系统注册人、生产企业应当配备与运行维护常见故障必需的监视测量设备、工器具和装备等，并建立维护机制以确定其有效使用。对照维护作业指导书，查看运维设备清单，所列设备是否满足运行维护需要；核查现场设备是否与设备清单相关内容一致；核实设备管理制度、设备操作规程等。

（2）运行维护设备的设计、选型、安装、维修和维护必须符合预定用途，便于操作、清洁和维护；备用设备应当有明显的状态标识，防止非预期使用；应当建立设备档案，并与质量体系文件规定的使用、清洁、维护和维修操作规程的有效版本相适应，并将相应的使用记录归档保存。现场查看运行维护设备标识；现场查看备用设备验证记录，确认是否满足预定要求；现场查看设备是否便于操作、清洁和维护；现场查看建立的设备档案是否与企业质量体系文件规定的使用、清洁、维护和维修操作规程的有效版本相适应。

（3）重离子治疗系统注册人、生产企业应当配备运行维护过程中检验时与之相适应的检验仪器和设备，与系统安装检测仪器等效或一致。按照运行维护校验、检测等作业要求和检验方法，核实企业是否具备相关检测设备。主要检测设备是否制定了操作规程，将使用人员培训操作作为检查重点。

（4）运行维护过程中的检验仪器和设备应当具有明确的操作规程并有维护记录，记录包括使用、校准、维护和维修等内容。对照运维检验要求和检验方法，核实企业是否具备相关检测设备。主要检测设备是否制定了操作规程，使用维护记录是否符合体系文件要求，是否可追溯、可统计分析。

（5）应当配备与产品检验要求相适应的检验仪器和设备，主要检验仪器和设备应当具有明确的操作规程。对照产品检验要求和检验方法，核实企业是否具备相关检测设备。

（6）应当建立与产品相适应的检验仪器和设备使用记录，记录内容应当包括使用、校准、维护和维修等情况。查看仪器的使用记录，确定是否包括维修维护和校准使用。

（7）重离子治疗系统注册人、生产企业在运行场所应配备常规计量器具，计量器具的建档、校验应由专业人员或机构实施；企业采用比对等方案时应可溯源；量程和精度应当满足使用要求，标明其校准有效期，并保存相应记录。查看计量器具的清单，依据清单核查档案，重点检查校准记录、校准证书等，确定是否在有效期内使用。

四、文件管理

检查内容：

（1）重离子治疗系统注册人、生产企业的质量体系文件应作为质量目标统计的依据，同时形成的设计开发历史文档、主文档与所用体系文件版本、形式应一致。核查质量目标统计形成的依据是否与企业质量体系文件和产品技术文档的要求一致，是否可测量、评估，应当有具体的方法和程序来保障。

（2）重离子治疗系统注册人、生产企业应对每台交付设备建立完整的设计历史文档，内容应当包括产品适用法规、功能定义及相关标准、各种验证确认资料等，其格式与管理源于体系文件。按重离子治疗系统的组成部分，分为硬件、软件、辅助部分核查；每个系统的参数依据，技术路径追溯，输出的资料逻辑，设计软件的测试与测试管理资料等。核查方式：产品档案室永久档案部分。

（3）重离子治疗系统注册人、生产企业应对每台设备建立技术图纸、采购要求、说明书标签、产品组成清单、安装作业指导书与物料清单、检验和试验操作规程、运行维护操作规程、运行维护基础设施、仪器设备要求等相关文件。

（4）核查重离子治疗系统设计、按照、检测、运行维护所依据的资料目录，随机抽查不同系统的技术资料，询问数据来源，核实资料版本。

（5）重离子治疗系统注册人、生产企业应对设计开发历史文档、主文档明确制定、审核、批准和发放的审批机制，以满足维修和质量责任追溯等需要。核查不同系统、组成部分的文档编制，审评人员与人员档案，人员任命资料的时效性，核查相应的人员资质、培训与考核资料；对不在职、不在岗及历史人员信息核查相应的社保等资料，确定人员的真实性。

五、设计开发

检查内容：

（1）重离子治疗系统硬件包括其运行维护的配件、软件组件的硬件应分别形成设计图纸并符合设计开发输出的形式要求。核查整设备的技术文件目录，分系统、分模块核查功能实现路径；落实对应的原理图、电气图、结构图等技术部分；必要时就功能实现的技术说明进行演示；重点检查图纸版本与审批权限。

（2）硬件为 ODM 时应按照供应商审核要求建立完整协议与文档。核查设计开发外包的协议管理，主要针对外包的需求、交付的形式、外包的过程验收和验证、外包交付的管理文件。

（3）重离子治疗系统软件包括加速器系统、电源系统、术诊系统、治疗系统、治疗辅助系统等独立软件和软件组件；对于最终发布的软件版本前文档应为检查重点。核查软件管理：软件架构、测试规划、测试管理、BUG 管理、回归测试与冒烟测试等。核查软件版本控制与测试记录、测试平台等。

（4）对成品软件、外包软件应核查相关协议；遗留软件追溯遗留状态。核查成品软件的采购要求，软件外包的要求是否包含软件测试与回归测试，软件版本管理，结合注册审评指导原则落实软件覆盖是否全面。核查软件版本控制与测试记录、测试平台等。

（5）检查重离子治疗系统操作手册、维护手册等作为随附文件的可用性，其相应的参数应核查来源与一致性。核查注册申报资料、随附文件的数据信息与版本控制。文字表述、软件版本与设备实际软件界面是否一致。

六、采购

检查内容：

（1）重离子治疗系统注册人、生产企业根据产品全生命周期所需物料、服务建立供方档案，并持续保持有效；供应商辅导与核查应形成记录，其格式符合相应程序文件的要求。查看供方名录，抽查供方（含维护维修、基础设施）的档案，供方审核评价资料是否符合《重离子治疗系统生产企业供应商审核指南》的要求以及公司体系文件的格式形式。

（2）重离子治疗系统注册人、生产企业对安装、运行、维护、检验以及基础设施的采购应按照程序文件建立记录，并可以统计分析。查看采购物料发票与采购物料的对应关联，明确物料（维护、保养物料及基础设施）是否真实可追溯；结合物料名称核查物料的采购检验开展实际记录。必要时抽查实际采购人、检验人的实施过程并提问。

（3）采购的依据应当来源于已发布的产品文档，任何变更应按照设计开发变更程序并实施管理。重点核查采购信息：采购物品类别、验收准则、规格型号、规程、图样等内容与文档的一致性；采购记录应当可追溯。核查采购依据的来源是否为档案受控资料；核查档案室资料版本。

七、安装交付管理

检查内容：

（1）重离子治疗系统注册人、生产企业应当按照批准发布的产品技术文档所提供的物料清单、作业指导书实施。核查作业文件的版本和受控发放记录、回收记录，核查安装交付的记录中所依据文件的版本与参数。

（2）重离子治疗系统注册人、生产企业对联调过程进行确认，并保存记录，包括确认方案、确认方法、操作人员、结果评价、再确认等内容。核查档案室联调文件受控清单，抽查文件原文；追溯联调作业文件的发放与使用；核查调试记录与过程是否符合处置记录；联调过程中返工文件与记录受控信息；核查相应文件的编制审核批准过程资料。

（3）联调过程中采用的计算机软件对产品质量有影响的，应当进行验证或者确认。核查联调记录中的计算机配置与编号信息，核查所安装的软件来源与安装后的验证记录，确认硬件符合安装条件、软件版本正确；查看记录。

（4）每个组件、部件均应当有安装记录，包括产品名称、规格型号、材料批号或编号、生产日期、数量、主要设备、工艺参数、操作人员等内容，满足追溯的要求。核查组件、部件的领用信息，追溯领用防护是否符合作业文件规定；组件安装过程使用基础设施的记录，确认安装过程的时效，对于长时间停留或安装过程异常的有明确记录并在经评审后的文件下得到控制；查看记录中全部信息，采用随机抽样。

（5）每个工作单元应有清晰标识，包括安装时间、使用期限、基本特征，必要的连接关系、警示标识及依据。现场核查每个工作单元的安装、调试时间、使用期限等与技术文件一致性标识准确完整，查看记录中全部信息，采用随机抽样。

八、检测管理

检查内容：

（1）重离子治疗系统注册人、生产企业应按照有效的技术文档组成的检验标准、物料清单及检验作业文件执行检验。核查检验标准与检验规程，采用全检的明确检验条件是否与实际一致。

（2）每个实施了检验的物料应当有检验记录，记录的形式格式应符合体系文件的要求，并满足可追溯的要求。认可供方检验报告的应与所验收的产品信息一致。

（3）核查检验记录与请验、抽样的时间管理，检验人员和所依据的检验文件来源与采购是否一致。档案室检验原文件的信息、发放的信息。认可供方报告的审批要求与依据。

（4）采用软件检验或检验仪器设备有软件控制时对软件版本应一并登记，核查检验用软件的版本。重点监测软件版本和使用信息。核查检验用软件安装的计算机配置与编号信息；核查所安装的软件来源与安装后的验证记录；确认硬件符合安装条件、软件版本是否正确，查看记录；核查检验用软件的使用信息。

（5）依照《医疗器械注册自检管理规定》的要求开展注册自检工作。核查时按照《医疗器械注册自检管理规定》的要求逐条进行检查。

九、交付和运行维护

检查内容：

（1）重离子治疗系统注册人、生产企业交付医疗机构的设备应按照发布的技术文件安装并交付随附文件，注册证明文件。核查注册批准文件与交付资料的一致性。

（2）重离子治疗系统注册人、生产企业执行维护的应包括加速器、治疗终端、辅助设施（如水、电、气）等。使用单位或者委托其他企业进行维护的，应当提供维护要求、标准和维修零部件、资料、密码、协议等，并进行指导和验收。核查可维护性资料的清单，提问维护人员可维护性操作的过程，涉及远程指导时，指导文件的管理方式、来源、版本管理。

（3）重点检查运行维护培训和实际考核专业知识。核查运维操作人员档案，按常见故障和基本作业文件提问操作人员基本知识（如静电管理、环境管理、物料管理），并查看维护记录、协议等资料。

十、不良事件检测分析和改进

检查内容：

（1）重离子治疗系统注册人、生产企业对于设备运行建立数据分析，收集分析与不良事件、运行维护、故障等有关的数据，验证产品安全性和有效性，并保持相关记录。核查数据的备份与数据连续性，将间断数据作为核查重点，确保不良事件能被有效识别；核查临床使用资料必要时包括患者病历与物理师作业记录。

（2）重离子治疗系统的不良事件有显性和隐性，对于离子源、加速器造成的隐性事件应重点分析；对于治疗终端的不良事件应与医疗事故区分；使用环节的超预期使用、超范围使用应结合患者病历核查。核查电源运行记录；核查离子源维护记录；核查治疗终端定位校准；核查摆位验证系统与实际管理，识别隐形不良事件的发生；核查患者治疗记录；核查辅助设备使用记录，识别显性不良事件。

（3）对于存在安全隐患的信息，按程序文件和相应的法规向有关部门报告。核查检查中发现重大隐患应直接向监管部门报告。不可以接受行政干预或其他胁迫从而对医疗安全忽视、对患者生命造成伤害，可能涉及重大缺陷时应在 24 小时内明确回应并执行，停机、停用并保持现场，以避免重大伤亡事故的发生。

第二部分

药物临床试验检查要点

药物临床试验机构监督检查要点
——机构部分（A）

A1 资质条件

药物临床试验机构备案管理制度自 2019 年正式实施以来，有效地促进了医疗和临床试验资源的释放，但这并不意味着国家监管部门放松了对临床试验机构的资质准入和监督管理，相反，由于实践中涌现的药物临床试验机构违规问题，我国积极借鉴国际经验和发达国家（地区）对临床试验的监管模式，结合自身国情，于 2023 年 11 月公开发布了《药物临床试验机构监督检查办法（试行）》及其配套文件《药物临床试验机构监督检查要点和判定原则》，进一步加强对药物临床试验机构的管理，规范药物临床试验机构监督检查工作，促进提升临床试验机构水平。

临床试验机构的资质条件可以归纳为以下几个方面：

（1）医疗机构资质：作为药物临床试验机构，首先，应确保自身具有医疗机构执业许可证，且有与临床试验开展与相关专业一致的诊疗科目或科室；其次，开展项目和（或）产品的不同对应不同的资质，一般药物临床试验为二级甲等以上资质（或经过资格认定），疫苗临床试验为三级资质，体细胞/干细胞临床研究应具有三级甲等资质；最后，机构本身应已在"药物临床试验机构备案管理信息平台"完成登记备案。

（2）研究人员资质：临床试验机构应确保研究人员具有临床试验所需的学历和专业背景，具有相关专业知识、能力、法规等的培训经历，掌握药物临床试验技术与相关法规，并且严格遵守 GCP 规定；主要研究者具有高级职称，参加过 3 个以上药物临床试验，承担不良事件报告和受试者保护等相关职责；使用外聘 CRC 的，应进行准入审核，并且在临床试验开展前及开展过程中定期进行 GCP 等法规、临床试验机构质量管理制度和 SOP 及试验方案的培训，经过考核后方能提供相应的临床试验服务，以减少因 CRC 违规行为导致临床试验机构承担相应责任的情况。

（3）专业能力：具备与开展药物临床试验相适应的诊疗技术能力，包括与试验相关的诊疗科目和床位数、门急诊量。具备急危重病症抢救设施、与开展药物临床试验相适应的医技科室，委托医学检测的承担机构应具备相应资质，以及卫生健康主管部门规定的医务人员管理、财务管理等其他条件。

（4）场地及设备设施：具有与药物临床试验相适应的独立的工作场所、独立的临床试验用药房、独立的资料室，以及必要的设备设施。例如，国内多家机构通过建立中心药房，将试验用药品进行中心化管理，降低药品管理过程中的风险。

（5）质量体系保证：临床试验是一种群体作战的模式，需要多方参与，包括申办者、研究者/机构、合同研究组织等，质量是一切创新的基础，医疗机构需要建立一个目标一致、规划严密合规且符合临床试验特点、行之有效、切实可操作的临床试验质量保证体系。医疗机构可从问题的根源抓起，鼓励研究者"第一次"就做好做对，在院内打造全民参与的质量文化，加强院内研究者及相关部门的职责培训和执行管理，以进一步提升院内临床试验的整体水平。

★★A1.1 具有医疗机构执业许可证。

要点解读：医疗机构执业许可证成为临床试验机构的基本要求之一。《医疗机构管理条例》规定，医疗机构执业，必须进行登记，领取执业许可证。未取得《医疗机构执业许可证》或者未经备案，不得开展诊疗活动。

检查依据：《规定》第5条（一）。

检查方法和内容：查看医疗机构执业许可证。

典型问题及缺陷：未办理《医疗机构执业许可证》，或者执业许可证过期。

★★A1.2 具有二级甲等以上资质（或经过资格认定）。

要点解读：药物临床试验机构作为药品上市支持数据的主要提供者，在临床试验开展全过程中的质量管理和风险控制对数据质量的保证起到至关重要的作用。二级甲等以上的医院通常具备较高水平的医疗技术和设施，能够提供充足的专业能力和支持，有助于确保试验的科学性、可靠性和伦理合规性，保障试验参与者的权益和安全。开展以患者为受试者的药物临床试验的专业应当与医疗机构执业许可的诊疗科目相一致；开展健康受试者的Ⅰ期药物临床试验、生物等效性试验应当为Ⅰ期临床试验研究室专业；新药Ⅰ期临床试验或者临床风险较高需要临床密切监测的药物临床试验，应当由三级医疗机构实施。疫苗临床试验应当由三级医疗机构或者省级以上疾病预防控制机构实施或者组织实施；药物临床试验机构为疾病预防控制机构的，应当为省级以上疾病预防控制机构，不要求具有医疗机构执业许可证和二级甲等以上资质，以及床位数、门急诊量、急危重症抢救的设施设备、人员与处置能力等条件。

检查依据：《规定》第5条（一）、第15条。

检查方法和内容：查看医疗机构级别证明或其他文件。

典型问题及缺陷：

1. 未获得机构资格。在药物临床试验开展期间医疗机构尚未获得机构资格或一次性机构资格。

2. 未获得专业资格。在药物临床试验开展期间承担试验的专业科室不具有与试验药物相关的专业资格；药物临床试验经获得专业资格的科室承接，但实际由未获得专业资格的科室实施。

3. 整改期间承接新试验。机构或专业在机构资格认定复核检查时被监管部门要求整改，整改期间承接新的药物临床试验。

★A1.3 备案的场地符合所在区域卫生健康主管部门对院区（场地）的相关管理规定。

要点解读：要求场地符合卫生健康主管部门的管理规定，是为了确保试验场地的合法性和合规性，其安全和卫生条件得到有效控制和管理，为临床试验提供适当的环境和设施支持。备案的试验场地应当符合所在地省级卫生健康主管部门对院区（场地）的相关管理规定，原则上应在备案机构医疗机构执业许可证登记地址范围内。机构名称、机构地址、机构级别、机构负责人、伦理委员会和主要研究者等备案信息发生变化时，机构应当于5个工作日内在"药物临床试验机构备案管理信息平台"中按要求填写并提交变更情况。增加临床试验专业、变更地址的，应在完成备案工作后5个工作日内向所在地省级药品监管部门、卫生健康主管部门书面报告备案情况。药物临床试验机构应当于每年1月31日前在

"药物临床试验机构备案管理信息平台"填报上一年度开展药物临床试验工作总结报告。

检查依据：《规定》第 5 条（一）。

检查方法和内容： 核实备案平台信息与实际地址，是否与执业许可证或其他相关文件一致。

典型问题及缺陷：

1. 临床试验机构实际地址与备案机构医疗机构执业许可证登记地址范围不一致。

2. 未及时更新备案信息：例如，机构负责人变更后没有及时在备案管理信息平台更新相关信息。

3. 未按规定时间向相关部门报告备案情况：例如，试验机构增加了临床试验专业或地址发生变更后，未向药品监管部门、卫生健康主管部门书面报告备案情况。

4. 未按规定时间填报开展药物临床试验工作总结报告：例如，未在每年的 1 月 31 日前在备案管理信息平台上填报上一年度的试验工作总结报告。

★A1.4 具有与开展药物临床试验相适应的诊疗技术能力。

要点解读： 确保医院或机构具备与开展药物临床试验相适应的诊疗技术能力，是保障试验的科学性、可靠性和伦理合规性的重要前提。只有具备必要的专业人员和技术能力，才能提供适当的诊疗服务，满足试验的要求，并确保试验参与者的权益和安全。

检查依据：《规定》第 5 条（二）。

检查方法和内容： 查看执业许可证、诊疗科目等相关证明性文件。

典型问题及缺陷： 备案临床试验专业组与医疗机构执业许可的诊疗科目不一致。

★★A1.5 具有急危重症抢救的设备设施、人员与处置能力。

要点解读： 要求临床试验机构具有急危重症抢救的设备设施、人员与处置能力，是为了确保在临床试验过程中能够有效应对可能出现的急危重症情况，保障试验参与者的安全和健康。具体而言，临床试验机构应满足以下要求：

1. 急危重症抢救设备设施：临床试验机构应配备必要的急危重症抢救设备，如监护仪、除颤器、呼吸机等，以应对可能出现的急危重症情况。

2. 急危重症抢救人员：临床试验机构应具备相应急危重症抢救培训和资质的医护人员，包括急诊医生、重症监护医生、麻醉医生等，并确保这些人员能够在试验期间及时参与抢救工作。

3. 急危重症抢救处置能力：临床试验机构应具有防范和处理临床试验中突发事件的管理机制和措施，建立急危重症绿色通道等机制和措施，具备相应的急危重症抢救处置能力，包括能够迅速评估患者病情、制定合理的抢救治疗方案，并能够及时采取必要的急救措施。这样才能确保在紧急情况下能够及时有效地救治受试者，保障受试者的生命安全和健康。

检查依据：《规定》第 5 条（六）。

检查方法和内容： 现场查看是否有急危重症诊疗的设施设备、技术梯队与处置能力，必要时进行考核演练。

典型问题及缺陷：

1. Ⅰ期临床试验病房无抢救室及相关的抢救设备设施。

2. Ⅰ期临床试验病房的同楼层病区无抢救室，抢救室设置在其下二层的肿瘤血液科，抢救车置于离心室。

3. 未制定急危重症抢救应急预案或未开展应急演练。

★A1.6 具有与开展药物临床试验相适应的医技科室，仪器设备有定期校准，实验室检测项目有室间质评合格证书；委托医学检测的承担机构具备相应资质。

要点解读： 确保医技科室与药物临床试验相适应，仪器设备定期校准，实验室检测项目通过室间质评合格，以及选择具备相应资质的委托医学检测承担机构，是保障临床试验数据准确性和可靠性的关键。这样才能确保试验结果的科学性和可信度，为药物研发提供可靠的依据。

检查依据：《规定》第5条（八）。

检查方法和内容： 现场查看仪器设备、检定证书、校准报告、室间质评证书。

典型问题及缺陷：

1. 仪器设备未按照规定的周期进行定期校准，导致设备的准确性和可靠性无法得到保证。

2. 实验室检测项目未能通过室间质评的评估，或委托医学检测承担机构没有相应的资质认证或认可，无法证明其检测结果的准确性和可靠性。

★★A1.7 设立有负责药物临床试验伦理审查的伦理委员会。

要点解读： 伦理委员会，指由医学、药学及其他背景人员组成的委员会，其职责是通过独立的审查、同意、跟踪审查试验方案及相关文件，获得和记录受试者知情同意所用的方法和材料等，确保受试者的权益、安全受到保护。原国家卫计委发布的《涉及人的生物医学研究伦理审查办法》第七条规定，从事涉及人的生物医学研究的医疗卫生机构是涉及人的生物医学研究伦理审查工作的管理责任主体，应当设立伦理委员会。也就是说，凡涉及人的生物医学研究工作的医疗卫生机构均应当设立伦理委员会，经伦理委员会审查同意后，才可开展相应研究工作。

《涉及人的生物医学研究伦理审查办法》第四十五条规定：医疗卫生机构未按照规定设立伦理委员会，擅自开展涉及人的生物医学研究的，由县级以上地方卫生计生行政部门责令限期整改；逾期不改的，由县级以上地方卫生计生行政部门予以警告，并可处以3万元以下罚款；对机构主要负责人和其他责任人员，依法给予处分。

伦理委员会的设立应当报本机构的执业登记机关备案，并在医学研究登记备案信息系统登记，受本行政区域和国家卫生行政部门的监督和管理。当前，我国的伦理委员会主要设立于医疗机构内部，为医疗机构的内设机构。

检查依据：《规定》第5条（九）。

检查方法和内容： 查看成立伦理委员会的文件。

典型问题及缺陷： 伦理委员会未按照规定进行备案。

★A1.8 伦理委员会组成、运行、备案管理符合卫生健康主管部门要求，能够独立履行伦理审查职责，人员具备相应能力和工作经验。

要点解读： 药物临床试验机构是药物临床试验中受试者权益保护的责任主体。伦理委员会负责审查药物临床试验方案的科学性和合理性，审核和监督药物临床试验研究者的资质，监督药物临床试验开展情况，保证伦理审查过程独立、客观、公正。

我国关于伦理委员会的规定最早见于1995年原卫生部颁布的《临床药理基地管理指导原则》，经过二十多年的发展，我国关于伦理委员会制度的法律规定不断完善，主要体现在《人体器官移植条例》（已废止）《涉及人的生物医学研究伦理审查办法》《人类辅助生殖技术和人类精子库伦理原则》《药物临床试验伦理审查工作指导原则》等法规中。这些规定以规范性文件和技术（伦理）原则居多。

伦理委员会的委员组成、备案管理应当符合卫生健康主管部门的要求。《涉及人的生命科学和医学研究伦理审查办法》第九条规定："伦理审查委员会的委员应当从生物医学领域和生命科学、医学、生命伦理学、法学、社会学等领域的专家和非本机构的社会人士中遴选产生，人数不得少于7人，并且应当有不同性别的委员，少数民族地区应当考虑少数民族委员。伦理审查委员会委员应当具备相应的伦理审查能力，定期接受生命科学和医学研究伦理知识及相关法律法规知识培训。"

检查依据：《规定》第13条；GCP第13条（一）（二）。

检查方法和内容： 查看会审签到表、委员履历、审查记录、人员任命、培训记录等其他文件。

典型问题及缺陷：

1. 伦理委员会组成方面的问题。伦理委员会组成不符合法规要求，如外单位委员/非医药专业委员/女性委员/法律专家委员过少，或以上几类委员集中为一人。

2. 组织独立性的问题。伦理委员会主任委员由医院任命，委员由主任委员聘任；机构负责人兼任伦理委员会主任委员，多名机构管理人员兼任伦理委员会委员；伦理审查批件盖机构公章。

3. 资质管理方面的问题。如伦理委员无任命书、未签署保密协议和利益冲突声明；伦理委员任期超过5年未重新进行选举；伦理委员会成员的任命程序不规范或不符合要求，例如，缺乏明确的任命程序、未经过适当的选拔和审核程序等；伦理委员会成员缺乏相关背景和专业能力，无法履行伦理审查职责；缺乏医学、伦理学、法律等领域的专业人员，无法对试验方案进行全面的伦理审查。

4. 伦理委员会成员缺乏必要的培训和知识的更新。例如，未能提供委员参与过的培训记录，未能提供委员定期接受的更新培训记录等。

5. 文件体系的问题。伦理委员会的管理制度和SOP未覆盖伦理审查全过程；未设计伦理审查会议签到表、表决票；会议签到表和表决票合二为一，所有到会委员均在一张表格上签字和表决；表决票仅设计"同意"和"不同意"选项，无"进行必要的修正后同意"和"进行必要的修正后重审"等选项。

6. 审查记录方面的问题。伦理委员会的会议记录不完整或不符合要求，例如，缺乏对试验方案的详细审查记录、审查意见不明确或模糊、未能记录审查过程中的讨论和决策等。

7. 伦理委员会的备案管理不符合卫生健康主管部门的要求。例如，未能按照规定进行备案申报、备案材料不完整或不准确、备案信息未及时更新等。

8. 申请和受理方面的问题。此类问题主要表现为伦理委员会未对伦理审查申请相关事宜作出明确规定，导致伦理审查申请人多次补正审查申请文件，从而影响审查时限。

★A1.9 具有门诊和住院病历系统，保障所采集的源数据可以溯源。

要点解读：

1. 什么是门诊和住院病历？

病历是医生记录病人病情和医疗情况的资料，包括住院病历和门（急）诊病历。具体来说，住院病历是患者住院时开具的病历，门诊病历是患者在门诊就医时开具的病历。这些记录包括文字、数字、图表、影像等不同形式的信息。

住院病历包括：体温单、医嘱单、入院记录、病程记录、术前讨论记录、手术同意书、麻醉同意书、麻醉术前访视记录、手术安全核查记录、手术清点记录、麻醉记录、手术记录、麻醉术后访视记录、术后病程记录、病重（病危）患者护理记录、出院记录、死亡记录、输血治疗知情同意书、特殊检查（特殊治疗）同意书、会诊记录、病危（重）通知书、病理资料、辅助检查报告单、医学影像检查资料。

门诊病历内容包括：门诊病历首页（门诊手册封面）、病历记录、化验单（检验报告）、医学影像检查单资料等。

2. 为什么需要临床试验机构具备门诊和住院病历系统？

临床试验机构需要门诊和住院病历系统来有效管理和监测试验过程的病例数据，确保试验的科学性、可靠性和安全性。通过这些系统，机构可以方便地收集、整理和管理大量患者数据，如基本信息、病历记录、实验室检查结果和治疗方案。这有助于确保数据的准确性和完整性。此外，门诊和住院病历系统还能实时监控质量控制试验过程，确保试验的可靠性和准确性。同时，这些系统也能及时记录和跟踪患者的病情变化，发现并处理可能的安全问题，保障患者的健康和安全。试验完成后，这些系统还能提供基础数据，方便对试验数据进行统计和分析，评估治疗效果和安全性。综上所述，临床试验机构具备门诊和住院病历系统可以有效管理和监测试验数据，确保试验的科学性、可靠性和安全性，为新药研发和临床实践提供重要支持。在2023年的一项调研中，参与调研的新备案机构中，使用临床试验管理系统的新备案机构仅占39.7%，其他信息化系统的使用比例更是低于15%（如临床试验专用病历记录系统/软件、临床试验专用药物管理软件/系统、远程监查平台等）。配套设施和系统的缺失可能造成人力资源浪费和质量管理漏洞。

3. 纸质病历的缺陷以及电子病历系统的优越性。

2020版《药物临床试验质量管理规范》第二十五条中明确要求"临床试验机构的信息化系统具备建立临床试验电子病历条件时，研究者应当首选使用，相应的计算机化系统应当具有完善的权限管理和稽查轨迹，可以追溯至记录的创建者或者修改者，保障所采集的源数据可以溯源"。

2020版GCP明确要求"研究者应当确保所有临床试验数据是从临床试验的源文件和试验记录中获得的，是准确、完整、可读和及时的。源数据应当具有可归因性、易读性、同时性、原始性、准确性、完整性、一致性和持久性"。病历作为临床试验源数据也应符合该标准。

（1）可归因性。数据应可追溯到其相应的原始记录，可鉴别数据的产生者、产生时间，修改应当留痕。而实际打印病历在需要修改时，常重新打印签字，修改过程并未体现在纸质病历中，没有保留修改痕迹，无法追溯到最原始记录。

（2）易读性。采集的数据可被他人阅读和理解，术语和定义清晰明了，数据和实验室记录可以辨识。而实际医生在日常诊疗工作的同时手写病历，字迹可能不清，易读性不佳。

（3）同时性。数据应当在产生或观察的同时被记录，且在一定的时间窗内输入数据库，具有时间性标识，任何延滞的数据输入都可能造成记忆的偏差和错误。而实际手写或者打印病历一般认为是与诊疗同步记录的，但是其本身缺少质控性的时间标识，对临床试验中常见问题如随访病历未在随访当天完成、药物回收发放记录未在当天完成、化验单评估日期在打印或出报告日期之前等，无法有效质控。

（4）原始性。第1次被记录或采集的数据为原始记录，应确保记录的原始性。而在实际操作中，监查员发现打印病历错误后，常协助研究者在计算机文档中直接修改并重新打印签字，签字日期仍为筛选当天日期，这样就会破坏记录的原始性。

（5）准确性。数据记录、计算和分析等转换过程是准确可靠的，与实际操作一致。而实际临床试验数据记录常见的问题是逻辑错误，同一个数值或操作被多次记录会出现不一致的情况，手写或者打印病历受人为操作影响较大，准确性略有欠缺。

（6）完整性。应确保研究数据及原始记录的完整，所有的数据和检测结果都应被保留。以便临床监查员、临床稽查员、机构质控员或NMPA食品药品审核查验中心核查员能从记录中重现临床试验过程中所有操作和结果。

（7）一致性。与实际生成逻辑一致，显示的记录人同实际操作一致，如病程和化验单判断一致，合并用药和其相关的不良事件一致。

(8) 持久性。原始记录应保留相应时限，以便复查核实。根据 GCP 的要求，"用于申请药品注册的临床试验，必备文件应当至少保存至试验药物被批准上市后 5 年；未用于申请药品注册的临床试验，必备文件应当至少保存至临床试验终止后 5 年"。

(9) 可用性。研究数据及相应的原始记录应以适当的形式存储，在临床试验进行期间和结束后都可以被审阅和监查，以便核查人员和稽查人员需要时能及时提供。

目前医院应用广泛的信息系统主要有 HIS、LIS、PACS 等。

HIS 系统是医院信息化建设的核心组成部分，包括患者管理、医疗记录管理、医疗订单和药品管理、财务管理、医疗设备管理报告和分析等模块，系统通过整合医院各个部门和业务流程的数据和信息，实现医院内部的信息共享和协同工作，提高医疗服务的质量和效率。

LIS 系统即实验室（检验科）信息系统，是医院信息管理的重要组成部分之一。主要用于实验室检验工作流程管理、病人信息管理、检验结果查询、统计和报表打印，随着 IT 技术的发展，人工智能在 LIS 系统中的应用也越来越广泛。

PACS 意为影像归档和通信系统。它是应用在医院影像科室的系统，主要任务是把日常产生的各种医学影像（包括核磁、CT、超声、各种 X 光机、各种红外仪、显微仪等设备产生的图像）通过各种接口（模拟、DICOM、网络）以数字化的方式海量保存起来，当需要的时候在一定的授权下能够很快地调回使用，同时增加一些辅助诊断管理功能。它在各种影像设备间传输数据和组织存储数据，具有重要作用。

检查依据：GCP 第 25 条（二）。

检查方法和内容：现场查看机构 HIS、LIS、PACS 等信息系统，查看系统的稽查轨迹功能。

典型问题及缺陷：

1. 病历系统不完善或不规范。有些只能查阅本科室的住院 HIS，有些可以查阅本院的住院 HIS，有些只能查阅住院 HIS 无法查阅门急诊 HIS，有些尚未建立门急诊 HIS，有些只能查阅本科室的门诊 HIS，有些住院和门急诊 HIS 查阅的信息并不是很全面，有些只能查阅本院区的 HIS 而分院的 HIS 无法查阅，外院的 HIS 更是无法查阅，药店购药和处方情况也无法查阅。

2. 源数据无法与试验相关联：医院或机构的门诊和住院病历系统无法与试验相关联，无法将试验参与者的诊疗信息与试验数据进行关联和溯源。这将导致试验数据的可溯源性受到影响，难以验证数据的真实性和完整性。

3. 源数据无法保障安全性和保密性：例如，缺乏必要的数据加密和访问控制措施，可能导致源数据的泄露和篡改，影响试验数据的可信度和保密性。

A 1.10 具有卫生健康主管部门规定的医务人员管理、财务管理等其他条件。

要点解读：临床试验的财务管理是保证试验过程中对财务资源的合理使用和监督的关键。合理的财务管理可以确保试验所需资金的充足性、正确性和透明度，避免资金浪费和滥用的问题。同时，财务管理还能促使相关部门和人员依法依规履行职责，确保试验的合规性和规范性。

检查依据：《规定》第 5 条（十二）。

检查方法和内容：现场查看相关文件。

典型问题及缺陷：

1. 未设立专门机构或部门负责医疗临床试验的财务管理和审计监督工作，责任和职责不明确。

2. 财务管理制度不完善，特别是费用预算和支出审核制度不完善，容易导致试验所需资金的使用和监督不够合理。

3. 财务管理流程不规范，缺乏财务档案的建立和管理，影响将来的审计和核算工作。

★A1.11 承担疫苗临床试验的疾病预防控制机构，其机构为省级以上疾病预防控制机构，不要求A1.1、A1.2、A1.5、A1.9条件。

要点解读：疫苗临床试验是疫苗研发过程中的关键环节，也是疫苗研发过程中投入最大、风险最高的一个阶段。疫苗临床试验不同于药物临床试验，其受试者主要是健康人群，大部分为儿童及婴幼儿，因受试者人数较多，对试验场地的要求更高。疫苗临床试验通常由省级以上疾病预防控制中心（CDC）作为负责机构，市、县级CDC作为试验现场组织实施。

2013年，原国家食品药品监督管理总局出台并发布《疫苗临床试验质量管理指导原则（试行）》，其中指出疫苗临床试验通常应选择省级以上疾病预防控制机构作为临床试验负责机构，并在负责机构的协助下，选择一个或者多个市、县级疾病预防控制机构和（或）医疗机构作为试验现场。2019年颁布的《中华人民共和国疫苗管理法》第十六条规定："疫苗临床试验应当由符合国务院药品监督管理部门和国务院卫生健康主管部门规定条件的三级医疗机构或者省级以上疾病预防控制机构实施或者组织实施。国家鼓励符合条件的医疗机构、疾病预防控制机构等依法开展疫苗临床试验。"《药物临床试验机构管理规定》第八条规定"省级以上疾病预防控制机构可遴选和评估属地具备疫苗预防接种资质的机构作为试验现场单位，在备案平台上进行登记备案，试验现场单位参照临床试验专业管理"。《疫苗临床试验质量管理指导原则（试行）》第八条还规定疫苗临床试验的试验现场应具有卫生计生行政部门批准的预防接种资质。

检查依据：《规定》第5条。

检查方法和内容：现场查看相关文件。

典型问题及缺陷：

1. 参加疫苗临床试验的现场单位未在备案平台上进行登记备案。

2. 承担疫苗临床试验的省级以上疾病预防控制机构对试验现场单位审核评估不严，试验现场单位不符合《疫苗临床试验质量管理指导原则（试行）》规定的疫苗临床试验现场应具备的条件。

★★A1.12 配合药品监督管理部门的检查，保证相关人员可直接查阅临床试验原始记录，无正当理由不得拒绝或不配合检查。

要点解读：医院或机构应当积极配合药品监督管理部门的检查工作，提供真实、完整的临床试验原始记录，确保监管部门能够对临床试验进行全面的检查和审核。PI应认识到监查、稽查工作对临床试验质量的重要意义，积极配合监查、稽查，对发现的问题及时记录、报告和整改，避免同类问题再次发生。

检查依据：GCP第16条（五）、第25条（七）。

检查方法和内容：查看检查记录，面谈相关人员。

典型问题及缺陷：

1. 医院或机构无正当理由拒绝或不配合药品监督管理部门查阅临床试验的原始记录，如不提供必要的文件、资料或信息，不回应监管部门的询问等。

2. 采取措施阻碍监管部门对临床试验的检查工作。例如，拖延时间、限制访问权限等。

3. 提供虚假或不完整的临床试验原始记录，篡改或销毁原始记录等。

A2 组织管理部门

药物临床试验机构的组织管理架构包括三大要素：临床试验机构、药物临床试验机构办公室、临床专业科室。

1. 临床试验机构。GCP机构作为其隶属医院的业务部门之一，其对内职能是协调医院各有关部门（临床科室、行政、财务部门和伦理委员会等）开展临床研究，主持制定临床试验方案、实施临床试验项目、进行数据统计分析和安全监查等；对外职能则是负责洽谈和承接临床试验项目，招募受试者，配合并接受监管部门核查、申办者或CRO稽查等。机构主任多由医院主管科研的副院长兼任，能够站在医院的高度上统管各专业科室，负责整个机构工作的管理和沟通协调，以及开展药物临床试验所需的相关医疗设施设备等的建设与质量管理工作，保证研究者能够在有良好医疗设施、实验室设备、人员配备的条件下进行临床试验。

当前，国内GCP机构主要有5种模式：

（1）传统GCP机构模式。GCP机构为医院院长直接领导下的独立业务部门，人事、行政和财务管理均隶属医院。GCP机构工作人员全职从事临床试验工作，机构主任多由医院主管科研的副院长兼任。

（2）科研处与GCP机构共管模式。GCP机构的财务隶属医院，而在行政上归科研处管理，在业务上类似于ARO机构。机构工作人员多为本院医护人员兼职，机构办公室主任为医院负责人或科研处主管等。

（3）药剂科与GCP机构共管模式。GCP机构在行政上挂靠医院药剂科，并行存在，但无隶属关系。Ⅰ期临床试验工作人员为全职人员，机构办公室主任同时负责院内两大核心业务科室（药剂科和GCP机构）的工作。

（4）部分独立运营模式。GCP机构工作人员由医院医护人员、CRO和临床试验监管机构（SMO）人员共同组成。虽然GCP机构仍属于医院业务科室，但有一定运营独立性。GCP机构统一管理和协调资源，支持院内医生开展临床研究（Ⅱ～Ⅳ期临床试验），包括提供管理人员、临床试验设施等。此外，GCP机构单独管理Ⅰ期病房（PIU），承接新药早期临床试验。

（5）企业合作运营模式。GCP机构模式仍隶属医院，行政管理和工作人员为医院正式编制。但GCP机构与药企形成相对固定的战略合作关系。

2. 药物临床试验机构办公室。机构办公室是承担机构具体事务、统管机构各专业科室的职能部门，在机构负责人的领导下，按照GCP相关法规和伦理学要求，组织、指导、协调、实施、监督全院的临床试验工作。机构负责设立药物临床试验机构办公室，并规定办公室的职权范围。机构办公室的人员组成包括办公室主任、办公室秘书、质量管理人员、药品管理人员及资料管理人员等，直接协调各专业临床试验的有关工作。具有较高运转效能的机构办公室是药物临床试验的核心组织部门，而合理充足的人员是其高效运转的前提，也是药物临床试验管理和运行工作顺利进行的重要保障。

机构办公室的主要职能有：①负责临床试验实施全过程的监督管理，包括试验开展前临床试验资料的形式审查、开展过程中的质量控制和疑难解答以及试验结束后的资料归档；②组织各专业科室制定和完善各类药物临床试验管理制度和标准操作规程等；③组织临床研究人员的GCP培训及考核；④组织各专业科室临床试验资格的申报、认定和复核检查等工作；负责各专业科室研究团队的人员配置和试验设施、医疗抢救设备的统筹调配，保证临床试验工作的顺利进行；⑤在临床试验的全过程中，负责与伦理委员会和各专业科室的协调沟通；⑥临床试验经费的监督管理；⑦接待并配合NMPA（原CFDA）等相关行政单位的视察、监督检查等各项工作，处理机构的日常行政事务。

3. 临床专业科室。专业科室是实施临床试验项目的主体，临床研究团队的水平是决定试验能否成功的关键。临床研究团队的成员包括主要研究者、协调研究者、研究护士和实验室技师等。所有成员在经过系统培训后方能上岗，并且在实践中不断学习。每位成员都应严格按照试验方案和GCP相关法规的要求诊治受试者，完成试验记录，履行研究者职责。

★A2.1 具有承担药物临床试验管理的组织管理部门，设置机构负责人、组织管理部门负责人，配备试验用药品管理、资料管理、质量管理等岗位，有职责分工，有人员任命或授权证明性文件。

要点解读：以上规定旨在确保医院或机构在承担药物临床试验管理时，具备适当的组织架构和管理体系。通过设置相应的部门和岗位，并明确职责分工，提高试验管理的效率和质量，确保试验的合规性和可靠性。同时，通过人员任命或授权证明性文件的要求，保证相关人员具备必要的资质和能力，从而提升试验管理的专业水平。

检查依据：《规定》第5条（七）；GCP第16条（六）。

检查方法和内容：查看组织结构图和人员职责等管理文件，核实是否有组织架构文件，有运行和工作章程文件，组织架构和岗位设置合理；是否有岗位任命、授权等人员分工文件；是否有组织架构对应的各岗位职责文件；是否建立人员档案，如个人履历、执业许可证书（如有）、教育证书、培训证书，按照SOP定期进行更新。

典型问题及缺陷：

1. 机构没有明确的组织架构文件，无法清晰地展示各部门和岗位之间的层级关系和职责分工，或组织架构和岗位设置与实际需求不相符，这将导致管理混乱，工作分工不明确，影响工作效率和协调性。

2. 运行和工作章程文件不完善，无法明确规定各部门和岗位的职责、权限和工作流程，这将导致管理不规范，工作执行不统一，可能出现职责交叉或责任模糊的情况。

3. 机构没有建立完善的人员档案系统，或者个人履历、执业许可证书、教育证书、培训证书等信息没有按照SOP定期进行更新。这将影响对人员资质和能力的准确评估，可能导致人员不适配岗位或缺乏必要的培训。

4. 机构办公室职能定位不明确，人员编制严重不足，部分重要岗位没有设置专职人员，没有固定的编制，人员不稳定，人员背景知识不够，工作内容流于形式，机构不能够按照既定流程规范运行。

5. 机构质量控制人员不足，国内大部分机构配备的质量控制人员为1~3人，还有很多机构没有专职的质量控制人员。部分机构每年新立项的项目近百项，这么多的项目仅靠1~3名质量控制人员根本不可能完成。

A2.2 机构负责人不兼任伦理委员会主任委员。

要点解读：伦理委员会委员可以采用招聘、推荐等方式产生。伦理委员会设主任委员一名，副主任委员若干名，由伦理委员会委员选举产生。以上规定明确指出，机构负责人不得同时兼任伦理委员会主任委员的职务。这是为了避免利益冲突和确保伦理审查的独立性和客观性。

检查依据：《规定》第13条。

检查方法和内容：查看伦理委员会委员任命文件。

典型问题及缺陷：机构负责人、机构办公室主任兼任伦理委员会正副主任委员。

★A2.3 组织管理部门的人员数量和机构的规模相适应，人员具有相关教育背景，学历、业务能力满足各自的岗位职责要求，有充足的时间保障临床试验的实施和日常管理。

要点解读：

专业负责人：是临床试验专业科室的总指挥，负责整个专业全部临床试验工作的统筹管理。专业负责人多由临床科室的主任或副主任担任，能够协调和统筹安排专业研究人员的工作，同时保证本专业具备开展临床试验所需的相关设备设施以及受试者接待场所。

主要研究者（PI）：是临床试验项目的主要负责人，要求由具备相应专业技术职务任职和行医资格，以及试验方案中要求的专业知识和能力的人员担任。PI负责安排和协调临床试验项目的一切事务，并对试验速度和质量进行指导和检查，同时对受试者的安全和权益保护负责，以确保临床试验顺利进行。PI的高度重视和大力支持是临床试验项目成功的关键。

协调研究者：是临床试验的具体实施者，通常代表PI实施试验中的具体工作，例如签知情同意书、审查受试者入选和排除标准、安排预约随访、报告不良事件等。

研究护士：帮助研究者完成临床诊疗以外的工作，如测量生命体征、填写病历报告表、药物发放与回收、温度记录等。

实验室技师：主要负责标本的采集、保存、运送，以及试验仪器设备的管理等。

专业质控员：负责对本专业实施的所有临床试验项目的质量进行监督，定期检查临床试验的数据更新、文件资料保存、不良事件及严重不良事件报告、药品发放与回收等是否准确和规范，以便及时发现和纠正问题，确保临床试验质量。

检查依据：《规定》第5条（七）；GCP第16条（六）。

检查方法和内容：查看相关文件，确定机构是否设立或者指定药物临床试验组织管理专门部门，统筹药物临床试验的立项管理、试验用药品管理、资料管理、质量管理等相关工作，持续提高药物临床试验质量；查看人员简历等文件或根据检查需要，现场提问机构负责人、药物临床试验组织管理部门负责人、机构秘书，以及质量管理、试验用药品管理、档案管理等关键岗位人员，考察其掌握药物临床试验相关法律法规及本机构岗位职责、管理制度、标准操作规程等的情况，确定其是否能满足岗位职责要求。

典型问题及缺陷：

1. 部分医院对临床试验不够重视，机构办公室缺乏足够的支持，难以对临床专业的试验项目实施质量保证。例如没有正式设立机构办公室的文件、没有人员任命文件等。

2. 组织管理部门的人员数量不足，工作负荷过大，没有充足的时间保障临床试验的实施和日常管理。例如：机构办公室主任和秘书均由临床医生兼任，临床工作繁忙；专职人员仅1人，同时承担机构秘书、档案管理员、试验用药物管理员、质控员职责。

3. 组织管理部门的人员缺乏相关教育背景，没有接受过与临床试验管理相关的专业培训和知识学习，如培训记录未见考核记录、培训资料等。这些问题反映出部分机构对药物临床试验管理工作不够重视，人力物力财力投入不足，人员身兼数职，没有充足的时间和精力将机构管理工作做到位，难以有效发挥机构对各专业组的指导和监督作用。

★A2.4 机构负责人、组织管理部门负责人及其他管理人员经过GCP及相关法规、岗位职责、管理制度及标准操作规程（SOP）和临床试验知识培训，考核合格后上岗。

要点解读：确保机构负责人、组织管理部门负责人以及其他管理人员具备必要的知识和能力，能够按照GCP及相关法规、岗位职责、管理制度及SOP等要求进行临床试验管理工作。这有助于提升试验管理的专业水平和合规性，确保试验的质量和可靠性。

检查依据：GCP第16条（六）。

检查方法和内容：查看培训考核记录。

典型问题及缺陷：

1. 机构负责人、组织管理部门负责人及其他管理人员没有接受过GCP及相关法规的培训。这将导致他们不了解临床试验管理的基本理论和要求，无法有效地履行管理职责。

2. 机构负责人、组织管理部门负责人及其他管理人员没有接受过与自身岗位职责相关的培训。这将导致他们不清楚自己在临床试验管理中应承担的具体职责，无法有效地进行工作分工和协调。

3. 机构负责人、组织管理部门负责人及其他管理人员没有充分了解机构内部的管理制度和标准操作规程（SOP）。这将导致他们在日常管理中无法按照规定进行操作，影响管理工作的规范性和效果。

4. 机构负责人、组织管理部门负责人及其他管理人员没有接受过与临床试验相关的知识培训。这将导致他们对临床试验的流程、要求和风险等方面缺乏了解，无法有效地指导和监督临床试验的实施。

★A2.5 具有与药物临床试验相适应的独立的办公场所，以及必要的设备设施。

要点解读：办公室的办公场地、设备设施、信息化管理系统等应能保证其履行管理职责的需要，并能保证文件档案保存的安全和机密。

检查依据：《规定》第5条（三）。

检查方法和内容：现场查看是否有独立的办公场所，以及必要的设备设施，包括但不限于专门办公室、文件柜（带锁）、直拨电话、联网计算机、复印设备、文件传真/传输设备，准确、高效的试验数据质控和溯源途径。

典型问题及缺陷：

1. 没有专门的办公室或工作区域供临床试验管理人员使用。

2. 缺乏必要的设备设施，例如，缺乏计算机、打印机、复印机等办公设备，或者缺乏数据存储和保护的设备，如网络服务器、数据备份系统等。

3. 设备设施不符合要求，例如，计算机系统没有安装必要的软件和应用程序，无法支持试验数据管理和分析；或者数据存储设备没有适当的安全保护措施，数据存在泄露或丢失的风险。

4. 伦理委员会没有设立独立的办公室、专门的资料保管场所及必要的设施设备。检查中发现伦理委员会与其他部门共用部分场所是最常见的问题，如伦理委员会与机构共用办公室、档案室；伦理委员会的办公室位于医疗机构病区药房内部；也有部分伦理委员会存在档案柜柜门为透明玻璃等问题。

★A2.6 具有与药物临床试验相适应的独立的临床试验用药房及相关设备设施，满足试验用药品储存条件。

要点解读：试验用药品管理是临床试验的核心环节，直接影响受试者的用药安全与试验结果的准确性和可靠性。临床试验药房是药物临床试验机构按照《药物临床试验质量管理规范》（GCP）建立的专门用于管理试验用药品的药房，又称中心药房、GCP药房、卫星药房等。目前在国内的药物试验用药物主要有两种管理模式，一种是临床研究科室管理药物，一种是成立专门独立的药房，统筹管理全院临床试验用药物。

在场地方面，中心药房应该布局合理、环境参数可控、区域功能明确、药品存放有序。临床试验药房的面积根据临床试验的需求设置，可参照一般药房的标准建设，地理位置要便于临床试验项目组领取、返还试验用药品，并符合GCP的要求。临床试验药房一般采取封闭式管理，合理设置功能分区，如试验用药品的接收、存放、回收、留样区，不合格药品隔离区，受试者接待区，监查员接待区，文件存放区等。所有试验药物严格按项目分区域独立存放，相关标识清晰明了，避免混淆。

在设施设备方面，药房应配备带锁医用冰箱、药品阴凉柜、恒温柜、常温柜、除湿机、空调和转运箱等设施设备，满足试验药物的储存要求；安装温湿度监控系统，并将其与药物管理员的手机绑定，以便管理员可随时在手机微信中查看各柜的温湿度，并确保试验药物的质量；备有校准的专用温湿度计，以便于药物从中心药房转运到科室过程中的温湿度检测；配备灭火器以做好防火措施。同时应做好有关仪器设备的管理，制定仪器设备检定校准计划，以及时组织、协调对有关设施设备进行检定和校准，建立和维护好仪器设备档案。定期检查相关仪器设备，确保相关仪器设备正常运行。

在人员方面，临床试验药房应按工作量配备若干专职药师，一般为药学相关专业、大学本科以上学历、药师以上职称、取得GCP培训证书，并定期接受药品管理相关培训，熟悉临床试验管理和实施流程。临床试验药房专职师负责临床试验药房的日常管理工作，起草撰写临床试验药房的各项管理制度和标准操作规程，对试验用药品的使用与管理提供培训与指导，负责药品日常接收、贮存、发放、回收、盘点等工作，并参与临床试验项目质控，以充分发挥药师的学科优势。

在制度建设方面，根据临床试验药房的特点、试验用药品的管理要求，兼顾可行性与可操作性，临床试验药房应建立基于风险管理的试验用药品管理相关制度，涵盖试验用药品的接收、贮存、发放、回收、返还、销毁等全生命周期管理流程，做到人员、仪器、设备、物资、环境、安全等人机料法环全方位管理，确保试验用药品管理的准确性和规范性。

试验用药品管理方面，应按照试验方案要求管理试验用药品，确保温度可控，上锁保管。建立并及时更新试验用药品台账，定期清点试验用药品并检查试验用药品的数量、有效期、保存环境，做到账物相符、近效期药品及时处理和清理、保存环境合规。试验用药品库存不足或近有效期时，应及时联系申办者补充药品。

检查依据：《规定》第5条（三）。

检查方法和内容：现场查看场所及设备设施。

典型问题及缺陷：

1. 药品储存条件局限。大部分医院科室场地有限，储存空间紧张，药房分区不合理，药物接收区、发放区、储存区、回收区、不合格区、办公区等专门区域不完备。临床试验项目文件难以做到专项专柜专人管理，容易出现药物超温、项目文件夹缺失的情况，严重影响临床试验质量。

2. 药房软硬件设施不完善。临床试验用药品储存条件较为严格，对温湿度环境要求较高。但多数科室储存环境局限，避光、通风、防火防盗等设施不完善，温度设备校准不及时，或无法实时记录温湿度；涉及特殊药品如精麻药品、放射性药品的试验，试验用药品管理不符合专人专柜要求；同时科室药房缺少系统化的超温报警装置，无法对异常情况进行及时处理，无法确保试验用药品的质量和稳定性。

3. 药房缺少专职的药物管理人员。一些医院的临床试验机构采用专业科室内药物管理的模式，专业内的药物管理员一般为护理人员，由于护理人员在药物管理的学历背景和专业性方面存在欠缺及对药物管理的各种法规、管理制度缺乏系统的了解，试验药物的管理质量参差不齐，继而影响临床试验的质量。同时，临床试验药物到达频次多，数量大，且管理更为规范和严格，无形中增加了临床医生和护士的压力。部分科室人员常会随着项目的更新及科室工作的交接而变动，管理人员不够固定，使得操作规范性降低，需要对其GCP、各种法规、管理制度、标准操作规程等进行反复培训。

★A2.7 具有与药物临床试验相适应的独立的资料室及相关设备设施，具备防止光线直接照射、防水、防火等条件。

要点解读： 药物临床试验资料是评估药物临床试验实施和数据质量的重要凭证，用于证明研究者、申办者和监查员在临床试验过程中遵守了《药物临床试验质量管理规范》和相关药物临床试验的法律法规要求。药物临床试验文件作为确认临床试验实施的真实性和所收集数据完整性的依据，是申办者稽查、药品监督管理部门检查临床试验的重要内容，应当符合《药物临床试验质量管理规范》中必备文件管理要求。保存文件的设备条件应当具备防止光线直接照射、防水、防火等条件，这样有利于文件的长期保存。应当制定文件管理的标准操作规程。被保存的文件要易于识别、查找、调阅和归位。用于保存临床试验资料的介质应当确保源数据或者其核证副本在留存期内保存完整和可读取，并定期测试或者检查恢复读取的能力，避免被故意或者无意地更改或者丢失。

检查依据：《规定》第 5 条（三）；GCP 第 79 条。

检查方法和内容： 现场查看场所及设备设施。

典型问题及缺陷：

1. 缺乏文件命名和编号规程、文件归档、文件备份、文件访问权限管理、文件保管环境规范、文件留存期限、文件销毁、文件检索和索引规程、文件审查和核查等规程，无法确保试验文件的准确性、合规性和可靠性。

2. 药物临床试验资料室与其他办公区域混用，没有独立的空间。例如试验机构将试验资料存放在普通办公室的文件柜中，与其他文件混杂在一起，无法确保试验资料的安全性和保密性。

3. 试验机构没有为试验资料室安装安全锁，未采取防火措施，导致试验资料容易受到未授权人员的访问和意外损失。

4. 药物临床试验资料室的储存条件无法满足要求，例如温度、湿度和光照等无法有效控制。

5. 档案室面积和资料柜数量与申报的专业数量相匹配。

6. 药物临床试验资料室缺乏有效的文件管理系统，无法对试验资料进行归档、索引和检索。例如试验机构没有建立有效的文件管理系统，试验资料被随意存放，无法快速准确地找到所需的资料，影响试验资料的管理和查阅效率。

7. 药物临床试验资料室没有访问控制机制，无法限制未授权人员的进入，并记录进出人员的信息。

8. 没有进行定期备份或者没有建立冗余系统，一旦原始数据丢失或损坏，就无法恢复读取。

9. 没有进行定期测试或检查，可能无法及时发现数据损坏或丢失的问题。

A3 备案管理

2019 年 8 月 26 日，十三届全国人大常委会表决通过新修订的《中华人民共和国药品管理法》，增加了"药物临床试验机构实行备案管理"的表述。2019 年 11 月 29 日，国家卫生健康委员会和国家药品监督管理局联合发布《药物临床试验机构管理规定》，药物临床试验机构由资质认定改为备案管理，极大地简化了药物临床试验审评审批流程，缓解了药物临床试验市场的压力，这将是我国临床试验发展具有重大意义的转折点。

★★A3.1 已在"药物临床试验机构备案管理信息平台"（以下简称备案平台）完成登记备案，无隐瞒真实情况、存在重大遗漏、提供误导性或者虚假信息或者采取其他欺骗手段取得备案的情况。备案完成后方可开展临床试验。

要点解读： 自 2019 年 12 月 1 日起，我国开始施行《药物临床试验机构管理规定》，药物临床试验机构由资格认定逐渐过渡为备案管理。新规定简化了药物临床试验的审评审批流程，有助于促进各临床试验机构深入发展。

《药物临床试验机构管理规定》第三条：从事药品研制活动，在中华人民共和国境内开展经国家药品监督管理局批准的药物临床试验（包括备案后开展的生物等效性试验），应当在药物临床试验机构中进行。药物临床试验机构应当符合本规定条件，实行备案管理。仅开展与药物临床试验相关的生物样本等分析的机构，无须备案。

《药物临床试验机构管理规定》第六条：国家药品监督管理部门负责建立"药物临床试验机构备案管理信息平台"（简称备案平台），用于药物临床试验机构登记备案和运行管理，以及药品监督管理部门和卫生健康主管部门监督检查的信息录入、共享和公开。

《药物临床试验机构管理规定》第八条：药物临床试验机构按照备案平台要求注册机构用户，完成基本信息表填写，提交医疗机构执业许可证等备案条件的资质证明文件，经备案平台审核通过后激活账号，按照备案平台要求填写组织管理架构、设备设施、研究人员、临床试验专业、伦理委员会、标准操作规程等备案信息，上传评估报告，备案平台将自动生成备案号。

备案的药物临床试验机构增加临床试验专业，应当形成新增专业评估报告，按照备案平台要求填录相关信息及上传评估报告。

省级以上疾病预防控制机构可遴选和评估属地具备疫苗预防接种资质的机构作为试验现场单位，在备案平台上进行登记备案，试验现场单位参照临床试验专业管理。

《药物临床试验机构管理规定》第九条：药物临床试验机构对在备案平台所填写信息的真实性和准确性承担全部法律责任。备案的药物临床试验机构名称、地址、联系人、联系方式和临床试验专业、主要研究者等基本信息向社会公开，接受公众的查阅、监督。

检查依据：《规定》第3、6、8、9条。

检查方法和内容：现场检查实际情况并核实备案平台。

典型问题及缺陷：

1. 备案信息更新不及时。临床试验机构的相关证照及人员（如组织机构代码证、医疗机构级别证明文件和法定代表人、伦理委员会成员、新增专业等）变更后未及时在医疗器械临床试验机构备案管理信息系统进行更新。

2. 备案信息与实际情况不一致。机构在备案登记时故意隐瞒真实情况，如提供虚假的机构信息、试验人员资质等，以获取备案资格。

3. 未完成备案即开展临床试验。例如，机构某个专业科室未完成备案即承接临床试验。

4. 违反备案要求。机构在备案完成后未按备案内容开展临床试验，如未按照伦理委员会批准的研究方案进行试验，或者未及时报告试验进展和结果。

A3.2 备案前自行或者聘请第三方对本临床试验机构及专业的技术水平、设施条件及特点进行评估。

要点解读：通过评估，临床试验机构可以全面了解自身的实力和条件，了解自身的优势和不足，为备案提供准确的信息和数据。评估结果可以帮助机构确定自身在临床试验领域的定位和发展方向，提升技术水平和设施条件，增强竞争力和合规性。对于新备案的组织，一般通过医院自评的形式可能找不到问题，建议进行第三方评估。

检查方法和内容：查看评估报告与实际情况是否相符。

检查依据：《规定》第7条。

典型问题及缺陷：

1. 临床试验机构在备案前没有进行自行或聘请第三方的评估。

2. 评估时只关注了部分内容，未对技术水平、设施条件和特点进行全面评估。

3. 评估结果与实际情况不符，评估报告中提供了虚假或夸大的信息，或者评估过程存在利益冲突等问题。

A3.3 机构名称、机构地址、机构级别、机构负责人员、伦理委员会和研究者等备案信息发生变化时，于5个工作日内在备案平台中按要求填写并提交变更情况。

要点解读：及时、准确地进行备案信息变更可以保持备案信息的真实性和有效性，有助于管理部门对临床试验机构的监督和管理。医院或机构应按照规定在发生变更后及时进行相应的变更申报，并提交完整、准确的变更情况。

检查依据：《规定》第10条。

检查方法和内容：查看实际情况与备案变更信息。

典型问题及缺陷：

1. 临床试验机构名称、机构地址、机构级别、机构负责人员、伦理委员会和研究者等备案信息发生变更后未在规定的时间内进行相应的变更申报。

2. 提交的变更情况不完整或不准确。

★A3.4 机构于每年1月31日前在备案平台填报上一年度开展药物临床试验工作的总结报告。

要点解读：按时、准确地填报临床试验工作总结报告有助于管理部门了解临床试验机构的工作情况，评估试验质量和合规性，并采取相应的监督和管理措施。

检查依据：《规定》第16条。

检查方法和内容：查看备案平台中的相关信息。

典型问题及缺陷：

1. 临床试验机构未在规定的时间内完成总结报告的填报工作。例如，超过1月31日仍未提交上一年度的试验工作总结报告。

2. 报告内容不完整或不准确，例如未提供所有试验项目的相关信息、未提供完整的试验结果、未充分描述受试者安全和权益保护情况等。

3. 临床试验机构填报的总结报告包含虚假的信息或数据。例如，故意篡改试验结果、提供虚假的受试者安全情况等。

A3.5 机构接到境外药品监督管理部门检查药物临床试验要求的，在接受检查前将相关信息录入机构备案平台，并在接到检查结果后5个工作日内将检查结果信息录入备案平台。

要点解读：及时、准确地录入相关信息和检查结果信息可以保持备案的真实性和有效性，有助于管理部门对临床试验机构的监督和管理。

检查依据：《规定》第17条。

检查方法和内容：根据接受境外检查情况核对备案系统。

典型问题及缺陷：

1. 在接受境外药品监督管理部门检查前没有将相关信息录入机构备案平台，或在接到检查结果后 5 个工作日内未将检查结果信息录入备案平台。

2. 录入相关信息或录入信息不完整、不准确。

A4 文件体系

临床研究文件体系是指在进行临床试验或临床研究过程中，为了确保研究的质量、合规性和科学性而建立的一套完整的文档结构和管理流程。这个体系通常包括但不限于以下几部分：

1. 研究方案。定义了研究的目标、设计、方法、统计学考虑、受试者招募标准、干预措施、观察指标、随访计划等。

2. 标准操作规程。详细描述每个关键过程和步骤的标准操作程序，例如伦理审查申请、受试者招募、知情同意过程、样本采集与处理、数据管理和质量控制、不良事件报告等。

3. 研究者手册。提供关于研究药物或医疗器械的全面信息，包括其药理学、毒理学、药代动力学以及前期临床研究的数据。

4. 知情同意书。受试者参与研究前需要签署的文件，详述研究目的、可能的风险和益处、治疗方案及退出权利等内容。

5. 伦理审查文件。包括伦理审查委员会批准函、伦理审查申请表及其相关附件。

6. 数据管理文件。数据收集工具（CRF）、数据库构建文档、数据核查计划、数据清洗报告等。

7. 质量保证/质量控制文件。监查报告、稽查报告、内部审计记录、实验室质控数据等。

8. 监管文件。药物临床试验登记与信息公示要求的相关文件、药品监督管理部门的审批文件、IND/NDA 申报材料等。

9. 培训记录。研究人员、护士和其他参与研究的工作人员接受 GCP 或其他必要培训的证明文件。

10. 安全性报告。不良事件报告、严重不良事件报告、年度安全性报告等。

通过这样一个系统的文件管理体系，可以有效保证临床研究过程中的各个环节均按照国际公认的良好临床实践规范执行，并满足法律法规的要求，从而保障研究结果的可靠性和有效性。

★A 4.1 建立能够满足开展药物临床试验需要的文件体系，制定药物临床试验管理制度、SOP 等相关文件。

要点解读： 药物临床试验管理文件包括管理制度、试验设计技术要求规范、标准操作规程等。

药物临床试验管理制度包括但不限于机构组织管理制度及人员职责、临床试验运行管理制度、临床试验项目负责人承诺制度、试验用药品管理制度、设备管理制度、人员培训制度、档案管理制度、合同管理制度、财务管理制度、质量管理制度及其他相关的管理制度。

试验设计技术要求规范包括但不限于药物临床试验方案设计规范、病例报告表设计规范、知情同意书设计规范、药物临床试验总结报告规范及其他相关试验设计技术要求规范。

标准操作规程包括但不限于制定标准操作规程的标准操作规程、试验用药品管理的标准操作规程、受试者知情同意的标准操作规程、原始数据记录的标准操作规程、病例报告表记录的标准操作规程、安全性信息处理和报告的标准操作规程、实验室检测及质量控制的标准操作规程、对各药物临床试验专业的质量控制的标准操作规程、仪器设备使用、保养、校验标准操作规程及其他相关标准操作规程。

检查依据：《规定》第 5 条（十）；GCP 第 16 条（六）。

检查方法和内容：查看管理制度、SOP 相关文件和执行情况。

典型问题及缺陷：

1. 管理制度不完善，例如，专业设有药物管理员、资料管理员及质控员，但未制定相应的人员职责等。缺乏规范试验组织和管理、受试者招募和甄选、伦理审查、数据管理、质量控制等方面的制度。

2. SOP 不全面或不准确，未能覆盖试验操作的各个环节和要求。例如，Ⅰ期临床试验研究室未见生物样本管理 SOP；SOP 未规定明确的质控计划、培训计划。

3. SOP 可操作性不强，如文件规定由研究者负责试验用药物的保存和使用，进行记录和保存。

4. SOP 未体现本专业特色，同一机构同期备案的新专业，制度文件千篇一律，如急诊科等特殊科室在知情同意过程中未体现特殊人群或紧急情况下开展知情同意的要求和流程。

5. 管理文件未及时更新，如未根据新版 GCP 要求规定报告 SAE；参考文献引用的仍是 2018 年的 GCP；部分制度、SOP 与机构新制定的制度不一致。

6. 执行不到位，如文件规定应由机构办公室主任审核制定/修订后的 SOP，实际由专业组人员及专业负责人审核。

★A4.2 具有防范和处理药物临床试验中突发事件的管理机制与措施。

要点解读：药物临床试验是确保药物安全和有效性的重要步骤。然而，在进行药物临床试验过程中，可能会出现紧急情况，需要应急处置，以保障试验参与者的生命安全和权益。药物临床试验中受试者损害及突发事件预案的建立和执行是保障受试者健康和权益的基本要求。研究机构应该提高自我管理能力和协调沟通能力，夯实安全防范措施，确保突发事件得到及时有效的处置和处理，为新药研发提供坚实可靠的保障。

药物临床试验中的紧急情况包括但不限于以下情况：参与者出现严重不良反应；发现试验药物存在严重安全风险；试验过程中出现突发的人员伤亡或意外事故；其他可能对参与者生命安全和权益造成严重威胁的情况。

发生紧急情况时，试验负责单位应按照预案进行应急处置，对紧急情况进行全面的调查，判断事故原因和性质，确保获取准确的信息。确保参与者的生命安全和身体健康，采取紧急救治措施，并及时报告给相关医疗机构。在紧急情况发生后，立即暂停试验活动，避免进一步的风险和损害。及时向相关监管机构和伦理委员会报告紧急情况，并按照要求采取相应措施。积极配合相关部门的调查和处理工作，提供必要的信息和协助。对紧急情况的原因进行深入分析和整改，并根据经验教训改进相关的制度和流程。维护参与者的合法权益，包括赔偿、隐私保护等方面的问题。

为保证紧急情况的应急处置能够迅速有效进行，应建立紧急事件应急预案，明确相关责任分工和处置流程，定期组织紧急情况的应急演练，检验应急预案的可行性和有效性，对试验负责单位、监管机构、医疗机构等相关人员进行紧急情况应急处置的培训，提升应对能力和技能。建立紧急情况信息共享机制，以及时分享相关经验和教训。

检查依据：《规定》第 5 条（十一）。

检查方法和内容：查看机构应急预案和执行情况。

典型问题及缺陷：

1. **缺乏紧急事件应急预案**：试验机构没有建立明确的紧急事件应急预案，导致在紧急情况下无法迅速有效地进行应急处置。

2. **责任分工和处置流程不明确**：试验机构没有明确相关责任分工和处置流程，导致在紧急情况下无法快速确定责任人和采取有效的处置措施。

3. 缺乏应急演练：试验机构没有定期组织紧急情况的应急演练，无法检验应急预案的可行性和有效性，也无法提前发现和解决可能存在的问题。

4. 培训不足：试验机构没有对试验负责单位、监管机构、医疗机构等相关人员进行紧急情况应急处置的培训，导致相关人员应对能力和技能不足。

5. 预防措施不完善或缺失，例如，未进行充分的试验方案设计、受试者选择和安全监测。

6. 未能及时、妥善处理突发事件，例如，未能及时采取措施保障受试者的安全，未及时报告相关部门或监管机构等。

A 4.3 管理制度和 SOP 内容与现行法律法规相符，以及时更新完善。

要点解读： 我国对药物临床试验机构监管的法律体系包括针对药物临床试验机构的专门立法文件及药品、医疗机构、医师管理等相关法律法规，监管的要求主要散见于：①《药物临床试验机构管理规定》，专门针对药物临床试验机构的资质条件、运行管理和监督检查等进行规定；②《药物临床试验质量管理规范（2020 修订）》（GCP），明确伦理委员会、申办者、研究者、医疗机构在开展临床试验全过程中质量管理的职责和义务等；③《药品管理法（2019 修订）》，首次明确将临床试验机构的管理方式从资质认定变更为备案制，作为药品注册上市前的环节中的责任主体之一受到监管；④《医疗机构管理条例（2022 修订）》，作为医疗机构受到监管。一些地方省市为了提升药物临床试验机构质量管理水平，制定了统一的区域性检查标准，便于监管的落地实施。以上法规构成了我国临床试验机构的法律框架，临床试验机构的管理制度和 SOP 内容必须遵守国家、地区的相关法律法规，确保临床试验的合法性和合规性，并及时更新，以适应法律法规的变化和临床试验实践的发展。

检查依据：《规定》第 5 条（十）；GCP 第 16 条（六）。

检查方法和内容： 查看相关管理制度和 SOP。

典型问题及缺陷：

1. SOP 内容与最新法律法规要求不符。

2. 临床试验机构未建立和落实及时更新和完善 SOP 的相关制度。

A 4.4 管理制度和 SOP 的起草、审核、批准、生效、修订、废止等符合机构相关管理制度及 SOP 的要求。

要点解读： SOP 文件是指经合理分类并编码，规范临床试验各项行为和操作的所有文件（包括所有标准操作规程和 SOP 相关记录文件）的有机整体。作为"标准化"的文件集合体，其自身的标准化管理的重要性是不言而喻的。要使临床试验所有行为与操作标准化，首先要有书面文件的标准化，而书面文件的标准化必须通过 SOP 文件的标准化管理来达成。因此，必须把 SOP 文件的起草、审核、批准、颁发、修订、改版、撤销、归档、保存等一系列制度建立起来，使所有 SOP 文件（包括各项标准操作规程和记录）能合法地产生、使用、变更及撤销，使工作现场的文件均为合法的现行版本文件，真正起到标准规范的作用。否则，若文件可以随意产生、变更、作废或同时出现几个版本的文件，就等于没有标准文件。这样，各种指令贸然从口头变成书面的，但是仍然无法克服随意性和不确定性，无法实现 GCP 的要求。

检查依据：《规定》第 5 条（十）；GCP 第 16 条（六）。

检查方法和内容： 查看相关管理制度和 SOP。

典型问题及缺陷：

1. 机构没有制定关于管理制度和 SOP 起草、审核、批准、生效、修订、废止的标准操作规程。

2. 缺乏对起草人员明确的责任和要求，SOP 起草人员未充分了解实际操作流程和需求，导致 SOP 无法准确指导实际操作；起草过程中未充分考虑相关法规、指南，导致 SOP 与 GCP 要求不一致。

3. 审核人员缺乏相关经验和专业知识，无法全面评估 SOP 的准确性和合规性；审核过程中缺乏明确的记录和反馈机制，使得问题无法及时得到纠正和解决。

4. 批准人员权限不明确或不符合要求，导致 SOP 的批准流程不规范。

5. 生效日期未明确规定或生效通知未及时发送或未覆盖到相关人员，导致 SOP 的执行受到影响。

6. 修订程序不规范或不完整，导致 SOP 的修订过程缺乏有效的控制和记录；修订记录未及时更新或保存，导致 SOP 的版本管理混乱或丢失。

7. 废止程序不规范或不完整，废止记录未保存或未及时通知相关人员，使得废止 SOP 的信息无法传达和执行。

★A4.5 伦理委员会具有章程、相关管理制度和 SOP，管理制度和 SOP 的起草、审核、批准、生效、修订、废止等符合伦理委员会相关管理制度及 SOP 的要求。

要点解读： 伦理委员会的章程是对委员会的组织结构、职责和运作方式进行规定的文件。章程为伦理委员会提供了组织结构和运作方式的基本准则，为伦理委员会的相关管理制度和 SOP 提供了框架和依据。章程通常包括委员会的目标、职权范围、成员资格和任职要求、会议程序和决策流程等内容。相关管理制度是对伦理委员会运作过程中各个方面进行规范和管理的文件，它们与章程相互补充，具体细化了章程中的规定。SOP 作为具体操作规程，是对伦理委员会工作中特定操作步骤和要求的详细描述，它们与章程和相关管理制度相互配合，确保伦理委员会的工作按照一致的标准进行。通过章程、相关管理制度和 SOP 的制定和实施，伦理委员会能够建立规范化的工作流程，保证伦理审查的科学性和公正性，并确保研究参与者的权益得到妥善保护。

伦理委员会 SOP 应该覆盖以下内容：SOP 起草、审核、批准、发布和修订；管理文件和 SOP 格式与编码；伦理委员会的组建；独立顾问选聘及咨询；审查申请与受理；审查文件受理号、批件号的编码；伦理审查形式；初始审查；会议审查；快速审查；紧急会议审查；医疗器械审查；复审审查；修正案审查；年度定期跟踪审查；严重不良事件审查；不依从/违背方案审查；暂停/终止研究报告审查；结题审查；审查决定与传达；免除知情同意；涉及人类基因的审查；沟通交流记录；接受稽查与视察；实地访查；受试者抱怨处理；文档管理与保密；资料备案；药物临床试验管理系统的使用；伦理委员会公章管理；伦理委员会质量管理；伦理委员会工作质量评估。

检查依据：《规定》第 13 条；GCP 第 13 条（三）。

检查方法和内容： 查看相应的章程、管理制度、SOP 及其制修订情况。

典型问题及缺陷：

1. 相关管理制度和 SOP 不完善，未能覆盖伦理委员会的工作流程、决策程序和质量控制等方面，存在重要环节遗漏的情况。

2. 管理制度和 SOP 的起草、审核、批准、生效、修订、废止等过程与伦理委员会相关的管理制度和 SOP 的要求不一致。

3. SOP 未定期进行修订更新，导致与现行法律法规的要求不一致。

★A 4.6 机构建立管理制度及工作程序，确保被授权的个人或单位（如临床研究协调员或委托检测单位等）具备相应资质，所执行临床试验相关职责和功能符合法规要求。

要点解读：这个规定要求机构建立管理制度和工作程序，确保被授权的个人或单位在参与临床试验时具备相应的资质，并且他们所承担的职责和功能符合法规要求。机构应建立明确的管理制度和工作程序，确保授权个人或单位参与临床试验的过程得到规范和监督。这些制度和程序应包括授权的条件、程序和标准，以及对授权个人或单位的监督和评估机制。机构应确保被授权的个人或单位具备相应的资质，以确保他们具备执行临床试验相关职责和功能所需的专业知识和技能。

临床研究协调员（CRC）是全职参与临床试验实施的专业人员，是经过专业学习和规范化培训、掌握了临床试验必备技能并获得试验机构许可和研究者授权，按照临床试验合同约定和研究者授权完成临床试验中部分工作，协助研究者协调试验进度，协助保障试验质量的人员，是研究团队中的一员。

临床协调员的工作内容一般为：①协助研究者完成受试者管理工作。受试者招募；筛选潜在受试者；安排受试者访视；安排实验室各项检查，获取检查结果；了解受试者身体状况；及时更新受试者信息。②协助标本的采集、处理、保存和运送工作。③协助研究者完成伦理资料递交；协助研究及时完成SAE（严重不良事件）及AE等相关安全报告。④协助完成临床试验项目的资料收集、整理和归档管理。⑤药品和相关临床试验物资的管理，包括药物的回收和归还，并完成相关记录。⑥协助研究者配合CRA的中心监查工作，提前准备各种文档供CRA监查。

CRC的上岗资质包括：①学历背景。通常要求具备相关医学、生物医学、护理、药学或其他相关领域的本科或以上学历。②专业知识和技能。需要具备临床研究相关的专业知识和技能，包括研究设计、伦理和法规要求、数据管理和分析等方面。③培训证书。持有现行的药物/器械GCP培训合格证书，以确保了解和遵守国际和国家的临床研究规范。④经验要求。通常要求具备一定的临床研究工作经验，可以是在临床研究机构、医院或药企等相关领域的工作经验。⑤其他要求。如完成在机构的登记和备案。

对于临床试验委托单位通常有以下要求：①资质认证。委托检测单位应具备相关的资质认证，如ISO17025认证或其他国家或地区的检测机构认证。这些认证可以确保单位的实验室设备、方法和质量管理符合国际标准。②技术能力。委托检测单位应具备相关的技术能力和经验，能够进行临床试验所需的检测项目，包括熟悉相关的检测方法、仪器设备的操作和维护，以及对结果的准确解读和报告。③质量管理。委托检测单位应具备完善的质量管理体系，包括标准操作程序（SOP）、质量控制和质量保证。这可以确保检测过程的可重复性、结果的准确性和可靠性。

检查依据：《规定》第5条（四）（十）；GCP第17条（四）。

检查方法和内容：查看管理制度和SOP，人员资质证明、档案，授权分工表。

典型问题及缺陷：

1. 机构没有建立明确的授权程序和标准，导致未经授权的个人或单位参与临床试验。

2. 授权过程没有经过适当的审核和评估，被授权者缺乏必需的资质和能力。例如机构授权了一个没有医学、生物医学相关背景或没有接受过GCP培训的人员来执行临床试验协调员的职责，该个人缺乏必需的专业知识和技能，无法有效地执行研究任务。

3. 授权违规。例如：在某公众号发起的一项千人样本的调查问卷中，有68%的CRC曾替研究者开医嘱，88%的CRC曾替研究者写研究病历，54%的CRC曾在用药后再找研究者补处方单，42%的CRC曾替研究者计算用药剂量且无人复核，82%的CRC曾经登录研究者的账号进行随机操作，83%的CRC表示"以上这些工作，不可拒绝"。

4. 研究者和临床试验机构授权临床试验机构以外的单位承担试验相关的职责和功能，却没有获得申办者同意。

A5 立项管理

立项是临床试验正式运行的开始，规范立项管理，提高立项效率，是严把质量关的重要前提。通过对人员和项目的管理，通过掌握立项审查的要点和关键点，可以为临床试验顺利开展把好第一关，是临床试验质量控制不可或缺的重要环节。努力提升立项审查能力，筛选出优质的临床试验项目，提高医院临床研究水平，使承接的药物临床试验项目符合法规要求和医院管理规定，能科学、合理地进行临床试验项目的管理，为伦理审查、项目实施、提高临床试验质量打下基础。

加强临床试验项目立项管理的意义包括：①提高试验的科学性和可靠性。通过科学评估和审查，确保试验设计合理、方法可行，从而提高试验结果的科学性和可靠性。②保障受试者权益和福利。加强伦理审查和知情同意的规范，确保试验符合伦理要求，保护受试者的权益和福利。③提高试验项目的合规性。遵守相关法律法规，确保试验项目符合药物管理法规和伦理规定，杜绝违规行为。④提高试验项目的执行效率。优化项目管理流程，加强沟通与协作，提高团队的配合度和工作效率，从而加快试验进展和结果的产出。

在管理上应建立完善的立项审查制度，通过采用秘书形式审查、审查小组审议、机构主任审批的模式层层管理，从项目申请开始严格把关：①确保科学性。严格审查试验方案，对试验目的、设计、方法、样本量计算等进行科学评估和审查，确保试验具备科学性和可行性。强化伦理审查，加强对试验伦理审查的监督和指导，确保试验符合伦理要求，保护受试者权益和福利。②保障合规性。强化对法律法规的遵守，确保试验项目符合国家和地区的相关法律法规，包括药物管理法规、伦理规定等。规范知情同意，确保受试者充分知情并自愿参与试验，明确知情同意书的编制和签署流程。③提高效率。优化项目管理流程，建立科学、规范的项目管理流程，明确各个环节的职责和时间节点，提高项目执行效率。加强沟通与协作，促进项目组内外的有效沟通与协作，提高团队的配合度和工作效率。

★**A5.1 对药物临床试验进行立项管理，有立项管理制度，确保研究者及其团队同期承担临床试验项目数或者入组受试者例数受到合理控制，有足够的时间和资源实施临床试验。**

要点解读： 临床试验存在聚集效应。近年实行"备案制"后，虽然机构数量增加了，但药企不敢轻易将项目放在新机构中，依然一股脑地向曾经合作过的头部临床试验机构、声名显赫的知名PI扎堆，导致有的机构项目数多到超出他们的承接量。临床试验周期长、程序复杂，主要研究者可能面临时间管理方面的问题，特别是当他们同时承担多个研究项目或其他职责时，可能导致研究进展缓慢或无法有效管理研究团队。临床试验机构应在立项审查时对研究者及其团队同期承担临床试验项目数进行合理限定，确保研究者及其团队在临床试验约定的期限内有按照试验方案入组足够数量受试者的能力，有足够的时间和资源来实施和完成临床试验。

检查依据：《规定》第12条；GCP第17条。

检查方法和内容： 查看立项管理制度。

典型问题及缺陷：

1. 研究者承担过多的临床试验项目。由于立项管理制度没有对研究者同期承担的项目数量进行限制，研究者可能同时参与过多的临床试验项目。这会导致研究者时间和精力过分分散，无法充分投入每个项目，影响项目的进展和质量。

2. 入组受试者例数超出合理范围。立项管理制度没有对研究者每个项目的入组受试者例数进行限定，研究者可能招募了超出其能力范围的受试者数量。这会导致研究者无法有效管理和监控受试者的数据收集和随访工作，影响数据的质量和准确性。

3. 由于研究者精力有限，让不具备行医资格的临床研究协调员进行开医嘱、写病历等医学判断等违规行为。GCP 明文规定："凡涉及医学判断或临床决策应当由临床医生作出。"

★A 5.2 建有立项管理清单，保存有每个项目的立项申请表和相关资料。

要点解读： 建立立项管理清单，清单应明确列出立项所需的文件、资料和审批程序等，以便研究者和相关人员按照清单要求进行操作。对每个临床试验项目，保存其立项申请表和相关资料，有助于审查、备案和追溯项目的立项过程。这些资料包括研究计划、伦理委员会审批文件、药物使用批准文件等。

检查依据：《规定》第 12 条；GCP 第 17 条。

检查方法和内容： 查看项目清单、立项申请表及相关项目资料。

典型问题及缺陷：

1. 机构未建立明确的立项管理清单，导致立项过程缺乏规范性和统一性，无法确保项目的合规性和透明性。

2. 立项申请表和相关资料丢失或不完整：机构未妥善保存每个项目的立项申请表和相关资料，导致文件丢失或不完整，无法进行审查、备案和追溯。

3. 文件存储混乱或无系统：机构对保存的立项申请表和相关资料没有进行归档和管理，导致文件存储混乱或无系统，难以查找和追溯。

A 5.3 对立项资料的合规性和完整性进行审查，评估本机构相关专业和研究者的条件和能力是否满足要求，保存有审查记录。

要点解读： 机构应对提交的立项资料进行审查，确保其合规性和完整性。这包括确认资料是否包含了必要的信息，如研究目的、研究设计、伦理审查批准等。

机构应评估本机构相关专业和研究者的条件和能力是否满足要求，如是否具备相关专业背景、经验和技能等。机构应保存对立项资料的审查记录，包括审查过程、评估结果和决策依据等。这样可以确保审查过程的透明性和可追溯性。

对研究者的资质进行审查时应重点关注：研究者在临床试验约定的期限内有按照试验方案入组足够数量受试者的能力，有足够的时间实施和完成临床试验，有权支配参与临床试验的人员，具有使用临床试验所需医疗设施的权限；研究者在临床试验期间确保所有参加临床试验的人员充分了解试验方案及试验用药品，明确各自在试验中的分工和职责；研究者监管所有研究人员执行试验方案，并采取措施实施临床试验的质量管理。

对相关专业的条件和能力进行审查时应重点关注：科室的人员配置是否合理，是否具备相关专业背景和学术资历；科室是否配备了必要的设备和技术支持，以支持临床研究的进行；科室是否具备相关的临床研究经验，特别是在所从事的研究领域或相关领域的经验；科室是否建立了有效的质量管理体系，包括标准操作程序（SOP）、质量控制和质量保证措施等；科室是否具备良好的团队合作和沟通能力，能够与研究团队、监管机构和合作伙伴进行有效的沟通和协作。

检查依据：《规定》第 12 条；GCP 第 17 条。

检查方法和内容： 查看立项审查文件。

典型问题及缺陷：

1. 审查标准不明确。机构没有明确的审查标准和指导方针，导致审查人员在评估立项文件时缺乏一致性和客观性。这可能导致主观判断和不公正的审查结果。

2. 审查程序不规范。机构可能没有建立规范的审查程序，导致审查过程中出现混乱和延误。例如，审查文件的提交和处理流程不清晰、审查人员的角色和责任不明确等。

3. 沟通不畅或延迟。机构可能存在沟通不畅或延迟的问题，导致申请人无法及时获得审查结果或解决问题。这可能延误项目的启动和进展。

4. 审查记录问题。机构未详细记录审查过程或未妥善保存审查记录，导致记录不完整或丢失，无法进行审查结果的备案和追溯。

A 5.4 组织管理部门采取措施掌握各项临床试验的进展。

要点解读： 组织管理部门应采取措施掌握各项临床试验的进展，以便及时了解试验情况，并与研究者和相关人员进行沟通和协调，以确保试验的顺利进行和有效管理。

组织管理部门可以采取以下措施来掌握各项临床试验的进展：

（1）建立信息系统。建立临床试验信息管理系统或平台，用于收集、存储和管理临床试验的相关信息，包括试验的进行情况、研究者的资质、伦理审查的结果等。这样可以实时监控和掌握各项临床试验的进展情况。

（2）设立监督机制。建立监督机制，对临床试验进行定期或不定期的监督检查。可以通过组织现场检查、审查试验文件和记录等方式，了解试验的实施情况、合规性和质量。

（3）定期报告和汇总。要求研究者定期向组织管理部门报告试验进展情况，包括招募状况、数据收集和分析进度、安全性评估等。组织管理部门可以汇总这些报告，进行综合分析和评估。

（4）随访和沟通。定期进行临床试验机构的随访和沟通，与研究者和相关人员交流，了解试验的具体情况、遇到的问题和需求。这样可以及时解决问题和提供支持，促进试验的顺利进行。

（5）数据分析和评估。对收集到的临床试验数据进行分析和评估，包括试验的进展、结果和安全性等方面。这样可以及时发现问题和风险，并采取相应的措施进行调整和管理。

（6）经验总结和分享。组织管理部门可以定期召开会议、研讨会或培训活动，邀请临床试验机构和研究者分享经验和教训，促进经验的交流和共享，提高临床试验管理的水平。

检查依据：《规定》第 12 条；GCP 第 17 条。

检查方法和内容： 现场查看组织管理部门掌握各项临床试验的进展及具体措施和情况。

典型问题及缺陷：

1. 未制定监督计划。没有确定监督的时间节点和频率、监督的内容和指标、监督的方法和工具等。

2. 缺乏对临床试验的动态和实时管理。未进行定期或不定期的监督检查，无法全面了解试验的实施情况、合规性和质量；未要求临床试验机构定期向其报告试验进展情况，或者未对收到的报告进行汇总、分析和评估；未定期进行临床试验机构的随访和沟通，未与研究者和相关人员充分交流，无法及时解决问题和提供支持；未对收集到的临床试验数据进行充分的分析和评估，无法及时发现问题和风险，并采取相应的措施进行调整和管理。

★A 5.5 与申办者签署临床试验合同，合同中明确各方职责，条款清晰完整，试验经费合理。

要点解读： 申办者与研究者和临床试验机构签订的合同，应当明确试验各方的责任、权利和利益，以及各方应当避免的、可能的利益冲突。合同的试验经费应当合理，符合市场规律。申办者、研究者和临床试验机构应当在合同上签字确认。合同内容中应当包括：临床试验的实施过程中遵守本规范及相关的临床试验的法律法规；执行经过申办者和研究者协商确定的、伦理委员会同意的试验方案；遵守数据记录和报告程序；同意监查、稽查和检查；临床试验相关必备文件的保存及其期限；发表文章、知识产权等的约定。

检查依据：GCP 第 40 条。

检查方法和内容：查看临床试验合同。

典型问题及缺陷：

1. 对受试者的赔偿责权划分不清。关于赔偿条款的常见问题包括：申办方增加一些免赔的限制条件，或者合同内容与知情同意书不一致。

2. 缺漏相关条款。如未提及申办方或 CRO 需提供合格的试验产品；未列明质量保证体系建立、监查、稽查及保密责任等，甚至合同缺漏违约、终止等核心条款。一旦产生纠纷，相关责任无明确约定，将造成严重风险隐患。

3. 预算设置及支付计划不合理，常见问题包括：预算类别不清晰；支付方式和时间不具体；或者试验经费不足以覆盖试验所需的各项费用，导致经费问题影响试验的进行。

4. 合同签署主体不合理。在某些临床试验合同的签署中，申办方不愿参与签署，合同签署主体仅为 CRO 和医疗机构；在此情况下，如仍由申办方承担受试者赔偿责任等核心条款，而合同条款对其却起不到约束作用，对研究机构而言具有很高的风险。

A5.6 在临床试验期间，接收并保存安全性信息、研究者变更申请等资料，必要时进行审查。

要点解读：申办者负责药物试验期间试验用药品的安全性评估。申办者应当将临床试验中发现的可能影响受试者安全、可能影响临床试验实施、可能改变伦理委员会同意意见的问题，及时通知研究者和临床试验机构、药品监督管理部门。

机构办公室将收到的申办方报告的其他分中心 SAE 发生情况和最新的资料及时反馈给专业科室。研究者收到相关安全性信息后应当及时签收阅读，并考虑受试者的治疗是否需要进行相应调整，必要时尽早与受试者沟通，并应当向伦理委员会报告由申办者提供的可疑且非预期严重不良反应。此外，对于研究者变更申请的审查也是为了确保试验过程中的专业性和可靠性，以保障受试者的安全。

检查依据：GCP 第 16、47 条。

检查方法和内容：查看接收和审议相关资料的情况。

典型问题及缺陷：研究机构在接收到申办方关于试验药物不良反应信息后，未进行充分的审查和调查，并采取相应调整措施，导致安全问题持续存在，对试验参与者造成了潜在的风险。

A5.7 采取必要措施，协调解决临床试验的有关问题，保证各项临床试验在本机构顺利实施。

要点解读：机构应该及时掌握临床试验相关进展，采取必要的措施来解决临床试验中出现的问题。机构办应协调各方合作，例如，与研究者、申办者、伦理委员会、辅助科室等相关部门进行沟通和协商，共同制定解决方案，确保试验的顺利进行。将采取的措施和解决问题的过程按规定进行记录，便于审计和监管。

现实情况中，药物临床试验机构在协调解决临床试验问题时存在一定困难。首先因为临床试验机构人员多为兼职，工作投入不足，影响工作质量。作为机构工作人员，由于身兼数职，在日常工作计划组织实施上,在各个专业组 GCP 培训及项目协调上,势必遇到阻力,致使药物临床试验质量管理等众多环节存在纰漏。若药物临床试验机构能够实体化、工作人员专职化、编制化,明确其职责,更有利于我国药物临床试验的规范发展。其次,辅助科室配合不好。医院的医技科室承担着全院的检验、超声、放射检查等工作,业务十分繁忙。目前大部分医院实行预约检查制度,在没有医院统一指令的情况下,当药物试验需要其配合给病人做相关检查时,医技科室不能及时作出相关反馈,也就无法准确测量病人服用药物之后生理指标发生的变化,影响了试验的进度和质量。

检查依据:GCP 第 16、17 条。

检查方法和内容:面谈相关人员,查看相应工作程序及采取措施的文件记录。

典型问题及缺陷:

1. 研究机构未能采取必要的措施来解决临床试验中出现的问题,导致试验进展受阻或无法按计划进行。

2. 采取的措施未保留相关的记录和信息,难以进行追溯和监管。

A5.8 在临床试验结束后,审核研究者递交的结题报告或本中心试验小结。

要点解读:临床试验结束后,主要研究者递交临床试验分中心小结或总结报告至机构办公室进行审核、盖章。机构结题审查通过后,主要研究者递交结题报告、总结报告(电子版)至伦理委员会进行结题审查。

检查依据:《规定》第 12 条;GCP 第 28 条。

检查方法和内容:查看结题报告或本中心试验小结的审查记录,结题报告或本中心试验小结内容完整。

典型问题及缺陷:

1. 结题报告或本中心试验小结内容不完整,关键信息未得到全面、准确地呈现,影响对试验结果的正确理解和解读,导致无法对试验项目进行准确的评估。

2. 对结题报告或试验小结的审核不充分或不准确,没有发现其中的问题或错误。

3. 未保存结题报告或本中心试验小结的审查记录。

A6 试验用药品管理

试验用药品是指用于临床试验中的试验药物、对照药品,不同于上市销售的药品。首先,其疗效及安全性尚处于研究阶段,只能为临床试验所专用,对于试验的受试者而言存在不可预知的潜在风险;其次,试验用药物管理是药物临床试验管理的重要环节,合理、安全、有效地管理试验用药物是保证临床试验结果真实可靠和受试者安全的有效措施。

试验用药品管理应包括试验用药品的接收、贮存、发放、使用、回收、退还、销毁等环节。相对于普通药物来说,试验用药品的管理更为细致、繁琐,每个环节都有不同,因此如何科学地、规范地管理试验用药品显得尤为必要。试验用药物来自申办方,最终剩余的药物也将返还申办方,中间过程中每片药物的去处都应该有翔实的记录。试验药物管理是一项繁琐而细致的工作,每个环节都应该严格遵守 GCP、相关制度及试验方案。药物临床试验过程中,药物管理的任何一个环节出现不规范,都可能导致试验结果的不科学,甚至威胁受试者的安全以及药品上市后广大患者的安全。参与临床试验的各方,包括申办方、研究者及合同研究组织(CRO)等,应高度重视试验用药物的管理,确保管理的各个环节规范,以获得科学可靠的试验数据,保护受试者的安全。

目前国内对于临床试验用药物的管理主要有药物临床试验机构集中管理和药物临床试验机构与专业组共同管理两种模式。集中管理即由药物临床试验机构设立独立的药物临床试验中心药房，对临床试验药物进行统一管理；共同管理的模式多为药物临床试验机构进行监督，专业组具体实施试验用药物的管理。

★A6.1 机构建立试验用药品验收和退回制度，保证试验用药品的数量、检验报告、有效期、贮存和运输条件等符合试验方案要求；指派专人管理试验用药品，保存药品出入库登记。

要点解读：

1. 验收。试验用药品的接收是临床试验用药品管理的关键环节之一。药品管理员需要注意的是：①需查验药物外包装的完好程度；核对试验用药品的名称、剂型、试验用编码、规格、批号、有效期、数量、临床试验专用标识等项目；核对此次接收试验用药品相应批号的药检报告与国家相关部门批准的临床试验批件、试验方案规定是否一致，若此次接收的试验用药品更换了批号，还需核对更新了版本的药检报告。②如试验用药品为冷链运输，药品管理员应保留物流单据、药物交接单（含明细）、导出与试验用药品一同运送至中心的电子温度计中相应温度记录，并仔细查看是否存在超温现象，如有超温情况，应记录方案违背，并附超温报告，对超温药物作出暂停使用或继续使用的决定。③若该临床试验为双盲试验，药品管理员应核对试验用药品与模拟剂的标签、包装、外形、气味等特征是否一致。药品管理员应针对以上情况进行核对，确定药品可接收之后，保留药物运送途中相关温度记录，以及时在相应药物接收单上签字并署明日期，以确认药物送达。

2. 退回。试验结束后，药物管理员应对所有剩余药物和回收药物及空包装进行再次清点，并返还给申办方。药物返还时，药物管理员和申办方药物接收员要对药物的返还数量进行仔细核对，要确保药物的接收数量与药物的使用数量和回收数量一致，填写药物返还记录表，并签名和填写日期。对于不方便运输或返还的药物或空包装，可以在机构销毁。试验用剩余药物的销毁必须严格按照销毁的SOP进行操作，试验药物的销毁必须在见证人见证下进行，并填写销毁记录，签字并确认。药物管理的质量控制试验用药物的供给、使用、储藏及剩余药物的处理过程应接受相关人员的检查。专业药物管理员应定期自查或互查。项目监查员应按照监查计划对药物管理员的工作进行监查，定期核对药物的使用情况和药物的保管状态。机构和专业质量控制员应做好药物的三级质量管理，对试验药物进行不定期的抽查，确保试验药物按照方案规定安全规范地被受试者服用。

检查方法和内容： 查看相应制度文件，查看药品接收和退回文件；查看人员任命文件、试验用药品出入库记录。

检查依据：《规定》第12条；GCP第21条（一）。

典型问题及缺陷：

1. 研究机构未建立试验用药品验收和退回制度，导致药品进出机构时缺乏规范和监督。

2. 研究机构未严格按照试验方案要求对试验用药品进行全面验收，例如运输过程中温度高于规定标准，运单缺少药品检验报告等。

3. 研究机构未指派专人负责管理试验用药品，导致药品管理不到位或责任不明确。

4. 试验用药出入库记录不全。例如，缺少运输过程中温度记录或是将温度记录导出后未能及时保存。

A6.2 试验用药品保存有分发、回收、退还等管理记录，记录中包含日期、数量、批号/序列

号、有效期、分配编码、每位受试者使用数量和剂量、相关人员签名等信息。

要点解读：

1. 分发。发放时，授权的药品管理员应做到"四查十对"，仔细核对受试者姓名、年龄、性别是否正确，仔细核对处方中试验用药品的剂型、规格、数量、药物编号、用法用量等是否与方案规定的一致。发药人、领药人应对药物的编号、数量等进行交接，双方签字并签署日期。执行医嘱的研究护士必须经研究者授权，且应在护理记录单中记录试验用药品的执行情况。研究者需在研究病历、受试者住院病历的病程记录中详细记录试验用药品的使用情况以及输液期间有无不良反应的发生。

2. 回收。药物临床试验每次访视都要多发20%的药物。本次访视，药物管理员要回收上次访视发放的药物，包括剩余药物和药物空包装，并填写药物回收记录表。药物管理员应仔细清点回收药物和空包装的数量，并详细登记回收药物的名称、编号和数量，并有回收人员签字和日期。药物管理员要详细询问受试者有无漏服或多服的情况，药物有无丢失或破损的情况，如有，应做好记录。回收的剩余药物和空包装应单独存放。药物回收后结合药物发放的情况计算受试者服药的依从性。对于依从性不好的受试者，要详细询问原因，并对其进行指导和教育，以提高下次访视的依从性。

检查方法和内容： 查看药房的药品分发、回收、退还记录等。

检查依据：《规定》第12条；GCP第21条（二）。

典型问题及缺陷：

1. 发放环节：由于临床试验药物与实际操作存有一定差异，处方往往需要研究者手写，手写处方若字迹潦草会增加发放药物人员的工作负担。加之试验用药管理人员往往并非专业药学人员，时常容易出现发放记录表原始数据不规范，记录、核对不全，发放记录表中分发数量或时间记录同实际情况不符合等情况。

2. 使用环节：临床试验用药品使用剂量必须严格遵照试验方案，患者自行用药时必须依据要求填写服药日记卡等记录，而实际工作中由于管理人员的疏漏等因素往往存在记录不全的问题。

3. 收回环节：在临床药品试验中要求药物管理员收回受试者上一周期剩余药物并发放下一周期药物，实际临床有些项目管理人员药品安全管理意识较差，或为了省事而出现处理方案不合规范、缺乏详细记录等问题。

4. 药物接收、发放、使用、回收数量不吻合，且无相应说明。

★A 6.3 试验用药品凭处方/医嘱或同等效力的其他文件发放。处方/医嘱由有处方权的研究医生开具，需标明试验用药品名称、剂量、规格、用法、用量等。

要点解读： 试验用药品仅能用于入组的受试者，禁止在市场上售卖、转赠他人，另作他用，研究者应严格按照相应临床试验的方案来确定试验用药品的使用剂量、用法等。试验用药品应由PI授权的研究者来负责处方或医嘱的开具。若为双盲试验，研究者应根据受试者随机号拆开对应的随机分组信件，或者通过互动式语音应答系统、中央随机系统等随机方式来获取受试者本次访视应该使用药物的编号，开具相应处方或医嘱并将受试者此次药物信息详细记录在研究病历中以便溯源。

检查方法和内容： 查看处方/医嘱或同等效力的其他文件。

检查依据：《规定》第12条；GCP第21条（二）。

典型问题及缺陷：

1. 试验用药品未按照处方/医嘱或同等效力的其他文件进行发放。

2. 处方/医嘱不是由具有处方权的研究医生开具，违反了相关授权和规定。

3. 专用处方未能规范书写或存在书写错误，未标明试验用药品的名称、剂量、规格、用法、用量等详细信息。

A6.4 试验用药品贮存条件符合试验方案要求，贮存温湿度（如适用）记录完整，生物等效性试验用药品留样至少保存至药品上市后2年。

要点解读： 研究机构应根据试验方案的要求，确保试验用药品的贮存条件符合规定。例如，药品可能需要在特定的温度、湿度或光照条件下储存，以确保药品的稳定性和有效性。研究机构应记录试验用药品的贮存温湿度信息，以便追溯药品在贮存过程中的环境条件，验证药品质量和合规性。对于生物等效性试验用药品，研究机构应至少保存样品至药品上市后2年，这样可以在药品上市后进行进一步的分析和验证，以确保药品的生物等效性和安全性。

检查依据：《规定》第12条；GCP第21条（三）（五）。

检查方法和内容： 查看试验用药品管理制度、SOP、记录等。

典型问题及缺陷：

1. 部分机构由研究者或研究护士直接管理的试验药物，其相应的避光、通风、除湿、防虫、防盗及监测和调控温湿度的设备配备不足。
2. 存储过程中温度、湿度、光照等不符合试验方案的要求。
3. 温湿度记录未按方案和机构标准操作规程（SOP）要求认真执行。
4. 生物等效性试验用药品留样不规范或未达到规定年限。
5. 在周末和法定假日，试验药品没有温度监控和记录，也没有任何温度异常的报警措施。
6. 温湿度计、冰箱等常用设备无校准记录。
7. 药房分区不合理，如临床试验用药房未划分接收、领用、回收等不同功能区域；已划分不同功能区，但药品回收区与不合格区共用。

A6.5 特殊药品的贮存、保管和使用符合相关规定。

要点解读： 涉及特殊药品如精麻药品、放射性药品的试验，试验用药品管理还应符合相关法律法规的要求。

检查方法和内容： 查看特殊药品的管理记录。

检查依据：《规定》第12条；GCP第21条。

典型问题及缺陷：

1. 毒性药品未设专柜，未落实双人验收，双人复核和双人、双锁管理。
2. 二类精神药品未存放于指定区域，没有明显标志。

A7 资料管理

药物临床试验全过程中形成的书面文字记录（包括图像、照片、光盘等）称为临床试验资料，是临床试验活动的真实反映，是申办者为新药申报注册的原始凭证，是评价临床试验质量的主要依据，也是保护受试者权益和安全的有效证明，对其管理是否规范直接反映出药物临床试验机构办公室日常管理的规范性，关系整个临床试验项目数据的科学性、真实性、准确性及可靠性，因此药物临床试验资料的规范化管理和归档工作显得尤为重要。

从2006年开始，原国家食品药品监督管理局对每个批准上市的新药，上市前都组织相关专家到实施临床研究的医院进行现场核查，以检查研究的真实性。这项检查，主要是通过项目档案的核对，查看研究者在研究过程中对方案的执行情况、受试者的自愿情况、药物接收和使用等情况的原始记录。档案的真实性和全面性与药效一样，直接影响着新药的批准。为指导和规范药物临床试验必备文件的保存，国家药品监督管理局根据《中华人民共和国药品管理法》《中华人民共和国疫苗管理法》《药物临床试验质量管理规范》等相关法规要求，组织制定了《药物临床试验必备文件保存指导原则》，对用于申请药品注册而进行药物临床试验的相关必备文件保存提供指导。

完善临床试验资料档案管理的先决条件是建立规范的档案室。建立规范的档案室的首要条件是具备必要的档案存储硬件设施。可根据存储空间，合理安排档案柜等，并根据需要配备文档复印、扫描等设备。同时，还要根据档案存放的专业化要求，做好必要的预防措施，保证档案安全。

完善的管理制度是做好档案管理的基础。药物临床试验过程中的档案管理，既要符合GCP要求，也应遵守《医药卫生档案管理办法》等法规的要求。因此，依据上述法律法规，应建立和完善药物临床试验中的档案管理制度，使药物临床试验过程中的各个阶段、各个步骤，都做到有规可依、有章可循。同时，从制度及标准操作规程层面，明确规定，增强主观能动性，根据临床试验的进程及不同时期的特点，及时、规范归档相关资料。

专业的临床试验档案资料管理人员是做好档案管理的根本保障。药物临床试验机构的档案管理员一般均非专门的档案管理专业人员，而是由药学或其他专业人员兼任，因此缺乏必要的档案管理专业知识。因此，应加强该部分人员的档案管理知识学习，做到档案管理专业化。另外，作为药物临床试验中的档案管理人员，良好的职业道德和专业技术水平同等重要，只有充分认识到药物临床试验中档案管理的重要性，具有高度的责任心，才能保证药物临床试验的档案管理符合GCP要求和档案管理要求。

信息化管理系统有利于试验资料的保存和溯源。随着我国药物临床试验事业不断与国际接轨，对药物临床试验的要求也越来越高，整个临床试验过程中，每个阶段的每个步骤都要留痕。因此，药物临床试验过程中的资料管理也面临着有限的存储空间和不断增加的档案资料之间的矛盾。要想解决这一矛盾，实现药物临床试验档案信息化管理是唯一方法。

★A7.1 指派专人管理试验文档资料，保存有资料调阅和归还记录。

要点解读：研究机构应指派专人负责试验文档资料的管理工作，该人员负责试验文档的收集、整理、存储和保管。这样可以确保试验文档的安全性和有效管理。机构应建立资料调阅和归还的记录，包括谁在何时调阅了试验文档以及何时归还。这样可以追踪试验文档的使用情况，确保文档的完整性和可追溯性。要对档案管理者进行专业性培训。配备专业的档案管理员，药物临床试验资料的归档，其形式与院内其他档案的保存方式大同小异，亦要遵守档案管理的"八防"，如若管理档案人员专业知识丰富，对日后可能出现的繁杂资料存档有极大的帮助，因此可通过培训的方式进一步加强档案管理员的专业能力。

检查方法和内容：查看纸质和电子资料的管理记录等。

检查依据：《规定》第12条；GCP第25条（四）、第79条。

典型问题及缺陷：

1. 未指派专人管理试验文档资料，导致试验文档的管理不够专业化和规范化。
2. 未建立或未完善资料调阅和归还的记录，无法追踪试验文档的使用情况。
3. 由于管理不善或其他原因，试验文档发生损坏或丢失，导致试验数据无法得到有效保留和追溯。
4. 未经研究者许可，将临床试验文件带回办公室或家中。
5. 不同项目的试验文件保存在同一文件柜中。

★A7.2 文档资料的保存符合"临床试验必备文件"和药品监督管理部门的相关要求，用于申请药品注册的临床试验，必备文件至少保存至试验药物被批准上市后 5 年；未用于申请药品注册的临床试验，必备文件至少保存至临床试验终止后 5 年。

要点解读： 药物临床试验必备文件是指评估药物临床试验实施和数据质量的文件，用于证明研究者、申办者和监查员在临床试验过程中遵守了《药物临床试验质量管理规范》和相关药物临床试验的法律法规要求。药物临床试验必备文件作为确认临床试验实施的真实性和所收集数据完整性的依据，是申办者稽查、药品监督管理部门检查临床试验的重要内容，应当符合《药物临床试验质量管理规范》中必备文件管理要求。

申办者、研究者和临床试验机构应当确认均有保存临床试验必备文件的场所和条件：①保存文件的设备条件应当具备防止光线直接照射、防水、防火、防虫等条件，有利于文件的长期保存；②应当制定文件管理的标准操作规程；③被保存的文件需要易于识别、查找、调阅和归位；④用于保存临床试验资料的介质应当确保源数据或者其核证副本在留存期内保存完整和可读取，并定期测试或者检查恢复读取的能力，免于被故意或者无意地更改或者丢失。

保存期限应符合国家现行有关标准的规定。

检查方法和内容： 查看试验文档资料保存情况。

检查依据：《规定》第 12 条；GCP 第 25 条（四）、第 80 条。

典型问题及缺陷：

1. 研究机构未能满足药品监督管理部门对必备文件保存的具体要求，例如未按规定备份、未建立有效的档案管理系统等。

2. 必备文件保存期限不足。

3. 由于管理不善等原因，必备文件发生丢失或损坏。

A7.3 用于保存临床试验资料的介质保存完整和可读取。

要点解读： 用于保存临床试验资料的介质应当确保源数据或者其核证副本在留存期内保存完整和可读取，并定期测试或者检查恢复读取的能力，免于被故意或者无意地更改或者丢失。

检查方法和内容： 查看保存介质的完整性和可读取性。

检查依据： GCP 第 79 条。

典型问题及缺陷：

1. 保存介质丢失或损坏：保存临床试验资料的介质发生丢失、损坏或破损，导致无法读取或检索相关资料。例如，纸质文档被意外丢失或损坏，电子存储设备发生故障或数据丢失。

2. 保存介质不可读取：试验资料保存的介质无法方便地读取和检索。例如，纸质文档文字模糊不清，电子文件格式错误或损坏，无法在相应的软件或系统上打开和查看。

3. 保存介质无法满足长期保存需求：试验资料保存的介质无法满足长期保存的要求。例如，纸质文档未采取适当的防护措施，导致受潮、褪色等；电子存储设备的寿命较短，无法保证资料的长期保存。

A8 质量管理

临床试验规范的实施需要满足 3 个依从：依从国家（国际）法规指南，依从医院制定的标准操作规程（SOP）、制度、规范等，依从试验方案。任何一个方面的不依从都有可能影响到临床试验质量。研究团队应在试验设计和早期准备阶段分析影响试验质量的因素，提出相应的管理措施和方案，建立基于风险分析和质量管理的计划，使试验处于受控状态，保障实施过程的依从性。

目前在临床试验机构开展的质控形式多样，包括研究者自查、临床试验专业科室质量控制（以下简称"专业科室质控"）、药物临床试验机构办公室质量控制（以下简称"机构办质控"）、临床监查员（CRA）监查和申办者/第三方稽查等。

虽然大多数药物临床试验机构自成立以来，就在不断完善和修订自身的管理制度和标准操作规程（SOP），不断完善自身的质量控制与保证体系，但是仍然有部分药物临床试验机构对管理制度和SOP的制定与完善工作不够重视，主要表现为仅注重迎接检查，没有把体系建设与临床试验工作紧密结合起来，在相关制度及SOP的制定、完善过程中，"拿来主义"突出，机械地照搬照抄，相关制度及SOP长期未进行更新，导致体系文件与自身实际情况相脱节，可操作性不强。这些问题说明有的药物临床试验机构对药物临床试验管理认识不清、重视不够，人力和财力投入不足，导致无法建立有效的质量管理体系，如药物临床试验机构办公室管理人员较少且多为兼职，秘书身兼数岗，既要管理机构文件，负责档案管理，还要进行质量检查，根本没有足够的时间和精力去把管理工作做精、做细、做到位，药物临床试验机构办公室无法有效发挥对临床试验各专业科室的指导、协调、督导作用。

临床试验机构应不断完善和修订自身的质量管理制度和SOP，目的不是应对监督检查，而是把质量管理体系建设与临床试验工作需要紧密结合起来，且根据现行法律法规，将体系文件与自身实际项目情况相结合，提高实践可操作性，建立有效的质量管理体系，同时，药物临床试验机构组织管理部门应有效发挥对临床试验各专业科室的指导、协调、督导作用。

A 8.1 具有本机构培训计划，按计划开展培训，保存有培训记录检查。

要点解读：应根据相关管理制度、标准操作规程及工作需要，制定各级管理和专业技术人员参加药物临床试验相关法规和技术培训的计划。培训内容包括但不限于药物临床试验法律法规、规范性文件、岗位职责、管理制度及标准操作规程、临床试验专业知识等。按计划实施培训工作并留存相关记录，包括但不限于：培训方案、培训记录、培训签到和考核记录等。

检查方法和内容：查看培训计划、培训及考核记录。

检查依据：《规定》第12条；GCP第16条。

典型问题及缺陷：

1. 培训未按计划开展，例如，计划中的培训未按时进行或未按要求的方式进行。

2. 培训对象覆盖不全，例如，新增研究者或工作人员没有经过药物临床试验质量管理相关培训及考核，便参与相关工作；参与药物临床试验的医技科室人员没有进行相关标准操作规程的培训。

3. 培训内容不全面，例如，在临床试验培训中，只侧重于介绍试验的基本概念和要求，却没有详细讲解试验设计、数据收集和分析等关键步骤。

4. 培训时间不足，一次岗位培训只安排了非常有限的时间，无法充分涵盖所需的知识和技能。

5. 培训记录保存不完整或不准确，无法提供有效的培训证据。

A 8.2 对临床试验实施质量管理，制定质量管理计划。

要点解读：质量管理是指通过制定和执行一系列管理措施，以确保试验的质量符合相关要求。这包括对试验设计、数据收集、数据分析、试验人员培训等方面进行管理和监控，以减少错误和偏差，提高试验结果的可靠性和可信度。内部质量管理是药物临床试验机构出现问题频次较高的环节。目前，我国某些药物临床试验机构建立了由药物临床试验项目组质控员、药物临床试验专业组质控员和药物临床试验机构质控员组成的三级质控管理模式,通过多层次、多环节的质量控制,提高药物临床试验的质量。也有一些药物临床试验机构采取自身和专业组两级质控模式。不论采取何种模式,其目的都是为了能够及时发现问题,督促解决问题,以确保临床试验的合规性。质量管理计划是指明确质量管理目标、策略、控制措施、责任分工等内容的计划文件。质量管理计划应根据具体试验的特点和要求制定,包括质量目标的设定、质量控制的方法和流程、监督评估的频率和方式等。

应根据质量管理制度、标准操作规程以及项目实际运行情况,开展质量管理工作,并留存相关记录,如质控记录、发现问题、质控意见、问题反馈、整改情况记录等。

检查方法和内容:查看相关管理制度、SOP、检查记录等。

检查依据:《规定》第12条;GCP第17条(六)。

典型问题及缺陷:

1. 缺乏质量管理措施:研究机构未采取相应的质量管理措施,导致试验过程中存在较大的风险和偏差。例如,未建立试验设计的质量控制机制,导致试验方案不合理或不完整;未制定内部临床试验质量检查计划,未按要求实施内部质控管理。

2. 质量管理计划不完善:研究机构制定的质量管理计划不完善或缺乏必要的内容。例如,质量管理计划未明确质量目标、控制措施和监督评估的具体要求。

3. 质量管理计划未按要求执行:研究机构制定了质量管理计划,但未按照计划的要求执行。例如,未按时进行质量控制和监督评估,或未及时采取纠正措施来解决发现的问题。

4. 质量管理措施不到位:研究机构采取的质量管理措施不到位,无法有效控制试验过程中的风险和偏差。例如,未进行试验人员的培训和资质认证,导致操作不规范或错误。

★A 8.3 保存有质量管理过程记录,以及研究人员的反馈和整改情况记录。

要点解读:质量管理过程记录是指记录质量管理活动、控制措施和结果的文件或数据,这些记录可以包括质量检查、校核、审查、纠正措施等方面的信息。通过保存这些记录,可以追溯和评估质量管理过程的执行情况和效果。研究人员的反馈和整改情况记录是指记录研究人员对质量管理问题的反馈和整改行动的文件或数据。这些记录可以包括研究人员提出的问题、改进建议、整改计划和实施情况等信息。通过保存这些记录,可以监督和评估研究人员对质量管理问题的处理和改进情况。

检查方法和内容:查看相关记录。

检查依据:《规定》第12条;GCP第17条(六)。

典型问题及缺陷:

1. 缺乏质量管理过程记录:研究机构未能及时、完整地记录质量管理活动和结果,导致无法追溯和评估质量管理过程的执行情况和效果。例如,检查记录表中无检查结果,未按规定的项目内容填写,对所发现的问题记录不全、描述不清、无人员签字,未记录质量检查的结果和纠正措施的执行情况。

2. 研究人员反馈和整改情况记录不完整:研究机构未能完整记录研究人员的反馈和整改情况,导致无法全面了解研究人员对质量管理问题的处理和改进情况。例如,未记录研究人员提出的问题和改进建议,或未记录整改计划和实施情况。

A 8.4 配合申办者或 CRO 组织的监查和稽查(如有),保证相关人员可直接查阅临床试验原始记录;保存有监查记录和稽查(如有)证明文件。

要点解读:研究机构应配合申办者或CRO组织的监查和稽查。监查是指申办者或CRO组织对临床试验过程中的数据、文件和操作进行检查和审查,以确保试验的合规性和数据的准确性。稽查是指对研究机构的临床试验相关文件、记录和操作进行全面审查，以评估其合规性和质量。研究机构应确保相关人员（如监查员、稽查员等）能够直接查阅临床试验的原始记录，包括病历、实验室报告、药物管理记录等。研究机构应保存监查记录和稽查证明文件，以证明监查和稽查活动的进行和结果。监查记录是指记录监查活动过程、发现的问题和纠正措施的文件或数据。稽查证明文件是指记录稽查活动过程、评估结果和建议的文件或数据。通过保存这些记录和证明文件，可以提供监查和稽查活动的证据，并便于后续的追溯和评估。

检查方法和内容： 查看监查、稽查（如有）记录，沟通记录等证明文件。

检查依据： GCP第16条（五）、第25条（七）。

典型问题及缺陷：

1. 不配合监查和稽查：研究机构不积极配合申办者或CRO组织的监查和稽查活动，拒绝提供相关数据、文件或记录，或不充分配合审查和调查。

2. 无法直接查阅临床试验原始记录：研究机构未能提供相关人员直接查阅临床试验的原始记录的权限或条件，导致相关人员无法验证试验数据的真实性和准确性。

3. 未保存监查记录和稽查证明文件：研究机构未能及时、完整地保存监查记录和稽查证明文件，无法提供监查和稽查活动的证据，或无法追溯和评估活动的结果和改进措施的执行情况。

A 8.5 针对检查发现的问题及时进行原因分析，采取纠正和预防措施，必要时进行跟踪审查。

要点解读： 对于检查发现的问题，需要进行深入的原因分析，找出问题产生的根本原因。这可以通过流程分析、数据分析、访谈等方法来实施。在确定问题的原因后，需要采取相应的纠正和预防措施，以防止类似问题再次发生。纠正措施是解决当前问题的具体行动，而预防措施是为了避免将来类似问题的发生。对于重大问题或重复出现的问题，需要进行跟踪审查，以确保纠正和预防措施的有效性和持续性。跟踪审查可以通过定期检查、数据监测、文件审查等方式进行。

检查方法和内容： 查看检查报告及其他相关记录是否包含纠正和预防措施等。

检查依据：《规定》第12条；GCP第17条（六）。

典型问题及缺陷：

1. 问题原因分析不及时或不充分。检查发现问题后，临床试验机构未能及时进行原因分析，导致问题无法得到解决和改进；原因分析不充分，只是简单地找到问题，而未能深入探究问题的根本原因。

2. 纠正和预防措施不当。临床试验机构未能采取有效的纠正措施，导致问题反复出现；针对问题的预防措施不够全面或不够具体，无法有效防止类似问题的再次发生。

3. 跟踪审查不到位。临床试验机构未能及时跟踪审查问题的解决情况，导致问题未能彻底解决；跟踪审查过程中，临床试验机构未能提供足够的证据和记录，无法证明问题已得到解决。

A 8.6 组织管理部门定期向机构负责人汇报本机构临床试验工作情况及发现问题。

要点解读： 机构办公室应定期向机构负责人汇报临床试验工作情况，包括临床试验项目的进展、招募情况、数据质量、安全性等方面的汇报，以帮助机构负责人了解试验工作的整体情况；汇报发现的问题、风险和异常情况，包括不良事件、严重不良事件、违规行为等，帮助机构负责人全面了解机构的运行情况、试验工作的进展和问题，以便及时采取措施解决和改进。同时，也有助于机构负责人作出战略决策、优化资源配置、提高试验质量和效率等方面的工作。

检查方法和内容： 查看相关文件。

检查依据：《规定》第12条。

典型问题及缺陷：

1. 机构办公室未按照规定的频率或方式向机构负责人汇报临床试验的工作情况。

2. 未能将在临床试验中发现的问题及时向机构负责人汇报，导致机构负责人无法及时采取纠正措施。

A9 伦理委员会

伦理委员会是由医学专业人员、法律专家及伦理学家、社区代表组成的独立组织，其主要职责是对涉及人的生物医学研究项目的科学性、伦理合理性进行审查，包括初始审查、跟踪审查和复审等，旨在保护受试者的尊严、安全和合法权益，促进生物医学研究规范开展，并在本机构组织开展相关伦理审查培训。

我国关于伦理委员会的规定最早见于1995年原卫生部颁布的《临床药理基地管理指导原则》，经过二十多年的发展，我国关于伦理委员会制度的法律规定不断完善，主要体现在《人体器官移植条例》《涉及人的生物医学研究伦理审查办法》《人类辅助生殖技术和人类精子库伦理原则》《药物临床试验伦理审查工作指导原则》等法规中。

根据我国法律规定，伦理委员会受所在医疗卫生机构的管理和受试者的监督，由国家卫生健康委员会、国家中医药管理局以及县级以上地方卫生计生行政部门负责对伦理审查工作的检查、督导或日常监督管理。伦理委员会的设立应当报本机构的执业登记机关备案，并在医学研究登记备案信息系统登记，受本行政区域和国家卫生行政部门的监督和管理。伦理委员会的委员应当从生物医学领域和伦理学、法学、社会学等领域的专家和非本机构的社会人士中遴选，人数不得少于7人，并且应当有不同性别的委员，少数民族地区应当考虑少数民族委员。必要时，伦理委员会可以聘请独立顾问。独立顾问对所审查项目的特定问题提供咨询意见，不参与表决。伦理委员会委员任期5年，可以连任。伦理委员会设主任委员一人，副主任委员若干人，由伦理委员会委员协商推举产生。伦理委员会委员应当具备相应的伦理审查能力，并定期接受生物医学研究伦理知识及相关法律法规知识培训。

《涉及人的生物医学研究伦理审查办法》规定，从事涉及人的生物医学研究的医疗卫生机构是涉及人的生物医学研究伦理审查工作的管理责任主体，应当设立伦理委员会。也就是说，凡涉及人的生物医学研究工作的医疗卫生机构均应当设立伦理委员会。研究项目实施前，项目负责人应当就伦理审查决定在医学研究登记备案信息系统登记。伦理委员会审批的基本标准是：坚持生命伦理的社会价值；研究方案科学；公平选择受试者；合理的风险与受益比例；知情同意书规范；尊重受试者权利；遵守科研诚信规范。伦理委员会审查后，对审查的研究项目作出批准、不批准、修改后批准、修改后再审、暂停或者终止研究的决定，并说明理由。对伦理审查决定有异议的，申请人可就相关事项作出解释或提出申诉。对风险较大或者比较特殊的涉及人的生物医学研究伦理审查项目，伦理委员会可以根据需要向省级医学伦理专家委员会申请协助提供咨询意见。

★A9.1 审查试验方案及相关试验文件的科学性和伦理合理性，审查研究者的资质，保护受试者特别是弱势受试者的权益和安全。

要点解读：

1. 伦理审查内容：研究者的资格、经验、技术能力等是否符合试验要求；研究方案是否科学，是否符合伦理原则的要求。中医药项目研究方案的审查，还应当考虑其传统实践经验；受试者可能遭受的风险程度与研究预期的受益相比是否在合理范围之内；知情同意书提供的有关信息是否完整易懂，获得知情同意的过程是否合规恰当；是否有对受试者个人信息及相关资料的保密措施；受试者的纳入和排除标准是否恰当、公平；是否向受试者明确告知其应当享有的权益，包括在研究过程中可以随时无理由退出且不受歧视的权利等；受试者参加研究的合理支出是否得到了合理补偿；受试者参加研究受到损害时，给予的治疗和赔偿是否合理、合法；是否有具备资格或者经培训后的研究者负责获取知情同意，并随时接受有关安全问题的咨询；对受试者在研究中可能承受的风险是否有预防和应对措施；研究是否涉及利益冲突；研究是否存在社会舆论风险；需要审查的其他重点内容。

2. 审查试验方案及相关试验文件的科学性。包括：研究目的是否明确、具体，试验方案中所引用的文献是否支持研究假设和科学问题；试验设计是否合理，包括对照组设计、随机分组、盲法等是否符合科学要求；样本量计算方法是否科学准确；数据收集和测量方法是否科学可行；数据分析计划是否合理，包括统计分析方法、假设检验、效应量估计等是否符合科学要求；质量控制和质量保证措施是否有效；试验时间安排是否合理等。

3. 审查试验方案及相关试验文件的伦理合理性。包括：实施非治疗性临床试验（即对受试者没有预期的直接临床获益的试验）时，若受试者的知情同意是由其监护人替代实施，伦理委员会应当特别关注试验方案是否充分考虑了相应的伦理学问题以及法律法规；若试验方案中明确说明紧急情况下受试者或者其监护人无法在试验前签署知情同意书，伦理委员会应当审查试验方案是否充分考虑了相应的伦理学问题以及法律法规；伦理委员会应当审查是否存在受试者被强迫、利诱等参加临床试验的情况；伦理委员会应当审查知情同意书中不能采用使受试者或者其监护人放弃其合法权益的内容，也不能含有为研究者和临床试验机构、申办者及其代理机构免除其应当负责任的内容；伦理委员会应当确保知情同意书、提供给受试者的其他书面资料说明了给受试者补偿的信息，包括补偿方式、数额和计划等。

4. 审查研究者的资质。审查机构应对研究者的资质进行审查，包括其专业背景、临床实践经验和培训情况，确保其具备进行临床试验的能力和知识。

5. 保护受试者特别是弱势受试者的权益和安全。临床研究中常见的弱势群体包括老年人、孕产妇、儿童和青少年、失去自由的人、缺乏自理能力的个体以及等级关系中的弱势个体等。对于弱势群体参加研究，《赫尔辛基宣言》中强调，所有弱势群体和个人都需要特别的保护，仅当研究处于弱势人群的健康需求或优先权益同时又无法在非弱势群体中开展时，涉及相关弱势群体的医学研究才是正当的。弱势群体应当切实受益于研究获得的知识、实践或干预措施。保护措施包括确保受试者知情同意、隐私保护、风险评估和管理等，以确保受试者的权益得到充分尊重和保护。

检查方法和内容：查看伦理审查记录。

检查依据：《规定》第13条；GCP第12条（一）至（十）。

典型问题及缺陷：

1. 审查能力薄弱。伦理委员会委员缺乏良好的专业能力培训和继续教育，对一些前沿的科学技术及临床研究认识不足，影响审查的科学性，如部分委员对临床试验方案、知情同意书的审查要点掌握不足；伦理委员无新版GCP、伦理相关培训证书。

2. 未尽审查监督义务。伦理委员会对该中心作为参加单位的试验未做伦理审查或备案；未审查或备案病例报告表、预试验方案、患者日记卡、受试者招募广告、变更的方案和ICF；数例受试者的ICF签署时间早于伦理备案时间；试验开放给药期受试者签署"某药物慈善用药免责声明"替代ICF；主审委员在主审意见中提到受试者补偿事宜，但会议审查中未提及，修改意见也未体现。

3. 未按SOP审查。未按照SOP要求对试验进行会议审查或快速审查，而采用伦理备案的方式。

4. 伦理审查批件的内容问题。伦理审查批件未列明审查的方案和 ICF 版本号和版本日期；伦理审查批件由未经主任委员授权的委员签发；伦理审查批件中伦理委员会印章与同期其他批件不同。

5. 伦理审查决定的逻辑问题。所有表决票的意见均为"同意"，伦理审查批件的意见为"进行必要修正后同意"；伦理审查批件的日期早于审查会议原始记录的日期；主任委员签署接受中心伦理声明的日期早于申办者伦理申请提交的日期。

★A 9.2 审查临床试验实施中为消除对受试者紧急危害的试验方案的偏离或者修改、增加受试者风险或者显著影响临床试验实施的改变。

要点解读：这个规定的目的是确保在临床试验过程中，如果试验方案需要偏离或修改，或者需要进行改变可能增加受试者风险或显著影响试验实施的情况下，必须进行审查和评估，以消除对受试者的紧急危害。

检查方法和内容：查看方案偏离或修改等的审查记录。

检查依据：《规定》第 13 条；GCP 第 12 条（十一）。

典型问题及缺陷：

1. 试验方案偏离或修改未经伦理审查：如果试验方案需要进行重大偏离或修改，例如更改主要终点指标、增加新的治疗方法或药物，而没有经过伦理审查委员会的批准，即违反了规定。

2. 增加受试者风险未经伦理审查：如果试验方案的修改或变更可能增加受试者的风险，例如增加剂量、改变给药途径、引入新的不确定性因素等，而没有经过伦理审查委员会的批准，即违反了规定。

3. 试验实施改变未经伦理审查：如果临床试验实施过程中出现了显著的变化，例如研究人员更换、试验中断或暂停、数据处理方式改变等，而没有经过伦理审查委员会的批准，即违反了规定。

★A 9.3 对严重不良事件、可疑且非预期严重不良反应及可能影响受试者安全的其他信息的审查符合 GCP 及卫生健康主管部门的要求。

要点解读：除另有规定外，研究者应当将研究过程中发生的严重不良事件立即向伦理审查委员会报告；伦理审查委员会应当及时审查，以确定研究者采取的保护研究参与者的人身安全与健康权益的措施是否充分，并对研究风险与受益比进行重新评估，出具审查意见。

检查方法和内容：查看伦理委员会关于严重不良事件、可疑且非预期严重不良反应和其他安全性信息审查的 SOP 及相关审查记录。

检查依据：《规定》第 13 条；GCP 第 12 条（十一）。

典型问题及缺陷：

1. 缺乏相关的 SOP：伦理委员会没有制定相关的 SOP 来指导严重不良事件、可疑且非预期严重不良反应以及其他安全性信息的审查，或者 SOP 不符合 GCP 和卫生健康主管部门的要求。

2. 未进行审查或审查不充分：伦理委员会没有对严重不良事件、可疑且非预期严重不良反应以及其他安全性信息进行审查，或者进行的审查不充分，没有评估潜在的风险和影响；年度跟踪审查报告未体现严重不良事件上报及处理情况。

3. 未记录审查过程和结果：伦理委员会没有记录严重不良事件、可疑且非预期严重不良反应以及其他安全性信息的审查过程和结果，或者记录不完整、不准确。

4. 严重不良事件审查意见未按要求通报申办者等。

A 9.4 当临床试验未按照相关要求实施或者受试者出现非预期严重损害时,对暂停或终止该临床试验的必要性进行审查。

要点解读：伦理委员会有权暂停、终止未按照相关要求实施,或者受试者出现非预期严重损害的临床试验。

检查方法和内容：查看相关的审查记录。

检查依据：《规定》第 13 条；GCP 第 12 条（十二）。

典型问题及缺陷：

1. 未进行必要的审查：如果临床试验出现了违反相关要求的情况,例如试验实施过程中出现了重大偏离、违反试验方案、违反伦理审查委员会批准的变更等,而没有对此进行审查。

2. 未及时暂停或终止试验：如果临床试验出现了严重的非预期损害或风险,例如严重不良事件、不可逆的副作用、危及生命等,而没有及时暂停或终止试验。

A 9.5 对正在实施的临床试验定期跟踪审查。

要点解读：根据《药物临床试验伦理审查工作指导原则》有关规定,伦理委员会应对所有批准的临床试验进行跟踪审查,直至试验结束。跟踪审查包括修正案审查、年度跟踪审查、违背方案审查、提前终止试验审查、结题审查等。检查中发现有的伦理委员会仅注重对于初始研究方案的审查,而对于年度跟踪审查、研究方案的变动及修订等缺少必要的关注,跟踪检查工作存在缺位,未有效发挥伦理委员会的审查管理作用。

检查方法和内容：查看跟踪审查记录。

检查依据：《规定》第 13 条；GCP 第 12 条（十三）。

典型问题及缺陷：

1. 没有制定跟踪审查制度或者虽制定了跟踪审查制度,但执行情况不尽如人意。

2. 无跟踪审查相关操作指南,未对跟踪审查的审查方式、审查要素、审查意见处置等进行明确和规范,导致临床试验进行过程中的风险评估差异很大。

3. 跟踪审查培训不到位,委员审查能力欠缺,不能实现利用跟踪审查及时发现临床试验进行过程中的伦理问题和保护受试者的初衷。

4. 跟踪审查工作量大,审查资源匮乏,跟踪审查的委员少于 2 人。

5. 跟踪审查情况没有及时报告伦理委员会。

A 9.6 受理并处理受试者的相关诉求。

要点解读：伦理委员会的宗旨是保护受试者的权益,受理受试者投诉是伦理委员会的职责之一。伦理委员会应该及时受理受试者的投诉并协调处理,确保项目研究不会将受试者置于不合理的风险之中。

检查方法和内容：查看相关处理记录。

检查依据：《规定》第 13 条；GCP 第 12 条（十四）。

典型问题及缺陷：

1. 受试者反映相关诉求的渠道不够畅通。

2. 伦理委员会未制定受理受试者投诉的 SOP,未建立"受理—调查—审查—处理措施—持续跟踪—结果反馈"的闭环管理流程。

3. 伦理委员会没有对受试者的诉求进行适当的调查和处理,或者没有及时回应受试者。

4. 忽视受试者权益和安全：伦理委员会在处理受试者的诉求时，忽视了他们的权益和安全，没有采取适当的措施来解决问题。

A 9.7 伦理审查有书面记录，审查记录注明会议时间及讨论内容，审查意见形成书面文件。

要点解读： 伦理委员会应建立工作程序，所有会议及其决议均应有书面记录，并注明会议时间及讨论内容，会议审查意见应当形成书面文件。

检查方法和内容： 查看会议记录、批件等。这部分现场检查关注点包括：①会议审查、伦理批件日期、试验方案版本日期等时间线是否合理；②委员表决情况、审查结论与批件是否一致；③到会委员是否符合法定要求，如委员人数、背景组成、利益冲突回避等；④会议审查是否有会议讨论记录；⑤跟踪审查是否符合要求；⑥试验方案、知情同意书、招募方式和信息以及提供给受试者的其他书面资料等是否经伦理委员会审查。

检查依据：《规定》第13条；GCP第13条（三）（四）。

典型问题及缺陷：

1. 审查会议原始记录的问题。未保留审查会议原始记录或录音，仅有整理后的审查会议纪要；审查会议原始记录过于简单，未体现委员讨论过程；到会委员未签署无利益冲突声明；审查会议原始记录无主任委员签字，仅伦理秘书签字。

2. 表决票的问题。无表决票，以举手方式表决；表决票计数有误，实际投票数与汇总投票数不一致，或实际投票数与到会委员数不一致；"进行必要修正后同意"的表决票未提出修改意见。

A 9.8 会议审查意见的投票委员独立于被审查临床试验项目，参与会议的审查和讨论，表决票及审查结论与伦理审查批件一致。

要点解读： GCP规定，须建立独立的伦理委员会，其组成和工作不应受任何参与试验者的影响。但是在实际工作中，我国医学伦理委员会设立于医疗机构中，多数由各家医疗机构自行发起和组建，其成员由医院任命，委员多数为院内人员，审查项目也均为本院开展的临床研究，伦理委员会在组织框架和利益冲突上缺乏独立性。在伦理审查的常见问题中，初始会议审查的相关记录和审查结论与伦理批件的一致性和完整性问题发生的频率最高。

检查方法和内容： 查看会议记录、表决票和批件。

检查依据：《规定》第13条；GCP第13条（四）（五）。

典型问题及缺陷：

1. 投票委员有利益冲突，例如研究者审查表决时未回避，以委员身份参与投票。

2. 投票委员未参与会议审查和讨论，投票委员未能参与会议审查和讨论过程，或者没有充分了解被审查临床试验项目的情况。

3. 投票委员在会议上表决的结果和审查结论与伦理审查批件不一致，例如投票结果明显偏离或与批件内容相悖。

4. 到会委员组成不符合法规要求，如外单位委员/非医药专业委员/女性委员/法律专家委员缺乏，或以上几类委员集中为一人；到会委员不足全体委员的半数。

5. 初始会议审查的相关记录和审查结论与伦理批件的一致性和完整性问题。

6. 伦理委员会人员与机构人员交叉任职，如伦理委员会主任兼任机构副主任，伦理秘书为机构办公室主任的下属,伦理委员会受院长办公会领导等。

A 9.9 伦理委员会明确规定伦理审查时限。

要点解读: 伦理审查相关SOP应明确规定伦理审查时限,并符合相关法律法规要求。《涉及人的生命科学和医学研究伦理审查办法》规定:伦理审查委员会应当要求研究者提供审查所需材料,并在受理后30天内开展伦理审查并出具审查意见。情况紧急的,应当及时开展伦理审查。在疫情暴发等突发事件紧急情况下,一般在72小时内开展伦理审查、出具审查意见,并不得降低伦理审查的要求和质量。

检查方法和内容: 查看伦理审查相关SOP。

检查依据:《规定》第13条。

典型问题及缺陷:

1. 未设定明确的审查时限:伦理委员会没有明确规定伦理审查的时限,或者时限模糊不清。

2. 超过规定的审查时限:伦理委员会在规定的审查时限内未能完成审查程序,导致试验开始或继续受阻。

3. 未及时通知审查结果:伦理委员会在完成审查后未能及时通知研究人员审查结果,无法及时提供反馈和决策。

4. 快速审查项目不符合《药物临床试验伦理审查工作指导原则》快速审查标准;未按要求在最近一次伦理委员会会议上通报快速审查结果,会议记录中未体现快速审查结果通报情况等。

★A 9.10 伦理委员会保留伦理审查的全部记录,包括伦理审查的书面记录、委员信息、递交的文件、会议记录和相关往来记录等。所有记录至少保存至临床试验结束后5年。

要点解读: 该规定的目的是确保伦理委员会保留伦理审查的全部记录,并明确了保存记录的时间要求,确保审查程序的透明性、可追溯性和可验证性,以及为可能出现的监管审查提供必要的证据支持。

检查方法和内容: 查看伦理审查记录。

检查依据:《规定》第13条;GCP第15条。

典型问题及缺陷:

1. 审查记录保留不完整:没有保留伦理审查的全部记录,例如缺少书面审查记录、委员信息、递交的文件、会议记录和相关往来记录等。

2. 未按要求保存记录时间:伦理委员会未能将审查记录保存至临床试验结束后至少5年,或者提前销毁了审查记录。

药物临床试验机构监督检查要点
——专业部分（B）

B1 资质条件

药物临床试验机构中的各专业科室是机构的核心组成部分，机构办公室的各项管理措施最终都会落实到各机构专业科室执行，做好各专业科室的机构建设及规范管理是保证药物临床试验机构高效运转及质量控制的关键。如何进行机构专业的建设，使其步入规范管理的良性循环，成为机构管理者面临的重要课题。

★★B1.1 专业已在备案平台完成登记备案，无隐瞒真实情况、存在重大遗漏、提供误导性或者虚假信息或者采取其他欺骗手段取得备案的情况；备案完成后方可开展临床试验。

要点解读：根据《药物临床试验机构管理规定》和《医疗器械临床试验机构条件和备案管理办法》的要求，临床试验机构增加临床试验专业，需按照要求在国家药监局机构备案管理信息系统中备案，并应在备案平台完成相应备案后5个工作日内以书面或邮件等形式报告给省药监局。

检查依据：《规定》第5条。

检查方法和内容：查看备案平台信息。

典型问题及缺陷：
1. 未完成专业备案即开展临床试验。
2. 主要研究者等备案信息发生变化，但未按要求在备案平台中填写并提交变更情况。

★★B1.2 备案的专业场地符合所在区域卫生健康主管部门对院区（场地）的相关管理规定。

要点解读：备案的试验场地应当符合所在地卫生健康主管部门对院区（场地）的相关管理规定，原则上应在备案机构医疗机构执业许可证登记地址范围内。

检查依据：《规定》第5条（一）。

检查方法和内容：核实备案平台信息与实际地址，是否与执业许可证或其他相关文件一致。

典型问题及缺陷：因医院新、扩建或者搬迁，尚未进行医疗机构执业许可证登记地址变更，导致备案的试验场地不在备案机构医疗机构执业许可证登记地址范围内。

★B1.3 开展以患者为受试者的药物临床试验的专业与医疗机构执业许可的诊疗科目相一致；开展健康受试者的药物Ⅰ期临床试验、生物等效性试验的专业为Ⅰ期临床试验研究室专业。

要点解读：根据《药物临床试验机构管理规定》，开展以患者为受试者的药物临床试验专业应当与医疗机构执业许可的诊疗科目相一致。机构应根据试验项目特点、方案要求及风险分析合理安排承接项目的专业和试验现场。开展健康受试者的药物Ⅰ期临床试验和生物等效性试验的专业应为Ⅰ期临床试验研究室专业，这是为了确保专业人员具备临床试验的相关知识和技能，能够安全有效地进行Ⅰ期临床试验和生物等效性试验。

检查依据：《规定》第5条（一）。

检查方法和内容：查看医疗机构执业许可证。

典型问题及缺陷：

1. 在药物临床试验开展期间承担试验的专业科室不具有与试验药物相关的专业资格。
2. 药物临床试验经获得专业资格的科室承接，但实际由未获得专业资格的科室实施。
3. 整改期间承接新试验。机构或专业在机构资格认定复核检查时被监管部门要求整改，整改期间承接新的药物临床试验。

B1.4 专业具有与承担药物临床试验相适应的床位数、门急诊量。

要点解读：具有能满足临床试验需要的其他场所和设施设备。开展Ⅰ期药物临床试验、生物等效性试验的场所与设施设备还应符合以下要求：应具有开展Ⅰ期试验所需的空间。具有相对独立的、安全性良好的病房区域，保障受试者的安全性及私密性。应设有知情区、筛选区、采血区、餐饮区、配餐室（如需）、活动区、生物样本处理/贮存区、寄物区、医护人员工作区、监查员办公室等功能区，且布局合理，关键区域应配有紧急呼叫系统、门禁控制等，具有安全良好的网络和通信设施。具有满足生物样本处理及贮存的离心机、低温冰箱、温度监控系统等设施设备，确保生物样本的质量安全，开展疫苗临床试验还应具备国家规定的疫苗试验现场条件。

检查依据：《规定》第5条（五）。

检查方法和内容：检查科室现场，与备案平台核对。

典型问题及缺陷：

1. Ⅰ期药物临床试验研究室场所设置不规范，如功能区块划分不合理，安全通道均未设门禁，生物样本处理操作台使用普通书桌等。
2. Ⅰ期临床试验病房同时开展2个试验项目，预计24张床位的空间入住了46名受试者。

★B1.5 具有必要的抢救设备设施和急救药品，保证受试者可迅速得到救治或转诊。

要点解读：具有急危重症原地抢救以及迅速转诊的设施设备及能力，抢救室应配备必要的抢救、监护仪器设备（如心电监护仪、心电图机、除颤仪等，并具有供氧和负压吸引装置，必要时应配备呼吸机），具有可移动抢救车，配有抢救药品和简易抢救设备，抢救设备状态良好，其种类、有效期、数量及管理能够满足临床试验急救的需要。仪器设备管理应由专人负责，操作人员具有适当资质并经过操作培训。仪器设备标识清晰、准确，并按要求进行校准、验证、维护和使用，并保留相应记录。

检查依据：《规定》第5条（六）。

检查方法和内容：现场检查抢救条件、急救药品等。

典型问题及缺陷：急救设施设备管理不规范：如应急呼叫装置多病床共用；抢救室有普通患者入住；抢救车未配置锁扣；抢救车部分药品未按照药品说明书要求保管，近效期药品未按要求贴上近效期标签等。Ⅰ期临床试验病房无抢救室及相关的抢救设备设施；Ⅰ期临床试验病房的同楼层病区无抢救室，抢救室设置在其下二层的肿瘤血液科，抢救车置于离心室。

★B1.6 具有适当的受试者接待场所，能够满足知情同意、随访等需要。

要点解读：受试者接待场所是指在临床试验过程中，为受试者提供接待、等候和咨询等服务的场所，要求有助于提供一个安全、舒适和保护隐私的环境，以提高受试者参与临床试验的积极性。受试者接待场所应满足以下要求：

1. 安全性：受试者接待场所应具备安全的环境，包括防火、防盗、防灾等方面的设施和措施，以确保受试者的人身安全。

2. 私密性：受试者接待场所应提供私密的环境，以保护受试者的隐私权。这包括提供独立的咨询室或隔离区域，以便受试者与研究人员进行私密的交流。

3. 舒适性：受试者接待场所应提供舒适的环境，包括宽敞明亮的等候区、舒适的座椅、充足的通风和合适的温度控制等，以确保受试者在等待过程中感到舒适。

4. 卫生与卫生设施：受试者接待场所应具备良好的卫生条件，并配备洗手间、洗手液、纸巾等基本卫生设施，以保障受试者的卫生和健康。

5. 辅助设施：受试者接待场所可以提供一些辅助设施，如饮水机、咖啡机、阅读材料等，以提供额外的舒适和便利。

检查依据：GCP第7条。

检查方法和内容：现场检查受试者接待场所。

典型问题及缺陷：

1. 如受试者知情谈话室与示教室或办公室共用，私密性不强。
2. 受试者接待室缺少房间标识。
3. 使用落地玻璃窗和玻璃门，缺乏私密性。
4. 场所周围噪声过大、内部设施声音过大、人员拥挤等，可能分散受试者的注意力。

★B1.7 具有试验用药品储存设备设施及温湿度监控记录（如适用）。

要点解读：

1. 试验用药品储存设备设施：临床试验机构应配备符合要求的储存设备和设施，以确保试验用药品的储存条件符合规定。这可能包括冷藏箱、阴凉箱、空调等设备，以满足试验用药品的特定储存需求。

2. 温湿度监控设备：为了确保试验用药品在储存过程中的温湿度符合要求，临床试验机构应配备独立、稳定、验证准确的温湿度记录设备。通过定期监测和记录温湿度数据，可以及时发现温湿度异常情况，并采取相应的措施进行调整和修正。

3. 适用性：需要根据具体试验用药品的特性和要求来确定是否适用于温湿度监控记录。某些试验用药品可能对温湿度更为敏感，因此需要进行更为严格的监测和记录。

4. 监控记录内容：温湿度监控记录应包括试验用药品储存区域的温度、湿度等数据，并记录在相应的记录表或系统中。记录内容应包括时间、地点、测量数值等信息，以便后续的分析和审查。

检查依据：《规定》第5条（三）；GCP第21条。

检查方法和内容：现场检查药品储存条件。

典型问题及缺陷：

1. 储存设备不符合要求。缺乏冷藏箱、冰箱等储存设备或者设备老化、损坏或功能不正常等，导致储存条件无法满足要求，影响试验用药品的质量和安全性。

2. 温湿度监控设备没有定期校验。可能使用不准确或未经验证的温湿度监控设备，导致记录的温湿度数据不准确或不可靠，无法及时发现温湿度异常情况，影响试验用药品的质量和安全性。

3. 监控记录不完整或有错误。如遗漏记录、记录内容不清晰或不准确等。这可能导致无法准确了解试验用药品储存条件的情况，影响对温湿度异常的及时发现和处理。

4. 监控频率不足。即未按规定的频率进行温湿度监测。这可能导致无法及时发现温湿度异常情况，增加试验用药品质量和安全性的风险。

5. 温湿度异常处理不及时。如在温湿度监控中发现异常情况，未能及时调整储存条件或采取其他必要的措施。这可能导致试验用药品受到质量和安全的影响。

★B 1.8 具有专用的试验资料保管设施。

要点解读： 具有专用的试验资料保管设施。试验资料有专人管理。试验资料管理记录完整、及时。试验资料保管设施满足防火、防潮、防盗、防虫、防水、防磁等要求。试验资料分类保管，标识清楚。

检查依据：《规定》第5条（三）；GCP第79条。

检查方法和内容： 现场检查试验资料保存条件。

典型问题及缺陷：

1. 试验资料管理不规范。如缺乏专人负责、记录不完整或不及时等。

2. 试验资料保管设施不符合要求。如可能存在不符合防火、防潮、防盗、防虫、防水、防磁等要求的情况。

3. 试验资料分类和标识不清晰。试验机构可能存在试验资料分类和标识不清晰的情况，如未能对试验资料进行正确分类和标识，这可能导致试验资料的查找和使用变得困难，影响试验过程和结果的可靠性。

4. 试验资料保管设施缺乏安全控制。如访问权限控制、监控摄像等，这可能导致试验资料的安全性受到威胁，容易被未经授权的人员访问或篡改。

B 1.9 临床试验相关仪器设备管理由经过培训的专人负责。

要点解读： 临床试验机构应指定专人负责试验相关仪器设备的管理工作，包括设备的日常维护、校准、记录和报废等。这个专人应具备相关的培训和背景知识，能够熟悉并理解试验仪器设备的操作和维护要求，确保试验仪器设备的正常运行。

检查依据：《规定》第5条（三）。

检查方法和内容： 现场检查人员培训记录。

典型问题及缺陷：

1. 缺乏专人负责。未指定专人负责仪器设备管理，可能导致仪器设备的管理工作无人监督和落实，增加了仪器设备出现问题和故障的可能性。

2. 专人培训不足。即专人未经过充分的培训或培训内容不全面，对仪器设备的操作、维护和故障排除等方面的知识和技能不足，影响仪器设备的有效管理和使用。

B 1.10 仪器设备标识清晰、准确，并按要求进行校准、验证、维护和使用，保留相应记录。

要点解读：

1. 标识清晰、准确。试验机构应对仪器设备进行标识，确保标识清晰、易于辨认，并准确反映仪器设备的相关信息，如设备名称、型号、出厂编号等。这有助于识别和区分不同的仪器设备，方便管理和使用。

2. 校准、验证和维护。试验机构应按照规定的要求对仪器设备进行校准、验证和维护。校准是通过与已知标准进行比较，确认仪器设备的准确度；验证是确认仪器设备能够满足特定的要求和规范；维护是对仪器设备进行定期保养和维修，以保持其正常运行状态。

3. 记录保留。试验机构应保留仪器设备校准、验证、维护和使用的相关记录。这些记录应包括校准结果、验证报告、维护记录、使用日志等，以便追溯仪器设备的历史情况和操作过程。

检查依据：《规定》第5条（三）。

检查方法和内容：现场检查仪器设备标识和相关记录。

典型问题及缺陷：

1. 标识不清晰或不准确。例如，标识信息模糊、易于磨损或错误，无法准确辨认仪器设备的名称、型号或其他关键信息。

2. 校准、验证和维护不及时。未按照规定的周期进行校准、验证和维护，导致仪器设备的准确性、可靠性和稳定性受到影响。

3. 记录不完整或不准确。对仪器设备的校准、验证、维护和使用等未能及时、完整地进行记录，如缺失仪器保养、维修、校验记录和档案等文件。更换试剂盒或仪器后，没有及时在机构备案。

B1.11 若为首次备案后新增的专业，形成新增专业评估报告，按照备案平台要求填录相关信息及上传评估报告。

要点解读：首次备案后新增的专业指在机构首次完成备案后，后续新增的专业。备案完成后，机构可能根据需要扩展试验范围，增加新的专业领域。机构在新增专业前应进行专业评估，评估报告是对新增专业的评估结果的总结和记录，应包括评估的目的、方法、结果和结论等内容。机构在备案平台上需要按照备案要求填写与新增专业相关的信息。这些信息可以包括新增专业的名称、研究人员信息、专业门诊/住院人数、床位数和病源病种等。机构需要将完成的新增专业评估报告上传至备案平台。这样可以让监管部门了解机构新增专业的情况，并对其进行评估和监督。

检查依据：核对备案平台新增专业评估报告。

检查方法和内容：《规定》第8条。

典型问题及缺陷：

1. 相关信息填录错误或遗漏。在填录相关信息时，机构可能存在填写错误或遗漏的情况。例如，新增专业的名称、研究人员信息、专业门诊/住院人数等信息可能填写错误或未填写完整，导致备案平台上的信息与实际情况不符。

2. 评估报告不完整或不准确。评估报告可能存在信息不完整或不准确的问题。评估报告应包括评估的目的、方法、结果和结论等内容，如果这些内容缺失或错误，可能导致对新增专业的评估不全面或不准确。

3. 评估报告未按要求上传。未按照备案平台要求将完成的新增专业评估报告及时上传，这可能导致监管部门无法及时了解新增专业的评估情况，影响对新增专业的审核和监督。

B2 研究人员

规范管理下的专业 GCP 团队应由专业组项目负责人（PI）、研究者、专业秘书、药物管理员、资料管理员、质控员等6个岗位的人员组成。专业科室应根据研究领域确定学科带头人作为PI,一般由从事临床工作十年以上、医学教研工作突出的高年资临床医师担任,能够制定科学合理的临床试验方案,从研究设计上保证临床试验质量。选择若干中青年临床医师作为项目的研究者,要求具有科学的研究态度和严谨踏实的工作作风,能够深入贯彻落实GCP理念,将其精髓融入临床医疗工作中,确保受试者的权益和项目质量。专业秘书主要职责是做到及时地上传下达,与机构办公室保持紧密联系,将一些新的临床试验信息及时传达给科室团队,并把科室存在的问题和困难反馈给机构办公室,使困难和问题能够得到及时的解决,在医院机构办公室的指导下协助专业负责人做好科室建设,并组织科室团队完成制度建设及内部培训。药物管理员一般由科室参加过GCP培训及机构办公室组织的药物管理专项培训的护理人员兼任,能够按照项目方案的要求配合研究者,做好与中心药房的交接及科室药物管理工作。资料管理员主要管理本专业两部分资料,一是科室相关制度及标准操作规程(SOP)等资料,二是在研项目的资料。质控员是指专业的二级质控人员,主要负责对本专业开展的各项目进行质量控制和检查,一般不直接参加项目研究,应对临床试验的基本流程和各项要求非常熟悉,按计划对在研项目进行质控,以及时发现并反馈存在的问题。

★B2.1 专业具有开展临床试验所需要的足够数量的临床医生、护士和其他相关人员(如临床研究协调员等)。

要点解读: 为保证临床试验的顺利开展,PI应建立合理的临床试验团队,确保临床试验中的实验室检查、医疗诊治、安全性评估等由具有资质的人员进行,确保临床试验原始病历记录完整,受试者病史、用药史、知情同意、疗效评价、随访、给药、不良事件等记录完整,试验过程遵循方案要求。

检查依据: GCP第17条。

检查方法和内容: 检查专业人员组成、查看研究人员简历等。

典型问题及缺陷:

1. 人员不足。该专业缺乏足够数量的临床医生、护士和其他相关人员,无法满足临床试验项目的需求。没有充足的人员配备,导致工作负荷过大,影响试验工作的质量和效率。

2. 人员资质不符合要求。该专业的人员没有相关的专业背景和资质,无法胜任临床试验工作。未对本专业的人员进行必要的培训和培养,导致其专业能力不足。

3. 人员分配不合理。该专业没有明确人员的职责和权责,导致工作分工不清,影响试验工作的协调与推进,或人员分工不合理,导致一些重要职责没有得到充分的人员支持。

4. 缺乏专业协调员等相关人员。该专业临床试验任务繁重,但没有配备专业协调员等相关人员,导致项目管理和数据管理等方面存在困难。

★B2.2 研究人员具有临床试验所需的学历和专业背景,具有相关专业知识、能力、法规等的培训经历,掌握药物临床试验技术与相关法规,能承担药物临床试验。

要点解读: 除了人员本身的专业性和经验问题,对试验人员的培训也是必不可少的环节。常见问题中大部分是由于参与者对试验方案、流程不熟悉所致,如何保证研究者和CRA准确地操作和执行试验方案成为质量控制的关键。定期的有效培训能起到重要作用,但培训不能走马观花,只讲轮廓,培训内容应覆盖试验过程中所有细节和早期预知的风险,包括过程文件的记录、受试者的化验检查是否遗漏、受试者访视是否及时、知情同意书及各类文件的签署、AE/SAE的记录、试验药物的管理等,在试验过程中对于经常出现的问题,要根据相应的问题重点进行培训。定期有效的培训不仅可以保证临床试验的顺利进行，研究者能更好地完成试验，处理试验过程中的突发事件，同样也是对受试者权益的一种保障。

检查依据：《规定》第5条（四）；GCP第16条（一）（三）。

检查方法和内容：查看研究人员简历、培训记录等，必要时面谈。

典型问题及缺陷：

1. 研究人员缺乏相关专业的学历或专业背景，无法满足药物临床试验所需的专业知识和能力，可能存在操作不当或违规行为。

2. 研究人员未接受必要的培训，缺乏对药物临床试验技术和相关法规的了解和掌握，导致其在试验过程中无法正确操作或遵循相关法规。

★★B2.3 研究者具有高级职称，参加过3个以上药物临床试验。

要点解读：机构由资格认定调整为备案管理后，对新增专业主要研究者的要求之一是"参加过3个及以上药物临床试验"。一般认为这3个以上药物临床试验应当是已经完成的药物临床试验，这些药物临床试验应当以注册为目的，即经过国家药品监督管理部门批准或备案。注册临床试验主要包括根据临床试验通知书、药品临床试验批准文件和药品注册批准文件实施的临床试验。其他省可参照省局的具体要求。

检查依据：《规定》第5条（四）。

检查方法和内容：查看职称证明及参加药物临床试验的证明材料。

典型问题及缺陷：

1. 主要研究者参加的药物临床试验不全是注册类药物临床研究，有研究者发起的药物临床研究，有上市后的临床研究。

2. 主要研究者参加的药物临床研究未完成，仍在进行中。

3. 主要研究者在"3个以上临床试验"的参与范围及程度低。

B2.4 研究者有权支配参与临床试验的人员，具有使用临床试验所需医疗设施的权限。

要点解读：从目前来看，承担一项临床试验的临床研究中心必须有一个优秀的研究团队，在研究团队中应有项目负责人、研究医生、研究护师、药品管理员、资料管理员、数据管理员、质量控制员以及CRC等，且每个人的分工明确、精诚团结，才能顺利、高质量地完成一项临床试验。研究者应具有机构的执业资格，如果是外单位人员，不仅在时间上难以保障，也难以调动机构内的相关资源。

检查依据：GCP第17条（三）。

检查方法和内容：查看执业资格证书、职称职务证明，面谈研究者。

典型问题及缺陷：研究者无权支配参与临床试验的人员，不具有使用临床试验所需医疗设施的权限。

★B2.5 研究医生和研究护士具有在本机构的执业资格，其他研究人员（如临床研究协调员等）与本机构通过合同等方式约定提供服务。

要点解读：在人员方面有两点新内容：其一，强调对受试者的相关医学判断和处理，必须由临床试验所在机构具有执业资格的医护人员执行并记录；其二，强调向受试者或其法定代理人解释试验内容并获得知情同意的研究者或指定研究人员，应为经过授权的研究人员，且具备在临床试验所在医院的执业资质。

检查依据：GCP第16条（一）。

检查方法和内容：查看执业资格证书、聘用合同等。

典型问题及缺陷：

1. 参与试验的研究医生或研究护士没有本机构的执业资格。
2. 临床研究协调员私自参与临床试验工作，而未与本机构签订正式合同或约定。
3. 研究人员从事超出其专业范围的工作或研究人员未经过必要的培训和认证，就参与临床试验工作。

B3 文件体系

专业的药物临床试验质量体系文件应符合现行法律法规及国家有关规定，具有专业特色，能满足本专业药物临床试验实际工作需要，应及时更新和完善，具有可操作性，并遵照执行。专业药物临床试验管理制度和标准操作规程，包括但不限于以下几方面：本专业试验方案设计、受试者知情同意、受试者筛选和入选、试验用药品管理、生物样本管理、试验档案管理、培训管理、质量管理、本专业急救预案、安全性信息的记录、报告和处理、紧急破盲、本专业仪器管理和使用等。文件的起草、审核、批准、生效、修订、发放、回收、销毁等符合机构/专业相关管理制度及标准操作规程的要求。应当按照《药物临床试验必备文件保存指导原则》的要求，对药物临床试验项目必备文件进行管理，确保被保存的文件易于识别、查找、调阅和归位，并留存相关记录。

★B 3.1 建立能满足临床试验实际工作需要的管理制度和 SOP 等文件体系。

要点解读：专业科室应建立满足临床试验实际工作需要的管理制度和 SOP 等文件体系，并加强对管理制度和操作规程的培训，确保相关人员明确自身职责，保证各种试验实施和仪器符合要求，指导试验方案的设计和实施，数据的收集和处理，结果的分析和总结，资料的撰写和归档，以及质量保证系统有效地运行，确保试验数据和结果的准确性和可靠性。

检查依据：《规定》第 5 条（十）；GCP 第 16 条（六）。

检查方法和内容：查看相关管理制度、SOP 和执行情况。

典型问题及缺陷：

1. SOP 不全面或不准确，未能覆盖试验操作的各个环节和要求。例如，Ⅰ期临床试验研究室未见生物样本管理 SOP；SOP 未规定明确的质控计划、培训计划。
2. SOP 可操作性不强，如文件规定由研究者负责试验用药物的保存和使用，进行记录和保存。
3. SOP 未体现本专业特色，同一机构同期备案的新专业，制度文件千篇一律：如急诊科等特殊科室在知情同意过程中未体现特殊人群或紧急情况下开展知情同意的要求和流程。
4. 管理文件未及时更新。如未根据新版 GCP 要求规定报告 SAE；参考文献引用的仍是旧版的 GCP；部分制度、SOP 与机构新制定的制度不一致。

★B 3.2 具有本专业防范和处理药物临床试验中突发事件和常见严重不良事件等安全性事件的应急预案。

要点解读：为确保试验参与者的安全和权益，专业科室应建立完善的应急预案，并确保其与实际情况相匹配。同时，还需要对相关人员进行培训和演练，以提高应对突发事件或严重不良事件的能力。有效的沟通和合作机制也是确保应急预案有效执行的关键。定期的审核和更新是保持应急预案有效性的重要措施。

检查依据：《规定》第5条（十一）。

检查方法和内容：查看应急预案和执行情况。

典型问题及缺陷：

1. 专业科室没有建立针对药物临床试验突发事件和常见严重不良事件等安全性事件的应急预案，导致在发生相关事件时无法及时作出应对；或应急预案中规定的流程、应对措施等与临床试验机构专业科室的实际情况不匹配，导致在发生事件时无法顺利实施。

2. 应急预案不完善或过时。应急预案在制定之后长时间未进行更新，导致其中的流程、责任分工、应对措施等不再符合最新的法规要求或最佳实践。

3. 缺乏培训和演练。专业科室缺乏对相关人员进行应急预案培训和演练，导致在实际操作中无法有效地应对突发事件或严重不良事件；或专业科室与其他相关部门（如医院急诊科、药品监管部门等）缺乏有效的沟通和合作机制，导致在应对突发事件或严重不良事件时无法及时协调资源和信息。

B 3.3 管理制度和SOP具有可操作性且更新和完善及时。

要点解读：为确保试验的质量和可靠性，专业科室应确保其质量体系文件符合现行法律法规及有关规定，并具备专业特色，能满足实际工作需要。同时，还需要定期更新和完善文件内容，以适应新的法规要求或最佳实践。文件应具备可操作性，提供明确的操作指导和要求。最重要的是应严格按照文件要求执行，确保试验在合规和规范的框架内进行。

检查依据：《规定》第5条（十）；GCP第16条（六）。

检查方法和内容：查看相关管理制度和SOP。

典型问题及缺陷：

1. 缺乏专业特色：一份药物临床试验质量体系文件未考虑本专业的特点和需求，导致无法满足药物临床试验实际工作的需要。

2. 更新和完善不及时：一份药物临床试验质量体系文件长时间未进行更新和完善，未能及时适应新的法规要求或最佳实践。

3. 不具备可操作性：一份药物临床试验质量体系文件过于抽象或缺乏具体操作指导，导致试验人员无法清晰理解和执行相关要求。

4. 不遵照执行：试验机构在制定了药物临床试验质量体系文件后，未能严格按照文件要求执行，导致试验过程中出现了不符合规定的行为。

B 3.4 管理制度和SOP的起草、审核、批准、生效、修订、废止等符合机构/专业相关管理制度及SOP的要求。

要点解读：须把SOP文件的起草、审核、批准、颁发、修订、改版、撤销、归档、保存等一系列制度建立起来，使所有SOP文件（包括各项标准操作规程和记录）能合法地产生、使用、变更及撤销，使工作现场的文件均为合法的现行版本文件，真正起到标准规范的作用。制定SOP的标准操作规程包括：①SOP的制定；②SOP的审核和批准；③SOP的颁发；④SOP的培训；⑤SOP的归档与保存；⑥SOP的修订；⑦SOP的撤销；⑧SOP编码原则。

检查依据：《规定》第5条（十）；GCP第16条（六）。

检查方法和内容：查看相关管理制度和SOP。

典型问题及缺陷：

1. 机构没有制定关于管理制度和 SOP 起草、审核、批准、生效、修订、废止的标准操作规程。

2. 缺乏明确的起草人员责任和要求，SOP 起草人员未充分了解实际操作流程和需求，导致 SOP 无法准确指导实际操作；起草过程中未充分考虑相关法规、指南，导致 SOP 与 GCP 要求不一致。

3. 审核、批准人员权限不明确或不符合要求，导致 SOP 的审核、批准流程不规范。

4. 生效日期未明确规定或生效通知未及时发送或未覆盖到相关人员，导致 SOP 的执行受到影响。

5. 修订程序不规范或不完整，导致 SOP 的修订过程缺乏有效的控制和记录；修订记录未及时更新或保存，导致 SOP 的版本管理混乱或丢失。

6. 废止程序不规范或不完整，废止记录未保存或未及时通知相关人员，使得废止 SOP 的信息无法传达和执行。

B4 项目运行管理

应根据承担项目数量并结合科室特点参照上述内容建立专业自身的质量管理体系。专业负责人应安排与试验工作量相适应的研究人员，包括研究医师和研究助理，同时应安排一位熟悉药物临床试验的副主任或高年资医师负责本专业的药物临床试验质量管理，其负责组织本专业的管理文件的起草，负责组织有关人员的学习和培训，负责及时获取机构办公室、申办者、药监当局等检查发现的问题，分析问题的原因，提出改进措施，及时将有关情况通报专业负责人。专业应建立定期的体系内沟通机制，如在科室周会或科室医疗例会上进行药物临床试验有关情况的通报和培训，特别是发现的问题和改进措施的落实。专业负责人应定期组织有关人员对质量体系进行自我评估，原则上每半年 1 次，至少每年 1 次，对前期发现的问题和可能会发生的问题进行原因分析，优化工作流程，修订管理文件，加强人员再培训，实现持续改进。

★B4.1 研究者在临床试验约定的期限内保证有足够的时间实施和完成临床试验，能监管研究人员执行方案并采取措施实施管理。

要点解读： 研究者本人要确保在临床试验约定的期限内，有足够的时间实施和完成临床试验。研究者在临床试验期间确保所有参加临床试验的人员充分了解试验方案及试验用药品，明确各自在试验中的分工和职责，确保临床试验数据的真实、完整和准确。研究者还要确保当受试者在临床研究过程中发生不良事件时，能够得到充分的医疗照顾。临床试验周期长、程序复杂，主要研究者可能面临时间管理方面的问题，特别是当他们同时承担多个研究项目或其他职责时，可能导致研究进展缓慢或无法有效管理研究团队。

检查依据： GCP 第 17 条（二）。

检查方法和内容： 查看研究者执业资格证书、项目管理文件，面谈研究者，查看该研究者近 3 年开展临床试验的清单，研究者应当说明其研究团队、时间、资源、质量管理措施等与所开展临床试验的匹配情况（特别是对同期承担试验项目较多，如超过 30 项的研究者）。

典型问题及缺陷：

1. 研究者过度承担多项试验。一些研究者可能在同一时间参与多个临床试验，导致时间和精力分散。这可能会导致研究者无法充分监管和管理各项试验的执行，影响试验的质量和进展。

2. 人力资源不足。如果研究团队人员不足，研究者可能会面临时间和精力不足的问题，试验的执行和管理可能会受到影响。

B 4.2 研究者全面负责所承担临床试验的运行和质量管理，确保临床试验各环节符合要求。

要点解读：研究者是实施临床试验并对临床试验质量及受试者权益和安全负责的试验现场的负责人。研究者在临床试验期间有权支配参与临床试验的人员，具有使用临床试验所需医疗设施的权限，正确、安全地实施临床试验。研究者在临床试验期间确保所有参加临床试验的人员充分了解试验方案及试验用药品，明确各自在试验中的分工和职责，确保临床试验数据的真实、完整和准确。

检查依据：GCP 第 11 条（六），第 17 条（三）（四）。

检查方法和内容：面谈研究者，了解相应措施。

典型问题及缺陷：

1. 研究者或研究人员在试验过程中存在不符合规定的操作行为。例如，未按照试验方案要求进行试验操作、未按照严格的随机化程序进行受试者分组、未满足入选标准的受试者被纳入试验等。

2. 研究者未能有效监管和管理试验过程，导致试验质量受到影响。例如，未能及时监测和审核试验数据、未能及时处理试验中的问题和不良事件等。

3. 数据质量问题：研究者未能确保试验数据的准确性、完整性和可靠性。例如，数据录入错误、遗漏或者未能及时纠正数据异常等问题。

4. 研究者未能做好试验文档的管理工作，包括试验方案、受试者知情同意书、数据记录表等。例如，试验方案缺失、知情同意书未及时更新、数据记录不完整等。

B 4.3 研究者确保临床试验的实施遵守利益冲突回避原则。

要点解读：临床研究以预期获得保护和促进人类健康所需的知识和方法为主要目标；然而，研究利益相关方，如研究者、研究机构、申办方，以及伦理委员会都可能存在其他获益（如名誉或金钱激励），这些利益可能与依照伦理原则开展科学研究发生冲突。

检查依据：GCP 第 10 条。

检查方法和内容：查看研究者的无利益冲突声明，其他研究人员如有利益冲突，应提供利益冲突声明。

典型问题及缺陷：

1. 研究者或其直系亲属（包括直系血亲、直系姻亲，如配偶、子女等）、合伙人与研究项目申办者之间存在经济利益，或在申办者公司担任职务，或与研究项目申办者之间有直接的家庭成员关系。

2. 机构的法定代表人和（或）药物临床试验机构主任与临床试验项目申办者及其委托方存在经济利益关系。

3. 医疗机构法定代表人和（或）药物临床试验机构主任同时兼任伦理委员会主任委员，可能出于对机构的名誉和经济利益的考虑，左右伦理审查结果。

★B 4.4 研究者授权具备相应资质的人员承担临床试验相关的职责，明确职责权限，所授权的职责符合临床医疗常规和相关法规要求，保存有研究者签署的职责分工授权表，相应人员在授权范围内开展工作。

要点解读：研究者和临床试验机构授权个人或者单位承担临床试验相关的职责和功能，应当确保其具备相应资质，应当建立完整的程序以确保其执行临床试验相关职责和功能，产生可靠的数据。研究者和临床试验机构授权临床试验机构以外的单位承担试验相关的职责和功能，应当获得申办者同意。2020版在人员方面有两点新内容：其一强调对受试者的相关医学判断和处理，必须由临床试验所在机构具有执业资格的医护人员执行并记录；其二强调向受试者或其法定代理人解释试验内容并获得知情同意的研究者或指定研究人员，应为经过授权的研究人员，且具备在临床试验所在医院的执业资质。

检查依据：GCP 第 16 条（四）（六），第 17 条（四）。

检查方法和内容：查看临床试验分工授权表。

典型问题及缺陷：

1. 授权不合理。入组标准判定、AE 级别判定和相关治疗、AE 与试验药物关系判定等工作被授权给护士、药师、PI 的在读研究生甚至监查员，导致非临床医师的研究人员实施了医疗相关的研究工作。这类情况不利于保护受试者安全，也埋下了医疗纠纷的隐患。

2. 被授权人员缺乏相应资质。例如，某研究人员参与了研究病历书写、心电图检查结果判定，有执业医师资格证书，但未见执业医师执业证书；缺乏执业资质的研究人员进行知情同意解释；研究者或研究护士 GCP 证书及其他资质证书不全（如医师执照和注册证等）；研究者简历不完整；研究者 GCP 证书日期晚于试验授权日期；对受试者进行相关医学判断、处理及记录的研究人员的医师执业地点不在本机构。

3. 未经授权参与临床试验。例如，未经授权的人员进行试验药物的调配或受试者随访等工作；非医护人员对受试者的不良事件进行医学判断和处理。

4. 未保存职责分工授权表，无法提供证据证明已经明确授权相应的人员承担临床试验相关职责。

5. 研究者和临床试验机构授权临床试验机构以外的单位承担试验相关职责和功能时未获得申办者的同意。例如，在试验进行过程中，研究者未经申办者同意将数据管理职责授权给第三方机构。

B 4.5 研究者确保所有参加临床试验的研究人员经过试验方案、试验药物等相关培训，留有培训记录。

要点解读：临床试验的质量很大程度上取决于研究人员的专业水平和认知态度，这就离不开临床试验培训。高效的临床试验培训是提高研究人员专业技能和素质、保证临床研究遵循方案和 GCP 的重要环节。研究者应熟悉申办者提供的试验方案、研究者手册、试验药物相关资料信息，在临床试验期间确保所有参加临床试验的人员充分了解试验方案及试验用药品，明确各自在试验中的分工和职责，确保临床试验方案的顺利实施。培训可由机构办和项目组两个层面进行。机构办层面进行的培训主要为研究者必须掌握的临床试验基本要求，包括 GCP、临床试验常用研究技术以及通用的临床试验相关 SOP 等。项目组层面进行的培训主要是针对临床试验实施的具体环节，包括入选/排除标准、给药方案、试验药物管理、随机过程、疗效指标数据的采集等。

检查依据：GCP 第 16 条（二）、第 17 条（四）。

检查方法和内容：查看相应培训记录。

典型问题及缺陷：

1. 培训时间不足。有些研究机构可能只提供了简短的在线培训课程，时间很短，只涵盖了基本的 GCP 知识和要求。这样的培训可能无法充分覆盖临床试验中的各个方面。

2. 培训内容针对性不强。临床试验的知识体系庞大，涉及不同的专业、部门、岗位，实际中一些机构 GCP 培训的知识点杂乱、实用性低，影响培训对象的积极性。

3. 培训覆盖面不全。有时，研究机构可能只对主要研究人员进行培训，而其他参与临床试验的人员，如研究助理、数据管理人员等，可能没有接受相关的培训。这样可能导致整个研究团队对GCP要求的理解和执行不一致。

4. 培训效果未进行评估。在培训结束后没有采取知识和技能测试、跟踪调查、收集反馈意见和绩效评估等方式对培训效果进行评估，无法确定培训的有效性和研究人员对GCP原则和实践的理解程度。

★B 4.6 研究者监管所有研究人员执行试验方案；为了消除对受试者的紧急危害，在未获得伦理委员会同意的情况下，研究者修改或者偏离试验方案，应当及时向伦理委员会、申办者报告，并说明理由，必要时报告药品监督管理部门。

要点解读：研究者应监管所有研究人员执行试验方案，并采取措施实施临床试验的质量管理。研究者或者其指定的研究人员应当对偏离试验方案予以记录和解释。当试验中发生的不良事件具有严重的健康威胁或危害受试者生命安全时，或当出现新的安全信息，表明试验药物或治疗措施可能存在未知的严重风险或危害。为了消除这种紧急危害，可能需要修改或偏离试验方案。在这些情形下，研究者可能需要采取紧急措施，例如调整药物剂量、修改治疗方案、增加或减少随访时间等，以消除对受试者的紧急危害。然而，任何试验方案的修改或偏离都必须遵循伦理委员会的审批程序和监管机构的要求，并及时向相关方报告，并说明充分的理由。这样可以确保受试者的权益和安全得到保障，并维护试验的科学性和可靠性。

检查依据：GCP第17条（五），第20条（三）（四）。

检查方法和内容：查看方案偏离报告情况。

典型问题及缺陷：

1. 方案执行问题是监督检查中出现频次最高的一类问题。研究者未对所有参与试验的研究人员进行监管，导致执行试验方案不一致或偏离，主要表现：未严格执行入选标准和排除标准（如生化指标不符合要求入组）；筛选期未完成规定的检查项目；随访期检查项目漏查；检查时间超窗；服用禁用药物等。

2. 质量控制问题主要为无专业质控记录，质控记录不完整，如对发现问题记录不清晰、不完整，无相应问题改正记录等。

3. 报告的及时规范性。例如：研究者在试验过程中发现了紧急危害情况，为了消除危害，修改了试验方案，但未及时向伦理委员会和申办者报告；研究者在试验过程中对试验方案进行了修改，但未向伦理委员会和申办者提供充分的理由来解释修改的必要性。

★B 4.7 研究者按照相应规定将试验中发生的严重不良事件以及试验方案中规定的、对安全性评价重要的不良事件和实验室异常值等报告给申办者。

要点解读：研究者的安全性报告应当符合以下要求：除试验方案或者其他文件（如研究者手册）中规定不需立即报告的严重不良事件外，研究者应当立即向申办者书面报告所有严重不良事件，随后应当及时提供详尽的、书面的随访报告。严重不良事件报告和随访报告应当注明受试者在临床试验中的鉴认代码，而不是受试者的真实姓名、公民身份证号码和住址等身份信息。试验方案中规定的、对安全性评价重要的不良事件和实验室异常值，应当按照试验方案的要求和时限向申办者报告。

我们可以看到，2020版GCP中对于SAE的报告时限要求为立即，并没有规定具体的时限，但大部分医院对于报告时限的规定都是24h内。对于致死或危及生命的非预期严重不良反应，申请人应在首次获知后尽快报告，但不得超过7天，并在随后的8天内完善、报告随访信息。注：申请人首次获知当天为第 0 天。2018 版《药物临床试验期间安全性数据快速报告标准和程序》规定，对于非致死或危及生命的非预期严重不良反应，申请人应在首次获知后尽快报告，但不得超过 15 天。

检查依据：GCP 第 26 条。

检查方法和内容：查看相应报告。

典型问题及缺陷：

1. 报告时间不符合要求。比如在研究方案中要求当患者有自杀倾向时要及时上报 SAE，但因为方案培训不到位，研究者对方案的掌握不够充分，在获知这一 SAE 后的 53 天才上报，远远超过了 15 天的时限要求。

2. 报告表填写不规范。在所有常见问题中，填写不规范问题占 60% 以上，主要体现在 SAE 报告存在漏项，临床试验适应证没写全，诊断书写不符合临床规范。例如：某个患者同时诊断了两个疾病，那么在上报 SAE 时，不能在一次上报的诊断栏中同时写 2 个疾病，而应分成两个 SAE 报告；某个患者因为肾结石需要进行体外碎石术，在诊断栏不能写体外碎石术，而应填写患者的实际诊断：输尿管结石。

3. 上报 SAE 回执收集不完整。有时会出现未收集医院伦理和机构的回执，以及发送至国家药监局的传真回执的情况。

4. 特殊情况未备注。有时可能出现上报的方式无法成功，例如采取 EMS 快递方式上报，但快递可能导致超时，此时要注意备注好为什么选择快递。

★B 4.8 安全性报告中涉及死亡事件的报告，研究者向申办者和伦理委员会提供其他所需要的资料，如尸检报告和最终医学报告。

要点解读：确保研究者向申办者和伦理委员会提供尸检报告和最终医学报告，这有助于全面评估严重不良事件的原因和结果，并采取相应的措施进行风险管理和受试者保护。研究者应按规定及时提供准确、完整的尸检报告和最终医学报告，并确保报告的可靠性和科学性。同时，研究者还应与申办者和伦理委员会进行有效的沟通和合作，以便及时获取所需的资料，并解答相关问题。此外，研究者还应与监管部门和监察机构保持密切的联系，确保安全性报告中涉及的资料符合规定，并协助进行必要的审查和评估。根据我国《药品不良反应报告和监测管理办法》中报告时限（自死亡发生之日起至省中心接收报告之日止的期间）的要求，生产、经营企业及医疗卫生机构对严重的药品不良反应应于发现之日起 15 日内报告，死亡病例须及时报告。

检查依据：GCP 第 26 条。

检查方法和内容：查看死亡事件报告所附的其他相关资料。

典型问题及缺陷：

1. 涉及死亡事件的报告，研究者没有同时递交申办方和伦理委员会。

2. 涉及死亡事件的报告，研究者没有向申办者和伦理委员会提供尸检报告和最终医学报告等所需要的资料。

3. 涉及死亡事件的报告不及时。

★B 4.9 研究者向伦理委员会报告申办者提供的可疑且非预期严重不良反应。

要点解读：可疑且非预期严重不良反应指临床表现的性质和严重程度超出了试验药物研究者手册、已上市药品的说明书或产品特性摘要等已有资料信息，可疑并且非预期的严重不良反应。申办者收到任何来源的安全性相关信息后，均应当立即分析评估，包括严重性、与试验药物的相关性以及是否为预期事件等。如为 SAE，申办方应当快速向药品监督管理部门和卫生健康主管部门报告。若为 SUSA，申办方应当快速报告给所有参加临床试验的研究者及临床试验机构、伦理委员会；申办者应当向药品监督管理部门和卫生健康主管部门报告可疑且非预期严重不良反应。研究者收到申办者提供的临床试验的相关安全性信息后应当及时签收阅读，并考虑受试者的治疗，是否进行相应调整，必要时尽早与受试者沟通，并应当向伦理委员会报告由申办方提供的可疑且非预期严重不良反应。

检查依据：GCP 第 26 条。

检查方法和内容：查看相应报告。

典型问题及缺陷：

1. 研究者在收到安全性报告后未及时签收阅读，延迟了对安全问题的处理和对受试者的治疗调整。

2. 研究者未按规定及时向伦理委员会报告申办者提供的可疑且非预期严重不良反应。

3. 研究者收到安全性报告后，忽视或忽略其中提到的安全问题，没有采取相应的措施，延误了向受试者传达相关安全信息和可能的治疗调整建议，导致受试者继续接受可能存在风险的治疗。

B 4.10 研究者及时处理组织管理部门监查和检查发现的问题，确保临床试验各环节符合要求。

要点解读：研究者和临床试验机构应当接受申办者组织的监查和稽查，以及药品监督管理部门的检查。被检查机构应当对检查发现的缺陷进行整改，及时将整改报告提交给药品检查机构。整改报告包含缺陷成因、风险评估、风险控制、整改措施、整改效果评估等内容；对无法在短期内完成整改的，应当制定可行的整改计划，作为对应缺陷项目的整改情况列入整改报告。被检查机构应当根据发现的缺陷主动进行风险研判，采取必要的风险控制措施，涉及试验项目的缺陷应当及时与相关申办者沟通。

检查依据：《规定》第 14 条；GCP 第 16 条（五）。

检查方法和内容：查看研究者对机构质控、监查、检查发现问题的整改情况。

典型问题及缺陷：

1. 未及时整改发现的缺陷：被检查机构未能及时整改申办者组织或药品监督管理部门发现的缺陷。

2. 对检查发现的问题整改不彻底。例如：只对发现的部分缺陷进行了整改，而其他缺陷仍未得到解决；采取的整改措施不符合相关规定或要求，无法有效解决问题；未对已经实施的整改措施进行评估，无法确定整改效果是否达到预期目标。

3. 整改报告不完整或缺乏必要内容。例如：整改报告中只提供了整改措施，但没有对缺陷成因和风险评估进行详细说明。

★B 4.11 研究者确保试验过程中受试者的权益和安全得到保障。

要点解读：赫尔辛基宣言指出，虽然医学研究的主要目的是获取新的知识，但该目的从不应优先于个体研究受试者的权利和利益。在《药物临床试验质量管理规范》中第八条规定："在药物临床试验的过程中，必须对受试者的个人权益给予充分的保障，并确保试验的科学性和可靠性。受试者的权益、安全和健康必须高于对科学和社会利益的考虑。伦理委员会与知情同意书是保障受试者权益的主要措施。"纵观《赫尔辛基宣言》以及《药物临床试验质量管理规范》，在整个药物临床试验的活动中，受试者的权益保护是被放在第一位的。在临床试验的实际操作过程中，通过以下几个方面保护受试者权益。

1. 保护受试者安全健康权。为了保护受试者的安全和健康权益，在进行临床试验时，应采取以下措施：①值得信赖的伦理审查：在进行临床试验之前，应经过独立的伦理审查委员会（IRB/IEC）的审查和批准。伦理审查委员会会评估试验的科学合理性、潜在风险和受试者权益保护措施，并确保试验符合伦理原则和法律法规。②严格的受试者选拔标准：研究人员应根据预定的受试者选拔标准，选择适合参与临床试验的受试者。这些标准可能包括年龄、性别、疾病状态、健康状况等。通过严格的选拔标准，可以降低试验的风险，并确保受试者的安全。③监测和安全评估：在临床试验过程中，应定期进行监测和安全评估。这包括监测受试者的健康状况、不良事件和副作用的发生情况，并及时采取必要的措施保护受试者的安全。④不断更新的风险评估：在临床试验进行期间，研究人员应不断进行风险评估，并根据评估结果调整试验方案和保护措施。如果发现任何新的安全问题或风险，应及时采取适当的措施保护受试者。⑤紧急处理和医疗援助：如果受试者在试验过程中出现紧急情况或需要医疗援助，研究人员应提供及时的援助和紧急处理。受试者的安全和健康始终应放在首位。

2. 受试者知情同意权。为了保护受试者的知情同意权，在进行临床试验时，应采取以下措施：①提供详尽的试验信息：研究人员应向受试者提供详尽的试验信息，包括试验的目的、过程、预期效益、风险和副作用等。信息应以清晰易懂的方式呈现，确保受试者充分理解试验的内容和可能的后果。②确保受试者自愿参与：受试者应自愿参与临床试验，不应有任何形式的强迫或压力。研究人员应尊重受试者的自主权，不得以任何方式诱导或操纵受试者作出决定。③向受试者提供足够时间考虑：受试者应有足够的时间考虑是否参与临床试验，并充分了解试验的内容和可能的风险。研究人员应给予受试者充足的时间，以便他们能够充分理解并作出明智的决定。④知情同意书签署：在受试者决定参与临床试验后，研究人员应要求其签署知情同意书。知情同意书应包含试验的详细信息，以及受试者的权益和责任。受试者应在明确理解试验内容和风险的情况下，自愿签署知情同意书。⑤可撤销性和退出权：受试者应被告知他们有随时撤销同意和退出试验的权利。研究人员应尊重受试者的决定，并确保他们在任何时候都能够自由地退出试验，而不会受到任何不利影响。⑥持续沟通和信息更新：研究人员应与受试者保持持续的沟通，并及时提供试验进展和可能的变化。如果试验过程中出现新的风险或副作用，研究人员应及时告知受试者，并与其共同决定是否继续参与试验。⑦伦理审查委员会（IRB/IEC）审查：临床试验的知情同意程序应经过独立的伦理审查委员会的审查和批准。伦理审查委员会会评估知情同意书的内容和过程，确保受试者的权益得到充分保护。

3. 保护受试者隐私权。为了保护受试者的隐私权，在进行临床试验时，应采取以下措施：①匿名化和脱敏处理：研究人员应对收集到的受试者数据进行匿名化和脱敏处理，以防止个人身份的泄露。匿名化是指去除与个人身份相关的信息，使得数据无法直接或间接识别特定个体。脱敏处理是指对个人身份信息进行加密或替换，以保护个人隐私。②限制数据访问权限：研究人员应限制对受试者数据的访问权限，仅授权的人员可以访问和处理数据。访问权限应根据需要进行分级，确保只有必要的人员能够获取敏感信息。③数据加密和安全存储：研究人员应采用适当的加密技术对受试者数据进行保护，以防止未经授权的访问和数据泄露。受试者数据应存储在安全的环境中，例如受密码保护的数据库或安全服务器中。④签署保密协议：研究人员和相关工作人员应签署保密协议，承诺保护受试者的隐私和数据。协议应明确规定对受试者数据的使用目的、访问权限、数据保护措施和责任等。

检查依据：GCP 第 18、20、23 条。

检查方法和内容：与研究者面谈。

典型问题及缺陷：

1. 不充分的知情同意。研究者未能提供足够的试验信息，或未能确保受试者充分理解试验的内容、风险和预期效益，导致受试者对试验的知情同意不完全，影响其自主权和权益保护。

2. 不合理的招募和选拔。研究者在招募和选拔受试者时存在不公平行为，导致受试者选择不当或未能满足合适的参与条件。

3. 不当的风险评估和监测。研究者未能充分评估试验的风险，未采取适当的监测和安全评估措施，导致未能及时发现和处理试验过程中的不良事件和副作用，危及受试者的安全和健康。

4. 缺乏补偿和赔偿机制。研究者在签署临床试验合同时未能将受试者赔偿和补偿责任划分清楚，导致受试者在试验期间发生损害或伤害时不能获得适当的补偿和赔偿。

5. 不透明的数据处理和不完善的隐私保护。研究者未能采取适当的数据处理和隐私保护措施，导致受试者的个人隐私权受到侵犯。

6. 缺乏有效的监督和审查。研究者未能及时报告试验过程中的问题和不良事件，导致试验过程中的违规行为或伦理问题未被发现和解决，影响受试者权益的保护。

7. 利益冲突。研究者可能存在与资金来源、药企或其他利益相关方之间的利益冲突，导致其在试验执行、数据分析和结果报告方面存在偏见或不公正行为。这可能损害受试者的权益和试验结果的可靠性。

B 4.12 提前终止或者暂停临床试验时，研究者及时通知受试者，并给予受试者适当的治疗和随访，并根据相应规定向机构、伦理委员会、申办者报告。

要点解读：研究者可能会根据以下情况提前终止或暂停临床试验：

1. 安全问题：如果试验中发现严重的不良事件、副作用或其他安全问题，可能会导致受试者的健康或生命受到威胁，研究者应立即终止或暂停试验，以确保受试者的安全。

2. 效果显著：如果试验结果表明新药物或治疗方法具有显著的效果，超过了预定的终止条件或达到了预定的终止目标，研究者可以提前终止试验，以便尽早推广和应用新的治疗方法。

3. 无效或无效率：如果试验结果表明新药物或治疗方法无效或无效率，无法达到预期的效果，研究者可能会提前终止试验，以避免进一步浪费资源和时间。

4. 违反伦理准则：如果试验过程中出现严重的伦理违规行为，例如未经受试者知情同意进行试验、违反隐私保护措施等，研究者应立即终止试验，并进行相关调查和报告。

5. 资金或资源限制：如果试验所需的资金或资源无法继续支持试验的进行，研究者可能会不得不提前终止试验。

6. 指导性的中间分析：在一些大型临床试验中，可能会进行指导性的中间分析来评估试验的效果和安全性。如果中间分析结果显示有明显的效果或安全问题，研究者可以根据预定的终止规则提前终止试验。

需要注意的是，提前终止或暂停临床试验是一个严肃的决定，应经过充分的考虑和论证。研究者应与伦理审查委员会、监管机构和其他相关方进行充分的沟通和协商，并做好后续相关工作。一是及时通知所有受试者有关试验终止或暂停的决定。通知应以明确、清晰和易懂的方式进行，确保受试者充分理解试验的终止或暂停，并提供必要的解释和支持。二是提供适当的治疗和随访。如果试验终止或暂停对受试者的治疗产生影响，研究者应提供适当的治疗措施，并确保受试者得到必要的随访和监测，以保证他们的健康和安全。三是向机构、伦理委员会、申办者报告。研究者应根据相应规定向相关机构、伦理委员会和申办者报告试验的终止或暂停。报告应包括终止或暂停的原因、影响范围、受试者的情况和后续措施等详细信息。

检查依据：GCP 第 27 条。

检查方法和内容：查看相应的记录和报告。

典型问题及缺陷：

1. 研究者未及时通知受试者：研究者没有在试验终止或暂停后立即通知受试者，或者通知方式不明确、不及时，导致受试者无法及时了解试验的情况。

2. 研究者未提供适当的治疗和随访：研究者没有为受试者提供必要的治疗措施或随访，导致受试者的健康和安全受到损害。

3. 研究者未向机构、伦理委员会、申办者报告：研究者没有按照规定向相关机构、伦理委员会和申办者报告试验的终止或暂停，或者报告内容不完整、不准确，影响了对试验终止或暂停的跟踪和评估。

4. 研究者没有采取必要的补救措施：在试验终止或暂停后，研究者没有采取适当的措施来处理已经发生的问题，导致受试者权益无法得到保护和补偿。

B 4.13 研究者向伦理委员会提交临床试验的年度报告，或者按照伦理委员会的要求提供进展报告。

要点解读： 向伦理委员会提交年度报告或进展报告是临床试验过程中的重要环节，旨在确保试验的合规性和对受试者权益的保护。及时回应伦理委员会的要求，并提供所需的补充材料和解释说明，是研究者应履行的义务。研究者应遵守相关法规、伦理准则和合同约定，提供准确、完整和及时的报告信息，以供伦理委员会对受试者风险/受益以及试验的科学性进行评估。如果错过了报告时间或漏报，则失去报告的意义。

检查依据： GCP 第 28 条。

检查方法和内容： 查看递交伦理委员会的文件。

典型问题及缺陷：

1. 研究者没有按照规定的时间向伦理委员会提交年度报告或进展报告，发生迟报、漏报等问题。

2. 报告内容不完整或缺失：报告缺少重要信息，如缺少安全性评估、中间分析结果、研究者回应和改进计划等。

B 4.14 临床试验完成后，研究者向机构和伦理委员会递交结题报告或本中心试验小结。

要点解读： 结题报告或试验小结是临床试验结束后要提交的一份综合性报告，用于总结试验的设计、目标、方法、结果和结论。需要强调的是，结题报告或试验小结应准确、完整地呈现试验的设计、方法和结果，以及对结果的客观分析和解释。研究者应确保结题报告或试验小结的质量和准确性。

以下是常见的结题报告或试验小结中可能包含的内容：

1. 研究目的和背景：介绍试验的研究目的、科学背景和研究问题，说明试验的重要性和意义。

2. 试验设计和方法：描述试验的设计和方法，包括研究类型、受试者招募和入选标准、随机化过程、干预措施、数据收集和分析方法等。

3. 受试者特征：提供受试者的基本特征，如年龄、性别、健康状况等，以及受试者的招募情况。

4. 结果和分析：呈现试验的主要结果和数据分析，包括主要终点指标的效果、统计学显著性、副作用和不良事件等。

5. 讨论和结论：讨论试验结果的解释和意义，评估试验的优点和局限性，与现有研究结果进行比较，并提出结论和建议。

6. 安全性评估：描述试验过程中的安全性评估，包括不良事件和副作用的发生率、严重程度和处理情况。

7. 伦理审查和知情同意：说明试验过程中的伦理审查情况，包括伦理委员会的批准和知情同意的取得情况。

8. 资金支持和冲突利益声明：提供试验的资金支持来源和冲突利益声明，确保研究的透明性和诚信性。

检查依据：GCP 第 28 条。

检查方法和内容：查看递交机构及伦理委员会等相关记录。

典型问题及缺陷：

1. 未递交结题报告或试验小结：研究者没有按照规定的时间和要求向机构和伦理委员会递交结题报告或试验小结，导致试验的总结和结果无法得到及时评估和审查。

2. 报告内容不完整或缺失：结题报告或试验小结中缺少关键信息，如试验设计、方法、结果、讨论和结论等，或者报告内容不完整、不准确，无法提供对试验的全面总结。

★B 4.15 研究者掌握研究工作的进展，定期审查各种临床试验原始记录，确保记录及时、直接、准确和清楚，符合相关法规要求；确保所有临床试验数据是从临床试验的源文件和试验记录中获得的，并采取措施保证临床试验原始记录和数据的安全、保密、可靠、可溯源，确保不被损毁、替换和丢失。

要点解读：

1. 研究者应当监督试验现场的数据采集、各研究人员履行工作职责的情况，时刻了解临床试验的进展情况，包括试验的阶段、招募进度、数据收集和分析等，及时发现和解决试验中可能出现的问题，确保试验按计划进行。定期审查临床试验的原始记录，包括受试者的医疗记录、实验室报告、观察表、问卷调查等，确保记录的及时性、直接性、准确性和清晰度。

2. 研究者应当确保所有临床试验数据是从临床试验的源文件和试验记录中获得的，是准确、完整、可读和及时的。源数据应当具有可归因性、易读性、同时性、原始性、准确性、完整性、一致性和持久性。临床试验数据应该来自试验的源文件和试验记录，这些文件和记录包括受试者的医疗记录、实验室报告、观察表、问卷调查等。数据应直接从源文件和试验记录中提取，而不是经过其他人员或中间环节的处理、转换或修改。源数据的修改应当留痕，不能掩盖初始数据，并记录修改的理由。以患者为受试者的临床试验，相关的医疗记录应当载入门诊或者住院病历系统。在临床试验的信息和受试者信息处理过程中应当注意避免信息的非法或者未授权的查阅、公开、散播、修改、损毁、丢失。临床试验数据的记录、处理和保存应当确保记录和受试者信息的保密性。

检查依据：GCP 第 25 条（一）（二）（五）。

检查方法和内容：查看试验的原始记录和数据，面谈研究者，查看是否有相应的措施，原始记录应为受控文件。

典型问题及缺陷：

1. 研究者在试验进行过程中未能定期审查受试者的医疗记录。

2. 临床试验的原始记录保存在一个未加密或未受保护的电脑上，未经授权的人员也可以访问数据。

3. 临床试验的数据未定期进行备份，数据存在损坏、丢失的风险。

4. 临床试验数据与源文件和试验记录存在不一致的地方。

5. 缺乏有效的数据管理系统和完善的数据验证和核查机制，以及缺乏对数据质量进行监督和审查的程序。

B 4.16 研究者确保临床试验记录中的签名和日期准确、完整，可追溯数据的产生者或修改者。

要点解读： 确保临床试验记录中的签名和日期准确、完整是十分重要的，它不仅有助于保证数据的真实性和准确性，还有助于保证数据的完整性和可追溯性，以及在出现问题时进行有效的调查和处理。这是研究者应尽的责任，也是保证临床试验质量的重要一环。首先，签名和日期是确认数据来源和责任的重要依据。每个参与临床试验的人员都应该在各自的记录中签名，并注明日期，以证明他们已经审查并确认了数据。这有助于保证数据的真实性和准确性，因为一旦出现问题，可以追溯具体的责任人。其次，准确的签名和日期也有助于保证数据的完整性和可追溯性。在临床试验中，数据可能会经过多次修改和更新。通过确保每个修改都有相应的签名和日期，可以追踪到数据的每一次变化，从而保证数据的完整性和一致性。此外，准确的签名和日期还有助于在出现问题时进行有效的调查。如果在临床试验中出现数据不一致或其他问题，可以通过追溯记录中的签名和日期来确定问题出现的原因，从而采取相应的措施进行纠正和改进。

检查依据： GCP 第 25 条（二）。

检查方法和内容： 查看门诊和住院病历等记录和文件，核实临床试验相关的门诊和住院病历书写及签字者是否为研究医生。

典型问题及缺陷：

1. 试验记录没有研究者或相关人员的签名和日期。

2. 试验记录上的签名和日期不完整，缺少必要的信息或不符合规定的格式。例如研究者签字为首字母缩写，未见研究者全名或者日期缺少年份、月份或日等。

3. 试验记录上的签名和日期无法追溯具体的数据产生者或修改者，例如：病例报告表中记录更改，修改者未进行签名或未注明修改理由。

4. 未及时签名和标注日期，例如试验记录上的签名和日期是在很长时间之后才完成的，签名和日期与实际操作时间不符。

5. 签名和日期由未经授权的工作人员代签。

★B 4.17 纸质记录字迹清晰易读、不易擦除，修改留痕，注明原因，热敏纸打印的化验单及时复印留存。

要点解读： 以上规定是为了确保纸质记录的易读性、原始性、准确性、完整性、一致性和持久性。

检查依据： GCP 第 25 条（二）。

检查方法和内容： 查看相应记录和化验单。

典型问题及缺陷：

1. 纸质记录字迹模糊、不清晰或难以辨认。

2. 对纸质记录进行修改时完全覆盖了原始记录，或修改时未注明修改原因，未签名和标明日期。

3. 未及时复印留存热敏纸打印的化验单，导致数据在纸张褪色后无法恢复或丢失。

★B 4.18 计算机化系统经过验证，其使用有相应培训，账号使用符合相关法规及 SOP，不同用户之间不得共享登录账号或者使用通用登录账号。

要点解读： 随着科技的发展，计算机化系统在药品研发过程中的应用愈加普遍。临床试验的实施从传统的纸质化逐步到电子化，这不仅加快了临床试验的进程，而且降低了研发成本，提高了试验质量。因此，在保障临床试验质量的前提下，多国监管机构普遍鼓励在药品研发过程中使用计算机化系统。

WHO、FDA、EMA、英国药品和健康产品管理局（MHRA）、国际药品检查组织（PIC/S）等监管机构或国际组织均发布了相关指导原则。我国在2016年发布了《总局关于发布临床试验的电子数据采集技术指导原则的通告》《临床试验数据管理工作技术指南》《总局关于发布药物临床试验数据管理与统计分析的计划和报告指导原则的通告》；2020年7月1日，《国家药监局关于发布药品记录与数据管理要求（试行）的公告》在第四章电子记录管理要求中明确了计算机化系统的设施与配置、功能要求、操作权限与用户登录管理，以及验证要求；在2020版GCP中，增加了对计算机化系统的管理要求，强调了电子数据的可靠性，并引入了风险管理的原则，对数据可靠性和受试者安全产生重要影响的关键数据应予以重点关注。

电子数据和纸质数据一样，应保证数据准确性、及时性、完整性，数据产生过程有质量控制，并且避免丢失、损毁。主要包括以下几点要求：①当纸质和电子数据同时产生并被保存时，应当以电子数据作为原始数据。②临床试验中使用的计算机化系统应当进行验证，确保系统功能符合预定用途。③系统的验证和变更都有相应的记录，确保系统升级、变更后数据依然可靠。④稽查轨迹是计算机化系统的重要组成部分，记录了操作者、操作时间、操作过程、数据变更的原因、数据的产生、修改、删除、再处理、重新命名、转移的过程，以及计算机化系统设置、配置、参数及时间戳的变更或者修改。稽查轨迹是临床试验中的动态数据，应完整存档并定期审查，确保及时发现存在的问题。⑤计算机化系统应当有归档和定期备份的规定，并留有相关记录，在数据保存时限内，确保能够完整地重现数据产生过程。⑥计算机化系统应当具有完整的使用标准操作规程，覆盖计算机化系统的设置、安装和使用；标准操作规程应当说明该系统的验证、功能测试、数据采集和处理、系统维护、系统安全性测试、变更控制、数据备份、恢复、系统的应急预案和软件报废；标准操作规程应当明确使用计算机化系统时，相关方面及人员的职责。⑦所有使用计算机化系统的人员应当经过培训。⑧保证计算机化系统的安全性，未经授权的人员不能访问；保存被授权修改数据人员的名单；盲法设计的临床试验，应当始终保持盲法状态，包括数据录入和处理。

检查依据：GCP第25条（二），第36条。

检查方法和内容：查看计算机化系统验证报告、培训记录、账号权限设置、管理和分配，系统中的相应稽查轨迹。

典型问题及缺陷：

1. 计算机化系统未经过验证或变更记录不完整，导致系统功能不符合预期或数据可靠性受到影响。
2. 审计追踪功能未开启并激活，稽查轨迹记录不完整或未定期审查，导致无法追溯数据的操作过程或发现数据问题的延误。
3. 缺乏归档和定期备份规定，导致数据丢失或无法重现数据产生过程。
4. 缺乏完整的标准操作规程或规程内容不符合要求，导致系统使用不规范或存在风险。
5. 人员未经过培训或培训不充分，导致操作错误或不当使用系统。
6. 未能确保计算机化系统的安全性，导致未经授权的人员访问系统。

★B 4.19 医院建有电子病历系统时，研究人员使用电子病历系统记录受试者的相关医疗信息；如未使用，需有适当理由。

要点解读：临床试验病历是对受试者病症、知情同意、筛选、入组、治疗、随访等过程的记录，包含门（急）诊病历、住院病历和随访病历，其中随访病历是指电话随访及一些特殊情况所形成的记录。临床试验病历是药物临床试验的源文件之一，是评价药物临床试验质量的重要依据，也是医院临床研究质量和管理水平的体现。门诊和住院病历的电子病历系统已得到普遍应用和认可，但随访病历常由临床医生手写，或者在电子文档中编辑再打印为纸质病历，具有溯源困难、不方便查阅等缺点。

2020版《药物临床试验质量管理规范》第二十五条中明确要求："临床试验机构的信息化系统具备建立临床试验电子病历条件时，研究者应当首选使用，相应的计算机化系统应当具有完善的权限管理和稽查轨迹，可以追溯记录的创建者或者修改者，保障所采集的源数据可以溯源"。

实际操作中，一些医院为进一步提高临床试验数据质量，设计了临床试验电子病历，并将其整合进医院信息系统（HIS）中，实现临床试验受试者的随访病历电子化，并将随访病历纳入医疗病历日常管理。一些医院因为系统限制或技术问题，不具备建立临床试验电子病历条件或具备建立临床试验电子病历条件，但研究人员选择不使用电子病历系统，需要提供适当的理由。

检查依据： GCP第25条（二）。

检查方法和内容： 查看医院HIS系统、Ⅰ期临床试验电子系统等。

典型问题及缺陷：

1. 研究人员选择不使用电子病历系统，但无法提供合理的理由。

2. 研究人员提出理由，但没有提供适当的证据或措施来支持这一观点。如研究人员声称电子病历系统存在技术限制或操作困难，但没有提供充分的证据或解决方案来解决这些问题。

B 4.20 研究者对病例报告表（含电子数据采集系统）中的数据进行确认，签署姓名和日期。

要点解读： 研究者应将试验中的任何观察或检查结果及时、准确、完整、真实地记录于病历中，3天内按试验方案规定的要求正确地填写至病例报告表中。病例报告表中数据应当与源文件一致，若存在不一致应当作出合理的解释。病例报告表中数据的修改，应当使初始记录清晰可辨，保留修改轨迹，必要时解释理由，修改者签名并注明日期。

研究者应于每次随访后3天内检查病历，核对病例报告表，对填写内容进行更正、补充或提出意见，并签字确认。主要研究者应每个月至少检查1次病例报告表中的记录和病历中记录的一致性，对记录有误的数据作出更正，将记录不全的数据补充完整。病历和病例报告表应接受监查员的监查，研究者要积极主动配合监查员完成对相关记录的检查核对工作。完成试验后，主要研究者应签名确认，保证病例报告表数据的真实性和完整性。

检查依据： GCP第25条（三）。

检查方法和内容： 查看病例报告表（含电子数据采集系统）中的研究者签署情况。

典型问题及缺陷：

1. 未进行数据确认，导致数据存在错误或遗漏。
2. 仅依赖电子数据采集系统自动计算结果，未进行验证。
3. 未签署姓名和日期，导致无法追溯数据的审核人员和时间。
4. 他人冒名签署或伪造签名。

B5 试验用药品管理

目前国内对于临床试验用药物的管理主要有药物临床试验机构集中管理和药物临床试验机构与专业组共同管理两种模式。集中管理即由药物临床试验机构设立独立的药物临床试验中心药房，对临床试验药物进行统一管理；共同管理的模式多为药物临床试验机构进行监督，专业组具体实施对试验用药物的管理。

一些医院建有中心药房，配备专门药师管理试验药物。在这种情况下，专业科室也应该设置临床试验药物专柜，可以储存少量的试验药物满足一些特殊项目或是节假日给药的需求，试验药物必须做到专人、专柜、专锁保管。中心药房管理员和科室药物管理员分工各有侧重点，临床试验药师的管理侧重点在试验药物的质量管理，妥善管理试验用药品的接收、储存、发放、回收等过程，临床试验药师对科室药物管理员有培训的职责，不定期对科室药物管理员试验项目进行质控。科室药物管理员的管理侧重点在受试者的用药管理，监护受试者用药，负责做好试验用药品的配置、使用，对受试者的用药方法、日常生活给予指导，从而提高受试者依从性，降低受试者脱落率。

B 5.1 专业制定或保存有临床试验用药品清点的 SOP，指派专人对试验用药品进行清点。

要点解读：在试验单位的试验用药物的计数与管理是研究者或研究机构的职责。研究者或研究机构应指派一名合格药师或其他合格人员，在研究者或研究机构的监督下负责试验单位试验用药物的保管、使用、计数和记录。

1. 试验用药物的接收。研究者从申办者处接收试验用药物时，应委派专人对试验药物进行清点、检查并做好记录。清点时应特别注意是否提供药品的保存条件、试验药物是否均在有效期内、是否附有检验合格报告及在 GMP 条件下生产的证明文件、包装标签是否完整、盲法试验的盲底信封是否密封和完整等。试验用药的记录应当包括：试验用药物名称；接收时间；接收数量；剂型及规格；批号及有效期；保存条件及注意事项；破盲信封及破盲原则；退回申办者的药物；接收人签字及日期。

2. 试验用药物的保存。研究者应按申办者所指明的并符合现行管理法规的要求储存试验用药物。一般来讲，试验用药物应该保存在专用储藏室或储存柜中。还必须严格按照申办者提供的保存条件保存，如低温、避光、干燥等，并对储存场所或设施（如冰箱）做好监控和记录。

3. 试验用药物的分发与使用。研究者应保证试验用药物只能按照已批准的试验方案使用于受试者。不得将试验用药物提供给任何除受试者之外的人员。研究者或由其指派的人员应向每一位受试者解释试验用药物的正确用法，并在试验期间定期检查每一位受试者是否按要求正确使用。研究者应保留试验用药物分发、受试者使用及回收的详细记录，包括：受试者的姓名缩写及代码；分发各病人的数量、包装编号及日期；用药开始、停止的日期；用法用量；从受试者处回收的用药后的空包装的数量及未用包装数量；在回收的包装数量不够时，要记录并说明原因；对受试者试验用药的丢失、散落、误用等情况的记录和解释等。上述记录必须由研究者或发药的药师或护士签署姓名和日期。

4. 剩余药物的退回或处置。试验结束时，从受试者回收的已用药物的空包装、剩余药物以及库存药物等应一并交监查员带回给申办者处理。如果申办者预先同意，也可由研究者就地销毁。这两种情况都要做好记录。

5. 试验用药物的计数和记录。试验用药物的计数是其管理的重要内容。总的原则是试验用药物的收、发、余、退在数量上要保持平衡。如果不一致时，应及时查找、分析原因并记录原因。研究者或其指定的药师或其他合格人员应妥善保存有关试验用药物的接收记录、试验用药物分发、保管记录、每一受试者使用记录以及未用药物返还申办者或其处置方法的记录。

检查依据：《规定》第 5 条（十）；GCP 第 21 条（一）（二）。

检查方法和内容：查看相应 SOP，面谈药品管理人员。现场检查一般关注试验用药品质检报告、批号等信息是否与试验方案和总结报告一致，药品运输、保存等过程中温湿度条件是否能达到要求，是否有温湿度记录，是否有"超温"情况，超温的处理是否合适等。药品使用环节，可以通过查看出入库记录、给药记录和受试者日记卡等方式，核对药物使用量和剩余量的匹配性，并对各项记录的时间逻辑性进行判断。常见问题中受试者日记卡的问题值得关注。现场检查一般会关注日记卡中记录的试验用药品数量与机构保管的药物发放回收记录是否一致。

典型问题及缺陷：

1. 试验用药品的接收问题。运输单、接收单记录不完整或与药品包装上的信息不一致；药检报告与试验用药品的实际批号不一致；运输过程温度超出规定温度；运输过程无温度记录或温度记录导出后未保存等。

2. 试验用药品的储存问题。储存过程的温度/湿度超出规定温度/湿度；温湿度记录仪无校准证书或校准证书上的温湿度计型号与实际不符，温湿度记录不规范；储药设备（冰箱、恒温箱等）无合格证或无校准报告；试验用药品库存数量记录与实际不符等。

3. 试验用药品的分发问题。试验用专用处方书写不规范或书写错误；发放表中发放数量或发放时间记录与实际不符；发放表原始记录不规范或不完整等。

4. 试验用药品的使用问题。受试者日记卡记录不规范或不完整；用法用量不符合方案规定；漏服、多服、药品遗失等未记录。

5. 试验用药品的回收问题。剩余药物及空包装回收不全；回收记录表记录不完整。

6. 试验用药品的返还问题。剩余药物及空包装未返还机构办直接退回申办方；退回记录不完整等。

B 5.2 对需要配制和特殊处理的临床试验用药品，制定或保存有相关 SOP，并遵照执行。

要点解读：针对需要配制和特殊处理的临床试验用药品，应制定相应的 SOP，明确操作步骤、质量控制要求、安全注意事项等。SOP 应根据具体试验要求和药品特性进行编写，并经过合适的审批和更新。SOP 应包括相应的质量控制要求，如原料药品的选择、配比比例、温度控制、pH 值调节等。这有助于确保试验用药品的质量和稳定性。在进行配制和特殊处理时，研究人员应遵循相应的 SOP 进行操作，确保操作的一致性和可重复性。需要注意的是，制定和执行 SOP 需要参考相关法律法规、国际指导文件以及药品管理部门的规定。此外，还需要进行必要的培训和监督，以确保研究人员理解并能够正确执行 SOP。

检查依据：《规定》第 5 条（十）。

检查方法和内容：查看相关 SOP。

典型问题及缺陷：

1. 未制定相关 SOP，导致操作不规范或缺乏统一的操作指导；SOP 内容不完善或过时，无法确保操作的准确性和安全性。

2. 未按照 SOP 的要求进行操作，导致操作不一致或错误；未进行必要的记录和审核，无法追溯操作过程和结果。

3. 未进行必要的质量控制，导致试验用药品质量不符合要求；质量控制过程不严格或记录不完整，无法准确评估试验用药品的质量。

B 5.3 研究人员告知受试者试验用药品使用、处理、贮存和归还的正确方法，必要时，检查受试者是否正确使用试验用药品（如适用）。

要点解读：在受试者使用、处理、贮存和归还药品的过程中，可能会出现以下问题：①误服或漏服：受试者可能会误服或漏服药品，导致剂量不准确或缺失。这可能会影响试验结果的准确性和可靠性。②不按规定时间服用：受试者可能会不按规定时间服用药品，导致药物在体内的浓度变化不稳定。这可能会影响药效的评估和试验结果的解释。③不按规定方式服用：受试者可能会不按规定方式服用药品，如咀嚼、使药品破碎或与其他物质混合。这可能会影响药物的吸收、代谢和作用机制，进而影响试验结果的解释。④不良反应或过敏反应：受试者可能会出现不良反应或过敏反应，如呕吐、腹泻、皮疹等。这可能会影响受试者的安全性和试验的进行。⑤自行调整剂量：受试者可能会自行调整药物剂量，如增加或减少剂量。这可能会导致药效不稳定或超过安全范围，进而影响试验结果的解释和受试者的安全性。⑥贮存和保管的方式不正确：受试者可能会不正确地贮存和保管药品，如暴露于阳光、高温、潮湿等环境。这可能会导致药品失效或变质，影响试验结果的准确性。⑦未按规定归还剩余药品：受试者可能未按规定归还剩余的药品，导致无法准确评估受试者的用药情况和药物的剂量使用情况。

为了避免这些问题的发生，研究人员需要对受试者进行充分的教育和指导，详细说明试验用药品的正确使用、处理、贮存和归还方法，包括剂量、用法、时间等，确保受试者理解并正确执行用药方案。在必要时，研究人员应对受试者进行检查，确保他们正确使用试验用药品。此外，也需要建立相应的监测和记录机制，以及时发现并处理出现的问题，确保试验的可靠性和受试者的安全。

检查依据：GCP 第 21 条（四）。

检查方法和内容：面谈相关人员，查看相应文件。

典型问题及缺陷：

1. 未建立相应的制度，就受试者试验用药品使用、处理、贮存和归还的正确方法对研究人员进行要求和规范；未建立检查受试者是否正确使用试验用药品的 SOP。

2. 未向受试者提供详细的使用说明，导致误用或不当使用；说明不清晰或错误，导致受试者无法正确理解和遵守。

3. 未进行必要的检查，导致无法及时发现和纠正错误使用；检查不及时或不全面，导致无法准确评估受试者的使用情况。

B 5.4 研究者对生物等效性试验的试验用药品进行随机抽取留样，留存抽样记录。

要点解读：

1. 随机抽样的目的。2015 年 7 月 22 日，《国家食品药品监督管理总局关于开展药物临床试验数据自查核查工作的公告》发布后开展的临床试验检查中，发现某生物等效性试验项目临床试验机构保存的留样药品只有受试制剂，参比制剂无法溯源，临床试验的真实性存疑。因此，按照 2020 版 GCP 要求，由研究者对 BE 试验用药品进行随机抽取留样，可以为临床试验用药品的检查提供可溯源的科学证据。

2. 随机抽样的责任主体。为确保随机抽取留样的真实可靠，研究者应当是试验用药品随机抽取留样的责任主体，负责按照随机抽样表的要求对药品进行抽取留样。

3. 随机抽样的时间点。为确保随机抽样的可靠性，考虑到研究者是留样保存的责任主体，申办者和（或）药品生产厂商在将药品运送至临床试验机构之前，不得从受试制剂和参比制剂中提前预留出留样药品，而是在临床试验用药品运送至临床试验机构后，由研究者随机抽取用于留样的试验用药品。

4. 随机抽样的方法。针对 BE 试验的试验药品的随机抽样一般有两种方法：一种方法是随机抽取需要使用的试验药品，剩余的药品作为留样；第二种方法是随机抽取留样的药品，剩余的作为临床试验用。一般国内临床试验机构会采用第一种方法，这种方式抽取的药品要少，抽样会快一些。

5. 药品留样量。药品留样的数量应足够允许审评机构能将申请或补充申请中要求的全项放行检查进行 5 次，特殊药品（如价格特别昂贵）需要减少留样量的，应事先跟药监相关部门沟通。对于多中心 BE 试验，药品审评中心（CDE）的建议是各个临床试验机构均应随机抽取留样药品，保存在所有临床试验机构的留样药品总量符合 5 次量的要求。如果将多个临床试验机构的留样药品统一运送至独立的第三方进行贮藏，建议独立第三方分开贮藏各个机构的留样药品，以便能够明确所有留样药品来源于哪个机构。

6. 留样保存时限。临床试验机构至少保存留样至药品上市后2年。临床试验机构可将留存样品委托具备条件的独立的第三方保存，但不得返还申办者或者与其利益相关的第三方。

检查依据：GCP 第 21 条（五）。

检查方法和内容：查看试验用药品留样和抽样记录。

典型问题及缺陷：

1. 未进行随机抽取，导致留样样品不具有代表性。

2. 抽取的样品数量不足或过多，无法满足试验要求。

3. 未进行留存抽样记录，导致无法追溯和核查样品信息；记录不完整或错误，无法准确反映样品的相关信息。

4. 留样未保存够规定的时间。

B5.5 特殊药品的贮存、保管和使用符合相关规定。

要点解读：特殊药品的具体规定可能因不同类型的药品而异，因此在实际操作中，需要参考具体的法律法规、药品说明书和相关指导文件，以确保贮存、保管和使用符合相关规定。

1. 麻醉药品和一类精神药品的储存保管方法。必须严格实行专库（专柜）保管；二者可存放在同一专用库（柜）房内。专库（柜）必须执行双人双锁保管制度，仓库内须有安全措施，如报警器、监控器。建立麻醉药品、精神药品的专用账目，专人登记，定期盘点，做到账物相符。发现问题，立即报告当地药品监督管理部门。麻醉药品入库前，应坚持双人开箱验收、清点，双人签字入库制度。麻醉药品、一类精神药品出库时要有专人对品名、数量、质量进行核查，并有第二人复核，发货人、复核人共同在单据上盖章签字。由于破损、变质、过期失效而不可供药用的品种，应清点登记，单独妥善保管，并列表上报药品监督管理部门，听候处理意见。如销毁必须由药品监督管理部门批准，监督销毁，并由监督销毁人员签字，存档备查，不能随便处理。麻醉药品的大部分品种，特别是针剂遇光变质，库（柜）应注意避光，采取遮光措施。二类精神药品，可储存于普通的药品库内。

2. 医疗用毒性药品的储存保管方法。毒性药品必须储存于专用仓库或专柜加锁，并由专人保管。库内需有安全措施，如警报器、监控器，并严格实行双人、双锁管理制度。毒性药品的验收、收货、发货均应坚持双人开箱、双人收货、发货制度，并共同在单据上签名盖章。毒性药品在建立收支账目、定期盘点，以及对不可供药用的毒性药品的销毁等规定与要求与麻醉药品相同。

3. 放射性药品的储存保管方法。放射性药品应严格实行专库（柜）、双人双锁保管，专账记录。出库验发时要有专人对品种、数量进行复查。过期失效而不可供药用的药品，不得随便处理。放射性药品的储存应有与放射剂量相适应的防护装置；放置放射性药品的铅容器应避免拖拉或撞击。

检查依据：GCP 第 21 条。

检查方法和内容：查看特殊药品的相关记录。

典型问题及缺陷：

1. 不符合贮存要求。特殊药品通常需要在特定的环境条件下进行贮存，如低温、避光、干燥等。不符合规定的情形可能包括：未按照规定温度贮存，导致药品失效；暴露在阳光下，导致药品变质；湿度过高，导致药品受潮等。

2. 不符合保管要求。特殊药品的保管需要严格控制，确保只有授权人员能够接触和使用。不符合规定的情形可能包括：未进行必要的访问控制，导致未授权人员接触药品；未落实双人双锁保管制度；未配备警报器、监控器等安全措施。

B6 生物样本管理

药物临床试验生物样本是指按照药物临床试验方案的要求，从临床试验受试者采集的、需要进行分析的材料（如血浆、血清、尿液、粪便、组织和细胞）等。临床试验中采集的生物样本多用于安全性实验室检查或探索性研究。实验室检查数据包括血常规、肝肾功能、尿常规、粪便常规等。收集实验室数据是为了提供研究药物的有效性和安全性信息，或用于筛选受试者。临床试验要求的大部分实验室检查在研究中心所在医疗机构临床实验室即可满足。医疗机构临床实验室管理均经过卫生部门认定的室间质量评价机构组织的临床检验室间质量评价，符合《医疗机构临床实验室管理办法》和三甲医院管理的相关规定，管理严格，质量可控。机构实验室不能满足检测需求的实验室检查或探索性研究，需外送生物样本至中心实验室。对于这部分外送生物样本的管理，临床试验机构往往未给予足够重视，易造成质量隐患。

2020年版《药物临床试验质量管理规范》（GCP）第三十七条规定：申办者选择研究者应当符合以下要求：

（1）申办者负责选择研究者和临床试验机构。研究者均应当经过临床试验的培训，有临床试验的经验，有足够的医疗资源完成临床试验。多个临床试验机构参加的临床试验，如需选择组长单位由申办者负责。

（2）涉及医学判断的样本检测实验室，应当符合相关规定并具备相应资质。临床试验中采集标本的管理、检测、运输和储存应当保证质量。禁止实施与伦理委员会同意的试验方案无关的生物样本检测（如基因等）。临床试验结束后，剩余标本的继续保存或者将来可能被使用等情况，应当由受试者签署知情同意书，并说明保存的时间和数据的保密性问题，以及在何种情况下数据和样本可以和其他研究者共享等。

B6.1 指派专人管理生物样本，生物样本采集、处理、储存、转运等各环节的管理遵守相应的规定并保存记录，确保生物样本的可追溯性。

要点解读：生物样本的处理及保存的规范化是保证试验数据准确的根本。

1. 生物样本管理运行轨迹应清晰，从采集、预处理、保存、运送与交接，各项记录要求包含时间、地点、人物、事件、数量等关键要素。

2. 在生物样本的处理和保存方面，一般关注临床机构血样采集的操作与方案中规定的采血、预处理和保存条件是否一致，相关内容在记录中的体现，如采集血样后放置的时间、温度、避光、冰浴等实际执行是否与方案规定一致。

3. 新检查要点新增了中心实验室的检查内容和要求，要求有关检验项目应通过国家级室间质量评价或其他方法验证其检测结果可靠性等，明确提出中心实验室应建立实验室质量管理体系，建立相关制度确保及时向研究者报告各项实验室检查值，并对待测样品检测和复测提出相关要求。

4. 承担生物样本分析测试的机构应参照GCP要求，建立完善的质量管理体系，涵盖组织机构和人员、设备设施、计算机化系统、标准操作程序、质量管理、文件保存等方面，遵守数据可靠性的要求，确保方法学验证和样本测定结果真实可靠。

5. 分析测试记录应完整、及时、可溯源，体现称量、配制、稀释等重要步骤，并且与仪器使用记录、样本存取记录等互相对应。生物样本管理规范，离心、运输、交接、保管、取用、处理记录完整，标签清晰，避免样本的丢失、混淆或性质改变。计算机化系统应开启审计追踪功能，对测定结果，不得选择性使用数据，弃用不合格数据，以获得所需的试验结果。

检查依据：GCP 第 37 条（二）。

检查方法和内容：查看相应记录。

典型问题及缺陷：

1. 样本采集环节。纸质记录不及时，导致后续补写时，誊抄错误或忘记具体内容；采血量不足，有时用 5mL 采血管只抽取 4mL 血液，导致未达到要求的血浆量；偶见有采集错误的问题，受试者血样采集时未核对采血管与受试者随机号是否一致，导致血样混淆；采血超窗，通常是因为受试者静脉血管条件不够好，有时可能是受试者紧张或者是脉络不通畅导致血难以抽取，有时可能是因为研究护士基本操作不够熟练以至于反复尝试导致超窗；试验项目样本采集时间在人类遗传资源审批通过之前等。

2. 院内转运环节。例如：样本院内转运超温；样本无法识别；样本漏取；转运箱温度记录仪故障；样本院内转运条件错误；样本院内转运表填写不规范；样本转运人员授权缺失；样本转运温度数据不全等。

3. 样本处理环节。例如：样本分装错误；样本离心前放置时间超窗；样本审核疏漏；冻存管冰浴操作不规范；样本静置时间超窗；离心条件不符；样本分装外洒；样本处理表误填；样本处理表设计疏漏；样本分装照片不清晰；稳定剂添加记录缺失；样本处理过程中停电且无备用电；样本处理环境条件不符；冰箱使用记录漏填等。

4. 样本入库环节。例如：未校准的冰箱用于保存样本；测试和备份样本未分开存放；检测样本与备份样本放置混淆；入库后冰箱门未关紧；系统入库信息误填；入库异常信息漏填等。

5. 样本出库环节。例如：测试样本转运条件不符；测试样本转运表格误填等。

6. 日常管理环节。例如：冰箱故障；冰箱温度记录仪故障；离心机使用记录表漏填；离心机使用记录表设计疏漏；样本文件交接记录不全等。

B7 资料管理

药物临床试验档案体现了研究者的综合能力以及对工作的态度，某种程度上来说它客观反映了研究者的整体素质。对药物临床试验实施规范化管理，是尊重研究者们临床研究的劳动成果，也是尊重药物临床试验的过程。资料档案中记录的相关数据，是研究者自己在临床研究中形成的数据资料，通过这些资料，可以追溯研究者们对研究方案的执行情况、受试者是否自愿，以及受试者的个人信息和相关用药情况。如果研究者们已按照药物临床试验质量管理规范进行了试验，但没有真实完整的记录，就会造成严重的信息遗漏。因而，研究者们在临床试验中，必须严格按照临床试验质量管理规范的要求，认真细致地执行每个步骤并做好完整的记录，进行妥善保存和管理。

★B 7.1 指派专人对在研临床试验项目文件进行管理。

要点解读：临床试验项目文件包括试验启动阶段、实施阶段和结束阶段产生的所有全过程资料。药物临床试验文件具有复杂性、形式多样性、保密性、专业性和时效性等特点。应当指派专人按照《药物临床试验必备文件保存指导原则》要求对药物临床试验项目必备文件进行管理，确保被保存的文件易于识别、查找、调阅和归位，并留存相关记录。

检查依据：GCP 第 25 条（四）、第 79 条。

检查方法和内容：查看在研项目资料的管理。

典型问题及缺陷：

1. 文档管理人员存在的问题。例如：无专人负责；文档管理人员未经过相关培训；缺乏足够的监督管理力度和手段；文档管理人员权限分配不明。

2. 文档管理制度及 SOP 方面存在的问题。例如：文档管理制度或 SOP 不完善或不具备可操作性；文档管理制度或 SOP 相悖或逻辑错误；文档管理时未执行制度或按照 SOP 管理。

3. 文档设施方面存在的问题。例如：无防虫、防火、防潮或防盗等安全措施或设施不到位；无专用的档案储存设施。

4. 文档记录方面存在的问题。例如：丧失原始记录真实性；无法实现及时、准确、规范、完整、真实或可溯源。

5. 文档归类方面存在的问题。例如：没有进行文件分类及编码目录；归档标准混乱；归档不及时；归档资料缺失；归档错误。

6. 质量保证风险。例如：无法提供完整文档资料；无对内部或外部检查提出问题进行改正和反馈的记录；无法提供文档跟踪记录。

第三部分
药品经营(批发)环节检查要点

第一章

总　则

《药品经营质量管理规范》又简称为"药品GSP",GSP是英文"良好的供给规范"（Good Supplying Practice）的首字母缩写,在我国被称为"药品经营质量管理规范",是一种用于指导药品经营管理和质量控制的重要标准。药品GSP适用于医药流通领域中的采购、供应、储存、运输和销售等各个方面,涵盖了药品流通环节的全供应链管理,实现了对药品流通环节全过程的有效控制。国外及国内长期的实践证明,药品GSP是控制药品流通环节质量与安全最为有效的手段。

1984年,国家医药管理局（简称国家药管局）颁布了首个药品GSP,并在全国范围内进行了试点;1992年,国家药管局颁布了第二部药品GSP;2000年4月30日,国家药品监督管理总局再次颁布了药品GSP,这是自药品GSP实施后,连续修订的第三部药品GSP。自2000年版本的药品GSP实施以来,通过20多年来的实践,使药品经营企业的素质得到了很大的提升、药品经营行为得到了规范,进一步保障了药品流通环节药品的质量和安全。2016年6月30日,国家食品药品监督管理总局（简称国家食药总局）颁布了现行版本的药品GSP,并于2016年7月20日起正式施行。与2000年版本的药品GSP比较,现行版本的药品GSP在内容上做了较大改进,与世界先进国家或地区的药品GSP基本接轨。目前,我国药品经营企业在质量管理观念和管理方法上还存在一些不足,如企业规模小、经济效益不高等。作为监督管理部门,要用最严格的管理制度来约束药品经营企业的行为,全面地监督和管理整个药品经营过程,从而预防药品流通领域的质量事故发生。

为了加强药品流通环节的监督和管理,指导《药品经营质量管理规范》的现场检查工作,2014年2月25日,国家食药总局印发了《药品经营质量管理规范现场检查指导原则》（以下简称《指导原则》）,要求各级药品监管部门加强监管、统筹谋划、明确职责、严格执法、保证检查工作质量。2016年12月14日,国家食药总局对《指导原则》进行了修订,即现行版本,对第一部分——《药品批发企业》和第二部分——《药品零售企业》的相关条款进行了修改完善,增加了第三部分——《体外诊断试剂（药品）经营企业》的内容。

本篇主要围绕现行版本的《指导原则》第一部分——《药品批发企业》检查项目展开讨论,共256项,其中严重缺陷项目（＊＊）10项,主要缺陷项目（＊）103项,一般缺陷项目143项。着重对药品经营（批发）环节检查要点进行分析,以供药品检查员在现场检查过程中参考,从而更好地指导药品批发企业合法合规经营。

总则部分共3项,均为严重缺陷项目（＊＊）。

1. 《指导原则》＊＊00201检查项目内容:"企业应当在药品采购、储存、销售、运输等环节采取有效的质量控制措施,确保药品质量,并按照国家有关要求建立药品追溯系统,实现药品可追溯。"

【检查要点】

该缺陷项目是对药品批发企业所经营药品各个环节的质量管理控制和药品全流程是否可追溯的综合

判定，贯穿整个现场检查全过程。一般不单独出现，往往作为其他严重缺陷项目（＊＊）的附加缺陷。

（1）检查企业是否制定了与其经营规模相适应的药品采购、储存、销售、运输等各个环节相应的质量管理制度，以及与其对应的操作规程，且是否能有效管控。如：采购环节供应商和药品采购范围匹配/资质有效性的管控；储存环节常温/阴凉/冷库设置，出现质量问题的停售功能；销售环节购货单位和药品销售范围匹配/资质有效性的管控；运输环节送货地址、运输条件（尤其是冷链）的管控，配送地址与许可地址保持一致；结算环节票、账、货、款一致的管控。

（2）检查企业的药品经营质量管理体系是否能够持续且有效地运行。

（3）检查企业各部门、各岗位能否正确履行其质量职责。

（4）检查企业是否按照国家的相关要求建立了药品追溯系统，药品追溯系统是否能实现药品追溯数据的相关要求，如数据是否为原始数据，是否真实、完整。注意以下4点：①企业经营商品的流向是否能够追溯（如流通环节过程中订单数据的追溯，整体供应链环节中品种的销售追溯）。②实物的流转是否能够追溯（如储运过程中药品的追溯及温湿度情况的追溯）。③药品质量的状态是否能够追溯（如质量性状发生变化的全过程追溯）。④资金是否能够追溯（如票据的追溯）。

2.《指导原则》＊＊00401 检查项目内容："药品经营企业应当依法经营。"

【检查要点】

该缺陷项目中依法经营的"法"系指《中华人民共和国药品管理法》《药品经营和使用质量监督管理办法》《药品检查管理办法（试行）》《药品经营质量管理规范》等与药品有关的法律、法规、文件。

（1）检查企业的《药品经营许可证》和《营业执照》原件，判断证照是否真实、是否在有效期内，证照信息是否能与现场实际相对应。

（2）检查企业《药品经营许可证》中许可部门批准的经营方式、经营范围和企业实际开展的经营活动是否相一致；是否有超经营方式/超范围经营药品的情况；是否有违法经营假劣药品的情况；是否有在《药品经营许可证》核准的注册地址/仓库地址外，经营或储存药品的情况；是否有违规设置库房、违法分装中药饮片的情况；是否有篡改药品的有效期限、批号，伪造药品的包装、标签、说明书等情况。

（3）检查企业《药品经营许可证》中经营地址、仓库地址，以及企业法定代表人、主要负责人、质量负责人的信息是否与企业实际情况相符合，是否存在擅自变更以上事项的情况。

（4）检查企业的财务部门，查看经营药品原始的票据、记录、凭证、资金流向、供货单位、购货单位以及供/购单位采购和销售人员的合法资质等，查看是否存在挂靠或者走票，以及出租（借）证照或者资质证明文件，以非药品冒充药品等违反法律、法规、规章的行为。

（5）检查企业是否存在因违法经营，被所在地药品监管部门立案调查但还未结案的情况；或是执法部门已作出行政处罚决定，但还没有执行处罚的有关情形。

（6）检查企业是否有其他严重违反法律法规和部门规章的药品经营行为，例如：经营"麻醉药品和精神药品"的，是否违反《麻醉药品和精神药品管理条例》的相关规定；经营"蛋白同化制剂、肽类激素"的，是否违反《反兴奋剂条例》的相关规定。

3.《指导原则》＊＊00402 检查项目内容："药品经营企业应当坚持诚实守信，禁止任何虚假、欺骗行为。"

【检查要点】

该缺陷项目中需注意三点：一是行为动机上，存在明知故犯的违法行为；二是对法律有清晰认知却执意违法操作；三是已经造成了或者可能会造成比较重大的药品质量安全事故。

（1）检查企业申报的行政许可事项与企业经营实际是否相符，申报的行政许可（登记）事项资料与企业实际是否一致。

（2）检查企业相关岗位人员是否虚设，如执业药师"挂证"。

（3）检查企业是否有意识地违法操作，例如：涉及伪造其他企业公章、使用多套的计算机系统，或者捏造资质证明、账单凭证、数据记录、文件以及各类报告，进行造假，甚至虚构、编造购销渠道。

（4）检查企业温湿度记录是否造假、是否恶意调整温湿度监测系统的校准参数。

（5）检查企业是否以放（休）假、设施维护、内部整顿或内部结构调整等名义，实施表面性的歇业，隐藏并销毁关键证据，意图规避监管，销毁经营信息和相关证据材料。

第二章
质量管理体系

药品经营企业质量管理体系，实质上是一个动态的体系框架，它旨在确保在药品经营全过程中提供卓越的服务品质，以符合既定（或潜在的）期望。它由一系列相互关联的元素组成，包括组织机构、职责分工、操作程序、专业技能和资源配备，它们共同构建了一个系统化的框架，以达成设定的质量目标。因此，对于任何药品经营企业而言，构建并维持一个健全的质量管理体系，是实现其服务质量承诺并驱动企业发展的关键途径。该部分共11项，其中主要缺陷项目（＊）7项，一般缺陷项目4项。

1. 《指导原则》 ＊00501 检查项目内容："企业应当依据有关法律法规及《药品经营质量管理规范》（以下简称《规范》）的要求建立质量管理体系。"
【检查要点】
（1）检查企业制定的文件，是否设置了符合企业实际经营规模、经营方式以及经营范围的组织机构。
（2）检查企业人员花名册、任职文件、岗位职责、培训资料等文件，是否配备了符合条件的各岗位人员（例如：主要负责人、质量负责人及质量机构负责人，负责中药饮片、疫苗、体外诊断试剂的验收员、养护员等质量职能人员以及其他各业务部门负责人）。
（3）检查企业质量管理运行必备的设施与设备，例如：库房、空调、温控探头、配备冷链发电机/双回路供电条件、排风扇、粘鼠板、配送车辆（含冷藏车），配置的设施设备是否与经营规模相适应。
（4）检查企业现行的质量管理制度、部门及岗位职责，以及各岗位操作规程、各类记录等资料，是否制定了与现行法规相符，与其经营规模、方式、范围相适应的质量体系文件。
（5）检查企业计算机系统的运行，例如：制定的计算机系统管理制度、操作规程、数据的修改和备份等是否符合企业实际经营业务的开展；是否有满足经营全程管控及质控要求的计算机系统。
（6）如存在异地设库或委托第三方药品物流企业进行储存配送情形的，检查企业建立的质量管理体系是否涵盖异地库或委托储存配送的相关内容。

2. 《指导原则》00502 检查项目内容："企业应当确定质量方针。"
【检查要点】
（1）检查企业建立的质量管理体系文件中，是否有明确的质量方针，方针是否由企业高层（至少是主要负责人）确认，并以正式文件向公司发布，其起草、制定（修改）、批准是否有相应的记录。
（2）检查企业的质量方针是否与企业的目标相匹配，是否符合客户需求和药品相关法规，是否体现出企业对客户满意度的坚定承诺，以及推动质量管理体系不断优化的承诺是否得到充分体现。
（3）询问主要负责人，是否熟知本企业质量方针，是否能够较为完整地解释其内容，例如：正确地表述方针的内容、作用，如何贯彻实施、监督落实等。
（4）现场检查时，抽查部分部门负责人或者岗位人员，是否能够正确表述本企业质量方针。

3. 《指导原则》00503 检查项目内容:"企业应当制定质量管理体系文件,开展质量策划、质量控制、质量保证、质量改进和质量风险管理等活动。"

【检查要点】

(1) 检查企业质量体系文件是否与现行法规相符,并与其经营范围和规模相适应。

(2) 检查企业质量管理体系文件,确认其制定依据是否明确表述为"依据药品有关法律及本《规范》制定"。

(3) 对企业关于质量策划、控制、保证、提升和风险管理活动的记录进行深入检查,验证其详细内容是否严格遵循了相关的法律法规以及本《规范》和企业的内部规定。

(4) 现场提问主要负责人,是否能够阐述企业开展质量策划、控制、保证、提升和质量风险管理等活动的具体步骤和方法。

4. 《指导原则》*00601 检查项目内容:"企业制定的质量方针文件应当明确企业总的质量目标和要求,并贯彻到药品经营活动的全过程。"

【检查要点】

(1) 检查企业质量管理体系文件,确认企业制定的"质量方针文件"是否明确阐述了企业总的质量目标和要求的详细内容,其中应涵盖质量目标设定的原则、项目标准、分解步骤、考核评估机制与持续改进的方法等内容。

(2) 检查企业年度或按期的质量目标是否与质量方针相结合,并针对各部门、各岗位质量职责进行逐级分解。通过抽查过去两年的有关质量目标管理相关文件,确认企业总的质量目标,以及逐级质量目标分解是否与企业实际设置的组织机构相匹配,且是否已具体分配到各部门和各岗位。

(3) 检查企业前一年度的质量目标考核档案,核实各部门、岗位是否切实执行了年度或定期的质量目标,包括考核计划、方案、结果、执行记录以及奖惩实施情况等。

(4) 向主要负责人提问,看其是否能清晰陈述企业的质量目标,并能提供文件支持以及实际执行的证据(如相关文件、资料和考核落实的材料),以证明目标的有效管理。

(5) 现场提问个别企业部门主管及岗位员工,是否能准确表述各自部门或岗位质量目标。

5. 《指导原则》*00701 检查项目内容:"企业质量管理体系应当与其经营范围和规模相适应,包括组织机构、人员、设施设备、质量管理体系文件及相应的计算机系统等。"

【检查要点】

(1) 检查企业组织机构、岗位人员、设施和设备、体系文件及使用的计算机系统等关键质量管理要素,确认其是否完整、合法,是否与企业经营的范围和规模相匹配,能否确保经营活动正常开展。

(2) 检查企业设置的组织机构/岗位与其经营范围是否相匹配,特别是经营特药、中药饮片、承接疫苗委托配送的企业,是否建立了针对以上范围专门的质量管理制度、监控措施、追溯流程等。同时,确认设立的岗位是否符合本规范要求,并确保有足够的人员来满足业务运营的需求。

(3) 检查企业在相关法律法规及企业的经营范围、组织机构、关键人员和关键设施设备等质量管理体系关键要素发生变化时,是否及时完善和改进企业质量管理体系。

注:此条款应与《指导原则》中人员与培训、计算机系统、机构和质量管理职责、设施与设备等检查进行综合判定。如人员与培训(01801)、计算机系统(*05701)、质量管理体系文件(*03101)、机构和质量管理职责(*01301、*01302)、设施与设备(*04301)中,任意一条不符合,则此项判定为"不符合"。

6. 《指导原则》＊00801 检查项目内容："企业应当定期开展质量管理体系内审。"

【检查要点】

（1）检查企业是否已经制定了完善的质量管理体系内审制度和操作规程。其中应至少明确组织开展内审的机构、流程、标准、改进措施等内容。同时检查企业是否确保每年定期进行内审，且每年至少进行一次全面评估。

（2）检查企业制定的内审标准是否与企业实际相符，包括组织机构、体系文件、岗位人员、设施设备、经营方式与范围、计算机系统等。

（3）检查企业内审档案，确保每项内审都有预先审批的计划和实施方案。检查是否详尽记录了内审的各个环节，如内审小组的组建、执行过程的时间安排、内审覆盖的领域，以及内审发现的问题、问题分析、纠正措施、改进行动的执行结果以及验证改进效果的过程。同时，内审报告需包含关键信息，如内审项目、审核内容、发现的问题、提出的改进措施以及后续的复审计划等内容。

（4）委托第三方药品物流企业进行储存配送的，检查企业内审是否对受委托的第三方药品物流企业质量管理体系关键要素进行了审计，审计次数是每年至少一次。

（5）委托第三方药品物流企业进行储存配送的，检查企业是否对受托方计算机系统进行审计，审计内容是否包括计算机系统功能设置、操作权限、经营数据的控制（录入、修改、查询、储存、备份、预警等）、网络环境等。

7. 《指导原则》＊00802 检查项目内容："企业应当在质量管理体系关键要素发生重大变化时，组织开展内审。"

【检查要点】

（1）检查企业质量管理体系内审的有关规定，是否清晰地列出在哪些关键要素发生显著变动时，需要开展内审，包括但不限于：①企业组织结构的重大调整，包括并购、重组、改制；②企业地址发生变化，如新仓库建设、原仓库改（扩）建、库区的调整等；③企业经营范围发生增减；④计算机系统软件、温湿度监测系统、药品冷藏或冷冻设施设备等发生变化；⑤组织机构发生变化，企业关键岗位人员（法定代表人、质量管理负责人）变更；⑥质量体系文件修订或重新制定时；⑦因药品质量问题引发重大事故并导致严重后果的。

（2）检查企业内审文件中是否明确指出质量管理体系关键要素发生重大变化时启动内审的时限。

（3）检查企业专项内审相关文件，是否涵盖内审计划、方案、相关标准、记录表格、内审报告发现的问题及整改措施等内容。

（4）检查企业专项内审方案，是否涵盖组织开展内审条件、领导小组、实施时间及范围等。

（5）检查企业制定的内审标准与企业实际是否相符，是否涵盖企业经营方式/范围、组织机构、体系文件、工作人员、设施及设备、计算机系统等。

（6）检查企业内审记录，确认其内容是否与执行的内审方案和标准相一致，记录是否涵盖了评审状况、存在缺陷问题及分析、纠正预防和改进措施、整改实施及结果等内容。

（7）检查企业专项内审报告，是否涵盖审核的项目、具体内容、存在缺陷、改进措施、再审核等。

（8）检查企业是否对受委托的第三方药品物流企业进行年度审计，是否核实确认了三方物流企业关键质量管理体系要素发生变化时的内审情况及其合规性。

（9）根据企业前一年度的内审报告，随机抽查个别参加内审的部门及相关人员，以核实企业开展内审的人员、时间，以及内容和结果准确性和真实性。

8.《指导原则》*00901 检查项目内容:"企业应当对内审的情况进行分析,依据分析结论制定相应的质量管理体系改进措施,不断提高质量控制水平,保证质量管理体系持续有效运行。"

对应附录2《药品经营企业计算机系统》检查内容:"药品经营企业应当根据有关法律法规、《规范》以及质量管理体系内审的要求,及时对系统进行升级,完善系统功能。"

【检查要点】

(1)检查企业内审档案资料的完整性,确认报告中是否全面反映了存在的问题,并针对这些问题提出了改进和预防措施的策略。

(2)检查企业的改正和预防措施是否切实执行,涵盖体系文件的修订、设备更新、人员配置调整以及岗位人员的专业培训等是否得到实施。质量管理部门是否跟踪检查这些措施的实施细节及有效性,并给出相应的评估。

(3)检查企业对整改未能达到预期效果的,是否进一步开展了调查和问题根源分析,以找出原因。

(4)检查企业是否明确规定了计算机系统管理、质量管理体系内审的相关规章制度,是否明确要求依据法律法规、规范要求和内审结果,对系统功能进行适应性增强或升级。

(5)检查企业是否根据最新的药品流通监管法规和上一次内审报告,按要求对计算机系统的功能进行了相应的优化和完善。

(6)根据企业前一年度的内审报告,随机抽查个别参加内审的部门及相关人员,以核实内审发现问题的整改及执行情况的真实性。

9.《指导原则》01001 检查项目内容:"企业应当采用前瞻或者回顾的方式,对药品流通过程中的质量风险进行评估、控制、沟通和审核。"

【检查要点】

(1)检查企业是否建立了质量风险管理的相关制度和操作规程文件,文件中是否详细规定了质量风险评估的方式(例如:通过前瞻预见性的方式对潜在性风险进行预判和分析;通过汇总既往的风险,以回顾分析的方式对已发生的风险进行再防范)、标准以及管理的内容(如评估、控制、沟通和审核)。

(2)检查企业质量风险评估报告,确保其翔实,是否涵盖评估的范围及项目,是否有风险点确认和风险分析,以及是否有预防对策及措施等内容。

(3)检查企业是否针对已经识别的质量风险点实施了有效的预防措施,并对其效果是否进行了评估和优化改进,相关记录是否完整可追溯。已识别的质量风险是否全面、准确。

(4)检查企业是否依据质量风险预防控制措施,修订了相关的质量管理体系文件,并对相关人员开展了相应的培训等,并保留有相关实施记录。

(5)检查企业质量风险评估相关文件及记录,抽查部分主要参与评估的人员,核实评估的具体情况及其真实性。

(6)检查企业是否将质量风险的控制措施纳入了质量管理体系内审的审核范围。

(7)检查企业风险评估是否包括受委托的第三方药品物流企业涉及本企业经营业务的各个环节。

10.《指导原则》01101 检查项目内容:"企业应当对药品供货单位、购货单位的质量管理体系进行评价,确认其质量保证能力和质量信誉,必要时进行实地考察。"

【检查要点】

(1)检查企业体系文件中,是否详细规定了供(购)货单位的选择、评价和重新评价等内容,是否对供

（购）货单位质量保证的能力和信誉予以确认，并明确指出进行实地现场考察的必需条件。

（2）检查企业针对药品供（购）货单位质量管理体系开展评价的相关文件制度，确认是否明确规定了评价的对象范围、具体内容、评价标准、执行方法、周期时限及处理措施和各环节记录等。

（3）检查企业质量管理体系评价档案等资料，确保其按照既定程序进行了针对供（购）货单位的实地考察活动。

（4）检查企业实地开展了考察活动的记录和报告等资料，核实其考察内容是否严格遵循企业制定的规定和标准。

（5）随机抽查部分参与企业负责质量管理体系评价的员工，确认其是否能够准确阐述本企业对供（购）货单位的质量管理体系开展评价的具体内容，包括进行实地现场考察的条件、具体情况等内容。

11.《指导原则》*01201 检查项目内容："企业应当全员参与质量管理，各部门、岗位人员应当正确理解并履行职责，承担相应的质量责任。"

【检查要点】

（1）检查企业设置的组织机构和各个部门的职位安排，确认企业是否根据《规范》第六条的规定，设定了每一个部门和岗位对应的具体质量目标。

（2）对照企业各个部门和每个岗位的职责，检查其是否明确了所对应的每一个部门和岗位的质量职责。

（3）对照企业设置的组织机构相关文件，对部分工作人员进行随机抽查，确认被抽查人员是否能准确地表述自己所在岗位的职责，并且能够按照与自己所在岗位相关的管理规定和操作规程正确执行。

（4）检查企业全体员工名册、薪资社保关系、劳动协议及计算机系统权限分配等资料，确认全体员工是否都有参与质量管理，无遗漏在体系外的角色存在。

（5）检查企业是否有执行所制定的质量管理职责相关情况的检查和考核记录。

第三章
组织机构与质量管理职责

企业的组织机构,是指由主要负责人构建的运营体系,其核心目标是构建一个全面覆盖药品经营活动的组织架构,确保各个环节的有效执行。这一架构涵盖了从质量管理机构的设置、关键人员的任免,到决策层面如管理文件的审批流程,再到物质资源的投入如设施设备的投资,以及深入的运营策略如质量监督计划的设计等多个维度。该部分共 24 项,其中主要缺陷项目(*)13 项,一般缺陷项目 11 项。

1. 《指导原则》*01301 检查项目内容:"企业应当设立与其经营活动和质量管理相适应的组织机构或者岗位。"
【检查要点】
(1)检查企业是否有组织机构、部门和岗位设置的相关文件。
(2)检查企业岗位人员是否有任命文件、定员定岗文件。
(3)检查企业设置的组织机构以及每个岗位是否符合其经营的规模、方式、范围等。

2. 《指导原则》*01302 检查项目内容:"企业应当明确规定各组织机构或者岗位的职责、权限及相互关系。"
【检查要点】
(1)检查企业制定的组织机构及各个岗位文件资料,确保每个部门和岗位都规定了相应的职责、权限和相互关系,以及企业每个部门、岗位和人员相互之间的职责、权限和关系是否合理并易于管理。
(2)检查企业人员名册、质量管理、运营等各环节的有关文件记录,例如采购、验收、销售的记录,以及质量管理审查和问题处理等记录,看看它们是否与企业真实的人员及其职责一致。

3. 《指导原则》*01401 检查项目内容:"企业负责人是药品质量的主要责任人,全面负责企业日常管理,负责提供必要的条件,保证质量管理部门和质量管理人员有效履行职责,确保企业实现质量目标并按照《药品经营质量管理规范》要求经营药品。"
【检查要点】
(1)对企业的《营业执照》和《药品经营许可证》进行审查,以确认主要负责人的真实性和有效性,如有需要还需进一步验证其身份证件,如任命文件等。
(2)检查企业"企业负责人(主要负责人)职责"是否满足本项目需求。制定的职责中是否确认其是本公司药品质量的主要负责人身份,以保障质量管理机构与质量管理人员的实际执行能力,从而使企业达到既定的质量目标并且依照《规定》来运营药品业务。
(3)检查企业如人事调动、财务批准、文件签发等与企业负责人职责相关的资料并提问,确认企业负责人是否真正承担了公司的日常管理事务,以及在公司运营过程中是否有实际履职的痕迹,从而判断其是否有虚假挂名的情况存在。

（4）现场检查过程中，提问企业负责人，是否熟悉药品经营管理方面的法律法规，是否清楚企业的质量方针、质量目标以及对质量风险的认识。

（5）现场提问企业负责人，是否可以清晰准确地表述在执行质量管理的各个环节中所实施的具体行动，以此来保证公司的运营符合《规范》的要求。

4. 《指导原则》 ＊01501 检查项目内容："企业质量负责人应当由企业高层管理人员担任，全面负责药品质量管理工作，独立履行职责，在企业内部对药品质量管理具有裁决权。"

【检查要点】

（1）检查企业《药品经营许可证》中质量负责人信息，以及人员任命文件，核实企业质量负责人身份的有效性及真实性，如有需要，核对其身份证、执业药师证、执业药师注册证等。

（2）检查企业组织机构框架图，确认质量负责人是否为公司的高层管理人员，企业负责人是否为其主管领导，不为其他人员分管。

（3）岗位职责文件中是否明确规定了该条款中要求的内容，例如：全面负责药品质量管理工作。

（4）检查企业体系文件审核、设备验证、质量风险评估、内部审核等报告，以及首营企业（品种）审批等资料，询问企业质量负责人对药品质量管理相关法律和本公司的规章制度是否有深入了解，以此来判定该人员是否真正地全面负责本企业药品质量管理工作，是否有虚假挂名或者兼职情况的存在。

（5）检查企业不合格药品处理、质量风险报告等质量问题裁决及处理相关资料，以此来判定质量负责人是否能够独立履职，是否存在其他人员（如主要负责人等）干预其履职，不能使其有效行使裁决权。

（6）检查企业质量负责人在计算机系统中的操作权限是否能独立行使相关职责。

5. 《指导原则》 ＊01601 检查项目内容："企业应当设立质量管理部门，有效开展质量管理工作。"

【检查要点】

（1）检查企业实际运行中是否设立有质量管理部门。

（2）检查企业组织机构框架图及制定的质量管理部门文件，是否保证了企业质量管理部门是独立设置的，不隶属其他部门，并且在公司的层级结构中应处于关键位置，高于或至少与所有其他部门平级，并配备有质量管理部门（机构）负责人员、质管人员、验收人员等。

（3）检查企业关于质量管理的记录和文件，看其是否能够反映质量管理部门有效地履行了相关职责，如文件制定、质量审核、验收，以及经营过程中的监督和指导。

6. 《指导原则》 ＊01602 检查项目内容："企业质量管理部门的职责不得由其他部门及人员履行。"

【检查要点】

（1）检查企业质管部运行是否真实、有效，查看考勤记录/工资发放记录。

（2）检查企业质量管理人员是否在职在岗，现场提问质量管理人员对企业实际/询问日常工作熟悉与否。

（3）检查各类报告、记录、凭证的签署等档案资料，以及计算机系统权限设置，不允许出现其他岗位人员或者其他部门履行质量管理部门职责的情况。

7. 《指导原则》01701 检查项目内容："质量管理部门应当督促相关部门和岗位人员执行药品管理的法律法规及《规范》的要求。"

【检查要点】

现场检查过程中，询问质量管理人员如何督促相关岗位人员执行药品管理法律法规，或通过询问其他岗位人员验证。

8. 《指导原则》01702 检查项目内容："质量管理部门应当组织制定质量管理体系文件，并指导、监督文件的执行。"

【检查要点】

检查企业质量管理体系文件，询问和了解各岗位执行情况是否与文件规定一致。

9. 《指导原则》*01703 检查项目内容："质量管理部门应当负责对供货单位和购货单位的合法性、购进药品的合法性以及供货单位销售人员、购货单位采购人员的合法资格进行审核，并根据审核内容的变化进行动态管理。"

【检查要点】

（1）检查企业质量档案、记录中的供（购）货单位是否经过质量管理部门审核，是否合法有效。

（2）检查企业质量管理部门是否对质量档案、记录中供货单位的销售员、购货单位的采购员进行了审核，是否合法有效。

（3）检查以上资质是否与行政许可部门核准内容一致。

10. 《指导原则》01704 检查项目内容："质量管理部门应当负责质量信息的收集和管理，并建立药品质量档案。"

【检查要点】

检查企业药品质量档案及信息的收集情况（是否对质量信息进行了收集，是否建立了质量档案）。

11. 《指导原则》*01705 检查项目内容："质量管理部门应当负责药品的验收，指导并监督药品采购、储存、养护、销售、退货、运输等环节的质量管理工作。"

【检查要点】

（1）检查企业药品验收职能是否由质量管理部门负责。

（2）对企业质量管理部门在药品的购、销、存、养、运等环节的质量管理措施和相应记录进行检查，并查看计算机系统的购销范围是否存在内嵌式控制。

12. 《指导原则》*01706 检查项目内容："质量管理部门应当负责不合格药品的确认，对不合格药品的处理过程实施监督。"

【检查要点】

（1）检查企业不合格药品操作记录，确认其是否由质量管理部门执行确认，文件中是否有该职责。

（2）检查企业不合格药品处理过程是否经质量管理部门监督。

13. 《指导原则》01707 检查项目内容："质量管理部门应当负责药品质量投诉和质量事故的

调查、处理及报告。"

【检查要点】

检查该条款中规定的内容是否由质量管理部门负责，是否留存相应的过程记录。

14.《指导原则》01708 检查项目内容："质量管理部门应当负责假劣药品的报告。"

【检查要点】

检查企业药品抽检情况和假劣药品报告情况。

15.《指导原则》01709 检查项目内容："质量管理部门应当负责药品质量查询。"

【检查要点】

检查企业药品质量查询情况。

16.《指导原则》*01710 检查项目内容："质量管理部门应当负责指导设定计算机系统质量控制功能，负责计算机系统操作权限的审核和质量管理基础数据的建立及更新。"

【检查要点】

（1）现场检查过程中，询问计算机系统管理员购销单位资质审核（确认生效）、订单审核、停售、养护、拒收、有效期预警/拦截、锁定等质量控制功能是否有效，是否经质量管理部指导设定。

（2）检查企业内部计算机系统操作权限的审核申请是否通过质管部的审核确认。

（3）检查企业是否建立了相关质量管理的基础数据，并及时更新，如供应企业、购货单位、产品、委托授权书、采购委托书等信息的建立与更新。

17.《指导原则》*01711 检查项目内容："质量管理部门应当组织验证、校准相关设施设备。"

【检查要点】

（1）检查企业冷藏设备（如冷库）、运输设备（如冷藏车辆）、冷藏容器（如冷藏/保温箱）、储运环境的温湿度自动监测系统开展验证/校准的相关事项资料。

（2）检查企业冷链、温控等事项验证、校准是否制定验证方案和报告。

（3）检查企业冷藏设备（如冷库）、运输设备（如冷藏车辆）、冷藏容器（如冷藏/保温箱）、储运环境的温湿度自动监测系统验证方案/报告是否经质量负责人审核批准。

（4）检查企业质量管理部门是否与仓储、运输等部门共同实施冷链、温控等事项的验证工作。

18.《指导原则》01712 检查项目内容："质量管理部门应当负责药品召回的管理。"

【检查要点】

检查企业制定的质量管理部门职责文件，是否包含负责药品召回管理相关内容，并询问药品召回情况。

19.《指导原则》01713 检查项目内容："质量管理部门应当负责药品不良反应的报告。"

【检查要点】

检查企业制定的质量管理部门职责文件，是否包含负责药品不良反应的报告相关内容，并询问质管员药品不良反应报告情况。

20.《指导原则》＊01714 检查项目内容："质量管理部门应当组织质量管理体系的内审和风险评估。"

【检查要点】

（1）检查企业开展质量管理体系内审情况，重点核查相关文件和记录是否有质量管理部门组织、审批的痕迹。

（2）检查企业开展风险评估情况，重点核查相关文件和记录是否有质量管理部门组织、审批的痕迹。

21.《指导原则》01715 检查项目内容："质量管理部门应当组织对药品供货单位及购货单位质量管理体系和服务质量的考察和评价。"

【检查要点】

检查企业对供（购）货单位质量管理体系，以及供（购）货单位服务质量的考察和评价情况，特别关注相关文件和记录是否存在质量管理部门组织、审核批准的有关痕迹。

22.《指导原则》＊01716 检查项目内容："质量管理部门应当组织对被委托运输的承运方运输条件和质量保障能力的审查。"

【检查要点】

（1）检查企业被委托运输的承运方运输条件是否满足运输要求，如运输车辆、保温箱、冷藏箱等。

（2）检查企业被委托运输的承运方质量保障能力是否满足运输要求。

（3）检查企业被委托运输的相关文件和记录是否有质量管理部门组织、审批的痕迹。

23.《指导原则》01717 检查项目内容："质量管理部门应当协助开展质量管理教育和培训。"

【检查要点】

检查企业培训相关文件和记录是否有质量管理部门协助开展的工作痕迹。

24.《指导原则》01718 检查项目内容："质量管理部门应当承担其他应当由质量管理部门履行的职责。"

【检查要点】

（1）检查企业制定的质量管理部门职责文件，是否包含上述内容。

（2）根据企业人员名单和对应的岗位职责，随机提问公司的相关管理岗位文件和计算机系统权限设定等，以确认其工作履行情况的真实性和准确性。

（3）检查企业各项职责所涉及的如档案、报告、记录、凭证等各类管理文件，以确认质量管理部门的工作履行情况。

第四章

人员与培训

GSP执行的关键在于人力的投入和参与，人员的专业素养是确保药品经营企业服务质量及产品品质的关键基石。无论是企业的领导者还是普通的工作人员，他们都需要对产品的质量负责，并且根据其工作性质，他们的责任也会有所差异，需要具备的资质也不尽相同。为了履行这些职责，每个岗位人员需在其质量责任范围内密切协作，同时实行互相监督，共同编织出一张强大的质量管理网络，以此有效地保障经营产品的质量。该部分共26项，其中主要缺陷项目（＊）12项，一般缺陷项目14项。

1. 《指导原则》01801检查项目内容："企业从事药品经营和质量管理工作的人员，应当符合有关法律法规及《规范》规定的资格要求，不得有相关法律法规禁止从业的情形。"

【检查要点】

（1）检查企业对员工的规定是否至少涵盖了本条款要求的全部内容。

（2）检查企业负责人、质量负责人等人员资质是否符合《规范》要求。

（3）登录企业信用信息公示平台、信用中国等网页，核实企业负责人、质量负责人合规从业情况。

（4）检查企业员工及受委托第三方药品物流企业的关键岗位人员信息档案，确认是否有被禁止从业的情形。

2. 《指导原则》＊01901检查项目内容："企业负责人应当具有大学专科以上学历或者中级以上专业技术职称；应当经过基本的药学专业知识培训，熟悉有关药品管理的法律法规及本规范。"

【检查要点】

（1）检查企业在申请《药品经营许可证》核发、变更时的企业负责人的学历是否为国家认可的大学专科（含专科）以上学历，或者持有国家专业技术职称有关部门认可的中级（含中级）以上专业技术职称。

（2）现场检查过程中，询问企业负责人，是否能够解答基本的药学知识、药品法律法规等。

（3）检查企业负责人是否在职在岗。

3. 《指导原则》＊02001检查项目内容："企业质量负责人应当具有大学本科以上学历、执业药师资格和3年以上药品经营质量管理工作经历，在质量管理工作中具备正确判断和保障实施的能力。"

【检查要点】

（1）检查企业质量负责人任命文件、毕业证书、执业药师注册证书。

（2）检查企业质量负责人是否将执业药师资格注册在本单位，且在有效期限以内。

（3）检查企业质量负责人个人档案中的工作履历，是否有3年及以上的药品经营质量管理工作经验。

（4）提问质量负责人，并查阅其培训记录，培训内容是否涵盖了企业制定的质量管理制度、岗位职责、工作规程，以及药学专业知识、药品相关法律和本《规范》等，是否熟悉上述相关内容。

（5）检查企业关于质量管理体系文件的审核、内部审核的报告、验证项目的报告、质量风险评估的报告、首营企业（品种）的审批、质量问题的裁决处理等相应的质量管理文件资料，同时提问企业质量负责人，确认其在质量管理工作中是否具备正确判断的能力和保障实施的能力。

（6）检查质量负责人计算机系统操作权限，以及现场实际操作情况，随机抽查与企业质量负责人职责相对应的各类文件档案、记录报告等，确认是否存在兼职质量管理部门负责人、未在职在岗等情形。

4.《指导原则》＊02101 检查项目内容："企业质量管理部门负责人应当具有执业药师资格和 3 年以上药品经营质量管理工作经历，能独立解决经营过程中的质量问题。"

【检查要点】

（1）检查企业质量管理部门负责人任命文件、毕业证书、执业药师注册证书。

（2）检查企业质量管理部门负责人是否将执业药师资格注册在本单位，且在有效期限以内。

（3）检查企业质量管理部门负责人个人档案中的工作履历，是否有 3 年及以上的药品经营质量管理工作经验。

（4）提问企业质量管理部门负责人，并查阅其培训记录，培训内容是否涵盖了企业制定的质量管理制度、岗位职责、工作规程，以及药学专业知识、药品相关法律和本《规范》等，是否熟悉上述相关内容。

（5）检查企业关于质量管理体系文件的审核、内部审核的报告、验证项目的报告、质量风险评估的报告、首营企业（品种）的审批、质量问题的裁决处理等相应的质量管理文件资料，同时提问企业质量管理部门负责人，确认其在企业经营过程中能够独立解决质量问题。

（6）检查质量管理部门负责人计算机系统操作权限，以及现场实际操作情况，随机抽查与企业质量管理部门负责人职责相对应的各类文件档案、记录报告等，确认是否存在兼职质量负责人、未在职在岗等情形。

5.《指导原则》02201 检查项目内容："企业应当配备符合相关资格要求的质量管理、验收及养护等岗位人员。"

【检查要点】

（1）检查企业制定的岗位设置文件，是否设立有本条款规定的如质量管理、验收及养护等职务。

（2）检查企业人员名单和任职文件，是否配备了本条款规定的如质量管理、验收及养护人员。

（3）检查企业质量管理、验收及养护人员岗位任职资格是否符合《规范》要求。

（4）检查企业受委托第三方药品物流企业质量管理、验收及养护等岗位人员的资质是否经过确认并留档。

（5）有异地仓库的，检查异地仓库负责质量管理、验收及养护等岗位的人员资格是否符合 GSP 要求，是否在岗履职，是否有不同仓库地址相同岗位人员兼职的情形。

（6）现场检查期间，负责质量管理、验收及养护等岗位人员不在岗的是否履行了请假手续。

（7）检查企业计算机系统中相关记录，质量管理、验收及养护等岗位人员的名字是否与实际一致。

6. 《指导原则》＊02202 检查项目内容："从事质量管理工作的，应当具有药学中专或者医学、生物、化学等相关专业大学专科以上学历或者具有药学初级以上专业技术职称。"

【检查要点】

检查企业人员名册，查看从事质量管理工作人员的任职文件、毕业证书、专业技术职称证书，是否与本检查条款的资格要求相符合。

7. 《指导原则》＊02203 检查项目内容："从事验收工作的，应当具有药学或者医学、生物、化学等相关专业中专以上学历或者具有药学初级以上专业技术职称。"

【检查要点】

检查企业人员名册，查看从事验收工作人员的任职文件、毕业证书、专业技术职称证书，是否与本检查条款的资格要求相符合。

8. 《指导原则》02204 检查项目内容："从事养护工作的，应当具有药学或者医学、生物、化学等相关专业中专以上学历或者具有药学初级以上专业技术职称。"

【检查要点】

检查企业人员名册，查看从事养护工作人员的任职文件、毕业证书、专业技术职称证书，是否与本检查条款的资格要求相符合。

9. 《指导原则》＊02205 检查项目内容："从事中药材、中药饮片验收工作的，应当具有中药学专业中专以上学历或者具有中药学中级以上专业技术职称。"

【检查要点】

（1）检查企业经营范围是否涵盖"中药材、中药饮片"，如有则适用本条款。

（2）检查企业人员名册，查看从事中药材、中药饮片验收工作人员的任职文件、毕业证书、专业技术职称证书，是否与本检查条款的资格要求相符合。

10. 《指导原则》02206 检查项目内容："从事中药材、中药饮片养护工作的，应当具有中药学专业中专以上学历或者具有中药学初级以上专业技术职称。"

【检查要点】

（1）检查企业经营范围是否涵盖"中药材、中药饮片"，如有则适用本条款。

（2）检查企业人员名册，查看从事中药材、中药饮片养护工作人员的任职文件、毕业证书、专业技术职称证书，是否与本检查条款的资格要求相符合。

11. 《指导原则》02207 检查项目内容："直接收购地产中药材的，验收人员应当具有中药学中级以上专业技术职称。"

【检查要点】

（1）检查企业是否有直接收购地产中药材的行为，如有则适用本条款。

（2）检查企业人员名册，查看从事地产中药材验收工作人员的毕业证书、专业技术职称证书，是否与本检查条款的资格要求相符合。

12. 《指导原则》＊02208 检查项目内容："从事疫苗配送的，还应当配备 2 名以上专业技术人员专门负责疫苗质量管理和验收工作，专业技术人员应当具有预防医学、药学、微生物学或者医学等专业本科以上学历及中级以上专业技术职称，并有 3 年以上从事疫苗管理或者技术工作经历。"

【检查要点】

（1）检查企业是否有疫苗配送资格，如有则适用本条款。

（2）检查企业负责疫苗质量管理和验收工作人员的任职文件、劳资关系、毕业证书、专业技术职称证书、个人档案工作履历中是否有从事疫苗管理或者技术工作 3 年以上的工作经历。

（3）现场检查过程中，提问负责疫苗质量管理和验收工作人员企业制定的质量管理制度、岗位职责、工作规程，以及药学、疫苗相关专业知识，查看其是否熟悉以上相关内容。

（4）检查企业关于疫苗质量管理和验收的相关档案文件、记录表格、凭证资料等，核实该岗位人员是否有工作痕迹，是否在岗履职。

13. 《指导原则》＊02301 检查项目内容："从事质量管理、验收工作的人员应当在职在岗，不得兼职其他业务工作。"

【检查要点】

（1）检查企业设置的组织机构、人员岗位任职文件，是否存在负责质量管理的人员和负责验收工作的人员兼职的行为，或者有管理其他业务工作的情况。

（2）检查企业人员名册，查看从事质量管理及验收工作相关的档案资料、文件报告、表格记录、票据凭证等，检查与其相关文件资料的签字、考勤记录等，核实其是否留有工作痕迹、是否在岗履职。

（3）检查企业质量管理、验收工作岗位人员的工资表、人事合同等，核实其是否留有痕迹、是否在岗履职。

（4）检查企业质量管理、验收工作岗位人员的计算机系统操作权限，对应系统中的相关记录，核实其是否在职在岗。

14. 《指导原则》02401 检查项目内容："从事采购工作的人员应当具有药学或者医学、生物、化学等相关专业中专以上学历。"

【检查要点】

检查企业人员名册，查看从事采购工作人员的任职文件、毕业证书，是否与本检查条款的资格要求相符合。

15. 《指导原则》02402 检查项目内容："从事销售、储存等工作的人员应当具有高中以上文化程度。"

【检查要点】

检查企业人员名册，查看从事销售、储存工作人员的任职文件及毕业证书，是否与本检查条款资格要求相符合。

16. 《指导原则》＊02501 检查项目内容："企业应当对各岗位人员进行与其职责和工作内容相关的岗前培训和继续培训，以符合《规范》的要求。"

【检查要点】

（1）检查企业培训管理的文件，确保其至少涵盖了岗前培训和继续培训两种方式。

（2）检查企业人员的培训档案，新入职人员是否接受过岗前培训及后续的年度继续培训教育。

（3）检查企业人员实际上岗履职时间（如任命文件、考勤表或其他文件记录等）与个人培训档案中所记录的岗前培训时间是否符合逻辑，是否存在上岗履职时间早于参加岗前培训时间的情况。

（4）检查企业培训资料，是否存在不同内容分别针对不同岗位，分开进行培训的情况。

（5）检查企业在质量管理体系关键要素发生变化后，是否对其相关人员进行了培训。

（6）若企业委托第三方药品企业（受托方）储存配送药品的，检查是否确认或审计了受托方涉及本企业如验收、养护、运输等相关环节人员的培训效果。

17.《指导原则》02601 检查项目内容："培训内容应当包括相关法律法规、药品专业知识及技能、质量管理制度、职责及岗位操作规程等。"

【检查要点】

（1）检查企业制定的培训管理文件，是否根据不同岗位的责任需求确定了不同的培训内容。

（2）检查企业制定的培训计划、方案及记录，是否涵盖了药品相关法律法规、本企业制定的质量管理制度、岗位职责、计算机系统、岗位专业知识等内容。

（3）现场询问不同岗位人员，与其培训记录进行比较，其接受培训的时间、内容和方式是否与培训记录相符。

18.《指导原则》＊02701 检查项目内容："企业应当按照培训管理制度制定年度培训计划并开展培训，使相关人员能正确理解并履行职责。"

【检查要点】

（1）检查企业制定的培训管理文件，是否规定培训计划需按年度制定。

（2）检查培训计划，是否按年度要求制定，并按制定的培训计划执行并开展相关培训工作。

（3）检查过程中，对部分职位的员工进行询问和实际操作考察，以确认他们是否能准确地表达并执行自己的职责。

19.《指导原则》02702 检查项目内容："培训工作应当做好记录并建立档案。"

【检查要点】

（1）检查企业制定的培训管理文件，是否规定了"培训工作应当做好记录并建立档案"的要求。

（2）检查企业实施的各类培训工作，是否按照企业规定建立了培训记录及档案。

（3）检查企业培训档案资料，确认其是否涵盖了培训的计划、方案、内容、签到表、试卷、提问记录、效果评价、改进措施等。

20.《指导原则》＊02801 检查项目内容："从事特殊管理的药品的人员，应当接受相关法律法规和专业知识培训并经考核合格后方可上岗。"

【检查要点】

（1）检查企业制定的培训管理文件，是否规定了经营范围中含有特殊管理药品所涉及的国家颁布的有关法律法规、专业知识，以及企业自己制定的关于特殊管理药品的制度、职责和规程等。

（2）检查企业从事特药采、收、验、储、运等岗位员工的培训档案，是否有相关培训且考核合格的资料。

(3) 检查企业，对从事特药采、收、验、储、运等岗位员工进行提问，看其是否有能力准确且熟练地阐述职位相关的法律规定、岗位责任和操作流程等培训内容。

(4) 检查企业计算机系统中各岗位人员的记录，确认从事特药管理的各岗位人员实际上岗时间，是否有未经过考核就开始工作的情况。

21. 《指导原则》﹡02802 检查项目内容："从事冷藏冷冻药品储存、运输等工作的人员，应当接受相关法律法规和专业知识培训并经考核合格后方可上岗。"
【检查要点】
(1) 检查企业有关培训管理的制度文件，看其是否清晰地阐述了本条款的相应要求，以及培训的内容是否涵盖冷藏冷冻药品有关法律法规、专业知识、企业自己制定的制度、职责和操作规程等。

(2) 检查企业负责冷藏冷冻药品的收、验、储、养、运等岗位人员的培训资料，是否有未经过考核就开始工作的情况。

(3) 检查企业，提问负责冷藏冷冻药品收、验、储、养、运等岗位的人员，看其是否能清晰准确地表达各自岗位相关的法律法规、专业知识、职责和规程等培训内容。

(4) 检查企业计算机系统中各岗位人员的记录，确认负责冷藏冷冻药品收、验、储、养、运等岗位的人员实际上岗时间，是否有未经过考核就开始工作的情况。

22. 《指导原则》02901 检查项目内容："企业应当制定员工个人卫生管理制度。"
【检查要点】
(1) 检查企业质量体系文件，是否有专门针对员工个人卫生管理的相关制度与规定。
(2) 现场抽查企业部分直接接触药品岗位的人员个人卫生是否达到了企业制定的相关要求。

23. 《指导原则》02902 检查项目内容："企业储存、运输等岗位人员的着装应当符合劳动保护和产品防护的要求。"
【检查要点】
(1) 检查企业质量体系文件，是否明确了从事储、运等岗位人员的着装应满足劳动保护和产品防护的具体规定。
(2) 检查企业部分储存管理人员和运输人员，确认他们是否按照公司规定正确着装。
(3) 检查企业现场配备的如防寒保暖服装、保护手套、防辐射服等防护服装设备数量与在冷库/接触放射性药品工作人员数量是否匹配。

24. 《指导原则》03001 检查项目内容："质量管理、验收、养护、储存等直接接触药品岗位的人员应当进行岗前及年度健康检查，并建立健康档案。"
【检查要点】
(1) 检查企业有关人员健康管理的文件制度，是否明确了包括岗前和年度健康检查在内的健康检查方法，以及不同岗位的具体健康检查项目。
(2) 检查企业人员健康档案，看直接接触药品的人员是否按企业规定的程序进行了新入、转岗前及年度健康检查。
(3) 检查企业人员健康档案，看是否存在超出规定时间的健康检查情况。

(4)检查企业部分岗位人员考勤表、计算机系统中的上岗履职时间,看是否有未经健康检查就开始工作的情况。

25.《指导原则》03002 检查项目内容:"患有传染病或者其他可能污染药品的疾病的,不得从事直接接触药品的工作。"

【检查要点】

(1)检查企业有关人员健康管理的文件制度,是否明确了直接接触药品岗位人员上岗时的健康状况和条件要求。

(2)检查人员健康档案,看直接接触药品岗位的人员是否存在患有传染病或者其他可能污染药品的疾病,从事直接接触药品工作的情况。

26.《指导原则》03003 检查项目内容:"身体条件不符合相应岗位特定要求的,不得从事相关工作。"

【检查要点】

(1)检查企业有关人员健康管理的文件制度,是否明确了本条款的内容。

(2)检查企业人员健康档案,特别关注那些刚加入或调换工作的新人或工作人员,看他们是否存在本条款规定内容的情形。

第五章

质量管理体系文件

"质量管理体系文件"实质上是一个严谨的文件架构,旨在确保药品经营过程中每一个环节的质量把控。这个系统涵盖了所有与药品经营质量相关的法规要求、标准化操作规程和执行过程中的有关记录,形成了一条贯穿药品质量管理全链条的有序路径。其中包括企业的全面质量管理制度、各个部门和岗位明确的质量责任、详尽的操作规程指南,以及日常运营中至关重要的记录和原始凭证等。作为核心要素,这个体系是支撑和维持质量管理体系高效运作的关键基石,为其实现、保障和持续优化提供了稳固基础。该部分共21项,其中严重缺陷项目(**)1项,主要缺陷项目(*)7项,一般缺陷项目13项。

1. 《指导原则》**03101检查项目内容:"企业制定质量管理体系文件应当符合企业实际,文件包括质量管理制度、部门及岗位职责、操作规程、档案、报告、记录和凭证等。"

【检查要点】

(1)检查企业实施执行的质量管理体系文件,确认是否含有抄袭、直接引用其他企业素材的迹象,确保所有内容都是根据企业自身的特性和需求定制的,比如文件内出现其他公司或机构的标识、未经修改的模板痕迹等。

(2)检查企业实施执行的质量管理体系文件,确认文件内容是否全面符合我国现行法律、法规、部门规章和指导性文件的要求,不存在任何违反之处。

(3)检查企业实施执行的质量管理体系文件,确认文件内容与企业的实际经营范围、方式(如医药物流服务、电子商务等)以及管理模式(如信息技术运用、物流操作流程等)的一致性,确保无偏离实际之处。

(4)检查企业实施执行的质量管理体系文件,确认其是否涵盖了关键部分,如质量管理制度、各部门职责划分、操作规程、文件记录、报告和凭证等必要元素。

(5)企业异地设库的,确认异地库留存的质量管理体系文件,是否由企业内部按照自身的文件管理和操作流程,结合岗位权限,经过草拟、修订、审核和批准的过程产生,是否存在使用与主体不相符的体系文件。

(6)存在委托第三方药品物流企业储存配送药品的,检查企业实施执行的质量管理体系文件是否包含对受托方第三方药品物流储配资质的审核规定,是否有对受托方收货、验收、储存、养护、出库复核、运输等各环节管理审核的相关规定,是否有对审核内容、审核周期的相关要求。

2. 《指导原则》*03201检查项目内容:"文件的起草、修订、审核、批准、分发、保管,以及修改、撤销、替换、销毁等应当按照文件管理操作规程进行,并保存相关记录。"

【检查要点】

(1)检查企业关于管理质量文件方面的有关规定,确认其是否涵盖了文件从起草、修订、审批、分发到保管，以及修改、废止、替换和销毁等所有环节的具体规定、标准和操作流程。

（2）检查企业实施执行的质量管理制度、职责及规程等文件资料，确认每一项文件是否记录了起草、修订、审核、批准及修改的责任人、时间等信息，是否按照企业实施的质量管理文件执行。

（3）检查企业实施执行的质量管理制度、职责及规程等文件资料，确认其是否有分发、保管、替换和销毁等方面的记录，记录内容是否严格遵守企业质量管理文件的管理规定。

（4）对于已经替换或废止撤销的文件，检查除档案室外是否有未销毁的情况存在，并核对存档状况与记录是否相符，确保存档数量的一致性。

（5）检查各岗位使用的记录和表格是否与发布的文件格式一致，以保证其一致性。

（6）对上述所有检查项目的相关记录进行全面的完整性审核，确保无遗漏。

3.《指导原则》03301 检查项目内容："文件应当标明题目、种类、目的以及文件编号和版本号。"

【检查要点】

（1）对企业实施执行的体系文件中的文件管理相关制度规定进行检查，看是否清晰地规定了对文件档案、记录凭证和报告的编制目的、类别、题目以及文件编号和版本号的详细要求。

（2）检查企业实施执行的质量管理制度、职责及规程等文件资料，每一项文件中是否涵盖本条款所规定的全部内容，且与企业制定的文件中的内容相一致。

（3）检查企业部分记录性文件、表格是否符合质量管理体系文件管理相关规定要求。

4.《指导原则》03302 检查项目内容："文件文字应当准确、清晰、易懂。"

【检查要点】

检查企业体系文件文字是否符合《规范》要求。

5.《指导原则》03303 检查项目内容："文件应当分类存放，便于查阅。"

【检查要点】

（1）检查关于管理质量文件方面的制度文件，是否详细设定了文件分类存储的规定。

（2）检查企业存放文件的设施及场所，其实际管理是否严格遵循了既定的企业规章制度。

（3）随机抽查企业部分实施执行的制度、职责、规程及记录等文件资料，检验文件管理工作人员能否迅速找出被随机抽查的文件。

6.《指导原则》03401 检查项目内容："企业应当定期审核、修订文件。"

【检查要点】

（1）检查关于质量管理文件方面的有关制度文件，确保其明确规定了文件的定期审核和修订流程，包括明确审核的方法、涉及的范围、所需检查的内容、审核的周期、触发修订的条件，以及修订后的执行步骤。

（2）随机抽查企业部分执行的制度、职责、规程及记录等文件资料，确认其是否根据企业实施的制度定期进行审核和修订，并留存有相应的记录作为证据。

（3）随机抽查企业部分实施执行的制度、职责、规程，随机抽查的文件的内容是否与药品监管法规的新变化、企业质量管理体系的要素变化，以及企业自身质量提升活动（如内部审核、风险评估和验证等）等修订因素保持同步。

7.《指导原则》03402 检查项目内容："企业使用的文件应当为现行有效的文本，已废止或者失效的文件除留档备查外，不得在工作现场出现。"

【检查要点】

（1）检查企业在现场检查时，所提供的现行体系文件的版本号及内容是否与企业档案室中存档的版本号及内容相一致。

（2）检查企业各岗位人员持有的文件（无论是个人保管、工作区域存放或通过企业电脑系统储存），其版本号及内容是否与企业当前实施使用的文件版本和内容相匹配。

（3）检查企业现行文件、已废止或失效的存档文件是否有明确的状态标记，已废止或失效的文件是否有相应的文件收回、销毁记录。

8.《指导原则》03501 检查项目内容："企业应当保证各岗位获得与其工作内容相对应的必要文件，并严格按照规定开展工作。"

【检查要点】

（1）检查企业部分员工是否持有对应自身工作职责、操作规程的相关文件。

（2）检查企业文件分发制度及其适用的范围，并对比实际的文件分发记录，确保与其制定的分发要求相一致。

（3）现场检查过程中，随机抽查询问部分员工，是否了解与自身工作相关的制度、规程、职责等，以确认他们是否能够依据企业规定执行工作。

9.《指导原则》*03601 质量管理制度应当包括以下内容："（一）质量管理体系内审的规定；（二）质量否决权的规定；（三）质量管理文件的管理；（四）质量信息的管理；（五）供货单位、购货单位、供货单位销售人员及购货单位采购人员等资格审核的规定；（六）药品采购、收货、验收、储存、养护、销售、出库、运输的管理；（七）特殊管理的药品的规定；（八）药品有效期的管理；（九）不合格药品、药品销毁的管理；（十）药品退货的管理；（十一）药品召回的管理；（十二）质量查询的管理；（十三）质量事故、质量投诉的管理；（十四）药品不良反应报告的规定；（十五）环境卫生、人员健康的规定；（十六）质量方面的教育、培训及考核的规定；（十七）设施设备保管和维护的管理；（十八）设施设备验证和校准的管理；（十九）记录和凭证的管理；（二十）计算机系统的管理；（二十一）药品追溯的规定；（二十二）其他应当规定的内容。"

【检查要点】

（1）检查企业实施执行的质量管理制度，是否包含了本检查项目中规定的全部内容。

（2）检查企业实施执行的质量管理制度，是否根据企业各部门和岗位特性独立定制，禁止简单复制本检查项目中的规定作为制度标题，是否按照部门及岗位分别制定，不得出现直接照搬本条款制度内容作为制度名称，例如，应为《药品采购管理制度》《药品收货管理制度》，而非直接使用本条款中如《药品采购、收货、验收、储存、养护、销售、出库、运输的管理》的表述。

（3）检查企业实施执行的质量管理制度，是否与企业的实际经营范围、方式、运营模式（如第三方医药物流、电子商务等）相一致，并且是否遵守相关的法律法规要求。

（4）检查企业各项质量管理制度的内容是否具体、明确。

10. 《指导原则》*03701 部门及岗位职责应当包括："（一）质量管理、采购、储存、销售、运输、财务和信息管理等部门职责；（二）企业负责人、质量负责人及质量管理、采购、储存、销售、运输、财务和信息管理等部门负责人的岗位职责；（三）质量管理、采购、收货、验收、储存、养护、销售、出库复核、运输、财务、信息管理等岗位职责；（四）与药品经营相关的其他岗位职责。"

对应附录 2《药品经营企业计算机系统》检查内容："药品批发企业负责信息管理的部门应当履行以下职责：①负责系统硬件和软件的安装、测试及网络维护。②负责系统数据库管理和数据备份。③负责培训、指导相关岗位人员使用系统。④负责系统程序的运行及维护管理。⑤负责系统网络以及数据的安全管理。⑥保证系统日志的完整性。⑦负责建立系统硬件和软件管理档案。"

对应附录 4《药品收货与验收》检查内容："质量管理、验收岗位职责。验收人员应当负责对中药材样品的更新与养护，防止样品出现质量变异。收集的样品放入中药样品室（柜）前，应当由质量管理人员确认。"

【检查要点】

（1）检查企业实施执行的部门及岗位职责文件，是否包含了本检查项目中规定的全部内容。

（2）检查企业实施执行的部门及岗位职责文件，是否与企业的实际经营范围、方式，运营模式（如第三方医药物流、电子商务等）相一致，并且是否遵守相关的法律法规要求。

（3）检查企业信息管理部门及质量管理、验收岗位人员是否按照附录要求履行相关职责。

11. 《指导原则》*03801 检查项目内容："企业应当制定药品采购、收货、验收、储存、养护、销售、出库复核、运输等环节及计算机系统的操作规程。"

【检查要点】

（1）检查企业实施执行的各环节操作规程，是否包含了本检查项目中规定的全部内容。

（2）检查企业实施执行的各环节操作规程，是否与企业的实际经营范围、方式，运营模式（如第三方医药物流、电子商务等）相一致，并且是否遵守相关的法律法规要求。

（3）检查企业实施执行的各环节操作规程，是否与计算机系统各环节操作流程相符。

（4）检查企业各环节操作规程的内容是否完善，是否具有可操作性。

（5）检查企业制定的各环节操作规程是否与对应的质量管理制度要求保持一致。

12. 《指导原则》*03901 检查项目内容："企业应当建立药品采购、验收、养护、销售、出库复核、销后退回和购进退出、运输、储运温湿度监测、不合格药品处理等相关记录。"

【检查要点】

（1）检查企业实施执行的各类记录，是否包含了本检查项目中规定的全部内容。

（2）检查企业各环节所使用记录的内容、种类、格式是否与发布的体系文件中的记录相一致，并且是否遵守相关的法律法规要求。

（3）检查企业各环节所使用记录的内容，是否与企业计算机系统中生成的各环节记录内容相一致。

13. 《指导原则》*03902 检查项目内容："记录应当真实、完整、准确、有效和可追溯。"

【检查要点】

（1）检查企业各环节所使用的记录是否存在不符合本检查项目中规定的情形。

（2）检查企业各环节所使用的记录，是否存在因制造假数据、人为删除数据等导致无法实现全过程有效追溯的情况。

14.《指导原则》04001 检查项目内容："通过计算机系统记录数据时，有关人员应当按照操作规程，通过授权及密码登录后方可进行数据的录入或者复核。"
【检查要点】
（1）检查企业实施执行的计算机系统操作规程文件，文件中是否明确了对各岗位人员如何登录系统或录入数据、开展复核的详细操作要求。
（2）检查企业部分相关岗位人员实际操作是否符合企业计算机系统操作规程的要求。

15.《指导原则》04002 检查项目内容："数据的更改应当经质量管理部门审核并在其监督下进行。"
【检查要点】
（1）检查企业实施执行的计算机系统操作规程文件，文件中是否明确了本检查项目中规定的内容。
（2）检查过程中，让计算机管理员回答，如何更改计算机系统数据的权限、如何审核以及实际操作，了解数据更改的过程是否严格遵循企业既定的规章制度。
（3）检查过程中，让企业质管部负责计算机数据审核的人员回答，如何更改计算机系统数据的权限、如何审核以及实际操作，其陈述内容是否与计算机管理员所陈述的和企业既定的规章制度一致。
（4）检查企业计算机系统中更改数据的有关记录，着重查看是否存在质量管理部门的审核痕迹，以全面评估数据管理的合规性。

16.《指导原则》04003 检查项目内容："数据的更改过程应当留有记录。"
【检查要点】
（1）检查企业实施执行的计算机系统操作规程文件，是否规定了对数据更改记录的明确要求。
（2）检查企业计算机系统中更改数据的有关记录，是否与企业既定的规章制度一致。

17.《指导原则》*04101 检查项目内容："书面记录及凭证应当及时填写，并做到字迹清晰，不得随意涂改，不得撕毁。"
【检查要点】
（1）检查企业实施的质量管理体系文件，是否包含了本检查项目中规定的全部内容。
（2）检查企业现场提供的书面纸质记录或凭证，是否存在应填未填、事后补记、字迹模糊、乱涂乱画，甚至随意撕毁书面纸质记录或凭证的情况。
（3）检查企业记录中以及相关联记录之间是否符合时间、逻辑顺序，是否能够做到真实、完整、准确、有效和可追溯。

18.《指导原则》04102 检查项目内容："更改记录的，应当注明理由、日期并签名，保持原有信息清晰可辨。"
【检查要点】
（1）检查企业实施执行的质量管理体系文件，是否包含了本检查项目中规定的全部内容。

（2）检查企业现场提供的书面纸质记录或凭证，存在更改行为的，更改处是否按本检查项目中规定的全部内容执行。

19.《指导原则》04201 检查项目内容："记录及凭证应当至少保存 5 年。"
【检查要点】
（1）检查企业实施执行的质量管理体系文件，是否包含了本检查项目中规定的全部内容。
（2）检查企业的数据存储的合规性，确认计算机系统中的信息数据是否严格遵循了保存时限标准，即至少保存 5 年。
（3）检查企业对纸质文档和单据的保管措施，是否符合相关法规要求，即至少保留 5 年可供查阅。

20.《指导原则》04202 检查项目内容："疫苗的记录及凭证按相关规定保存。"
【检查要点】
（1）检查疫苗配送单位实施执行的质量管理体系文件中有关疫苗记录凭证的保存期限，如疫苗接收、采购、存储、配送和供应的完整记录，以及疫苗在全程运输和储存中的温度监控记录，均需至少保留至所配送疫苗有效期满后 5 年。
（2）检查疫苗相关的书面资料、电子数据，确保其保存符合疫苗管理的要求。

21.《指导原则》04203 检查项目内容："特殊管理的药品的记录及凭证按相关规定保存。"
【检查要点】
（1）检查企业经营范围中含有特殊管理药品的，其实施执行的质量管理体系文件中是否明确了相关记录及凭证的保存期限。
（2）检查特殊管理药品的书面资料及电子数据，确认其保存方式是否符合特药管理的专门法规。

第六章

设施与设备

药品经营企业所配备的基础设施和设备工具,主要是为了满足药品的存放、监测、入库验收以及在库养护、在途运输等关键环节的操作需求,确保其功能性能符合规范要求。它们在执行GSP规范中扮演基石的角色,通过强化硬件设施,确保完备且适宜的设备配置,才能最大程度地确保药品质量的稳定与安全。该部分共32项,其中严重缺陷项目(＊＊)1项,主要缺陷项目(＊)15项,一般缺陷项目16项。

1. 《指导原则》＊04301检查项目内容:"企业应当具有与其药品经营范围、经营规模相适应的经营场所和库房。"

【检查要点】

(1) 检查企业的经营场所,以及企业库房实际地址与《药品经营许可证》核准的地址是否一致,检查经营场所及库房的产权证明或租赁文件。

(2) 检查企业经营场所面积是否符合药品监督管理局的相关要求,有异地设库的或委托第三方药品物流企业进行储存配送的,是否取得所在地省级药品监督管理部门的批准并在药品监督管理局备案。

(3) 检查企业比例精确的经营场所和仓库平面布局图(应当与行政许可档案中企业布局图一致),核对各经营场所和库房的面积、使用功能与提供的布局图是否相符,各个库房的位置、面积、布局是否合理。

(4) 根据企业《药品经营许可证》核准的经营范围,检查企业是否设置了各专门库房,如特殊管理的药品库、冷藏冷冻库、中药材库、中药饮片库等。特殊管理药品库房的设置是否符合相关要求。

(5) 检查企业历史经营数据显示的库存量,是否有库房容量与经营规模不适应的情形。

(6) 检查企业计算机系统,在计算机系统中抽查各类别库房部分药品的库存记录,并与库房药品实物进行核对,核实企业是否存在将药品存放在未经申报场所的情况。

(7) 委托第三方药品物流企业进行储存配送的,检查受委托的第三方药品物流企业库房条件是否与本企业经营规模和经营范围相适应。

(8) 有异地设库的企业,检查企业异地库房所配备的设施设备是否与其经营范围、规模相匹配。

2. 《指导原则》04401检查项目内容:"库房的选址、设计、布局、建造、改造和维护应当符合药品储存的要求,防止药品的污染、交叉污染、混淆和差错。"

【检查要点】

(1) 检查企业库房周围环境是否有严重粉尘、污染、明渠排污和强热原等污染源。

(2) 检查企业库区是否与外部环境建立了有效的隔离措施。

(3) 检查企业库房内部的储存作业区域布局是否有效划分了各类质量状态药品存放区域,是否能够防止不同质量状态的药品发生混淆。

(4) 检查企业库房内部人流、物流走向,出入库路线布局是否合理,不得出现出入库线路划分不合理，造成管理混乱、药品差错的现象。

（5）检查企业库房内对其他药品的储存管理可能造成污染的药品，如外包装不严密或不洁净的中药材、直接收购尚未净选处理及包装的中药材、化学原料药、抗生素原料药、药品辅料等品种的储存和物流线路是否会对其他药品造成交叉污染。

（6）检查企业质量有疑问药品、不合格药品、退货药品的储存区域及移库线路是否合理，是否能有效防止混淆及差错。

（7）检查企业仓库的建设、改（扩）建和维护是否符合药品特定的温湿度调控标准以及严格的安全管理措施要求，以支持药品高效、有序地码垛、装载、卸运等实际操作。

3.《指导原则》04501 检查项目内容："药品储存作业区、辅助作业区应当与办公区和生活区分开一定距离或者有隔离措施。"

【检查要点】

（1）检查企业行政许可档案布局图中的药品储存作业区、辅助作业区与实际布局状况是否相符。

（2）检查企业药品储存作业区、辅助作业区与办公区和生活区是否分开一定距离，或有有效的隔离措施或设施，能否有效防止办公区、生活区的人员和外来人员进入药品储存作业区和辅助作业区。

（3）检查企业的库房是否有设置在居民生活设施内，且药品装卸、搬运区域与居民活动区域交叉，或出入库通道、电梯等与居民共用的情况。

4.《指导原则》*04601 检查项目内容："库房的规模及条件应当满足药品的合理、安全储存，便于开展储存作业。"

【检查要点】

（1）检查企业的仓库规模和设施设备，是否与企业的经营范围和规模相匹配，能否满足药品存储的高效性和安全性需求。同时，也要确保其设计便于进行各种仓储活动，提高作业效率。

（2）检查企业库房的收货、验收、储存、发货、出库等区域的布局、流程是否合理，各类物流作业能否顺畅、方便。

5.《指导原则》04602 检查项目内容："库房内外环境整洁，无污染源，库区地面硬化或者绿化。"

【检查要点】

（1）检查企业库房建筑外部及库房内部环境，特别是库房内部的屋顶、库房死角、设备周围、货架及地垫下方是否卫生、整洁、无污染源，不得出现杂物、垃圾、闲置或废弃的物料或设备堆放等现象。

（2）检查企业库房储存作业区域是否有拖布、水桶等清洁工具随意放置现象。

（3）检查企业库房周边环境及库房内部，不得出现积水、明沟排污、烟尘废气、粉尘等污染源。

（4）检查企业库区地面是否有大面积土壤裸露、道路严重损坏现象，库区道路是否有采取裸露砂石铺设道路的情形。

6.《指导原则》04603 检查项目内容："库房内墙、顶光洁，地面平整，门窗结构严密。"

【检查要点】

（1）检查企业各库房内部墙面是否采取平整装修处理、光洁、不掉块、不渗水，不得出现裸露砖墙及裸露的电线。

（2）检查企业冷库内墙，如采用硬泡聚氨酯保温层喷涂施工，库内墙壁、柱子、设备的喷涂层是否光洁、平整。

（3）检查企业库房屋顶有无脱落物，是否漏雨，结构材料、管线等是否挂尘、积尘、落尘。

（4）检查企业库房地面，不得有较大裂缝、积水、明显地面沉降、地面铺设材料脱落损坏严重等现象。

（5）检查企业库房门窗是否严密，是否能够防止飞虫、老鼠等进入。在库房内部现场检查时，关闭库房门、窗，从内部透过门、窗观察其结构，不得出现门窗关不严、缝隙较大、透光明显等情况。对使用卷闸门的，重点检查锁闭后卷闸门与地面的结合、门体与墙壁的结合是否严密无缝隙。

7.《指导原则》04604 检查项目内容："库房有可靠的安全防护措施，能够对无关人员进入实行可控管理，防止药品被盗、替换或者混入假药。"

【检查要点】

（1）检查企业质量管理体系相关文件，是否制定了库房安全管理的相关规定，明确了库房安全管理的具体设施配置要求、人员进出控制措施等内容。

（2）检查企业各库房的安全防盗设备及措施是否符合相关文件规定，是否完善、有效，重点检查底层库房门窗的防盗设施。是否有防盗门窗、消防器材和设施等安全防护措施。

（3）对安装了视频监控系统的企业，检查企业监控设备的运行情况，要求视频监控责任人员演示并讲解设备使用、视频监控资料存储及调出、异常报警等功能，判断设施、系统运行的效果。

（4）对未安装视频监控系统的企业，现场检查过程中问询库房安全责任人员，是否能正确表述企业相关规定，核实人工监控方式及效果，检查相关记录。

（5）对安装了门禁系统的企业，检查过程中，要求部分库房工作人员模拟操作进入库房过程，核实是否符合企业相关规定，门禁系统是否能有效控制出入库房的人员。

（6）未安装门禁系统的企业，检查过程中询问部分库房工作人员，是否能正确表述企业相关规定，控制措施是否有效。

（7）现场检查全过程中关注是否有人员随意进出库房，或是否有相关人员未按制度规定履行出入库手续。

8.《指导原则》04605 检查项目内容："库房有防止室外装卸、搬运、接收、发运等作业受异常天气影响的措施。"

【检查要点】

（1）检查企业的仓库外部装载、卸运、接收和出货等作业区域，是否设置了防风雨设施，如遮阳棚或防雨棚，以确保在极端气候下作业活动仍能顺利进行且设施完好。

（2）冬季极寒地区的企业是否设立了保温装卸作业场所或有相关措施。

9.《指导原则》04701 检查项目内容："库房应当配备药品与地面之间有效隔离的设备。"

【检查要点】

（1）检查企业药品储存管理的相关规定，是否明确了本检查项目的相关内容。

（2）检查企业各库房所有的药品储存货位，是否全部配备了相应的托盘底垫、货架，数量是否与企业实际相符。药品与地面之间的地垫是否能防潮及通风，高度是否不小于10cm。零货及散件是否用地垫或货架进行集中存放。

（3）检查企业每一间库房的收货、验收、复核、出库发货等作业区域，是否配备了适宜的设备或工具，确保药品储存区域严格实施有效的地面隔离措施，以防止潜在污染。

10.《指导原则》04702 检查项目内容："库房应当配备避光、通风、防潮、防虫、防鼠等设备。"

【检查要点】

（1）检查企业药品养护相关管理制度，是否明确了本检查项目的相关要求。

（2）现场检查过程中，询问负责养护的人员，企业是否配备了避光、通风、防潮、防虫、防鼠等设备，并检查设备如窗帘、遮光膜、换气扇、地垫、货架、风帘、挡鼠板、粘鼠板、灭蝇灯等是否有效。

（3）检查企业各库房可能受到阳光直射的药品货位，是否配备了有效的避光设备（如窗帘、遮光膜等）。

（4）对经营中药材的企业，重点检查企业中药材库房，特别是存放直接收购的地产药材、未经净化加工的中药材库房，是否安装了专门的通风、排气装置。

（5）对选址在相对低洼、潮湿的库房，如地下室或半地下室的库房，重点检查其地面、墙壁是否返潮，地面是否有水汽凝结，检查货架、底垫、托盘以及墙角、窗台等位置是否生霉，观察药品包装是否受潮变形。

（6）检查企业冷库防潮、除湿状况，检查冷库墙壁、地面、屋顶、储存设施、制冷设备等是否有冷凝水。

（7）检查企业各库房防虫、防鼠设备的配置状况，重点检查库房的货物出入口。

（8）检查企业中药材、中药饮片库中的药品、货位、货架，是否有虫咬、生虫、蛛网、鼠啃、鼠迹等。

11.《指导原则》 *04703 检查项目内容："库房应当配备有效调控温湿度及室内外空气交换的设备。"

【检查要点】

（1）检查企业仓库的温度和湿度控制装置以及室内与室外空气流通设备的配备，是否符合企业实际。

（2）检查企业库房温湿度自动监测系统的历史温湿度记录，尤其是极高温和极低温时间段的温湿度记录，判断各库房空调设备的配置是否能满足温湿度调控需要。

（3）检查企业库房已安装、配置的所有温湿度调控设备的清单、技术资料、所有权证明（包括合同及发票），核实企业设备配置的真实性。

（4）检查企业库房是否配置了供暖设施或具有供热功能的空调设备。

（5）检查企业各库房温湿度调控设备的技术资料，核实企业配置的空调设备是否具有换气、通风、湿度调节等功能，或单独配置了专用设备，如除（加）湿机、排风扇等设备。

12.《指导原则》*04704 检查项目内容："**库房应当配备自动监测、记录库房温湿度的设备。**"

对应附录3《温湿度自动监测》检查内容："1. 药品库房或仓间安装的测点终端数量及位置应当符合以下要求：（1）每一独立的药品库房或仓间至少安装2个测点终端，并均匀分布。（2）平面仓库面积在300平方米以下的，至少安装2个测点终端；300平方米以上的，每增加300平方米至少增加1个测点终端，不足300平方米的按300平方米计算。（3）平面仓库测点终端安装的位置，不得低于药品货架或药品堆码垛高度的2/3位置。（4）高架仓库或全自动立体仓库的货架层高在4.5米至8米之间的，每300平方米面积至少安装4个测点终端，每增加300平方米至少增加2个测点终端，并均匀分布在货架上、下位置；货架层高在8米以上的，每300平方米面积至少安装6个测点终端，每增加300平方米至少增加3个测点终端，并均匀分布在货架的上、中、下位置；不足300平方米的按300平方米计算。（5）高架仓库或全自动立体仓库上层测点终端安装的位置，不得低于最上层货架存放药品的最高位置。"

【检查要点】

（1）对照企业各库房温湿度自动监测点终端的安装布局图，以及仓库平面图标注的各库房面积及层高，检查企业各库房温湿度测点终端的安装数量是否符合本检查项目的规定。

（2）对照企业各库房温湿度自动监测点终端的安装布局图，检查企业各库房测点终端安装的真实性，安装位置是否符合本检查项目的要求；每个库房抽查核实至少2个测点终端的安装情况，重点抽查冷藏冷冻库、叉车高架库以及全自动立体仓库。

（3）对于安装了多套不同类型或型号的温湿度自动监测系统的企业，检查时应当针对不同系统、不同设备，分别查阅和核实技术资料、确认功能和参数、检查核对记录数据、判断是否符合要求。

（4）对于《规范》附录3《温湿度自动监测》相关内容所对应的检查项目，按照以下内容逐项进行检查。

①附录3《温湿度自动监测》*04704 检查内容第1小点中需注意的检查要点：

a. 对照企业提供的各库房温湿度自动监测测点终端的安装布局图和仓库平面图，检查企业是否在所有药品仓库以及冷藏车、保温箱、冷藏箱设计了测点终端安装的位置。

b. 检查企业是否在所有药品仓库以及冷藏车、保温箱、冷藏箱按要求安装了测点终端。

c. 检查企业购买温湿度自动监测系统的合同或发票，核实购买与安装的真实性。

②附录3《温湿度自动监测》*04704 检查内容第2小点中需注意的检查要点：

a. 检查企业温湿度自动监测系统计算机操作界面各测点终端显示的实时监测数据，库房安装的各测点终端是否显示温度、湿度两项数据，冷藏车、冷藏箱、保温箱安装的各测点终端是否显示温度数据。

b. 检查企业温湿度监测历史记录，确认库房安装的各测点终端是否记录了储存时的温度、湿度两项数据，冷藏车、冷藏箱、保温箱安装的各测点终端是否记录了运输时的温度数据。

③附录3《温湿度自动监测》*04704 检查内容第3小点中需注意的检查要点：

a. 检查企业配备安装的温湿度自动监测系统的技术资料，确认系统的组成结构设计是否符合本检查项目的要求，是否设计、配置了系统专用的管理主机，实现对系统独立运行的各项保障及管理功能。

b. 检查企业温湿度自动监测系统的技术资料，确认系统测点终端、管理主机设计的功能是否符合本检查项目的要求。

c. 检查企业配备安装的温湿度自动监测系统硬件设备，确认管理主机、监测终端、不间断电源UPS的实际配置是否符合本检查项目附录条款中的要求。

④系统温湿度数据的测定值应当按照《规范》第八十五条的有关规定设定需注意的检查要点：

a. 检查企业温湿度监测系统管理的相关规定，系统对各类储存、运输设施设备中的测点终端设置温湿度监测的上下限范围、预警临界值等参数的原则，是否符合本检查项目规定的要求。

b. 在温湿度自动监测系统参数设置状态界面，对照企业仓库平面图逐一核对系统已设定的各储存、运输设施设备中的温湿度监测上下限范围、预警临界值等参数，是否符合本检查项目的规定。

c. 对模拟操作修改确认系统分配的参数设置权限是否有效，是否存在非权限人员可以任意修改、调整本检查项目相关参数的情况或可能性。

⑤附录3《温湿度自动监测》*04704检查内容第5小点中需注意的检查要点：

a. 检查企业各类库房、冷藏车、冷藏箱或保温箱的温湿度监测历史记录，各类储运设施设备中监测的记录数据是否为系统自动生成。

b. 检查企业是否存在人工干预或辅助操作生成记录的现象，如系统记录数据需要人工从各测点终端（或记录仪）拷贝到计算机中，或需要人工在系统中启动数据采集指令方可收集各测点终端数据等。

c. 检查企业库房中配备安装的温度自动监测系统中的历史记录，确认其记录至少涵盖了温度数值、湿度数值、具体年月日、时分秒、测点安装的具体位置以及仓库所属的类别信息。

d. 检查企业冷链运输设备，如冷藏车、冷藏（保温）箱的温度自动监测历史数据记录，记录包含温度数值、精确的时间、测点放置的具体位置，以及运输工具的种类等相关细节。

⑥附录3《温湿度自动监测》*04704检查内容第6小点中需注意的检查要点：

检查企业温湿度测量设备的出厂质量证明文件，对使用1年以上的温湿度测量设备还应当检查其年度校准文件或证明，确认其最大允许误差符合法规要求。

⑦附录3《温湿度自动监测》*04704检查内容第7小点中需注意的检查要点：

a. 检查企业配备安装的温湿度自动监测系统，设定的自动记录数据时间间隔参数，各类库房的记录间隔是否至少为30分钟，各类运输设施的记录间隔是否至少为5分钟。

b. 检查企业库房、冷藏车、冷藏箱或保温箱的温湿度监测历史记录，各类储运设备中的温湿度监测记录数据的时间间隔是否符合本检查项目要求。

c. 检查企业温湿度自动监测系统对各类测点终端设定的温湿度值超出规定范围时的记录时间间隔参数，是否至少为2分钟。

d. 检查企业库房、冷藏车、冷藏箱或保温箱的温湿度监测超标历史记录，各类储运设备中的超标数据的记录时间间隔是否至少为2分钟。

e. 如果系统中没有历史超标数据，可以在现场进行人工干预测点终端传感设备形成温度超标情况至少5分钟，核实各类储运设备中的温湿度超标数据的记录时间间隔是否至少为2分钟。

f. 在进行以上超标试验过程中，应当同时核实当温湿度监测数据发生超标时，系统能否自动将记录时间间隔由正常记录间隔转为每两次记录间隔的时间不少于2分钟。

⑧附录3《温湿度自动监测》*04704检查内容第8小点中需注意的检查要点：

a. 现场检查过程中，分别对库房、冷藏车、冷藏箱或保温箱的测点终端抽查，采取人工干预的方式使其监测数据达到设定的临界值或超出规定范围，核实其是否能发出本机就地和值班室、养护室等指定地点报警的声光信号，核实系统指定的至少3个短信报警手机号码是否能及时收到短信报警信息。

b. 现场检查过程中，采取模拟断电的方式测试断电报警功能，将系统管理主机的供电电源断开，核实至少3个指定的手机是否能及时收到断电短信报警信息。

c. 检查企业系统中近期的超标及断电历史记录，核实至少3个指定的手机是否收到了相应的短信报警信息，并与系统记录中的日期、时间、异常状态等内容相符。

⑨附录3《温湿度自动监测》＊04704检查内容第9小点中需注意的检查要点：

a. 检查企业库房、冷藏车、冷藏箱或保温箱近期连续不少于3个月的温湿度监测历史数据，根据各类记录的日期、时间以及设定的记录时间间隔，判断监测数据是否完整、有效。

b. 在上款检查过程中，检查同一环境内、相同时间的各测点终端温湿度监测数据状态是否合理，是否存在数据明显偏离其他测点终端数据的情况，判断是否存在测点终端设备故障、误差超标、数据失真等问题。

c. 检查企业温湿度自动监测系统的技术资料，确认每一个测点终端所采集到的数据均是通过网络自动传输到管理主机中的，不得存在任何人工干预的形式传送数据。

d. 检查企业各类温湿度监测终端的实时数据界面和历史数据记录，检查其保存的文件格式是否能防止修改数据，并对记录数据进行修改测试，判断记录数据是否可以被改动。

e. 检查企业记录备份保存的文件格式是否能防止修改数据，并对备份记录数据进行修改测试，判断备份数据是否可以被改动。

f. 检查企业温湿度自动监测系统的技术资料，确认系统是否设置了可以更改、删除数据、反向导入数据的功能，在系统中模拟测试是否可以进行更改、删除数据以及反向导入数据的操作。

g. 检查企业温湿度自动监测系统的技术资料，确认温湿度传感器监测值修正、调整功能的权限管理是否符合本检查项目规定要求；进行现场操作核实，温湿度系统开发商是否向企业开放了修改、调整监测数值功能的权限。

⑩企业应当对监测数据采用安全、可靠的方式按日备份，备份数据应当存放在安全场所，数据保存时限符合《规范》第四十二条的要求。需注意的检查要点：

a. 检查企业制定的温湿度监测系统管理及操作相关文件，是否明确数据按日备份、保存时限的要求。

b. 现场检查过程中，询问监测数据备份的相关责任人员，温湿度监测数据备份、存放的方式是否安全、可靠，是否明确按日备份，保存的时限是否至少5年。

c. 检查企业备份数据的介质存放场所是否安全，并可有效避免发生丢失、损坏事故；备份数据的介质不得存放在企业的计算机机房或管理机安装的房间内。

d. 检查企业备份数据记录，判断是否按日进行了数据备份。

e. 检查企业至少5年的温湿度监测记录，是否按照要求对相关数据进行了保存。

⑪附录3《温湿度自动监测》＊04704检查内容第11小点中需注意的检查要点：

a. 现场检查过程中，采取模拟测试的方法，关闭计算机或断开管理主机与计算机的连接至少1小时，开启或连接计算机，核实关闭计算机或断开管理主机与计算机连接的期间的各测点终端监测数据是否自动传送并存储在计算机中。

b. 打开系统计算机操作界面，核实是否可以进行实时数据查询和历史数据查询。

⑫附录3《温湿度自动监测》＊04704检查内容第12小点中需注意的检查要点：

a. 现场检查过程中，采取模拟测试的方法，断开管理主机的外部供电，并关闭所有与管理主机连接的计算机或断开其连接至少1小时，测试各项报警功能运行是否正常。

b. 上述模拟测试结束后，开启计算机或连接管理主机，对系统中各类测点终端至少抽查2个，检查模拟测试期间的温湿度监测数据是否连续、完整，不得有丢失、记录项目内容不全、数据错误等状况。

⑬附录3《温湿度自动监测》＊04704检查内容第13小点中需注意的检查要点：

检查企业库房、冷藏车、冷藏箱或保温箱安装配置的测点终端以及温湿度调控设施设备，不得有联动控制情况。

⑭附录3《温湿度自动监测》＊04704检查内容第14小点中需注意的检查要点：

a. 检查企业是否制定了各储存及运输设施设备的测点终端布点方案。

b. 检查企业是否能提供对测点终端布点方案的测试和确认文件，包括测试数据记录、比对分析结果、测点终端布点位置确认等内容。

⑮附录3《温湿度自动监测》＊04704检查内容第15小点中需注意的检查要点：

a. 检查企业库房及冷藏车测点终端的安装位置是否符合经过确认的测点终端布点方案。

b. 检查企业库房及冷藏车安装的测点终端是否固定、牢固、不易移动或掉落。应特别注意，测点终端为充电、无线连接形式的，则需要注意其采集数据的真实性。

c. 检查企业各个库房内及冷藏车内安装的测点终端位置是否安全可靠、合理有效，是否能够避免从事储存、运输、养护等岗位人员活动对测点终端造成损坏或其他影响。

⑯附录3《温湿度自动监测》＊04704检查内容第16小点中需注意的检查要点：

a. 检查企业制定的温湿度自动监测系统管理的相关文件，对测点终端校准的周期是否为每年至少进行一次，是否规定了对系统设备进行定期检查、维修、保养的相关要求。

b. 检查企业对于安装使用系统不足一年时间的，是否有测点终端的出厂质量证明文件。

c. 检查企业对于安装使用系统超过一年时间的，是否有各测点终端的有效校准证明文件。

d. 检查企业对系统设备进行定期检查、维修、保养的记录，核实检查、维修、保养的真实性。

e. 检查企业是否对系统设备建立了档案。

⑰附录3《温湿度自动监测》＊04704检查内容第17小点中需注意的检查要点：

检查企业配置使用的温湿度自动监测系统是否符合相关部门在线远程监管的要求。

13.《指导原则》04705检查项目内容："库房应当配备符合储存作业要求的照明设备。"

【检查要点】

（1）检查企业每个库房是否配备了符合储存作业要求的照明设备。用于储存照明的灯光应明亮节能，能识别药品的说明书和标签中的最小字体，便于作业。

（2）在每个库房随机抽查收货、验收、保管、养护、发货、复核等岗位人员，按照其操作规程，核实库房照明设备是否能满足其核对票据信息或记录内容、确定药品包装信息内容、检查判断药品外观质量等作业要求。

（3）检查企业存放危险品的库房内是否安装有防爆灯。

14.《指导原则》04706检查项目内容："库房应当有用于零货拣选、拼箱发货操作及复核的作业区域和设备。"

【检查要点】

（1）检查企业库房是否设立了零货储存区域，用于零货拣选，并配置了与经营规模相适应的零货储存货架和适宜的零货发货工具。

（2）检查企业库房是否设立了零货复核、拼箱包装的操作工作台，是否配置了封箱胶带、包装材料、零货箱、周转箱、运输箱、标签等。

（3）对设立了出库复核区的库房，检查其是否配备了复核设备和工具。

15. 《指导原则》04707 检查项目内容："库房应当有包装物料的存放场所。"

【检查要点】

（1）检查企业库房是否设立了包装物料的专用货位或区域。

（2）检查企业冷库是否设有包装材料预冷区。

（3）检查企业各库房是否存在药品包装物料乱摆、乱放，与药品交叉、混放等现象。

16. 《指导原则》04708 检查项目内容："库房应当有验收、发货、退货的专用场所。"

对应附录4《药品收货与验收》检查内容："1.药品待验区域有明显标识，并与其他区域有效隔离。2.待验区域符合待验药品的储存温度要求。3.验收设施设备清洁，不得污染药品。"

【检查要点】

（1）检查企业各库房是否设置了验收、发货、退货的专用场所，特殊管理的药品库、冷藏冷冻药品库、中药材库、中药饮片库是否单独设置了验收、发货、退货的专用场所。

（2）检查企业库房设置的验收、发货、退货的专用场所与经营规模是否相适应、布局是否合理，在库内物流作业过程中是否出现借助室外道路或环境对药品移库或输送的情况。

（3）检查企业每个药品待验、发货、退货区域是否设置了明显的区域识别及隔离标识。

（4）检查企业专门用于特药待验的区域，是否能够进行安全有效的控制，是否符合特药管理要求。

（5）检查企业设置的待验区域是否配置了相应的温湿度调控设备，是否符合药品储存要求。

（6）检查企业待验区域使用的托盘、货架、推车等设施设备，是否清洁、卫生。

17. 《指导原则》*04709 检查项目内容："库房应当有不合格药品专用存放场所。"

【检查要点】

（1）检查企业库房内是否有专门用于存放不合格药品的仓库或特定区域，确保其安全隔离措施到位，同时检查其是否有严格的防盗及防止混淆替换的措施。

（2）检查企业储存特殊管理药品的专库是否设有不合格特殊管理药品的存放场所，并有防盗、防替换的措施。

18. 《指导原则》*04710 检查项目内容："经营特殊管理的药品有符合国家规定的储存设施。"

【检查要点】

（1）检查企业储存特殊管理药品的库房是否实行双人双锁管理，是否配备了相应的监控设备、自动报警装置和防火设施。

（2）检查企业特殊管理药品的库房是否安装了自动报警装置，自动报警装置是否与公安机关报警系统联网。

（3）检查企业特殊管理药品是否由专人负责管理，是否储存于专库或者专柜，是否建立专用账册、入库双人验收、出库双人复核的管理制度。

19. 《指导原则》＊04801 检查项目内容："经营中药材、中药饮片的，应当有专用的库房和养护工作场所。"

【检查要点】

（1）检查涉及经营中药材及中药饮片的企业，是否建立了独立的中药材仓库和中药饮片仓库。同时，检查这些仓库是否保持干净整洁，以利于日常作业。

（2）检查企业是否设立了中药养护工作场所，是否专用。养护设备配备是否齐全，养护过程是否会对其他药品造成污染或交叉污染。

20. 《指导原则》04802 检查项目内容："直接收购地产中药材的应当设置中药样品室（柜）。"

【检查要点】

（1）对有中药材经营范围的企业，在现场检查过程中，询问企业负责中药材采购、收货、验收的人员，了解企业是否开展直接收购地产中药材业务。

（2）对自述未开展直接收购地产中药材业务的企业，检查企业中药材采购、验收、库存记录、库存中药材实物，确认、核实企业是否开展直接收购地产中药材业务。

（3）对开展直接收购地产中药材业务的企业，检查企业是否设置了中药样品室或中药样品柜，是否收集与所收购中药材相一致的样品。

（4）检查企业中药材验收有关管理文件，是否明确对中药材样品的收集、保管、使用的规定。

（5）检查企业中药材采购、验收、库存记录以及库存中药材实物，对照核实收集的中药样品数量是否与实际经营品种相符，收集的中药样品形态是否与直接收购的中药材品种形态相符。

21. 《指导原则》＊04901 检查项目内容："经营冷藏、冷冻药品的，应当配备与其经营规模和品种相适应的冷库。"

对应附录1《冷藏、冷冻药品的储存与运输管理》检查内容："1. 冷库设计应当符合国家相关标准要求。2. 应当合理划分冷库收货验收、储存、包装材料预冷、装箱发货、待处理药品存放等区域，并有明显标示。"

【检查要点】

（1）检查企业冷库的位置、数量、面积是否与企业申报资料一致。

（2）检查企业计算机冷链药品历史数据显示的库存量，判断冷库容量是否与经营规模相适应。

（3）检查企业冷库库存记录并在库房现场核对药品实物，核查企业是否存在将药品存放在未经申报场所的情况。

（4）检查企业冷库设计是否符合国家相关标准要求，冷库内墙如采用硬泡聚氨酯保温层喷涂施工，库内墙壁、柱子、设备的喷涂层是否光洁、平整。

（5）检查冷库内部是否根据功能需求进行了功能分区，包括收货验收区、冷藏储存区、包材预冷区、专门的待处理区等区域，并确保每个区域都有清晰醒目的标识以方便操作。

22. 《指导原则》＊＊04902 检查项目内容："储存疫苗的，应当配备两个以上独立冷库。"

【检查要点】

注意：独立冷库是指冷库的制冷系统（制冷机组、冷风机、控制系统等）分别独立配置，不得与其他库房共用；冷库空间单独封闭，与其他仓间严格隔离并保证正常运行。

（1）疫苗生产企业、作为进口疫苗的境外制造商在国内指定的代理机构的药品批发企业（储存疫苗），是否按照法规要求配备 2 个及以上独立冷库。

（2）受托储存疫苗的企业，是否按照法规要求配备 2 个及以上独立冷库。

（3）检查企业配备了 2 个以上独立冷库，但不能保证都能正常运行。

（4）对有疫苗配送资质的企业，现场检查是否配备了至少 2 个冷库，如果储存的疫苗品种有需要冷冻低温储存的，企业还应配备相应的低温冷冻储存设施。

（5）检查企业各冷库配置设备的清单、技术资料和安装文件等，确认并现场核实各冷库是否分别配置了制冷系统、冷却系统、控制系统和辅助系统等设备。

（6）检查企业是否配备了 2 个以上冷库，但不能做到相互独立，如共用一套温控系统、一个冷库中间打隔断（有开放连接门相通），则实际为 1 个冷库，而不是 2 个独立库房。

23.《指导原则》*04903 检查项目内容："冷库应当配备温度自动监测、显示、记录、调控、报警的设备。"

对应附录 1《冷藏、冷冻药品的储存与运输管理》检查内容："1. 冷库具有自动调控温湿度的功能。2. 冷库配置温湿度自动监测系统。3. 可实时采集、显示、记录、传送储存过程中的温湿度数据。4. 具有远程及就地实时报警功能。5. 可通过计算机读取和存储所记录的监测数据。"

【检查要点】

（1）检查企业各冷库是否配置、安装了温湿度自动监测系统，冷库是否具备自动调控温湿度的功能。

（2）现场检查过程中，采取模拟测试的方法，确认冷库自动调控温湿度的功能是否正常、真实；可打开冷库门，观察当冷库控制箱面板或温湿度自动监测系统测点终端显示的温度达到了冷库设定的启动温度，冷库的制冷系统是否自动开始工作，判断冷库自动调控温湿度的功能是否有效；确认温湿度监测系统是否能够实现就地和远程报警。

（3）检查企业冷库温湿度测点终端的安装数量，是否符合《规范》的相关要求。

（4）检查企业冷库温湿度监测终端，是否实时采集、显示储存过程中的温湿度数据。

（5）检查企业冷库温湿度监测系统中历史数据记录，温湿度数据是否能够被实时进行采集、显示、记录、传输、储存至主系统。

24.《指导原则》04904 检查项目内容："应当配备冷库制冷设备的备用发电机组或者双回路供电系统。"

【检查要点】

（1）企业配备备用发电机，应当检查以下内容：

a. 检查企业备用发电机的技术资料和所有冷库以及需要应急供电负荷的设施设备的技术资料，计算应急供电所需负荷设备的总功率，判断所配备发电机功率是否能满足冷库及其他设备的应急供电需要（发电机功率因数按 0.8 计算）。

b. 检查企业所配置备用发电机的所有权证明，如采购合同、采购发票等。

c. 检查企业发电机的安装情况，如果发电机不具备断电自启动功能，则要求负责发电机操作的人员现场启动测试；如果发电机具备断电自启动功能，要求操作人员进行断电自启动测试，核实发电机是否能正常启动工作。

d. 现场检查过程中,询问发电机操作人员,核实发电机的耗油量以及发电机油箱容量,并询问确认是否有油料储备或补充的可靠方法。

(2) 企业采用双回路供电系统,应当检查以下内容:

a. 检查企业与供电部门签订的双回路供电协议。

b. 检查企业配电机房,是否安装、配置了双回路供电系统及相关设备。

25.《指导原则》04905 检查项目内容:"对有特殊低温要求的药品,应当配备符合其储存要求的设施设备。"

【检查要点】

(1) 针对经营需要特殊低温条件储运要求品种的企业,检查其设施设备是否完备,如符合其特性要求的专用冷库(柜)和冰箱等,确保能满足其储存需求。

(2) 检查企业低温储存设施设备的安装、配备情况,观测其温度控制设备所显示的温度是否符合规定。

(3) 检查企业所配置的低温储存设施设备7月、8月的温湿度监测记录,核实其温度控制是否符合所经营品种的需要。

26.《指导原则》*04906 检查项目内容:"经营冷藏、冷冻药品的应当配备冷藏车。"

对应附录1《冷藏、冷冻药品的储存与运输管理》检查内容:"1. 冷藏车的配置符合国家相关标准要求。2. 冷藏车厢具有防水、密闭、耐腐蚀等性能。3. 冷藏车厢内部留有保证气流充分循环的空间。"

【检查要点】

(1) 检查企业运输设施设备管理档案,确认企业所配置冷藏车的生产企业名称、商标、产品名称、产品型号以及数量。

(2) 检查企业所配备冷藏车的所有权证明,如机动车行驶证、采购发票等。

(3) 随机抽取任意数据,检查抽取数据冷藏冷冻药品的销售记录、出库复核记录、运输记录,判断冷藏冷冻药品的运输数量、配送路线与所配备冷藏车的数量、装载量是否相符。

(4) 检查企业冷藏车厢的防水、密闭、耐腐蚀等性能,判断是否存在漏雨、破损、腐蚀等情况;进入车厢内部,将车厢门关闭,从车厢内部查看是否存在车门关闭不严的情况。

(5) 检查企业冷藏车厢内部是否加装了保证气流充分循环空间的装置,车厢上下、前后、左右都应当加装或者配置相应设施。

27.《指导原则》*04907 检查项目内容:"经营冷藏、冷冻药品的应当配备车载冷藏箱或者保温箱等设备。"

对应附录1《冷藏、冷冻药品的储存与运输管理》检查内容:"1. 冷藏箱、保温箱具有良好的保温性能。2. 冷藏箱具有自动调控温度的功能。3. 保温箱配备蓄冷剂以及与药品隔离的装置。"

【检查要点】

(1) 检查企业运输设施设备管理档案,确认企业所配置冷藏箱或者保温箱的生产企业、产品型号以及数量。

(2) 检查企业所配备冷藏箱或者保温箱的采购发票和采购合同,确认其配置的真实性。

(3) 随机抽取任意数据,检查抽取数据冷藏冷冻药品的销售记录、出库复核记录、运输记录,判断冷藏冷冻药品的运输数量、配送路线与所配备冷藏箱或者保温箱的数量、装载量是否相符。

（4）检查企业冷藏箱或者保温箱的出厂检验合格的证明和验证文件，确认其箱体的保温性能参数和经验证确定的使用条件是否与企业实际配送需要相符。购买时间不足1年的，应当提供生产企业出具的该批次冷藏箱或者保温箱的出厂验证文件；购买时间超过1年的，应当提供企业对每个箱子的验证文件。

（5）检查企业冷藏箱的技术资料文件，确认其是否具备主动控温的功能，现场检查冷藏箱是否配置了主动控温的设备。

（6）检查不同类型的保温箱，是否配备了有效的蓄冷剂，并设有隔离药品存放的装置，以保障安全储存。

28.《指导原则》*05001 检查项目内容："运输药品应当使用封闭式货物运输工具。"
【检查要点】
（1）检查企业运输设施设备管理档案，确认企业所配置货车是否为封闭式车辆，运输工具是否能防止药品在运输途中受到污染、雨淋、阳光直射、盗抢等外界因素的影响。
（2）检查企业所配备运输车辆的所有权证明，如机动车行驶证、采购发票等。
（3）有委托运输药品活动的，检查企业收取的委托运输车辆资料，核实是否为封闭式车辆。

29.《指导原则》*05101 检查项目内容："运输冷藏、冷冻药品的冷藏车及车载冷藏箱、保温箱应当符合药品运输过程中对温度控制的要求。"
对应附录1《冷藏、冷冻药品的储存与运输管理》检查内容："企业运输冷藏、冷冻药品，应当根据药品数量、运输距离、运输时间、温度要求、外部环境温度等情况，选择适宜的运输工具和温控方式，确保运输过程温度符合要求。"
【检查要点】
（1）检查企业冷藏车及车载冷藏（保温）箱的档案资料，如相关的技术（验证）文件，确认其是否能满足药品运输途中的温度控制标准要求。
（2）检查企业实施执行的冷藏、冷冻药品运输管理文件，文件中是否明确规定了本检查项目中所包含的全部内容。
（3）检查企业从事冷链储运的发货、装车、驾驶等岗位工作人员，是否清楚如何依据企业规定选择合适的运输方式和温度控制策略。
（4）检查企业所配置的冷藏车及车载冷藏箱、保温箱数量是否与企业经营规模相适应。

30.《指导原则》*05102 检查项目内容："冷藏车具有自动调控温度、显示温度、存储和读取温度监测数据的功能。"
对应附录1《冷藏、冷冻药品的储存与运输管理》检查内容："1. 冷藏车具有自动调控温度的功能。2. 冷藏车配置温湿度自动监测系统。3. 可实时采集、显示、记录、传送运输过程中的温度数据。4. 具有远程及就地实时报警功能。5. 可通过计算机读取和存储所记录的监测数据。"
【检查要点】
（1）检查企业冷藏车技术的资料文件，看其是否具备自动调节、控制温度的功能。
（2）现场检查过程中，采取模拟测试的方法，在冷藏车制冷系统正常工作状态下关闭车厢门，待制冷系统停止运转时，打开车厢门或人工强制提高冷藏车温控系统的温度传感器温度，冷藏车驾驶室的温度显示装置或温湿度监测系统的温度显示屏显示温度达到冷藏车温度控制系统设定的自动启动温度时，核实冷藏车制冷系统是否能自动启动。

（3）检查企业各冷藏车是否安装了温度自动监测系统的测点终端，核对车辆铭牌载明的车厢容积或尺寸数据，确定温度测点终端安装数量是否符合要求。

（4）现场检查过程中，采取模拟测试的方法，人工强制提高冷藏车温度自动监测点终端传感器温度，冷藏车驾驶室的温度显示装置或温湿度自动监测系统的温度显示屏显示温度超过冷藏车设定的温度上限时，核实冷藏车安装的温度测点终端是否发出声光报警信号；同时企业指定的至少3部手机能否及时收到短信报警信息。

（5）检查企业冷藏车在制冷系统正常工作状态下熄火停止供电，指定的至少3部手机能否及时收到断电短信报警信息。

（6）要求企业现场演示操作，是否能够采集冷藏车实时记录的温度数据。

（7）检查企业温湿度自动监测系统是否能实时接收到冷藏车实时监测的数据；查询历史记录，核实系统可否将冷藏车的实时监测数据自动记录在计算机上。

31.《指导原则》*05103 检查项目内容："冷藏箱及保温箱具有外部显示和采集箱体内温度数据的功能。"

对应附录1《冷藏、冷冻药品的储存与运输管理》检查内容："1. 车载冷藏箱及保温箱配置温湿度自动监测系统。2. 可实时采集、显示、记录、传送运输过程中的温度数据。3. 具有远程及就地实时报警功能。4. 可通过计算机读取和存储所记录的监测数据。"

对应附录3《温湿度自动监测》检查项内容："每台冷藏箱或保温箱应当至少配置一个测点终端。"

【检查要点】

（1）检查企业冷藏（保温）箱技术资料文件，是否有箱体外部同步显示箱体内部实时监测温度和采集（打印、导出、拷贝、储存）温度数据的功能。

（2）检查企业配置的各类型冷藏箱及保温箱，每个箱子是否至少安装了1个测点终端。

（3）现场检查过程中，采取模拟测试的方法，在冷藏箱、保温箱的温度自动监测系统正常工作状态下，打开冷藏箱及保温箱箱盖，或人工强制提高冷藏箱、保温箱自动监测点终端传感器温度，箱体安装的温度显示装置或温湿度自动监测系统的温度显示屏显示温度超过冷藏箱及保温箱设定的温度上限时，核实冷藏箱及保温箱安装的温度测点终端是否发出声光报警信号；同时企业指定的至少3部手机能否及时收到短信报警信息。

（4）要求企业现场演示操作，是否能够采集冷藏箱或保温箱实时记录的温度数据。

（5）检查企业温湿度自动监测系统是否能实时接收到冷藏箱或保温箱实时监测的数据；查询历史记录，核实系统可否将冷藏箱及保温箱的实时监测数据自动记录在计算机上。

32.《指导原则》05201 检查项目内容："储存、运输设施设备的定期检查、清洁和维护应当由专人负责，并建立记录和档案。"

对应附录1《冷藏、冷冻药品的储存与运输管理》检查内容："定期对冷库、冷藏车以及冷藏箱、保温箱进行检查、维护并记录。"

【检查要点】

（1）检查企业储存运输设施设备管理的相关文件，是否明确了定期检查、清洁和维护的具体要求。

（2）检查企业是否设立了专人负责储存运输设施设备的管理工作。

（3）现场检查过程中，对负责设施设备管理的工作人员进行提问，如何检查、维护设施设备，尤其是检查温湿度调控设施（空调）、冷链储运设备、温湿度自动监测系统是否留有痕迹，有相关记录，是否真实开展了此项工作。

（4）检查企业是否建立储运设施设备档案（档案中至少包括购置设备发票、设备的使用说明书、检定或校准证书、设备清单等），重点检查温湿度调控设施、温湿度自动监测系统、冷库、冷藏车以及冷藏箱、保温箱，是否建立了储存运输设施设备的管理档案。

（5）检查企业是否存在储运设备损坏、故障、污染等情况。

第七章
校准与验证

设施设备的有效运行是药品质量管理体系的核心要素，而校准和验证则是维持其优良性能的关键手段和步骤。按照现行GSP的规定，企业必须对各类计量仪器、温湿度监控设备实施定期校准或检定，同时对储存冷链药品的冷库、运输冷链药品的车辆、冷藏（保温）箱，以及储、运冷链药品过程中的温度自动监控系统进行严格的启用使用前验证、周期性验证以及长时间停运后的再验证。这样做的目的是确保所有设施、设备和系统的性能符合设计标准和企业实际需求，使其能够稳定、有效地运行，从而确保冷链药品在整个存储和运输过程中始终保持良好的质量安全状态。该部分共9项，其中主要缺陷项目（*）6项，一般缺陷项目3项。

1.《指导原则》*05301 检查项目内容："企业应当按照国家有关规定，对计量器具、温湿度监测设备等定期进行校准或者检定。"

对应附录5《验证管理》检查内容："1. 验证使用的温度传感器应当经法定计量机构校准。2. 校准证书复印件应当作为验证报告的必要附件。3. 验证使用的温度传感器应当适用被验证设备的测量范围，其温度测量的最大允许误差为±0.5℃。"

【检查要点】

（1）检查企业质量管理体系相关文件，是否有对计量器具、温湿度监测设备、验证使用的温度传感器等按照国家有关规定定期进行校准或者检定的相关要求。

（2）对企业计量管理人员提问，检查其是否熟悉并能准确阐述关于企业内部使用的计量器具、温湿度监控设备以及验证过程中使用的温度感应器的校准或检定相关内容。

（3）检查企业设备管理档案，确认需要依法检定的计量器具类型及名称、数量、使用部门或安装位置，对比相应的检定目录，确认每件设备是否持有有效的计量检定证书、检定合格标志，且这些标志是否仍在有效期内。

（4）检查企业库房、冷藏车、冷藏箱或保温箱的温湿度测点终端是否按规定进行了定期校准，并保存了相关记录。

（5）检查企业冷库、冷藏车、冷藏箱或保温箱及温湿度监测系统的验证报告，用于上述验证的温度传感器是否经过了法定计量检定机构的校准，并出具了有效的计量检定证书和检定合格标志。

（6）委托第三方药品物流企业储存配送的，质量管理部门是否对其相关设施设备校准与验证结果进行了确认或审计，并建立记录。

2.《指导原则》*05302 检查项目内容："企业应当对冷库进行使用前验证、定期验证及停用时间超过规定时限的验证。"

【检查要点】

（1）检查企业验证相关管理规定，是否明确了对新建冷库、大修或改造的冷库应当进行使用前验证，对正常使用的冷库是否规定至少每年进行一次验证，对停用时间超过企业自己文件中所规定时限的，是否明确要求了在使用前重新进行验证及实施验证项目。

（2）抽查企业负责验证工作的人员，核实是否能正确表述企业对验证工作的相关要求。

（3）检查企业所有冷库的验证报告，核实是否符合验证时限的要求。

（4）检查验证报告中的温湿度数据与企业温湿度监测系统中的数据是否一致，历年验证报告中是否有验证数据雷同的情形。

（5）委托第三方药品物流企业储存配送的，质量管理部门是否对其冷库验证情况进行了确认或审计，并建立记录。

对应附录5《验证管理》检查内容："1. 冷库验证的项目至少包括：1.1. 温度分布特性的测试与分析，确定适宜药品存放的安全位置及区域；1.2. 温控设备运行参数及使用状况测试；1.3. 监测系统配置的测点终端参数及安装位置确认；1.4. 开门作业对库房温度分布及药品储存的影响；1.5. 确定设备故障或外部供电中断的状况下，库房保温性能及变化趋势分析；1.6. 对本地区的高温或低温等极端外部环境条件，分别进行保温效果评估；1.7. 在新建库房初次使用前或改造后重新使用前，进行空载及满载验证；1.8. 年度定期验证时，进行满载验证。"

【检查要点】

（1）检查企业验证相关管理规定，核实是否明确了冷库验证项目的相关要求。

（2）检查企业每一个冷库的验证方案及报告，核实验证项目是否符合本检查项目规定的内容。

（3）查看企业冷库验证资料中关于"温度分布特性的测试与分析"的内容，是否在冷库平面布局图上标示了适宜存放药品的安全位置及区域。

（4）现场检查企业冷库药品摆放位置，核实是否与冷库平面布局图标识的位置一致。

（5）查看"温控设备运行参数及使用状况测试"项目的测试，是否确认了冷库温控系统应当设定的合理参数范围。

（6）现场检查企业冷库温控系统设置参数，核实是否符合测试确定的合理参数范围。

（7）检查企业冷库验证时的温度参数设置范围是否与所存放药品的储存温度要求相适应。

（8）查看企业冷库验证资料中关于测系统配置的测点终端参数及安装位置确认的内容，是否确认了监测系统测点终端安装位置的合理性。

（9）现场检查企业冷库温湿度监测系统测点终端安装位置，核实是否与确认的安装位置一致。

（10）查看开门作业时长对库房温度分布及药品储存的影响，是否确定了在冷库开门作业状态下，受外部环境影响可能导致储存区域温度超限的最短时间。

（11）现场检查过程中，提问负责冷库作业的人员，核实是否能正确表述开门作业操作规程的相关内容，是否与验证报告确认的时间一致。

（12）查看"断电测试项目"，是否确定了设备故障或外部供电中断的情况下，库房内部环境温度超限的最短时间。

（13）对于设置露天冷库的企业，检查是否在本地区极端（极冷或极热）外部环境条件下，分别进行了极冷条件下保温效果评估、极热条件下制冷效果评估。

（14）对1年以内有新建冷库或者进行过冷库改造的企业，检查在新库初次使用前或原有库房改造后重新使用前，是否进行了空载及满载验证。

（15）检查企业是否按规定的要求，按年度定期进行冷库的满载验证。

对应附录5《验证管理》检查内容："2. 根据验证对象及项目，合理设置验证测点。2.1. 在被验证设施设备内一次性同步布点，确保各测点采集数据的同步、有效。2.2. 在被验证设施设备内，进行均匀性布点、特殊项目及特殊位置专门布点。2.3. 每个库房中均匀性布点数量不得少于9个，仓间各角及中心位置均需布置测点，每两个测点的水平间距不得大于5米，垂直间距不得超过2米。2.4. 库房每个作业出入口及风机出风口至少布置5个测点，库房中每组货架或建筑结构的风向死角位置至少布置3个测点。"

【检查要点】

（1）检查各库房验证报告的验证测点布点位置说明及验证测点布置图，对照验证使用测试设备列表，核实是否符合本检查项目所有测试项目的布点设置标准，一次性同步布点。

（2）根据企业冷库精确比例的"平面布局图"所标示的冷库长、宽、高尺寸，计算验证测点的均匀性布点数量是否符合标准。

（3）检查企业各库房验证报告的验证测点布点位置说明及验证测点布置图，核实冷库门、每个风机出风口的特殊位置布点数量是否不少于5个。

（4）检查企业各库房验证报告的验证测点布点位置说明及验证测点布置图，核实每个房柱、每组货架以及库房内的风向死角位置布点数量是否不少于3个。

（5）检查企业各库房验证报告的验证测点布点位置说明及验证测点布置图，核实是否设置了"温控设备运行参数及使用状况测试""监测系统配置的测点终端参数及安装位置确认"和"断电测试"等特殊项目的验证测点。

对应附录5《验证管理》检查内容："3. 确定适宜的持续验证时间，以保证验证数据的充分、有效及连续。3.1. 在库房各项参数及使用条件符合规定的要求并达到运行稳定后，数据有效持续采集时间不得少于48小时。3.2. 验证数据采集的间隔时间不得大于5分钟。"

【检查要点】

（1）检查企业冷库验证方案与验证报告，判断验证方案设计和实际实施过程中，是否首先对冷库的制冷系统、温控系统、库体结构状况进行了稳定性、正常性测试，在确认各设施设备不存在运转不稳定、故障、损坏等情况的基础上，再开始正式验证测试。

（2）检查企业验证方案与验证报告所采集数据的分析图表，判断冷库"温度分布特性的测试与分析"测试项目所连续采集数据的时间是否不少于48小时。

（3）检查企业验证方案与验证报告所采集数据的分析图表，判断冷库各个测试项目是否为连续、不间断采集数据。

（4）检查企业验证报告所采集数据的分析图表，判断所有测试数据采集的时间间隔是否不大于5分钟。

（5）核查企业验证报告中"冷库开门测试"和"设备故障或外部供电中断"项目的测试是否是单独实施，是否有与"温度分布特性的测试与分析"项目同步实施的情形。

3.《指导原则》*05303检查项目内容："企业应当对储运温湿度监测系统进行使用前验证、定期验证及停用时间超过规定时限的验证。"

对应附录5《验证管理》检查内容："监测系统验证的项目至少包括：1. 采集、传送、记录数据以及报警功能的确认。2. 监测设备的测量范围和准确度确认。3. 测点终端安装数量及位置确认。4. 监测系统与温度调控设施无联动状态的独立安全运行性能确认。5. 系统在断电、计算机关机状态下的应急性能确认。6. 防止用户修改、删除、反向导入数据等功能确认。"

【检查要点】

（1）检查企业验证及温湿度自动监测系统管理相关规定，核实是否明确了对新安装的储运温湿度监测系统进行使用前验证，对正常使用的温湿度监测系统至少每年验证一次，对停用时间超过企业自己文件中所规定时限的，是否明确要求了在使用前重新进行验证及实施验证项目。

（2）检查企业储运温湿度监测系统的验证报告，判断是否符合企业验证时限的要求。

（3）检查企业储运温湿度自动监测系统的验证方案及报告，核实验证项目是否符合企业相关规定。

（4）现场检查监测系统测点终端安装位置，核实是否与确认的安装位置一致。

（5）检查验证报告中的温湿度数据与企业温湿度监测系统中的数据是否一致，历年验证报告中是否有验证数据雷同的情形。

（6）委托第三方药品物流企业储存配送的，质量管理部门是否对其温湿度监测系统验证情况进行了确认或审计，并建立记录。

4. 《指导原则》 *05304 检查项目内容："企业应当对冷藏运输等设施设备进行使用前验证、定期验证及停用时间超过规定时限的验证。"

【检查要点】

（1）检查企业实施执行的验证管理文件，核实是否明确了对新配置冷藏车、大修或改造后的冷藏车应当进行使用前验证，对正常使用的冷藏车至少每年进行一次验证，对停用时间超过企业规定时限的在使用前重新进行验证的要求。

（2）检查企业各冷藏车的验证报告，判断是否符合验证时限的要求。

（3）对照企业冷藏设施设备目录，确认企业所有冷藏车是否都按规定进行了验证。

（4）检查企业验证管理相关规定，核实是否明确了对使用时间超过1年的冷藏箱和保温箱应当至少每年进行一次验证，对停用时间超过企业规定时限的要在使用前重新进行验证的要求。

（5）检查企业各冷藏箱和保温箱的验证报告，判断是否符合验证时限的要求。

（6）对照企业冷藏设施设备目录，确认企业所有冷藏箱和保温箱是否都按规定进行了验证。

（7）委托第三方药品物流企业储存配送的，质量管理部门是否对其冷藏车、冷藏箱或保温箱验证情况进行了确认或审计，并建立记录。

对应附录5《验证管理》检查内容："1. 冷藏车验证的项目至少包括：1.1. 车厢内温度分布特性的测试与分析，确定适宜药品存放的安全位置及区域。1.2. 温控设施运行参数及使用状况测试。1.3. 监测系统配置的测点终端参数及安装位置确认。1.4. 开门作业对车厢温度分布及变化的影响。1.5. 确定设备故障或外部供电中断的状况下，车厢保温性能及变化趋势分析。1.6. 对本地区高温或低温等极端外部环境条件，分别进行保温效果评估。1.7. 在冷藏车初次使用前或改造后重新使用前，进行空载及满载验证。1.8. 年度定期验证时，进行满载验证。"

【检查要点】

（1）检查企业验证管理相关规定，核实是否明确了冷藏车的验证项目，是否符合本检查项目的要求。

（2）检查企业冷藏车的验证方案及报告，核实验证项目是否符合企业相关规定。

（3）查看冷藏车验证资料中关于温度分布特性的测试与分析内容，核实企业冷藏车存放药品的位置及区域是否安全适宜。

（4）查看冷藏车验证资料中关于温控设施运行参数及使用状况测试的内容，核实是否确认了冷藏车温控系统应当设定的合理参数范围。

（5）检查冷藏车验证时的温度参数设置范围是否与所存放药品的温度特性要求对应。

（6）查看验证资料中关于监测系统配置的测点终端参数及安装位置确认的内容，判断是否确认了监测系统所配置的测点终端的安装位置是否合理。

（7）查看开门作业对车厢温度分布及变化的影响相关验证资料内容，对冷藏车在开门作业状态下是否受外部环境影响导致车厢内温度变化的状况进行了趋势分析，并提出了开门作业的操作建议。

（8）查看"断电测试"项目，判断是否确定了设备故障或车辆供电中断的情况下，车厢内部环境温度超限的最短时间。

（9）检查企业冷藏车的验证方案及报告，判断是否在本地区最高温度和最低温度等极端外部环境条件下，分别进行了极冷环境保温效果评估、极热环境下制冷效果评估。

（10）1年以内有新购入冷藏车或者进行过大修改造的冷藏车，检查是否在使用前进行了空载及满载两类验证。

（11）检查企业是否按规定的要求，按年度定期进行冷藏车的满载验证测试。

对应附录5《验证管理》检查内容："2. 冷藏箱或保温箱验证的项目至少包括：2.1. 箱内温度分布特性的测试与分析，分析箱体内温度变化及趋势。2.2. 蓄冷剂配备使用的条件测试。2.3. 温度自动监测设备放置位置确认。2.4. 开箱作业对箱内温度分布及变化的影响。2.5. 高温或低温等极端外部环境条件下的保温效果评估。2.6. 运输最长时限验证。"

【检查要点】

（1）检查企业验证管理相关规定，核实是否明确了冷藏箱或保温箱的验证项目，是否符合本检查项目的要求。

（2）检查企业冷藏箱或保温箱的验证方案及报告，核实验证项目是否与企业相关规定相符。

（3）查看企业冷藏箱或保温箱验证资料中"箱内温度分布特性的测试与分析"的测试，判断是否明确了箱体内适宜存放药品的安全位置。

（4）检查企业保温箱的验证方案及报告，核实企业是否对蓄冷剂配备使用条件进行了测试，并确定了蓄冷剂配备使用的标准条件。

（5）查看"温度自动监测设备放置位置确认"项目的测试，判断是否温度自动监测设备与验证测试设备（在温度自动监测设备传感器紧邻位置至少布1个验证测试设备）的同步实测数据至少有2小时对照记录，并确定了温度自动监测设备放置的合理位置。

（6）查看"开箱作业对箱内温度分布及变化的影响"项目，判断是否分析了在箱盖开启状态下，受外部环境影响导致的箱内温度变化趋势。

（7）检查企业冷藏箱或保温箱验证时的温度参数设置范围是否与所存放药品的温度特性要求对应。

（8）查看"高温或低温等极端外部环境条件下的保温效果评估"，检查是否在本地区极端外部环境条件下，分别按规定进行了冬季保温效果评估、夏季制冷效果评估。

对应附录5《验证管理》检查内容："3. 根据验证对象及项目，合理设置验证测点。3.1. 在被验证设施设备内一次性同步布点，确保各测点采集数据的同步、有效。3.2. 在被验证设施设备内，进行均匀性布点、特殊项目及特殊位置专门布点。3.3. 每个冷藏车箱体内测点数量不得少于9个，每增加20立方米增加9个测点，不足20立方米的按20立方米计算。3.4. 每个冷藏箱或保温箱的测点数量不得少于5个。"

【检查要点】

（1）检查企业冷藏车、冷藏箱或保温箱验证报告的验证测点布点位置说明及验证测点布置图，对照验证使用测试设备列表，判断是否按本检查项目所有测试项目的布点设置标准同步、一次性布点。

（2）根据企业冷藏车技术资料及铭牌所标示的车厢容量，判断验证测点的均匀性布点数量是否符合标准。

(3) 检查企业冷藏车验证报告的验证测点布点位置说明及验证测点布置图，判断车厢门、每个风机出风口的特殊位置布点数量是否不少于 5 个。

(4) 检查企业冷藏车验证报告的验证测点布点位置说明及验证测点布置图，判断是否设置了"温控设施运行参数及使用状况测试""监测系统配置的测点终端参数及安装位置确认""断电测试"等特殊项目的验证测点。

(5) 检查企业冷藏箱或保温箱验证报告的验证测点布点位置说明及验证测点布置图，确定每个冷藏箱或保温箱的测点数量是否不少于 5 个。

对应附录 5《验证管理》检查内容："4. 确定适宜的持续验证时间，以保证验证数据的充分、有效及连续。4.1. 在冷藏车达到规定的温度并运行稳定后，数据有效持续采集时间不得少于 5 小时。4.2. 冷藏箱或保温箱经过预热或预冷至规定温度并满载装箱后，按照最长的配送时间连续采集数据。4.3. 验证数据采集的间隔时间不得大于 5 分钟。"

【检查要点】

(1) 检查企业冷藏车、冷藏箱或保温箱验证方案与验证报告，判断验证方案设计和实际实施过程中，是否首先对冷藏运输设施设备的车况、制冷系统、温控系统、车厢箱体结构状况或箱体状况、蓄冷剂状况等进行稳定性、正常性测试或查看，确认各设施设备不存在运转不稳定、故障、损坏等异常状况的基础上，方开始正式验证测试。

(2) 检查企业冷藏车验证方案与验证报告所采集数据的分析图表，判断冷藏车"车厢内温度分布特性的测试与分析"项目所连续采集数据的时间是否不少于 5 小时。

(3) 检查企业冷藏箱或保温箱验证方案与验证报告，判断冷藏箱或保温箱是否在预热或预冷至规定温度并满载装箱后，方开始验证的各项测试工作。

(4) 检查企业"质量管理基础数据库"中购货单位资料，并向销售部门负责人、运输部门负责人询问距离相对较远的购货单位，核实车辆配送所需的最长时间。

(5) 检查企业冷藏箱或保温箱验证方案与验证报告，核实"箱内温度分布特性的测试与分析"与"保温测试"是否按照最长的运输、配送时间连续采集数据。

(6) 检查企业验证方案与验证报告所采集数据的分析图表，判断各个测试项目所采集的数据是否连续、不间断。

(7) 检查企业验证报告所采集数据的分析图表，判断所有测试数据采集的时间间隔是否不大于 5 分钟。

(8) 查看"冷藏车开门测试"和"设备故障或外部供电中断"项目的测试，是否单独实施，是否有与"车厢内温度分布特性的测试与分析"项目同步实施的情形。

5. 《指导原则》 *05401 检查项目内容："企业应当根据相关验证管理制度，形成验证控制文件，包括验证方案、报告、评价、偏差处理和预防措施等。"

【检查要点】

(1) 检查企业验证管理制度的相关规定，核实是否明确了验证控制文件应当包括验证方案、报告、评价、偏差处理和预防措施等内容。

(2) 抽查企业冷库、冷藏车、冷藏箱或保温箱、温湿度监测系统已完成的验证控制文件各 1 份，核实是否包括验证方案、报告、评价、偏差处理和预防措施等内容。

(3) 对照验证方案及报告，询问冷库、储运温湿度监测系统以及冷藏运输设施设备使用人员、验证参与人员，是否了解验证的实施情况。

对应附录5《验证管理》检查内容:"1. 企业应当按照质量管理体系文件的规定,按年度制定验证计划,根据计划确定的范围、日程、项目,实施验证工作。"

【检查要点】

(1) 检查企业制定的验证管理相关文件,是否规定了制定验证计划的要求。

(2) 检查企业是否制定了年度验证计划,包括上一年度已实施完成的验证工作计划以及本年度的验证工作计划,是否符合本《规范》附录5《验证管理》第六条的要求。

(3) 检查企业已实施完成的验证项目(验证报告),核实是否与企业制定的验证计划的范围、日程、项目等内容相符。

对应附录5《验证管理》检查内容:"2. 企业应当在验证实施过程中,建立并形成验证控制文件,文件内容包括验证方案、标准、报告、评价、偏差处理和预防措施等。2.1. 验证方案根据每一项验证工作的具体内容及要求分别制定,包括验证的实施人员、对象、目标、测试项目、验证设备及监测系统描述、测点布置、时间控制、数据采集要求,以及实施验证的相关基础条件。2.2. 企业需制定实施验证的标准和验证操作规程。2.3. 验证完成后,需出具验证报告,包括验证实施人员、验证过程中采集的数据汇总、各测试项目数据分析图表、验证现场实景照片、各测试项目结果分析、验证结果总体评价等。2.4. 在验证过程中,根据验证数据分析,对设施设备运行或使用中可能存在的不符合要求的状况、监测系统参数设定的不合理情况等偏差,进行调整和纠正处理,使相关设施设备及监测系统能够符合规定的要求。2.5. 根据验证结果对可能存在的影响药品质量安全的风险,制定有效的预防措施。"

【检查要点】

(1) 检查企业是否针对每一台冷藏储运设施设备制定验证方案。

(2) 检查企业制定的验证方案是否包括本检查项目规定的内容。

(3) 检查企业是否制定了实施验证的标准和验证操作规程。

(4) 检查企业是否对所有冷库、冷藏车、冷藏箱或保温箱、储运温湿度自动监测系统都按规定实施了验证,出具了验证报告。

(5) 检查企业储运设施设备的验证报告是否包括本检查项目规定的内容。

(6) 检查企业是否根据验证结果对可能存在的影响药品质量安全的风险,制定了有效的预防措施。

6. 《指导原则》05501 检查项目内容:"验证应当按照预先确定和批准的方案实施。"

对应附录5《验证管理》检查内容:"1. 企业应当根据验证方案实施验证。1.1 相关设施设备及监测系统在新投入使用前或改造后需进行使用前验证,对设计或预定的关键参数、条件及性能进行确认,确定实际的关键参数及性能符合设计或规定的使用条件。1.2 当相关设施设备及监测系统超出设定的条件或用途,或是设备出现严重运行异常或故障时,要查找原因、评估风险,采取适当的纠正措施,并跟踪效果。1.3 对相关设施设备及监测系统进行定期验证,以确认其符合要求,定期验证间隔时间不超过1年。1.4 根据相关设施设备和监测系统的设计参数以及通过验证确认的使用条件,分别确定最大的停用时间限度;超过最大停用时限的,在重新启用前,要评估风险并重新进行验证。2. 验证方案需经企业质量负责人审核并批准后,方可实施。3. 应当确保所有验证数据的真实、完整、有效、可追溯。4. 企业可与具备相应能力的第三方机构共同实施验证工作,企业应当确保验证实施的全过程符合《规范》及附录5的相关要求。"

【检查要点】

(1) 对照企业验证方案,核实验证报告中具体实施的组织人员、职责分工、项目内容、测试方法、时间控制、验证目标等与验证方案是否一致。

（2）检查企业验证方案，核实是否经企业质量负责人审核并批准。

（3）企业与具备相应能力的第三方机构共同实施验证工作的，检查企业是否能够确保验证实施的全过程符合《规范》及附录5的相关要求。

7.《指导原则》05502 检查项目内容："验证报告应当经过审核和批准。"

对应附录5《验证管理》检查内容："验证报告由质量负责人审核和批准。"

【检查要点】

（1）检查企业验证报告，是否经企业质量负责人审核并批准。

（2）现场询问企业质量负责人，是否能正确表述验证报告的具体内容、审批依据及判断标准。

8.《指导原则》05503 检查项目内容："验证文件应当存档。"

对应附录5《验证管理》检查内容："验证控制文件应当归入药品质量管理档案，并按规定保存。"

【检查要点】

（1）检查企业验证管理制度相关规定，是否明确了验证控制文件应当归入药品质量档案的要求和按规定保存的具体要求。

（2）检查企业质量管理档案，验证控制文件（包括验证计划、验证方案、验证报告、验证数据等）是否完整地归入药品质量管理档案，并按规定保存。

9.《指导原则》 *05601 检查项目内容："企业应当根据验证确定的参数及条件，正确、合理使用相关设施设备。"

对应附录5《验证管理》检查内容："1. 企业应当根据验证确定的参数及条件，正确、合理使用相关设施设备及监测系统。2. 未经验证的设施、设备及监测系统，不得用于药品冷藏、冷冻储运管理。3. 验证的结果，应当作为企业制定或修订质量管理体系文件相关内容的依据。"

【检查要点】

（1）检查企业是否制定了冷库、冷藏车、冷藏箱或保温箱、温湿度监测系统的使用、操作规程，核实是否将验证确定的参数和条件等结果，作为操作规程中正确、合理使用相关设施设备技术依据的内容。

（2）检查企业验证报告中的"结果应用"内容，是否表述为"用于修订相应的质量管理体系文件"。

（3）对冷库、冷藏车、冷藏箱或保温箱、温湿度监测系统的操作人员，通过询问或现场演示的方式，查看是否能够按照规定的操作标准正确、合理使用相关设施设备及温湿度监测系统。

（4）检查企业药品冷藏、冷冻储运有关记录、票据，是否有使用未验证的冷藏、冷冻储运设施设备及温湿度监测系统的情形。

第八章

计算机系统

药品经营企业的运营效率和质量管理体系高度依赖其信息技术基础设施，特别是计算机系统。它是企业整个质量管理体系中不可或缺的组成部分，旨在全方位地控制药品经营和质量管理各个环节，确保每个环节的操作透明度和可控性。通过实现药品全程数字化管理和可追踪，计算机系统不仅强化了企业质量控制能力，还为执行药品电子监管提供了坚实的技术基础。该部分共8项，其中严重缺陷项目（＊＊）1项，主要缺陷项目（＊）3项，一般缺陷项目4项。

1. 《指导原则》＊05701检查项目内容："企业应当建立能够符合经营全过程管理及质量控制要求的计算机系统，实现药品可追溯。"

对应附录2《药品经营企业计算机系统》检查内容："1. 药品经营企业应当建立与经营范围和经营规模相适应的计算机系统，能够实时控制并记录药品经营各环节和质量管理全过程，并符合药品追溯的实施条件。2. 药品经营企业应当按照《规范》相关规定，在系统中设置各经营流程的质量控制功能，与采购、销售以及收货、验收、储存、养护、出库复核、运输等系统功能形成内嵌式结构，对各项经营活动进行判断，对不符合药品监督管理法律法规以及《规范》的行为进行识别及控制，确保各项质量控制功能的实时和有效。"

【检查要点】

（1）检查企业实施执行的计算机系统文件中，是否包括管理制度、部门及岗位职责、操作规程、记录等内容。

（2）检查企业计算机系统管理文件的相关要求是否符合本检查项目的内容，是否符合企业经营管理实际。

（3）检查企业使用的计算机系统，是否与其经营范围和规模相适应。

（4）检查企业使用的计算机系统，是否有对购、销以及收、验、储、养、出、运、不合格药品处理等环节进行有效质量控制的功能，并记录药品经营各环节和质量管理全过程，实现经营各环节的有效追溯。

（5）检查企业使用的计算机系统，是否为内嵌式结构。

★注：内嵌式结构是指药品经营企业采、收、验、储、销、运等环节模块的管理是一体的，不能分割拆分，前后环节之间的数据是自动代入生成的，相互之间可以进行检查验证，有严格的钩稽关系；非内嵌式结构是指各个模块之间是独立存在的，数据相互分离，没有钩稽控制关系。

（6）现场检查时，随机抽查药品经营各环节岗位人员，模拟各经营环节操作过程，是否符合企业计算机系统管理相关规定，是否在操作过程中能够实时自动生成各项记录。

（7）抽查采购记录、销售记录、随货同行单（票）等，是否可根据药品名称、生产厂商、批号、供货单位、购货单位、到货日期、销售日期等进行查询、统计药品的数量、流向等信息，并可追溯。

（8）委托第三方物流企业储存配送药品的，查看企业计算机系统与受托方计算机系统是否能够实现对接，各项经营数据信息是否同步，确保药品可追溯；是否存在以手工录入方式在本企业计算机系统中生成委托第三方物流企业进行储存配送的涉及本企业药品的经营数据。

（9）异地设库企业，是否配备了统一的仓储管理系统（WMS），是否能随时查询药品的收货、验收、库存、养护、出库复核等相关记录。

（10）经营特殊管理药品的，检查是否按照相关规定要求建立追溯体系。

（11）检查企业是否存在有2套或多套计算机系统数据的情形。

2. 《指导原则》05801 检查项目内容："企业计算机系统应当有支持系统正常运行的服务器和终端机。"

对应附录2《药品经营企业计算机系统》检查内容："1. 有支持系统正常运行的服务器。2. 质量管理、采购、收货、验收、储存、养护、出库复核、销售等岗位配备专用的终端设备。"

【检查要点】

（1）检查企业使用的计算机系统是否配置了专用的服务器，现代物流企业服务器机房是否独立。

（2）检查企业质量管理、采购、收货、验收、储存、养护、出库复核、销售等岗位，是否配置了专用的计算机终端设备。

（3）抽查部分计算机电脑，查看企业计算机系统服务器运行是否正常，是否配备不间断电源。

（4）检查企业计算机系统服务器是否委托第三方管理。

3. 《指导原则》05802 检查项目内容："企业计算机系统应当有安全稳定的网络环境、固定接入互联网的方式和安全可靠的信息平台。"

【检查要点】

（1）检查企业使用的计算机系统，企业网络环境和信息平台是否配置了安全、有效的防病毒、防攻击的硬件、软件。

（2）检查企业计算机系统，是否配置了固定接入互联网的有效方式。

（3）检查企业是否建立有计算机使用及维护、网络安全等管理措施以及断电、服务器损坏等应急管理措施。

4. 《指导原则》05803 检查项目内容："企业计算机系统应当有实现部门之间、岗位之间信息传输和数据共享的局域网。"

【检查要点】

（1）检查企业计算机系统，是否按照组织机构设置建立了计算机系统的内部局域网。

（2）抽查质量管理、采购、销售、验收、收货、养护、出库复核等岗位，是否能够实现实时数据传输，并按照规定的权限实时进行数据查询。

5. 《指导原则》05804 检查项目内容："企业计算机系统应当有药品经营业务票据生成、打印和管理功能。"

【检查要点】

（1）检查企业计算机系统相关管理文件，是否制定了票据管理的相关规定。

（2）抽查企业部分票据管理岗位，是否能实现票据生成、打印、管理功能，是否符合企业的相关规定。

6.《指导原则》＊＊05805 检查项目内容:"企业计算机系统应当有符合《规范》要求及企业管理实际需要的应用软件和相关数据库。"

对应附录2《药品经营企业计算机系统》检查内容:"有符合《规范》及企业管理实际需要的应用软件和相关数据库。1.药品批发企业应当将审核合格的供货单位、购货单位及经营品种等信息录入系统,建立质量管理基础数据库并有效运用。2.质量管理基础数据包括供货单位、购货单位、经营品种、供货单位销售人员资质、购货单位采购人员资质及提货人员资质等相关内容。3.质量管理基础数据与对应的供货单位、购货单位以及购销药品的合法性、有效性相关联,与供货单位或购货单位的经营范围相对应,由系统进行自动跟踪、识别与控制。4.系统对接近失效的质量管理基础数据进行提示、预警,提醒相关部门及岗位人员及时索取、更新相关资料;任何质量管理基础数据失效时,系统都自动锁定与该数据相关的业务功能,直至数据更新和生效后,相关功能方可恢复。"

【检查要点】

(1)检查企业计算机系统管理相关规定,确认其内容是否符合本检查项目的要求。

(2)检查企业计算机系统,确认其建立的应用软件和相关数据库是否符合企业管理实际需要,并符合《规范》的相关要求。

(3)检查企业计算机系统,核实企业计算机系统建立的质量管理基础数据库信息是否符合本检查项目的相关要求。

(4)抽查部分供货单位、购货单位、经营品种、供货单位销售人员、购货单位采购人员及提货人员等档案资料,企业计算机系统中相对应的经营范围、经营方式、资质、文件有效期等质量管理基础数据信息,是否符合本检查项目的内容,并与质量管理档案内容相符,是否存在超过有效期的情况。

(5)抽查质量管理基础数据中部分供货单位、购货单位以及购销药品,模拟输入超经营范围、经营方式、经营品种等操作,核实基础数据是否能够与对应供货单位、购货单位以及购销药品的合法性、有效性相关联,是否能够与供货单位或购货单位的经营范围相对应,是否能够进行自动跟踪、识别与控制。

(6)按照企业对基础数据近效期管理的相关规定,对近效期基础数据进行模拟操作,核实企业计算机系统是否能够对接近失效的质量管理基础数据提示、预警。

(7)对基础数据失效进行模拟操作,核实企业计算机系统对失效的质量管理基础数据是否能够自动锁定。

(8)模拟对锁定的基础数据进行相关操作,核实锁定功能是否有效。

注:现场检查全过程中,发现企业配备的计算机系统不符合管理实际或不符合《规范》要求,直接判定此检查项目不符合要求。如以下情形:①企业未配备计算机系统,包括交由第三方信息公司托管;②企业配备的计算机系统无法支持企业的经营管理需求,经营活动可绕开计算机系统进行;③企业计算机系统基础数据库未包含其全部经营活动,如品种、供货单位、购货单位、相关人员等信息不全,或不在有效期;④计算机系统不能拦截不符合《规范》的购销行为,如超范围销售、超方式销售、向非法渠道销售、从非法渠道购进等;⑤计算机系统对基础数据失效无预警、锁定功能。

7.《指导原则》＊05901 检查项目内容:"计算机系统各类数据的录入、修改、保存等操作应

当符合授权范围、操作规程和管理制度的要求，保证数据原始、真实、准确、安全和可追溯。"

对应附录2《药品经营企业计算机系统》检查内容："1. 药品批发企业应当严格按照管理制度和操作规程进行系统数据的录入、修改和保存，以保证各类记录的原始、真实、准确、安全和可追溯。2. 各操作岗位通过输入用户名、密码等身份确认方式登录系统，并在权限范围内录入或查询数据，未经批准不得修改数据信息。3. 修改各类业务经营数据时，操作人员在职责范围内提出申请，经质量管理人员审核批准后方可修改，修改的原因和过程在系统中予以记录。4. 系统对各岗位操作人员姓名的记录，根据专有用户名及密码自动生成，不得采用手工编辑或菜单选择等方式录入。5. 系统操作、数据记录的日期和时间由系统自动生成，不得采用手工编辑、菜单选择等方式录入。6. 质量管理基础数据是企业合法经营的基本保障，须由专门的质量管理人员对相关资料审核合格后，据实确认和更新，更新时间由系统自动生成。7. 其他岗位人员只能按规定的权限，查询、使用质量管理基础数据，不能修改数据的任何内容。"

【检查要点】

（1）检查企业计算机系统管理相关文件，核实对计算机系统各类数据的规定是否符合本检查项目的要求。

（2）现场抽查各岗位人员登录系统，核实登录系统的操作人员是否有唯一的用户名、密码。

（3）检查企业是否对所有应当登录系统操作的岗位设置、限定了与岗位职责相符的操作权限。

（4）抽查各岗位人员，通过模拟登录操作，检查是否只能通过专有的用户名、密码登录，是否有下拉菜单选择人员的情形；各岗位人员所登录界面的使用操作权限与审批的权限是否一致，是否可以超权限操作。

（5）抽查具有数据修改权限的岗位人员，通过模拟操作，核实修改业务数据是否必须经过批准，是否有相关的记录。

（6）抽查各岗位人员，检查系统对各岗位操作人员姓名的记录是否根据专有用户名及密码自动生成，是否存在可以采用手工编辑或菜单选择等方式录入姓名的情况。

（7）抽查各岗位人员，检查系统操作、数据记录的日期和时间是否由系统自动生成，是否存在可采用手工编辑、菜单选择等方式录入的情况。

（8）抽查企业有更新内容的部分质量管理档案，与企业质量管理基础数据进行比对，检查基础数据是否由专门的质量管理人员审核、确认和更新，更新时间及制单（更新）、审核（审批）流程是否由系统自动生成，是否符合企业质量管理体系文件的规定。

（9）抽查部分非质量管理岗位人员，要求其登录系统后进行修改质量管理基础相关数据的操作，检查系统是否能拒绝或防止非质量管理岗位人员修改质量管理基础相关数据的操作。

（10）异地设库的企业，检查异地库计算机系统操作人员数据操作权限是否由本企业质量管理部门审核批准后统一进行分配。

8. 《指导原则》＊06001检查项目内容："计算机系统运行中涉及企业经营和管理的数据应当采用安全、可靠的方式储存并按日备份，备份数据应当存放在安全场所。"

所对应附录2《药品经营企业计算机系统》检查内容："1. 药品批发企业应当根据计算机管理制度对系统各类记录和数据进行安全管理。2. 采用安全、可靠的方式存储、备份。3. 按日备份数据。4. 备份记录和数据的介质存放于安全场所，防止与服务器同时遭遇灾害造成损坏或丢失。"

【检查要点】

（1）检查企业计算机管理相关文件，确认计算机系统各类数据存储、备份的规定是否符合本检查项目的要求。

（2）抽查企业负责数据备份的岗位人员，是否能正确表述各类数据存储、备份的方法，为保证数据安全所采取的措施。

（3）抽查企业部分计算机系统数据，是否按日备份。

（4）检查企业数据备份介质的存放场所，是否与服务器存放于不同场所。

（5）设有异地库房或委托第三方药品物流企业进行储存配送的，备份的数据中是否有异地库房或受委托第三方药品物流企业涉及本企业经营和管理的数据。

第九章

采 购

药品的采购在企业的质量管控环节中占据首要地位，是首要控制环节，它不仅是确保企业所有经营活动合乎法规、严谨有序的基石，更是维护药品经营信誉和质量的核心步骤。该部分共18项，其中严重缺陷项目（＊＊）3项，主要缺陷项目（＊）5项，一般缺陷项目10项。

1.《指导原则》＊＊06101 检查项目内容："企业采购药品应当确定供货单位的合法资格；确定所购入药品的合法性；核实供货单位销售人员的合法资格。"

对应附录2《药品经营企业计算机系统》检查内容："1. 药品采购订单中的质量管理基础数据应当依据数据库生成。2. 系统对各供货单位的合法资质，能够自动识别、审核，防止超出经营方式或经营范围的采购行为发生。"

【检查要点】

（1）检查企业药品采购相关管理文件，是否明确"确定供货单位的合法资格，确定所购入药品的合法性，核实供货单位销售人员的合法资格"的相关内容，以及具体的确定方式，是否符合法律法规相关要求。

（2）检查企业是否按药品采购相关管理文件对供货单位的合法资格进行审核，并按第＊06201项所要求的资料建立供货单位资质档案以及计算机系统供货单位质量管理基础数据。

（3）检查企业是否按药品采购相关管理文件（制度、职责和操作规程）对所购药品的合法性进行审核，并按第＊06301项所要求的资料建立药品质量档案以及计算机系统经营品种质量管理基础数据。

（4）检查企业是否按药品采购相关管理文件对供货单位销售人员的合法资格进行审核，并按第＊06401项所要求的资料建立供货单位销售人员资质档案以及计算机系统供货单位销售人员资质质量管理基础数据。

（5）对照企业计算机操作权限（《规范》第五十九条）及质量管理职责（《规范》第三十七条），由企业具有药品采购权限的岗位人员模拟开具采购订单，查看采购订单中的供货单位和品种信息是否依据质量管理基础数据生成。

（6）由企业药品采购岗位人员模拟超经营方式、经营范围开具采购订单，查看系统是否具备自动识别、审核的功能，并可有效防止超出经营方式或经营范围采购行为发生。

（7）由企业药品采购岗位人员模拟从供货单位、供货单位销售人员相关资质、质量保证协议超过有效期的单位开具采购订单，查看系统是否具备控制供货单位、供货单位销售人员相关资质、质量保证协议超过有效期的单位采购药品的功能。

（8）抽查企业的采购合同、采购记录、随货同行单（票）、付款凭证等，查看其业务发生的时间是否在留存资料的有效期内。

注：现场检查全过程中，发现企业采购行为不能确定来源合法、药品合法及销售人员合法的，直接判定此检查项目不符合要求。如以下情形：①药品从无合法资质的供货方购进；②未经合法性审核直接

采购药品；③企业购进的药品不是合法药品，如假药、劣药、中药配方颗粒、未经批准进口的药，以及处于临床试验阶段的药品；④"供货单位"销售人员无合法资质，如挂靠人员，持有的授权委托书系伪造的人员；⑤企业留存的资料不能体现出企业对购进药品的供货单位、购进药品和销售人员的合法性做过审核。

2.《指导原则》06102 检查项目内容："企业采购药品应当与供货单位签订质量保证协议。"
【检查要点】
（1）检查企业药品采购相关管理文件，是否明确了采购药品应当与供货单位签订质量保证协议的内容。
（2）抽查部分生产企业和批发企业的供货单位，检查是否按照企业药品采购相关规定签订了质量保证协议，协议是否有双方企业法定代表人或授权人签名；是否加盖企业公章原印章，并签署签约日期；是否规定有效期，且在约定的有效期内。

3.《指导原则》06103 检查项目内容："采购中涉及的首营企业、首营品种，采购部门应当填写相关申请表格，经过质量管理部门和企业质量负责人审核批准。必要时应当组织实地考察，对供货单位质量管理体系进行评价。"
【检查要点】
（1）检查企业首营企业、首营品种相关管理文件，确认其内容是否符合本检查项目的要求。
（2）对照企业首营企业、首营品种相关管理文件的内容，核对企业实际操作使用的"申请表格"的格式、内容是否一致。
（3）在企业质量管理档案、计算机质量管理基础数据库中，抽查企业近期审核的部分首营企业、首营品种，检查其审核过程、审核内容、职责履行等是否与企业管理文件及本检查项目规定相符。
（4）检查企业首营企业、首营品种相关管理文件，是否明确规定"对发生药品质量问题的、质量公告上被公告的、有信誉不良记录及其他不良行为的供货单位进行实地考察，重点考察其质量管理体系是否健全、发生质量问题的原因及纠正措施是否有效"等内容，并检查企业是否按照其文件规定组织实施了现场考察，是否有考察记录。

4.《指导原则》＊06201 检查项目内容："对首营企业的审核，应当查验加盖其公章原印章的以下资料，确认真实、有效：
（一）《药品生产许可证》或者《药品经营许可证》复印件；
（二）营业执照、税务登记、组织机构代码的证件复印件，以及上一年度企业年度报告公示情况；
（三）《药品生产质量管理规范》认证证书或者《药品经营质量管理规范》认证证书复印件；
（四）相关印章、随货同行单（票）样式；
（五）开户户名、开户银行及账号。"
【检查要点】
（1）检查企业首营企业相关管理文件，核实对首营企业收集、查验的内容及规定是否符合本检查项目的要求。
（2）抽查企业部分首营企业档案，检查企业收集、审核的资料是否齐全、有效，是否均加盖了供货单位公章原印章。

（3）检查企业首营企业资料中的《药品生产许可证》中的生产范围是否涵盖所购药品，采购药品时间是否在有效期内；《药品经营许可证》中的经营范围是否涵盖所购药品，采购药品时间是否在有效期内。

（4）检查企业首营企业资料中的营业执照是否在有效期内；是否有上一年度企业年度公示报告复印件（可在全国企业信用信息公示系统中核实上一年度企业年度报告公示情况）。

（5）检查企业首营企业资料中的"相关印章、随货同行单（票）样式"收集是否齐全，印章是否为原印章，随货同行单（票）是否为原样式。

（6）检查企业首营企业的"开户户名、开户银行及账号"收集是否齐全，核实付款流向是否与备案账户一致。

（7）检查企业首营企业审核的程序是否与《规范》规定一致，是否与企业制定的相关管理文件（制度、职责和操作规程）一致，并留存相关记录。

（8）抽查企业购进药品的随货同行单（票）、发票等样式和印章是否与首营档案中留存的一致。

（9）抽查企业首营企业的采购合同、采购记录、随货同行单（票）等资料，对照"首营企业审核表格"检查是否存在未经审核实施采购，或存在先采购后审核等情形。

（10）抽查企业采购记录、采购合同、采购发票、付款凭证、财务账目等，核对是否存在向未经审核的银行账户付款的情况。

5.《指导原则》＊06301 检查项目内容："采购首营品种应当审核药品的合法性，索取加盖供货单位公章原印章的药品生产或者进口批准证明文件复印件并予以审核，审核无误的方可采购。"

【检查要点】

（1）检查企业采购相关管理文件，是否明确了对首营品种审核的资料内容，是否符合本检查项目的要求。

（2）抽查企业首营品种档案，检查索取的资料是否符合本检查项目规定，同时核实相关资料的有效性。检查首营品种资料中是否索取批准证明文件。加盖供货单位公章原印章的《药品注册批件》或《药品再注册批件》《药品补充申请批件》，进口药品分包装是否索取《药品补充申请批件》，新药生产应索取新药证书复印件。进口药品是否索取加盖供货单位质量管理专用章原印章的相关证明文件复印件：《进口药品注册证》或《医药产品注册证》；进口麻醉药品、精神药品以及蛋白同化制剂、肽类激素应当有《进口准许证》；进口药材应当有《进口药材批件》。检查企业是否索取加盖供货单位公章原印章的该药品的质量标准、商标注册、包装标签、说明书批件等复印件。

（3）检查企业计算机系统中首营品种审核的内容和程序是否与企业制定的相关管理文件（制度、职责和操作规程）一致，并留存相关记录。

（4）抽查企业首营品种是否超出本企业经营范围。购进的首营品种的生产日期是否在上述批件的有效期内。是否提供有加盖其质量管理专用章原印章同批号的药品检验报告书复印件；实施批签发管理的生物制品，是否提供有加盖供货单位药品检验专用章或质量管理专用章原印章的《生物制品批签发合格证》复印件；进口药品是否提供加盖供货单位质量管理专用章原印章的《进口药品检验报告书》或注明"已抽样"字样的《进口药品通关单》复印件；进口国家规定的实行批签发管理的生物制品，是否提供加盖供货单位质量管理专用章原印章的《进口药品检验报告书》复印件。

（5）抽查企业首营品种的采购记录、采购合同、随货同行单（票）等资料，对照《首营品种审核表格》检查是否存在未经审核实施采购，或存在先采购后审核等行为。

6. 《指导原则》06302 检查项目内容："首营品种审核资料应当归入药品质量档案。"
【检查要点】
（1）检查企业是否按照首营品种相关管理文件的要求，对首营品种资料进行归档管理。
（2）检查企业是否保存全部首营品种档案，是否能满足《规范》第七十八条规定，可保证"对抽样药品的外观、包装、标签、说明书以及相关证明文件等逐一进行检查、核对"的要求。

7. 《指导原则》＊06401 检查项目内容："企业应当核实、留存供货单位销售人员以下资料：
（一）加盖供货单位公章原印章的销售人员身份证复印件；
（二）加盖供货单位公章原印章和法定代表人印章或者签名的授权书，授权书应当载明被授权人姓名、身份证号码，以及授权销售的品种、地域、期限；
（三）供货单位及供货品种相关资料。"
【检查要点】
（1）检查企业供货单位销售人员相关管理规定，确认其内容是否符合本检查项目的要求。
（2）抽查企业供货单位销售人员资料，确认是否索取了符合本检查项目规定的资料，且资料是否齐全、有效。
（3）检查企业计算机系统中供货单位销售人员资质审核的内容和程序，确认其是否与企业制定的相关管理文件（制度、职责和操作规程）一致，并留存相关记录。
（4）抽查企业采购合同、采购记录、随货同行单（票）、付款凭证等资料上的销售人员签字，确认其是否与备案的销售人员一致；检查其发生的时间是否在留存资料的有效期内。
（5）抽查企业供货单位采购合同、采购记录、随货同行单（票）、付款凭证等资料上的销售人员，企业计算机系统是否按规定对销售人员与供货单位、销售地域及产品等进行了关联，并具有控制功能。
（6）检查企业是否存在一个销售人员被两个及以上供货单位委托的情况。

8. 《指导原则》06501 检查项目内容："企业与供货单位签订的质量保证协议至少包括以下内容：
（一）明确双方质量责任；
（二）供货单位应当提供符合规定的资料且对其真实性、有效性负责；
（三）供货单位应当按照国家规定开具发票；
（四）药品质量符合药品标准等有关要求；
（五）药品包装、标签、说明书符合有关规定；
（六）药品运输的质量保证及责任；
（七）质量保证协议的有效期限。"
【检查要点】
抽查企业与供货单位签订的质量保证协议，确认其内容是否符合本检查项目的要求。

9. 《指导原则》＊＊06601 检查项目内容："企业采购药品时应当向供货单位索取发票。"
【检查要点】
（1）检查企业采购相关文件是否规定了索取发票的相关内容。
（2）抽查企业库存药品及采购记录分别在不同的时间段涵盖各经营范围的品种，对照双方的采购合同及质量保证协议规定的付款条件，结合随货通行票（单）、付款凭证、财务记账凭证、银行对账单和财务计算机系统等，查看是否按规定索取了发票。

（3）对已发生业务未及时索取发票的，企业应当提供未索取发票的合理依据或协议约定等，证明其合理性。

10.《指导原则》06602 检查项目内容："发票应当列明药品的通用名称、规格、单位、数量、单价、金额等；不能全部列明的，应当附《销售货物或者提供应税劳务清单》，并加盖供货单位发票专用章原印章、注明税票号码。"

【检查要点】

（1）抽查企业财务账册，检查发票开具内容是否符合本检查项目规定。

（2）检查企业发票和《销售货物或者提供应税劳务清单》加盖的供货单位发票专用章原印章是否与备案的印章一致。

（3）检查发票和《销售货物或者提供应税劳务清单》的内容是否与采购记录、随货同行单（票）信息相一致或对应。

11.《指导原则》＊＊06701 检查项目内容："发票上的购、销单位名称及金额、品名应当与付款流向及金额、品名一致，并与财务账目内容相对应。"

【检查要点】

（1）抽查企业库存药品及采购记录分别在不同的时间段涵盖各经营范围的品种，对其所涉及的票据内容检查，核实付款流向是否与供货单位留存的银行信息相一致。

（2）抽查药品的发票，核对其购、销单位名称及金额、品名是否与付款流向及金额、品名一致，并与财务账目内容相对应。

（3）重点检查企业麻醉药品、精神药品以及国家有专门管理要求的药品采购，是否存在现金结算方式，并检查付款流向和供货单位、发票是否一致。

注：现场检查全过程中，发现企业留存的发票不符合采购药品票账货款要求的，直接判定此检查项目不符合要求。如以下情形：①索取供货单位出具的发票付款流向与供货单位留存的银行信息不一致；②随货同行票与发票开具单位不一致；③发票金额、品名或数量与采购药品金额、品名或数量不一致；④向个人账户付款，但发票开具为供货单位；⑤发票与应税劳务清单不匹配。

12.《指导原则》06702 检查项目内容："发票按有关规定保存。"

【检查要点】

（1）检查企业发票、票据管理相关规定，核实是否明确了发票保存的具体时限要求。

（2）抽查企业近一年的采购业务票据，核实其保存时限是否符合规定的要求。

13.《指导原则》06801 检查项目内容："采购药品应当建立采购记录，包括药品的通用名称、剂型、规格、生产厂商、供货单位、数量、价格、购货日期等内容，采购中药材、中药饮片的还应当标明产地等。"

对应附录2《药品经营企业计算机系统》检查内容："采购订单确认后，系统自动生成采购记录。"

【检查要点】

（1）检查企业药品采购相关管理规定，是否规定采购药品应当建立采购记录，内容是否符合本检查项目的要求，计算机系统是否具有生成采购记录的操作要求。

（2）抽查企业采购合同、采购发票、付款流向账目、随货同行单（票）、验收记录以及库存实物，核实企业是否建立了相应的采购记录，且实际发生业务的时间是否对应、合理。

（3）抽查企业采购人员，模拟计算机采购记录操作，检查计算机系统是否在采购人员确认采购订单后，能够自动生成采购记录。

（4）查看企业药品采购相关管理规定，检查计算机系统中采购记录的项目、格式、内容等是否符合要求。

14.《指导原则》*06901 检查项目内容："除发生灾情、疫情、突发事件或者临床紧急救治等特殊情况，以及其他符合国家有关规定的情形外，企业不得采用直调方式购销药品。"

【检查要点】

（1）检查企业是否建立了发生特殊情况时药品直调应急机制，是否制定了药品直调购销管理制度及操作规程，是否明确了特殊情况的内容，是否明确相关责任人员。

（2）抽查企业部分采购人员，是否能正确表述发生药品直调的条件及规定，是否符合本检查项目的要求。

（3）检查企业是否存在未按规定要求违规采取直调方式购销药品的行为。

15.《指导原则》06902 检查项目内容："企业在上述特殊情况下，采取将已采购的药品不入本企业仓库，直接从供货单位发送到购货单位的直调方式购销药品的，应当建立专门的采购记录，保证有效的质量跟踪和追溯。"

【检查要点】

（1）检查企业计算机系统是否具备发生特殊情况时药品直调采购的操作功能，并建立了专门的采购记录。

（2）核实企业近1年是否进行过直调购销药品的活动，如有，确认是否符合开展直调购销药品的条件，并检查企业直调药品采购记录内容是否符合06801检查项目要求。

16.《指导原则》*07001 检查项目内容："采购特殊管理的药品，应当严格按照国家有关规定进行。"

【检查要点】

（1）依据企业《药品经营许可证》核准的经营范围，对有特殊管理药品经营资格的，检查其是否制定了专门的采购管理相关规定，是否确定了由专人负责采购工作。

（2）检查企业计算机系统，是否建立了专门的特殊管理的药品采购记录。

（3）检查特殊管理药品供货单位的质量档案，其企业、销售人员的资质证明文件是否经过审核并在有效期内。

（4）检查企业计算机系统，是否能自动识别特殊管理的药品，是否具备防止本企业超范围经营特殊管理药品的功能。

（5）检查企业是否存在超范围经营特殊管理的药品的行为。

（6）检查企业特殊管理药品的购销合同中是否按照国家有关规定明确运输方式、提货方式等。

（7）检查企业特殊管理药品的采购是否存在现金结算方式，并检查付款流向和供货单位、发票是否一致。

17.《指导原则》07101 检查项目内容:"企业应当定期对药品采购的整体情况进行综合质量评审,并进行动态跟踪管理。"

【检查要点】

(1) 检查企业是否制定了定期对药品采购的整体情况进行综合质量评审的相关管理规定。

(2) 检查企业采购评审是否与企业规定相一致,并每年至少进行一次定期质量评审。

(3) 检查企业质量评审是否全面、详细,是否能有效地对供货单位的信誉和所提供药品作出评价。检查评审档案中是否建立评审组织,是否有评审工作计划、评审记录、评审报告、对下一年度确定供货商的建议、采购工作的改进办法等内容。

(4) 检查企业对采购评审中质量信誉不良的供货单位,是否采取措施或退出。

(5) 检查企业药品采购质量评审内容是否涵盖收货拒收、验收不合格、销后退回、售后投诉、监督抽验、质量公告和供货方诚信情况等。

18.《指导原则》07102 检查项目内容:"企业应当建立质量评审和供货单位质量档案。"

【检查要点】

(1) 检查企业供货单位评审相关规定是否规定了建立档案的要求。

(2) 检查企业质量评审档案,确认其是否按规定建立了包含评审工作计划、评审记录、评审报告、对下一年度确定供货商的建议、采购工作的改进办法等的药品质量评审档案。

(3) 抽查企业采购合同、采购记录、采购发票、库存实物等,核实是否收集、留存了供货单位有效的合法资质证明文件,并建立了供货单位质量档案。

第十章

收货与验收

药品收货与验收是药品踏入流通环节的初始步骤，收货管理专注于确认供应来源的合法性及到达药品的准确性，而验收着重于对到达药品质量的核查，以此强有力地杜绝不合格药品的流入，确保消费者的权益。该部分共25项，其中主要缺陷项目（*）6项，一般缺陷项目19项。

1. 《指导原则》*07201检查项目内容："企业应当按照规定的程序和要求对到货药品逐批进行收货、验收，防止不合格药品入库。"

对应附录4《药品收货与验收》检查内容："1. 企业应当按照国家有关法律法规及《规范》要求，制定药品收货与验收标准。2. 对药品收货与验收过程中出现的不符合质量标准或疑似假、劣药的情况，应当交由质量管理部门按照有关规定进行处理，必要时上报药品监督管理部门。3. 企业应当根据不同类别和特性的药品，明确待验药品的验收时限，待验药品要在规定时限内验收。4. 验收中发现的问题应当尽快处理，防止对药品质量造成影响。"

【检查要点】

（1）检查企业执行的收货验收管理制度是否完备，是否制定了详尽的药品收货与验收操作规程，同时，需核实是否规定了针对各类别和特殊性质药品的不同验收时间限制。此外，应检查是否设定了处理收货或验收过程中发现的质量不达标或疑似假冒伪劣药品的程序，以及这些情况处理的具体时限要求。

（2）询问企业部分收货/验收人员，是否能正确表述收货/验收操作规程，对药品逐批收货/验收及对药品批号的理解和执行，对质量有疑问药品的处理程序、处理时限等，是否符合企业相关规定。

（3）现场抽查特殊管理的药品以及冷藏、冷冻药品，检查验收时间，是否在企业规定时限内完成验收。

（4）检查企业对收货和验收质量异常情况处理的相关资料，检查其处理过程和时限是否符合企业相关规定，是否按要求上报药品监督管理部门，是否保存了相关记录。

（5）按企业经营范围，从库存药品、药品购进、销售记录、付款凭证等相关业务票据中，抽查部分批次，是否按批号收货、验收。

（6）抽查部分收货/验收人员进行现场模拟操作，查看企业计算机系统是否有超过有效期的药品，未经过首营审批的药品或者手工录入药品信息是否可以通过系统中的收货、验收环节。

（7）委托第三方药品物流企业进行储存配送的，受托方是否根据本企业采购记录数据和实际到货情况建立或生成收货、验收记录，并将其通过电子数据交换信息平台同步至本企业计算机系统。

（8）参照检查项目*11301要求，检查企业销售退回药品的收货、验收工作情况。

2. 《指导原则》*07301检查项目内容："药品到货时，收货人员应当核实运输方式是否符合要求，并对照随货同行单（票）和采购记录核对药品，做到票、账、货相符。"

对应附录2《药品经营企业计算机系统》检查内容："药品到货时，药品批发企业系统应当支持收货人员查询采购记录，对照随货同行单（票）及实物确认相关信息后，方可收货。"

对应附录4《药品收货与验收》检查内容："药品到货时，收货人员检查内容如下：1. 应当检查运输工具是否密闭，如发现运输工具内有雨淋、腐蚀、污染等可能影响药品质量的现象，应当通知采购部门并报质量管理部门处理。2. 根据运输单据所载明的启运日期，检查是否符合协议约定的在途时限，对不符合约定时限的，应当报质量管理部门处理。3. 供货方委托运输药品的，企业采购部门应当提前向供货单位索要委托的承运方式、承运单位、启运时间等信息，并将上述情况提前告知收货人员。4. 要逐一核对承运方式、承运单位、启运时间等信息，不一致的应当通知采购部门并报质量管理部门处理。5. 应当查验随货同行单（票）以及相关的药品采购记录。6. 无随货同行单（票）或无采购记录的应当拒收。7. 随货同行单（票）记载的供货单位、生产厂商、药品的通用名称、剂型、规格、批号、数量、收货单位、收货地址、发货日期等内容与采购记录以及本企业实际情况不符的，应当拒收，并通知采购部门处理。8. 应当依据随货同行单（票）核对药品实物。随货同行单（票）中药品的通用名称、剂型、规格、批号、数量、生产厂商等内容与药品实物不符的，应当拒收，并通知采购部门进行处理。

收货过程中，收货人员检查内容如下：1. 对于随货同行单（票）内容中除数量以外的其他内容与采购记录、药品实物不符的，经采购部门向供货单位核实确认后，由供货单位提供正确的随货同行单（票）后，方可收货。2. 对于随货同行单（票）与采购记录、药品实物数量不符的，经供货单位确认后，应当按照采购制度由采购部门确定并调整采购数量后，方可收货。3. 供货单位对随货同行单（票）与采购记录、药品实物不相符的内容不予确认的，到货药品应当拒收，存在异常情况的，报质量管理部门处理。4. 应当拆除药品的运输防护包装，检查药品外包装是否完好，对出现破损、污染、标识不清等情况的药品，应当拒收。"

【检查要点】

（1）检查企业药品收货的有关规定，确认其是否包括了本检查项目要求的所有内容。

（2）询问企业部分收货人员，确认其是否能正确表述企业药品收货、拒收的相关规定；核实对供货单位委托运输的，是否能提前获知承运方式、承运单位、启运时间等信息，是否有采购部门告知的相关记录，是否符合本检查项目的相关要求。

（3）检查企业收货场所，确认收货人员是否有对未使用封闭货车运输的药品进行收货的情况。

（4）检查企业近期的供货单位运输单据，确认药品到货时间是否符合协议约定的在途时限，不符合的处理情况及记录。

（5）检查收货人员在计算机系统中是否能查询到相应的采购记录，是否对照采购记录对到货药品逐批进行了：①货票核对，即核对随货同行单（票）与到货实物的信息；②票账核对，即核对随货同行单（票）与采购记录中的信息；③票票核对，即实际随货同行单（票）与收货岗位留存的随货同行票样中的信息进行核对，确认到货药品的所有信息内容一致方可收货。

（6）检查到货药品的外包装是否存在破损、腐蚀、标识不清，或者被污染等情况，是否有未拆除运输防护包装的药品。

（7）抽查部分品种，是否有该药品的随货同行单（票），其样式是否与留存的随货同行单（票）样式一致，其所记载的内容是否与采购记录、药品实物一致。

（8）检查计算机系统中是否有完整的收货记录。

3. 《指导原则》07302检查项目内容："随货同行单（票）应当包括供货单位、生产厂商、药品的通用名称、剂型、规格、批号、数量、收货单位、收货地址、发货日期等内容，并加盖供货单位药品出库专用章原印章。"

【检查要点】

（1）抽查企业留存的随货同行单（票），确认其内容是否完整，供货单位药品出库是否使用专用原印章，单据上的收货单位名称、地址与被检查企业的名称、地址是否一致。

（2）对照企业留存的随货同行单（票）票样、印章印模，与随货同行单（票）中的供货单位药品出库专用章是否一致。

4. 《指导原则》*07401检查项目内容："冷藏、冷冻药品到货时，应当对其运输方式及运输过程的温度记录、运输时间等质量控制状况进行重点检查并记录，不符合温度要求的应当拒收。"

对应附录1《冷藏、冷冻药品的储存与运输管理》检查内容："1. 企业应当按照《规范》的要求，进行冷藏、冷冻药品的收货检查。2. 检查运输药品的冷藏车或冷藏箱、保温箱是否符合规定。3. 查看冷藏车或冷藏箱、保温箱到货时的温度数据，导出、保存并查验运输过程的温度记录，确认全过程温度状况是否符合规定。4. 收货须做好记录，内容包括药品名称、数量、生产企业、发货单位、发运地点、启运时间、运输方式、温控方式、到货时间、收货人员等。5. 对未按规定使用冷藏车或冷藏箱、保温箱运输的，应当拒收。6. 对运输过程中温度不符合要求的，应当拒收，将药品隔离存放于符合温度要求的环境中，并报质量管理部门处理。"

对应附录4《药品收货与验收》检查内容："1. 冷藏、冷冻药品到货时，应当查验冷藏车、车载冷藏箱或保温箱的温度状况，核查并留存运输过程中和到货时的温度记录。2. 收货人员根据运输单据所载明的启运日期，检查是否符合协议约定的在途时限，对不符合约定时限的，应当报质量管理部门处理。3. 供货方委托运输药品的，企业采购部门应当提前向供货单位索要委托的承运方式、承运单位、启运时间等信息，并将上述情况提前告知收货人员。4. 收货人员在药品到货后，要逐一核对承运方式、承运单位、启运时间等信息，不一致的应当通知采购部门并报质量管理部门处理。5. 对未采用规定的冷藏设施运输的或者温度不符合要求的应当拒收，做好记录并报质量管理部门处理。"

【检查要点】

（1）检查企业冷藏、冷冻药品收货管理相关规定，确认其是否明确了收货时限和收货要求，是否涵盖了本检查项目规定的内容。

（2）检查企业收货记录所包含的内容，核实是否至少涵盖启运时间、运输方式、温控方式、到货时间、到货温度等内容，是否符合本检查项目的相关要求。

（3）检查企业是否配备来货时用于测量冷藏车、冷藏箱（保温箱）温度的相关设备，检查所收药品数量、规模是否与其运输所使用的冷链设施设备相适应。

（4）抽查采用冷藏车、冷藏箱（保温箱）运输的部分冷藏、冷冻药品，核实是否留存冷藏、冷冻药品运输过程的温度记录；检查其启运时间、到货时间是否符合协议约定的在途时限；检查运输途中的温度是否符合要求。

（5）检查企业对冷藏、冷冻药品不符合收货要求的处理记录，核实其处理过程是否符合本检查项目的要求，是否存在擅自退回供货单位或由承运方自行处理的情况。

（6）检查企业冷库（冷冻库），确认其是否能够存放不符合温度要求的药品；是否有相应的隔离设备。

5. 《指导原则》07501 检查项目内容："收货人员对符合收货要求的药品，应当按品种特性要求放于相应待验区域，或者设置状态标志，通知验收。"

对应附录4《药品收货与验收》检查内容："收货人员应当将核对无误的药品放置于相应的待验区域内，并在随货同行单（票）上签字后移交验收人员。"

【检查要点】

（1）检查企业是否按照核准的经营范围，按品种特性要求设置了相应待验区域，重点检查冷藏、冷冻、中药材、中药饮片、特殊药品是否在相应的专库内设置了待验区域。

（2）检查企业设置的待验区域是否与经营品种、经营规模相适应，待验区的设施设备是否符合要求，温度设置是否符合待验区存放药品的储存要求。

（3）询问企业部分收货人员，确认其是否熟悉企业药品验收要求和程序，当企业发生到货量较大情况时，是否采取"设置状态标志"的待验方式，现场是否有状态标识。

（4）抽查待验区内部分药品是否与随货同行单（票）标识的内容一致；是否有收货人员签字。

6. 《指导原则》*07502 检查项目内容："冷藏、冷冻药品应当在冷库内待验。"

对应附录1《冷藏、冷冻药品的储存与运输管理》检查内容："冷藏、冷冻药品验收、储存、拆零、冷藏包装、发货等作业活动，必须在冷库内完成。"

【检查要点】

（1）检查企业冷藏、冷冻药品管理相关规定，确认其是否有"冷藏、冷冻药品验收、储存、拆零、冷藏包装、发货等作业活动，必须在冷库内完成"相关要求。

（2）检查企业冷库内是否设置有待验区域，待验区域是否与企业经营规模相适应。

7. 《指导原则》07601 检查项目内容："验收药品应当按照药品批号查验同批号的检验报告书。"

【检查要点】

（1）抽查企业不同经营范围的药品，确认其是否按批号索取并留存了检验报告书原件或加盖了生产企业原印章的检验报告书复印件。

（2）抽查企业近期部分进口药品、按照批签发管理的生物制品，检查是否按规定索取并留存了有效的证明文件。

（3）抽查同一生产企业生产的不同药品，查看检验报告的格式、内容、印章等是否一致。

8. 《指导原则》07602 检查项目内容："供货单位为批发企业的，检验报告书应当加盖其质量管理专用章原印章。检验报告书的传递和保存可以采用电子数据形式，但应当保证其合法性和有效性。"

【检查要点】

（1）抽查企业不同经营范围的药品，确认其是否按批号索取并留存了盖有供货单位质量管理专用章（红色原印章）的检验报告书复印件，或收集了同批号的检验报告书电子文档。

（2）电子数据形式的检验报告，确认其内容是否与所购进药品信息相符，是否经过企业质量管理部门确认，是否有相关记录。

9. 《指导原则》＊07701 检查项目内容："企业应当按照验收规定，对每次到货药品进行逐批抽样验收。"

【检查要点】

（1）检查企业实施执行的药品验收管理文件，确认其是否明确规定了本检查项目的内容要求。

（2）按照经营范围抽查部分库存药品，核对该批号药品是否按规定进行过抽样验收。

（3）随机抽取标识已验收的整箱药品，揭开验收标识，检查原包装箱封条是否开启，核实是否真实进行验收。

（4）检查企业库存药品是否有破损、污染、渗液、封条损坏等包装异常以及零货、拼箱的情况，其验收员是否逐件开箱检查，且是否检查至每批次的最小销售单元。

10. 《指导原则》07702 检查项目内容："抽取的样品应当具有代表性。"

对应附录4《药品收货与验收》检查内容："1. 验收抽取的样品应当具有代表性。2. 对到货的同一批号的整件药品按照堆码情况随机抽样检查。3. 整件数量在 2 件及以下的应当全部抽样检查；整件数量在 2 件以上至 50 件以下的至少抽样检查 3 件；整件数量在 50 件以上的每增加 50 件，至少增加抽样检查 1 件，不足 50 件的按 50 件计。4. 对抽取的整件药品应当开箱抽样检查。5. 应当从每整件的上、中、下不同位置随机抽取 3 个最小包装进行检查，对存在封口不牢、标签污损、有明显重量差异或外观异常等情况的，至少再加一倍抽样数量进行检查。6. 到货的非整件药品应当逐箱检查，对同一批号的药品，至少随机抽取一个最小包装进行检查。"

【检查要点】

（1）检查企业验收管理相关规定，确认验收抽样规定是否涵盖本检查项目的内容。

（2）提问部分验收员，检查其是否能正确表述企业验收管理相关规定。

（3）抽查部分标示已验收抽样的药品，确认是否按规定进行了抽样验收。

（4）抽查部分无验收标识的药品，对照其验收记录，核实是否存在验收时未开箱抽样检查的情形。

11. 《指导原则》07703 检查项目内容："同一批号的药品至少检查一个最小包装，但生产企业有特殊质量控制要求或者打开最小包装可能影响药品质量的，可不打开最小包装。"

【检查要点】

（1）检查企业验收管理相关规定，确认其是否规定了"同一批号的药品至少检查一个最小包装"的要求。

（2）检查企业验收管理相关规定，核实对"生产企业有特殊质量控制要求或者打开最小包装可能影响药品质量的，可不打开最小包装"是否有具体的判断标准和操作规程。

12. 《指导原则》07704 检查项目内容："破损、污染、渗液、封条损坏等包装异常以及零货、拼箱的，应当开箱检查至最小包装。"

【检查要点】

（1）检查企业验收管理相关规定，确认其是否明确了破损、污染、渗液、封条损坏等包装异常以及零货、拼箱药品验收的相关内容，是否符合本检查项目的要求。

（2）检查企业库存药品，确认其是否存在本检查项目中规定的情形。

13. 《指导原则》07705 检查项目内容："外包装及封签完整的原料药、实施批签发管理的生物制品，可不开箱检查。"

【检查要点】

（1）检查企业验收管理相关规定，确认其是否明确了本检查项目的相关要求。

（2）询问企业部分验收人员，确认其是否能正确表述本检查项目的相关内容。

14. 《指导原则》07801 检查项目内容："验收人员应当对抽样药品的外观、包装、标签、说明书以及相关的证明文件等逐一进行检查、核对。"

对应附录4《药品收货与验收》检查内容共11小点（略）。

【检查要点】

（1）检查企业实施执行的验收管理制度文件，确认其是否有验收人员对抽样药品的具体内容要求，如是否包含了本检查项目中的全部要求。

（2）抽查企业部分药品，检查药品的包装、标识、说明书、封条、封口、证明文件等是否符合本检查项目的相关要求。

（3）检查企业计算机系统是否具有验收岗位查询所采购药品相关信息的功能。

（4）经营地产中药材的，抽查企业负责中药材验收人员模拟验收操作，确认其是否能正确表述地产中药材的验收规定，是否符合企业相关规定。

15. 《指导原则》07802 检查项目内容："验收结束后，应当将抽取的完好样品放回原包装箱，加封并标示。"

对应附录4《药品收货与验收》检查内容："检查验收结束后，应当将检查后的完好样品放回原包装，并在抽样的整件包装上标明抽验标志，对已经检查验收的药品，应当及时调整药品质量状态标识或移入相应区域。"

【检查要点】

（1）检查企业验收管理相关规定，确认其是否有验收结束后对抽取样品处理、对损坏药品的处理、验收后及时调整药品质量状态标识或移入相应区域的内容。

（2）检查企业是否配备了验收封箱工具、材料，验收标示的方式与材料是否符合企业相关规定。

（3）检查各待验区，是否存在将已经验完的药品继续存放在待验区，未及时移入相应的合格或不合格区域并进行相应的质量状态标识。

16. 《指导原则》*07901 检查项目内容："特殊管理的药品应当按照相关规定在专库或者专区内验收。"

对应附录4《药品收货与验收》检查内容："1. 设置特殊管理的药品专用待验区域，并符合安全控制要求。2. 验收特殊管理的药品应当符合国家相关规定。"

【检查要点】

（1）经营特殊管理药品的企业，检查其是否设置了特殊管理的药品专用待验区域，或是否在特殊药品专库中设定验收区域。

（2）检查企业实施的特药验收管理文件，确认其是否符合本检查项目中的全部要求。

17.《指导原则》08001 检查项目内容:"验收药品应当做好验收记录,包括药品的通用名称、剂型、规格、批准文号、批号、生产日期、有效期、生产厂商、供货单位、到货数量、到货日期、验收合格数量、验收结果等内容。"

对应附录 2《药品经营企业计算机系统》检查内容:"验收人员按规定进行药品质量验收,验收人员应当对照药品实物在系统采购记录的基础上录入药品的批号、生产日期、有效期、到货数量、验收合格数量、验收结果等内容,确认后系统自动生成验收记录。"

【检查要点】

(1) 检查企业验收管理的相关规定,确认验收记录的内容与企业计算机系统中记录的格式、项目等是否一致,是否符合本检查项目的要求。

(2) 检查企业计算机系统是否能自动生成验收记录,其内容是否符合企业相关规定。

(3) 抽查部分库存药品实物、销售记录、出库复核记录等,确认是否按规定进行了验收并有相关记录。

18.《指导原则》08002 检查项目内容:"中药材验收记录应当包括品名、产地、供货单位、到货数量、验收合格数量等内容。"

【检查要点】

(1) 检查企业验收管理的相关规定,确认中药材验收记录的内容与企业计算机系统中记录的格式、项目等是否一致,是否符合本检查项目的要求。

(2) 抽查部分中药材库存实物、销售记录、出库复核记录等,核实是否按规定进行了验收并有相关记录。

19.《指导原则》08003 检查项目内容:"中药饮片验收记录应当包括品名、规格、批号、产地、生产日期、生产厂商、供货单位、到货数量、验收合格数量等内容,实施批准文号管理的中药饮片还应当记录批准文号。"

【检查要点】

(1) 检查企业验收管理的相关规定,确认中药饮片验收记录的内容与企业计算机系统中记录的格式、项目等是否一致,是否符合本检查项目的要求。

(2) 抽查部分中药饮片库存实物、销售记录、出库复核记录等,核实是否按规定进行了验收并有相关记录。

20.《指导原则》08004 检查项目内容:"验收不合格的应当注明不合格事项及处置措施。"

【检查要点】

(1) 检查企业实施执行的验收管理的文件制度,确认其中是否明确规定了对于验收不合格产品的处理程序,包括明确指出问题事项及后续处置措施,与本检查项目内容是否相吻合。

(2) 随机抽取部分随货同行单(即发货单据)和采购记录,检查企业在面对药品验收不合格情况时,是否能在相关记录中真实反映,并详细记录下不合格的具体细节及应对处置措施。

21.《指导原则》08005 检查项目内容:"验收人员应当在验收记录上签署姓名和验收日期。"

【检查要点】

(1) 抽查企业部分验收人员演示操作验收记录的录入过程，确认数据录入后是否能自动生成验收人员的名字、验收的具体日期和时间。

(2) 抽查企业部分验收记录，确认是否有验收人员签字，是否填写了验收日期。

22.《指导原则》08101 检查项目内容："企业应当建立库存记录，验收合格的药品应当及时入库登记；验收不合格的，不得入库，并由质量管理部门处理。"

对应附录4《药品收货与验收》检查内容："1. 验收合格的药品，应当及时入库。2. 对验收合格的药品，应当由验收人员与仓储部门办理入库手续，由仓储部门建立库存记录。3. 对于不符合验收标准的，不得入库，并报质量管理部门处理。4. 对于相关证明文件不全或内容与到货药品不符的，不得入库，并交质量管理部门处理。"

【检查要点】

(1) 检查企业验收管理的相关规定，确认其是否明确了验收入库相关标准及操作规程，是否符合本检查项目的相关要求。

(2) 抽查企业部分验收合格药品的验收记录，核实在企业计算机系统里是否建立了库存药品记录，库存药品记录是否由仓储部门相关人员建立。

(3) 检查企业验收区域，确认验收合格的药品是否按规定的要求及时入库。

23.《指导原则》08201 检查项目内容："企业按《规范》规定进行药品直调的，可委托购货单位进行药品验收。"

【检查要点】

(1) 检查企业直调药品验收相关规定，确认其是否规定了委托验收的方式、操作规程等具体要求。

(2) 检查企业是否存在违反《规范》规定进行药品直调的情况。

24.《指导原则》08202 检查项目内容："应当建立专门的直调药品验收记录。"

【检查要点】

(1) 检查企业是否建立了专门的直调药品验收记录。

(2) 抽查负责直调药品验收的人员演示接收购货单位验收数据、建立直调药品验收记录操作，确认是否符合企业规定，是否符合规范要求。

25.《指导原则》08203 检查项目内容："验收当日应当将验收记录相关信息传递给直调企业。"

【检查要点】

(1) 检查企业直调药品验收相关规定，确认其是否规定了本检查项目的相关内容。

(2) 对发生过药品直调的企业，检查企业直调药品验收记录，确认是否为当日传递。

第十一章

储存与养护

在整个药品流通周期中,药品的储存与养护占据的时间最长,对于保障药品质量起着至关重要的作用。该部分共34项,其中主要缺陷项目(*)12项,一般缺陷项目22项。

1. 《指导原则》08301 检查项目内容:"企业应当根据药品的质量特性对药品进行合理储存。"
【检查要点】
(1) 检查企业药品储存相关管理规定,确认其是否明确了药品储存管理的具体要求。
(2) 检查企业是否存在除*08302~08316检查项目所列具体内容之外的储存管理缺陷。

2. 《指导原则》*08302 检查项目内容:"企业应当按包装标示的温度要求储存药品,包装上没有标示具体温度的,按照《中华人民共和国药典》规定的贮藏要求进行储存。"

对应附录1《冷藏、冷冻药品的储存与运输管理》检查项目:"冷藏、冷冻药品验收、储存、拆零、冷藏包装、发货等作业活动,必须在冷库内完成。"

对应附录2《药品经营企业计算机系统》检查项目:"药品批发企业系统应当按照药品的管理类别及储存特性,自动提示相应的储存库区。"

【检查要点】
(1) 检查企业药品储存管理相关规定,确认其是否明确了本检查项目的相关内容。
(2) 抽查部分库房管理、养护人员,确认其是否能准确理解并操作"应当按包装标示的温度要求储存药品"。
(3) 检查各个独立库房是否有特殊储存温度标示的药品,重点检查进口药品和有标示特殊储存温度的药品。检查该批号药品的库存记录,自该批号药品入库之日至现场检查之时该储存库房的温湿度自动监测记录,所记录的温度范围是否符合该药品标示的要求。
(4) 检查企业各个独立库房温湿度自动监测系统设置的温度报警参数,确认其是否符合该库房所有储存药品的温度控制范围。
(5) 检查各库房近期的温湿度自动监测系统记录数据(特别是极热和极冷时间段的记录数据),确认其是否存在超出该库房温度控制范围的情况。
(6) 检查企业计算机系统是否具备在药品入库时,按照药品的管理类别、药品的储存特性,自动提示相对应的储存库区的功能。

3. 《指导原则》08303 检查项目内容:"储存药品相对湿度为35%~75%。"
【检查要点】
(1) 检查企业温湿度自动监测系统对各库房相对湿度监测范围是否符合35%~75%。
(2) 检查企业各库房既往的湿度自动监测数据是否符合35%~75%。

4.《指导原则》08304 检查项目内容:"在人工作业的库房储存药品,按质量状态实行色标管理:合格药品为绿色,不合格药品为红色,待确定药品为黄色。"

【检查要点】

(1) 检查各人工作业库房,确认相应的管理区域是否应用色标管理。

(2) 检查企业各库房、区域色标的使用是否正确。

注:色标管理。即在人工操作环境的库房中,依据药品的质量状况,采用色标的方式进行管理:确认合格的药品以绿色标记来标识,认定不合格的药品用红色标记来标识,对于等待进一步确认的药品,则用黄色标记来标识;对于那些待验收、销售退回或者质量存疑的药品,统一使用显眼的黄色标记来标识;发货区域和合格品区域则用绿色标记来标识。色标以红黄绿3色为主要底色,推荐使用黑色文字,确保其清晰易见。

5.《指导原则》08305 检查项目内容:"储存药品应当按照要求采取避光、遮光、通风、防潮、防虫、防鼠等措施。"

【检查要点】

(1) 检查企业各库房采光窗是否配置相应设施或采取措施,是否可有效防止阳光直射在药品上。

(2) 检查企业拆零货位上,包装标示有"遮光""暗处"储存的药品是否采取了相应的遮光措施。

(3) 检查企业各库房按照要求采取的通风、防潮措施是否有效。

(4) 检查企业冷库、中药材库、中药饮片库、建在低洼地段或地下室等库房,确认其是否存在墙体潮湿、凝水、生霉、表皮脱落等状况。

(5) 检查各库房,尤其是中药材库、中药饮片库,确认墙角是否有蛛网、鼠迹等,药品是否有生霉、虫咬、鼠啃、蛛网等问题,核实采取的防虫、防鼠等措施是否有效。

6.《指导原则》08306 检查项目内容:"搬运和堆码药品应当严格按照外包装标示要求规范操作,堆码高度符合包装图示要求,避免损坏药品包装。"

【检查要点】

(1) 检查库存药品,核实是否有倒置、堆码不齐等情况。

(2) 检查企业库存整件药品是否有超过标示最高堆放层数的情况。

(3) 检查企业库存药品堆码是否有倾斜、包装变形或挤压破损的情况。

7.《指导原则》*08307 检查项目内容:"药品按批号堆码,不同批号的药品不得混垛。"

【检查要点】

(1) 检查企业各库区药品是否有不同批号药品混垛堆码的情况。

(2) 检查货位上打开封条的整箱药品,确认箱内是否存在不同批号混放的情况。

(3) 检查零货药品是否存在不同品种、不同批号混在一起存放的情况。

8.《指导原则》*08308 检查项目内容:"药品堆码垛间距不小于5厘米,与库房内墙、顶、温度调控设备及管道等设施间距不小于30厘米,与地面间距不小于10厘米。"

对应附录1《冷藏、冷冻药品的储存与运输管理》检查内容:"1. 冷库内药品的堆垛间距,药品与地面、墙壁、库顶部的间距,应当符合《规范》的要求。2. 冷库内制冷机组出风口100厘米范围内,以及高于冷风机出风口的位置，不得码放药品。3. 冷藏车厢内，药品与厢内前板距离不小于10厘米，与后板、侧板、底板间距不小于5厘米，药品码放高度不得超过制冷机组出风口下沿，确保气流正常循环和温度均匀分布。"

【检查要点】

（1）检查各库区不同批次药品的堆放间隙是否大于5厘米。在库房内，无论是药品堆叠还是货架陈列，都应确保其与墙面、天花板及各类设施管道的距离不少于30厘米，同时，药品与空调出风口、通风管道和设备之间的距离亦需保持在30厘米以上，以确保安全和有效的存储环境。

（2）检查企业是否对散热器与药品应当控制的最小间距进行了测试确认，是否能提供测试确认的相关记录，供暖期间检查库房实际储存码放的间距是否符合测试确定的条件。

（3）检查企业各库区存放药品的托盘、货架距地面的高度是否不小于10厘米。

（4）检查各冷库内制冷机组出风口100厘米范围内，以及高于冷风机出风口的位置，是否码放了药品。

（5）检查企业是否配置了有效的装置，或在装车时能够采取有效的措施，保证药品与厢内前板距离不小于10厘米，与后板、侧板、底板间距不小于5厘米，药品码放高度不得超过制冷机组出风口下沿。

9. 《指导原则》＊08309 检查项目内容："药品与非药品、外用药与其他药品分开存放。"

对应附录2《药品经营企业计算机系统》检查内容："药品批发企业系统应当按照药品的管理类别及储存特性，自动提示相应的储存库区。"

【检查要点】

（1）检查企业各库区，确认其是否存在药品与非药品在同一区域混合码放的情况，是否存在外用药与其他药品混合码放的情况。

（2）检查企业拆零药品存放区是否存在药品与非药品、外用药与其他药品混放情况。

（3）检查企业计算机系统是否能够满足本检查项目中所要求的内容。

10. 《指导原则》＊08310 检查项目内容："中药材和中药饮片分库存放。"

对应附录2《药品经营企业计算机系统》检查内容："药品批发企业系统应当按照药品的管理类别及储存特性，自动提示相应的储存库区。"

【检查要点】

（1）检查企业中药材库、中药饮片库，确认其是否存在中药材、中药饮片混库存放的情况，是否有中药饮片存放在中药饮片存储区域之外的情况。

（2）检查企业计算机系统是否能够实现在中药材、中药饮片入库时，自动提示相应的储存库区的功能。

11. 《指导原则》＊08311 检查项目内容："特殊管理的药品应当按照国家有关规定储存。"

对应附录2《药品经营企业计算机系统》检查内容："药品批发企业系统应当按照药品的管理类别及储存特性，自动提示相应的储存库区。"

【检查要点】

（1）检查企业经营的特殊管理药品，确认其是否放置于相应的专库或专区，是否按要求实行双人双锁管理。

(2）检查企业计算机系统是否具备在特殊管理的药品入库时，按照管理类别及储存特性，自动提示相应的储存库区的功能。

(3）抽查部分特殊管理药品（麻醉药品、精神药品、医疗用毒性药品、放射性药品）的运输记录，确认其是否有将特殊管理药品进行委托储存配送的情形。

12.《指导原则》08312 检查项目内容："拆除外包装的零货药品应当集中存放。"

对应附录1《冷藏、冷冻药品的储存与运输管理》检查项目："冷藏、冷冻药品验收、储存、拆零、冷藏包装、发货等作业活动，必须在冷库内完成。"

对应附录2《药品经营企业计算机系统》检查内容："药品批发企业系统应当按照药品的管理类别及储存特性，自动提示相应的储存库区。"

【检查要点】

（1）检查企业零货药品（重点检查冷藏、冷冻药品）存放区域，确认其是否符合药品的储存特性要求，是否按批号集中存放。

（2）检查各整件包装药品储存的场所、货垛，是否存放有拆除外包装的零货药品。

（3）检查企业使用的计算机系统是否能够实现根据药品的管理类别或者药品的储存特性，是否具备自动提示相应的存放库区的功能。

13.《指导原则》08313 检查项目内容："储存药品的货架、托盘等设施设备应当保持清洁，无破损和杂物堆放。"

【检查要点】

检查企业库区的货架、托盘等储存设施，确认其表面、周围及托盘下面是否存在积尘、污物等情况，是否存在破损并影响正常储存作业及安全的情况，是否存在堆放与储存药品无关的杂物的情况。

14.《指导原则》08314 检查项目内容："未经批准的人员不得进入储存作业区。"

【检查要点】

（1）检查企业仓储管理相关规定，确认其是否明确规定了可进入储存作业区的人员范围，是否规定了非储存作业区工作的企业内部人员或外部人员进入储存作业区的批准程序、批准责任人以及批准方式。

（2）检查企业非储存作业区工作的企业内部人员或外部人员进入储存作业区相关的记录，确认其是否符合企业相关管理规定。

15.《指导原则》08315 检查项目内容："储存作业区内的人员不得有影响药品质量和安全的行为。"

【检查要点】

检查企业库房用于储存药品的区域内，确认工作人员是否有用餐进食、饮酒吸烟、玩耍打闹，以及踩踏、污染药品等行为或相关痕迹。

16.《指导原则》08316 检查项目内容："药品储存作业区内不得存放与储存管理无关的

物品。"

【检查要点】

检查企业各药品储存作业区是否有堆放废弃或闲置的物料、设备等情形,是否有存放食品以及其他非工作用途的私人物品等情形。

17. 《指导原则》08401 检查项目内容:"养护人员应当根据库房条件、外部环境、药品质量特性等对药品进行养护。"

【检查要点】

(1)检查企业养护管理相关文件,确认其是否制定了养护管理的相关规定,是否符合本《规范》第八十四条的要求。

(2)检查企业养护记录,确认其是否符合本检查项目的具体要求。

18. 《指导原则》08402 检查项目内容:"养护人员应当指导和督促储存人员对药品进行合理储存与作业。"

【检查要点】

(1)现场询问养护人员,核实其是否对储存人员进行了指导和督促。

(2)现场询问储存人员,核实养护人员对储存人员进行"指导和督促"的真实性。

(3)检查企业是否能提供履行本检查项目要求的相关记录。

(4)现场检查药品储存区域,确认其是否有包装挤压变形、破损等情况,核实养护人员督促仓储人员合理储存的真实性。

19. 《指导原则》08403 检查项目内容:"养护人员应当检查并改善储存条件、防护措施、卫生环境。"

【检查要点】

(1)检查企业药品储存的条件、防护措施、卫生环境等,确认养护人员是否开展了本检查项目规定的内容。

(2)检查企业养护人员实施本检查项目的相关记录。

20. 《指导原则》*08404 检查项目内容:"养护人员应当对库房温湿度进行有效监测、调控。"

对应附录1《冷藏、冷冻药品的储存与运输管理》检查内容:"药品储存环境温湿度超出规定范围时,应当及时采取有效措施进行调控,防止温湿度超标对药品质量造成影响。"

【检查要点】

(1)现场询问企业养护人员如何对库房温湿度监测系统进行有效监测,确认是否真实可行,是否能正确表述当库房温湿度超出规定范围时,应当采取的调控措施。

(2)检查企业各库房温湿度自动监测记录、超限报警记录,当温度或者湿度超限时,确认养护人员是否及时采取了有效的调控措施,使其恢复正常范围。

(3)检查企业相关记录,核实养护人员采取的调控措施是否符合企业规定,是否有效。

21.《指导原则》08405 检查项目内容："养护人员应当按照养护计划对库存药品的外观、包装等质量状况进行检查，并建立养护记录。"

对应附录1《冷藏、冷冻药品的储存与运输管理》检查内容："企业应当由专人负责对在库储存的冷藏、冷冻药品进行重点养护检查。"

对应附录2《药品经营企业计算机系统》检查内容："药品批发企业系统应当依据质量管理基础数据和养护制度，对库存药品按期自动生成养护工作计划，提示养护人员对库存药品进行有序、合理的养护。"

【检查要点】

（1）检查企业使用的计算机系统是否具备"依据质量管理基础数据和养护制度，对库存药品按期自动生成养护工作计划"的功能，是否能够实现按期"提示养护人员对库存药品进行有序、合理的养护"的功能。

（2）检查企业养护记录，确认其是否符合企业养护管理相关规定的要求，养护记录是否包括"对库存药品的外观、包装等质量状况进行检查"的内容。

（3）抽查企业养护记录，确认其是否按照养护计划开展了养护工作；在药品储存场所核实养护人员是否真实实施了养护检查。

（4）对照企业组织机构以及岗位职责文件，检查企业是否配备了"专人"负责对冷藏、冷冻药品进行重点养护检查。

22.《指导原则》08406 检查项目内容："养护人员应当对储存条件有特殊要求的或者有效期较短的品种进行重点养护。"

【检查要点】

（1）检查企业养护管理相关规定，确认其是否规定了重点养护的品种范围、周期和实施重点养护的内容及方法，是否涵盖了本检查项目的相关内容。

（2）检查企业是否确定了重点养护的品种目录。

（3）检查企业养护记录是否按期对重点品种进行了养护，是否符合养护管理相关规定。

23.《指导原则》*08407 检查项目内容："养护人员发现有问题的药品应当及时在计算机系统中锁定和记录，并通知质量管理部门处理。"

【检查要点】

（1）检查企业计算机系统操作权限的分配相关规定，确认养护人员是否具备"在计算机系统中锁定"有问题药品的权限。

（2）现场让养护人员对有问题药品在计算机系统中进行模拟锁定，并通知质管部，核实计算机功能及养护人员操作的真实性及可行性。

（3）检查企业"不合格药品记录"，对"养护过程"发现的不合格药品，核实是否有养护人员上报的相关记录。

24.《指导原则》08408 检查项目内容："养护人员应当对中药材和中药饮片按其特性采取有效方法进行养护并记录，所采取的养护方法不得对药品造成污染。"

【检查要点】

（1）检查企业养护的相关管理规定，确认其是否根据所经营的中药材和中药饮片品种，按照其特性分别制定了有效的养护方法。

(2) 现场询问养护人员，确认其是否能正确表述对所经营中药材和中药饮片采取的有效养护方法。

(3) 抽查中药材和中药饮片养护记录确认是否按计划开展了养护工作，记录是否真实、完整。

25. 《指导原则》08409 检查项目内容："养护人员应当定期汇总、分析养护信息。"

【检查要点】

(1) 检查企业养护管理相关规定，确认其是否明确了养护人员汇总、分析养护信息的内容及汇总、分析的具体周期。

(2) 根据企业养护管理相关规定确定的汇总、分析周期，检查至少1年内的汇总、分析资料，核实养护人员是否按照规定对养护信息进行了汇总。

(3) 检查最近至少2次的汇总、分析养护信息资料，核实企业是否对养护工作中发现的问题提出了有效的改进方法、措施，并在后续的工作中进行了落实。

26. 《指导原则》*08501 检查项目内容："企业应当采用计算机系统对库存药品的有效期进行自动跟踪和控制，采取近效期预警及超有效期自动锁定等措施，防止过期药品销售。"

对应附录2《药品经营企业计算机管理》检查内容："药品批发企业系统应当对库存药品的有效期进行自动跟踪和控制，具备近效期预警提示、超有效期自动锁定及停销等功能。"

【检查要点】

(1) 检查企业相关管理规定，确认其是否明确了对近效期药品预警的具体时限。

(2) 检查企业计算机系统，确认其是否具备本检查项目规定的相应功能；近效期药品预警时限的设置是否符合企业相关规定。

(3) 现场抽查不同品种，核实其有效期预警时限设置是否与企业规定相符。

(4) 现场模拟操作企业计算机系统，核实是否有超有效期的药品能够继续销售的情况。

(5) 抽查企业不合格药品记录，或不合格药品区存放的药品，对超过有效期的药品，核实企业计算机系统是否实施了锁定及停销。

27. 《指导原则》08601 检查项目内容："药品因破损而导致液体、气体、粉末泄漏时，应当迅速采取安全处理措施，防止对储存环境和其他药品造成污染。"

【检查要点】

(1) 检查企业药品储存相关规定，核实其是否明确了相关部门的职责，针对不同的药品性状（液体、气体、粉末等），有针对性地制定了药品破损泄漏时的具体处理方法和操作规程。

(2) 对照企业规定的不同药品泄漏的处理方法和操作规程，核实企业在药品储存场所是否配备了相应的处理设备、工具、物料等。

(3) 现场询问企业负责药品泄漏处理的责任人员1~2人，确认其是否能正确表述企业对药品泄漏的相关规定，模拟演示其负责的药品类别泄漏处理操作，核实与企业规定是否一致。

(4) 现场检查全过程，核实是否存在药品泄漏未及时处理的状况，以及因药品泄漏对其他药品、储存设备、环境造成污染或者影响的情况。

28. 《指导原则》*08701 检查项目内容："对质量可疑的药品应当立即采取停售措施，并在计算机系统中锁定，同时报告质量管理部门确认。"

对应附录2《药品经营企业计算机管理》检查内容："1. 药品批发企业系统应当对经营过程中发现

的质量有疑问药品进行控制。2. 各岗位人员发现质量有疑问药品，按照本岗位操作权限实施锁定，并通知质量管理人员。3. 被锁定药品由质量管理人员确认，不属于质量问题的，解除锁定，属于不合格药品的，由系统生成不合格记录。"

【检查要点】

（1）检查企业质量疑问（可疑）药品相关管理规定，确认其是否明确了质量可疑药品的具体标准、判定方法和处理措施。

（2）检查企业是否明确了计算机系统中对质量可疑的药品采取停售、锁定措施的人员范围，并检查其权限、职责是否相符。

（3）现场抽查相关岗位人员模拟计算机系统操作，核实计算机系统是否具备"对质量可疑的药品采取停售、锁定、解锁"的功能，相关岗位人员的操作及权限是否符合企业的规定。

（4）以非质量管理人员的口令登录计算机系统，模拟对计算机锁定的质量可疑药品进行解锁，核实系统是否只能由质量管理人员对可疑药品解除锁定。

（5）模拟操作计算机系统不合格药品记录的生成过程，确认计算机系统是否能够对经质管人员认定为质量不合格的药品自动生成不合格药品记录。

29.《指导原则》08702 检查项目内容："对存在质量问题的药品应当存放于标志明显的专用场所，并有效隔离，不得销售。"

【检查要点】

（1）检查企业不合格药品的相关管理规定，确认其是否明确了本检查项目的相关要求。

（2）现场检查各药品储存区域，确认存在质量问题的药品是否存放在专用场所，是否有明显标志，并与其他药品存放区域进行了有效隔离。

（3）抽查企业不合格药品记录，核实存在质量问题的药品是否存放在不合格药品专用场所。

30.《指导原则》08703 检查项目内容："怀疑为假药的，应及时报告食品药品监督管理部门。"

【检查要点】

（1）检查企业不合格药品的相关管理规定，确认其是否明确了判断假药的标准、方法程序以及责任人员，是否制定了向药品监督管理部门上报假药事件的程序、方法（报表或药监部门通信方式等）、报告的责任人员等。

（2）结合药品质量抽检公告、企业相关资料等，核实企业近1年内是否发生过经营假药的情况，如有则核实企业是否按照本检查项目的规定及时报告药品监管部门。

31.《指导原则》*08704 检查项目内容："对存在质量问题的特殊管理的药品，应当按照国家有关规定处理。"

【检查要点】

（1）检查企业特殊管理的药品相关管理规定，确认其是否按国家有关规定对存在质量问题的特殊管理的药品制定了相应处理要求。

（2）抽查相关岗位人员，确认其是否能正确表述对存在质量问题的特殊管理的药品的处理规定。

（3）检查企业不合格特殊管理的药品记录，确认其处理的程序、方法是否符合国家相关规定要求。

32.《指导原则》*08705 检查项目内容："不合格药品的处理过程应当有完整的手续和记录。"

对应附录2《药品经营企业计算机管理》检查内容："批发企业的计算机系统应对质量不合格药品的处理过程、处理结果进行记录，并跟踪处理结果。"

【检查要点】

（1）检查企业不合格药品处理的相关规定，确认其是否制定了不合格药品的处理方法、职责、操作规程及相关记录等要求。

（2）检查企业的计算机管理系统，确认其是否能够实现对不合格药品处理的过程进行记录，以及对其处理结果进行记录，且能跟踪不合格药品的处理结果。

（3）检查企业实施的不合格药品处理记录，确认处理过程是否符合企业相关规定，各项手续是否完善，记录是否完整、真实。

33.《指导原则》08706 检查项目内容："对不合格药品应当查明并分析原因，以及时采取预防措施。"

【检查要点】

（1）检查企业实施的不合格药品管理制度文件，确认其是否明确包含了本检查项目内容的具体要求、内容、方法、职责。

（2）抽查企业不合格药品记录，确认其是否对不合格药品产生的原因进行了分析，是否符合企业相关规定。

（3）检查企业是否根据不合格药品产生的原因采取了有效的预防措施，包括修订文件、加强培训、完善设施等，以防止类似问题的再次发生。

34.《指导原则》08801 检查项目内容："企业应当对库存药品定期盘点，做到账、货相符。"

【检查要点】

（1）检查企业药品储存相关管理规定，确认是否明确了对库存药品盘点的周期、方法、处理方式以及相关责任部门和人员。

（2）检查企业库存药品盘点资料，确认其是否按规定进行了库存药品盘点。

（3）根据企业库存盘点结果，核实企业对盘点结果进行调账处理的方式是否符合检查项目04002和04003的规定。

（4）抽查不同类型药品，检查库存药品数量是否与计算机系统中的库存记录相符。

第十二章

销 售

药品的销售,对保障药品流向起关键作用。该部分共8项,其中严重缺陷项目(＊＊)1项,主要缺陷项目(＊)3项,一般缺陷项目4项。

1.《指导原则》＊08901检查项目内容:"企业应当将药品销售给合法的购货单位,并对购货单位的证明文件、采购人员及提货人员的身份证明进行核实,保证药品销售流向真实、合法。"

【检查要点】

(1) 检查企业实施执行的药品销售管理制度文件,确认其是否明确了本检查项目中规定的全部内容,是否规定了核实的责任人、具体方式、标准等。

(2) 抽查企业各类凭证,如销售记录、出库复核记录、付款凭证、随货同行单(票)等,确认其是否收集了购货单位的合法证明文件,并建立了购货单位质量档案。

(3) 抽查企业购货单位质量档案,确认是否对其合法资质进行了核实,核实的过程是否符合企业相关规定的要求,是否保存了相关记录。

(4) 对采购单位上门采购或上门提货的,抽查企业的销售记录,核实其采购单位上门采购或上门提货的人员是否与档案内容一致。

2.《指导原则》＊09001检查项目内容:"企业应当严格审核购货单位的生产范围、经营范围或者诊疗范围,并按照相应的范围销售药品。"

对应附录2《药品经营企业计算机管理》检查内容:"1.药品批发企业销售药品时,系统应当依据质量管理基础数据及库存记录生成销售订单,系统拒绝无质量管理基础数据或无有效库存数据支持的任何销售订单的生成。2.系统对各购货单位的法定资质能够自动识别并审核,防止超出经营方式或经营范围的销售行为的发生。"

【检查要点】

(1) 检查企业质量管理档案,确认其是否对购货单位的生产范围、经营范围或者诊疗范围进行了审核,并有相关记录。

(2) 检查企业计算机系统,确认其是否具备能够自动识别购货单位法定资质的功能。

(3) 检查企业计算机系统销售开票功能,确认其是否依据质量管理基础数据及库存记录生成销售订单。

(4) 模拟操作企业计算机系统。①分别抽取购货单位中的药品批发企业、生产企业、零售企业、医院、诊所等,超经营范围和方式输入购入药品,计算机系统是否能够拒绝或者自动拦截超经营范围/方式的销售行为。②抽查企业销售主管(包括销售副总、销售部门负责人等)、销售人员,以其用户名、密码登录,输入购货单位名称及药品信息制作销售指令,核实系统是否具备拒绝无质量管理基础数据或无有效库存数据支持的任何销售订单的生成的功能。

3. 《指导原则》＊＊09101 检查项目内容："企业销售药品应当如实开具发票，做到票、账、货、款一致。"

【检查要点】

（1）检查企业实施执行的药品销售管理制度文件，确认其是否明确了销售药品必须如实开具发票的要求，是否制定了开具发票的操作规程。

（2）抽查企业药品销售记录、出库复核记录以及送货随货同行单（票），核对其销售记录、出库复核记录、销售发票内容、收款金额及来源、库存药品实物等是否相符。

（3）重点对特殊管理的药品、国家有专门管理要求的药品进行检查，核实票、账、货、款是否一致。

注：现场检查全过程中，发现企业销售药品不开发票或开具的发票不符合票、账、货、款一致的要求的，直接判定此检查项目不符合要求。如以下情形：①向购货单位销售药品不开发票，特别是在对诊所和个体药店的销售活动中；②对销售业务员制定了销售药品不开发票的奖励政策，并实施；③制定了向下游购货单位销售药品，开发票与不开发票采取不同的销售价格的制度，并实施；④销售发票无法做到票、账、货、款一致的，比如向下游虚开发票。

4. 《指导原则》09201 检查项目内容："企业应当做好药品销售记录，应当包括药品的通用名称、规格、剂型、批号、有效期、生产厂商、购货单位、销售数量、单价、金额、销售日期等内容。"

对应附录2《药品经营企业计算机管理》检查内容："销售订单确认后，系统自动生成销售记录。"

【检查要点】

（1）检查企业药品销售管理相关规定，确认其是否明确了销售药品应当做好销售记录的要求，销售记录内容是否符合本检查项目的要求。

（2）检查企业计算机系统，模拟制作销售订单，核实在销售订单确认后，系统是否具备自动生成销售记录的功能。

（3）检查企业计算机系统中的销售记录内容是否符合企业销售管理相关规定。

5. 《指导原则》09202 检查项目内容："中药材销售记录应当包括品名、规格、产地、购货单位、销售数量、单价、金额、销售日期等内容。"

【检查要点】

（1）检查企业实施执行的药品销售管理制度文件，确认其是否明确了中药材销售记录的内容，是否符合本检查项目的要求。

（2）检查计算机系统，确认中药材销售记录内容是否符合企业销售管理的相关规定。

（3）抽查企业中药材销售记录，核对其内容是否符合企业销售管理的相关规定。

6. 《指导原则》09203 检查项目内容："中药饮片销售记录应当包括品名、规格、批号、产地、生产厂商、购货单位、销售数量、单价、金额、销售日期等内容。"

【检查要点】

（1）检查企业实施的药品销售管理制度文件，确认其是否明确了中药饮片销售记录的内容，是否符合本检查项目的要求。

（2）检查计算机系统，确认中药饮片销售记录内容是否符合企业销售管理的相关规定。

（3）抽查企业中药饮片销售记录，核对其内容是否符合企业销售管理的相关规定。

7.《指导原则》09204 检查项目内容："按照《规范》规定进行药品直调的，应当建立专门的销售记录。"

【检查要点】

（1）检查企业药品直调管理相关规定，确认其是否明确了直调药品应当建立专门的销售记录的内容。

（2）检查企业计算机系统，确认其是否建立了药品直调专门的销售记录。

（3）检查药品直调销售记录内容，确认其是否至少包括了 09201~09203 检查项目规定的内容。

8.《指导原则》*09301 检查项目内容："销售特殊管理的药品以及国家有专门管理要求的药品，应当严格按照国家有关规定执行。"

【检查要点】

（1）检查企业质量管理体系相关文件，确认其是否按照企业经营范围明确了销售所经营特殊管理的药品的相关要求，是否符合国家的有关规定。

（2）检查企业特殊管理的药品以及国家有专门管理要求的药品的销售记录、出库复核记录、付款凭证等，确认其是否收集了购货单位的合法证明文件，确认其是否对其合法资质进行了有效核实并有核实记录，是否建立了购货单位质量档案。

（3）抽查企业特殊管理的药品的销售记录，确认其是否存在违规销售行为。

（4）抽查企业蛋白同化制剂、肽类激素（胰岛素除外）、终止妊娠药品销售记录，确认其是否存在销售给药品零售企业或其他不具备资质的单位或人员的行为。

（5）检查企业国家有专门管理要求的药品销售记录，确认其是否存在超出企业规定的销售上限的行为。

（6）抽查企业特殊管理的药品以及国家有专门管理要求的药品销售记录，按类别分别检查该批次对应的收款记录，核实是否存在现金交易行为，资金流向是否真实。

（7）检查企业计算机系统是否建立了特殊管理的药品专门的销售记录，销售记录内容是否与企业相关规定内容一致。

（8）检查企业计算机系统，确认其是否具备销售特殊管理的药品以及国家有专门管理要求的药品的管控功能，包括超经营范围销售、超经营方式销售、销售异常等的自动识别、报警及拒绝的功能。

第十三章

出　库

药品出库复核作为药品仓储管理三道关键程序（验收入库、在库养护、出库复核）的终端环节，其核心目标是确保出库药品的质量和正确，保证每一个药品信息无误且质量达标，坚决防止与发货清单不符或质量不达标的药品流入市场。该部分共12项，其中主要缺陷项目（＊）6项，一般缺陷项目6项。

1. 《指导原则》＊09401检查项目内容："药品出库时应当对照销售记录进行复核。"

对应附录2《药品经营企业计算机管理》检查内容："药品批发企业系统应当将确认后的销售数据传输至仓储部门提示出库及复核。"

【检查要点】

（1）检查企业制定的药品出库相关管理规定，确认其是否明确了本检查项目规定的内容。

（2）检查企业计算机系统，模拟操作生成销售订单并确认，确认是否具备将销售数据传输至仓储部门的功能，是否具备提示出库及复核的功能。

（3）抽查出库复核记录，确认出库及复核的数据是否依据销售确认的数据生成。

（4）现场抽查出库复核人员，模拟出库复核操作，核实出库是否对照计算机系统销售记录进行复核。

注：如发现企业出库复核的操作未严格对照销售确认的数据进行，应当判定为此检查项目不符合要求。如发现企业销售确定的数据未明确药品的批号，或由企业出库人员自行拣选确定药品并标注批号，应当判定为此检查项目不符合要求。如发现企业出库人员自行更改出库批号，且未按规定调整计算机系统中相关数据的，应当判定为此检查项目不符合要求，同时判定＊05901项不符合要求。如发现企业复核人员对不符合销售记录相关内容的药品未予拦截或自行更改出库单或计算机系统数据的情况，应当判定为此检查项目不符合要求，同时判定＊05901项不符合要求。

2. 《指导原则》＊09402检查项目内容："发现以下情况不得出库，并报告质量管理部门处理：

（一）药品包装出现破损、污染、封口不牢、衬垫不实、封条损坏等问题；

（二）包装内有异常响动或者液体渗漏；

（三）标签脱落、字迹模糊不清或者标识内容与实物不符；

（四）药品已超过有效期；

（五）其他异常情况的药品。"

【检查要点】

（1）检查企业实施执行的出库复核文件制度，确认其是否明确了出库复核检查的内容、不得出库的标准、发现问题上报的流程。

(2）检查药品发货区，确认是否存在不符合本检查项目规定的不得出库的药品。

(3）抽查企业负责相关工作的质量管理人员，核实质量管理部门收到质量问题报告的处理过程是否符合企业相关规定，并有相关记录。

3. 《指导原则》09501 检查项目内容："药品出库复核应当建立记录，包括购货单位、药品的通用名称、剂型、规格、数量、批号、有效期、生产厂商、出库日期、质量状况和复核人员等内容。"

对应附录2《药品经营企业计算机管理》检查内容："复核人员完成出库复核操作后，系统自动生成出库复核记录。"

【检查要点】

(1）检查企业出库复核相关规定，确认其是否明确了出库复核记录的内容，是否符合本检查项目的要求。

(2）检查企业计算机系统，确认其是否建立了药品出库复核记录，并与企业出库复核相关规定内容一致。

(3）检查企业计算机系统，核实在出库复核人员确认出库复核数据后，系统是否具备自动生成出库复核记录的功能。

4. 《指导原则》*09601 检查项目内容："特殊管理的药品出库应当按照有关规定进行复核。"

【检查要点】

(1）检查企业实施执行的特药出库复核制度文件，确认其是否明确了特殊管理的药品出库复核的相关要求，包括人员配备、岗位职责、操作规程等。

(2）检查企业组织机构设置文件，确认其是否对企业经营范围核准的特殊管理的药品类别按规定配备了专门的复核人员进行双人复核工作。

(3）按类别分别抽查企业特殊管理的药品出库复核记录，确认其是否按规定由规定的专人进行出库复核工作，是否为双人签字。

(4）现场抽查负责特殊管理的药品出库复核人员，并模拟操作计算机系统，确认其是否具备由规定人员完成复核操作后，自动生成与所经营特殊管理的药品类别相符的出库复核记录的功能。

(5）检查企业各药品待发区域，确认是否存在特殊管理的药品未按规定放置在非控制区域的情况。

5. 《指导原则》*09701 检查项目内容："药品拼箱发货的代用包装箱应当有醒目的拼箱标志。"

【检查要点】

(1）检查企业药品出库拼箱的相关管理规定，确认其是否明确了药品拼箱发货的相关内容，并符合本检查项目的要求。

(2）检查企业零货拼箱发货场所，确认其是否配备了专用的出库复核封箱工具、物料以及拼箱标志等。

(3）检查企业零货拼箱发货场所及发货区，确认其是否存在采用其他药品纸箱作为药品拼箱发货的代用包装，且未粘贴醒目拼箱标志的情况。

(4）检查拼箱标志是否符合"醒目"的要求并有"拼箱"字样。

（5）检查企业拼箱标志是否注明了箱内药品的相关信息，箱内药品是否符合药品分类储存的要求，是否有防止药品破损、污染的措施。

6.《指导原则》＊09801 检查项目内容："药品出库时应当附加盖企业药品出库专用章原印章的随货同行单（票）。"

【检查要点】

（1）检查企业实施执行的药品出库制度文件，确认其是否清楚地规定了"药品出库时应当附加盖企业药品出库专用章原印章的随货同行单（票）"的要求。

（2）检查企业计算机系统，确认其是否具备根据出库复核记录的内容生成随货同行单（票）的功能。

（3）检查企业随货同行单（票），确认其内容是否符合 07302 检查项目的要求。

（4）抽查企业国家有特殊管理要求的药品出库复核记录，确认留存的随货同行单（票）中是否有相应的收货单位收货人员签字。

7.《指导原则》09802 检查项目内容："企业按照《规范》规定直调药品的，直调药品出库时，由供货单位开具两份随货同行单（票），分别发往直调企业和购货单位。"

【检查要点】

（1）检查企业直调药品相关管理规定，确认其是否明确了"直调药品出库时，由供货单位开具两份随货同行单（票），分别发往直调企业和购货单位"的内容。

（2）检查企业计算机系统直调药品出库随货同行单（票）的内容，确认其是否标明直调企业名称并符合 07302 检查项目的规定。

（3）检查企业计算机系统，如有直调行为，检查随货同行单发往直调企业和购货单位的方式，并核实其真实性。

8.《指导原则》09901 检查项目内容："冷藏、冷冻药品的装箱、装车等项作业，应当由专人负责。"

【检查要点】

（1）检查企业组织机构设置文件，确认其是否按规定配备了专人负责冷藏、冷冻药品的装箱、装车等项作业。

（2）现场核实负责冷藏、冷冻药品的装箱、装车等项作业的人员，确认其是否与企业提供的人员花名册相关岗位人员一致。

9.《指导原则》09902 检查项目内容："车载冷藏箱或者保温箱在使用前应当达到相应的温度要求。"

对应附录1《冷藏、冷冻药品的储存与运输管理》检查内容："1. 使用冷藏箱、保温箱运送冷藏药品的，应当按照经过验证的标准操作规程，进行药品包装和装箱的操作。2. 装箱前将冷藏箱、保温箱预热或预冷至符合药品包装标示的温度范围内。3. 按照验证确定的条件，在保温箱内合理配备与温度控制及运输时限相适应的蓄冷剂。4. 药品装箱后，冷藏箱启动动力电源和温度监测设备，保温箱启动温度监测设备，检查设备运行正常后，将箱体密闭。"

【检查要点】

（1）检查企业实施执行的冷藏、冷冻药品标准装箱操作文件，确认其内容是否符合本检查项目的要求。

（2）检查企业冷藏、冷冻药品标准操作规程，是否与各类型冷藏箱、保温箱的有效验证报告确定的使用条件相符、对应。

（3）现场抽查负责冷藏、冷冻药品装箱人员模拟演示装箱操作，确认其是否符合企业标准操作规程的要求。

10.《指导原则》*09903 检查项目内容："应当在冷藏环境下完成冷藏、冷冻药品的装箱、封箱工作。"

对应附录1《冷藏、冷冻药品的储存与运输管理》检查项目："冷藏、冷冻药品验收、储存、拆零、冷藏包装、发货等作业活动，必须在冷库内完成。"

【检查要点】

（1）检查企业冷藏、冷冻药品的装箱、封箱作业操作规程，确认其是否明确了本检查项目规定的内容。

（2）现场检查企业冷藏、冷冻药品各库区是否设置了能够满足冷藏、冷冻药品的验收、储存、拆零、冷藏包装（装箱、封箱）、发货工作的作业场所。

（3）现场抽查企业冷库作业人员在冷库内进行实际操作，模拟完成冷链药品的验收、拆零、发货等作业活动，确认其操作是否熟练，是否真实开展相关工作。

11.《指导原则》09904 检查项目内容："装车前应当检查冷藏车辆的启动、运行状态，达到规定温度后方可装车。"

对应附录1《冷藏、冷冻药品的储存与运输管理》检查内容："1. 使用冷藏车运送冷藏、冷冻药品的，启运前应当按照经过验证的标准操作规程进行操作。2. 提前打开制冷机组和温度监测设备，对车厢内预热或预冷至规定的温度。3. 开始装车时关闭制冷机组，并尽快完成药品装车。4. 药品装车完毕，应及时关闭车厢厢门，检查厢门密闭情况，并上锁。5. 启动温度调控设备，检查温度调控和监测设备运行状况，运行正常方可启运。"

【检查要点】

（1）检查企业实施执行的冷藏、冷冻药品装车标准操作规程，确认其内容是否符合本检查项目的要求，是否与各冷藏车辆的有效验证报告确定的使用条件相符、对应。

（2）现场抽查冷藏、冷冻药品运输人员模拟演示装车操作，核实其是否符合企业操作规程规定的要求。

12.《指导原则》09905 检查项目内容："启运时应当做好运输记录，内容包括运输工具和启运时间等。"

【检查要点】

（1）检查企业冷藏、冷冻药品的相关管理规定，确认其是否规定了冷藏冷冻药品启运时应当做好运输记录的内容。

（2）现场抽查企业负责冷藏、冷冻药品的启运人员，对照企业冷藏、冷冻药品的启运相关操作规程，确认其是否能够实施运输记录的操作。

（3）抽查企业冷藏、冷冻药品出库复核记录，确认其是否有相应的运输记录，内容是否完整、齐全。

（4）现场检查企业的计算机系统，确认其是否具有自动生成药品运输记录的功能。

第十四章
运输与配送

药品的运输与配送是为了确保在途运输药品的质量和安全,该部分共17项,其中主要缺陷项目(*)6项,一般缺陷项目11项。

1. 《指导原则》10001检查项目内容:"企业应当按照质量管理制度的要求,严格执行运输操作规程,并采取有效措施保证运输过程中的药品质量与安全。"

对应附录2《药品经营企业计算机管理》检查内容:"1. 药品批发企业系统应当对药品运输的在途时间进行跟踪管理,对有运输时限要求的,应当提示或警示相关部门及岗位人员。2. 系统应当按照《规范》要求,生成药品运输记录。"

【检查要点】

（1）检查企业实施执行的质量管理体系文件,确认其是否制定了药品运输管理制度、职责以及操作规程,并按药品品种明确了运输时限要求。

（2）检查企业计算机系统,确认其是否具备本检查项目中全部内容,如跟踪管理药品运输的在途时间、对相关部门及岗位人员进行提示或警示等功能;是否能够自动生成药品运输记录;系统中有运输时限要求的药品品种、提醒的方式及人员是否符合企业相关规定。

2. 《指导原则》10101检查项目内容:"运输药品,应当根据药品的包装、质量特性并针对车况、道路、天气等因素,选用适宜的运输工具,采取相应措施防止出现破损、污染等问题。"

【检查要点】

（1）检查企业实施执行的运输操作规程文件,确认其是否对本检查项目要求的内容进行了具体规定,是否具有可操作性。

（2）现场询问企业运输部门管理人员或车辆调度人员,确认其是否能够正确表述本检查项目要求的内容,并与企业相关规定一致。

（3）现场抽查企业负责装车的人员模拟装车、码放药品、采取防护措施的具体操作,确认其是否符合企业的相关规定。

（4）核查夏季极高温天气和冬季极寒天气药品的运输工具是否能有效保证药品的安全质量。

3. 《指导原则》*10201检查项目内容:"发运药品时,应当检查运输工具,发现运输条件不符合规定的,不得发运。"

【检查要点】

（1）检查企业实施执行的运输操作规程文件,确认其是否明确了对运输工具检查的内容,规定了不符合运输条件的情形及处理措施。

（2）现场询问企业驾驶人员,确认其是否能够清晰准确地表达企业规定的关于发运药品前对运输工具检查的具体内容及处理措施。

(3) 现场检查企业正在使用操作的运输工具，确认是否对其进行了检查，检查的内容是否符合企业相关规定。

4.《指导原则》10202 检查项目内容："运输药品过程中，运载工具应当保持密闭。"
【检查要点】

(1) 检查企业运输管理的相关规定，确认其是否明确了运输启运前、运输过程中驾驶人员应当确保运载工具保持密闭的要求。

(2) 对照企业运输设施、设备档案及运输车辆、冷藏箱、保温箱技术资料，检查各类运输工具、装载工具是否密闭。

5.《指导原则》10301 检查项目内容："企业应当严格按照外包装标示的要求搬运、装卸药品。"
【检查要点】

(1) 检查企业实施执行的运输操作规程文件，确认其是否明确了本检查项目所包含的内容。

(2) 现场抽查搬运、装车人员及驾驶人员，确认其是否能正确表述、识别药品外包装的各类标识，并正确解释相应的装车、码放规定。

(3) 现场检查企业已装车或正在实施操作的装运、搬卸操作是否符合企业相关规定。

6.《指导原则》*10401 检查项目内容："企业应当根据药品的温度控制要求。在运输过程中采取必要的保温或者冷藏、冷冻措施。"
【检查要点】

(1) 检查企业运输管理的有关规定，确认其是否明确了本检查项目要求的内容。

(2) 现场询问企业负责相关岗位的人员，确认其是否能够正确表述药品品种的具体温度控制要求，以及应当采取的相应措施。

(3) 现场检查企业是否配备了采取保温或冷藏、冷冻措施相对应的设施设备。

(4) 现场抽查企业负责相关岗位的人员，让其模拟操作运输过程中采取的保温或冷藏、冷冻措施，确认操作是否符合企业相关规定。

(5) 抽查企业冷藏、冷冻药品运输记录以及对应的温度监测记录，核实所采用的保温或者冷藏、冷冻措施是否有效。

7.《指导原则》10402 检查项目内容："运输过程中，药品不得直接接触冰袋、冰排等蓄冷剂，防止对药品质量造成影响。"

对应附录1《冷藏、冷冻药品的储存与运输管理》检查内容："保温箱内使用隔热装置将药品与低温蓄冷剂进行隔离。"

【检查要点】

(1) 检查企业实施执行的冷藏、冷冻药品运输管理文件，确认其是否明确了本检查项目要求的内容。

(2) 检查企业保温箱内是否具有将药品与低温蓄冷剂进行隔离的隔热装置。

（3）检查企业各类规格型号的保温箱验证报告，确认其是否对蓄冷剂的配置、使用条件进行了确认。

（4）抽查冷藏药品装箱操作人员模拟装箱操作，确认其装箱操作过程（包括保温箱的预冷、蓄冷剂的释冷等）是否符合企业的相关规定，使用的蓄冷剂是否与验证报告一致。

8.《指导原则》*10501 检查项目内容："在冷藏、冷冻药品运输途中，应当实时监测并记录冷藏车、冷藏箱或者保温箱内的温度数据。"

对应附录1《冷藏、冷冻药品的储存与运输管理》检查内容："1. 冷藏、冷冻药品运输过程中，应当实时采集、记录、上传冷藏车、冷藏箱或者保温箱内的温度数据。2. 运输过程中温度超出规定范围时，温湿度自动监测系统应当实时发出报警指令，由相关人员查明原因，以及时采取有效措施进行调控。"

【检查要点】

（1）检查企业是否在所有冷藏（冻）运输车辆、冷藏（保温）箱内配备了温湿度自动监测系统，在温湿度监测系统操作计算机界面上对照设施、设备目录，核实冷藏车、冷藏箱或者保温箱安装的测点终端是否与目录对应并显示数据。

（2）检查企业温湿度自动监测系统技术资料，核实冷藏车、冷藏箱或者保温箱是否具备实时监测温度数据的功能，核实实时采集、记录、上传以及报警功能是否符合相关要求。

（3）现场抽查冷藏车、冷藏箱或者保温箱，模拟测试超出规定温度范围的报警功能，确认其是否能实现实时就地、手机短信报警。

（4）抽查企业运输记录及相对应的温湿度监测记录，确认其冷藏车、冷藏箱或者保温箱的运输温度监测记录是否完整、有效。

（5）检查企业质量管理体系相关文件，确认其是否明确了相关人员的具体岗位和职责。

（6）检查企业冷藏冷冻药品运输管理相关规定，确认其是否明确了温度超出规定范围时，应当采取的具体处理方法和措施，并且是否符合本检查项目的要求。

9.《指导原则》*10601 检查项目内容："企业应当制定冷藏、冷冻药品运输应急预案，对运输途中可能发生的设备故障、异常天气影响、交通拥堵等突发事件，能够采取相应的应对措施。"

对应附录1《冷藏、冷冻药品的储存与运输管理》检查内容："1. 企业应当制定冷藏、冷冻药品储存和运输过程中温度控制的应急预案，对出现异常气候、设备故障、交通事故等意外或紧急情况，能够及时采取有效的应对措施，防止因异常情况造成的温度失控。2. 企业制定的应急预案应当包括应急组织机构、人员职责、设施设备、外部协作资源、应急措施等内容，并持续完善和优化。"

【检查要点】

（1）检查企业质量管理体系相关文件，确认其是否制定了符合本检查项目要求的"冷藏、冷冻药品运输过程中温度控制的应急预案"。

（2）检查企业制定的"冷藏、冷冻药品运输过程中温度控制的应急预案"，确认其是否明确了组织机构、人员岗位职责、设施设备配备、外部协作资源、应急处理措施等内容。

（3）检查企业应急预案的制/修订记录，确认其是否根据验证文件、运输工具变化、配送路径以及配送半径、应急事件分析等因素定期进行了修订，做到了持续完善和优化。

（4）检查企业是否开展了模拟"突发事件"启动"冷藏、冷冻药品运输应急预案"的活动，是否有相应的记录及报告，报告中是否对采取的应对措施的有效性进行了评价，是否根据评价进行了提升优化。

10. 《指导原则》*10701 检查项目内容："企业委托其他单位运输药品的，应当对承运方运输药品的质量保障能力进行审计，索取运输车辆的相关资料，符合《规范》运输设施设备条件和要求的方可委托。"

对应附录1《冷藏、冷冻药品的储存与运输管理》检查内容："1. 企业委托其他单位运输冷藏、冷冻药品时，应当保证委托运输过程符合《规范》要求。2. 索取承运单位的运输资质文件、运输设施设备和监测系统证明及验证文件、承运人员资质证明、运输过程温度控制及监测等相关资料。3. 对承运方的运输设施设备、人员资质、质量保障能力、安全运输能力、风险控制能力等进行委托前和定期审计，审计报告存档备查。4. 承运单位冷藏、冷冻运输设施设备及自动监测系统不符合规定或未经验证的，不得委托运输。5. 根据承运方的资质和条件，必要时对承运方的相关人员进行培训和考核。"

【检查要点】

（1）现场检查企业关于药品委托运输管理相关规定，确认其是否明确了本检查项目要求的相关内容，是否对本检查项目中的定期审计、受托运输方的资质要求和条件、必要时进行的相关培训等内容进行了详细规定。

（2）抽查企业药品委托运输的记录、随货同行单（票）、运输凭证中的承运方，检查与其相关的审核资料，核实审核内容是否完整、全面，是否符合企业的相关规定，并保存了相关记录。

（3）抽查企业负责审核委托运输的相关人员，确认其是否能够正确表述对被委托方审核的相关要求，是否符合企业相关规定。

11. 《指导原则》10801 检查项目内容："企业委托运输药品应当与承运方签订运输协议，明确药品质量责任、遵守运输操作规程和在途时限等内容。"

对应附录1《冷藏、冷冻药品的储存与运输管理》检查内容："1. 与承运方签订委托运输协议。2. 内容包括承运方制定并执行符合要求的运输标准操作规程，对运输过程中温度控制和实时监测的要求，明确在途时限以及运输过程中的质量安全责任。"

【检查要点】

（1）现场检查企业关于药品委托运输管理相关文件，确认其是否明确了委托运输协议的内容，是否符合本检查项目的相关要求。

（2）抽查企业委托运输记录、随货同行单（票）、运输凭证等，确认其是否与承运方签订了委托运输协议，协议内容是否全面、完整，是否符合企业的相关规定。

12. 《指导原则》10901 检查项目内容："企业运输药品应当有记录，实现运输过程的质量追溯，运输记录应当至少保存5年。"

【检查要点】

（1）检查企业运输管理的相关规定，确认其是否明确了运输药品应当有运输记录的要求及运输记录的保存期限，是否符合本检查项目的规定。

（2）抽查企业随货同行单（票）、运输凭证等，确认其是否可追溯运输过程，保存时限是否符合规定。

13. 《指导原则》10902 检查项目内容:"委托运输记录至少包括发货时间、发货地址、收货单位、收货地址、货单号、药品件数、运输方式、委托经办人、承运单位等内容,采用车辆运输的,还应当载明车牌号,并留存驾驶人员的驾驶证复印件。"

【检查要点】

(1) 现场检查企业关于药品委托运输管理的相关文件,确认其是否明确了委托运输记录的内容,确认其是否符合本检查项目的要求。

(2) 抽查企业销售记录、随货同行单(票)、运输凭证等,核实是否存在相应的药品委托运输记录,记录信息是否详尽无遗,并已遵照规定保存了驾驶员的驾驶证复印件。

14. 《指导原则》11001 检查项目内容:"已装车的药品应当及时发运并尽快送达。"

【检查要点】

(1) 检查企业运输管理的相关规定,确认其是否明确了对已装车药品及时发运和尽快送到的要求。

(2) 现场抽查运输管理相关人员,确认其是否能正确表述如何保证已装车药品尽快送达的措施及要求,是否符合企业相关规定。

(3) 现场检查企业已装车药品情况,核实装车时间,判断发运时限是否符合企业相关要求。

(4) 抽查药品运输记录,核实送达的时限是否符合企业规定。

15. 《指导原则》11002 检查项目内容:"委托运输的,企业应当要求并监督承运方严格履行委托运输协议,防止因在途时间过长影响药品质量。"

【检查要点】

(1) 检查企业是否具有对委托运输的承运方在途时间进行有效监控的方法和措施。

(2) 对照委托运输协议相关内容,抽查承运方药品运输相关记录,确认药品运输时间是否符合委托双方约定的时间限制要求。

16. 《指导原则》11101 检查项目内容:"企业应当采取运输安全管理措施,防止在运输过程中发生药品盗抢、遗失、调换等事故。"

【检查要点】

(1) 检查企业药品运输过程管理的相关规定,确认其是否根据企业实际运输的设备、运输路径、时限等条件,明确了运输安全管理的具体措施。

(2) 检查企业运输车辆,确认其是否具有相应的安全设施或采取了有效安全措施。

(3) 现场抽查企业运输人员是否能够正确表述企业运输管理的安全防控措施。

17. 《指导原则》 *11201 检查项目内容:"特殊管理的药品的运输应当符合国家有关规定。"

【检查要点】

(1) 检查企业特殊管理的药品运输相关规定,确认其是否与企业经营范围相对应,是否明确了特殊管理的药品运输相关要求,内容是否符合国家有关规定。

(2) 检查企业是否依据经营范围取得特殊管理药品《麻醉药品和第一类精神药品运输证明》《易制毒化学品运输证明》等相关证明,以及相关运输证明是否在有效期内且由专人保管。

（3）对照企业特殊管理药品运输制度、交接记录等，检查企业运输麻醉药品和第一类精神药品时是否由专人负责押运。

（4）现场询问企业负责特殊管理药品的运输人员，确认其是否能够正确表述国家特殊管理药品运输相关管理要求；在运输过程中预防麻醉药品和精神药品被盗取、被抢夺、遗失的安全防控措施，是否符合国家有关规定。

（5）其他必须符合国家有关规定的内容。

第十五章

售后管理

售后管理工作涉及企业对已售药品的质量信息的收集和处置，其目的在于尽早预防和最大限度地减轻药品可能存在的问题或潜在风险，避免因产品质量问题或隐患对消费者和社会产生任何负面影响或损害。该部分共8项，其中主要缺陷项目（＊）2项，一般缺陷项目6项。

1. **《指导原则》 ＊11301 检查项目内容：** "企业应当加强对退货的管理，保证退货环节药品的质量和安全，防止混入假冒药品。"

对应附录1《冷藏、冷冻药品的储存与运输管理》检查内容："1. 对销后退回的冷藏冷冻药品，应当同时检查退货方提供的温度控制说明文件和售出期间温度控制的相关数据。2. 对于不能提供文件、数据或者温度控制不符合规定的，应当拒收，做好记录并报质量管理部门处理。"

对应附录2《药品经营企业计算机管理》检查内容："药品批发企业系统对销后退回药品应当具备以下功能。1. 处理销后退回药品时，能够调出原对应的销售、出库复核记录。2. 对应的销售、出库复核记录与销后退回药品实物信息一致的方可收货、验收，并依据原销售、出库复核记录数据以及验收情况，生成销后退回验收记录。3. 退回药品实物与原记录信息不符，或退回药品数量超出原销售数量时，系统拒绝药品退回操作。4. 系统不支持对原始销售数据的任何更改。"

对应附录4《药品收货与验收》检查内容："1. 企业应当加强对退货药品的收货、验收管理，保证退货环节药品的质量和安全，防止混入假冒药品。2. 收货人员要依据销售部门确认的退货凭证或通知对销后退回药品进行核对，确认为本企业销售的药品后，方可收货并放置于符合药品储存条件的专用待验场所。3. 对销后退回的冷藏、冷冻药品，根据退货方提供的温度控制说明文件和售出期间温度控制的相关数据，确认符合规定条件的，方可收货；对于不能提供文件、数据，或温度控制不符合规定的，给予拒收，做好记录并报质量管理部门处理。4. 验收人员对销后退回的药品进行逐批检查验收，并开箱抽样检查。5. 整件包装完好的，数量在2件及以下的应当全部抽样检查；数量在2件以上至50件以下的至少抽样检查6件；整件数量在50件以上的每增加50件，至少增加抽样检查2件，不足50件的按50件计。6. 抽样检查应当从每整件的上、中、下不同位置随机抽取6个最小包装进行检查，对存在封口不牢、标签污损、有明显重量差异或外观异常等情况的，至少再加1倍抽样数量进行检查。7. 无完好外包装的，每件须抽样检查至最小包装，必要时送药品检验机构检验。8. 销后退回药品经验收合格后，方可入库销售，不合格药品按《规范》有关规定处理。"

【检查要点】

（1）检查企业药品退货相关管理规定，确认其是否制定了退货药品管理的要求、标准、操作程序、责任人等，是否符合本检查项目的内容。

（2）检查企业计算机系统，在处理销售后退回药品时，能否检索到原销售记录和出库复核记录；同时，能否根据这些原始记录的数据，准确生成退货凭证或者退货通知。

（3）现场抽查企业销售岗位人员，模拟计算机系统操作，核实计算机系统是否具备依据原销售、出库复核记录数据，生成退货凭证或通知的功能；输入与原销售数据不符的信息（品名、批号、超出原销售数量等），系统是否能够拒绝生成退货凭证或通知。

（4）现场抽查企业销售岗位人员，模拟计算机系统操作，强行修改系统中原始销售数据，核实计算机系统是否能够拒绝相关操作。

（5）现场询问负责销售退回药品收货人员，确认其是否能正确表述企业制定的销后退回药品收货规定，模拟销售后退回药品收货的相关操作，以确认其能否提供销售部门确定的相关退货凭证或者通知，收货过程是否符合企业相关要求。

（6）现场检查企业将销售后退回的药品是否贮存于符合药品相应储存条件的专用待验场所。

（7）现场询问企业负责销售退回药品验收人员，核实其是否能正确表述企业对销后退回药品验收的规定，模拟实际销后退回验收操作，判断是否符合企业相关要求。

（8）现场检查已经通过验收的售后退回药品，确认是否按照规定逐批检查，并开箱抽样检查，确认是否有验收标识。

（9）检查企业计算机系统，确认其是否具有依据原销售记录数据、出库复核记录数据以及药品验收情况，生成销售后退回验收记录的功能板块。

（10）现场抽查企业负责销售后退回药品验收的工作人员，模拟计算机系统操作，输入与原销售数据不符的信息（品名、批号、超出原销售数量等），检查系统是否能够拒绝药品退回操作。

（11）检查企业计算机系统，抽查销后退回验收记录，核实系统中是否有原销售、出库复核记录的相关数据，退货凭证或通知内容是否与原销售记录、出库复核记录内容一致。

（12）在计算机系统中抽查冷藏、冷冻药品销售后退回的验收记录，是否有相应的退货方提供的温度控制说明文件和售出期间温度控制的相关数据；如无法提供上述数据，是否按规定拒收，并有相关处理记录。

（13）现场检查如发现企业接收的退货药品不能查询到销售记录、出库复核记录，或与记录内容不符，应当判定此检查项目不符合要求。

2. 《指导原则》11401检查项目内容："企业应当按照质量管理制度的要求，制定投诉管理操作规程，内容包括投诉渠道及方式、档案记录、调查与评估、处理措施、反馈和事后跟踪等。"
【检查要点】
检查企业质量管理体系文件，确认其是否制定药品质量投诉管理操作规程，其内容是否符合本检查项目要求，是否有相关记录。

3. 《指导原则》11501检查项目内容："企业应当配备专职或者兼职人员负责售后投诉管理。"
【检查要点】
（1）检查企业岗位设置文件和人员花名册，确认其是否配备了专职或者兼职人员负责售后投诉管理工作。

（2）现场询问企业负责质量投诉的人员，确认其是否能正确表述企业投诉管理的相关要求，是否能正确描述企业近1年的投诉管理的相关情况。

（3）抽查企业投诉管理资料，确认档案记录中投诉处理的签字人员与企业设置的岗位人员是否一致。

4.《指导原则》11502 检查项目内容："对投诉的质量问题查明原因，采取有效措施及时处理和反馈，并做好记录，必要时应当通知供货单位及药品生产企业。"

【检查要点】

（1）检查企业投诉管理的相关规定，确认其对投诉的质量问题的处理是否规定了相关的操作规程，其内容是否符合本检查项目的相关要求。

（2）抽查企业2年内的质量投诉相关资料，核实对投诉的质量问题处理及记录是否符合企业的相关规定。

5.《指导原则》11601 检查项目内容："企业应当及时将投诉及处理结果等信息记入档案，以便查询和跟踪。"

【检查要点】

（1）检查企业投诉管理的相关规定，确认其是否有将投诉及处理结果等信息记入档案的规定，是否符合本检查项目的要求。

（2）抽查企业"质量投诉处理记录"，确认质量投诉及处理结果是否按照企业相关规定归档保存。

（3）抽查企业质量评审相关资料，确认企业是否将确认的质量投诉及处理结果应用于定期的综合质量评审，并进行了动态跟踪。

6.《指导原则》*11701 检查项目内容："企业发现已售出药品有严重质量问题，应当立即通知购货单位停售、追回并做好记录，同时向食品药品监督管理部门报告。"

【检查要点】

（1）现场检查企业药品追回的相关管理规定，确认其是否制定了药品追回的条件和标准、操作规程、追回药品的处理、追回记录等内容，是否符合本检查项目的相关要求。

（2）抽查企业负责药品追回相关人员，确认其是否能正确表述企业药品追回的相关规定。

（3）抽查企业药品追回相关资料，检查处理过程是否符合企业的相关规定，记录内容是否完整、可追溯，是否向主管监督管理部门报告等。

7.《指导原则》11801 检查项目内容："企业应当协助药品生产企业履行召回义务，按照召回计划的要求及时传达、反馈药品召回信息，控制和收回存在安全隐患的药品，并建立药品召回记录。"

【检查要点】

（1）现场检查企业关于药品召回管理的有关规定，确认企业制定的药品召回条件和标准、处理程序、存放要求、召回记录等内容是否符合本检查项目的要求。

（2）抽查企业药品召回资料，确认药品召回和处理过程是否符合企业相关规定，记录是否完整、可追溯。

（3）现场检查企业按生产企业通知召回的存放于本企业的药品（包括库存剩余药品），确认其存放是否符合企业相关规定。

8. 《指导原则》11901 检查项目内容:"企业质量管理部门应当配备专职或者兼职人员,按照国家有关规定承担药品不良反应监测和报告工作。"

【检查要点】

(1) 检查企业实施执行的质量管理文件,确认其是否制定了药品不良反应监测和报告相关管理规定,是否符合国家相关规定。

(2) 检查企业岗位设置文件和人员花名册,以确定质量管理部门是否已配置了专门任职或兼职任职的人员来承担药品不良反应监测和报告的任务。

(3) 现场询问企业负责药品不良反应监测和报告任务的工作人员,以确认他们是否能正确阐述企业的相关规定,以及能否详细说明企业执行药品不良反应监测和报告的实际工作情况。

(4) 抽查企业《药品不良反应监测报告》,确认其内容是否符合企业相关规定。

第四部分

药品生产企业化验室管理与注意事项

第一章

药品质控实验室日常管理

第一节 制药企业实验室仪器综合管理

制药企业实验室仪器是药品检验的主要测量和检测工具,如何保证药品的实验数据准确可靠,保证用药安全,实验仪器管理是至关重要的环节。

一、仪器申购

申购计划是由使用部门在每年年末,根据实际工作及企业发展的需要,组织该部门有关人员拟定下年度的设备购置计划,内容包括设备的名称、型号、资金、购置的理由以及需要购置的时间等,上报公司主管部门,公司组织相关领导讨论购买合理性,最终形成公司的年度固定资产预算。使用部门根据批准的固定资产预算表定期提交申购计划。

二、仪器用户需求标准(URS)起草

用户需求通常由使用部门起草,其主要内容包括仪器运行环境和能力、仪器的性能参数、系统配置、数据完整性(软件)及其他(供应商的服务以及相应的法规、国家标准、行业标准和环境健康安全)等;由主管部门、公司其他相关技术部门和质量管理部门审核或批准;公司主管部门根据仪器URS提供或选择合适仪器的供应商或者生产厂家。

三、仪器选型

仪器供应商或者厂家根据企业的URS,提供相匹配的仪器型号并与企业进行技术交流,使用部门根据供应商提供的各仪器型号及产品介绍说明,按照用户需求的主要内容项对提供的各仪器进行对比。公司主管部门组织相关部门对于符合要求的型号进行技术投标,结合商务谈判确定仪器型号,并签订购买合同。

四、仪器分类与影响性评估

1. 仪器分类

用户可以根据仪器的复杂程度(仪器配置、控制软件、数据储存及处理的程度)和使用需求,将仪器分为A、B、C 3类。

2. 仪器影响性评估

从风险角度来评估仪器对GMP的影响,根据以下阶段评估仪器属于哪个分类,确定仪器确认的范围、程度和SOP起草要求,起草仪器影响性评估报告。分别从以下4个阶段来评估。

(1)第一阶段:对GMP的影响。

仪器所生成的实验数据是否直接影响其检测出的关于产品或产品质量、纯度、效价的决策?若该阶

段回答为"是",则需要验证和确认,进行第二阶段的评估。

(2)第二阶段:区分A类仪器和B/C类仪器。

仪器是否具备测量性能,或者仪器在首次实验前是否需要进行校准?以上问题的回答都是"否",就是A类,A类仪器可以以供应商的技术标准作为用户需求,如离心机、摇床等;该阶段如果只有1个或2个回答是"是",则进行第三阶段评估。

(3)第三阶段:区分B类仪器和C类仪器。

该仪器是否测量数值或者控制物理参数(如温度、压力、流速等)?如果回答为"是",就是B类仪器,如分析天平、pH计等,此类仪器通常进行安装确认和运行确认;该仪器是否用计算机来控制仪器或者数据采集?若该问题回答"是",就是C类,如气、液相色谱仪,原子分光光度仪,紫外分光光度仪等,此类仪器需要进行安装确认、运行确认和专门的性能确认;B、C类仪器都需要进行校准。

(4)第四阶段:对以上3类仪器进行评估。

该阶段主要确认是否需要准备和实施校准程序和预防性维护保养程序。仪器是否用于测量某工艺参数或提供一个测量或计算出的数据?若此问题回答是"是",则仪器需要校准程序;仪器是否需要更换备件或耗材或供应商建议进行预防性维护保养?若此问题回答是"是",则仪器需要维护保养程序。

五、仪器验收

1. 起草确认方案

仪器在验收时,需要进行确认,使用部门根据仪器影响性评估报告,起草仪器确认方案,确认方案内容通常包括:仪器的介绍(主要功能和关键结构),目的,确认过程人员的职责,参考法规与指南及文件,确认过程培训,安装确认、运行确认和性能确认的方法和可接受的标准,确认过程偏差处理,变更控制,测试报告,支持性附件清单,仪器再校准(确认)周期。由于实验室仪器大部分为市售的非定制仪器,此类仪器已经由制造商在出厂前完成设计和生产,所以实验室用户不再进行单独的设计确认。

2. 安装确认

安装确认是提供证明文件,以确认仪器是按照规定的要求进行安装的,且安装环境满足运行要求,安装确认的内容主要包括:交付物检查(仪器的型号与订单是否一致;仪器及配件、软件、操作手册是否齐全);安装环境是否满足仪器规定的环境要求;记录仪器的型号和序列号、操作系统的名称和版本号;记录仪器安装过程(如可用手机拍摄视频存档),确保仪器主体、管路、电源等连接正确。

3. 运行确认

运行确认是在完成仪器安装后,测试仪器的功能是否满足用户要求。运行确认是测试仪器各项性能指标的符合性,包括测试项目、详细的测试过程、使用标准品进行测试,比如:气、液相色谱分析,需测试泵的流速和梯度比例、柱温箱的温度;报警功能测试;权限功能测试;确认实验数据是否能够贮存、拷贝和(或)仪器网络能否正常运行。

4. 性能确认

证明仪器在正常操作环境中的适用性,一般与被测物方法同步进行,性能确认测试内容主要包括:仪器的系统适用性试验(分离度、拖尾因子、理论塔板数、信噪比等)、精密度、准确度、定量限或者检测限。

5. 验证报告

所有测试项目完成后,由确认人员起草仪器确认报告,报告内容包括:确认结果的总结概述、各确认的结果和记录、支持性文件、确认过程偏差的总结、验证方案的培训、仪器再确认周期、验证确认合格证明。

六、首次校准

仪器的首次校准一般由具有校准资质的国内外计量或校准机构，或者是由有资质的仪器生产商的实验室进行校准，应当使用计量标准器具进行校准，且计量标准器具应当符合国家相关规定，校准的量程范围应当涵盖实际检验的使用范围，校准记录应当标明所用计量标准器具的名称、编号、校准有效期和计量合格证编号；仪器校准合格后，在其明显位置上张贴合格证或者校准证。

七、建立仪器管理档案，起草仪器与日常维护 SOP

运行确认时就可起草仪器与日常维护 SOP，并组织相关的人员进行培训，培训应有培训记录；在仪器校准评估合格后，由设备管理部门建立仪器管理档案，编制设备编号和管理卡，并发放给使用部门并让其张贴在仪器显眼位置；仪器可以正常投入使用。

八、日检、期间核查、校准周期和维护

1. 日检

为了减少仪器的准确度受时间的影响，每天使用前须进行校准，如分析天平，每天由经培训的分析师根据天平的称量范围选择两个不同重量标准砝码进行称量，检查其称量值是否在规定的限度内。

2. 期间核查

为了减少因仪器问题所造成的实验数据追溯，在两次强制校准周期之间进行校准或者确认，来确保仪器的可信度。一般选择使用频率较高、性能不稳定、容易漂移、易受工作环境变化影响等关键的、对精密要求高的或大型的仪器，比如：紫外-可见分光光度计、不溶性微粒仪、分析天平、气液相色谱仪等，可以由公司内部具有资质的人员按照公司的校准规程进行校准或确认，并填写相应校准记录或者起草确认报告。

3. 校准周期

指国家规定需强制检定的仪器在使用一定时间后对其进行再校准，企业根据《中华人民共和国强制检定工作计量器具检定管理办法》和各仪器计量检定规程制定仪器的校准周期，并纳入年度校准计划。比如：紫外-可见分光光度计和天平校准周期为 1 次/年，气液相色谱仪和原子吸收分光光度计校准周期为 2 次/年，弹簧管式压力表校准周期为 1 次/半年；其校准要求按照首次校准执行。

4. 维护

可以分为日常维护、预防性维护和非计划性维护。日常维护，由仪器使用实验人员维护，一般进行一些仪器的清洗、耗材的更换等；预防性维护，是有计划、有目的地对仪器进行维护，主要通过对仪器部件进行检查、调整、润滑、清洗、更换等来完成维护与保养，来维系仪器的正常性能；非计划性维护，是仪器在使用过程中出现了故障、校准或确认不合格时需要进行的维修。预防性和非计划性维护一般都由专业工程师来完成，仪器在进行预防性维护和非计划性维护后，在重新投入使用前应根据对仪器功能的影响程度进行评估，以确定需要进行校准或再确认的项目。

九、报废

故障频发、损坏严重且维修困难、性能或技术落后不符合实验数据管理要求的仪器应及时申请报废，并搬离试验区，报废后的仪器的使用日志需要长期保存（涉及稳定性考察产品的数据），C 类仪器报废后需要长期保存相应的操作软件和电脑硬盘。

第二节 实验室检验人员基础操作方法

1. 容量瓶试漏方法

使用前,应先检查容量瓶瓶塞是否密合,为此,可在瓶内装入自来水到标线附近,盖上塞子,用手按住塞子,倒立容量瓶,观察瓶口是否有水渗出,如果不漏,把瓶直立后,转动瓶塞约180°后再倒立试一次,为使塞子不丢失、不混乱,常用塑料线绳将其拴在瓶颈上。

2. 使用容量瓶注意事项

(1) 在精密要求高的分析工作中,不允许将容量瓶放在烘箱中烘干或加热。

(2) 不要用容量瓶长期存放配好的溶液。

(3) 容量瓶长期不用时,应该洗净,把塞子用纸垫上,以防时间久后,塞子打不开。

3. 化学试剂按用途分类

化学试剂按用途分为一般试剂、基准试剂、无机离子分析用有机试剂、色谱试剂与制剂、指示剂与试纸等。

4. 酸式滴定管涂油的方法

将活塞取下,用干净的纸或布把活塞和塞套内壁擦干,用手指蘸少量凡士林在活塞的两头涂上薄薄一圈,在紧靠活塞孔两旁不要涂凡士林,以免堵住活塞孔,涂完后把活塞放回套内,向同一方向旋转活塞几次,使凡士林分布均匀呈透明状态,然后用橡皮圈套住,将活塞固定在塞套内,防止滑出。

5. 酸式滴定管如何试漏

关闭活塞,装入蒸馏水至一定刻线,直立滴定管约2min,仔细观察刻液面是否下降,滴定管下端有无水滴滴下,以及活塞隙缝中有无水渗出,然后,将活塞转动180°等待2min再观察,如有漏水现象应重新擦干涂油。

6. 碱式滴定管如何试漏

装蒸馏水至一定刻线,直立滴定管约2min,仔细观察刻液面是否下降,或滴定管下端尖嘴上有无水滴滴下,如有漏水,则应调换胶管中玻璃珠,选择一个大小合适比较圆滑的再试,玻璃珠太小或不圆滑都可能漏水,太大则操作不方便。

7. 酸式滴定管如何装溶液

装之前应将瓶中标准溶液摇匀,使凝结在瓶内壁的水混入溶液,为了除去滴定管内残留的水分,确保标准溶液浓度不变,应先用此标准溶液淋洗滴定管2~3次,每次用约10mL,从下口放出少量(约1/3)洗涤尖嘴部分,关闭活塞横持滴定管并慢慢转动,使溶液与管内壁处处接触,最后将溶液从管口倒出,但不要打开活塞,以防活塞上的油脂冲入管内。尽量倒空后再洗第二次,每次都要冲洗尖嘴部分,如此洗2~3次后,即可装入标准溶液至"0"刻线以上。

8. 碱式滴定管如何赶气泡

碱式滴定管应将胶管向上弯曲,用力捏挤玻璃珠使溶液从尖嘴喷出,以排除气泡。碱式滴定管的气泡一般是藏在玻璃珠附近,必须对光检查胶管内气泡是否完全赶尽,赶尽后再调节液面至0.00mL处,或记下初读数。

9. 滴定的正确方法

滴定时,应使滴定管尖嘴部分插入锥形瓶口(或烧杯口)下1~2cm处,滴定速度不能太快,以每秒3~4滴为宜,切不可呈液柱状流下,边滴边摇。向同一方向做圆周旋转而不应前后振动,因为那样会溅出溶液。临近终点时,应1滴或半滴地加入,并用洗瓶吹入少量冲洗锥形瓶内壁,使附着的溶液全部流下,然后摇动锥形瓶,观察是否已达到终点。如未到终点,继续滴定,直至准确到达终点。

10. 滴定管读数应遵守的规则

(1) 注入溶液或放出溶液后,需等待 30s～1min 后才能读数。

(2) 滴定管应垂直地夹在滴定台上读数或用两手指拿住滴定管的上端使其垂直后读数。

(3) 对于无色溶液或浅色溶液,应读弯月面下缘实际的最低点,对于有色溶液,应使视线与液面两侧的最高点相切,初读和终读应用同一标准。

11. 滴定管使用注意事项

(1) 用毕滴定管后,倒去管内剩余溶液,用水洗净,装入蒸馏水至刻度以上,用大试管套于管口之上,下次使用前可不必再用洗液进行清洗。

(2) 酸式滴定管长期不用时,活塞部分应垫上纸将活塞与管壁进行隔离,否则经长时间放置后,活塞不易打开,碱式滴定管不用时胶管应拔下,蘸取滑石粉进行保存。

12. 移液管和吸量管的洗涤方法

移液管和吸量管均可用自来水洗涤,再用蒸馏水洗净,较脏时(内壁挂水珠时)可用铬酸洗液洗净。

13. 用洗液洗移液管或吸量管的方法

右手拿移液管或吸量管,管的下口插入洗液中,左手拿洗耳球,先将球内空气压出,然后把球的尖端接在移液管或吸量管的上口,慢慢松开左手手指,将洗液慢慢吸入管内直至上升到刻度线以上部分,等待片刻后,将洗液放回原瓶中。

14. 用吸量管吸取溶液的方法

用右手的拇指和中指捏住移液管或吸量管的上端,将管的下口插入待取的溶液中,插入深度应适中,太浅会产生吸空,将溶液吸到洗耳球内污染溶液,太深又会在管外黏附过多溶液。

15. 使用吸量管和滴定管注意事项

(1) 在精密分析中使用的移液管和吸量管都不允许在烘箱中烘干。

(2) 移液管与容量瓶常配合使用,因此,使用前常作两者的相对体积的校准。

(3) 为了减少测量误差,吸量管每次都应以最顶端刻度为起始点,往下放出所需体积,而不是将放出体积作为吸取体积进行量取操作。

16. 作为基准物应具备的条件

(1) 纯度高,在 99.9% 以上。

(2) 组成和化学式完全相符。

(3) 稳定性好,不易吸水,不易被空气氧化等。

(4) 摩尔质量较大,称量多,称量误差可减小。

17. 一般溶液的浓度表示方法

质量百分浓度,体积百分浓度,质量体积百分浓度。

18. 物质在溶解过程中发生的两个变化

一个是溶质分子(或离子)克服它们相互间的吸引力向水分子之间扩散,即物理变化;另一个是溶质分子(或离子)与水分子相互吸引,结合成水合分子,即为化学变化。

19. 长期用玻璃瓶贮装的溶液会如何变化

会使溶液中含有钠、钙、硅酸盐杂质或某些离子吸附在玻璃表面,使溶液中该离子的浓度降低。

20. 如何在夏季打开易挥发的试剂瓶

首先不可将瓶口对准面部,在开瓶前应将试剂瓶浸入冷水中以降低温度,以避免因室温高,瓶内气液冲击导致危险，取完试剂后要盖紧塞子，放有毒、有味气体的瓶子还应用蜡封口。

21. 提高分析准确度的方法

选择合适的分析方法，增加平行测定的次数，消除测定中的系统误差。

22. 偶然误差的特点及消除方法

特点：在一定条件下，有限次测量值中其误差的绝对值不会超过一定界限，同样大小的正负偶然误差，几乎有相等的出现机会，小误差出现机会多，大误差出现机会少。

消除方法：增加测定次数，重复多次做平行试验，取其平均值，这样可以使正负偶然误差相互抵消，在消除系统误差的前提下，平均值可能接近真实值。

23. 系统误差的原因及消除方法

原因：仪器误差、方法误差、试剂误差、操作误差。

消除方法：做空白试验、校正仪器、对照试验。

24. 准确度与精密度两者之间的关系

欲使准确度高，首先必须要求精密度也高，但是精密度高并不说明其准确度也高，因为可能在测定中存在系统误差，可以说精密度是保证准确度的先决条件。

25. 系统误差

系统误差又称可测误差，它是由分析过程中某些经常原因造成的，在重复测定中，它会重复表现出来，对分析结果的影响比较固定。

26. 新玻璃电极为什么要浸泡24小时以上

玻璃膜只有浸泡在水中，使玻璃膜表面溶胀形成水化层，才能保持对H^+的传感灵敏性，使不对称电位减小并达到稳定。

27. 在比色分析时，如何控制标准溶液与试液的吸光数值在0.05~1.0

（1）调节溶液浓度，当被测组分含量较高时，称样量可少些，或将溶液稀释以控制溶液吸光度在0.05~1.0。

（2）使用厚度不同的比色皿，因吸光度A与比色皿的厚度成正比，因此，增加比色皿的厚度吸光度值亦增加。

（3）选择空白溶液，当显色剂及其他试剂均无色，被测溶液中又无其他有色离子时，可用蒸馏水作空白溶液，如显色剂本身有颜色，则应采用加显色剂的蒸馏水作空白溶液；如显色剂本身无色，而被测溶液中有其他有色离子，则应采用不加显色剂的被测溶液作空白溶液。

28. 新玻璃电极为什么要浸泡24小时以上

玻璃膜只有浸泡在水中，使玻璃膜表面溶胀形成水化层，才能保持对电极的传感灵敏性，为了使不对称电位减小并达到稳定。

29. 在比色分析时，如何控制标准溶液与试液的吸光数值在0.05~1.0

（1）调节溶液浓度，当被测组分含量较高时，称样量可适量减少或将溶液稀释以控制溶液吸光度在0.05~1.0。

（2）使用厚度不同的比色皿，因吸光度A与比色皿的厚度成正比，因此，增加比色皿的厚度吸光度值亦增加。

（3）选择空白溶液，当显色剂及其他试剂均无色，被测溶液中又无其他有色离子时，可用蒸馏水作空白溶液，如显色剂本身有颜色，则应采用加显色剂的蒸馏水作空白溶液。如显色剂本身无色，而被测溶液中有其他有色离子，则应采用不加显色剂的被测溶液作空白溶液。

30. 标准加入法

标准加入法的做法是在数份样品溶液中加入不等量的标准溶液，然后按照绘制标准曲线的步骤测定吸光度，绘制吸光度－加入浓度曲线，用外推法求得样品溶液的浓度。

31. 进行滴定分析必须具备的 3 个条件

（1）要有准确称量物质的分析天平和测量溶液体积的器皿。

（2）要有能进行滴定的标准溶液。

（3）要有准确确定理论终点的指示剂。

32. 滴定分析法的分类

滴定分析法分为 4 类：酸碱滴定法、络合滴定法、氧化还原滴定法、沉淀滴定法。

33. 例行分析

例行分析是指一般化验室配合生产的日常分析，也称常规分析，为控制生产正常进行迅速报出分析结果，这种例行分析称为快速分析，也称为中控分析。

36. 仲裁分析（也称裁判分析）

在不同单位对分析结果有争议时，要求有关单位用指定的方法进行准确的分析，以判断原分析结果的可靠性，这种分析工作称为仲裁分析。

37. 光电比色法与吸光光度法的主要区别

主要区别在于获取单色光的方式不同，光电比色计是用滤光片来分光，而分光光度计用棱镜或光栅等分光，棱镜或光栅将入射光色散成谱带，从而获得纯度较高、波长范围较窄的各波段的单色光。

38. 吸光光度法的工作原理

吸光光度法的基本原理是使混合光通过光栅或棱镜得到单色光，让单色光通过被测的有色溶液，再投射到光电检测器上，产生电流信号，由指示仪表显示出吸光度和透光率。

39. 互补色

利用光电效应测量通过有色溶液后透过光的强度，求得被测物含量的方法称为光电比色法。

40. 构成光电比色的 5 个主要部分

光源、滤光片、比色皿、光电池、检流计。

41. 如何求得吸光光度法测量物质含量的标准曲线

首先配制一系列（5～10 个）不同浓度的标准溶液，在溶液吸收最大波长下，逐一测定它们的吸光度 A（或透光率 T%），然后，用方格坐标纸以溶液浓度为横坐标、吸光度为纵坐标作图，若被测物质对光的吸收符合光的吸收定律，必然得到一条通过原点的直线，即标准曲线。

42. 在比色分析时，如何控制标准溶液与试液的吸光数值在 0.05～1.0

（1）调节溶液浓度，当被测组分含量较高时，称样量可少些或将溶液稀释以控制溶液吸光度在 0.05～1.0。

（2）使用厚度不同的比色皿。因吸光度 A 与比色皿的厚度成正比，因此，增加比色皿的厚度吸光度值亦增加。

（3）选择空白溶液，当显色剂及其他试剂均无色，被测溶液中又无其他有色离子时，可用蒸馏水作空白溶液，如显色剂本身有颜色，则应采用加显色剂的蒸馏水作空白溶液。如显色剂本身无色，而被测溶液中有其他有色离子，则应采用不加显色剂的被测溶液作空白溶液。

43. 玻璃的性质和主要化学成分

玻璃有很高的化学稳定性、热稳定性，很好的透明度，有一定的机械强度和良好的绝缘性能。它的主要化学成分是 SiO_2、CaO、Na_2O、K_2O。

44. 砂芯玻璃滤器的洗涤方法

（1）新的滤器使用前应用热的盐酸或铬酸洗液边抽滤边清洗，再用蒸馏水洗净，可正置或倒置用水反复抽洗。

（2）针对不同的沉淀物采用适当的洗涤剂，先溶解沉淀或反置用水抽洗沉淀物，再用蒸馏水冲洗干净，再110℃烘干，然后保存在无尘的柜或有盖的容器中，不然积存的灰尘和沉淀堵塞滤孔后很难洗净。

45. 带磨口塞的仪器如何保管

容量瓶或比色管最好在清洗前就用小线绳或塑料细套管把塞和管口系紧，以免打破塞子或混淆，需长期保存的磨口仪器要在塞间垫纸进行隔离，以免日久粘连。长期不使用的滴定管要清除凡士林后垫纸隔离，用皮筋系紧活塞保存。磨口塞间如有砂粒不要用力转动，以免损伤其精度。不要用去污粉擦洗磨口部位。

46. 采样的重要性

一般来说，采样误差常大于分析误差，因此，掌握采样和制样的一些基本知识是很重要的。如果采样和制样方法不正确，即使分析工作做得非常仔细和正确，也是毫无意义的，有时甚至还会给生产科研带来严重的后果。

47. 什么是天平的最大称量

最大称量又称最大载荷，表示天平可称量的最大值，天平的最大称量必须大于被称物体的质量。

48. 化工产品的采样注意事项

组成比较均匀的化工产品可以任意取一部分作为分析试样，批量较大时，定出抽样百分比，各取出一部分混匀作为分析试样。

49. 分解试样的一般要求

（1）试样应分解完全，处理后的溶液不应残留原试样的细屑或粉末。

（2）试样分解过程中待测成分不应有挥发损失。

（3）分解过程不应引入被测组分和干扰物质。

50. 滴定管的种类

滴定管按其容积不同分为常量、半微量及微量滴定管；按构造上的不同，又可分为普通滴定管和自动滴定管等。

51. 移液管或吸量管如何调节液面

将移液管或吸量管向上提升离开液面，管的末端仍靠在盛溶液器皿的内壁上，管身保持直立，略放松食指，使管内溶液慢慢从下口流出，直到溶液的弯月面底部与标线相切为止，立即用食指压紧管口，将尖端的液滴靠壁去掉，移出移液管或吸量管，插入承接溶液的器皿中。

52. 如何放出移液管或吸量管中的溶液

承接溶液的器皿如是锥形瓶，应使锥形瓶倾斜，移液管或吸量管直立，管下端紧靠锥形瓶内壁，放开食指，让溶液沿瓶壁流下。流完后管尖端接触瓶内壁约15s后，再将移液管或吸量管移去。残留在管末端的少量溶液，不可用外力强行使其流出，因校准移液管或吸量管时已考虑了末端保留溶液的体积。

53. 如何将溶液转移到容量瓶中

在转移过程中，用一根玻璃棒插入容量瓶内，烧杯嘴紧靠玻璃棒，使溶液沿玻璃棒慢慢流入，玻璃棒下端要靠近瓶颈内壁，但不要太接近瓶口，以免溶液溢出。待溶液流完后，将烧杯沿玻璃棒稍向上提，同时直立，使附着在烧杯嘴上的一滴溶液流回烧杯中，可用少量蒸馏水洗3~4次，洗涤液按上述方法转移合并到容量瓶中。

54. 如何用容量瓶稀释溶液

溶液转入容量瓶后，加蒸馏水，稀释到约3/4体积时，将容量瓶平摇几次，作初步混匀，这样又可避免混合后体积的改变。然后继续加蒸馏水，近标线时应小心地逐滴加入，直至溶液的弯月面与标线相切为止，盖紧瓶塞。

55. 容量瓶如何摇匀

左手食指按住瓶塞，右手指尖顶住瓶底边缘，将容量瓶倒转并振荡，再倒转过来，使气泡上升到顶，如此反复15～20次，即可混匀。

56. 容量瓶的校正方法

称量一定容积的水，然后根据该温度时水的密度，将水的质量换算为容积。

57. 如何处理滴定管油脂堵塞

如果活塞孔内有油垢堵塞，可用细金属丝轻轻将其剔去，如管尖被油脂堵塞，可先用水充满全管，然后将管尖置于热水中，使其熔化后突然打开活塞，将其冲走。

58. 化学试剂的使用注意事项

（1）应熟知最常用的试剂的性质。
（2）要注意保护试剂瓶的标签。
（3）为保证试剂不受沾污，应当用洁净的牛角勺从试剂瓶中取出试剂，取出的试剂不可倒回原瓶。
（4）不可用鼻子对准试剂瓶口猛吸气，绝对不可用舌头品尝试剂。

59. 配制溶液注意事项

（1）分析实验所用的溶液应用纯水配制，容器应用纯水洗3次以上。
（2）溶液要用带塞的试剂瓶盛装。
（3）每瓶试剂必须有标明名称、规格、浓度和配制日期的标签。
（4）溶液储存时应注意不要使溶液变质。
（5）配制硫酸、磷酸、硝酸、盐酸等溶液时，应把酸倒入水中。
（6）不能用手接触有腐蚀性及有剧毒的溶液，剧毒废液应先作解毒处理，不可直接倒入下水道。
（7）应熟悉一些常用溶液的配制方法。

60. 有效数字中"0"的意义

数字之间的"0"和末尾的"0"都是有效数字，而数字前面所有的"0"只起定位作用。以"0"结尾的正整数，有效数字的位数不确定。

61. 分析工作分哪两个步骤进行

首先，测出物质的组成，完成此任务的方法为定性分析法；然后，再确定这些组分的相对百分含量，完成此任务的方法为定量分析法。由此可知，分析化学是由定性分析和定量分析两大部分组成的。在一般分析中，定性分析必先于定量分析。

62. 化学分析法按操作方法不同分为哪几类

3类：重量分析法、滴定分析法、气体分析法。

63. 仪器分析法分为哪几类

4种：光学分析法、电化学分析法、色谱分析法、质谱分析法。

64. 络合滴定的反应必须符合的条件

（1）生成的络合物要有确定的组成，即中心离子与络合剂严格按一定比例化合。
（2）生成的络合物要有足够的稳定性。

(3) 络合反应速度要足够快。

(4) 有适当的反映理论终点到达的指示剂或其他方法。

65. 适合作为滴定用的沉淀反应必须满足的要求

(1) 反应速度快，生成沉淀的溶解度小。

(2) 反应按一定的化学式定量进行。

(3) 有准确确定理论终点的方法。

66. 分析结果对可疑值应做的判断

(1) 在分析实验过程中，已经知道某测量值是因操作中的过失所造成的，应立即将此数据弃去。

(2) 如找不出可疑值出现的原因，不应随意弃去或保留，而应按照"4乘平均偏差法"或Q检验法来取舍。

67. 选择缓冲溶液应考虑的原则

(1) 缓冲溶液对分析实验过程没有干扰。

(2) 缓冲溶液有足够的缓冲容量。

(3) 组成缓冲溶液的pK酸值或pK碱值，应接近所需控制的pH值。

68. 我国的标准分为哪几类

4类：国家标准、行业标准、地方标准和企业标准。

69. 标准方法是否是最先进的方法

标准方法并不一定是技术上最先进、准确度最高的方法，而是在一定条件下简便易行，又具有一定可靠性、经济实用的成熟方法，标准方法的发展总是落后于实际需要，标准化组织每隔几年对已有的标准进行修订，颁布一些新的标准。

70. 原始记录要求

(1) 要用圆珠笔或钢笔在实验的同时记录在相关记录本上，不应事后抄到相关记录本上（药研勘误：制药研发领域应采用签字笔或钢笔）。

(2) 要详尽、清楚、真实地记录测定条件、仪器、试剂、数据及操作人员。

(3) 采用法定计量单位数据应按测量仪器的有效读数位记录，发现观测失误应注明。

(4) 更改记错数据的方法应在原数据上画一条横线表示消去，在旁边另写更正后的数据。

71. 三度烧伤的症状及救治方法

损失皮肤全层，包括皮下组织、肌肉、骨骼，创面呈灰白色或焦黄色，无水泡痛，感觉消失。

救治方法：可用消毒纱布轻轻包扎好伤口，防止感染与休克，给伤者保暖和供氧，及时送医院救治。

72. 数字修约规则

通常称为"四舍六入五成双"法则，即当尾数≤4时舍去，尾数为6时进位，当尾数恰为5时，则应视保留的5之前的数是奇数还是偶数而定，5前为偶数应将5舍去，5前为奇数则将5进位。

73. 电炉使用注意事项

(1) 电源电压应与电炉本身规定的电压相符。

(2) 加热的容器如果是金属制的，应垫一块石棉网，防止金属容器触及电炉丝，发生短路和触电事故。

(3) 耐火砖炉盘凹槽中要经常保持洁净，及时清除灼烧焦糊物（清除时必须断电），保持炉丝导电良好。

(4) 电炉连续使用时间不应过长，过长会缩短炉丝使用寿命。

74. 玻璃仪器的干燥方式有几种

3 种：晾干、烘干、热风或冷风吹干。

75. 在 TBC 测量中为什么使用石英比色皿

因为 TBC 测定是在 485nm 处，近紫外光区，而石英玻璃能透过紫外线，所以选用石英比色皿。

76. 试样的溶解方法有几种

2 种：溶解法和熔融法。

77. 什么是天平的感量（分度值）

感量是指天平平衡位置在标牌上产生一个分度变化所需要的质量值，单位为毫克/分度。

78. 减量法适用于称量哪些物品

减量法可以减少被称物质与空气接触的机会，故适于称量易吸水、易氧化或易与二氧化碳反应的物质，适于称量几份同一试样。

79. 温度、湿度和震动对天平有何影响

天平室的温度应保持在 18~26℃，温度波动不大于 0.5℃/h，温度过低，操作人员体温及光源灯泡热量对天平影响大，造成零点漂移。天平室的相对湿度应保持在 55%~75%，最好在 65%~75%。湿度过高，如在 80% 以上，天平零件特别是玛瑙件吸附现象明显，使天平摆动迟钝，易腐金属部件、光学镜面易生霉斑；湿度低于 45%，材料易带静电，使称量不准确。天平不能受震动，震动能引起天平停点的变动，且易损坏天平的刀子和刀垫。

80. 如果发现称量质量有问题应从哪几个方面找原因

4 个方面：被称物、天平（砝码）、称量操作、是否在校准期内。

81. 物质的一般分析步骤

通常包括采样、称样、试样分解、分析方法的选择、干扰杂质分离、分析测定和结果计算等几个环节。

82. 滴定分析中 3 种准确测量溶液体积的仪器

滴定管、移液管和容量瓶。

83. 酸式滴定管涂油的方法

将活塞取下，用清洁的滤纸将活塞和塞套内壁擦干，蘸取少量凡士林在活塞的两端均匀涂抹一层，在紧靠活塞孔两端禁止涂凡士林，以免堵住活塞孔，涂完后把活塞放回套内，向同一方向旋转活塞几次，使凡士林分布均匀呈透明状态，然后用橡皮圈套住，将活塞固定在塞套内，防止其滑出。

84. 重量分析法

是根据反应生成物的重量来确定待测定组分含量的定量分析方法。

85. 缓冲溶液

是由弱酸及其盐或弱碱及其盐组成的具有一定 pH 值的溶液，当加入一定量的酸或碱时，溶液的 pH 值不发生显著的改变。

86. 真实值

客观存在的实际数值。

87. 酸碱滴定

是利用酸碱间的反应来测定物质含量的方法，也称中和法。

88. 指示剂

指容量分析中指示滴定终点的试剂。

89. 砝码

是质量单位的体现，它有确定的质量，具有一定的形状，用来测定其他物体的质量和检定天平。

90. 理论终点

在滴定分析中，当滴加的标准溶液的物质的量与被测物质的量正好符合化学计量点时称为等当点，此时的等当点称为理论终点。

91. 滴定终点

在滴定过程中，加入指示剂后，观察到反应完全时产生外部效果的转变点。

92. 什么叫溶液

一种以分子、原子或离子状态分散于另一种物质中构成的均匀而又稳定的体系叫溶液，溶液由溶质和溶剂组成。

93. 溶解度

即在一定温度下，某种物质在100g溶剂中达到溶解平衡状态时所溶解的克数。

95. 偶然误差

偶然误差又称不可测误差，或称随机误差，它是由分析过程中不固定（偶然）原因造成的。

96. 精密度

精密度是指在相同条件下，几次重复测定结果彼此相符合的程度。

97. 相对标准偏差

标准偏差在平均值中所占的百分率或千分率，称为相对标准偏差。

99. 玻璃仪器的洗涤方法

（1）用水刷洗：可以洗去可溶性物质，也可使附着在仪器上的尘土等洗脱下来。

（2）用去污粉或合成洗涤剂刷洗：能除去仪器上的油污。

（3）用浓盐酸洗：可以洗去附着在器壁上的氧化剂，如二氧化锰。

（4）铬酸洗液：将8g研细的工业 $K_2Cr_2O_7$ 加入温热的100mL浓硫酸中用小火加热，切勿加热到冒白烟。边加热边搅动，冷却后储于细口瓶中。

（5）含 $KMnO_4$ 的 $NaOH$ 水溶液：将10g $KMnO_4$ 溶于少量水中，向该溶液中注入100mL 10% $NaOH$ 溶液即成。该溶液适用于洗涤油污及有机物。洗后在玻璃器皿上留下 MnO_2 沉淀，可用浓 HCl 或 Na_2SO_3 溶液将其洗掉。

（6）盐酸-酒精（1:2）洗涤液：适用于洗涤被有机试剂染色的比色皿。比色皿应避免使用毛刷和铬酸洗液。

洗净的仪器器壁应能被水润湿，无水珠附着在上面。用以上方法洗涤后的仪器，经自来水冲洗后，还残留有 Ca^{2+}、Mg^{2+} 等离子，如需除掉这些离子，还应用去离子水洗2~3次。

100. 加热方法

（1）酒精灯。酒精易燃，使用时注意安全，应用火机点燃，禁止用燃着的酒精灯点火，因为极易将灯内的酒精外泄，使大量酒精着火引起事故。熄灭酒精灯时，应盖上盖子隔绝空气，使火焰熄灭，禁止用嘴吹灭。加盖后应检查严密性，以免酒精挥发。当需要往灯内添加酒精时，应将火焰熄灭，然后借助漏斗将酒精加入灯内，加入的酒精量为1/3~1/2壶。

（2）酒精喷灯。

使用方法：①添加酒精：加酒精时关好下口开关，灯内贮存的酒精量不能超过酒精壶的2/3。②预热：预热盘中加少量酒精点燃，预热后有酒精蒸气逸出，便可将灯点燃。若无蒸气，用探针疏通酒精蒸气出口后，再预热，点燃。③调节：旋转调节器调节火焰。④熄灭：可盖灭，也可旋转调节器熄灭。喷灯使用一般不超过30min。冷却，添加酒精后再继续使用。

（3）水浴。当要求被加热的物质受热均匀，而温度不超过100℃时，先把水浴中的水煮沸，用水蒸气来加热。水浴上可放置大小不同的铜圈，以承受各种器皿。

（4）油浴和沙浴。当要求被加热的物质受热均匀，温度又需高于100℃时，可使用油浴或沙浴。用油代替水浴中的水，即油浴。沙浴是使用铺有一层均匀的细沙的铁盘，先加热铁盘，被加热的器皿放在铁盘的沙上。若要测量沙浴的温度，可把温度计插入沙中。

（5）电加热。在实验室中还常用电炉、电加热套、管式炉和马弗炉等电器加热。加热温度的高低可通过调节外电阻来控制。管式炉和马弗炉都可加热到1000℃左右。

第三节　检验方法的验证、确认步骤及详细计算方法

一、检验方法验证的基本内容

检验方法验证的基本内容包括方案的起草及审批，检测仪器、人员与物料（标准物质、试剂等）确认，适用性验证（包括准确度试验、精密度测定、线性范围试验、特异性试验等），结果评价及批准四个方面。

二、检验方法验证的基本步骤

首先是制定验证方案，然后对大型精密仪器进行确认，最关键的一步是检验方法的适用性试验，最后是检验方法评价及批准。

1. 验证方案的制定

检验方法的验证方案通常由质量验证小组提出。根据产品的工艺条件、原辅料化学结构、中间体、分解产物查阅有关资料，提出规格标准，确定检查项目，规定杂质限度，即为质量标准草案。根据质量标准草案确定检查和试验范围，对检验方法拟定具体操作步骤，最后经有关人员审批方可实施。

2. 大型精密仪器的确认

分析测试中所用的检测仪器一般可分为3类：

（1）普通仪器：崩解仪、折光仪、分析天平、酸度计、熔点测定仪、电导仪等。

（2）较精密仪器：旋光仪、永停滴定仪、费休氏水分测定仪、自动滴定仪、药物溶出度仪、可见分光光度计、电泳仪等。

（3）大型精密仪器：紫外分光光度计、红外分光光度计、气相色谱仪、高效液相色谱仪、薄层扫描仪等。

为了保证分析测试数据准确可靠，每台检测仪器在投入正式使用之前都应进行确认。检测仪器的确认是检验方法验证的基础，应在其他验证试验开始之前完成。检测仪器确认工作内容应根据仪器类型、技术性能而定，通常包括安装确认、校正、适用性预试验和再确认。

3. 校正

校正是仪器确认及检验方法验证中的一个重要环节，应当在验证试验以前进行校正。紫外分光光度计校正包括波长校正、吸光度测试、准确度测试、杂散光检查。

气相色谱仪与高效液相色谱仪均要求做系统适用性试验。在规定的色谱条件下测定色谱柱的最小理论塔板数、分离度和拖尾因子，并规定变异系数应不大于2%。

对于化学检验中使用的计量仪器（包括容量瓶、移液管、滴定管、分析天平）亦均应校正。

4. 适用性预试验

仪器的安装确认完成以后，在其功能试验符合要求的情况下，应用标准品或对照品对其进行适用性检查，以确认仪器是否符合使用要求。例如，对熔点测定仪的适用性预试验是采用已知熔点的甲硝唑做试验，把测试结果与已知熔点进行比较。紫外分光光度计可用已知含量的某标准品试验，把测得结果与已知数值进行对比，确定仪器是否符合使用要求。在完成上述各项试验工作的同时，应做好相应的文件记录等资料的归档工作，每一台仪器均应有一套完整的档案资料。

5. 再确认

为了确保仪器处于良好的使用状态，对于一台新购买的仪器在确认工作结束以后，应根据仪器的类别、确认的经验制定再确认的计划。再确认的时间间隔和内容要根据仪器类别和使用情况决定，一般是3个月、6个月或1年。

仪器再确认的内容通常包括线路连接、附件备品消耗检查、清洁工作、功能试验、工作日记等，其中重点是安装确认中的功能试验。

三、检验方法的适用性验证

检验方法的验证可分为3种情况。

（1）无须验证的方法。如药典（包括USP、EP、CP、JP等各国药典）的方法，一般只做系统适用性试验，以确认系统是否符合要求（主要指仪器稳定性及柱的分离度是否达标）。

（2）对比法。已在参比实验室验证过的分析方法，可用对比试验的方法来确认方法的可靠性，即将本实验室与参比实验室用同一方法对同批样品所测数据进行比较（如至少取5个批号，每批重复测定5次），判断方法在本实验室的可行性。

如有差异需查明原因或设计方案，对方法进行再验证。

（3）需进行系统验证的方法。包括检测限或者定量限、准确度、精密度、标准曲线线性范围、特异性、稳健性等方面的验证。

四、检验方法的评价及批准

安装确认及适用性试验结束后，应将试验数据资料进行汇总分析。对检验方法作出正确的评价，验证报告的说明及结论部分应简明扼要。试验中的主要偏差应有适当解释，然后报主管领导审批。检验方法验证的最终产物是一个经过验证的方法——根据验证的结果制定的由有关领导批准的检验方法。

五、如何详细计算检出限

在如何正确或准确地估算检出限的问题上，国际分析界一直存有争议。检出限的特殊意义在于，可以对一个给定的分析方法在低浓度水平的检测能力进行准确评估，而考察一个分析方法在低浓度范围的检测性能，可以基于不同的角度或不同的侧重点，如可以从最小信号值与仪器噪声之比考察，从方法测定空白的平均波动性来统计估算，也可以根据分析方法校准曲线的偏差特性来定量估算，等等。

检出限是评价一个分析方法及测试仪器性能的重要指标，所谓"检出"是指定性检出，即判定样品中是否存在浓度高于空白待测物质的情况。

ACS（美国化学学会）对这一定义作了更简明的概括：检出限是一个分析方法，能够可靠地检测出被分析物的最低浓度。

1. 检测限（LOD）

在样品中能检出的被测组分的最低浓度（量）称为检测限，即产生信号（峰高）为基线噪声标准差 k 倍时的样品浓度，一般为信噪比（S/N）2:1或3:1时的浓度，对其测定的准确度和精密度没有确定的要求。目前，一般将检测限定义为信噪比（S/N）3:1时的浓度。

2. 计算公式

检测限的计算公式为：
$$D = 3N/S \tag{1}$$

式中：D 为检测限；S 为检测器灵敏度；N 为噪声。

灵敏度的计算公式为：
$$S = I/Q \tag{2}$$

式中：S 为灵敏度；I 为信号响应值；Q 为进样量。

将式（1）和式（2）合并，得到下式：
$$D = 3N \times Q/I \tag{3}$$

式中：N 为噪声；Q 为进样量；I 为信号响应值。

I/N 即为该进样量下的信噪比（S/N），该信噪比可通过工作站对图谱进行自动分析获得，一般的色谱或质谱工作站都可进行信噪比分析计算。这样使得检测限的计算方法极为便捷。

3. 计算方法

实际计算时，检出限有 2 种表示方法：一种是进样瓶中样品检测限，另一种是针对原始样品的方法检出限。

（1）对第一种检测限，只要知道进样量和信噪比即可计算。如进样瓶中样品浓度为 1mg/L，在此浓度下的信噪比为 300（由工作站分析获得），则其检测限为：$D = (3 \times 1mg/L - 1)/300 = 0.01mg/L$。也可用绝对进样量表示，若进样体积为 10μL，则其检测限为：$D = 3 \times (1mg/L - 1 \times 10μL)/300 = 0.1ng$。

（2）对第二种表示方法，需同时考虑原始样品的取样量和提取样品的定容体积。仍按前述样品计算，若取样量为 5g，最后定容体积为 5mL，则方法检测限为：$D = 0.01mg/L - 1 \times 5mL/5g = 0.01mg/kg$。

即当原始样品中待检物质的浓度为 0.01mg/kg 时，若取样量为 5g，样品经前处理后定容体积为 5mL 时，进样瓶中样品的浓度可达 0.01mg/L（假定回收率为 100%）。此时，在其他给定的分析条件下，能产生 3 倍噪声强度的信号。

在实际检测工作中，第二种表示方法更为常见。

4. 注意事项

由式（3）可见，信噪比的大小直接关系到检测限的大小。信噪比计算方法的不同，其比值大小有很大不同，这与计算信噪比时基线噪声峰值的定义方式有关，一般有 3 种不同的定义：

（1）峰/峰信噪比，用某一段基线噪声的平均高度。

（2）峰/半峰信噪比，用某一段基线噪声平均高度的 1/2。

（3）均方根（RMS）信噪比，用某一段基线噪声的均方根值计算。

除此之外，信噪比的计算结果还和所取噪声的位置有很大关系，取信号哪一侧基线的噪声，取多长一段基线上的噪声，计算结果都不完全相同，有时相差甚远。一般多取样品峰两侧的噪声峰值计算。

5. 检出限的确定

（1）《全球环境监测系统水监测操作指南》中规定，给定置信水平为 95% 时，样品测定值与零浓度样品的测定值有显著性差异，即为检出限：

$$L = 4.6S_b$$

式中：L 为方法的最低检出浓度，S_b 为测定次数为 n 次的空白平行测定（批内）标准差（重复测定 20 次以上）。

（2）国际理论和应用化学联合会（IUPAC）规定对各种光学分析方法，可用下式计算：

$$L = kS_b/S$$

式中：L为方法的最低检出浓度；Sb为空白多次测量的标准偏差（吸光度）；S为方法的灵敏度（即校准曲线的斜率）。

为了评估，空白测定次数必须足够多，最好能测20次。国际理论和应用化学联合会极力提倡取k值为3，一般来说，取相应的置信水平大约为90%。

若 =0，并不意味着，或检出限无限小。这时需配制一个浓度略大于零浓度的试样系列（能产生一个可测信号值）代替全程序空白试验，求出其标准偏差来代替。

此外，有时为了工作方便和便于比较，也规定一个大家能接受的信号值作为检出限，如分光光度法中，规定吸光度为0.010所对应的浓度即为检出限L。

（3）美国EPASW-846规定方法中的检出限为：$L = 3.143 S_b$。

（4）某些分光光度法是以吸光度（扣除空白）为0.010相对应的浓度值或绝对量为检出限，这是一种实验室间的协定方案。

（5）气相色谱法：检测器恰能产生与噪声相区别的响应信号时所需进入色谱的物质最小量为检出限，一般为噪声的2倍。

（6）离子选择电极法：当校准曲线的直线部分外延的延长线与通过空白电位且平行于浓度轴的直线相交时，其交点所对应的浓度值即为该离子色谱所对电极法的检出限。

由测得的空白值计算出的L值不应大于分析方法规定的最低检出浓度值，如大于方法规定值时，必须寻找原因降低空白值，重新测定计算至合格。

6. 校正曲线绘制

（1）按分析方法步骤，通过实测浓度和仪器信号值的直线关系，确定实验室条件下的测定上限。当测定上限低于方法的检测上限时，只能用实测的直线范围。

（2）绘制校正曲线的分析步骤应与样品分析相同，并且不少于5个浓度值。

（3）校正曲线绘制与每批测定样品同时进行，某些分析方法中校正曲线的斜率稳定，批间误差较小，使用原制校正曲线时，应与样品同时测定2份中等浓度标样和2份空白的平行样。

测得标准的浓度（减去空白）值与原校正曲线相对应的浓度值的相对偏差，分光光度应小于5%，原子吸收法应小于10%，否则重新制作校正曲线。

最后还要特别强调，检测限（检出限）和定量限（测定下限）是两个不同的概念，它们是评价一个分析方法及测试仪器性能的重要指标，检测限（检出限）是一个定性概念，而定量限（测定下限）是一个定量概念，搞清楚两者概念和相互关系，可提高色谱分析中检测结果的准确性和可靠性，特别是在痕量分析中，检测限（检出限）和定量限（测定下限）的确定对于分析方法的选择具有重要意义，同样地，对于实验室质量控制也具有很重要的意义。

第四节　正确解读药品检验报告

根据《中华人民共和国药品管理法》第九十八条，除"以非药品冒充药品或者以他种药品冒充此种药品""药品所标明的适应证或者功能主治超出规定范围"等规定的几种情形外，对假劣药的处罚通知，必须载明药品检验机构的检验结果。药品质量检验结果即通常所说的药品检验报告书，是药品检验机构对抽验药品质量出具的技术鉴定，具有法律效力，同时也是药品监管部门认定某种药品是否应定性为假劣药实施行政处罚的重要依据。

然而，药品检验报告只载明检验结果是否合乎标准，却未对不合格药品进行定性。执法人员对检验结果理解不同就有可能得出不同的结论，这直接影响监管部门对药品生产、企业经营和使用单位药品质量的定性和行政处罚决定，关系到药品生产、经营企业和使用单位的利益和声誉，甚至影响其生存。

因此，正确解读药品检验报告，对判定假劣药品，依法实施行政处罚具有相当重要的意义。

一、正确理解药品检验报告所反映的质量信息

（一）理解药品标准是解读检验报告的前提

药品标准是国家对药品的质量、规格和检验方法所作的技术规定，是保证药品质量，进行药品生产、经营、使用、管理及监督检验的法定依据，是药品生产、流通、使用和监督检验中各环节、各单位所必须共同遵守的强制性标准。

药品标准包括两大部分：

（1）必须经过药品检验机构检验的事项，如成分、规格、含量、允许的杂质及其限量、质量要求等。

（2）无须经过药品检验机构进行专门技术检验的事项，如药品的通用名称、功能主治、适应证、有效期、生产批号等。

通常所说的药品检验合格与否实际上是指所检验的项目是否符合规定，但检验项目合格不等同于药品符合国家药品标准。如药品的功能主治、适应证超出规定范围，擅自延长有效期、更改生产批号等，同样也是不符合药品标准。

对检验项目和非检验项目都合格的药品也不能放松警惕，如在药品中人为添加官能团结构相类似的物品或者在药品中非法加入对检测项目有干扰的成分等，依现有质量标准中检测项目却无法鉴别，都有可能使检验结果失真，导致假劣药品检验合格，这些假劣药品披上"合法"外衣，对民众用药安全的危害性更大，这就要求检验机构要不断地提高检验水平，让假劣药品"无处藏身"，执法人员对检验合格的品种也要"掘地三尺"，利用其他渠道辨别药品的真伪。

（二）分析检验项目，正确定性假劣药品

药品检验的项目通常包括性状、鉴别、检查和含量测定4项，因各个药品剂型的质量标准要求不同，故其检验项目中所含的内容会有所不同，但不论检验项目有多少，只要其中有一项不合格，该批药品总的结论便是不合格。检验报告书上对检验结果的描述仅为是否符合规定，却未载明对检验不合格药品的定性。因此，执法人员不仅要看检验报告的总结论，更需分析药品检验报告中各个检验项目不合格的原因，依据《中华人民共和国药品管理法》相关条款来判断不合格药品是假药还是劣药。

1. 性状药品

性状是指药品制剂的物理特征或形态，包括药品应具有的外观（例如色泽、臭味、溶解度、黏稠度等）以及各项物理常数（例如熔点、沸点、比重、折光率、比旋度、吸收系数等）。药品的色泽（包括药品的表面、截面和内容物等）、外形（如大小不均匀、破损、粘连结块、沉淀等）、气味与标准描述不符，溶解度、物理常数检测数据与标准不同，按假劣药处理，但有时也应结合其他检验项目才能最终定性。

2. 鉴别

鉴别是根据药物分子结构所表现的特殊化学行为或生物学特性而制定的试验方法来判断药物及其制剂的真伪。鉴别试验要求专属性强、再现性好、灵敏度高，通常某一项鉴别试验，如呈色反应、沉淀反应或色谱特征等，能表示药物分子的某一结构特征。因鉴别试验是用来证明药品的真实性，而不是对未知物的定性分析，故鉴别项也就具有排他性，只要鉴别项出现不合格，就应判定为假药。

3. 检查

《中国药典》规定："检查项下包括有效性、均一性、纯度要求与安全性 4 个方面"，检查项目及其限度是根据药品使用的原料、生产工艺和贮存过程中可能引入的杂质和分解产物，以及对机体的生物效应来确定的，由此可知检查项不合格一般情况下应定性为劣药。

4. 含量测定

含量测定是用于测定原料及制剂中有效成分的含量，保证疗效的重要手段。因此，含量测定在药品检验中至关重要，在药品检验报告中含量常以一个确定的数值来表示，如果数值超出规定的许可范围，依据《中华人民共和国药品管理法》相关条款应定为劣药，如含量为 0 则为假药。

由此可知，性状、鉴别、检查项是对药品质量的定性检查，而含量测定则是对药品质量的定量测定。依据药品检验报告判定药品真伪，不可单就某一检验项来判断，需要全面考虑性状、鉴别、检查、含量测定等检验项目。

（三）依据检验报告书区别处理追究责任

通过检验报告判定的假劣药，依据《中华人民共和国药品管理法》相关规定，应没收供样单位的假劣药品和违法所得，并处相应罚款，然而造成药品检验不合格的因素有很多，无论是生产、流通、销售哪个环节出现问题，都有可能导致检验不符合规定。故应查清缘由，弄清检验报告所能覆盖的范围，追究相关人或单位的责任。

对于直接从生产企业抽验的药品，检验结论无疑反映了整个批次药品的情况。监管人员应调查清楚该生产企业库存和出售药品数量，对整个批次药品进行依法处理。

对于从流通、使用环节抽验的药品，一般来说，检验报告应对供样单位的整批药品质量负责，是否追溯到上一级生产或经营企业，还需根据具体检验不合格项目进行分析处理。

（1）主要考虑在生产环节出现了问题。对于一般剂型检查项目下的鉴别、溶出度、崩解时限、释放度、注射剂中无菌、热原、乳剂中絮凝等项目不符合规定，检验报告负责范围则扩大为整批药品，执法人员应该从经营企业（或医疗机构）开始，追溯到生产企业。

（2）考虑到药品的检验项目可能随药品的理化性质、稳定性、运输及存储条件发生变化，如片剂出现裂片、花斑，颗粒剂潮解、结块，乳剂酸败等等，对于此类检验项目不符合规定，检验报告的证明力仅限于抽样时该地、该批号、该批量药品的质量状况，对供样单位的该批药品进行没收处理，而对其上一级经营企业或生产企业的查处则应慎重。

二、正确阅读药品检验报告书中的数据

检验报告书不仅对药品质量作出技术鉴定，成为判定药品质量是否合格的法定依据，而且是执法人员发现问题的重要线索之一。

（1）检验报告书的编号。每一份检验报告书均有一编号，药品和医疗器械（以下简称药械）一般按批号进行管理，因此每一批药械检验报告的编号均不同。如吉林省发现的一批假人血白蛋白，就是根据两批号人血白蛋白生物制品批签发合格证为同一编号而发现问题。

（2）批号、生产日期和有效期。药械的批号与生产日期有时标注并不一致，虽然假冒产品批号和真品一致，但通过关注生产日期仍然能够发现其中端倪。

（3）剂型、型号。药品剂型不同，生产工艺不同，其批准的内容就不同。如有的品种批准的是水丸，而生产的是浓缩丸。例如，医疗器械批准的型号为 3mm×10mm，而生产的型号为 5mm×10mm，即可判断质量有疑问。

（4）规格。每一产品其规格不同，其生产工艺和用法用量也就不同，如药品 5mL 和 10mL 批准的文号不同，要求也不同；又如器械中的规格是三分类，而生产出来的产品为五分类，就可直接认定未予注册。

（5）批量。每一批产品生产的投料不同，生产的量也就不同。比如发现一批药品检验批量为 399 件，而实际发往本地某公司就有 400 件，可以看出成品购进数量大于检品批量，成品检验报告书对该批药品质量不具证明效力。

（6）检验日期、报告日期。有些产品对检验周期有一定的规定，如大输液检验至少 14 天，如果产品在不到 14 天的时间内已到达经营或者使用单位，可以直接断定为未经检验出厂销售。如检验报告的日期为 4 月 23 日，但其产品装箱单（产品合格证）的日期为 4 月 20 日，同样可以认定为未经检验。

以上只是对检验报告书中的一些数据进行粗略分析，主要还要配合产品的包装和外包装标示内容进行仔细考虑，因为任何一个造假者或多或少在某些方面都会存在不足，监管人员就需要利用一切可以利用的信息来进行有效判断，从而保障药品安全。

三、正确解读药品检验报告书的实际内涵

由于受版面等因素限制，一份药品检验报告书所反映的药品质量信息是较为抽象的，在实践中应充分利用专业知识，读懂、读透药品检验报告书中各项目的内涵。

1. 符合标准也可能是假药

药品质量标准是根据药品在正常的生产工艺及投料情况下，对该药品从整体上进行的综合评定；是反映个体是否符合群体要求的一个尺度。药品质量标准受科技水平、检验成本等多方面因素的影响，它不可能是完美的，可能在某些方面存在瑕疵、缺陷甚至漏洞。因此，对于药品非正常生产过程中的一些人为因素，按照药品质量标准去检验，并不一定都能检验出来；也就是说，符合药品质量标准规定的药品并不一定都合格，有可能是假药。

例如，在中药制剂中加入化学药品，或者在药品中人为加入药品质量标准以外的成分，以及对检测的任何项目有干扰的成分，都有可能使检验结果呈现假象，导致假药被检验成合格药品。通过这种方式生产出来的假药，披上检验合格的"外衣"，往往更具迷惑性，对人民群众用药安全的危害也更大。

2. 剖析检验项目内涵

不论是化学原料药、化学药制剂、中成药还是中药材，药品检验的内容通常分为性状、鉴别、检查和含量测定四大项，但由于每个药品品种检验的内容不尽相同，各个项目中包含的子项目也会有所不同。不论检验项目多少，只要其中有一项不符合规定，对该批药品的结论即为不合格。因此，根据药品检验报告书判定不合格药品是假药还是劣药，不仅要看药品检验的结论，而且要分析各个检验项目不合格的原因，考察合格项目是否是药品质量的真实体现，而后综合分析各检验项目，依据《中华人民共和国药品管理法》的有关条款作出判定。

因以下原因导致性状不合格的药品应为劣药：

（1）生产工艺或流程不合理。

（2）添加的着色剂、防腐剂、香料及辅料等未经批准或不恰当、不适宜。

（3）由于运输、储存不当造成药品性状发生改变。

（4）中药饮片由于采收时间不适宜或加工炮制方法不当，造成性状不符合规定。

因以下原因导致性状不合格的药品应为假药：

（1）擅自改变处方，增减未经药品监管部门审批的成分。

（2）假冒国家保护品种、名牌产品、专利产品生产的药品（除性状差异外，其他检测项往往合格）。

(3) 中药饮片物种的差异导致性状不同。

因以下原因导致鉴别项不合格的药品应判定为劣药：

(1) 生产工艺或流程不合理，造成一些中间体丧失、减少或失去活性成分，导致在成品中检测不到。

(2) 添加的着色剂、防腐剂、香料及辅料等与药物发生反应，使检测成分减少或丧失。

因其他原因导致鉴别项不合格的中成药或中药材应判定为假药。

对检查项不合格的药品，在一般情况下应定性为劣药，但国家食品药品监督管理部门及国家药品标准另有规定的除外。

例如，在专项检查补肾壮阳类中成药中是否添加了枸橼酸西地那非成分时，就在检查项中检测枸橼酸西地那非成分，如果检验结果呈阳性则按假药查处；另外，就中药材（中药饮片）而言，如果检查项中检测出杂质，一般为掺杂掺假杂质，应根据杂质超标程度判定为假药或者劣药。

含量测定不论采用哪种方法，在药品检验报告中往往都以一个确定的数值来表示。这个数值是一个测定值，与真实值相比，存在误差是难免的，通常这种误差的存在不足以影响对检验结果的判定，但当有效成分含量测定不足标准的10%时，这个测定值往往是由于多种误差引起的，在实际药品中可能并不含有被测成分。

3. 遵循否定优先原则

通过药品检验报告书判定药品真假，除了需要全面考虑性状、鉴别、检查、含量测定等检验项目外，还应遵循"否定优先"的原则，即：如果通过某一检测项目便能判定被检药品为假药或劣药，那么即使其他项目合格，也应依据能够确证的项目将药品定为假药或劣药。这样才可能更有效地将假药、劣药及时查出，确保人民群众用药安全有效。

另外，如果对检验结果存在疑问，应及时查阅相关资料及国家药品标准（《中国药典》等），以便对检验结果进一步确认。

四、正确解读不合格药品检验报告书

目前国内药品检验机构出具的药品检验报告书的格式基本一致，由表头、检验项目、结论等组成。表头包括报告书编号、检品名称、批号、生产单位或产地、供样单位、检验目的、检验项目、检验依据、规格、包装、有效期、检品数量、收验日期等；检验项目有性状、鉴别、检查和含量测定4项；结论是按该药品是否符合药品标准检验结果的规定。

1. 性状

药品的性状指根据药品的外观对其质量进行判断。化学药、抗生素、中成药等如果鉴别、检查、含量测定项均符合规定，仅性状项不符合规定的，可以根据《中华人民共和国药品管理法》第九十八条第七项"其他不符合药品标准的药品"，按劣药论处。如片剂的裂片、花斑；胶囊剂的内容物结块、颜色与标准不一致；注射用粉针剂颜色与标准不一致（一般结合检查项下的澄清度与颜色结果判定）；糖浆剂瓶口长霉等可按劣药判定。

2. 鉴别

鉴别是指利用某些物理常数、理化反应、光谱、色谱特征及药材、制剂的组织学特征来鉴别真伪及有无的情况。由于药品的鉴别均有专属性和特征性，因此鉴别反应中有一项不符合规定，即可判定为假药。如物理常数与标准不一致，化学反应呈负反应，色谱、光谱吸收时间和特征与对照品或对照图谱不一致，显微特征与标准不一致等，可判定为假药。

3. 检查

检查是指控制药品中可能引入的杂质或与药品质量有关的项目。一般可归纳为3类：一是质量参数型（与质量直接相关的专属性检查项目）；二是剂型要求型（药品标准根据剂型要求检查的项目）；三是污染控制型（控制异物污染、微生物污染、化学污染等项目）。

中药材与中药饮片情况比较复杂，在性状不符合规定时，要根据具体情况来定假药或劣药，由于各省自有质量标准，存在一些地方习用品。如果品种正确，检验结果中仅颜色或断面颜色与标准规定有异的，一般按劣药判定；如因掺杂、走油、虫蛀、炮制不当、以次充好等造成不符合规定的也按劣药判定。如以混淆品代替正品的，其外形、大小、色泽、外表面、质地、断面、气味等不符合标准规定，一般按假药判定，但有时还应根据具体情况而定。这在检验报告书的"标准规定"与"检验结果"栏中均有具体描述。

在其他检验项目符合规定的情况下，质量参数型检查项目中有一项不符合规定的，可判定为假药，如大黄中检出土大黄苷。剂型要求型的检查项目有一项不符合规定的，可判定为劣药，如水分、装量差异、崩解时限、粒度、溶化性、可见异物、不溶性微粒、有关物质、澄清度与颜色、微生物限度、热原、异常毒性、无菌、溶血、中药饮片的杂质、灰分等检查项目不符合规定的，可判定为劣药。污染控制型的检查项目不符合规定的，根据《中华人民共和国药品管理法》第四十八条第四项，"被污染的"按假药论处。另外，在检查中如检出非法添加的其他成分，也应按假药判定。

4. 含量测定

含量测定是指用化学方法或生物测定方法来测定药品有效成分的含量。如其他检验项目符合规定，仅含量高于或低于药品标准规定的，均可按劣药进行判定。

总之，解读不合格药品检验报告书，不仅要对药品检验的过程有比较专业的了解，还应对《中华人民共和国药品管理法》中有关假药、劣药的规定有充分的理解。

五、正确审核药品检验报告书的合法性

对药品检验报告书的合法性审查，是药品行政处罚法制审核的重要内容，直接决定着行政处罚的合法性。

1. 对药品检验报告书的形式进行审核

（1）药品检验报告书应当载明委托检验人的姓名或者名称、委托检验的内容等事项。实践中，有的检验报告书只记载供样单位、检验目的，而不载明委托检验人；对委托全检还是部分检验的说明，只在检验项目中笼统地载明为部分检验，而不注明委托检验的具体项目。

（2）当药品质量状况与抽检时储存状况密切相关时，需要特别注意对药品抽样记录及凭证的审核。在药品送检时，药品抽样记录及凭证是对送检药品送检状况的证明，是药品检验报告不可或缺的组成部分。药品抽样记录及凭证一般包括药品类别、外包装情况、抽样地点、药品保存状况、抽样情况等内容，必须填写清楚。

（3）药品检验报告书应当盖有药品检验机构的印章，常见的是盖有药品检验专用章；同时，药品检验报告书应当有药品检验人员签章，有的药品检验机构采取授权人签章的方式，应当予以认可。

（4）药品检验报告书应当载明检验机构具备合法检验资格的文字或认证标志。《中华人民共和国药品管理法》第六条规定，药品监管部门设置或者确定的药品检验机构，承担依法实施药品审批和药品质量监督检查所需的药品检验工作。

同时，药品检验机构还应通过法定计量认证机构的计量认证。不符合这些规定的药品检验机构出具的药品检验报告书，不能作为认定药品质量的依据。因检验能力不同，药品检验机构只能对有检验资格

的项目出具检验报告书。

2. 对药品检验报告书内容进行审核

对药品检验报告书内容合法性的审核,应以国家药品标准所载检验项目和检验方法为审查标准。药品检验报告书载明的检验项目、检验方法和检验依据,应当与国家药品标准一致,如不一致,则检验结果不具有合法性。

有的药品检验报告书对检验结果记载为不合格,但未载明检验结果,这样在阅读中易产生歧义。例如,对可见异物的检验,有的检验报告书不载明是什么样的可见异物;有的检验报告书给出了标准数据值,却不载明检验得出的数据值,或者给出检验数据值,却不载明标准数据值。一份对"地塞米松霜"制剂的检验报告书,装量项标准规定栏填写"应符合规定",检验结果填写"符合规定",但对被检样品装量是多少、标准是什么都不清楚,这样的检验报告书应被认为存在严重缺陷。

有检验人员认为,对药品的检验都是有检验记录的,检验结果的数据以及检验过程都可以通过查阅检验记录获得。这种说法是不正确的,检验报告书作为药品质量的鉴定结论,发出后即应当具有确定的效力,一些关键数据必须公开方才具有公信力。药品检验机构内部检验档案只能作为内部检验质量控制的资料。此外,检验过程不需要全部在检验报告书中载明,哪些检验过程需要载明,应根据具体药品品种及检验项目和检验方法进行判定。

3. 对使用补充检验项目和检验方法得出结果的检验报告书进行审核

《中华人民共和国药品管理法实施条例》第五十八条规定,对有掺杂、掺假嫌疑的药品,在依据国家药品标准规定的检验方法和检验项目不能检验时,药品检验机构可以补充检验方法和检验项目进行药品检验;经国务院药品监管部门批准后,使用补充检验方法和检验项目所得出的检验结果,可以作为药品监管部门认定药品质量的依据。

对使用补充检验项目和检验方法得出的检验结论,审核时应当注意以下几点:

(1) 必须是在使用国家药品标准规定的检验项目和检验方法不能检验时,才可以使用补充检验项目和检验方法进行检验。

(2) 补充的检验项目和检验方法必须经国家药品监管部门批准,作为一种标准,这种批准必须是公开的,使用未经公开的检验方法和检验项目所得出的检验结果,不能作为认定药品质量的依据。

(3) 此规定只能适用于有掺杂、掺假嫌疑药品的检验。国家药品标准实为国家药品质量大法,补充检验项目和检验方法实际上是对作为国家药品质量大法的国家药品标准的补充和修正。按法无溯及力的一般法律原则,对在补充检验项目和检验方法执行之前生产的药品,补充检验项目和检验方法不应具有溯及力。

《中华人民共和国药品管理法实施条例》第五十八条赋予使用经国家药品监管部门批准的补充检验项目和方法检验所得的结果,对有掺杂、掺假嫌疑的药品质量认定具有溯及力,应视为一般原则的例外。

换句话说,补充检验项目和检验方法的目的在于打击掺杂、掺假行为,而不能作为提高药品标准的常规手段。

4. 对缺陷药品检验报告书的处理

药品检验报告书的缺陷分为两种:一种是不影响药品质量检验结果的缺陷;另一种是影响药品质量检验结果的缺陷。前者主要表现为药品检验报告书形式不规范,对这类缺陷可以采取补正的方法弥补,如药品检验报告书无鉴定人员签字的,可以让检验人员补签。后者主要表现为药品检验报告书内容的不规范,如药品抽样记录及凭证未对送检药品外包装及储存状况予以记载说明,而检验项目又与此密切相关的;又如对不具有检验资格的项目出具检验报告,这类药品检验报告书不具有合法性,不能作为行政处罚的依据。

六、正确书写药品检验报告书检测项目

1. 性状

外观性状：在"标准规定"下，按质量标准内容书写。"检验结果"下，合格的写"符合规定"，必要时可按实况描述；不合格的，应先写出不符合标准规定之处，再加写"不符合规定"。

熔点、比旋度或吸收系数等物理常数：在"标准规定"下，按质量标准内容书写。在"检验结果"下，写实测数值；不合格的应在数据之后加写"不符合规定"。

正确书写药品检验报告书检测项目。

2. 鉴别

常由一组试验组成，应将质量标准中鉴别项下的试验序号（1）（2）……列在"检验项目"栏下。每一序号之后应加注检验方法简称，如化学反应、薄层色谱、高效液相色谱、紫外光谱、红外光谱、显微特征等。

凡属显色或沉淀反应的，在"标准规定"下写"应呈正反应"；"检验结果"下根据实际反应情况写"呈正反应"或"不呈正反应，不符合规定"。

若鉴别试验采用分光光度法或薄层色谱法，在"标准规定"下按质量标准内容，用简洁的文字书写；"检验结果"下列出具体数据，或写"与对照图谱一致（或不一致）"或"与对照品相同（或不同）"。

3. 检查

pH值、水分、干燥失重、炽灼残渣或相对密度：若质量标准中有明确数值要求的，应在"标准规定"下写出。在"检验结果"下写实测数值（但炽灼残渣小于0.1%时，写"符合规定"）；实测数值超出规定范围时，应在数值之后加写"不符合规定"。

有关物质：硫酸盐、铁盐、重金属、砷盐、铵盐、氯化物、碘化物、澄明度、澄清度、溶液颜色、酸碱度、易炭化物、重量差异、崩解时限、含量均匀度、不溶性微粒、热原、异常毒性、降压物质、过敏试验或无菌。若质量标准中有明确数值要求的，应在"标准规定"下写出；但以文字说明为主，且不易用数字或简单的语言确切表达的，此项可写"应符合规定"。在"检验结果"下如测得有准确数值的，写实测数据，数据不符合标准规定时，应在数据之后加写"不符合规定"；如仅为限度，不能测得准确数值的，则写"符合规定"或"不符合规定"。文字叙述中不得夹入数学符号，如"不得过……"不能写成"≤……"，"百万分之十"不能写成"10ppm"等。

4. 溶出度（或释放度）

在"标准规定"下写出具体限度，如"限度（Q）为标示含量的××%"或"不得低于标示含量的××%"。检验合格的，在"检验结果"下写"符合规定"；如不合格，应列出具体测定数据，并加写"不符合规定"。

微生物限度：检验合格的，在"标准规定"下写"应符合规定"，在"检验结果"下写"符合规定"；检验不合格的，在"标准规定"与"检验结果"下均应写具体。

5. 含量测定

在"标准规定"下，按质量标准的内容和格式书写；在"检验结果"下写出相应的实测数值，数值的有效位数应与质量标准中的要求一致。

6. 药品检验报告书的结论

内容应包括检验依据和检验结论。

国内检品：

（1）全检合格，结论写"本品按×××检验，结果符合规定"。

（2）全检中只要有一项不符合规定，即判为不符合规定；结论写"本品按××××检验，结果不符合规定"。

（3）如非全项检验，合格的写"本品按×××检验上述项目，结果符合规定"；如有一项不合格，则写"本品按××××检验上述项目，结果不符合规定"。

进口检验：除应包括检验依据和检验结论外，还应写明是否准予进口。

7. 检验报告书底稿的签名

检验者、校核者和各级审核者均应在检验卡（或报告书底稿）上签具姓名和经办日期（年、月、日）。

第五节　医药类洁净实验室的工程设计要点

一、实验室的基本设计思路

1. 设计的着眼点

（1）按分析方法设置：理化分析、仪器分析、特殊项目分析等。

（2）按工作性质设置：研发、检测、中试生产等。

（3）按用途设置：细胞学分析、生物学分析、动物学分析、理化分析等。

2. 设计的布局

关于实验室布局有多种样式，如一字形单通道实验室布局，口字形双走道实验室布局，大间套小间实验室布局以及混合性实验室布局，可以根据具体情况选用。

推荐按实验室实际工作流程或相同用途的实验间集中设置来考虑布局，不同实验间（区域）完成不同的实验操作，各实验间（区域）按实验操作顺序排布。具体可按下列工作流向来排布：样品流、废物流（带毒废物流）。

3. 建筑及公用工程设计

建筑物定性的确定，民用还是生产，需根据实验室具体用途来确定。

建筑设计按《建筑设计防火规范》中相关要求考虑实验室布局，应关注实验室有机溶媒的使用情况，有机溶媒的耗量与实验室布局或本建筑物定性有密切关系，应参照《建筑设计防火规范》中相关条款设计。

若是旧厂房改造项目，需复核大型灭菌柜和档案资料室等负荷较重房间的楼板荷载。

暖通设计是实验室设计的重点之一，主要有排风和空调两方面内容，也是实验室节能设计的重点内容之一。

气源的设计有两种方式：一种是园区或厂区集中供应，管道直接连至使用点；另一种是从气体钢瓶供气，钢瓶设于气瓶间，通过汇流排送至用气点。

实验区内公用工程管线的接入有两种方式：一种为地板内或楼板下走线，至使用点处上翻直接连接使用点；另一种为常见的夹层内敷设管道，通过功能柱或隔墙连接至使用点。

注意灭菌柜等大功率设备（特别是电加热设备）的供电设计；精密仪器考虑稳压电源和UPS；考虑部分精密仪器的单独接地设计；考虑合理的网络、监控及插座设计等。

4. 消防和安全设计

实验室布局时需考虑消防疏散走廊是否满足规范要求。

按规范要求设置水消防系统，喷淋可考虑采用预作用式喷淋系统，以免误喷导致设备的损失。

控制试剂存放总量，选用带排风的试剂存放柜。

如有氢化反应，宜单独设置，面积控制到最小，布置在建筑端头，按防爆区域设计，并考虑足够的泄压面积及门斗。

实验区设紧急冲淋和洗眼器等人身防护安全措施。

与活性菌种接触的物品及人员应考虑灭菌措施，做好生物安全防护工作。

药厂的质量检验中心布置主要由以下功能间组成：①样品收集；②样品记录和分发；③样品分析；④试剂存放间；⑤清洗、干燥间；⑥培养基制备；⑦高压灭菌；⑧会议室；⑨资料档案室；⑩员工办公室和洗手间。还应包括留样间、分析辅助功能间（包括天平室、精密仪器室、标准品配制间等）、公用工程辅助功能间（包括气瓶间、制水间、配电间、空调机房等）。

药厂研发中心的设计则需根据研发目的，设立适合的独立实验室，但上述功能间也是必不可少的。研发中心的分区设计一般以楼层为自然分隔，以达到减少相互干扰的目的。

二、制药行业实验室设计要点

以上为制药行业实验室的一些主要常规设计思路，在此基础上笔者重点阐述实践中根据不同的任务和目标，以及在设计中总结的一些经验和要点。

1. 药厂的检验中心

（1）《药品生产质量管理规范》（2010年修订）的相关要求及解析。

第六十三条 质量控制实验室通常应当与生产区分开。生物检定、微生物和放射性同位素的实验室还应当彼此分开。

第六十四条 实验室的设计应当确保其适用于预定的用途，并能够避免混淆和交叉污染，应当有足够的区域用于样品处置、留样、稳定性考察样品的存放以及记录的保存。

第六十六条 处理生物样品或放射性样品等特殊物品的实验室应当符合国家的有关要求。

对第六十三条而言，大规模药厂基本不存在问题，但此条中、小型企业尤其要注意，往往中、小企业生产区域及检验中心在同一栋建筑甚至同一层内，设计上应将检验中心和生产区域分开。

对第六十四条而言，对实验室设施的要求是以能有效控制检测环境并获得可靠的检测结果为目的，我们提交的设计应有利于减少潜在的对样品的污染。对有洁净要求的工作区域应有明确的标识，并能有效进行监测和记录。要注意实验室间的有效隔离并有适当的措施防止交叉污染。

对第六十六条而言，要求配设合理的处理废弃样品和有害废弃物的设施和区域，并采取有效防护措施保证人员、环境和样品不受污染，保证生物安全性。此时，人员和环境是被要求保护的。

（2）实验室的功能应涵盖工厂药品生产批文或《中国药典》中所提及的全部检测项目（备案向外委托项目除外），同时兼顾环境监测、原辅料和包材的检测项目。

（3）注意根据产品的自身性质，充分考虑其高致敏性和毒性，选用合适的人员防护措施，在减少样品检测相互干扰的同时，强化对实验人员的保护。

2. 关于实验室生产

本文开头已说过，现在一些生化药品（或中间体、原液）的生产，往往就在实验室中进行，因此我们首先要明确是实验室实验还是实验室生产。

普通实验室布置必须满足《建筑防火设计规范》要求，一般在民用建筑内也可设置，当然必须做好相应的三废处理措施，并按民用建筑的消防疏散要求设计。

如果是实验室生产，原则上按生产车间考虑，建筑单体按丙类厂房设计。

丙类厂房里可以设生产性实验室，但不应该设民用设施，即不能有办公用房。

关键的难点是介于两者之间的，如中试研发。

现在较常见的布置是开放式实验区布置，会将此区域的消防疏散设计按民用建筑要求设计，这样即使在丙类厂房，实验区最远点疏散距离从车间要求的不超过60m减小为民用要求的不超过30m。

中试研发实验室或气体分析实验室会使用较多种类的溶剂，总量也不会少，可能还会使用到氢气、氧气、乙炔等甲、乙类气体，因此要充分考虑防火防爆措施，如易燃气体探头、带通风设施的试剂贮存柜，同时尽可能限制试剂存放量和使用量。

丙类车间内不宜设置办公区。注意原辅料废弃物贮存运输要求，同时尽量不穿越无关区域。甲、乙类气体管道需明敷，并设有气体探头。

3. 关于特殊的实验室

主要指特种生物实验室和动物实验室。关于这两类特殊实验室，已有较多文章论述，此处不再展开，只是按自己的实践经验提出以下几个要点：

（1）动物实验室（此类实验室主要听从动管会的指导意见）。动物实验室和动物饲养室应分区设置；人流、净物流、污物流分开设计，避免交叉污染；注意动物尸体和排泄物的收集处理，注意实验室废水、废气的处理。

（2）生物实验室（防护措施设计是关键）。

两个规范：GB19489-2008《实验室生物安全通用要求》，确定了生物安全实验室分级；GB50346-2011《生物安全实验室建筑技术规范》，规定了在实验室设计、建设、运行过程中的土建、消防、暖通、强弱电、自动控制、给排水等设计要求。

具体要求：①限制进入（人员、节肢动物和啮齿动物）；②废弃物的灭活灭菌措施；③合适的压差设置；④供水排水的防回流措施；⑤高风险排风两级高效过滤，3级、4级生物实验室采用全新风系统设计；⑥应急供电时间保证30min；⑦事故状态下高风险撤出的人员还应冲淋；⑧不设水喷淋系统，机械排烟；⑨使用Ⅱ级或Ⅲ级生物安全柜，并保证压差，紧急处置用电。

4. 实验室的节能设计

通常的节能设计是将绿色建筑的理念付诸具体实施。实验室里最大的能耗是通风柜或设备排风带走的空气能量，因此实验室的通风空调设计是节能的重点。

通风柜工作时要连续排风至室外，夏季和冬季连续将房间内经过冷却和加热的室内空调空气排向室外，增加不少能耗，为此我们有几种设计方案：

（1）自然补风：在布置通风柜的房间内开窗，这样在维持正常送回风量的同时，大量的连续排风量主要来自室外新风补充，但正是这种未经温度湿度处理的新风，给房间的环境温度湿度带来负面影响，即实验室冬天冷夏天热，因此不推荐将这种方案作为主流做法。一种改进的做法是在室内设直接进风口，但这些风经过加设的一段盘管处理（按需要进行加热和冷却），再补进室内，这样房间内的温度可以有明显的改善，也就是说春秋季直接补风，冬夏季对补风进行适当的加热和冷却，这样环境温度可以在可接受的范围内。

（2）排风机变频控制：一般设计排风时，肯定将多个通风柜的排风串在一起排出，如果末端的总排风机功率固定，那么无论一台还是多台通风柜在开启状态下，排风量是固定的。如果我们将末端风机加变频调节，同时监测排风系统内每台通风柜排风支管的风量，按支管风量总和来调节末端排风机的功率，就会有效减少排风量。但由于风机变频范围为额定功率的25%左右，因此这种方案对于数量不多的通风柜串联系统较为适用，目前这种方式较为常用。需要提醒的是，这种方式增加了支管风量检测及变频、联锁系统，会提高直接投资费用。

（3）目前效果最好的通风系统设计为将通风柜内补风管直接设计成内循环，就是自带补风的通风柜，即通过特殊的管路设计，使进入通风柜内的补风通过操作台面直接进入排风管，新风只需经过简单过滤处理而不进行温度湿度控制，因为内循环通道在通风柜内，不会影响操作间的温度。另外，考虑到防倒灌，设计的补风量是排风量的70%~80%（可通过送风总管和排风总管风量联锁来实现），同时结合操作面板的开启度，可以将通风柜排风机设置高、低不同的排风量，有效控制实际排风量以达到节能目的。这种看起来简单的解决方案实际操作起来并不简单，因为内部补风还涉及在最大补风量的情况下控制合适的补风风速，也就需要提供合理的补风口面积又不挤占实验台操作面，目前还仅仅在进口通风柜上得到应用。

第六节 药品微生物检测的质量控制分析

制药生产过程中，微生物污染是临床上一个较为严重的问题，不仅对患者健康产生威胁，也会影响药品质量，因此在整个临床用药环节当中需要进行有效控制和解决。通过对国内外现状及趋势分析总结出目前国内医药生产厂家普遍存在的一些问题：医药企业缺乏专业技术人员与相关试剂的研发能力；药品质量控制不严格，致使药品质量参差不齐。因此，微生物检测是制药企业中必不可少的环节，其质量直接关系着药品消费者的身体健康和生命安全。主要针对当前国内生物检验技术发展现状及未来趋势进行分析研究并提出相应的对策建议。

随着我国医药行业的快速发展，药品质量问题也越发凸显，尤其是在微生物方面，质量控制是临床药学工作开展必不可少的环节，在药品质量控制中，微生物检测是其中一个重要的环节，而作为制药企业，要想确保生产出来的产品能够符合国家相关标准和要求，就必须严格把控好药品当中所含菌种、药液成分以及有害物质等。本文首先介绍了药品微生物检测的必要性，其次概述了质量控制与生物信息学、医药工程及其自动化等学科在我国的发展情况，再次阐述当前国内微生物检验中存在问题及原因，包括：生产工艺落后；仪器设备不完善；企业缺乏严格有效的管理措施以及相关法律法规和标准规定等方面，是造成药品质量水平不高的主要因素，针对以上这些现状提出相应对策建议，以保证制药企业能够进一步提高药品质量水平。

一、实验室质控落实的必要性

药品微生物检验是一项涉及临床专业知识的综合性实验，其对质量控制要求严格，因此必须加强实验室质控。通过对现有文献资料进行整合分析可以发现：目前我国在制药领域对于药品生物指标、理化性质以及稳定性等方面有较为详细具体且针对性较高的研究内容。但随着国家新药研发速度的加快和人们免疫水平的不断提高，以及相关检验技术需求量增多的趋势下，也逐渐将关注度提升到了药品质量问题上，这就要求实验室质控工作必须严格落实。要加强对药物敏感度和对耐药菌等进行检测与控制工作，通过建立完善的药品生物检疫体系来保证我国医药行业健康发展，更好更快地发挥市场作用提供保障，同时也为患者及家属提高安全感奠定良好基础。

药品质量是制药企业生产的生命线，而微生物指标检测作为检验产品品质和安全的重要手段，对保证药品疗效、提高消费者满意度具有举足轻重的作用，其涉及临床、药厂等多个方面。在整个过程中，需要进行严格控制。药品微生物检验是一项专业性很强的工作，由于其检测对象主要为实验室中存在的细菌、病毒等，而传统意义上对抗生素含量要求较高。因此在进行质量控制时应考虑到不同因素下所需样品量以及操作规范等问题，另一方面也要注意仪器设备与试剂选择是否合理和生产工艺能否达到标准水平等相关问题。

二、药品微生物检测实验质量控制的措施

1. 微生物检测室环境条件控制

微生物检测室环境条件控制方法是指采用先进的检测设备、仪器和试剂，对药品微生物进行分析，鉴定出符合国家规定质量标准要求并且可以直接用于临床试验，或检验生产中应用到的一种新型技术手段。药品的微生物指标对其检测结果影响很大，因此必须严格控制检验室环境条件，首先在实验室进行灭菌处理；其次是人工接种；最后采用气相质谱法等方法，测定样品中各微量元素含量及氯离子、致癌物质和抗生素残留量，并使用紫外分光光度仪进行检测分析。微生物监测室主要是对细菌、真菌和线菌等，以及引起有害反应的其他致病性物质，或者污染影响因素进行分析鉴别及处理，药品质量检测过程中，要严格控制好环境条件，在保证安全的情况下进行。

药品微生物检测室是由专业化机构与仪器组成的，在进行实验室环境控制时，要充分考虑药品的性质、质量等因素；例如：保证室内温度和湿度；确保通风良好并保持干燥清洁，另外还应注重对实验设备及试剂的管理维护工作；加强工作人员对相关知识以及操作方法掌握程度等问题。

2. 微生物检测室设备仪器管理

在以往的药品检验工作中，有部分药品微生物检测室设备设施简陋，仪器老化，不能正常使用，因此要对其进行定期养护维修，还要注意对样品和试剂进行检查，并记录相关数据及结果，以便为以后分析与处理过程提供参考资料等。

药品微生物检测室的设备管理是整个系统工程中的重中之重，关系到药物、酶制剂等物质能否有效地进行分离纯化和鉴定，以及检验结果是否准确可靠。而实验室内仪器操作人员对药品微生物检测工作也有很大影响，如试剂盒型号选择不当或工艺流程不规范，或者是试剂本身存在问题或是在使用过程中产生有害成分，因此必须严格控制药品生产企业的质量管理制度与相关设备设施建设、运行环境中所需各种物质的安全等情况。在对药品的理化特性和药物质量进行测定时必须严格按照有关规定要求来执行操作，另外还要保证仪器、试剂等硬件环境符合标准，并具备一定抗菌性，此外还应建立完整的质量控制体系来加强实验室管理水平，确保实验安全有效地开展下去。

3. 微生物检测人员的管理

在药品质量控制中，微生物的检测是其中一个重要环节，而目前，我国很多制药企业对微生物缺乏相应的管理制度和专业知识，以及其相关技术不完善等因素，都会影响到药品安全并造成一定损失。因此要加强对于医药生产过程中所涉及菌种分离、鉴定及检验工作进行规范化操作标准的制定，加强对微生物检测人员的管理。药品微生物检测工作的质量控制，离不开对制药企业生产过程中所涉及的各种生物、理化性质指标进行严格监督和管理。在临床检验前必须先做好预检环节，确保检查结果可靠有效；通过加强对实验室及现场试验室仪器设备设施建设与完善力度来提高药品安全质量水平；定期组织开展药品检验样品分析实验并及时更新数据资料，以便于研究性鉴定工作能够顺利完成，并且能提供准确科学合理的参考依据给检测人员以及其他相关工作人员。

4. 培养基及试剂的控制

培养基及试剂的控制是保证药品质量的重要环节，其中，微生物指标检测更是重中之重。首先从生物样品方面分析细菌、真菌以及放线菌等主要致病型和常用培养基的种类，以及通过其各自特性对所选原产品进行鉴定；其次针对不同厂家生产工艺流程中可能造成的误差问题，提出改进措施并加以阐述与说明；最后是在微生物实验室内，除了专业知识还需要具备良好的道德素质与职业素养。在进行药品检验前一定要先对样品的制备方法、生产厂家以及菌种等因素进行详细的了解和分析。这就要求不仅仅要掌握专业知识，还需要具备良好的道德素质与职业素养，同时还要具有严谨细致的工作态度及创新意

识，能够及时发现问题、解决问题，并且有责任心，这样才能确保检测结果真实、可靠且准确度高。

第七节 生物制药实验室工作流程

生物制药实验室通常包含理化实验室和微生物实验室两部分；理化实验室运用物理、化学的方法对生产用的原辅料、包装材料、中间体及成品等进行鉴别、含量测定等分析和检验，其结果作为判断检品是否符合法定要求和企业内部质量标准的依据。

微生物实验室一般具有以下功能：

（1）按《中国药典》要求，进行微生物检验方法的验证、无菌检查、微生物限度检查、抗生素效价的微生物检定、青霉素酶及其活力测定。

（2）按现行《药品生产质量管理规范》的要求，对医药工业洁净室的洁净度进行微生物测定，对无菌生产区环境日常进行动态监测以及在生产过程中对其他需要的地方进行微生物检测，如对无菌过滤器的验证、环境及设备消毒效果的验证、灭菌效果的验证、无菌药品包装密封性验证中的微生物挑战性试验等。

（3）细菌内毒素检查、注射剂的不溶性微粒检查，这类检查虽不是检查微生物，但它们对检查环境有较高的要求，通常设在微生物实验室。

《药品生产质量管理规范》要求药品生产企业应负责药品生产全过程的质量管理和检验，并配备与药品生产规模、品种、检验要求相适应的人员、场所、仪器、设备。在进行微生物实验室的设计时，应了解检验流程、过程性质、有关标准规范的规定等，结合药品生产企业生产品种、检验工作量的大小合理布置相应的微生物检验功能间。在药品的微生物学检验中，为了保证检测结果的准确、可靠，针对微生物学检验产生影响的几种因素需要采取相应的措施，通常为以下几种：

（1）药品本身的抑菌性或药品中防腐剂的抑菌性。它们会掩盖无菌药品已受污染的事实或低于实际污染水平的菌检结果。通常采用生长比较法，在实际检验条件下，通过比较对照接种试验菌或阳性菌在有无供试品的状态下的生长情况，来验证供试品在该检验方法下的抑菌性。

（2）标准菌种（试验菌或阳性菌）的制备与传代、种类及生长状态需符合现行《中国药典》要求。

（3）培养基的促菌生长能力：培养基应具备广谱性，有助于检品中所有存活微生物的生长。通过接种不同试验菌并观察它们的生长状态，进行培养基灵敏度验证试验。

（4）检验器具，如过滤系统的滤器、滤膜性质材质等性能，淋洗液、稀释剂、培养基的无菌性及操作程序等，通常进行阴性对照试验来检验其影响。

（5）培养条件（温度、湿度及需氧或厌氧）及检测环境应符合相关要求。

第八节 微生物检测培养基细节问题

一、称取

先根据配方计算出配制一定量培养基所需各种成分的量，然后用天平准确称取。称量时用称量纸折叠成簸箕状盛放药品。

二、溶化

培养基放入烧杯或烧瓶中，慢慢加入少量所需水，边加入边用玻璃棒搅拌。如果培养基中不含有琼脂，培养基不需要加热；如果含有琼脂，则需要用电炉或者电热板等加热煮沸，完全溶解后，再补齐所需水，并搅拌均匀。如果配制的培养基量很大，可用不锈钢锅加热溶化，可先用温水加热并随时搅动，防止焦化，如有焦化现象，配制的培养基就不能使用，需重新配制。

配制培养基时不可用铜或铁的容器进行溶化，因为铜或铁质容器可能会使培养基中的铜或铁的含量超标，影响实验（培养基中铜含量大于0.3mg/L，细菌不宜生长，铁含量超过0.14mg/L，妨碍细菌产毒素）效果。对容易发生反应、产生沉淀的药品，要分开溶解，后加入培养基，如磷酸氢二钾和硫酸镁。

三、调pH值

虽然培养基中含有缓冲物质成分，能使培养基的pH值尽可能地保持在要求的范围内，但是配出的培养基若不符合要求，就要进行必要的调整。如果有已校准的pH计，可用pH计，如果没有，可用精密的pH试纸，再根据需要用1mol/L氢氧化钠或1mol/L盐酸（微调可用0.1氢氧化钠或0.1mol/L盐酸）调制所需的pH值。培基的pH值一般为7.4~7.6，也有酸性或碱性的。用氢氧化钠调整的需要高压灭菌的培养基，在调整pH值时要调至高出所需0.1~0.2个单位，因为用氢氧化钠调整时，高压灭菌后，培养基的pH值要降低0.1~0.2。如培养基中含有碳酸钙成分，可不用上调pH。

四、过滤

配成的培养基，若无特殊要求，可省略此步。若有沉淀或浑浊，需要澄清液的，液体培养基可用油纸过滤。而固体培养基可用中间夹一薄层脱脂棉的双层纱布过滤。如果使用过滤法还不能达到澄清的要求，则可用蛋清澄清法，即将培养基加热到50~60℃，装入三角瓶内（不超过容量的1/2），按1000mL加入1~2个鸡蛋的蛋清，用力摇晃3~5min，高压蒸气灭菌121℃、20min，取出趁热过滤即可。

五、分装

配制好的培养基根据不同的用途分装在三角瓶、试管等容器中，分装试管，如果试管量很大，可用自动分液器，如果试管量少，可用漏斗分装。分装量不超过容器容积的2/3。三角瓶以不超过容积的1/2为宜；琼脂斜面以不超过试管长度的1/5为宜，灭菌后，摆成的斜面为培养基量的1/3，底层以2/3的量为宜；半固体琼脂分装量为试管长度的1/3；用来接种或保菌的高层琼脂，分装量为试管长度的1/4或1/3，用来接种厌氧菌的要达到2/3；琼脂平板，内径为90mm的以13~15mL为宜，内径70mm的平板为8~10mL，制成的琼脂平板若表面水分较多，可将平板倒扣，放置在37℃培养箱内30min，干燥后再用。每批培养基应另外分装一小玻璃瓶（约20mL）与该批培养基同时灭菌，用于测定该批培养基最终pH值。

六、灭菌

分装好的培养基应立即进行灭菌。灭菌的方法种类如下：

1. 高压蒸气灭菌法

大多耐热培养基都可用此法，小量分装时，用121℃ 15min灭菌；灭菌量大时，用121℃ 30min灭菌；含糖类的培养基采用113~115℃ 15min灭菌，避免糖类被破坏。

2. 煮沸灭菌法

对含有不耐高温物质的培养基，可使用此方法。

3. 过滤除菌

以过滤的方法除菌，用无菌操作技术，定量加入培养基。血液、抗生素可用无菌操作技术抽取，加入冷却到50℃左右的培养基中。培养基含有不耐热的物质时，可用此法。

对LST培养基进行灭菌时，有时发酵管内会有气泡。为防止发酵管内产生气泡，可以采取以下几项措施：

（1）小导管浸满培养基（不留气泡）后再加入盛LST的试管中。

（2）灭菌锅关闭放气阀前，将锅内气体排干净。

（3）试管塞不要塞得太紧（使用硅胶塞的时候），勿使用橡皮塞。

（4）不要过早打开灭菌锅，要等灭菌锅内气压和温度都降到与室温一致或相差不大时再打开灭菌锅。

如果以上情况都做到还有气泡，可用水作培养基组的对照试验，若培养基组有气泡，而对照组没有气泡，可确定是培养基自身的原因。

七、倒平板

灭菌融化的培养基冷却到50℃后，倒入无菌干燥的培养皿中。培养基的温度不能过高，否则容易在培养皿的内盖上形成太多的冷凝水；温度太低，培养基又容易凝固成块，无法制成平板。倒平板时，应在靠近酒精灯火焰处进行，以免外界的杂菌落入平板内，左手拿培养皿，右手拿三角瓶的底部，用左手的小指和手掌部位将三角瓶的棉塞拔下，灼烧瓶口，用大拇指和食指把培养皿盖打开一条缝，至瓶口刚好伸入，倒入培养基，以铺满底为限，不超过培养皿高度的1/3，迅速盖好盖，放在桌面上，轻轻地转动培养皿，使培养基分布均匀，冷凝后即可。

八、摆斜面

装在试管中的琼脂培养基，在灭菌完成后，趁热立即摆放在木棒（或玻璃棒）上，并成适当的斜度，冷却后，琼脂凝固即成斜面。斜面长度不用超过试管1/2。

九、质量检查

培养基灭菌后仔细检查一遍，发现有破裂、水分浸入、色泽异常、棉塞被培养基沾染的情况都要丢弃，不能再用。并测定其最终pH值。还需进行无菌检查和效果检查。无菌检查是将灭菌后的培养基取1~2管（瓶），37℃恒温培养1~2天，确定无杂菌生长；效果检查是用标准菌株接种在相关的培养基上检查菌的生长、形态及生化情况，与已知情况相符。两种情况都合格，配制的培养基方可使用。

第九节 实验室标准品、对照品常见问题

对照品指用于鉴别、检查、含量测定和校正检定仪器性能的标准物质。

标准品指用于生物检定、抗生素或生物药品中含量或效价测定的标准物质，以效价单位（U）表示。

1. 标准品

在国际上标准物质和标准样品英文名称均为"Reference Materials"，由ISO/REMCO组织负责这一工作。中国的计量系统将"Reference Materials"称为"标准物质"，多指用于生物检定、抗生素或生物药品中含量或效价测定的标准物质，多以效价单位（U）表示。在药品检验中，它是确定药品真伪优劣的标准，是控制药品质量必不可少的工具。

2. 对照品

和标准品一样，是指国家药品标准中用于鉴别、检查、含量测定、杂质和有关物质检查等标准物质，它是国家药品标准不可分割的组成部分。

将对照品或标准品用于不是其标定方法的含量测定，是药品检验中经常出现但未引起重视的重大问题。尽管同一批对照品不同标定方法的含量有很好的相关性，但并不完全相同，有时差别会很大。例如，英国Glaxo公司提供的头孢呋肟酯对照品，HPLC标定为96.9%，供含量测定用；UV为98.8%，供溶出度测定。虽然《中国药典》凡例明确规定卫生部所发对照品仅用于正文中所规定的分析方法，但由于生产单位提供的对照品使用说明书不够详尽，大多无对照品质量要求及标定方法；对对照品或标准品的正确使用缺乏认识；日常科研中极难找到相应的对照品；《中国药典》正文中也常存在对照品混用的问题，如常将含量测定用的标准品或对照品用于溶出度检查，而含量测定方法与溶出度分析方法又不同，故极易引起混用。

3. 标准品、对照品、标准溶液管理制度的目的

建立其配制贮存与使用管理制度，确保检测数据准确无误。

适用范围：适用于检验室的规范管理。

职责：标准品与对照品的采购、贮存、配制、保管及使用者负责，QC负责人负总责。

内容：①对照品：用于鉴别、检查、含量测定或校正，检定仪器性能的标准物质。②标准品：用于中药材、中药饮片的含量测定的标准物质。

由制剂室主任指定专人从中国食品药品检定研究院购买，由专人统一管理。管理员收到对照品、标准品后，应先填写《对照品采购、使用登记台账》，台账包括名称、批号、数量、购进日期、贮存条件、货柜号、使用时间、使用人、复核人、用途等内容。

对照品、标准品应按照其说明书上的存放条件进行贮存，需干燥保存的放入干燥器中，需阴凉保存的应保存在阴凉处，需冷处保存的放入冰箱冷藏室并保持温度在2~8℃，需-20℃以下保存的对照品应存放在冰箱冷冻室。

所有对照品，只能由对照品管理员进行发放使用，使用人领用时应进行使用登记，开瓶后的对照品应由开瓶人填写《开瓶标签》，内容包括品名、批号、开瓶日期、有效期、开瓶人。对照品开瓶后有效期为5年。

4. 标准滴定液

应由药检负责人配制、标定，每3个月后复标，并填写《滴定液配制台账》《滴定液标定、复标记录》，记录应是原始数据。若贮存期发现混浊、沉淀、变色等异常情况，应及时处理，滴定液的使用应由专人发放，领用人应填写《滴定液使用台账》，并注明用途。

5. 配制质量要求

配制不需标定的标准液可采用分析纯物质进行配制，配制好后应填写《标准溶液配制台账》，其配制用水应为符合《中国药典》要求的纯化水。标定标准滴定液必须使用基准物质。为防其存放后可能吸潮，标定前应干燥至恒重。

6. 滴定液的标定和复标

滴定液配制、标定方法按《中国药典》执行。一般由一人标定，第二人复标，标定须作平行标定，并不得少于3次，且其结果的相对偏差不得超过0.1%。标定和复标结果的相对偏差不得超0.15%，否则重标，如标定和复标误差符合要求，则将二者的算术平均值作为滴定结果。

复标合格的滴定液及配制好的标准溶液，须贴上标签，写明品名、浓度、配制日期、标定日期、温度、标定人、复标人、使用有效期等。滴定液应定期复标，其使用期限一般为3个月。

超过期限不得使用。滴定液与标准液应按《中国药典》要求贮存，对光易变化的滴定液、标准液

应贮于棕色瓶中，瓶口捆扎塑膜防潮、防污染，由专人保管。超过使用期限的标准液及滴定液，保管员不得发放，使用人员不得使用。

7. 标准品的保存方法及注意事项

（1）常温保存：通常用于化学性质比较稳定的标准品，建议保存于干燥阴凉的地方。

（2）2~8℃冷藏：用于常温下不是很稳定的物质，保存于实验室冷藏箱中（可控温度）。

（3）-20℃冷冻：用于化学性质不稳定，常温下容易分解的物质。

（4）-80℃保存：用于一些具有生物活性的物质，需要保存于特定的-80℃的冰箱。

溶液型标准品应一次性使用完，如果不能一次使用完，请尽量转移到一个能够避免溶液挥发的容器中，按照产品的标签进行保存，以免溶液挥发导致数值与COA数值不符。

第十节　如何预防化学试剂变质

一、化学试剂变质的原因

环境主要是指贮存的温度、光照和介质。介质一般是指空气和混有的杂质。贮存室里除空气中含有的氧、二氧化碳和水蒸气以外，还往往含有存放的各种挥发性试剂扩散到空气中的蒸气，常见的有氯化氢、硝酸、硫化氢、二氧化硫、溴、碘、乙烯、甲醛等蒸气；另外还有飘浮在空气中的尘埃，其中有无机物，也有有机物及各种微生物。

化学试剂在一定的温度、光照、介质条件下会逐渐变化以致变质，该过程有物理变化，亦有化学变化。前者使化学试剂产生损耗，后者则能使试剂完全变质失效。

引发和促使化学试剂发生变化的原因，大致可归纳如下：

1. 挥发

挥发是挥发性试剂造成试剂损耗、浓度改变、规格下降的最常见的原因。挥发性试剂的一般特点是：分子量较小、沸点较低。常见的无机试剂有浓盐酸、浓硝酸、发烟硫酸等，有机试剂则有碳原子数较少的液态物质，如甲醇、乙醇、石油醚、汽油等。

2. 升华

具有升华性质的一类试剂一般是升华热较少的分子晶体。实验室里一般有室温下升华的试剂（如碘萘等）和受热条件下升华的试剂（如硫与氯化汞）两种。这类试剂的升华主要造成损耗和空气污染。

3. 潮解和稀释

能发生潮解的化学试剂较少，大多为易溶性化合物，一般阴离子半径远小于阳离子半径，也有阴阳离子半径相近而阳离子所带电荷较多的情况。此类试剂吸收水分在表面形成饱和溶液后，若产生的水蒸气气压小于空气中的水蒸气分压，潮解将继续进行，直至全部形成溶液，如氢氧化钠、碱石灰等，有机物中易潮的有醋酸钠、醋酸铵等。

稀释是指试剂溶液吸收空气中的水分导致浓度下降变稀的现象。发生原因与潮解一样，是外界水蒸气分压大于试剂的水蒸气分压所致。易发生稀释现象的常见试剂有浓硫酸、正磷酸、乙二醇等。

4. 风化

风化的原因和潮解的原因相反，是结晶水合物的水蒸气分压高于空气中水蒸气分压的缘故。空气越干燥，风化速度越快。

5. 浓缩和析晶

浓缩和析晶产生的原因是在环境干燥的条件下，试剂溶液的水蒸气压高于外界空气中水蒸气压，造成溶液水分的蒸发而浓缩、析晶，各种固体溶质的试剂一般均有此类现象，特别是一些浓度较大的溶液，浓缩和析晶虽对瓶中试剂性质影响不大，但也会改变其浓度、规格和外观。对某些熔点较低的有机物，在外界温度下降较大的情况下，也会发生析晶现象，比较明显的例子是冰醋酸。

6. 水解

容易水解的盐类试剂大都具有共价键，凡是强酸和弱碱或弱酸和弱碱所生成的盐，遇水都会发生不同程度的水解。实验室中一些金属元素的卤化物很容易水解，如 $TiCl_4$、$AlCl_3$、$FeCl_3$、$SnCl_2$ 等，它们是带电荷高、半径小的阳离子化合物，或是非惰气型的阳离子化合物。此类试剂可因易吸水水解而变质，易水解的有机物是含有酰基的化合物，如酯、酰卤等物质。

7. 分解

分解反应也是引发和促进试剂损耗和变质的原因。试剂的分解速度通常和环境温度密切相关。温度高分解速度加快，通常易分解的二元化合物其化学键键能较低。键能越低，越易分解，例如，碘化合物就比溴化物更易分解。有的分解反应还和试剂的含水量有关，如硫酸氢铵，含水量越大，温度越高分解速度也越快。而含氧酸盐，如硝酸盐、高锰酸盐，则要在受热时才会发生分解。

8. 氧化和还原

通常易被氧化的是标准电极电位低，具有还原性的试剂，它的名称中常常带有"低"或"亚"字。还有部分活泼金属和非金属单质、过氧化物及某些有机试剂，常见的有硫酸亚铁、硫酸亚铁铵、亚硫酸、无水亚硫酸钠、钠、钾、钙、锌粉、还原铁粉、乙醛等。还原性越强的试剂越易因氧化而变质。使其氧化的原因是空气中的氧和具有氧化性的杂质。

标准电极电位较高的试剂，在以固态形式存在时，通常在空气中比较稳定，如高锰酸钾、重铬酸钾等。但以溶液形式存在时就易和空气中的一些还原性杂质，如 H_2S、SO_2 等。

9. 非氧化——还原反应

有些试剂的变质并非一定要引起元素价态的变化，即发生非氧化——还原反应也能使其失效。实验室中最常见的实例，例如：生石灰因吸收水分变成熟石灰，进一步吸收二氧化碳而失效；氢氧化钠和氢氧化钾固体也因吸收二氧化碳而带有杂质，若长期暴露在空气中则完全转化成碳酸盐；此外，也应防止氧化镁、氧化钡、氢氧化钡和空气中的二氧化碳发生反应。

10. 聚合和缩合

分子结构中含有不饱和双键或三键的有机物质容易发生聚合，如甲醛溶液常会聚合生成白色的三聚甲醛，氰化钾试剂也易聚合。由电荷高、半径小的中心离子形成的含氧酸盐溶液能因缩合而析出多酸盐沉淀，如钼酸铵溶液能缩合析出四钼酸铵沉淀，三聚甲醛经加热处理尚可重新释放出甲醛气体，但有些试剂一旦发生聚合或缩合反应，往往是不可逆的，从而造成变质失效。

11. 光化学反应

光作为一种能量也能使某些试剂反应而变质。光能导致银盐分解就是实例。光也能引发氧化反应，如苯甲醛在光照下，易被空气氧化成苯甲酸，苯胺则能从无色变成棕色。此外，碘化汞、邻苯三酚、氯仿、硫酸汞、亚铁氰化钾等也易发生光化学反应。

12. 霉变

所谓霉变则指在化学试剂中霉菌滋生繁殖的现象。空气中的尘埃里含有无数菌类微生物，在一定温度条件下就能繁衍。实验室中的碳水化合物、酯类、蛋白质类试剂，含有氮、硫、磷的有机试剂正是菌类繁衍的良好营养物质和温床。上述试剂只要密闭不严与空气有所接触皆可发生霉变。

化学试剂因上述原因发生各种变化，通常借助颜色、形态、气味、数量增减均可察觉，而有的变化则需用实验方法方可判别，如无水酒精是否已含有水分，只能用专门的试剂标准和检验方法加以测定才能确定。因此，科学储存各类试剂乃是一项用心细致的工作，其中大有学问和文章可做。

二、如何预防、缓解化学试剂变质

为了保证化学教学、科研和化工生产的正常开展，降低试剂损耗，缓解试剂的变质，通常可采取以下方法与措施：

1. 密封

这是最普遍通用的方法。试剂瓶的材料和密封程度应根据试剂性质而定。例如，强腐蚀的"三酸"和液溴，可用带磨口玻璃的试剂瓶，或是有塑料衬垫的螺旋盖的玻璃瓶，氢氟酸则应密封贮藏在银制或塑料制容器内等。

密封适用于易挥发、升华、潮解、稀释、风化、水解和氧化还原、霉变的所有化学试剂。对于极易分解产生气体的试剂，一般不完全密封，要适当留有余地，否则可能使容器破裂。除了一般密封外，可再加蜡封，或用自制硝罗酊封口，如三氯化铝、五氧化二磷等。

2. 隔离

能和空气、水作用的试剂，如很活泼的金属和非金属，应隔离存放在对试剂相对而言稳定的液体或惰气之中，钾、钠、钙浸没在机油中存放，黄磷则浸没在水中贮放。这种隔离方法也称液封法，前者叫油封，后者叫水封。水封存也可使某些容易挥发的试剂减少损耗。例如，在装有液态溴、二硫化碳的试剂中加一薄层水，就能大大减少挥发损失和空气污染。

实验室中无机、有机试剂种类繁多，性质各异，应注意合理分类存放。有机物、无机物分开，普通药品和危险药品分开，氧化剂和易燃物、还原剂分开，易挥发性酸和碱分开。做到这几个分开，一可避免药品间的不良影响，二则即使有意外事故发生，也能免除药品的相互作用，防止产生更大的隐患。

3. 避光

通常采用遮光性能较好的深棕色试剂瓶。将试剂放在暗处或遮光的专用试剂柜中。也可用照相纸的黑色厚纸包裹试剂瓶，如浓硝酸、碘化钾、碘化钠、氯化汞的贮存就是如此。

4. 低温

普通挥发性试剂常放置在阴冷处，如浓硝酸、浓盐酸、氨水等。某些特殊的生化试剂则要贮放在水箱或冰箱之中，如酶试剂等。

5. 通风

化学试剂容器一般处于密封状态，但跑、冒、漏、泄现象仍会小概率发生，在夏季高温天气，更易形成爆炸性混合气体，因此，贮藏室必须通风良好，应安装专用排风扇，并经常开启，使空气流通。

6. 适时

这是根据某些试剂的特性，特别是极易变质失效的试剂，应做到适时配制、适时使用和及时处理。例如，极易氧化的氢硫酸溶液、氯水、溴水、碘水最好适时制备、及时使用；做银镜反应的硝酸银溶液、氨水、乙醛溶液配好后，应及时使用才不致影响效果；硫酸亚铁溶液配好后应加些还原铁粉才能使其不被氧化；淀粉、蔗糖、蛋白质的溶液在使用后应及时清洗试剂瓶，以防霉变。

上述诸种试剂在配制时除应注意适时外，配制数量也应根据需要而定，以免过剩造成浪费。

第十一节 标准菌株的管理

一、标准菌株的概念及其应用

1. 标准菌株概念

（1）标准培养物：标准菌株、标准储备菌株和工作菌株的统称。

(2) 标准菌株：至少定义至属或种水平的菌株，按其特征进行分类和描述，有明确的来源。

(3) 标准储备菌株：标准菌株经过一代转接后获得的同种菌株。

(4) 工作菌株：由标准储备菌株转接后获得的同种菌株。

2. 标准菌株的应用

各种国际标准、国家标准、行业标准及企业标准等的相关微生物检测，用于验收培养基（包括试剂盒）、验证方法和评估实验操作。

二、微生物菌种管理的相关流程

1. 菌株的采集

实验室用菌种的来源：一是到国家法定机构采购，二是购买 ATCC 菌种，三是科研中菌种交流。不管是哪种来源，均统一采集。采集中严格按照规范执行。要求包装可靠，采集迅速，不泄漏、不污染。保证菌种合格和环境安全。采集中要有菌种传代标识。选择有资质的标准菌株的合格供应商，每批标准菌株必须附带有供应商的合格证或检测报告或说明书，来证明所采购的标准菌株是合格的。

2. 标准菌株的验收

实验室收到标准菌株，首先应进行符合性感官检查，记录菌株号和标准菌株来源途径信息，确保溯源性清楚。同时还应记录标准菌株名称和数量、生产日期、接收日期和有无破损等情况。

3. 冻干标准菌株的复活

(1) 开启产品包装：先用75%酒精棉擦拭外包装，从凹口处撕开产品外包装，撕掉标签上的拉片，将其贴于菌株接收、保存记录序号前面。

(2) 复活：选择合适的培养基和培养条件（根据生产商说明或有关技术通则）进行复活。菌种的首次活化最好是在非选择性琼脂培养基上，除非特殊情况或特别推荐，一般不用液体培养基。冻干菌株的传代次数不得超过 5 代，从标准菌株保藏中心购买的冻干标准菌株为第 F0 代。

捏管帽处安瓿瓶（仅一次）使其释放水合液体。垂直握住安瓿瓶并轻拍之，使液体流入含小球的管底。通过挤捏压碎小球使其与液体混合，立即将拭子浸于水合液体中。挤压并旋转拭子，接种于初级培养平板，接种圈的直径约为25mm，用一无菌接种环在先前接种区域划线 10~20 次，促使分离出单菌落。同时吸出部分菌液接种胰蛋白胨大豆肉汤管，副溶血性弧菌接种3%氯化钠菌胰蛋白胨大豆肉汤管。将接种好的平板和管立即进行培养。细菌培养温度通常为25℃或37℃。多数冻干菌株会在几天后长出，但是少数菌会表现出延滞期延长的现象，需要将正常培养时间加倍。复活后的菌株为F1代。

(3) 将 TSB 生长的浓菌液吸 0.5mL 于菌株保藏管充分混匀后再将液体吸出，将保藏管于 -18℃下保存 1~3 年即为标准储备菌株 F2 代。将平板上生长的良好菌株接种于营养琼脂斜面（副溶血性弧菌用3%氯化钠营养琼脂）36℃培养24h 当作工作菌株，记录为 F3 代。

4. 工作菌株确认方法及依据

用无菌接种环取上述培养物，在相应的培养基平板（营养琼脂、大豆胰蛋白胨琼脂）上或相应的细菌鉴别平板（如伊红美蓝、麦康凯、BP 等）上划线分离单个菌落，置适宜条件下培养（若该类微生物为厌氧菌，则培养条件应为厌氧条件）。以同样方法取真菌和酵母菌至 SDA（萨布罗培养基）平板上或玫瑰红钠培养基平板上，23~28℃下培养 7 天；培养后观察是否具有典型的菌落状态，然后挑取单一纯菌落，进行革兰染色、镜检，观察其染色特征及菌体形态以确定菌种。

5. 污染处理

假如在该平板上发现有其他菌落生长，则说明操作有污染或菌种不纯。要将该污染培养物做灭菌处理，寻找原因，重新分离挑选纯菌落。

6. 菌种保存

所有菌种均由实验室专人（双人双锁）保存于专用冰箱或以其他方式保存。要建立菌种登记台账，详细记录菌种采集、保管、制备、使用、处置情况；每一种菌种一定要有检测鉴定报告（具体的鉴定方法见 ATCC 提供的菌种证书方法）。

具体菌种保存方法一般为：将复苏后肉汤与灭菌甘油按 15% 甘油比例（肉汤 8.5mL + 甘油 1.5mL）混合，-30℃下冻存（可用 2mL 冻存管冻存多管），作为保藏储备菌株 F1 代，也可使用商品化的菌种保存管。

7. 菌种的传代

（1）标准菌株的复苏：菌种操作应在无菌条件下进行，防止杂菌污染。每次使用和复苏时只需将小珠在平板上滚动或置肉汤中培养。

（2）标准储备菌株每转接一次须进行确认（确认参考一般为各自独有的形态，以及在鉴别培养基上的形态）。

（3）工作菌株转接的方法：配制营养琼脂培养基（溶血性弧菌加 3% 氯化钠），121℃ 高压灭菌 15 分钟后分装在试管内，冷却后备用。在无菌条件下，用接种环挑取菌苔至新鲜试管上作"米"字形划线接种，放置在 36℃ 的培养箱内培养 24 小时。

（4）工作菌株的使用：①内部质量控制：每个月进行一次阳性对照、培养基每批验收；②外部质量控制：能力验证、实验室比对。

（5）工作菌株的期间核查：①频率：每半年对使用标准菌株进行一次期间核查。②方法及依据：同工作菌株的确认一样。③建立标准菌株期间核查记录。

8. 菌种的标识

菌种代数的计算为干粉菌种为第 0 代，转接一次加一代。具体标识为：例单增李斯特氏菌第 0 代，标识为 DZ-0，第一代标识为 DZ-01，第一代有 12 支，则为 DZ-01-01……DZ-01-12；并标明日期，如 2020.02.13。

9. 菌种的保藏

（1）将试管内菌种放入冰箱中 2~8℃ 冷藏保存。

（2）将传代并经过培养后的菌种放入冰箱中 2~8℃ 保存。每支保存菌种需标明菌名、标准编号、传次、传代日期。

10. 菌种的销毁

（1）菌种使用后或超过贮存期的应进行销毁。

（2）需销毁的菌种，应用高压蒸气（121℃）灭菌 30 分钟。

（3）灭菌后，再进行清洗和处理。

（4）销毁的菌种应做好记录。销毁时由化验负责人监督，保管人员负责销毁。

三、实验室常用菌株保存方法

1. 斜面低温保存法

将分离纯化的待存菌接种于适宜的固体斜面培养基上，待充分生长后，用封口膜封口，贴上标签，保存于 4℃ 的冰箱中。此法操作简单，使用方便，不需要特殊设备，是实验室菌种保存最常用的方法。但保存时间短，一般每个月都要移种 1 次，而且菌种容易变异，所以此方法只适合实验室短期实验菌株的保存。

2. 半固体琼脂法

用接种针将已分离纯化的待存菌，穿刺接种于半固体中，放入培养箱培养后，封上无菌的液体石蜡，贴上标签，放4℃冰箱保存。此方法简便易操作，不需特殊设备，技术难度不大，但保存的时间不长，一般只能保存1年，而且对抵抗力弱以及一些特殊菌种只能存活3~6个月，需要频繁地传代，这样很容易使菌株受到污染、发生变异。所以此方法不适用于菌种的长期保存，只适合实验室一些要求不高的菌种的短期保存。

3. 液体石蜡保存法

将液体石蜡灭菌，放于37℃恒温箱中，使水汽蒸发。再将已分纯的待存菌放在最适宜的斜面培养基中培养，以得到健壮的菌体，用无菌吸管吸取已灭菌的液体石蜡，注入已长好的斜面培养基上，用量以高出斜面1cm为准，将试管直立，贴上标签，置4℃下保存。此法制作简单，不需要特殊设备，菌种可以保存1年左右不需要经常移种，缺点是保存的时候需要直立放置。此方法适合实验室短期保存，而且保存时需要一定的空间。

4. 高层半固体琼脂石蜡保存法

将待存菌经平板划线分离后，挑单个菌落用接种针反复穿刺接种到高固体琼脂培养基中，经培养箱培养后取出，用灭菌过的液体石蜡滴加到半固体琼菌种管表层约0.5cm高度，贴上标签，存放于4℃冰箱。此法操作简便，不需要特殊设备，效果好，可以保存菌株1~2年，所以适合实验室菌株的较长期的保存。

5. 纸片法

将已分纯的待存菌用无菌镊子镊取纸片，在纸片上刮取4~5个菌落，入冻存管内，盖上盖子后用封口胶布封住边缘，贴上标签，放入冰箱冷冻保存（-20℃左右）。此方法操作简单、不需特殊设备、经济实用、保存空间小等，而且保存时间至少2年，但对一些营养要求比较高的菌种，存活率不理想，所以此方法适合实验室一些营养要求不高的菌种较长时间的保存。

6. 甘油液保存法

将已分纯的待存菌接种于肉汤中，37℃培养18~24h，然后按5份肉汤溶液、2份甘油-生理盐水保存液的比例分装于灭菌的微量离心管或细胞冻存管中，贴上标签，置于-80~-20℃冰箱保存。此法操作简便，不需要特殊设备，效果好，可以保存菌种3年左右，无变异现象，而且此方法还可以保存一些要求较高的特殊菌种，适用范围广。所以此方法适合实验室普通菌种或特殊菌种的较长期的保存。

第十二节　加标回收率的计算方法、影响因素、结果判断及注意事项

加标回收率的高低不仅反映了分析人员的操作技术水平，更重要的是它反映了分析方法是否适合被测基体，帮助分析人员及时地发现分析中存在的问题，确保分析数据准确、可靠。

加标回收率就是在测定样品的同时，于样品的子样中加入一定量的标准物质进行测定，将其测定结果扣除样品的测定值，而得到加入标准物质的回收率。分为空白加标回收和样品加标回收两种。

（1）空白加标回收指在没有被测物质的空白样品基质中加入定量的标准物质，按样品的处理步骤分析，得到的结果与理论值的比值即为空白加标回收率。

（2）样品加标回收相同的样品取两份，其中一份加入定量的待测成分标准物质；两份同时按相同的分析步骤分析，加标的一份所得的结果减去未加标一份所得的结果，其差值同加入标准物质的理论值之比即为样品加标回收率。

加标回收率的测定可以和平行样的测定相同，一般多按随机抽取10%~20%的样品量做加标回收率

测定。例如，有10个样品待测定，则可以从中随机抽出2个样品做加标回收率测定。抽出的2个样品各取4份，其中2份做平行本底测定，另2份做平行加标回收率测定。

加标回收率的测定往往由于样品中待测物质含量未知，难以估计加标量，需预先测定样品含量，再作回收率测定。由于加标回收受加标量大小的影响，因此，必须对加标量有所规定：①加标物质的形态应该和待测物的形态相同；②加标样品和样品中待测物浓度应控制在精密度相当的范围内。

一般情况下规定：①加标量应尽量与样品中待测物质含量相等或相近，并应注意对样品容积的影响；②当样品中待测物质含量接近方法检出限时，加标量应控制在校准曲线的低浓度范围；当样品中待测物含量小于方法检出限时，以检出限的量作为待测物质的含量加标；③一般加标量不得大于待测物含量的3倍；④加标后的测定值不应超出方法的测定上限的90%；⑤当样品中待测物浓度高于校准曲线的中间浓度时，加标量应控制在待测物浓度的半量。

1. 加标回收率的计算公式

$$回收率 P = (加标试样测定值 - 试样测定值)/加标量 \times 100\%$$

（1）理论公式使用的前提条件。文献中对加标回收率的解释是："在测定样品的同时，于同一样品的子样中加入一定量的标准物质进行测定，将其测定结果扣除样品的测定值，以计算回收率。"因此，使用理论公式时应当满足以下2个条件：①同一样品的子样取样体积必须相等；②各类子样的测定过程必须按相同的操作步骤进行。

（2）理论公式使用的约束条件。文献中强调指出：加标量不能过大，一般为待测物含量的0.5~2.0倍，且加标后的总含量不应超过方法的测定上限；加标物的浓度宜较高，加标物的体积应很小，一般以不超过原始试样体积的1%为好。

（3）理论公式的不足之处。各文献对公式中"加标量"一词的定义，均未准确给定，使其含义不是十分明确。从公式的分子上分析，加标量应为浓度单位；从公式的分母上理解，应为加入一定体积的标准溶液中所含标准物质的量值，为质量单位。

若公式中的加标量为浓度单位，此时的加标量并不是指标准溶液的浓度，而应该是加标体积所含标准物质的量值除以试样体积（或除以试样体积与加标体积之和）所得的浓度值。这里存在着浓度换算，而在理论公式中并没有明确予以表现。

2. 影响加标回收率值的因素

（1）分析方法及实验条件。有的项目由于分析方法有局限，而造成加标回收率值较低；由于实验条件（装置、仪器等）较差，对加标回收值的影响也较大，例如水中硫化物的测定。

（2）样品中的本底值。一般在分析方法适用浓度范围的中、高浓度水平，加标回收率与浓度水平关系不大。但是，在低浓度区加标回收率要受样品中本底值的影响。通常，样品中本底值越低，加标回收率越低。

（3）加标量对加标回收率的影响。①加入过多或过少标准物质，均不能保证加标样品和样品中所含待测物浓度在相同的精密度范围内；②当样品中待测物含量较高时，加入标准物质过高，使加标后测定值接近方法的检出上限，这样测得加标样中待测物的误差较大，加标后引起的浓度增量在方法测定上限浓度C的0.4~0.6倍为宜；③当样品中待测物含量较低时，加入标准物质太少，测得回收率值较差；加入标准物质太多则会改变待测物质在加标样品和样品中的测定背景；④当加入标准物质是有机溶剂时，加标量过多，则会造成溶剂和标准物质难以在水中溶解，从而因溶解度问题造成对加标回收率的影响。

3. 加标回收测定结果判断

结果判断的一般方法。加标回收率测定所得结果一般按方法规定的水平进行判断，或在质量控制图中检验。在没有这两项依据时,可按95%~105%的域限做判断标准,超出此域限的,再按测定结果的标准差、自由度、给定的置信限和加标量计算,加标回收率的可按受域P。

4. 注意事项

(1) 加标物的形态应和待测物的形态相同。

(2) 加标量应和样品中所含待测物的测量精密度控制在相同的范围内,一般情况下作如下规定:①加标量应尽量与样品中待测物含量相等或相近,并应注意对样品容积的影响;②当样品中待测物含量接近方法检出限时,加标量应控制在校准曲线的低浓度范围;③在任何情况下,加标量均不得大于待测物含量的3倍;④加标后的测定值不应超出方法的测定上限的90%;⑤当样品中待测物浓度高于校准曲线的中间浓度时,加标量应控制在待测物浓度的半量。

第二章
药品质控实验室常用仪器及方法问题解析

第一节 高效液相色谱常见故障排除方法

高效液相色谱法是色谱法的一个重要分支，以液体为流动相，采用高压输液系统，将具有不同极性的单一溶剂或不同比例的混合溶剂、缓冲液等流动相泵入装有固定相的色谱柱，在柱内各成分被分离后，进入检测器进行检测，从而实现对试样的分析。但是作为一个相对复杂的仪器，在使用过程中你是不是遇到了关于 HPLC 的各种问题？以下内容或许能帮到您。

一、压力异常

（一）无压力显示、无流动相流动
药品质控实验室常用仪器及方法问题解析。
1. 泵未启动
解决方法：①设置适合的泵流量；②溶剂管理器中设置充足的溶剂余量。
2. 工作站未正常连接
（1）仪器指示灯常亮：①网线/USB 线异常，更换网线/USB 线；②工作站端口未设置，设置工作站端口；③电脑 IP 与工作站 IP 冲突，修改电脑 IP。
（2）仪器状态灯闪烁：①CAN 线连接异常，重新拔插一下 CAN 线；②通讯板灯异常，更换通讯板。
3. 柱塞杆折断
解决方法：更换柱塞杆。
4. 泵头内有空气
解决方法：①溶剂脱气；②打开旁路放空阀 5mL/min 高流量放空。
5. 流动相不足
解决方法：补充流动相。
6. 过滤沉子堵塞
解决方法：更换过滤沉子。
7. 单向阀损坏
解决方法：更换单向阀。
8. 漏液
解决方法：拧紧或更换相应的漏液部件。

（二）流动相流动正常但没有压力显示
旁路放空阀组件损坏

解决方法：更换旁路放空阀组件。

（三）压力持续偏高/不断升高

1. 保护柱阻塞

解决方法：清洗或更换保护柱。

2. 流速设定过高

解决方法：调整流速设定。

3. 柱前筛板堵塞

解决方法：①在允许的情况下反冲色谱柱；②更换筛板；③更换色谱柱。

4. 流动相使用不当或缓冲盐结晶沉淀

解决方法：①使用恰当的流动相；②冲洗色谱柱。

5. 色谱柱选择不当

解决方法：选择恰当的色谱柱。

6. 进样阀损坏

解决方法：清洗或更换进样阀。

7. 柱温过低

解决方法：提高柱温。

8. 工作站失常

解决方法：①如果是工作站问题，就更换工作站；②如果是电脑版本和工作站冲突，就更换成推荐配置的电脑。

9. 在线过滤器阻塞

解决方法：清洗或更换在线过滤器。

（四）压力持续偏低/不断下降

1. 系统漏液

解决方法：确定漏液位置并维修。

2. 流速设定过低

解决方法：调整流速。

3. 色谱柱选择不当

解决方法：选择适合的色谱柱。

4. 柱温过高

解决方法：降低温度。

5. 控制器失常

解决方法：维修或更换控制器。

6. 工作站失常

解决方法：①更换工作站；②若电脑版本与工作站冲突，更换成推荐配置的电脑。

（五）压力波动

1. 泵中有气体

解决方法：①溶剂脱气；②除去泵中气体。

2. 单向阀损坏

解决方法：更换单向阀。

3. 泵密封损坏

解决方法：更换密封圈。

4. 脱气不充分

解决方法：①溶剂脱气；②改变脱气方法（使用在线脱气法等）。

5. 系统漏液

解决方法：确定漏液位置并维修。

二、漏液

（一）接头处漏液

1. 接头问题

解决方法：①接头的松紧应适当，不宜过松或者过紧；②接头污染应拆下清洗或者更换。

2. 接头处连接管未正常连接

解决方法：①拧松接头，先将连接管固定或压到底，再拧紧接头；②韧环或连接管发生不可恢复的变形引起的漏液，更换韧环或连接管路。

3. 部件不匹配

解决方法：使用同一品牌的配件。

（二）泵漏液

1. 单向阀松动

解决方法：①拧紧单向阀（不必拧得过紧）；②更换单向阀。

2. 接头松动

解决方法：将接头拧到合适的程度。

3. 泵密封损坏

解决方法：维修更换密封圈。

4. 旁路放空阀组件损坏

解决方法：①拧紧旁路放空阀；②维修或更换旁路放空阀。

5. 比例阀损坏

解决方法：①检查隔膜，如果漏液立即更换；②更换垫片。

（三）检测器漏液

1. 流通池垫片损坏

解决方法：①避免过大的背景压力（压力降低）；②更换垫片。

2. 流通池破碎

解决方法：更换窗口。

3. 手紧接头漏液

解决方法：拧紧或更换。

4. 废液管堵塞

解决方法：更换废液管。

5. 流通池堵塞

解决方法：重新安装或更换。

当仪器的 CAN 线都已经正常连接，且仪器处于打开状态时，通讯板上的指示灯处于闪烁的状态。

若通讯板上的指示灯不亮或常亮,为通讯板异常。通讯板的指示灯不亮,可能是通讯板未接通电源。检查仪器是否开机,CAN 线是否有松动情况。若通讯板常亮,为通讯板异常,更换通讯板。

若输液泵中存在大量的气泡或新仪器安装时,使流动相充满溶剂瓶到输液泵的管路,并检查泵上各个接头处,确保仪器未漏液。然后将旁路放空阀上接到进样器的管路卸下,用堵头堵住。打开旁路放空阀,用 5mL/min 的流量冲洗,并隔 1 分钟左右将旁路放空阀旋紧 2~3s,观察工作站中的压力显示(压力不得超过 25MPa),然后迅速旋松,不断循环此操作 5 分钟。将旁路放空阀到进样器的管路连接好,观察输液泵是否正常吸液或压力波动是否好转,若现象有好转,但仍然压力波动较大,则重复此操作至压力平稳。

第二节 GC-MS 质谱分析方法

质谱仪种类很多,不同类型的质谱仪主要差别在于离子源。离子源的不同决定了对被测样品的不同要求,同时,所得信息也不同。质谱仪的分辨率同样十分重要,高分辨质谱仪可给出化合物的组成式,对于未知物定性至关重要。因此,在进行质谱分析前,要根据样品状况和分析要求选择合适的质谱仪。

目前,有机质谱仪主要有两大类:气相色谱-质谱联用仪与液相色谱-质谱联用仪,现就这两类仪器的分析方法叙述如下:

一、GC-MS 分析条件的选择

在 GC-MS 分析中,色谱的分离与质谱数据的采集同时进行,为了使每个组分都得到分离和鉴定,必须设置合适的色谱和质谱分析条件。

色谱条件包括色谱柱类型(填充柱或毛细管柱)、固定液种类、汽化温度、载气流量、分流比、温升程序等。

设置原则是:一般情况下均使用毛细管柱,极性样品使用极性毛细管柱,非极性样品采用非极性毛细管柱,未知样品可先用中等极性毛细管柱,试用后再调整。当然,如果有文献可以参考,就采用文献所用条件。

质谱条件包括电离电压、电子电流、扫描速度、质量范围,这些都要根据样品情况进行设定。为了保护灯丝和倍增器,在设定质谱条件时,还要设置溶剂去除时间,使溶剂峰通过离子源之后再打开灯丝和倍增器。在所有的条件确定之后,将样品用微量注射器注入进样口,同时,启动色谱与质谱,进行 GC-MS 分析。

二、GC-MS 数据采集

有机混合物样品用微量注射器由色谱仪进样口注入,经色谱柱分离后进入质谱仪,在离子源被电离成离子。离子经质量分析器、检测器之后即成为质谱仪信号并输入计算机。样品由色谱柱不断流入离子源,离子由离子源不断进入分析器并不断得到质谱,只要设定好分析器扫描的质量范围和扫描时间,计算机就可以采集到一个个的质谱。

如果没有样品进入离子源,计算机采集到的质谱各离子强度均为 0。当有样品进入离子源时,计算机就采集到具有一定离子强度的质谱,并且计算机可以自动将每个质谱的所有离子强度相加,显示出总离子强度,总离子强度随时间变化的曲线就是总离子色谱图,总离子色谱图的形状和普通的色谱图是相一致的,它可以说是用质谱作为检测器得到的色谱图。

质谱仪的扫描方式有 2 种:全扫描与选择离子扫描。全扫描是对指定质量范围内的离子全部扫描并记录,得到的是正常的质谱图,这种质谱图可以提供未知物的分子量和结构信息。

质谱仪还有另外一种扫描方式叫选择性离子监测（SIM），此种扫描方式是只针对选定的离子进行检测，而其他离子不被记录。

它的优点：对离子进行选择性检测，只记录具有特征的、感兴趣的离子，不相关的、干扰离子通通被排除；选定离子的检测灵敏度大大提高。在正常扫描情况下，假定1秒钟扫描2~500个质量单位。那么扫过每个质量所花的时间大约是1/500秒，也就是说，在每次扫描中，有1/500秒的时间是在接收某一质量的离子。在选择离子扫描的情况下，假定只检测5个质量的离子，同样，也用1秒，那么，扫过一个质量所花的时间大约是1/5秒。也就是说，在每次扫描中，有1/5秒时间是在接收某一质量的离子。因此，采用选择离子扫描方式比正常扫描方式灵敏度可提高大约100倍。

由于，选择离子扫描只能检测有限的几个离子，不能得到完整的质谱图，因此，不能用来进行未知物定性分析，但是，如果选定的离子具有很好的特征性，也可以用来表示某种化合物的存在。选择离子扫描方式最主要的用途是定量分析，由于它的选择性好，可以把由全扫描方式得到的非常复杂的总离子色谱图变得十分简单，消除其他组造成的干扰。

三、GC – MS 得到的信息

1. 总离子色谱图

计算机可以将采集到每个质谱的所有离子相加得到总离子强度，总离子强度随时间变化曲线就是总离子色谱图，总离子色谱图的横坐标是出峰时间，纵坐标是峰高。图中每个峰表示样品的一种组分，由每个峰可以得到相应化合物质谱图；峰面积与该组分含量成正比，可用于定量。由 GC – MS 得到的总离子色谱图与一般色谱仪得到的色谱图基本上一致，只要所用色谱柱相同，样品出峰顺序便相同。其差别在于，总离子色谱图运用的检测器是质谱仪，而一般色谱所用的检测器是氢焰、热导等，两种色谱图中各成分的校正因子不同。

2. 质谱图

由总离子色谱图可以得到任何一种组分的质谱图。一般情况下，为了提高信噪比，通常由色谱峰峰顶处得到相应质谱图，但如果两个色谱峰相互干扰，应尽量选择不发生干扰的位置得到质谱图，或通过扣本底消除其他组分影响。

3. 库检索

得到质谱图后可以通过计算机检索对未知化合物进行定性。检索结果可以给出几个可能的化合物，并按匹配度大小顺序排列出这些化合物的名称、分子式、分子量和结构式等。使用者可以根据检索结果和其他的信息，对未知物进行定性分析。目前，GC – MS 联用仪有几种数据库。应用最为广泛的有 NIST 库和 Willey 库，前者目前有标准化合物谱图13万张，后者有近30万张。此外，还有毒品库、农药库等专用谱库。

4. 质量色谱图（或提取离子色谱图）

总离子色谱图是将每种质谱的所有离子加和得到。同样，由质谱中任何质量离子也可得到色谱图，即质量色谱图。质量色谱图是由全扫描质谱中提取出一种质量的离子而得到的色谱图。因此，又称为提取离子色谱图。假定做质量为 m 的离子质量色谱图，如果某化合物质谱中不存在该种离子，那么该化合物就不会出现色谱峰。

一个混合物样品中可能只有几个甚至一个化合物出峰。利用该特点可识别具有某种特征的化合物，也可通过选择不同质量的离子做质量色谱图，使正常色谱不能分开的两个峰实现分离，以便进行定量分析。由于质量色谱图是采用一种质量的离子做色谱图，因此进行定量分析时也需要使用同一离子得到质量色谱图测定校正因子。

5. 选择离子监测

一般扫描方式是连续改变 Vrf，使不同质荷比的离子顺序通过分析器到达检测器，而选择离子监测则是对选定离子进行跳跃式扫描。采用该种扫描方式可提高检测灵敏度。由于该种方式灵敏度高，因此，适用于量少且不易得到的样品分析。利用选择离子方式不仅灵敏度高，而且选择性好，在许多干扰离子存在时，利用正常扫描方式所得信号值可能很小，噪声可能很大，但用选择离子扫描方式，只选择特征离子，噪声会变得很小，信噪比大大提高。

在对复杂体系中某一微量成分进行定量分析时，常采用选择离子扫描方式。由于选择离子扫描不能得到样品全谱，因此该种色谱图不能进行库检索，利用选择离子扫描方式进行 GC-MS 联用分析时，得到的色谱图在形式上类似质量色谱图，但实际上，二者有巨大的差别。质量色谱图利用全扫描方式得到，因此可得到任何一个质量的质量色谱图。扫描时选定哪个质量，就只能有那个质量的色谱图。如果二者选择同一质量，那么，用 SIM 灵敏度要高得多。

四、GC-MS 定性分析

目前，色质联用仪数据库中，一般储存有近 30 万个化合物标准质谱图。因此，GC-MS 最主要的定性方式是库检索。由总离子色谱图可以得到任一组分的质谱图，由质谱图可以利用计算机在数据库中检索。检索结果，可以给出几种最可能的化合物，包括化合物名称、分子式、分子量、基峰及可靠程度。

利用计算机进行库检索是一种快速、方便定性的方法，但是，在利用计算机检索时应注意如下几个问题：数据库中所存质谱图有限，如果未知物是数据库中没有的化合物，检索结果也给出几个相近的化合物。显然，这种结果是错误的。由于质谱法本身的局限性，一些结构相近的化合物其质谱图也相似，这种情况也可能造成检索结果不可靠。由于色谱峰分离不好以及本底及噪声的影响，使得质谱图质量不高，这样所得到的检索结果也会很差。

因此，在利用数据库检索之前，应首先得到一张很好的质谱图，并利用质量色谱图等技术判断质谱中有没有杂质峰；得到检索结果之后，还应根据未知物的物理、化学性质以及色谱保留值、红外、核磁谱等综合考虑，才能给出定性结果。

五、GC-MS 定量分析

GC-MS 定量分析方法类似于色谱法定量分析，由 GC-MS 得到的总离子色谱图或质量色谱图，其色谱峰面积与相应组分的含量成正比，若对某一组分进行定量测定，可以采用色谱分析法中的归一化法、外标法、内标法等不同方法进行。

与色谱法定量不同的是，GC-MS 法除了可利用总离子色谱图进行定量之外，还可利用质量色谱图进行定量，这样做可最大限度地去除其他组分的干扰。

值得注意的是，质量色谱图由于运用一种质量离子作出，它的峰面积与总离子色谱图具有较大差别，在进行定量分析过程中，峰面积与校正因子等都需要使用质量色谱图。

为提高检测灵敏度及减少其他组分的干扰，在 GC-MS 定量分析过程中质谱仪经常采用选择离子扫描方式。对于待测组分，可选择一种或几种特征离子，而相邻组分不存在这些离子。用该种方式得到的色谱图，待测组分不存在干扰。用选择离子得到的色谱图进行定量分析，具体分析方法与质量色谱图类似，但其灵敏度比利用质量色谱图高，GC-MS 定量分析中经常采用此方法。

第三节　紫外可见分光光度计的操作流程

紫外分光光度法是根据物质的吸收光谱，来研究物质的成分、结构和物质间相互作用的有效方法。紫外分光光度计可以在紫外可见光区任意选择不同波长的光。物质的吸收光谱就是物质中的分子和原子吸收了入射光中的某些特定波长的光能量，相应地发生了分子振动能级跃迁和电子能级跃迁的结果。

由于各种物质具有各自不同的分子、原子和不同的分子空间结构，其吸收光能量的情况也就不会相同，因此，每种物质就有其特有的、固定的吸收光谱曲线，可根据吸收光谱上的某些特征波长处的吸光度的高低判别或测定该物质的含量。

一、紫外分光光度计用途

（1）检定物质。根据吸收光谱图上的一些特征吸收，特别是最大吸收波长 $\lambda - \max$ 和摩尔吸收系数 ε 是检定物质的常用物理参数。这在药物分析上就有着很广泛的应用。在国内外的药典中，已将众多的药物紫外吸收光谱的最大吸收波长和吸收系数载入其中，为药物分析提供了很好的手段。

（2）与标准物及标准图谱对照。将分析样品和标准样品以相同浓度配制在同一溶剂中，在同一条件下分别测定紫外可见吸收光谱。若两者是同一物质，则两者的光谱图应完全一致。如果没有标样，也可以和现成的标准谱图对照进行比较。这种方法要求仪器准确，精密度高，且测定条件要相同。

（3）比较最大吸收波长吸收系数的一致性。

（4）纯度检验。

（5）推测化合物的分子结构。

（6）氢键强度的测定。实验证明，不同的极性溶剂产生氢键的强度也不同，这可以利用紫外光谱来判断化合物在不同溶剂中氢键的强度，以确定选择哪一种溶剂。

（7）络合物组成及稳定常数的测定。

（8）反应动力学研究。

（9）在有机分析中的应用。有机分析是一门研究有机化合物的分离、鉴别及组成结构测定的科学，它是在有机化学和分析化学的基础上发展起来的综合性学科。

二、紫外分光光度计使用注意事项

1. 温度和湿度是影响仪器性能的重要因素

它们可以引起机械部件的锈蚀，使金属镜面的光洁度下降，引起仪器机械部分的误差或性能下降，造成光学部件如光栅、反射镜、聚焦镜等的铝膜锈蚀，产生光能不足、杂散光、噪声等，甚至使仪器停止工作，从而影响仪器寿命。维护保养时应定期加以校正。使用紫外分光光度计应具备四季恒湿的仪器室，配置恒温设备，特别是地处南方地区的实验室。

2. 环境中的尘埃和腐蚀性气体

亦可以影响机械系统的灵活性，降低各种限位开关、按键、光电耦合器的可靠性，也是造成必备部件铝膜锈蚀的原因之一。因此，紫外分光光度计必须定期清洁，保障仪器室内的卫生条件，防尘。

3. 除尘

紫外分光光度计仪器使用一定周期后，内部会积累一定量的尘埃，最好由维修工程师或在工程师指导下定期开启仪器外罩对内部进行除尘工作。

同时，将各发热元件的散热器重新紧固，对光学盒的密封窗口进行清洁，必要时对光路进行校准，对机械部分进行清洁和必要的润滑。最后，恢复原状，再进行一些必要的检测、调校与记录。分析仪器工作者要懂得仪器的日常维护和对主要技术指标的简易测试方法，自己经常对仪器进行维护和测试，以保证仪器处于最佳状态。

三、紫外可见分光光度计详细操作流程及校准方法

1. 紫外可见分光光度计光度测量

①在模式选择屏幕中选择 <1. Photometric 光度>选项，将显示参数配置屏幕；②用 GOTOWL 键设定测量波长；③按 F2 键设定进样控制；④按 START/STOP 键时，测量开始，显示测量屏幕；⑤如需做空白校正，应在测量前先设置空白样品，然后，按 AUTO – ZERO 键，将测量值置为 OABS（100%）。

2. 紫外可见分光光度计校正

①开机预热 10 分钟；②放入黑块和标样（可自行配置），关闭盖子；③校 0；④把灯光对着黑块，把透光度调至 0；⑤把灯光对标样，将吸光度调到 100%。

3. 参比溶液介绍

参比溶液又称空白溶液。测量时用作比较的、不含被测物质且其基体尽可能与试样溶液相似的溶液。通常，用参比溶液扫描的曲线应是一条平坦的直线。有时，基体虽不含被测物质，但含有别的物质，这时必须保证其不影响测试。常见问题是试剂空白溶液中含有被测物质，此时必须经过纯化将其除去，否则将影响测定结果。

4. 紫外可见分光光度计使用注意事项

（1）开机前应先预热 15 分钟，然后开机自检。

（2）湿度要控制在 75% 左右，温度在 5~30℃ 之间。

（3）仪器要接稳压电源，接地更好，并且避免阳光直接照射。

5. 常见故障及处理方法

（1）光门不能完全关闭：修复光门部件，使其完全关闭。

（2）透过率"100%"旋到底了：重新调整"100%"旋钮。

（3）仪器严重受潮：可打开光电管暗盒，用电吹风机吹上一会儿使其干燥，并更换干燥剂。

分析仪器工作者要懂得仪器的日常维护和对主要技术指标的简易测试方法，经常对仪器进行维护和测试，以保证仪器处于理想状态。

第四节 电位滴定常见问题

1. 什么是等当点（EQP）滴定

当向样品中不断加入滴定剂，达到按照化学反应方程式的反应比例的摩尔量时，被测样品与滴定剂反应完全，反应终止。等当点即我们平时说的"拐点""突越点"或"转折点"。

大多数精确的滴定测试原理为等当点（EQP）滴定。在逐渐添加滴定剂的同时，根据电势和体积来绘制滴定曲线，并绘制出一阶导数曲线。通过算法确定出一阶导数曲线的最大峰值，该点即滴定和样品反应完全的等当点。

2. 什么是终点（EP）滴定

当向样品中不断加入滴定剂，滴定到某一 pH 值或 mv 值时，反应终止。

3. 电极应该保存在什么溶液中

当存放一支复合电极时，理想的情况是保持电极的平衡。这个原理通常应用于有电解液流动的电极的参比部分。通常情况下，最好的保存介质是参比系统的电解液。

对于半电极而言，目前使用的主要有3种类型：一种是通常的pH半电极，它的最佳存储介质是pH值为7的缓冲液。常使用的半电极的第二种类型是离子选择性电极（ISE）。多数ISE短时间的保持液通常是被测离子的稀释液（0.001M），这可以保证电极随时可用；多数ISE长期的保存方式是干放。第三个半电极类型是双接合部（或单接合部）的参比电极，它短时间的保持液是盐桥电解液，长期保存的方式是倒空电解液后干放。

4. 为什么测量结果是估计结果的一半或2倍

这种现象有2个主要的原因。一个是滴定管的大小没有被正确定义，如自动电位滴定仪中定义的是10mL滴定管，而实际使用的滴定管是20mL的。在这种情况下得到的结果将是估计值的一半。第二个可能性是计算公式中z（等量数或者化合价）的设置值的问题。这种情况，您应该知道滴定的真实等当点。最典型的例子是HCl滴定碳酸钠的含量。如果它的滴定在第一等当点以后结束，那么应该为碳酸盐的反应，对应的当量数应该是1，而不是在写化学方程式时表示的2。这是因为这个反应是两步反应，碳酸盐首先反应生成重碳酸盐（碳酸氢盐），然后只有继续反应才能产生二氧化碳、氯化钠和水。如果滴定一直继续到发现有气泡产生（有二氧化碳产生），那么对应的z值是2。

5. 滴定曲线上有明显的突越，为什么却得不到结果或结果为0

这种现象有很多的原因，但最常见的原因是该方法中设置的阈值太高。将本次滴定的测量表格打印出来，从一阶导数中查找最大的值。这个方法的阈值设置应该小于这个值。通常建议的阈值设置是陡峭曲线一阶导数最大值的50%，平坦曲线一阶导数最大值的80%。阈值设置的主要目的是消除杂峰或不正确的等当点。没有结果的其他原因还包括但不仅仅是不正确的趋势设置、等当点的范围设置太小。

6. 采用自动电位滴定仪的等当点滴定的结果为什么会与手工滴定的结果不同

当用pH值指示剂进行酸碱滴定时，这种结果上的差异通常是明显的。这种现象的第一个原因是这些pH值指示剂的颜色变化是有一定的pH值范围，而非一个固定的pH值。实际的指示剂颜色的突变与被测样品密切相关，并且可能不与化学反应的等当点相符。这可以通过采用与样品测试同样的方法进行滴定剂浓度的标定的措施来尽可能降低这种差异。这种差异的第二个原因主要是人眼对颜色突变判断的敏感性。当颜色突变已经发生时，人眼可能仍未发现任何变化。这可以通过一个光度电极来演示这种变化。使用光度电极就能在人眼发现颜色突变之前轻易地发现在光度电极的透射率上非常清晰的变化。在用光度电极代替pH电极监控典型的酸/碱滴定过程中，在信号上急剧的变化发生在极少一点过量的酸（或碱）添加后的那一刻，因此它正确地判断了一个更加真实的滴定终点。

7. 当用氢氧化钠（NaOH）进行滴定时，为什么有时会出现2个等当点

氢氧化钠（NaOH）或氢氧化钾（KOH）有吸收二氧化碳形成碳酸钠的，生成的碳酸盐在样品滴定过程中也会与酸起反应，这导致2个等当点的发生。新配制的氢氧化钠溶液经常会发生这种现象。此中的原因是用于配制溶液的固体NaOH（经常是颗粒状）的表面也会吸收二氧化碳，形成碳酸盐薄层。要制备新鲜的没有碳酸盐的氢氧化钠溶液，唯一可行的方法是预先冲洗一下固体NaOH或使用新鲜制备的固体NaOH，同时需要用刚煮沸的去离子水（或蒸馏水）。一旦配好了这种溶液，需要在试剂瓶上加一个充满NaOH固体的干燥管来保护溶液免受二氧化碳影响。一旦用氢氧化钠或氢氧化钾滴定时发现有2个等当点的现象，重新配制新鲜的滴定剂。对废弃溶液的一种处理方法是将这个溶液煮沸，冷却后再用非常精细的滤纸进行过滤。

8. 如何在自动电位滴定仪上进行方法认证

在自动电位滴定仪上认证滴定方法时，需要检查的事项包括准确性、精度、可重复性、线性、系统误差、耐用性，以及检测极限。

9. 进行TAN（总酸值）或TBN（总碱值）滴定时，为什么随着样品的测量发现滴定的速度越来越慢，滴定曲线弯曲度越来越平坦，最后甚至无法得到结果

TAN（总酸值）和TBN（总碱值）的滴定是用玻璃pH电极进行非水的酸碱滴定。为了保证玻璃pH电极工作正常，有必要保证电极底部的球状玻璃膜表面有一薄层水化"胶体"层。这种水化作用是将电极浸泡在水中一段时间后实现的。在非水酸碱滴定的过程中，水化色胶体层会慢慢地被脱水而导致电极得到较弱和较不稳定的测量信号。较弱的信号意味着信号的突越会比较小，同时取决于自动电位滴定仪的设置，可能会导致自动电位滴定仪无法正确识别这个突越。这个问题的解决方法是将电极在每个样品之间重新水化处理，同时这实际上也是ASTM方法中测定TAN/TBN所要求的。这个问题可以通过将电极用溶解样品的溶剂冲洗后再浸泡在水中2~3分钟来解决。

10. 采用自动电位滴定仪进行EDTA或EGTA滴定时，为什么还要调节被测样品的pH值或添加pH缓冲液

多数采用EDTA和EGTA滴定剂的络合滴定的成功或失败主要取决于反应后稳定络合物的生成和指示剂的颜色变化（如果采用颜色变化来指示滴定终点）。金属-EDTA和EGTA络合物的稳定常数完全取决于溶液的pH值，因为pH值会影响生成的颜色指示的络合物的稳定性。因此，对大多数的络合滴定而言，调节溶液的pH值是非常重要的。除了调节pH值外，有时候需要添加pH缓冲液的原因是在生成金属配合基络合物的同时会伴随着质子（H^+）的产生，这会导致pH值的降低。

第五节 流动相中常见的pH调节剂和缓冲盐的选择

首先从不带缓冲能力的调节剂说起，这些化合物通常都是一些小分子的酸或碱，只能改变pH值，不具备缓冲能力。

一、酸类

（1）甲酸：通常使用的浓度在1%以下，能够让水的pH值达到2以上的级别。

（2）乙酸：酸性比甲酸略弱，通常使用浓度不超过5%，能够使水的pH值达到2以上的级别。

（3）三氟乙酸：比较强的酸，使用浓度通常不超过0.5%，能使水的pH值达到2以下，具有很大的离子强度及一定的离子对作用，是分析蛋白/多肽时常用的添加剂。

以上3种酸最致命的问题在于低波长下的紫外吸收，通常不建议在小于215nm波长的情况下使用，另外就是甲酸/乙酸还有比较大的挥发性，时间久了浓度会发生变化。

（4）磷酸：这是一种不挥发性的酸，离子强度也不错，最重要的是，它在低波长紫外区无本底吸收，但是它也存在不少缺点，比如不能兼容质谱方法，对色谱柱寿命影响大等。除此之外，还有一些其他的酸，比如硫酸、盐酸或者柠檬酸，使用是非常罕见的。

二、碱类

碱类添加剂常见的是氨水和三乙胺，两者都能让水的pH值达到非常高的水平，高到能把硅胶颗粒溶解，要慎用。另外就是这两种溶剂通常不太干净，尤其是三乙胺，即使是色谱纯，放久了也可能会变质导致污染。

三、盐类

比起单纯的酸碱，盐类特别是具有缓冲能力的盐类可以很好地控制流动相的 pH 值，根据不同缓冲盐中两种盐的配比，可以很容易地配置出一定 pH 值的缓冲溶液。

（1）甲酸盐：通常在液相色谱中常用的甲酸盐都是甲酸铵，这类盐的溶解度好，完全兼容液质联用的方法，对色谱柱的伤害也比较小，但是缺点是离子强度比较低，另外就是甲酸盐比较容易吸潮，称量的时候比较困难，在流动相里还可能挥发；与甲酸配合，可以得到甲酸 - 甲酸铵缓冲体系，pH 值大概缓冲能力在 3~4.5，只要调节两者浓度的比例即可。

（2）乙酸盐：常见为乙酸铵，在使用上和甲酸盐十分类似，离子强度也不高，与乙酸配合的乙酸 - 乙酸铵缓冲体系 pH 值的控制能力在 4~5.5。

（3）磷酸盐：常用的是磷酸的钠盐和钾盐，二者对 pH 值的控制能力十分接近，只是离子强度稍有差异，绝大多数情况下是可以互换使用的，磷酸由于是多元酸，能够形成一氢盐和二氢盐，所以使用磷酸缓冲体系调节 pH 值也是组合比较多、跨度比较大的，并且可以提供较高的离子强度，可惜，磷酸盐流动相体系无法兼容质谱，并且对色谱柱损伤较大。

以磷酸钠盐为例，可以有以下两种组合的缓冲体系：①磷酸 - 磷酸二氢钠，pH 值可以达到 1.2~3.1 的范围；②磷酸二氢钠 - 磷酸氢二钠，pH 值可以达到 6.5~8 的范围。

上述的缓冲对能调节的 pH 值范围指的都是在保持缓冲能力的范围之内，如果仅仅是调节 pH 值的话，范围还可以再扩展一些。

第六节 实验室常用玻璃量器的正确使用方法

一、量瓶

吸量管用蒸馏水清洗之后，再用待用液体冲洗。吸量管吸取液体至零标线以上或所需刻度线以上几毫米。建议使用能使待测液体自由流动的吸具，如吸球等。

为了得到正确的量出容量，吸量管应按其产品标准中有关容量定义所述的方法操作。吸量管与接收容器脱离之前，应遵守规定的等待时间。通常吸量管挂壁液体流至流液口的等待时间规定 3s 即可，而且不需要准确测定。一旦确定弯液面达到流液口并趋于静止，吸量管即可与接收容器脱离接触。留在流液口的余液不得排出，而"吹出"式吸量管则应吹出其最后的余液作为量出容量的一部分。与滴定管一样，非常黏稠的液体不方便准确地吸取。通常用于容量分析的稀释水溶液是适用的，而且无明显误差。

二、量筒和量杯

量筒经清洗和干燥后，充以待测液体至标称容量刻线或所需的刻线上几毫米处，接着用吸管将多余的液体吸出。

三、滴定管

滴定管（包括旋塞阀和流液口）用蒸馏水清洗后，再用待用的试液冲洗 3 次。如果滴定管尺寸不够大，其顶部插不进温度计，可设置一根足以容纳温度计的普通玻璃试管夹在滴定管旁边。

将夹在垂直位置的滴定管充水至零线以上几毫米，如果管壁沾湿，则在调定零线以前应有充分的沥液时间，为了排除旋塞阀和流液口间气泡，在调定零线之前应从流液口排放一些液体再注液。

流出时间是指当旋塞阀全开时液体从零线至标称容量自由流出所用的时间。为了得到最佳准确度，应使用分度修正值。在放液时旋塞阀应全开，流液口不得与接收容器及液面接触。因此，对滴定管来说，最好能估算出试样需耗用多少毫升溶液方可到达终点，如果有足够的试样可进行一次预先的滴定来得到这一点。如果不能这样做，只要滴定时间不超过规定流出时间60s，则在容量允差为±t mL时，所产生的误差一般小于±t mL。如果规定了等待时间，则为旋塞阀关闭后与最后读数之前的那段时间，通常不得在滴定进行时观测等待时间，因为达到滴定终点的时间一般比规定的等待时间长。

上述使用情况适用于黏度与水相似的透明液体，特别黏稠的液体不能准确而方便地使用，因为这样会在管壁上留下大量的黏液，而且流速很慢，但是通常用于容量分析的稀释水溶液是适用的，而且无明显的误差。例如，1mol/L的溶液产生的误差小于A级的允差，而0.1mol/L的溶液则产生的误差相应更小。当使用非水液体时准确度也会降低，因为它们的表面张力与水的表面张力相差很大。对于弯液面底部可见度较差的液体，可在弯液面上边缘读数，但比在弯液面最低点观测到的准确度要差些。

四、量出式吸量管

吸量管用蒸馏水清洗之后，再用待用液体冲洗。吸量管吸取液体至零标线以上或所需刻度线以上几毫米。建议使用能使待测液体自由流动的吸具，如吸球等。

为了得到正确的量出容量，吸量管应按其产品标准中有关容量定义所述的方法操作。吸量管与接收容器脱离之前，应遵守规定的等待时间。通常吸量管挂壁液体流至流液口的等待时间规定3s已足够了，而且不需要准确测定。一旦确定弯液面达到流液口并趋于静止，吸量管即可与接收容器脱离接触。留在流液口的余液不得排出，而"吹出"式吸量管则应吹出其最后余液作为量出容量的一部分。与滴定管一样，非常黏稠的液体不方便准确地吸取。通常用于容量分析的稀释水溶液是适用的，而且无明显误差。

五、量入式吸量管

用蒸馏水清洗之后进行干燥或用待测溶液冲洗3次，吸取液体至零标线以上或所需刻度线以上。为了得到正确的量入容量，吸量管应按有关容量定义所述的方法操作。

第七节　液相色谱操作过程中的注意事项

一、流动相未过滤

因为尘埃或其他任何杂质微粒都会磨损柱塞、密封环、缸体和单向阀，因此应预先除去流动相中的任何固体微粒。流动相最好在玻璃容器内蒸馏，而常用的方法是滤过，可采用Millipore滤膜（0.2μm或0.45μm）等滤器。泵的入口都应连接砂滤棒（或片）。输液泵的滤器应经常清洗或更换。

二、使用后未及时清洗泵

流动相通常不应含有任何腐蚀性物质，含有缓冲液的流动相不应保留在泵内，尤其是在停泵过夜或停泵更长时间的情况下。如果将含缓冲液的流动相留在泵内，由于蒸发或泄漏，甚至只是由于溶液的静置，就可能析出盐的微细晶体，这些晶体将和上述固体微粒一样损坏密封环和柱塞等。因此，必须泵入纯水将泵充分清洗后，再换成适合于色谱柱保存和有利于泵维护的溶剂（对于反相键合硅胶固定相，可以是甲醇或甲醇-水)。

三、流动相走空

泵工作时要留心防止溶剂瓶内的流动相被用完,否则空泵运转也会磨损柱塞、缸体或密封环,最终产生漏液。

四、未出现流动相流出,又无压力

可能是泵内有大量气体,这时可打开泄压阀,使泵在较大流量(如5mL/min)下运转,将气泡排尽,也可用一个50mL针筒在泵出口处帮助抽出气体。另一个可能原因是密封环磨损,需更换。

五、压力和流量不稳

原因可能是有气泡,需要排除;或者是单向阀内有异物,可卸下单向阀,浸入丙酮内超声清洗。有时可能是砂滤棒内有气泡,或被盐的微细晶粒或滋生的微生物部分堵塞,这时,可卸下砂滤棒浸入流动相内超声除气泡,或将砂滤棒浸入稀酸(如4mol/L硝酸)内迅速除去微生物,或将盐溶解,再立即清洗。

六、压力过高或过低

可能是管路被堵塞,需要清除和清洗。压力降低的原因则可能是管路有泄漏。检查堵塞或泄漏时应逐段进行。

在进行梯度洗脱时,由于多种溶剂混合,而且组成不断变化,因此带来一些特殊问题,必须充分重视。

在液相色谱中对组分复杂的样品采用梯度洗脱的方法。在同一个分析周期中,按一定程序不断改变流动相的浓度配比,称为梯度洗脱,从而可以使一个复杂样品中的性质差异较大的组分能按各自适宜的容量因子k达到良好的分离效果。

梯度洗脱的优点:缩短分析周期;提高分离能力;峰型得到改善,很少拖尾;增加灵敏度。但有时会引起基线漂移。

七、梯度洗脱的流动相选择不当

要注意溶剂的互溶性,不相混溶的溶剂不能用作梯度洗脱的流动相。有些溶剂在一定比例内混溶,超出范围后就不互溶,使用时更要引起注意。当有机溶剂和缓冲液混合时,还可能析出盐的晶体,尤其使用磷酸盐时需特别小心。

八、忽略的空白梯度洗脱

梯度洗脱对所用的溶剂纯度要求更高,以保证良好的重现性。进行样品分析前必须进行空白梯度洗脱,以辨认溶剂杂质峰,因为弱溶剂中的杂质富集在色谱柱头后会被强溶剂洗脱下来。用于梯度洗脱的溶剂需彻底脱气,以防止混合时产生气泡。

忽略了溶剂混合所带来的黏度变化。混合溶剂的黏度常随组成不同而变化,因而在梯度洗脱时常出现压力的变化。例如甲醇和水黏度都较小,当二者以相近比例混合时黏度增大很多,此时的柱压大约是甲醇或水为流动相时的2倍。因此要注意防止梯度洗脱过程中压力超过输液泵或色谱柱能承受的最大压力。

九、六通阀的正确使用和维护

（1）样品溶液进样前必须用 0.45μm 滤膜过滤，以减少微粒对进样阀的磨损。

（2）转动阀芯时不能太慢，更不能停留在中间位置，否则流动相受阻，使泵内压力剧增，甚至超过泵的最大压力；再转到进样位时，过高的压力将使柱头损坏。

（3）为防止缓冲盐和样品残留在进样阀中，每次分析结束后应冲洗进样阀。通常可用水冲洗，或先用能溶解样品的溶剂冲洗，再用水冲洗。

十、色谱柱的使用和维护

色谱柱的正确使用和维护十分重要，在日常使用和维护中稍有不慎就会降低柱效，缩短使用寿命，甚至损坏。在色谱操作过程中，需要注意下列问题，以维护色谱柱。

（1）调节流速太快。避免压力和温度的急剧变化及任何机械震动。温度的突然变化或者使色谱柱从高处掉下都会影响柱内的填充状况；柱压的突然升高或降低会导致柱内填充物松散，因此在调节流速时应该缓慢进行，在进样时阀的转动不能过缓。

（2）反冲色谱柱。一般说来色谱柱不能反冲，只有生产者指明该柱可以反冲时，才可以反冲除去留在柱头的杂质。否则反冲会迅速降低柱效。

（3）预柱和保护柱。选择使用适宜的流动相（尤其是 pH 值），以避免固定相被破坏。有时可以在进样器前面连接一预柱，分析柱是键合硅胶，预柱为硅胶，可使流动相在进入分析柱之前预先被硅胶"饱和"，避免分析柱中的硅胶基质被溶解。避免将基质复杂的样品尤其是生物样品直接注入柱内，需要对样品进行预处理或者在进样器和色谱柱之间连接一保护柱。保护柱一般是填有相似固定相的短柱。保护柱应该经常更换。

十一、小概率故障如何排除？

（1）泵压跳动，跳动范围 10bar 左右。

解决方法：①原先小白头有点脏，更换后尚未解决；②将主动阀上的阀芯取出后，发现有类似气泡存在，浸入甲醇-水溶液超声 5min，以试着去除气泡，重新将其安装后再观察，仍未解决；③更换新的阀芯，将其安装后，不再有跳动，观察一段时间后比较平稳，成功解决。

（2）发生故障：①plug homing over pressure（插塞归位超压）；②灌注及设流速时均无压力也不见液体流出；③检测器光闸不能复位；④进完高浓度样品后，进空白样时相应位置也出峰。

可能原因：①在线过滤器堵了；②泵头下单向阀堵了；③有可能是检测池脏了，也有可能是光路有点堵，或者可能是灯寿命到了；④小抹布脏了，需要换。

解决方法：①将在线过滤器卸下来，置于烧杯中，加纯化水煮沸 5~10 分钟，再用甲醇超滤一下就可以了，如果还堵的话就拿稀硝酸泡，还不行就换新的。②把泵头下单向阀卸下来，两个都有可能堵，刚卸下来时竖着在耳边摇一摇是听不到声音的。简单地拿洗耳球把单向阀吹吹就行了（注意方向），吹了没反应可以拿溶剂超声，但不可水煮，一般超声至在耳边摇能听见声音就不影响实验。③先用溶剂把检测池冲冲，用什么视具体样品而定；若冲了还不行，就把检测池卸下来，看灯的能量，若能量还在其额定范围内，可采取清洗光路措施。第一次清洗应交由工程师进行，因为待清理的部件在检测器的最下方，有一个黑色片，中间有一条缝，而且那一块的螺丝都是八角的，卸起来很麻烦。④把 5 个样品盘都拿出来，可以看见里面有一个黑色凸起（看不清用手电筒），手就可以卸下来，里面有一个小白圈（用多了自然就黑了），换一个新的就行了，买仪器时一般配有 10 个。

液相色谱在使用过程中主要有四大关键因素需要注意。

1. 液相色谱仪本身

对于仪器本身最重要的就是仪器的校验，刚买回来的仪器一般都是由卖家先对仪器做系统的确认工作（包括IQ、PQ、OQ），确认顺利通过后，再由计量单位进行校验，校验合格后就可以放心使用了，除此之外，液相色谱仪使用一定周期后（一般为2年）也应进行校验，以保证监测数据的准确性和可靠性。

2. 色谱条件

色谱条件一般包括流动相、色谱柱、检测波长、流速及进样量。流动相就涉及配制流动相所用到的水和试剂试液，水一般要求用超纯水或其他水（电阻率不大于18.2MΩ级别），试剂试液要求用色谱级别的，原因为防止水和试剂试液中的杂质对色谱结果的干扰。

色谱柱会因不同的品种而有不同的要求，但每根色谱柱都有它的清洗要求，这个在色谱柱说明书上都可以找到，一定要根据上面的要求进行，否则会造成色谱柱效率下降和色谱柱的使用寿命缩短，检测波长也会因品种的不同有不同的要求。这里需要指出的是要注意观察检测器氘灯能量的变化，比如基线波动大、活性成分的响应值突然变小等，都有可能是氘灯的能量不足所引起的，氘灯一般建议使用800小时，但实际上使用时间更长，可根据实际情况更换。

流速也因品种的不同而不同，一般为1.0mL/min，流速是不可随意改动的，特别是作为QC人员，但是作为研发人员，有时为了摸索条件或进行方法耐用性验证，会对流速进行改变以评价方法的适用性。进样量因品种不同也有不同规定，进样量这块现在都使用自动进样，所以进样精密度都很好，不需强调什么。

3. 操作人员

首先，作为液相操作人员，一定要认真学习液相的说明书，掌握液相硬件和软件的操作，掌握日常的维护保养，掌握最基础故障的排除和维修方法。

一般液相的操作规程也是由操作人员起草的，所以只要严格按照操作要求进行操作，一般不会出现问题。当然这里需要特别指出的是，操作人员对于液相的日常维护保养很重要，比如流动相的过滤、脱气、泵密封垫的清洗、系统管路的清洗、溶剂过滤头的清洗等，倘若不坚持，很容易导致色谱柱堵塞、系统压力过大、色谱峰异常等故障，浪费时间。

其次，操作人员在配制液相分析用样品溶液时，最好由同一个人单独完成，以免出现偶然误差。

4. 液相安装环境

液相色谱仪应尽量安装于水平、远离振动及电磁干扰的屋内的台面上，有条件的话尽量将液相数据处理系统分隔开，一个是防止色谱基线噪声偏大、基线不稳等，另一个是减少对人体的危害。

第八节　酸度计（pH计）的原理、使用、维护及数字不稳定现象的原因

pH计/酸度计是一种常用的仪器设备，主要用来精密测量液体介质的酸碱度值，配上相应的离子选择电极也可以测量离子电极电位mV值，所以pH计广泛应用于工业、农业、科研、环保等领域。

狭义的pH计/酸度计主要指实验室酸度计，分为台式pH计/酸度计、便携式pH计/酸度计、笔式pH计/酸度计三大类别。

一、pH计/酸度计原理

用pH计/酸度计进行电位测量是测量pH最精密的方法。pH计/酸度计由3个部件构成：参比电

极；玻璃电极，其电位取决于周围溶液的pH值；电流计，该电流计能在电阻极大的电路中测量出微小的电位差。

由于采用最新的电极设计和固体电路技术，现在最好的pH计/酸度计可分辨出0.005pH单位。参比电极的基本功能是维持一个恒定的电位，作为测量各种偏离电位的对照。银－氧化银电极是目前pH计/酸度计中最常用的参比电极。

玻璃电极的功能是建立一个对所测量溶液的氢离子活度发生变化作出反应的电位差。把对pH敏感的电极和参比电极放在同一溶液中，就组成一个原电池，该电池的电位是玻璃电极和参比电极电位的代数和。E电池＝E参比＋E玻璃，如果温度恒定，这个电池的电位随待测溶液pH值的变化而变化，而测量pH计/酸度计中的电池产生的电位是困难的，因其电动势非常小，且电路的阻抗又非常大（1～100MΩ）。因此，必须把信号放大，使其足以推动标准毫伏表或毫安表。

电流计的功能就是将原电池的电位放大若干倍，放大了的信号通过电表显示出来，电表指针偏转的程度表示其推动的信号的强度，为了使用上的需要，pH计/酸度计电流表的表盘上刻有相应的pH数值；而数字式pH计/酸度计则直接以数字显出pH值。

二、pH计/酸度计的调试

实验室常用的pH计/酸度计有老式的国产雷磁25型酸度计（最小分度0.1单位）和pHS－2型pH计/酸度计（最小分度0.02单位），这类pH计/酸度计的pH值是以电表指针显示。新式数字式pH计/酸度计有国产的科立龙公司的KL系列，其设定温度和pH值都在屏幕上以数字的形式显示。无论哪种pH计/酸度计在使用前均需用标准缓冲液进行二重点校对。

首先阅读仪器使用说明书，接通电源，安装电极。在小烧杯中加入pH值为7.0的标准缓冲液，将电极浸入，轻轻摇动烧杯，使电极所接触的溶液均匀。按不同的pH计/酸度计所附的说明书读取溶液的pH值，校对pH计/酸度计，使其读数与标准缓冲液pH 7.0的实际值相同并稳定；然后再将电极从溶液中取出并用蒸馏水充分淋洗，给小烧杯中换入pH 4.01或0.01的标准缓冲液，把电极浸入，重复上述步骤使其读数稳定，完成二重点校正；校正完毕，用蒸馏水冲洗电极和烧杯。校正后切勿再旋转定位调节器，否则必须重新校正。

三、pH计/酸度计的使用

所测溶液的温度应与标准缓冲液的温度相同，因此，使用前必须调节温度调节器或斜率调节旋钮。先进的pH计/酸度计在线路中安插有温度补偿系统，仪器经初次校正后，能自动调整温度。测量时，先用蒸馏水冲洗两电极，用滤纸轻轻吸干电极上残余的溶液，或用待测液洗电极。然后，将电极浸入盛有待测溶液的烧杯中，轻轻摇动烧杯，使溶液均匀，按下读数开关，指针所指的数值即为待测溶液的pH值，重复几次，直到数值不变。数字式pH计/酸度计在约10s内数值变化少于0.01个pH值时，表明已达到稳定读数。测量完毕，关闭电源，冲洗电极，玻璃电极要浸泡在蒸馏水中。

四、pH计/酸度计的保养

玻璃电极在初次使用前，必须在蒸馏水中浸泡一昼夜以上，平时也应浸泡在蒸馏水中以备随时使用。玻璃电极不要与强吸水溶剂接触太久，在强碱溶液中使用应尽快操作，用毕立即用水洗净，玻璃电极球泡膜很薄，不能与玻璃杯及硬物相碰；玻璃膜沾上油污时，应先用酒精，再用四氯化碳或乙醚，最后用酒精浸泡，再用蒸馏水洗净。如测定含蛋白质的溶液的pH值时，电极表面被蛋白质污染，导致读数不可靠，也不稳定，出现误差，这时可将电极浸泡在稀 HCl（0.1mol/L）中 4~6 分钟来矫正。电极清洗后只能用滤纸轻轻吸干，切勿用织物擦抹，这会使电极产生静电荷而导致读数错误。甘汞电极在使用时，应注意电极内要充满氯化钾溶液，应无气泡，防止短路。应有少许氯化钾结晶存在，以使溶液保持饱和状态，使用时拔去电极顶端的橡皮塞，从毛细管中流出少量的氯化钾溶液，使测定结果可靠。

另外，pH 值测定的准确性取决于标准缓冲液的准确性。酸度计用的标准缓冲液，要求有较高的稳定性及较小的温度依赖性。

五、pH 计数字不稳定现象原因总结

（1）检查电极是否已损坏。

（2）应该是电极使用的时间太长了，先校准看一下是否有效。

（3）可试用 2.5mmol/L 的 KCL 溶液浸泡探头。

（4）清洗一下玻璃球，可能是时间长了，上面附着了一些有机物，导致反应不灵敏。

（5）在水中存在着一个化学平衡，即 $CO_2 + H_2O \rightarrow H^+ + HCO_3^-$，由于一般的纯水或地表水都显弱碱性，导致该平衡向正反应方向移动，故 pH 值会一直上升。

（6）在国家标准 GB/T6904.3-2008 中规定："用分度值为 1℃ 的温度计测量试样的温度。把试样放入一个洁净的烧杯中，并将酸度计的温度补偿旋钮调至所测试样的温度。浸入电极，摇匀，测定。注：冲洗电极后用干净滤纸将电极底部水滴轻轻地吸干，注意勿用滤纸去擦电极，以免电极带静电，导致读数不稳定。"

（7）在测定时，吸收 CO_2，pH 值不断上升。

（8）pH 计测 pH 值的原理是将由指示电极和参比电极而构成的电极插入溶液中形成原电池，在室温（25℃）时每单位 pH 值相当于 59.1mV 的电动势变化值，在仪器上直接以 pH 的读数表示，温差在仪器上有补偿装置。因为纯净水的离子很少，不能形成稳定的原电池，所以在被测水样中加入中性盐（如 KCl）作为离子强度调节剂，改变溶液中的离子总强度，增加导电性，使测量快速稳定。

（9）pH 计读数不稳定，被测定溶液是酸性，用 pH 值为 4 的缓冲液校正斜率，测定溶液是碱性，用 pH 值为 9 的缓冲液校正斜率，调斜率的溶液 pH 值越接近被测溶液的 pH 值越好。

（10）有可能是接触不良。

（11）pH 计如果轻微晃动的话，读数也会变的。

（12）电极在使用过程中 pH 值不稳定，基本上和校正没有关系，它与电源电压波动、电极的性能、电极的引导线、电极插孔的接触、被测定溶液的温度等有关。在校正时，如果被测定溶液接近酸性，就用"6"定位，如果是碱性的就要用"9"定位了。两者不能任意选。

（13）应该是电极的问题，使用前先活化。并且，电极不管使用不使用，一年后都要淘汰。测偏酸性溶液，用接近 4 和 7 的缓冲液校正；测偏碱性溶液则应用 7 和 10 的缓冲液校正。

（14）可能是接触不良或是电极浸泡液（3mol/L 的 KCL 溶液）少了，未将电极完全浸泡在电极浸泡液中，还有就是电极老化了或该换了。

（15）跟室温有关，温度偏低时或者空气流动快，都会影响 pH 计，要保持室温稳定，而且测定时要把门和窗关好。

（16）如果测纯水，不稳定是正常的。因为本来里面含的离子少，缓冲能力弱，环境对它的影响十分大，一般取相对稳定的值就可以了。

第九节 移液器使用中常见的问题及解决方法

一、量程的调节

在调节量程时，如果要从大体积调为小体积，则按照正常的调节方法，逆时针旋转旋钮即可；但如果要从小体积调为大体积时，则可先顺时针旋转刻度旋钮至超过量程的刻度，再回调至设定体积，这样可以保证量取的最高精确度。

在该过程中，千万不要将按钮旋出量程，否则会卡住内部机械装置而损坏移液枪。

二、枪头（移液嘴）的装配

在将枪头套上移液枪时，很多人会使劲地在枪头盒子上敲几下，这是错误的做法，因为这样会导致移液枪的内部配件（如弹簧）因敲击产生的瞬时撞击力而变得松散，甚至会导致刻度调节旋钮卡住。

正确的方法：将移液枪（器）垂直插入枪头中，稍微用力左右微微转动即可使其紧密结合。如果是多道（如8道或12道）移液枪，则可以将移液枪的第一道对准第一个枪头，然后倾斜地插入，往前后方向摇动即可卡紧。枪头卡紧的标志是略微超过O型环，并可以看到连接部分形成清晰的密封圈。

三、移液的方法

移液之前，要保证移液器、枪头和液体处于相同温度。吸取液体时，移液器保持竖直状态，将枪头插入液面下2~3mm。在吸液之前，可以先吸放几次液体以润湿吸液嘴（尤其是要吸取黏稠或密度与水不同的液体时）。这时可以采取2种移液方法。

（1）正向移液法。用大拇指将按钮按下至第一停点，然后慢慢松开按钮回原点。接着将按钮按至第一停点排出液体，稍停片刻继续按按钮至第二停点，吹出残余的液体。最后松开按钮。

（2）反向移液法。此法一般用于转移高黏液体、生物活性液体、易起泡液体或极微量的液体，其原理就是先吸入多于设置量程的液体，转移液体的时候不用吹出残余的液体。先按下按钮至第二停点，慢慢松开按钮至原点。接着将按钮按至第一停点排出设置好量程的液体，继续保持按住按钮位于第一停点（千万别再往下按），取下有残留液体的枪头，弃之。

四、移液器的正确放置

使用完毕，可以将其竖直挂在移液枪架上，但要小心别掉下来。当移液器枪头里有液体时，切勿将移液器水平放置或倒置，以免液体倒流腐蚀活塞弹簧。

五、维护保养时的注意事项

（1）如不使用，要把移液枪的量程调至最大值的刻度，使弹簧处于松弛状态以保护弹簧。

（2）最好定期清洗移液枪，可以用肥皂水或60%的异丙醇清洗，再用蒸馏水清洗，自然晾干。

（3）高温消毒之前，要确保移液器能适应高温。

（4）校准可以在20~25℃环境中，通过重复几次称量蒸馏水的方法来进行。

（5）使用时要检查是否有漏液现象。方法是吸取液体后悬空垂直放置几秒钟，看看液面是否下降。如果漏液，原因可能是：①枪头不匹配；②弹簧活塞不正常；③如果是易挥发的液体（许多有机溶剂都是如此），则可能是饱和蒸气压的问题。可以先吸放几次液体，然后再移液。

六、移液器的选购应该考虑的问题

(1) 高质量的性能。
(2) 独一无二的体积控制系统。
(3) 一致的准确度和重复性。
(4) 可靠耐用。
(5) 人体工程学设计。

如果一支移液器能够同时具备可变容量或者固定容量，那就意味着在一把移液器中同时具备一个可变量程活塞和一个固定量程活塞。

有的品牌的移液器的功能还不仅限于此，不仅每支移液器带有固定容量活塞，而且还可以购买其他量程的固定活塞安装于移液器上，其价格远远低于购买一支固定量程移液器的价格。采用这种方法，可以根据自己的需要选购固定量程移液器，既经济又方便。

第十节　ICP－MS 维护的关键点

一、蠕动泵

进样蠕动泵管的好坏直接影响信号的稳定性，所以应经常检查，定期更换。排废液管使用期限可以长一些，但也必须经常检查，以防排废不畅，引起雾室内废液聚集，影响信号并最终导致等离子体熄火。

同时如果管子老化破裂，酸溶液会腐蚀蠕动泵。仪器运行期间可以观察进样管和排废管内的气泡以判断进出是否正常。如果喷入高浓度的有机溶剂，应该换成有机溶剂专用泵管。分析完毕切记松开泵管。

二、雾化器和雾化室

雾化器和雾化室应定期清洗。注意同心气动雾化器最好不要采用超声波清洗或放在玻璃烧杯中煮沸清洗，以免损坏雾化器内注入管。交叉气动雾化器可以采用超声波清洗。清洗液可根据情况采用一般清洗玻璃器皿的洗液，或用一定浓度的热王水或硝酸、盐酸浸泡清洗，最后用去离子水充分洗净。注意不要让雾化室的 O 型环接触到酸液。如雾化室内壁出现挂水珠现象，一般可喷入 1% 的 HF 溶液 1min，但刚喷完后不能立刻分析硼硅等元素。

同心雾化器容易出现堵塞现象，仪器运行期间注意观察内标元素的信号，如信号明显降低，而雾化器压力有显著变化（增大），应考虑雾化器堵塞的可能性。如雾化器压力降低，则可能漏气或雾化器损坏。

雾化器的堵塞可能有 2 个原因：

(1) 含高盐量的样品中盐类在雾化器的环状气流通道形成盐分结晶引起的。这干扰了雾化器的运转，并可能使信号减弱，最终将导致雾化器无法工作。然而，在此情况发生之前，向系统中引入一些蒸馏水可逐渐地使这个盐析过程逆转。但一旦雾化停止，则需对沉积的盐分进行机械处理或清洗雾化器。所以，建议在使用同心雾化器开始和结束的时候利用酸空白和去离子水对雾化器冲洗几分钟。这样可以确保样品不在雾化器毛细管内沉积或者结晶。

(2) 悬浮固体堵塞在中间的样品提升细毛细管（约 0.3mm 直径）中。

避免雾化器堵塞的途径：

(1) 在氩气管路中安装一个过滤装置，在线过滤氩气瓶或气路中可能存在的颗粒物。

(2) 过滤有悬浮物的样品溶液。

(3) 清洗雾化器。可用3%～5%的王水溶液在线清洗。如雾化器喷嘴由于高盐积累引起的堵塞可以通过清洗解决，如属于溶液中悬浮颗粒物堵塞，则一般需要疏通。

常用的疏通方法：

(1) 在喷嘴处接入压缩空气（15～30psig）"反吹"喷嘴和环面，利用手指堵住进样口和载气口，突然释放进样口以清除毛细管颗粒堵塞或突然释放载气口以清除载气颗粒堵塞。

(2) 将一段合适的塑料管一头套在雾化器的出口处，另一头套在一个装有蒸馏水的洗瓶的出口端，用手挤压洗瓶，使产生的压力水柱将堵在管内的颗粒物反冲出去。

(3) 对于硅类颗粒的堵塞，可以使用氢氟酸（HF 3%～5%）清洗，吸取清洗液5～10s后立即用清水冲洗。利用显微镜检查堵塞状况，重复3～5次。

注意：①氢氟酸有毒性，使用时应采取相应的保护措施；②氢氟酸清洗时间和浓度要准确控制，清洗完毕后要彻底清除氢氟酸并使雾化器干燥以防止氢氟酸对石英的腐蚀。

(4) 将雾化器喷嘴浸入浓硝酸，加热到100℃以上，驱除毛细管内的清洗液并更换溶液重新清洗，清洗完毕后用蒸馏水清洗、干燥。

(5) 还有一个比较有效的办法就是采用一根较硬的发丝从雾化器的出口处小心伸进去，将颗粒物反捅出去。切忌采用金属丝或洗涤用毛刷丝或塑料丝。

注意：①浓硝酸有强烈的腐蚀性，需要采取适当的保护措施；②不要使用含铬的酸进行清洗，否则吸附在玻璃上的痕量铬会对分析造成影响。

三、炬管及连接管

定期进行清洗：用王水（$HNO_3 : HCl = 1 : 3$）浸泡5～6小时或更长时间，然后用清水冲洗，再用纯水冲洗干净。如用王水无法洗干净时，可用2%的氢氟酸进行浸泡清洗，每隔5分钟检查一次，直至清洗干净。

使用前应对炬管及连接管进行风干或烘干。矩管和连接管接头部涂有凡士林，酸泡之前可用无水酒精浸泡10～15分钟，以去除内部的油污；酸泡过程中要隔一段时间换一个方向；玻璃制品易碎，请轻拿轻放。

四、采样锥和截取锥

采样锥和截取锥的条件影响信号的灵敏度和背景水平。锥表面的变形将引起采样过程中等离子体气流的散射和导致高水平干扰离子的生成。因此，锥表面应尽可能保持干净和平滑。

采样锥是可拆卸更换的，通常用螺钉固定在水冷金属基座上。镍采样锥耐用，通常可使用几个月。不过，注意尽量不要将高酸度或高盐度样品溶液引入等离子体并保证锥基座和水冷板之间的热接触良好。

反复分析10%的硫酸溶液将使锥的寿命减少至数天。若想尽量延长锥的寿命，必须小心选择酸的类型和酸度。如果锥的表面出现凹痕或不光滑，更易于产生氧化物粒子。所以，接口锥必须定期清洗。清洗周期取决于运行时间以及分析样品的含盐量。监测第一级真空可得知锥孔情况。工作量大的话，最好每日检查清洗。

锥一般是由金属镍精密加工而成。锥孔尤其是截取锥孔非常尖,极易碰损,所以卸取、清洗和安装都必须格外小心。

有以下几种清洗锥的方法:

(1)采用超声波在大约5%的洗涤液中清洗15min,然后再用去离子水超声清洗15min。

(2)用专用的金属抛光粉和成泥状,用一块软布由内到外轻轻擦拭锥体内表面和外表面。用水冲洗锥,然后再放到1%~5%的硝酸中超声清洗2min。注意:清洗锥时,锥不要在5%的稀硝酸中浸泡超过10min。

(3)用去离子水充分洗净,最后用丙酮或空气使其干燥。如有必要,还可以使用水磨砂纸(仅可使用1200#砂纸)对锥进行打磨,以去除锥上的顽固污渍,随后再用大量去离子水冲净。如果锥明显损坏,则必须更换。

五、检测器

电子倍增器通常有一个有限的寿命,它取决于总的累积放电,即输入离子×增益。超过这个寿命,内表涂层耗尽,倍增器需更换。所以,尽管新型检测器可以测量高浓度信号,但为了保护检测器的寿命,实际应用中对高浓度尽可能采取稀释或其他方法,尽量避免长时间测量高强信号。

六、透镜系统

透镜系统一般最好由专业维修人员维修检查。如果仪器运行负荷很大的话,最好半年查一次,如需要的话,进行清洗。提取透镜最好每月检查清洗。

清洗方法:一般采用水磨砂纸打磨提取透镜,再用去离子水清洗,并在去离子水中超声清洗5min。清洗透镜时,请注意所使用的工具顶部也要清洗,而且一定要戴好无粉手套后才可接触透镜,以防污染。透镜和引导片可以使用砂纸打磨,去离子水冲洗,超声清洗,然后在空气中晾干或在烘箱中烘干。也可用丙酮清洗,将表面的水赶尽。

七、冷却水系统

冷却水系统非常重要,一般采用去离子蒸馏水。每日检查冷却水进出是否通畅。定期检查液面,定期更换水。

八、真空系统

真空系统一般不需要日常维修保养,除非长期停运,一般应保持仪器处于真空状态。如有问题可与仪器厂家联系。机械泵的泵油一般由专业维修人员视情况更换。可观察泵油的颜色,如颜色为深黄色,需更换。更换泵油时,必须先将仪器关机。将废泵油排放至废油桶中,然后添加新泵油,油面高度一般达到满刻度80%处即可。真空规用以监测质量分析器的真空度。如果真空表读数有突然的波动,那就表明真空规需要清洗了。这种情况下,真空规读数的波动一般会大于±10%。出现不稳定的尖峰、棒峰信号,也是真空规需要维护的迹象之一。为了很好地维护真空规,一般推荐每年更换一次真空规。也可以清洗真空规。真空规从仪器上拆下后,将阳极棒和阴极部分打磨,去除离子污痕,再用去离子水冲洗,超声并干燥。

日常工作中如果发现油雾过滤器处存油太多,可在机械泵工作状态下,直接旋松泵顶部的回油阀3~5min,让泵油流回泵中。

第十一节　分光光度法的基本原理及应用

一、分光光度法的定义

基于物质对光的选择性吸收而建立的分析方法称为分光光度法，包括紫外可见分光光度法及红外光谱法等。

紫外可见分光光度法所用的光谱区域为 200~780nm，其中紫外分光光度法为 200~400nm，可见分光光度法为 400~780nm。

红外光谱法为 2.5~1000μm。

二、分光光度法概述

1. 分光光度法的发展历程

最初人们发现很多物质都具有颜色，例如 MnO_4^- 为紫红色，Fe^{3+} 为黄色，当含有这些物质的溶液浓度改变时，溶液颜色的深浅度也就随之改变。溶液越浓颜色越深，溶液越稀颜色越浅，因此利用比较溶液颜色深浅的方法来确定溶液中有色物质的含量，这种方法称为"目视比色法"，随后人们又认识到溶液的颜色是由于对光的选择性吸收而产生的，可以利用滤光片和光电池客观地测量溶液的浓度，从而出现了"光电比色法"。随着近代测试仪器的发展，用分光光度计代替比色计，出现了分光光度法。

2. 分光光度法基本原理

溶液颜色与光吸收的关系。日常所见的白光，如日光、白炽灯光，都是混合光，即它们是由波长 400~780nm 的电磁波按适当强度比例混合而成的，这段波长范围的光是人们视觉可观察到的，所以称为可见光。当电磁波的波长小于 400nm 时称为紫外光，大于 780nm 的称为红外光，都是人们视觉观察不到的光。

互补色光：当将某两种颜色的光按适当强度比例混合时，可以形成白光，这两种色光就称为互补色光。

当一束白光（混合光）通过某溶液时，如果该溶液对可见光区各种波长的光都没有吸收，即入射光全部通过溶液，则溶液呈无色透明状。当该溶液对可见光区各种波长的光全部吸收时，则该溶液呈黑色。如某溶液对可见光区某种波长的光选择性地吸收，则该溶液即呈现出被吸收波长光的互补色光的颜色。

例如当一束白光通过 $KMnO_4$ 溶液时，该溶液选择性地吸收了绿色波长的光，而将其他色光两两互补成白光通过，只剩下紫色光未被互补，所以 $KMnO_4$ 溶液呈现紫色。

3. 光吸收曲线

光吸收曲线：将不同波长的光依次通过一定浓度和一定厚度的溶液，分别测出它对各种波长光的吸光度，以波长为横坐标、吸光度为纵坐标绘制成曲线（亦称吸收光谱）。

最大吸收波长（A_{max}）：在吸收曲线上吸收峰最大处所对应的波长。

标准曲线的绘制：配制一系列不同浓度的标准溶液，在一定条件下显色，使用同样厚度的吸收池，测定吸光度，然后以浓度为横坐标、吸光度为纵坐标作图，得一条直线，在同样条件下测出试样溶液的吸光度就可以从工作曲线上查出试样溶液的浓度。但在实际工作中经常发现标准曲线不成直线的情况，特别是当吸光物质的浓度较高时，明显地向上或向下偏离标准曲线，这种情况称为偏离朗伯－比耳定律现象。

三、偏离朗伯-比耳定律的原因

（1）入射光为非单色光。严格来讲，朗伯-比耳定律只适用于单色光。应选用 $A_{\mu a \xi}$ 处或肩峰处测定。

（2）溶液中的化学反应。离解、络合、缔合会破坏线性关系，应控制条件（酸度、浓度、介质等）。

（3）比耳定律的局限性。严格来说，比耳定律是一个有限定律，它只适用于浓度小于 0.01mol/L 的稀溶液。

四、定量分析——溶液浓度的测定

1. 工作曲线法（标准曲线）

$$y = a + bx$$

式中：x 为标准溶液的浓度，y 为相应的吸光度。

一般来说，透光度在 20%~65% 或吸光度值在 0.2~0.7 之间时，测定误差相对较小。

2. 对比法（直接比较法）

对比法实际相当于工作曲线法的一个特例。$y = bx$ 实际就是只配制一个标准溶液，其中待测组分的浓度与试液尽量相近，选用最大吸收波长，在相同条件下依次测定二者的吸光度，按下式直接计算试液中待测组分的浓度。

$$c_{样} = (A_{样}/A_{标}) \times c_{标}$$

需注意：标准样品和待测样品浓度应接近，且标准样品的吸光度在 0.4~0.8 之间较好。在只测一两个样品且含量大致已知时很方便。

3. 分光光度计基本部件

光源：发出所需波长范围内的连续光谱。

钨灯（320~2500nm）：可见光区。

氢灯、氘灯（180~375nm）：紫外区。

氙灯（180~1000nm）：紫外、可见光区。

吸收池（比色皿、比色杯、比色池）：用于盛待测及参比溶液。

玻璃吸收池（370~3200nm）：可见光区。

石英吸收池（185~4000nm）：紫外光区、可见光区。

五、选用比色皿应该考虑的主要因素

（1）测定波长。比色液吸收波长在 370nm 以上时可选用玻璃或石英，在 370nm 以下时必须使用石英比色皿。

（2）光程。比色皿有不同光程长度，通常多用 10.0mm 的比色皿，选择比色皿的光程长度应视所测溶液的吸光度而定，以使其吸光度在 0.1~0.7 之间为宜。

六、吸收池的清洗

分光光度测定样品时，比色皿表面不清洁是造成测量误差的常见原因之一，每当测定有色溶液后，一定要充分洗涤。根据污染情况，可以用冷的或温热的（40~50℃）阴离子表面活性剂的碳酸钠溶液（2%）浸泡，可加热 10min 左右。也可用（1+3）硝酸溶液浸泡，注意浸泡时间不宜过长，以防比色

皿脱胶损坏。对于有色物质的污染可用 HCL（3mol/L）–乙醇（1+1）溶液洗涤，如急用，可用乙醇、乙醚润洗后用吹风机吹干。

光度测定前可用柔软的棉织物或擦镜纸吸去光学窗面的液珠，将擦镜纸折叠为4层，轻轻擦拭至透明。

七、分光光度计实验室条件

1. 仪器室

（1）室温宜保持在 15~28℃。相对湿度宜控制在 45%~65%，不要超过70%。

（2）防尘、防震和防电磁干扰。仪器周围不应有强电磁场，应远离电场及发生高频波的电器设备。

（3）防腐蚀。应防止腐蚀性气体，如 SO_2、NO_2 及酸雾等侵蚀仪器部件。应与化学操作室隔开。当测量具有挥发性或腐蚀性样品溶液时，吸收池应加盖。

（4）防日光照射。

2. 电源、光源

仪器的工作电源要求一般为（220±20V）。如供电电压波动较大，最好配置稳压器。

八、721 型分光光度计的操作步骤及注意事项

1. 操作步骤

接通电源→选择波长→粗调透光度 T"0"（开盖）和透光度 T"100%"（关盖）→预温 20min→放入被测液→精确调节透光度 T"0"（开盖）和透光度 T"100%"（关盖）→测定，读取各管吸光度→收场（关电源、罩仪器罩、登记、清洗比色杯等）。

2. 注意事项

比色时，手拿比色杯的毛面，液体倒至杯高的 2/3 或 4/5，比色杯不能用硬毛刷刷洗，也不能用高温烘烤。

九、分光光度计操作注意事项及维护

1. 注意事项

（1）每台仪器所配置的比色池不能与其他仪器上的比色池单个调换。

（2）如果大幅度改变测试波长，需数分钟才能正常工作。

（3）不测量时不要开光源灯。

2. 仪器维护

（1）仪器使用完毕后，用随机提供的套子罩住，在套子内应放数袋硅胶，以免灯室受潮。

（2）时常注意防潮硅胶是否变色，如发现硅胶颜色变红，应将其取出调换或烘干至蓝色，待冷却后再置入。

（3）拿取吸收池时，绝不可触及光学窗面。使用完毕后，应立即清洗，洗涤时只能涮洗、冲洗、浸泡，绝不能刷洗！洗净的吸收池先倒置于干净的吸水纸（如滤纸）上，待吸干、控净残留水后，再放回比色池的盒子内。如吸收池光学窗面上黏附有水珠，只允许用镜头纸轻轻擦干。

（4）仪器工作数月后，要校正一下波长，用镨钕滤光片校正。

（5）调换光源灯时，戴上手套，以防污染灯的玻璃壳。

十、721 型分光光度计波长的检测与校正（镨钕滤光片法）

（1）在比色槽的光路上放一张小白纸，调节波长至 580nm。

（2）旋动光量T"100%"的旋钮至最大，在小白纸上应看到橘黄色的光斑。

（3）若光斑不是橘黄色，左右旋转波长调节旋钮使之出现橘黄色的光斑，粗略判断波长偏离的程度，选择检测的起始波长。

（4）调节波长至520nm，用蒸馏水或空气调T"0"和T"100%"。

（5）将镨汝滤光片推入光路中，记录T或A值，退出镨汝滤光片。

（6）调节波长至522nm，用蒸馏水或空气调T"0"和T"100%"。

（7）再将镨汝滤光片推入光路中，记录T或A值，退出镨汝滤光片。

（8）如此反复测定直至T值为最小或A值为最大，记录此点的指示波长。

（9）将指示波长减去镨汝滤光片吸收波长（529nm），即得被校仪器的波长误差。

（10）如波长精度超出允许误差（60~600nm≤+3nm；600~700nm≤+5nm；700~800nm≤+8nm），打开分光光度计左侧调节窗口盖板，用螺丝刀试调波长的调节杆。

（11）试调波长的调节杆后，再按步骤（3）~（8）操作，直至分光光度计的波长精度误差在其允许范围内即可。

第十二节　卡尔费休法使用注意事项

卡尔费休法简称费休法，是1935年卡尔费休（KarlFischer）提出的测定水分的容量分析方法。费休法是测定物质水分的各类化学方法中，对水最为专一、最为准确的方法。虽属经典方法，但经过近年改进，提高了准确度，扩大了测量范围，已被列为许多物质中水分测定的标准方法。

但测定时要考虑各种化合物性质的不同，保证在被测样品和卡氏试剂产生反应时不生成水，且在样品既不能消耗碘，也不能释放碘的情况下，卡氏库仑法才能够测量准确。

不能直接测定的主要有机和无机化合物有活泼羰基化合物、强酸、金属氢氧化物及氧化物、强氧化剂、含硼化合物、硅烷醇/硅氧烷等，对这些物质不能直接进行测定，可以采取一些辅助的方法来排除各种因素的干扰，将测定中产生的误差消除掉，使测定的结果精准，满足人们的试验要求。

一、基本原理

测定物质中水分含量的方法很多，比如烘干法、甲苯法、色谱法、卡尔费休法。

其中，卡尔费休水分测定是一种电化学方法。其原理是当仪器的电解池中的卡氏试剂达到平衡时注入含水的样品，水参与碘、二氧化硫的氧化还原反应，在吡啶和甲醇存在的情况下，生成氢碘酸吡啶和甲基硫酸吡啶，消耗了的碘在阳极电解产生，从而使氧化还原反应不断进行，直至水分全部耗尽为止。依据法拉第电解定律，电解产生的碘同电解时耗用的电量成正比例关系。

在电解过程中，电极反应如下：1mol的碘氧化1mol的二氧化硫，需要1mol的水。所以是1mol碘与1mol水的当量反应，即电解碘的电量相当于电解水的电量，电解1mol碘需要96493C电量，电解1mmol水需要电量为96493mC。

二、注意事项

1. 安全防护

卡尔-费休试剂为由碘、二氧化硫、吡啶和甲醇组成的溶液。其中的二氧化硫与吡啶挥发性极强，对人体的危害很大，操作时应在良好的通风条件下进行。尤其是在换试剂时，要注意排风，以防止有害气体吸入体内。并戴上防护眼镜与乳胶手套，避免有害试剂溅洒到眼睛和手上，一旦试剂溅洒到眼睛和手上，要立即用流动水冲洗，严重者立即送医治疗。

但实际情况是有些操作人员对该试剂的危害性认识不足，在无任何防护措施的条件下，将试剂随意倒进倒出，满屋异味而浑然不觉，自我保护意识有待加强。

2. 试剂的应用

卡尔－费休试剂对新鲜度要求很高，购买卡尔－费休试剂要注意生产日期，要根据使用量即买即用，并要避光保存，才能延长保存期。

目前有不含吡啶的卡尔－费休试剂问世，解决了含吡啶试剂有刺鼻异味的问题，但是测定中发现含吡啶的卡尔－费休试剂终点的突变较明显，试剂到终点时的颜色是微棕黄色，根据经验凭肉眼能预测到终点的到来，而不含吡啶的卡尔－费休试剂终点的突变不明显，试剂到终点时的颜色是深棕色。

两者的选择可根据试样的含水量以及对样品检测准确度要求的不同而定。对含水量低、检测准确度要求高的样品建议选用含吡啶的卡尔－费休试剂。反之则用不含吡啶的卡尔－费休试剂。

无水甲醇作为样品的溶解剂，适用范围很广。一般的有机化合物、饱和或不饱和的碳氢化合物以及一般的无机化合物、酸性氧化物、部分有机和无机的盐都能适用。但是部分酮和醛类样品不能用甲醇反应。如发现反应不能中断，无终点，反应连续进行时，应该考虑是否有副反应。当产生副反应时，其实只需要几分钟的反应，却一直在进行。此时可用乙二醇甲醚代替甲醇，可得到更为恒定的滴定体积，而且可在不使用任何专门技术的情况下测定某些酮和醛类化工产品的水分。

pH 值过高、样品碱性过高等，也会引起副反应，即连续反应，而无终点出现。此时，pH 值过高可用缓冲溶液调节 pH 值，碱性过强加入甲苯酸、水杨酸，可缓和碱性溶液，但不能用醋酸。

在进行甲醇水分滴定时（俗称空白滴定），如反应瓶中的颜色逐步由无色变至深棕色，仪器仍无终点出现，应视为卡尔－费休试剂已失效，即应更换试剂。

3. 电极污染与保养

电极是水分测定仪的关键部件，电极表面的污染可直接导致灵敏度降低，有些电极长期应用于油质样品的分析，电极表面被油质污染后，灵敏度降低，使得电极对终点的判断迟钝，造成卡尔－费休试剂过量，终点反应时溶液颜色偏深，此时须清洗电极。尽管肉眼看不到电极上的污染物，但可以观察到反应迟钝，直接影响测量准确性。因此电极使用一段时间以后须清洗，有相当一部分操作人员没考虑到这个问题。

当灵敏度降低，电极受污染严重时，可用纸沾一点丙酮擦电极，但须小心翼翼，还须等丙酮挥发完全后方可使用；或者将电极浸入稀硝酸溶液中 24 小时，然后取出，用清水漂洗，滤纸拭净；也可以用重铬酸钾溶液清洗 1 分钟以活化电极。在特殊情况下，如样品等着要分析，清洗电极时间却不容许，这时可用应急办法解决电极污染的问题。用极细的砂纸轻轻擦磨电极两端，滤纸拭净后，即可见效。

仪器如有一段时间不用，就应将泵管及液路内的卡尔－费休试剂全部排完，以避免因试剂挥发引起结晶而堵塞管路；同样反应瓶内的卡尔－费休试剂也应排完，将电极拭净。在仪器的检测中经常可发现，有关操作人员样品测定结束后，电源一关了事，对仪器的维护和保养与测量的准确度密切相关的问题意识不足。

4. 卡尔－费休试剂滴定度（俗称水当量）的标定

卡尔－费休试剂的滴定度的标定准确与否，直接关系到样品测定的准确度，测试环境条件的不同，仪器整套装置的密封性能如何，对卡尔－费休试剂滴定度的变化影响很大，尤其对测量准确度要求较高。

滴定度的标定原则上应该在每天的样品测试前进行。滴定度的标定可以用具有一定含水量的标准物质，有些标准物质是液体的，用安瓿瓶封装，每次消耗 1 支，准确度高，费用较大；有些标准物质是固体的，准确度高，对标准物质的保存要求较高。

简单实用的是纯水标定。用微量注射器准确移取水量，一般取 10~30μL 水量进行标定，连续重复几次，取平均值，求出卡尔-费休试剂的滴定度。但是有些试验室的检验人员对卡尔-费休试剂滴定度标定的含义并不完全清楚，或者是由于不负责任的惰性，一瓶试剂从开启使用进行一次滴定度标定以后，一直到试剂用完，几个月时间内的样品测试始终用一个滴定度的标定值，这显然会产生较大误差。

卡尔-费休试剂的滴定度随着使用时间的延长是逐步变化的，滴定度误差也会随之变大。由此可见，几个月内一直使用最初的滴定度来计算测定值，测定值的误差是较大的。所以，应该经常对卡尔-费休试剂进行滴定度的标定，应该根据试验室的环境温度、湿度和仪器的封闭性能，以及试验的要求，合理确定对卡尔-费休试剂滴定度标定的时间间隔，以确保测量的准确度。而样品测量的准确度与产品的质量有关。

第十三节　纯水机正确使用的注意事项

一、"六大"该做

1. 取水前冲洗取水终端

纯度越高的水越容易受周围环境中污染物的影响，特别是当一台纯水机闲置整晚或几天不用时，实验室空气中的挥发性分子污染物可能会对取水终端产生污染。良好的操作习惯是在取水前先排出一定量的纯水（1L 或 2L）以冲洗取水终端，然后再收集高品质、新鲜的纯水。

2. 监测您的水质

电阻率和 TOC（总可氧化碳）是纯水水质监测的 2 个重要指标。电阻率是用于监测水中无机离子的污染情况，TOC 是用于监测水中有机物的污染情况。超纯水的电阻率值需达到 18.2MΩ·cm，TOC 值需 ≤5ppb（μg/L）。如超纯水电阻率低于 18.2MΩ·cm，需警惕系统内存在潜在的污染。

3. 选择合适的终端过滤器

纯水系统的取水终端处可通过配备不同的终端过滤器以输出满足特定应用需求的超纯水，如无核酸酶的超纯水，或专用于 LC-MS 分析的超纯水。若您的实验室对超纯水的水质需求各不相同，您可以通过为一台纯水系统配备多个水分配系统，每个水分配系统安装不同的终端过滤器，从而满足不同应用对超纯水的水质需求。

4. 选择合适的取水容器

分析实验制备试剂时，可能会将刚刚取出的超纯水暂存于一个收集容器内，而对该收集容器的选择必须特别留意。有机分析（HPLC 等）需优选硼硅酸盐玻璃瓶，该材质无有机分子的溶出风险。无机分析通常推荐聚乙烯或聚丙烯容器，该材质拥有相较于玻璃材质更少的离子溶出。ICP-MS 分析首选含氟聚合物（如聚四氟乙烯 PFA）的容器。另外，需使用瓶盖封住容器的瓶口以减少瓶内超纯水与室内空气、颗粒、细菌的直接接触。

5. 正确清洗取水容器

取水容器需确保清洗干净以避免交叉污染。清洗剂的选择需视分析实验的应用而定（如稀释的酸、丙酮等）。清洗后，需用超纯水对取水容器进行多次漂洗。清洗容器的同时，不要忘记对瓶盖进行同样的清洗及漂洗。另外，需要留意痕量分析专用的玻璃器皿，切勿与其他实验的玻璃器皿混用。

6. 留意污染源

进行痕量或超痕量分析实验时需要特别留意，实验室内的任何物品都有可能成为污染源，如手套、封口膜、马克笔、地面清洁产品，甚至是实验室新添的家具都有可能释放污染物影响水质。对于这类敏感的分析实验，建议您将取水终端置于防护柜内以降低外界对水质的污染。

二、"四大"不该做

1. 不要延迟更换系统的纯化柱

对于纯化柱的使用期限来说，超过生产商推荐的使用期限后仍继续使用该纯化柱并不是一个良好的操作规范，即使机器在当下仍能产出质量合格的纯水。因为对于一些纯化技术来说，如离子交换树脂饱和后，大量的杂质往往会突然地或是无预兆地释放出来，可能对您正在进行的关键实验带来潜在影响。因此，依照生产商的建议定期更换纯化柱有益于保障水质的长期稳定。

2. 不要存储超纯水

当存储超纯水时，容器内的超纯水会迅速吸收空气中的 CO_2，从而生成碳酸、碳酸盐和碳酸氢盐。此外，细菌或藻类也可能在不流动的水中滋生，特别是靠近热原的水中。滋生出的细菌会释放相应的副产物，如核酸酶、内毒素和其他有机物，从而对实验结果产生影响。同时，存储容器本身也可能污染超纯水，特别是大的广口桶，其内壁难以清洗干净。因此，超纯水的最佳用水建议是在使用前从纯水系统中即时取用。

3. 不要在出水口连接塑料管

在系统的出水口连接塑料管可能会造成一些问题。首先，管内的塑化剂可能会渗出至系统产出的超纯水中；其次，残留在管内的水滴可能会帮助细菌或藻类污染物的滋生，从而污染下一批产出的超纯水。如今现代化的纯水系统均会配备一个或多个"点到点"的水分配系统，可轻松地将产水分配至各类器皿内，有效避免塑料管接水时可能造成的水滴飞溅或管路的频繁更换。

4. 分配纯水时不要产生气泡

在进行痕量分析实验时，请一定留意在取用超纯水时避免气泡的产生。超纯水与实验室内空气的过多接触会增加空气中污染物进入超纯水的风险。污染物包括潜在的挥发性有机物或无机物（如实验室内无处不在的氨或氯化物）。最佳的取水操作为，在取水时将容器或取水臂倾斜摆放，使得水流可以沿着瓶壁流入，从而避免水流直接垂直流入瓶底而产生气泡。

第十四节 液相色谱样品预处理要注意的问题

样品预处理应包括进样前的一切操作，除了称重、溶解、稀释等步骤外，样品还需要过滤、萃取、衍生化（柱前衍生）、液相色谱（低压柱层析）等。这些操作可以是手工进行或实行自动化操作，样品预处理的目的是除去干扰物、增加检测器灵敏度（富集）、保护色谱柱等。

有些样品经预处理后还不能做进样分析，需进行衍生化处理，使一些无紫外吸收或无荧光的组分，经过衍生化后能用紫外和荧光检测器检测，这样既提高了灵敏度，又改善了分离度（质量变化）。样品预处理的同时也会带来一些问题，如样品损失、样品被污染、衍生化反应不完全或多种反应物生成等。衍生反应常会影响试验的精确度，或者在整个样品预处理过程中带来误差。

用于液相色谱分析的样品溶液必须均匀而无颗粒，有颗粒会损坏进样器并阻塞柱头。处理好的样品在准备上柱前应对准光线摇动，检查样品溶液中有无颗粒。只要看到颗粒、混浊或乳化，就应过滤一下，过滤膜要能截留住 $0.15\mu m$ 以上的颗粒，样品过滤的过程中可能引起样品被污染，因过滤吸附降低样品组分的含量，样品溶剂挥发引起误差。

样品预处理也是为了避免色谱分离故障，其中，样品萃取是关键的一步，要从大量的干扰物中萃取出微量组分难度极大。

一、萃取问题

萃取的目的是从共溶的样品介质中分离出被分析的组分，或者减少损坏柱的物质（如蛋白质等）和干扰物。一般采用有机溶剂萃取，要求萃取用的溶剂毒性低、挥发性好、杂质少、对待测样品有良好的溶解度且又与水不相混溶。

常用的有乙醚、醋酸乙酯、二氯甲烷、氯仿、苯或者2种以上的混合溶剂。萃取后一般可直接进样，有时需要浓缩或吹干浓缩，再用定体积的液体或流动相溶解进样。这样增加了样品浓度，提高了灵敏度，同时，避免了溶剂峰对样品峰的干扰。在萃取时要考虑样品分子的溶解能力。除了脂溶性和水溶性组分外，还有用脂溶性的组分制成水溶性的盐，萃取方法如下：

（1）酸性组分及生成的盐萃取方法：有机溶剂萃取杂质后调成酸性，再加有机溶剂萃取或进样，或在 N_2 流下吹干，用适当的溶剂溶解后进样。

（2）碱性组分及生成的盐萃取方法：有机溶剂萃取杂质后调成碱性，再加有机溶剂萃取或进样，或在 N_2 流下吹干，用适当的溶剂溶解后进样。

（3）中性组分萃取方法：①有机溶剂萃取杂质后，直接用反相色谱法分析；②脂溶性组分萃取方法：有机溶剂萃取或进样，或在 N_2 流下吹干，用适当的溶剂溶解后进样。

二、污染问题

一般检测的环境、容器、试剂都是影响测定结果的因素。

（1）环境。仪器室的有害气体、气溶液、灰尘等都能造成污染，影响检测结果，这种污染很难校正。因此，仪器室与其他实验室应隔离，保持清洁，仪器室内应安装空调。注意：防潮、防腐、防震，空气相对湿度应小于70%。

（2）容器。实验室常用的器皿有玻璃类、瓷类、石英类、塑料类等，在进行分析时，应按照待测样品的要求来选择器皿，不管使用哪种器皿，容器的洗涤清洁都是很重要的，也是取得好的检测结果的基本保证。

（3）试剂。在液相色谱分析中，所选用的试剂必须是色谱纯、优级纯或分析纯，如果用含有杂质的试剂，则会出现杂峰而影响测定结果。

三、标准溶液的问题

在配制标准溶液时，先要配置规定浓度的内标溶液，在标准溶液和样品溶液中最好使用同一批次配制的内标溶液，以减少误差。

（1）配制标准溶液的物质应当是色谱纯、性质稳定的。

（2）常用的标准溶液应存放在棕色溶液瓶中低温保存。

（3）在配制维生素类标准品时，要放置在棕色容量瓶中或避光放置，以免分解。

四、其他问题

（1）色谱图中出现无关的峰，原因可能是样品过滤器带来污染。解决方法：将过滤器浸泡在样品溶剂中并进行进样试验；改变过滤器类型；采用交替清洗技术。

（2）一些或全部化合物的峰比预期的小，尤其是低浓度的样品，原因可能是样品过滤器表面吸附能力下降。解决方法：改变过滤器类型；严格按相同条件处理所用样品；采用交替清洗技术。

(3) 回收率太低或差，原因可能是萃取不完全。解决方法：增加萃取时间，使用热溶剂，修改清洗方法。

(4) 色谱峰变宽，柱寿命缩短，原因可能是样品带来的干扰与污染，应改进清洗方法。

(5) 精度差，原因可能是回收不完全。解决方法：改进或替换衍生化、分离、萃取或其他条件；用自动化处理装置提高精度。

第十五节　如何有效确定 HPLC 分析条件

一、确定目标化合物性质

首先需要明白待分离杂质的一些性质，比如说分子量、结构式（主要看有哪种基团），以及该种物质在哪种有机溶剂中易溶。结构式对于分子极性大小的预测以及判定该物质是否容易水解有非常重要的作用。例如 -NHR、-COOH、-OH 等都是比较常见的极性基团；而苯环、-CH= 等都是常见的非极性基团。根据经验可以大致地判断一下物质的极性，预估一下在常用的色谱柱上是否保留，再结合杂质在各种常见洗脱溶剂中的溶解性，例如在甲醇、乙腈、正己烷哪个中比较易溶，选择适合用于洗脱的有机流动相，从而确定方法开发时是用正相色谱柱还是反相色谱柱。

二、确定正反相洗脱方式

确定洗脱方式后，反向的话，推荐先用 60% 的乙腈或者是甲醇，先去看一下需要分离的几种物质能否被分开（与正相洗脱方式思路相近）。在能分开的前提下，再看一下最后一个峰的出峰时间，如果时间比较长的话，再根据前几个峰的分离度确定是否需要加大或者缩小有机相的比例。我们常见的洗脱分离方式为反相分离，而反相洗脱方式又分为 2 种体系，一种是甲醇-水体系，另外一种是乙腈-水体系。

具体选择哪种反相洗脱体系需要根据以下条件来决定：

(1) 乙腈的洗脱能力要优于甲醇，在同等浓度、样品下乙腈-水体系的目标峰出峰要快于甲醇-水体系。

(2) 甲醇溶于水是会放出热量的，乙腈溶于水是会吸热的，在同等方式的梯度洗脱方式下，在两种流动相互相混合时由于分子热运动的原因，甲醇溶于水比乙腈溶于水时的分子热运动剧烈，这样两种流动相的混合会更加均匀，反映在基线上的表现为基线更加平滑，且梯度峰要更少。

(3) 甲醇在市面上的售价要低于乙腈。

(4) 甲醇的分子量大于乙腈，在同一色谱柱、相同浓度的有机相浓度下，乙腈-水体系的柱压更小。

(5) 甲醇的截止吸收波长在 210nm 附近，而乙腈的截止吸收波长在 190nm 附近，在检测波长远离 210nm 的时候选择甲醇-水体系或是乙腈-水体系主要看其他影响因素。但是测定波长在 210nm 附近时，由于甲醇的截止吸收波长大于乙腈，除了流动相不同外，相同的测定条件下，乙腈-水体系测定的样品响应值更高，从而能够得到更小样品检出限，此时建议优选乙腈-水体系。

实验室分析中最常用的就是这种类型的色谱柱，一般为 $5\mu m\ 0.46mm \times 250mm$ 或者是 $0.46mm \times 150mm$，在试验前期如果在没有参考资料的情况下，首选最为普通的 $5\mu m\ 0.46mm \times 250mm$ 的色谱柱试一下；如果发现用 $5\mu m\ 0.46mm \times 250mm$ 的色谱柱去分离多种杂质时，有分叉峰出现或是理论塔板数比较低时，则提示我们这种类型的色谱柱对该物质的分离是不太好的，需要我们更换柱效更高的色谱柱，通常选择粒径、填料更小的色谱柱，这个需要根据实际情况，进行试验后确定适用于检测的色谱柱。

而流速的选择通常是要根据色谱柱的具体类型、最高的耐受压力来决定，常用的色谱柱一般流速为1.0mL/min，其实流量对杂质分离的影响比较小。

柱温首选室温，柱温的升高会影响杂质的出峰快慢，理论上柱温越高，各种物质的出峰会越快，同时色谱柱的柱压也会越小，但是温度比较高会导致色谱柱中填料的键合相容易被流动相冲刷下来，导致色谱柱的柱效不可逆地下降。因此色谱柱温度不宜过高，一般温度设定为25~35℃，当然也有特殊的品种，有的需要柱温在40℃甚至更高。

三、梯度洗脱程序的筛选

在选择好正反相洗脱方式，确定好色谱柱、柱温、流速后，无论如何调整梯度及流动相比例都无法将两种杂质分离开后，那么就需要用到梯度洗脱方式。梯度洗脱是一种在不同的时间加入不同有机比例流动相的一种洗脱方式。与传统的等度相洗脱方式比较具有以下优点：

能够增加两种物质的分离度，通过不同时间段加入有机相浓度的不同，使杂质在不同时间段受到有机相洗脱的浓度不同，一般原则是逐步增加有机相的比例，从而使难被洗脱出来的杂质加快出峰。

与等度洗脱相比，由于可以调整有机相加入的浓度，可以缩短分析时间，还可以一次性将等度洗脱分不开的几种物质分开，从而用一种分析方法分析多种物质，降低成本。

但是高级实验者使用的 A 相往往不单纯使用缓冲盐，而是要加入一定比例的有机相，原因有两个。第一是加入最少5%的甲醇或者乙腈可以防止流动相长菌，减少频繁地过滤流动相这一操作；第二是加入一定比例的有机相可以减小在仪器进行流动相 A、B 相互混合时造成的基线波动，使基线更加平滑。至于流动相 B 到底是选择纯的有机相还是选择一定比例的有机相（例如80%、90%的甲醇或乙腈），要根据实验去做选择。推荐用一定比例的有机相为流动相 B。因为在加入纯的乙腈或者甲醇等有机相时，由于两相在混合时会有吸热或放热的反应，会有很大的基线波动，用一定比例的有机相作为 B 相可以有效地减小流动相冲击效应。

关于梯度鬼峰的出现，如果纯的缓冲盐相与有机溶剂相相互混合时，会有很大的互溶冲击效应的出现，这时候即使安装市面上的比较常用的鬼峰捕集小柱，基线依然不是很平滑；一般推荐用混合一定比例的有机相与盐相的溶液作为混合盐相，将混有一定比例水的有机相的混合液作为梯度洗脱的有机相，配合鬼峰捕集小柱的使用可以使基线更加平滑。

首先要明白为什么要加入缓冲盐。缓冲盐的作用之一是增加流动相的缓冲能力。一般常见的无机缓冲盐（磷酸二氢钾、磷酸氢二钾、磷酸二氢铵、乙酸铵等）的作用是为了调整流动相的缓冲能力。缓冲能力是指在其他溶液或者物质加入流动相后，流动相 pH 值变化程度的大小，流动相的 pH 值变化越小证明流动相的缓冲能力越强，反之越弱。在一些标准上可以看到同一流动相的配置过程中需要使用的缓冲盐有 2 种，这是因为使用复合盐作为流动相比使用单一的盐作为流动相的缓冲能力强。有些待测主成分在中性或者碱性的环境中容易水解，例如带 $-OH$ 的基团，容易在中性、碱性环境中水解，在图谱上表现为双头峰。为防止这种类型的水解，可以加入磷酸盐，用磷酸调节 pH 值至酸性环境，从而抑制水解。

加入缓冲盐的另一作用是为了增加待测成分的保留时间，通常添加带有氨基的物质或者铵根的物质，如 $-NHR$ 等基团；为了增加该物质的保留，可以添加 $-SO_4$（硫酸基）的离子对试剂，如戊烷磺酸钠、辛烷磺酸钠，以增强保留。

选择检测波长，需要结合多个杂质的紫外吸收图谱去综合考量，最好选择紫外吸收特征图谱上波峰处的波长作为检测波长，但是也要兼顾其他杂质在该波长下是否有紫外吸收。

波长选择需要注意：190~210nm 这个范围内的波长慎重选择，该波段的波长属于低波段，受到的干扰比较多，尤其是受流动相中试剂的纯度影响较大。如果遇到试剂不纯或者水质不好时，就会有一个类似梯度峰的"峰"出现，此类峰往往比较平滑，并不像真正杂质的峰那样尖锐，同时表现为无论如何调整梯度洗脱程序，始终在特定的位置"出峰"。如果该"峰"恰巧影响杂质出峰，那么消除起来就非常难了。笔者曾经遇到的一个项目就被这种峰纠缠了好久，后来通过更换更高级别的试剂、更纯净的水、多次冲洗仪器、色谱柱，逐步排除后才解决问题，我曾试验过，用 DAD 检测器选用 265nm、225nm、205nm 分别作为检测波长，该"峰"在 265nm、225nm 不会出现，所以 205nm 这个波长应慎重选择。

四、溶剂的选择

如果用等度洗脱，首选用流动相作为溶剂，一般直接用流动相作为稀释剂已经足以满足日常分析要求。但对于梯度洗脱方式，最好选择与初始梯度浓度相近的溶液作为溶剂。但是，不管是等度还是梯度洗脱，都需要考虑以下几点：

（1）溶剂对样品的溶解能力。如果所选的溶剂对样品的溶解能力不足，轻则不出峰，重则堵仪器、色谱柱。

（2）溶剂出峰是否会对目标峰的分离造成影响。如果溶剂峰影响目标峰出峰，那么所选的溶剂肯定是不合适的。

对于梯度洗脱溶剂的选择，可以通过逐步调节溶剂中有机相与盐相的比例，观察图谱来选择合适的溶剂，同时要注意溶剂的 pH 值、缓冲能力，要尽可能地与流动相相当。

溶剂峰到底是什么？很多同仁做了很多年实验也没有真正搞清楚，溶剂峰是由于溶剂中有机相与初始流动相中有机相的不同，二者在进样后由于其极性不一样、在同一波长下吸光度不一样而导致的"出峰"，一般通过改变测定波长可以调整溶剂峰的出现与否。

在实际的分析方法开发中，很多人觉得溶剂的选择不是那么重要，往往忽视溶剂的重要性。不同的比例的流动相 A 与 B 混合出来的溶剂梯度峰是有差别的，在前期试验时，要尽可能多试几种不同浓度或种类的溶剂，综合去考虑应该选取哪种溶剂作为最终的溶剂。

第十六节　实验室常规设备清洁和保养

一、电子天平

电子天平是我们的实验中必备的称量工具，大部分实验人员也基本能掌握其使用方法，但实验的细节和打扫维护做得很不到位，实验后秤盘下残留一些物质，秤盘上留有污渍，使天平的灵敏度和准确度下降，使用寿命也缩短。电子天平使用前须先预热 10 分钟，不可开机后直接称量。

称量物的温度必须与天平温度相同，不能把过热或过冷的物体放在天平秤盘上。一些具有挥发性和腐蚀性的试剂应放在密闭容器中称量，称量物体时要切记关闭天平的侧门，称量完毕后及时打扫称量盘上下及各个角落等。

在空气潮湿、物质已结成垢块时，应采用机械除锈方法，即先用铲、剔、刮等方式将零部件上的锈蚀层块除去，再用砂纸打磨、打光，最后涂上保护层。实验完毕，关闭侧门，盖上天平布，置于避光干燥处保存。

二、电热恒温干燥箱

电热恒温干燥箱是化学实验中用于对物品进行烘焙、干燥的常规仪器。干燥箱的工作电压为220V，温度为100~110℃，不宜过高。可燃性和挥发性的化学物品切勿放入箱内，箱内载物摆放应在隔板的较中心部位，同时不影响空气流通，以保证箱内温度均匀。

干燥箱使用过程中，操作人员不能用湿手触摸箱体和开关。干燥箱正常运行时，如在使用过程中出现异常、气味、烟雾等情况，应立即关闭电源，请专业人员查看修理。箱壁内胆和设备表面要经常擦拭，以保持清洁，增加玻璃的透明度。干燥箱若长期不用，应拔掉电源线以防止设备漏电，并定期按使用条件运行2~3天，以驱除电器部分的潮气，避免损坏有关器件。

三、恒温水浴锅

恒温水浴锅主要用于实验室中蒸馏、干燥、浓缩化学药品，也可用于恒温加热和其他温度试验，是化学实验室、分析室、教育科研的必备工具。

在使用时应掌握它的使用方法及注意事项，以便实验能够顺利进行。加水之前切勿接通电源，最好加入蒸馏水，以免产生水垢，加水不要太多，以免沸腾时水量溢出锅外；锅内水量也不可低于1/2，不能使加热管露出水面；切勿无水或水位低于隔板加热，否则会损坏加热管。注水时不能让水流入控制箱内，以防发生触电。如恒温控制失灵，可将控制器上的银接点用细砂布擦亮。使用完毕后，取出恒温物，关闭电源，排除箱体内的水，做好仪器使用记录。

四、烧杯

烧杯因其口径上下一致，是取用液体、配制溶液、做简单化学反应最常用的反应容器。但烧杯不能代替量筒量取液体。烧杯加热时要垫上石棉网。不能用火焰直接加热烧杯。

因为烧杯底面大，用火焰直接加热，只能烧到局部，使玻璃受热不匀而引起炸裂。用烧杯加热液体时，液体的量以不超过烧杯容积的1/3为宜，以防沸腾时液体外溢。加热时，烧杯外壁须擦干。加热腐蚀性药品时，可将一表面皿盖在烧杯口上，以免液体溅出。不可用烧杯长期盛放化学药品，以免落入尘土和使溶液中的水分蒸发。溶解或稀释过程中，用玻璃棒搅拌时，不要触及杯底或杯壁。

五、试管

化学实验室常用的仪器，用作少量试剂的反应容器，在常温或加热时使用。装溶液时不超过试管容量的1/2，加热时不超过试管容量的1/3。取块状固体放入试管要用镊子，不能使固体直接坠入试管中，防止试管底破裂。加热时使用试管夹，试管夹应夹在距管口1/3处。试管口不能对着人。试管不可以直接加热，要先预热，加热盛有固体的试管时，管口略向下，加热液体时倾斜约45°。加热时要保持试管外壁没有水珠，防止受热不均匀而爆裂。加热后不能骤冷，防止试管破裂。加热后不能在试管未冷却至室温时就洗涤试管。加热时应用外焰。

六、容量瓶

容量瓶主要用于准确地配制一定摩尔浓度的溶液，它是一种细长颈、梨形的平底玻璃瓶，带有磨口玻璃塞，瓶颈上刻有标线，当瓶内液体在所指定温度下达到标线处时，其体积即为瓶上所注明的容积数。

容量瓶不能配制其容积以下体积的溶液，即其容积为多大，就只能配制多大体积的溶液。容量瓶使用前应先检查是否漏水,依次用自来水、蒸馏水洗好备用。将溶质在烧杯中溶解后转移到容量瓶里,不能在容量瓶里进行溶质的溶解,控制溶解溶质的蒸馏水量。

转移时必须用玻璃棒引流。容量瓶不能进行加热,如果溶质在溶解过程中放热,要待溶液冷却后再进行转移,因为温度升高瓶体将膨胀,所量体积就会不准确。用于洗涤烧杯的溶剂总量不能超过容量瓶的标线,一旦超过,必须重新进行配置。

配制好的溶液转移至试剂瓶中保存,容量瓶只能配制溶液,不能储存溶液,因为溶液可能会对瓶体造成腐蚀,从而使容量瓶的精度受到影响。容量瓶使用完毕应及时用水冲洗干净,塞上瓶塞,并在塞子与瓶口之间夹一条纸条,防止瓶塞与瓶口粘连。最后记录溶液体积的时候一般保留4位有效数字(×××.0mL)。

七、滴定管

滴定管是可放出不固定量液体的量出式玻璃仪器,主要用于滴定分析中对滴定剂体积的测量,能精确到0.01mL。带玻璃活塞的滴定管为酸式滴定管,带有内装玻璃球的橡皮管的滴定管为碱式滴定管。

酸式、碱式滴定管不能混用,酸式滴定管装酸性物质和大多数中性物质(尤其是强氧化剂),碱式滴定管装碱性物质(包括碱和碱性盐)。滴定管使用前先检查是否漏液,如果漏水,应重新给活塞涂凡士林。装液前要用洗液、水依次冲洗干净,并用待装的溶液润洗滴定管。

将操作溶液倒入,直到充满至零刻度线以上为止。注意检查滴定管的出口管是否充满溶液,如有气泡进行排气泡操作。调整液面时,使液面保持在"0"或"0"以下的某一刻度。进行滴定时,应将滴定管垂直地夹在滴定管夹上,如使用的是碱式滴定管,拇指与食指在玻璃珠所在部位一旁捏乳胶管,不要捏玻璃珠,也不能使其上下移动。滴定时应逐滴连续滴加,接近终点时,只加一滴或半滴,至溶液出现明显的颜色变化。读数时,手拿滴定管上部无刻度处,使滴定管保持垂直,视线平视溶液的凹液面,读到小数点后第2位,即估计到0.01mL。滴定结束后,管内剩余的溶液应弃去,不得将其倒回原瓶,随即清洗滴定管,并倒挂于铁架台上。

八、常用玻璃仪器洗涤

实验室常用的玻璃仪器有烧杯、试管、滴定管、移液管、容量瓶等。仪器在使用中会产生油污、水垢、锈迹等,使用后不及时完全清洗,会造成结果误差,甚至会对仪器的寿命、性能产生极其不良的影响。因此,化学实验使用的玻璃仪器必须洗涤干净。

实验用玻璃仪器洗涤要求:有易去除物质的简单仪器,如试管、烧杯等,先用自来水冲洗,再用试管刷蘸取合成洗涤剂刷洗,最后用自来水冲洗。当倒置仪器,器壁形成一层均匀的水膜,不成股流下时,即已洗净。有油污的玻璃器皿,先用碱性酒精洗涤液洗涤,然后用洗衣粉水或肥皂水洗涤,再用自来水冲洗干净。有锈迹、水垢的器皿,用(1+3)盐酸洗液浸泡,再用自来水冲洗干净。有凡士林油污的器皿,先将凡士林擦去,再用洗衣粉水或肥皂水洗烧煮,取出后用自来水冲洗干净。一些构造比较精细、复杂的玻璃仪器,如容量瓶、移液管等,无法用毛刷刷洗,可以用洗涤液浸泡一定时间,再进行清洗。洗净的玻璃仪器不要再用手、布或纸擦拭,以免再次污染。

九、常用光学仪器的维护与清洗

实验室常用的光学仪器如分光光度计、折光计的棱镜、玻片等,都是一些精密光学仪器,在使用和保养中,必须细心谨慎,严格按说明使用,不得任意松动仪器各连接部分,不得跌落、碰撞仪器,以防损伤光学零件影响精度。

被测试样中不应有硬性杂质，当测试固体试样时，应防止把折射棱镜表面拉毛或产生压痕。使用完毕后，严禁直接放入水中清洗，避免光学系统管路进水。打开棱镜，用擦镜纸轻轻擦干。在任何情况下，都不允许用擦镜纸以外的任何东西接触到棱镜，以免损坏它的光学平面。仪器应存放于干燥、无灰尘、无油污和无有害及易燃易爆等气体的地方，以免光学零件腐蚀或生霉。光学仪器在使用中容易沾上油污、水湿性污物、指纹等，影响成像及透光率。清洗折光计的棱镜、平面镜、显微镜的镜头，先用蒸馏水进行清洗，镜面若有污渍，可以用乙醇和乙醚的混合液清洗。清洗时用专门的擦镜纸或棉球沾少量清洗剂，顺着一个方向擦拭，从镜头中心向外做圆周运动，切忌把这类镜头浸泡在清洗剂中清洗。清洗镜头不得用力擦拭，否则会划伤增透膜，损坏镜头。清洗完毕后用擦镜纸擦干，避光保存。